美容整形临床应用解剖学

（第2版）

主编　张书琴

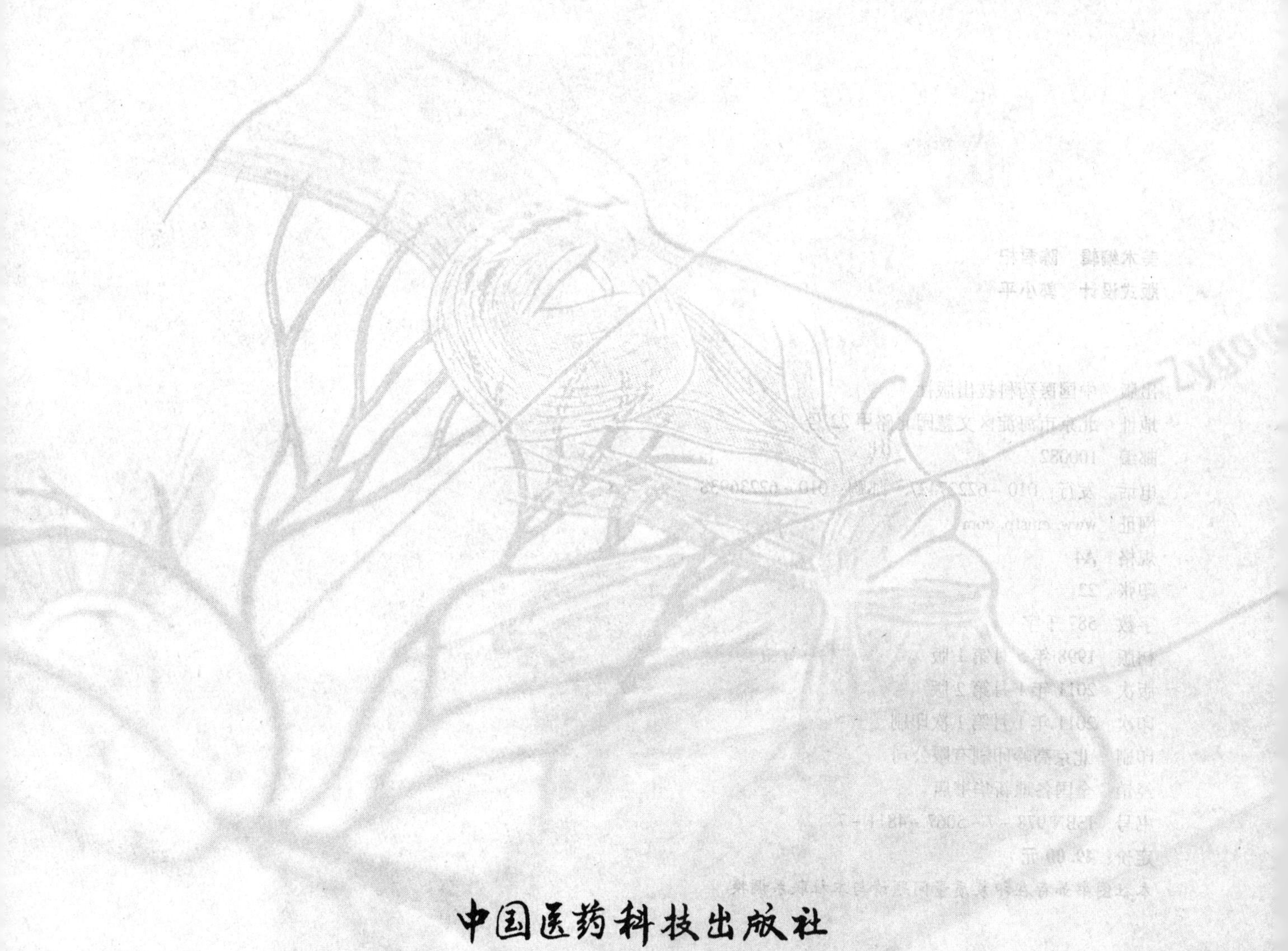

中国医药科技出版社

内容提要

本书是一部有关美容整形临床应用解剖的专著。全书共13章，70余万字，插图400余幅，对人体美学基础、人体各部解剖学基础理论知识及面向临床的组织移植的应用解剖学内容进行了阐述，尤其充实了临床提要的内容，对某些结构的病理变化和可能出现的症状及手术治疗时的注意事项进行了叙述。本书既是一部教材，也是理论联系实际的临床参考书。适于美容医学、整形、口腔专业的学生，临床整形、口腔、美容医师及美容整形工作者学习与参考。

图书在版编目（CIP）数据

美容整形临床应用解剖学/张书琴主编．—2版．—北京：中国医药科技出版社，2011.1

ISBN 978-7-5067-4811-7

Ⅰ.①美…　Ⅱ.①张…　Ⅲ.①美容术-人体解剖学　Ⅳ.①R622

中国版本图书馆CIP数据核字（2010）第210747号

美术编辑　陈君杞
版式设计　郭小平

出版　中国医药科技出版社
地址　北京市海淀区文慧园北路甲22号
邮编　100082
电话　发行：010-62227427　邮购：010-62236938
网址　www.cmstp.com
规格　A4
印张　22
字数　587千字
初版　1998年5月第1版
版次　2011年1月第2版
印次　2011年1月第1次印刷
印刷　北京高岭印刷有限公司
经销　全国各地新华书店
书号　ISBN 978-7-5067-4811-7
定价：49.00元

编委会

Foreword 前言

随着医学美容事业的兴起、发展和教学实践的迫切需要，1998年5月由七所医学院校的十余名教授、专家学者，根据《美容整形临床应用解剖学》教学大纲的要求，密切结合教学和临床实践，协作编写并在我国首次出版了《美容整形临床应用解剖学》。该书既是一本教科书，也是理论联系实践的临床参考书，在教学和临床实践中受到师生们和临床医务工作者的好评。

根据美容医学专业教学和临床实践的需要，2005年5月，在大连医科大学召开了《美容整形临床应用解剖学》第2版主编、副主编会议。会上大家一致肯定了第一版的优点，同时提出了应在第一版的基础上进一步加以修改、补充和完善；增加以面向临床的组织移植的应用解剖学内容；有关皮（肌）瓣的应用解剖分别列于相关的各章节内，并适当增加一些内容；更新和新增了50余幅插图，使本教材在质量上有进一步的提高并使之更臻完善，以适应我国该专业高等医学教育的发展和临床实践的需要。

全书分绪论、皮肤美容学基础、人体美学、组织移植的应用解剖、内分泌器官与美容、头部、颈部、胸部、腹部、会阴部与外生殖器、脊柱区、上肢和下肢等共13章，70余万字，插图400余幅。

书中解剖学专用名词以《人体解剖学名词》（科学出版社，1991年）和《汉英医学大词典》（人民卫生出版社，2000年）为准。

本书可作为美容医学、整形和口腔专业医学生的教材，也可作为临床整形与美容医师以及相关医务工作者学习的参考书。

参加本书编写的医学院校有八所，参编作者有大连医科大学的张书琴、侯在恩、张奎启、隋鸿锦、徐飞、王滨、吕国枫、张孟良、权赫梅、马坚妹、范凯、李岩、秦宏智、东海潮、刘谟震、顾威、刘延伟；辽宁医学院的赵宝东、李晓明；承德医学院的张一模；佳木斯医学院的陈克功、李艳君；大连大学医学院的孙文琢、孙威、王惠亭、孙延；南通大学医学院的倪衡建、董玉林；山西吕梁卫生学校的王之一；大连市口腔医院的张元鑫。

本书承蒙吉林大学的王根本教授、大连医科大学的陈维钧教授的精心审阅和修改，特此致谢！

限于作者水平，敬请美容整形和解剖学同道，对书中不妥之处提出批评和修改意见，以期更臻完善。

张书琴

2010年8月于大连

Foreword 第1版前言

随着现代临床医学的发展，隶属于外科学的整形外科学虽起步较晚但发展十分迅速。现在，整形外科学分为再造整形外科学和美容整形外科学两个专科。美容整形外科学（简称美容外科学）现已正式成为一门专科，但在此之前，美容外科始终蕴含于整形外科学之中，故美容外科学是随着整形外科学的发展而发展的。

美容、整形外科学的迅速发展，对于与美容整形相关的形态学提出了新的要求。

建国后近50年，我国相继出版了《腹部外科的形态学基础》、《应用眼耳鼻喉解剖学基础》、《实用眼科解剖学》、《临床解剖学丛书》、《临床应用解剖学》、《医用局部解剖学》、《手外科解剖学》和《显微外科解剖学》等有关临床医学的解剖学专著，但尚缺少《美容整形临床应用解剖学》专著。

随着美容整形外科学的发展，美容医学已发展成为一个独立的学科。国内大连医科大学于1993年4月率先成立了医学美容系；随后国内先后有十几所院校开设了此专业。在美容整形教学和临床实践过程中，需要人体头面部、颈部、胸部、腹部、会阴和外生殖器、脊柱区、上肢和下肢等部位的相关形态结构知识，因此，学习与掌握美容整形临床应用解剖学的基础理论与知识对于医学生，尤其是美容医学专业的学生、临床整形和美容医师及美容整形工作者是非常重要的。

为满足教学和临床实践的需要，大连医科大学作为发起单位于1996年1月组织召开了《美容整形临床应用解剖学》一书的编写会议。会上研究讨论了编写原则和编写提纲，并取得了共识。我们根据《美容整形临床应用解剖学》教学大纲的要求，密切结合教学和临床实践，力求反映作者的研究成果及国人体质特征，并参阅国内、外有关临床和解剖学专著，编写了此书。本书以教学和临床需要为依据，按部位叙述，尤以头面部为重点；对于与美容、整形关系密切的一些内容，例如皮肤美容学基础、内分泌器官与美容及人体美学等内容分列专章叙述。本书的特点是理论密切联系临床，着重充实了临床提要的内容，也就是对每一器官或结构，简要地叙述了解剖学内容；并从临床实用的观点，以临床提要的形式，叙述某些部位的层次结构特点及其邻属关系，某些结构的病理变化和可能出现的症状及手术治疗时的注意事项，并用胚胎发生学的理论说明一些临床上常见的先天畸形的发生等。所以本书既是一部教材，也是理论联系实际的临床参考书。

本书分绪论、皮肤美容学基础、人体美学、内分泌器官与美容、头面部、颈部、胸部、腹部、会阴与外生殖器、脊柱区、上肢和下肢共12章，

64 万字，插图340 幅。书中解剖学专有名词采用1991 年公布的名词。其中有些名词附注英文。

本书可供美容医学、整形和口腔专业的学生，临床整形与美容医师及美容整形工作者学习与参考。

参加本书编写的院校共七所，参编作者有大连医科大学的张书琴、侯在恩、李富德、张奎启教授，隋鸿锦、徐飞、权赫梅、马坚妹讲师、黄皎春副主任医师；锦州医学院的赵宝东副教授、苗丽秋讲师；承德医学院的张一模副教授；大连大学医学院的孙文琢、贺家全教授；佳木斯医学院的陈克功教授，王建平副教授，商维荣、李丽英讲师；山西吕梁卫生学校的王之一讲师；辽宁师范大学的吕国枫副教授。

本书承蒙白求恩医科大学的王根本、郑智良教授的精心审阅、修改并提供插图资料；在编写过程中，还承蒙大连医科大学陈维钧教授的审阅和修改，并受到我校领导和教务处的重视和支持，特此一并致谢！

限于作者水平，书中难免有错误和不妥之处，敬希广大医务工作者和解剖学同道批评指正。

张书琴

1997 年1 月于大连

目录
contents

第一章 绪论

一、美容整形临床应用解剖学的内涵及与其他学科的关系

美容整形临床应用解剖学是从医学美容整形的角度，阐明人体美学、皮肤、内分泌器官和人体各局部区域，尤其是头面部的体表标志、层次结构、各器官结构的位置、形态特点、毗邻、相互关系以及临床应用的一门科学，它是基础医学与临床医学之间的桥梁课程。学习美容整形临床应用解剖学为学习和掌握其他医学基础和临床医学打下必要的形态学基础。

美容整形临床应用解剖学和整形及医学美容学等其他学科有着密切的联系。美容整形临床应用解剖学是解剖学的分科之一；整形外科学是外科学领域发展最迅速的一门学科，现在，它已经发展成两个专科，即再造整形外科和美容整形外科。在整形与美容过程中，必定涉及到头面部、颈、胸、腹壁和四肢等部位，因此，学习与掌握美容整形临床应用解剖学的基本理论和基本知识对美容医学系、整形及口腔系的学生，临床整形和美容医师、口腔科医师及美容整形工作者都是非常重要的。

二、学习美容整形临床应用解剖学必须具备的观点

学习与研究美容整形临床应用解剖学必须运用局部与整体统一的观点、形态与功能统一的观点、理论与实践相结合的观点和基础密切联系临床的观点来观察和研究人体各局部区域的体表标志、层次结构、各器官的位置、形态结构、毗邻和相互关系。

美容整形临床应用解剖学是一门形态应用科学。人体结构复杂，名词繁多，需要记忆的内容也较多。所以在学习过程中一定要把理论和实际，基础与临床应用结合起来，把课堂所学知识和书本知识联系到标本和模型的观察、尸体上和活体上摸认表面标志以及临床应用上来，以加深理解，帮助记忆和加深立体印象，在分析的基础上，进行归纳综合，给予理论上的概括和总结，这样在学习过程中既用理论知识指导实践，又能在实践中验证理论，从而获得更加完整的解剖学知识。

三、人体的分部和器官系统

人体从外形上可分为头部、颈部、躯干部和四肢部四大部分，而每一大部分又可再分为若干较小的局部。人体主要的局部如下。

头部分为颅部和面部；颈部分为颈部和项部；躯干部分为背部、胸部、腹部和盆、会阴部；四肢分为上肢和下肢。左、右上肢再分为上肢带和自由上肢两部；自由上肢又分为臂、前臂和手三部。左、右下肢再分为下肢带和自由下肢两部；自由下肢又分为大腿、小腿和足三部。

人体由许多器官构成，主要功能相同的器官构成系统。

人体有九大系统：运动系统，包括骨、关节和骨骼肌，执行躯体的支持和运动功能；消化系统，包括消化管与消化腺，执行消化食物和吸收营养物质的功能；呼吸系统，包括呼吸道和肺，执行机体与外界环境间气体交换的功能；泌尿系统，包括肾、输尿管、膀胱和尿道，它的主要功能是排出溶于水的代谢产物并维持体内的电解质的平衡；生殖系统（男、女），包括内生殖器和外生殖器两部分，主要执行生殖繁衍后代的功能；循环系统，包括心血管系统和淋巴系统，其功能是将营养物质、氧气和激素输送到身体各器官、组织和细胞，供它们进行新陈代谢，同时又将各器官、组织和细胞的代谢产物运送至肺、肾和皮肤等器官排出体外；内分泌系统，包括内分泌腺和内分泌组织，调控全身各系统的器官活动；感觉器包括视器、前庭蜗器、嗅觉器、味觉器及皮肤等，是感受机体内、外环境刺激的功能系统；神经系统，包括中枢神经系统和周围神经系统，调节全身各系统活动，使之协调统一。

四、人体结构层次的基本概念

鉴于美容整形临床应用解剖学的学习和描述是通过分区，即按人体层次，由浅及深地进行，所以，首先应建立人体结构的基本概念。

1. 皮肤（skin） 被覆体表，由表皮和真皮构成。人体各部皮肤厚薄不一，为2～4mm，一般规律是腹侧（屈侧）面薄，而背侧（伸侧）面厚。但在手和足则相反。

2. 浅筋膜（superficial fascia） 位于皮下，故又称皮下组织或皮下脂肪，由含有脂肪的疏松结缔组织构成，其厚度因部位而异。除眼睑、乳头和男性外生殖器等处的浅筋膜内不含脂肪外，其余各部均含有多少不等的脂肪，浅动脉、浅静脉、浅淋巴管和皮神经行于其中。在头颈、腋窝和腹股沟等部位的浅筋膜内还有浅淋巴结存在。

3. 深筋膜（deep fascia） 又称固有筋膜，位于浅筋膜深面，由致密结缔组织构成，包被于体壁和四肢肌的表面并伸入肌群之间，附着于骨，形成肌间隔（intermuscular septum），具有分隔肌群和维持肌独立活动的功能。深筋膜包裹肌肉形成肌鞘，如竖脊肌鞘；包裹大血管神经干形成血管神经鞘，如颈动脉鞘和腋鞘；包裹大血管则形成血管鞘，如股鞘；包裹腺体形成筋膜鞘或囊，如甲状腺鞘。在四肢腕和踝部的深筋膜则增厚附于骨，形成支持带和韧带，有约束肌腱的作用。深筋膜、肌间隔、骨和骨膜之间可形成骨筋膜鞘或筋膜间隙。在感染发炎时，深筋膜、骨筋膜鞘一方面可以潴留积液，阻止炎症的扩散，另一方面炎症也可沿骨筋膜鞘或筋膜间隙蔓延。所以，了解骨筋膜鞘和筋膜间隙的走向，对探寻感染的蔓延和脓液的扩散方向有临床应用意义。由于血管、神经干常常行于深筋膜的深方并沿筋膜间隙走行，所以，掌握筋膜的知识，有助于寻找血管和神经。

4. 肌（muscle） 骨骼肌由肌腹和肌腱构成。肌腹由肌纤维构成的肌束组成。肌腱由致密结缔组织构成，一端与肌纤维相连，另一端附于骨面或筋膜上。肌收缩可产生运动。肌的形态因部位和功能而异。每块肌均有动脉营养，并有运动、感觉和自主神经纤维的混合性神经支配。血管和神经进入肌的部位称为神经、血管门，它对带血管蒂的肌瓣移植很有意义。

5. 骨（bone） 是具有一定形态和功能的器官。骨由骨质、骨膜和骨髓构成，含有血管和神经。骨的形态不一，基本可分为长骨、短骨、扁骨和不规则骨。成人全身共有206块骨，除6块听小骨外，可分为颅骨、躯干骨和四肢骨。骨坚硬而有弹性，有丰富的血管和神经，能不断地进行新陈代谢和生长发育，并有改建、修复和再生能力。

6. 骨连结（jount） 骨与骨之间借纤维、软骨或骨组织连结形成骨连结。骨连结分为直接骨连结（纤维连结、软骨和骨性连结）和间接骨连接——滑膜关节（synovial jount），又称关节。

关节的基本结构有：①关节面，为相邻两骨的接触面，表面覆以关节软骨；②关节囊，附着于关节面周缘及其附近的骨面上，可分为内、外二层：内层为滑膜层，能分泌滑液，外层为纤维层，由纤维结缔组织构成，富于血管和神经；③关节腔，为关节软骨和关节囊滑膜层共同围成的密封腔隙，内含少量滑液。关节腔为负压。

关节的辅助结构有：①韧带，由纤维结缔组织构成，分囊内韧带和囊外韧带，如髋关节囊内的股骨头韧带及膝关节囊外两侧的胫侧和腓侧副韧带；②关节盘，是介于两关节面之间的纤维软骨板，如颞下颌关节内的关节盘；③关节唇，为附着于关节窝周缘的纤维软骨环，有加深关节窝、增强关节稳定性的作用，如髋关节的髋臼唇。

滑膜关节的运动：与关节面的形状密切有关。关节运动形式是沿冠状轴作屈和伸，沿矢状轴作内收和外展，沿垂直轴作旋内和旋外的运动。此外，有些关节还可进行环转运动。

全身各骨借骨连结（关节）相连结构成骨骼，即人体的骨骼支架。骨骼肌附着于骨，收缩时牵动骨，通过关节产生运动。在运动中，骨起杠杆作用，关节为运动的枢纽，骨骼肌是运动的动力。

7. 血管（blood vessel） 动脉管径较静脉细，壁厚，呈圆管状且富有弹性；静脉则壁薄而缺乏弹性，外形略扁。静脉内大都有静脉瓣。

8. 神经（nerve） 呈白色条索状，除皮神经外，一般与血管伴行且往往共同被结缔组织包裹形成血管神经鞘。胸、腹腔内的自主神经，常缠绕在血管壁上形成神经丛，随血管分支而分布。

9. 淋巴管和淋巴结（lymphatic duct and lymphatic node） 淋巴管壁薄易折，肉眼不易辨认，但在淋巴结附近的淋巴管尚可寻认。淋巴结为圆形或椭圆形小体，灰红色，质地柔软。淋巴结常沿血管配布，多位于人体隐蔽安全处，头颈、腋窝和腹股沟处的淋巴结聚集成群，炎症或癌细胞常沿淋巴管转移。

五、人体器官的变异与畸形

人体器官的形态结构、血管和神经的走行和

分支分布基本相同，但并非人人相同。正常人体解剖学记载的有关器官的形态、结构、大小、位置、距离、血管、神经的分支分布及走行等均属正常形态范围，即正常（normal），在统计学上约占50%以上的多数或大多数。其中有少数已离开正常的范围，但差异尚不显著，且对功能无明显影响者，称为变异（variation），在统计学上低于50%。另一种属于罕见，离开正常范围较远，统计学上出现率极低的，则称为畸形（abnormal），如腭裂、唇裂、多指等畸形。畸形一般是由遗传或环境等因素造成的，是胚胎发生时所造成的器质性改变。变异与畸形有时又难于明确区分。

（张书琴）

第二章 皮肤美容学基础

皮肤（skin）是人体与外界环境直接接触的重要器官，它覆盖人体表面，在消化、呼吸、泌尿、生殖等系统的器官与外界相通的孔裂处（口唇、鼻、肛门、尿道外口和阴道口等处）黏膜相连。在一般成年男性，其全身皮肤的体表面积为 $1.6m^2$，在女性为 $1.4m^2$，其重量约占人体重的8%，是人体最大的组织。皮肤具有保护机体、抵御外界侵害、感受刺激、呼吸、分泌、调节体温、维持水盐平衡及参与物质代谢等多种功能。

皮肤由起源于外胚层的表皮和起源于中胚层的真皮两部分构成，借皮下组织与深部组织相连。皮肤的附属器包括毛囊、指（趾）甲、皮脂腺和汗腺，由表皮衍生而来。

第一节 皮　　肤

一、皮肤的结构

（一）皮肤的分层

1. 表皮（epidermis）　位于皮肤的表层，由复层扁平上皮组成。表皮厚度随身体部位而异，一般为0.07～0.12mm，以手掌和足跟部最厚（0.8～1.5mm）。从基底到表面表皮可分为5层，即基底层、棘层、颗粒层、透明层和角质层（图2－1）。

（1）基底层（stratum basale）　位于基膜上，为一层低柱状细胞，核呈卵圆形，细胞间散在有黑素细胞。

黑素细胞（melanocyte）散在于基底细胞间，约占4%～10%，为多突起的细胞，细长的突起伸入到基底细胞或棘细胞之间。黑素细胞由胚胎时期神经嵴内的细胞转移而来，可合成黑素颗粒，分泌棕黑色的黑色素。黑素细胞主要分布于面部、手、腋部、乳晕及外阴等部位。黑素颗粒的多少与皮肤颜色的深浅有关。男性皮肤的黑色素的含量要较女性为高。黄种人和白种人皮肤中的黑素细胞主要存在于基底层中，而黑种人则几乎密集分布于表皮各层。基底层细胞间借桥粒相连，细胞基底面借半桥粒与基膜相连。基底层不断分化，新生的细胞向浅层推移，渐分化为其余各层。

（2）棘层（stratum spinosum）　位于基底层浅面，由4～10层多边形细胞组成。细胞呈多边形，有许多细小的棘状突起，胞核呈圆形。

（3）颗粒层（stratum granulosum）　位于棘层的浅面，由2～3层梭形细胞组成，其长轴与皮面平行。此层细胞的特点是胞质内含有透明角质颗粒，HE染色呈强嗜碱性，胞核小，已渐趋退化。

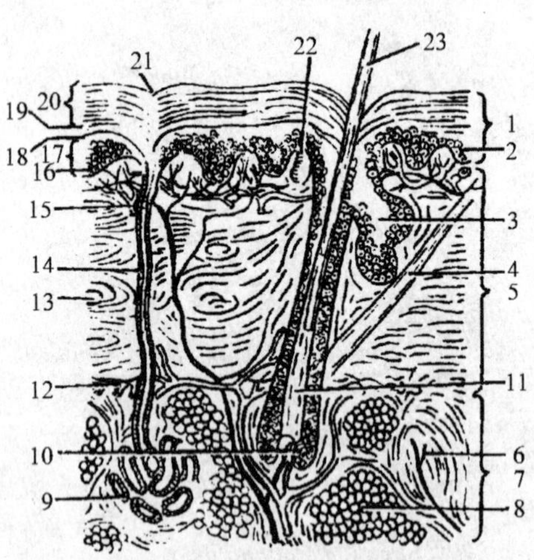

图2－1　皮肤的组织结构示意图

1. 表皮　2. 乳头　3. 皮脂腺　4. 竖毛肌　5. 真皮　6. 环层小体　7. 皮下组织　8. 脂肪　9. 汗腺　10. 毛乳头　11. 毛球　12. 深部血管网　13. 胶原纤维　14. 汗腺管　15. 浅部血管网　16. 基底层　17. 棘层　18. 颗粒层　19. 透明层　20. 角质层　21. 汗孔　22. 麦氏小体　23. 毛发

（4）透明层（stratum lucidum） 位于颗粒层的浅面，由2～3层扁平无核细胞组成。细胞呈均质透明状，含有透明角质，是透明角质颗粒的产物。此层见于掌、跖等部位。

（5）角质层（stratum corneum） 位于表皮的最浅层，由多层扁平的角质细胞组成。角质细胞是完全角化的细胞，核及细胞器均消失，胞质内充满坚固而有弹性的角蛋白，角质层具有保护作用。角质层的表层细胞常呈小片脱落，形成皮屑。表皮生长周期指的是表皮基底层细胞向外生长到完全角化并剥脱这一全过程。

2. 真皮（dermis） 位于表皮下方，深部与皮下组织相连。真皮厚度因身体的部位而异，一般约为1～2mm，真皮又分乳头层与网状层。真皮为致密结缔组织，含有丰富的胶原纤维、弹性纤维、网状纤维及各种类型的结缔组织细胞。胶原纤维约占真皮结缔组织的95%。

（1）乳头层（papillary layer） 真皮的浅部向表皮深面突出形成真皮乳头层，乳头层与表皮紧密相连。乳头层内胶原纤维较细，弹性纤维较多，细胞成分较多，内含有丰富的毛细血管和神经末梢。

（2）网状层（reticular layer） 在乳头层的深面，与乳头层之间无明显界限。该层内胶原纤维较粗，弹性纤维较多，细胞成分少，纤维束互相交织成网，使皮肤具有较大的韧性和弹性。网状层内含有小血管、淋巴管、毛囊、皮脂腺、汗腺及神经末梢等。

真皮的深部与皮下组织，即浅筋膜相连。

（二）皮肤的附属器

皮肤的附属器包括毛发、皮脂腺、汗腺及指（趾）甲等。

1. 毛发（hair） 毛发除手掌、手指侧面、足底、足侧面和趾侧面、红唇、龟头及包皮内面、小阴唇和大阴唇内面等处外，分布于全身。毛发分为**毛干（hair shaft）**和**毛根（hair root）**两部分。毛干露于皮肤外面，由角化细胞构成，胞质内含有黑素颗粒。毛根埋于皮肤内，周围有毛囊包绕。**毛囊（hair follicle）**是上皮组织和结缔组织构成的鞘状囊。毛囊的一侧有一束斜行的平滑肌，叫**竖毛肌（arrector pili muscle）**，也叫立毛肌，它一端连于毛囊下部，另一端连于真皮乳头层。竖毛肌收缩使毛竖立，使皮肤呈“鸡皮疙瘩”现象。

2. 皮脂腺（sebaceous gland） 位于真皮内，由分泌部和导管部组成。分布于除掌、跖及指、趾屈侧外的全身各处皮肤，尤以头、面、外阴部、胸骨附近及肩胛皮肤中较多。皮脂腺导管开口毛囊，分泌皮脂，有润滑和保护皮肤与毛发的作用，可以使皮肤表面滋润柔软。一旦皮脂分泌过多（尤其是青春期），便容易导致毛孔阻塞，产生黑头、暗疮；皮脂分泌过少，则使皮肤干燥。此外，皮脂腺的分泌物还能在体表形成薄膜，起一定的保温、防水和抑制细菌的作用。皮脂腺受内分泌激素的调节，青春期活动最旺盛，妇女停经后皮脂腺开始萎缩，男性则可维持到70岁以后。

3. 汗腺（sweat gland） 汗腺位于真皮下和皮下组织内，由分泌部和导管部构成。导管部为复层立方上皮，核多，管径小。分泌部上皮为矮柱状或柱状，核圆，管径大，外有基膜。在腺细胞和基膜间有肌上皮细胞，收缩时可以帮助汗液排出。

汗腺按其分泌的性质的不同，分为两种：①小汗腺：分布于除口、唇、小阴唇、阴蒂、龟头及包皮内面外的全身各部位，而以手掌、足底为最多。其导管开口于表皮。小汗腺又称为局泌汗腺。②大汗腺：主要分布于腋部、脐周、外阴部、肛门及会阴等处。外耳道的耵聍腺、眼睑的麦氏腺以及乳晕的乳晕腺也属于变形了的大汗腺。大汗腺又称为顶泌汗腺。大汗腺在青春期后分泌活动增强，尤以女性明显。大汗腺的导管直接开口于毛囊的皮脂腺开口处，大汗腺的分泌物无细菌，无味，但会由于细菌的分解（主要是葡萄球菌）而产生出一种令人厌恶的气味。有的人大汗腺发达，便可有腋臭，这就是所谓的“狐臭”。

4. 指（趾）甲（nail） 是由角蛋白构成的半透明而坚实的角化上皮。可分为**甲板**和**甲根**，紧接甲板周围的皮肤称为**甲廓**，由近端甲廓覆盖的部分叫**甲根（nail root）**，甲板后部有一半月形的白色区称为**甲半月**。甲板呈粉红色，其下面为甲床 nail bed，甲床有丰富的血管。甲根和甲半月下面的甲床为**甲母质（nail matrix）**，这是甲的发生区，这里的甲细胞发育成甲板。指甲的发生速度比趾甲快，大指甲的生长速度平均每日约为0.1mm，并可因健康及生活和工作情况而有差异（图2－2）。甲可以保护其下的皮肤并帮助手指完成较精细的动作。

（三）皮纹

由于皮肤组织中的纤维排列方向的不同，并受其牵引力的影响，在皮肤表面有许多粗细、长短、深浅和走行都不一致的沟纹，即**皮纹**。指纹是特殊的皮纹，由遗传所决定。皮纹又称为兰格（Langer）皮纹。1861年，兰格制备出体表纹理图（图2－3）。

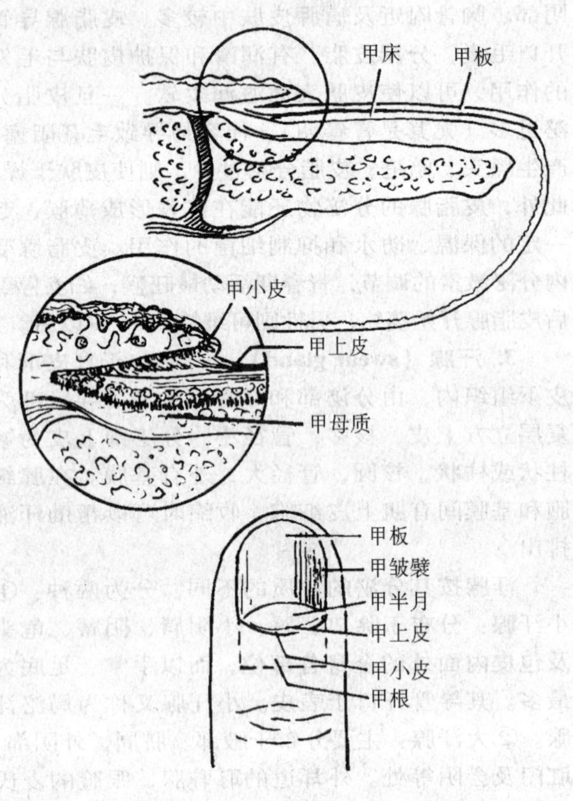

图 2－2　甲的结构

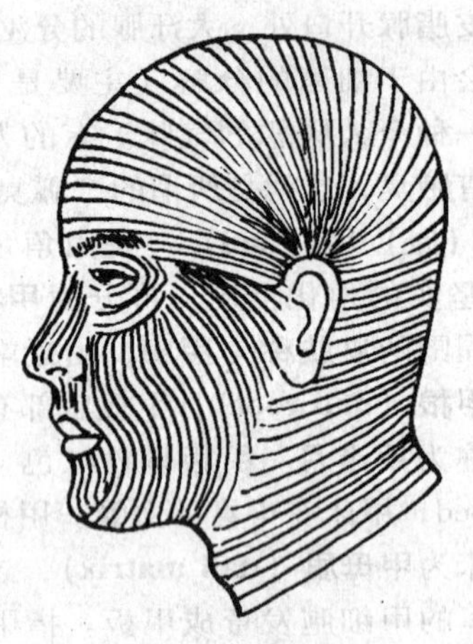
图 2－3　头面部的皮纹

皮纹分布及深浅因部位而异，手掌、足底、面部、肢体关节的伸处和阴囊的皮纹最显著。其排列特点是：眼部皮纹环绕眼裂；额部皮纹呈横方向平行排列；鼻部的皮纹呈纵向平行排列，由眉间向下延伸；面颊部的皮纹则由上内斜向下外方；上、下唇的皮纹基本上是纵向排列。皮纹与皮内胶原弹力纤维束的长轴方向一致，即与张力线平行排列，所以手术时切口应与皮纹平行，这样切口裂开最小，愈合后瘢痕也最小，在功能部位不致引起功能障碍；若切口与皮纹垂直，则切口裂开大，张力增加，缝合困难，愈合后瘢痕粗大，甚至造成功能障碍；如发生在面部，不仅影响美观，甚至于可影响表情动作，因此熟悉体表的皮纹方向，作切口时力求与皮纹的方向一致，这是美容手术的一个基本原则，在面部及关节活动部位更应严格遵守这一原则。在保养皮肤时，无论是擦用护肤品还是做按摩，都必须按照皮纹的方向进行，否则不仅不能起到护肤的作用，还会促进皮肤的老化和生成皱纹。

皮纹的形成与真皮乳头层内的弹性纤维的存在有关。由于真皮内弹性纤维的存在使得皮肤具有一定的弹性。弹性纤维束与胶原纤维束排列在一起，并螺旋型围绕着胶原纤维形成弹性纤维衣袢，遍布在真皮层，维持着皮肤的张力状态。随着年龄的增加弹性纤维变性，使皮肤弹性下降，导致皮肤松弛，皮肤的皱纹增加。

胶原弹性纤维束是沿着张力线排列的。头颈部的最小张力线有两种类型：第一种是面部的习惯张力线如前额、眼睑和口周的张力线以及鼻唇沟的张力线；第二种是皮肤松弛线，由于肌肉的屈伸运动而产生，如颈部的水平环形线和关节部位的横线等。

老年人皮肤因弹性纤维变性，弹性下降导致皮肤松弛，形成皱纹。按皱纹作切口，术后愈合好，瘢痕不明显，而皮肤皱纹还可以遮掩愈合的瘢痕。

（四）皮肤的血管、淋巴管、神经和肌肉

1. 皮下浅筋膜　皮下浅筋膜由疏松结缔组织和脂肪组织组成，一般认为它不属于皮肤的组成部分，在大体解剖中将此层称为浅筋膜。一些不规则的胶原纤维束连在皮肤和皮下组织之间，从而将皮肤与深部组织连接在一起，并使皮肤有一定的可移动性。皮下组织的厚度随个体、年龄、性别和部位有较大的区别。由于皮下组织疏松，在局部炎症、外伤，或心、肾疾病时，易出现水肿，尤以眼睑部较为明显。

2. 皮肤的血管（图 2－4）　皮肤内的小动脉由皮下浅筋膜进入真皮，由浅至深经过不同层次时，其分支互相吻合形成血管丛。根据微血管解剖结构的研究证实，皮肤血管网的层次由浅至深分别为：①乳头层；②乳头下层；③真皮层；④真皮下层；⑤皮下层；⑥筋膜层。这些微血管不仅可以为皮肤提供营养，还对调节体温发挥重要作用。掌握上述血管网层次，对于皮肤美容手术具有一定的指导意义。在表皮中不含血管，表皮主要由来源于真皮的组织间液提供营养。

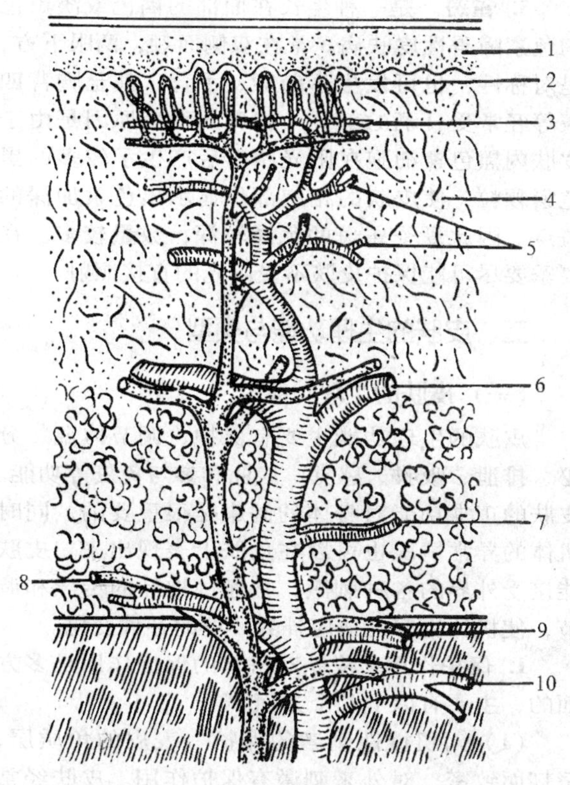

图2-4　皮肤血管解剖层次

1. 表皮　2. 乳头层血管网　3. 乳头下层血管网
4. 真皮层　5. 真皮层血管网　6. 真皮下层血管网
7. 皮下层血管网　8. 筋膜浅层血管网
9. 筋膜深层血管网　10. 肌肉血管

乳头层的毛细血管汇成静脉丛，进入真皮深部，与其内的静脉丛汇合成小静脉，离开皮肤，汇入皮下浅筋膜中的静脉。

在皮肤中还存在有许多的动静脉吻合支，它们大量存在于完全暴露和很少隔热的区域，如指尖、甲床和鱼际与小鱼际下。这些吻合支对神经－体液的调节比较敏感，在调节局部微循环的血流量和代谢、功能的需要（如调节体温、出汗、蒸发等）方面有重要作用。一般说来，当动静脉吻合支开放时，容许血流从细动脉直接流入细静脉或静脉。这种安排能迅速地把热转移到表浅皮肤静脉。它们对环境极度热的反应是血管开放，从而更多地增加表面的血流量，以使热可以很快的散失。在极度寒冷时，它们可以使局部的血流加快以提高局部的表面温度。

皮肤的微血管的血流与皮肤的色泽有关。在正常的血液灌流下，皮色红润、光泽；当微动脉强烈收缩时，皮肤血流灌注不足，皮肤呈现灰暗苍白色；当真皮微血管血液淤滞时，皮肤可呈现不同程度的发绀。

3. 皮肤的神经（图2－5）　皮肤内有丰富的神经末梢，包括游离神经末梢和有被囊的神经末梢，它们主要是脊神经或脑神经的有髓纤维末梢。皮肤内也有无髓的自主神经纤维末梢，分布于血管、腺体和平滑肌，调节腺体的分泌和平滑肌的收缩。神经进入真皮，在真皮深部形成一深层神经丛，而后沿血管向浅表到乳头层再形成浅层神经丛。大部分神经终止于真皮内，有一些可穿过基膜，但不进入表皮。皮肤感受器主要有游离神经末梢、触觉小体和环层小体等。

4. 皮肤的淋巴管　皮肤淋巴管可分为乳头下丛和深丛两部分。乳头下丛的位置与血管的乳头下丛相当，深丛位于真皮下部和皮下组织交界处。乳头下丛毛细淋巴管经淋巴管与真皮深丛相连合，随后通过大的淋巴管经皮下组织到局部淋巴结。

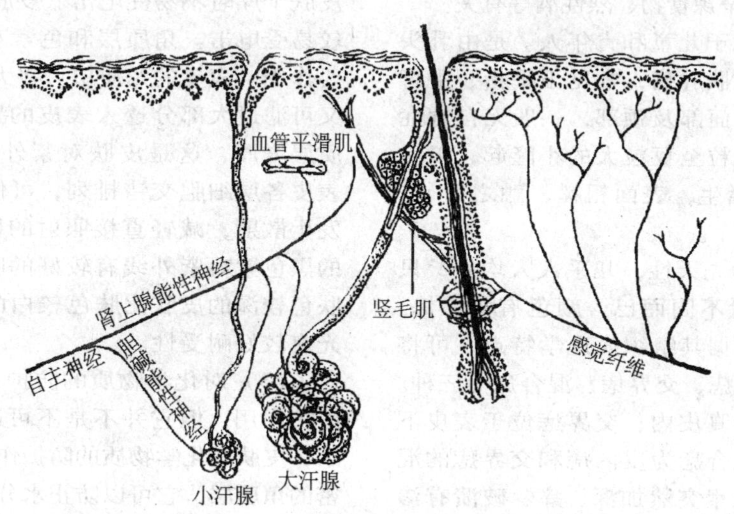

图2－5　皮肤神经分布

5. 皮肤的肌肉 皮肤的肌肉有平滑肌和横纹肌两种。皮肤的平滑肌主要是立毛肌，一侧固定于毛囊的下 1/3，另一侧固定于真皮乳头部，收缩时使毛发竖立。此外，在乳晕、阴囊等处的网状层内有特殊的平滑肌层，收缩时使皮肤形成皱襞。横纹肌仅见于面部，即表情肌，位于网状层。

（五）临床提要

1. 瘢痕 创伤愈合过程中必然会伴随着瘢痕的产生。由于瘢痕组织与正常皮肤组织的结构和形态不一样，加上瘢痕生长过度时发生的功能障碍，因此可影响外貌。瘢痕体质、青壮年、肤色深的人易于产生瘢痕。此外，当创伤的长轴与皮肤的自然纹理不一致时，由于较多的弹力纤维受到损害，瘢痕较显著。在某些具有瘢痕体质的青年人，其胸骨柄、下颌、耳廓、肩部和背上部等部位创伤后常常出现持续增生、并向周围皮肤浸润的瘢痕疙瘩。此类瘢痕疙瘩高低不平、形状不规则、质硬，患者常会感到奇痒难忍。目前认为瘢痕疙瘩生成的原因主要在于皮肤损伤后的愈合过程中，胶原合成代谢的功能失去正常的控制，持续处于亢进状态，以致于胶原纤维过度增生所致。瘢痕疙瘩的发生具有遗传倾向。

2. 痤疮 是毛囊与皮脂腺慢性炎症性皮肤病，易发于头面部和胸背部等皮脂腺丰富的部位，可形成丘疹、粉刺、脓疮、结节和囊肿等损害。痤疮是青春期的一种常见病，病情有时可持续至中年时期。其病因是由于青春期雄性激素增多，促使皮脂腺发育旺盛，皮脂分泌增多，同时由于毛囊皮脂腺的导管也发生栓塞，导致皮脂淤积形成粉刺。此后，由于痤疮杆菌在毛囊内的繁殖，引起了毛囊皮脂腺的炎症反应。痤疮还与遗传、平时喜食高脂肪、高糖、辛辣食物、烈性酒等有关。

3. 寻常疣 多见于儿童和青年人。是由乳头瘤病毒引起的良性皮肤肿瘤，常见于手指、手背及甲缘，也可见于头面部及颈部，一般无自觉症状。寻常疣初发为米粒至豆粒大的小隆起，以后继续发展呈乳头样增生，表面粗糙，触之坚硬。寻常疣可有一个或多个。

4. 色素痣 多为先天性，几乎人人均有，只是数目、大小、形状不同而已，颜色有黄、棕、蓝、黑、红等色。根据其组织病理学特点，可将色素寻常痣分成皮内痣、交界痣、混合痣等三种。皮内痣的痣细胞位于真皮内；交界痣位于表皮下层与真皮交界处；混合痣为皮内痣和交界痣的混合型。色素痣如果色素突然加深、痒、破溃有渗液，或痣周出现卫星痣时，可能是恶变的征兆，应及早彻底切除。

5. 雀斑 是一种生长在面部的褐色或淡黑色的色素障碍性皮肤病。常在双侧面颊，两眼下方，呈对称性，也可发生于前额、手背，甚至胸背四肢等经常受日晒的部位。雀斑的发病原因是由于皮肤内黑色素细胞在阳光照射后产生了较多的黑色素颗粒，使皮肤的相应部位显示出色素加深的斑点。因此夏季雀斑的色泽较深，数量较多。在夏季要尽可能保护皮肤不受阳光的直接照射。

二、皮肤的生理功能与类型

（一）皮肤的生理功能

皮肤的生理功能主要有保护、调节体温、分泌、排泄、吸收、感觉、代谢和参与免疫等功能。皮肤的正常功能对身体的健康是很重要的，同时机体的异常情况也可以在皮肤上表现出来。皮肤能接受外界的各种刺激，并通过神经的传导和调节，使机体更好地适应外界环境的各种变化。

1. 保护作用 皮肤对机体的保护作用是多方面的，主要有以下几个方面。

（1）对机械性刺激的保护 表皮的角质层，坚韧而致密，对外来刺激有保护作用。皮肤经常遭受压迫和摩擦的部位能增厚或形成胼胝体，以抵抗压迫和摩擦。真皮的胶原纤维较粗大，使皮肤能耐受较强的牵拉。皮肤中的弹力纤维使皮肤有较好的弹性，皮下脂肪可以起到软垫作用，均能减少外力冲击的损伤。

（2）对物理性损害的保护 由皮脂腺分泌的皮脂，在皮肤表面与汗液及水分形成一层乳化脂类薄膜，使角质层滋润，避免角质层的干燥，不至发生皲裂，又能防止内皮水分过度蒸发和体外水分的渗透。角质层对电流有一定的阻抗性，故皮肤干燥时不易受电击。皮肤湿润时，电阻减少，较易受电击。角质层和色素对紫外线的防护有重要作用。表皮的角质层可将大部分日光反射回去，又可滤过大部分透入表皮的紫外线。日晒可使角质层增厚，这是皮肤对紫外线照射的自然反应。表皮各层细胞交错排列，可使透入表皮的紫外线发生散射，减轻直接照射的作用。此外，表皮中的黑色素对紫外线有较好的吸收和遮挡作用，故肤色较深的皮肤比肤色较白的皮肤对紫外线和日光有较好耐受性。

（3）对化学物质的防护 皮肤对化学物质有防护作用，但它并不是不可逾越的屏障。一般说来，皮肤对化学物质的防护作用，主要在于它的致密的角质层，它可以防止水分及化学物质的渗入。

（4）皮肤对微生物的防御作用 皮肤经常接触细菌，但一般不发生感染，说明皮肤有抵抗细菌侵犯的能力，这与皮肤的酸性膜有关。健康皮肤的 pH 为 4.5～6.5，平均 5.7。皮肤表面干燥时，皮表存在的细菌可于短期死亡（如大肠杆菌），但在潮湿条件下，则可在皮肤表面上生长数周。皮肤表面的皮脂，可使皮肤蒸发水分减少，故面部、头皮、躯干上部皮脂较多处的细菌（如痤疮杆菌），计数可较多。

皮脂在开始分泌时，所含游离脂肪酸甚少，但当它在排出的过程中，皮脂腺中经常寄生的痤疮杆菌（棒状杆菌）或糠秕孢子菌等的脂酶，可将皮脂中的脂肪分解，产生游离脂肪酸。后者对一些细菌有一定的抑制作用。

在青春期，皮脂腺分泌的皮脂中的不饱和脂肪酸增多，有抑制真菌的作用，故患白癣的儿童到青春期可自愈。此外，正常皮肤上的菌群对其他细菌有干扰作用，对于皮肤的抗菌能力也有重要作用。

2. 体温调节作用 皮肤在体温的调节方面起着很重要的作用。皮肤可以感受外界温度的变化，通过一系列的反射，调节皮肤内的血管的收缩或舒张，而使皮肤表面通过辐射散失的热量增加或减少，维持体温的恒定。

3. 分泌和排泄作用 皮肤中的汗腺分泌汗液和体内的代谢废物，对肾脏有辅助作用。皮脂腺可以分泌皮脂。汗是无色透明的液体，其中水分占99%以上。汗腺中含有钠、钾、氯、乳酸、尿素等物质。皮脂的成分有三酰甘油、类固醇等。皮脂在皮脂腺内积累，使导管内的压力增加，才能从毛囊口排除。皮脂排到皮肤上后，与汗腋和皮肤表面的水分形成一层乳化膜。根据乳化膜的厚度及皮脂的黏稠度，可以产生抗皮脂排出的反压力。这两种压力的相互作用，调节着皮脂的排出量。皮脂的黏稠度与皮肤和外界的温度有关，温度越高，皮脂黏稠度越低，也就越容易排出。皮肤表面的这层皮脂膜覆盖在身体的表面，起着良好的屏障作用。

4. 吸收作用 皮肤可以有选择地吸收一些物质，对皮肤局部或全身产生影响。经皮肤吸收主要有三个途径：第一，渗透过角质层细胞膜，进入角质层细胞，然后再通过表皮其他各层；第二，大分子物质及不易渗透的水溶性物质只有少量可以通过毛囊、皮脂腺和汗腺导管而被吸收；第三，少量通过角质层细胞间隙渗透进入。

5. 代谢作用 皮肤同整个机体的代谢有密切关系，真皮及皮下组织中贮藏有大量的水分和脂肪，使皮肤显得润泽而丰满。皮肤中还含有蛋白质、盐类、葡萄糖等。已证明，葡萄糖能弥散地通过表皮细胞壁并存在于表皮细胞中。在一定的情况下，皮肤中的水分和盐类可转入血液，或由血液转入皮肤以起调节作用，供给全身代谢的需要。在紫外线的照射下，皮肤还可以制造人体所需的维生素 D。因此，当婴幼儿缺少光照时容易导致佝偻病。

6. 感觉作用 皮肤中含有大量的感觉神经末梢和神经小体，可以感知体外环境的变化，并将其感觉冲动传向中枢。

（二）皮肤的类型

皮肤根据其分泌皮脂的多少，可以分为中性皮肤、油性皮肤和干性皮肤三种类型。

1. 中性皮肤 这种皮肤分泌的皮脂不多不少，恰好适合人体需要。这种皮肤的人，其皮肤组织紧密，厚薄适中，光滑柔软，富于弹性。具有这种皮肤的人，可以自由选择各种化妆品。

2. 油性皮肤 这种类型皮肤的人，皮脂腺分泌旺盛，皮肤的毛孔较粗糙、明显，面部油腻发亮，易黏附灰尘，用一张毛边纸擦拭，纸上会粘上一些油。由于皮脂分泌过多，皮脂腺导管的出口会被挡住而使细菌繁殖，所以，油性皮肤的人易生痤疮。但这种类型的人皮肤对外界刺激的耐受性较好，不易起皱纹，显得年轻，但应注意及时清除面部过多的皮脂和污垢，少吃油腻食品，擦用乳剂化妆品。

3. 干性皮肤 这类皮肤的人，毛孔不明显，皮肤没有油腻感，肤质细腻，看来洁白细腻，但此类皮肤发干、易于起皱，易起红斑和引起微血管破裂，易脱皮而出现皮屑。保护不当，容易出现早期衰老现象。这种人，洗澡不宜过频，且不能用碱性大的肥皂洗澡，否则会把分泌很少的皮脂洗去，使皮肤得不到皮脂的润滑，更会干燥发痒，冬季时还易产生皲裂。此类皮肤的人宜选用油质化妆品。

除上述的3种皮肤类型外，还可见混合性皮肤。这类皮肤的人，其额部、鼻部、颏部的油脂分泌较多，而面部侧面、眼周及颈部的油脂分泌较少。混合性皮肤的人应根据不同部位皮肤的特点，分别使用化妆品。皮肤的皮脂分泌也会随着季节和年龄的变化而有所改变。一般春冬季皮肤分泌皮脂较少，而夏季皮脂的分泌则较多。

三、皮肤的年龄变化

皮肤是人体结构的重要组成部分，随着人体的发育、生长、成熟和衰老过程的不断变化，皮肤也相应地要发生一系列变化。

新生儿的皮肤细胞层次较少，结缔组织纤维

不发达，皮下脂肪也少。皮肤的新陈代谢功能和体温调节功能均较差。1岁以内的婴幼儿，皮肤的结构逐渐向成熟皮肤发展。表皮细胞的层次增多，纤维结缔组织更为发达，皮肤弹性逐渐增强，新陈代谢逐渐旺盛。少年时代的皮肤进入快速发育生长期。青春期到来后，皮肤表皮细胞增生活跃，尤其是角质层细胞。皮脂腺的发育尤为明显。20～40岁期间，皮肤的形态结构和生理功能处于最佳状态。40岁以后，随着年龄的增长，皮肤老化越来越明显。皮肤变软，表面粗糙，弹性减低，形成细小的皱纹。

四、皮肤的再生

皮肤的再生能力很强，分为生理性再生和补偿性再生。

生理性再生指皮肤的角质细胞不断死亡脱落，基底层细胞又不断增生分裂增生并逐渐移向表层补充脱落的细胞，使皮肤在细胞总量和生理功能上始终保持着稳定的动态平衡。这种为维持人体正常生理状态而增生新细胞的现象称为细胞的生理性再生。

补偿性（修复性）再生指当皮肤受到外伤，甚至部分表皮和真皮缺失时，由表皮细胞分裂增生使创口愈合或将创面覆盖，使皮肤恢复其完整性。这种为补充病理性缺损的细胞而增生繁殖新细胞的现象称为细胞的补偿性或恢复性再生。

第二节　皮肤的美学观察标准

玉肤冰肌、肤如凝脂历来是爱美女性对皮肤美的追求标准，在男性则强调健美的古铜肌肤。但是由于人种的差异，不同人种的肤色也有所不同。中国青年女性的皮肤以浅玫瑰色或者白嫩而红润者为最美。一般说来，皮肤的美学主要从皮肤的颜色、弹性、光泽几方面来判定。健康的皮肤应富有弹性、细腻、光滑和柔韧，摸起来有滑润之感。

一、皮肤健美的判断标准

皮肤是否健美，可以从以下6个方面去判断。

1. 皮肤的健康　应没有皮肤病，为正常的肤色，如黄种人为微红稍黄。皮肤纹理细腻，富有光泽。

2. 皮肤的清洁　皮肤表面光滑，没有污垢、斑点，没有异常的突起和凹陷。

3. 皮肤的弹性　应既光滑柔软而又富于弹性，不应皱缩、粗糙。皮肤所含的水分、脂肪比例适中。

4. 皮肤的生命活力　应红润光泽，而不是苍白、青紫或蜡黄。

5. 皮肤的正常　应不敏感，不油腻，不干燥。皮肤的末梢神经感觉正常，对温、痛等刺激反应灵敏。

6. 皮肤的耐老　随着年龄的增长而肌肤不衰退或只是缓慢的衰退。

二、皮肤的异常

皮肤的异常主要从肤色、感觉、弹性等几方面进行检查。

（一）皮肤颜色的异常

1. 永久性的皮肤颜色异常　多属于局部肤色异常，可见于各种颜色的痣、雀斑、黄色瘤、鲜红斑痣、老年斑及白癜风等皮肤病。

2. 暂时性的皮肤颜色的异常　主要有充血、苍白、青紫、黄疸、出血点或瘀斑等全身或局部性的颜色异常。

（二）皮肤感觉过敏

全身皮肤感觉过敏可见于神经衰弱、脑炎患者和慢性荨麻疹等患者。局部过敏者多为局部炎症，常为接触某种物质所致过敏性皮炎。

（三）皮肤弹性异常

皮肤弹性是否好，可以做皮肤弹性试验而加以辨别。将被检查者的手背部皮肤捏起，10s后放松，皮肤立即展平，说明皮肤的弹性好。若被捏起的皮肤在3s后才展平，说明皮肤弹性差。过于消瘦的人、老年人或脱水的患者，其皮肤弹性都很差。

第三节 皮肤的老化

一、皮肤老化的表现

皮肤老化的表现首先在于功能的减退。由于皮肤的分泌作用和新陈代谢衰退，皮肤变得干燥，缺乏光泽和柔润感。其次表现为皮肤色泽变化，出现黑斑或白斑，口唇灰暗，指甲也变得干燥、缺乏光泽，同时出现许多纵向的细小条纹。皮肤尤其是面部皮肤的老化的明显标志就是皱纹的出现。面部皮肤出现皱纹除与皮肤变薄、真皮弹力纤维减少和肌肉松弛有关以外，它与表情肌的动作尚有密切关系。这些皱纹常随年龄的逐渐增长而增多和加深。表情肌所致的皱纹不仅标志着面部老化，而且显示老化的情况和程度。

一般说来，男性出现皱纹较女性晚些，黑皮肤的人较白皮肤的人皱纹形成的晚些，干性皮肤的人比油性皮肤的人皱纹出现的早一些。

面部皱纹，包括前额的和颈部的皱纹，可分为体位性的、动力性的和重力性的3大类。

（一）体位性皱纹（图2-6）

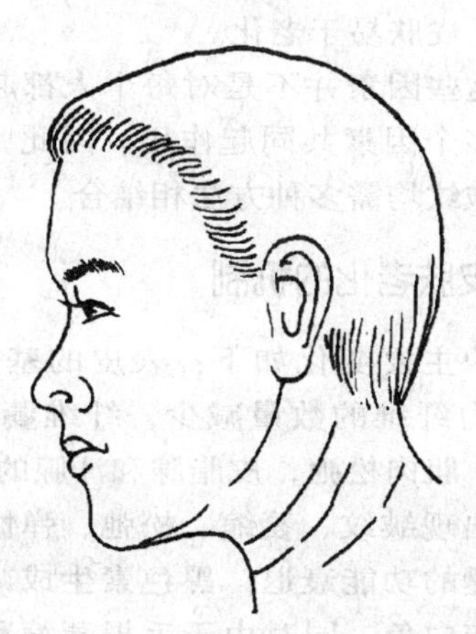

图2-6　体位性皱纹（正常人的颈横纹，一出生即有1~3条皱纹）

主要出现于颈部。颈部为了能够自由地进行俯仰和扭转等动作，需要有充裕的皮肤。皮肤过多自然就容易出现皱纹。所以，正常人一出生其颈部即有1~3条横的皱纹。体位性皱纹的存在并不一定代表老化。不过，随着年龄的不断增长和颈阔肌的长期收缩，如果横纹变得很深，并且横纹出现过多，那就是皮肤老化的征象，需要进行美容整形手术予以治疗。

（二）重力性皱纹（图2-7）

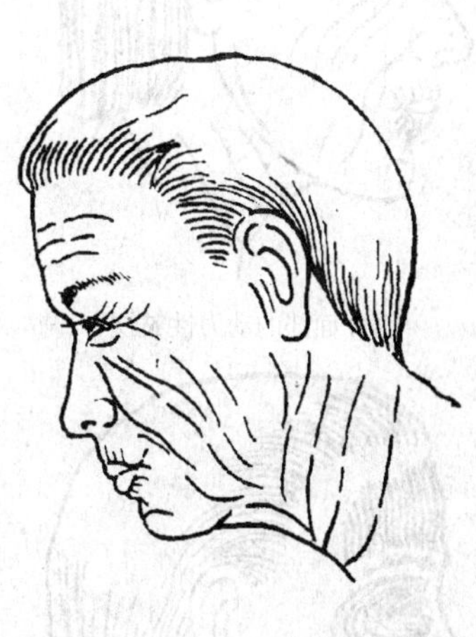

图2-7　重力性皱纹

重力性皮肤皱纹多在40岁以后，不知不觉地发生。它们主要是由于皮下组织（包括脂肪）、肌肉和骨骼萎缩以后，皮肤变得松弛，加上重力的作用而逐渐产生。重力性皱纹在面部多发生在骨骼比较突出的部位，如眶缘、颧骨和下颌骨的颊部等处。

（三）动力性皱纹（图2-8）

动力性皮肤皱纹是表情肌收缩的结果。由于表情肌较多，所以这种皱纹也较多。不过各人的表情动作和习惯都不一样，其皱纹出现的部位、时间和数目亦不一样。如有的人经常皱眉会产生眉间的皱纹，经常使眉毛上下活动会产生额部的皱纹等。动力性皱纹有一特点，即它们虽然都是表情肌收缩的后果，但是一旦出现，即使表情肌没有动作，它们也不消失。

表情肌附着在皮肤，它收缩时，皮肤即在收缩成直角的方向发生皱纹，如眼轮匝肌的鱼尾纹，口轮匝肌的唇部竖纹，颧大肌和上唇方肌的颊部斜纹，等等。

二、影响皮肤老化的因素

（一）年龄因素

正常健康的皮肤，光滑柔润，富有弹性，但随着年龄的增长，皮肤会变得越来越粗糙，缺乏水分，缺少弹性，表皮组织易角化而长出老年斑，起皱纹等等。皮肤老化一般从30岁开始，不少人

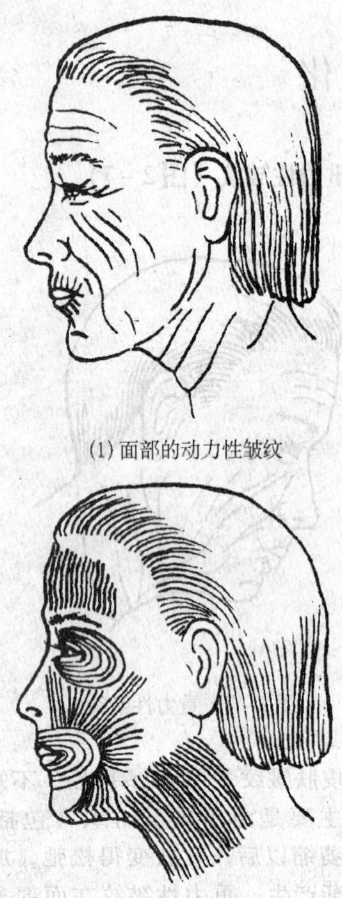

(1) 面部的动力性皱纹

(2) 面部的表情肌肉

图2－8 动力性皱纹

先在眼角出现鱼尾纹；40岁左右皱纹开始明显；50岁以后两侧面颊开始凹陷，皮肤松弛，面部皱纹加深或呈松垂状；60岁左右开始长老年斑。为什么会出现这种情况呢？青少年的生命力最强，新陈代谢旺盛，他们的皮肤得到很好的滋润，既光滑、红润而又富有弹性。30岁以后，人们的皮肤生命力开始衰退，皮肤内皮脂分泌减少，所含水分减少，皮肤失去良好的滋润而变得干燥，就开始起皱。在显微镜下的研究发现，在20～25岁左右，就会出现皮肤弹力纤维的变化，此时如不好好保护皮肤，随着时间的推移，很快就会出现皱纹。

（二）健康因素

如患慢性疾病、神经精神性疾病、代谢障碍性疾病或内分泌性疾病时，皮肤的营养代谢失调，导致易老化。

（三）精神欠佳

如过度疲劳、睡眠不足、思虑过多、精神紧张时，皮肤易老化。

（四）不良习惯

如酗酒、吸烟、喜食油炸食品和过于辛辣食品的人，皮肤易老化。吸烟时，烟雾中的吡啶、糠醛、烟焦油、尼古丁可造成血管痉挛，从而使供应皮肤的血流减少，产生皮肤营养障碍并使皮肤失去弹性和红润的色泽，皱纹增加。

（五）营养失调

由于疾病或其他原因造成的全身性营养不良，尤其是饮食中缺乏蛋白质和各种维生素时，皮肤的代谢减弱，导致皮肤易老化。

（六）环境因素

如受冷风吹、海水过度侵蚀的人，皮肤易老化。日光能缓慢地破坏真皮中的弹力纤维和胶原纤维，使之变性、断裂、萎缩，而产生皮肤皱纹。

（七）用药或化妆品选择不当

如乱搽治疗皮肤病的药物或涂搽不适合自己皮肤特性的化妆品等，均易使皮肤老化。

（八）遗传因素

身材消瘦、肤色白皙或淡色、干性皮肤者，皮肤易老化。

（九）生活习惯

嗜好吸烟、长期静坐、面部表情习惯于过度夸张的人，皮肤易于老化。

以上这些因素并不是对每个人都起作用，并且往往是多个因素共同起作用。因此，无论预防还是治疗皱纹均需多种方法相结合。

三、皮肤老化的机制

衰老的主要变化如下：表皮的基底层变薄，真皮的弹力纤维的数量减少，纤维萎缩、断裂，弹力减弱，肌肉松弛，皮脂腺和汗腺的分泌减少，于是皮肤出现皱纹、萎缩、松弛、弹性差等老年特点。毛囊的功能衰退，黑色素生成减少，因而毛发变成灰白色，同时由于毛根萎缩和再生力降低，使毛发的数量也逐渐减少。皮下脂肪和深部脂肪的总量减少，在个别部位，深部脂肪尚有从变薄的筋膜和松弛的肌肉疝出的情况。由于眼球后的球后脂肪减少，老年人多有眼窝加深的情况。由于眶隔膜变薄和眼轮匝肌松弛，在眼窝加深的同时还有球后脂肪在眉下凹的内眦侧疝出的可能。由于颊脂肪垫的萎缩，老年人常有两颊凹陷的情况。

第四节 皮肤与化妆品

皮肤化妆品是用以清洁、美化和保护人体的面部等处皮肤的日常用品。合理地使用化妆品可以补救人体自身的缺陷，而将自身的优点加以发扬。皮肤用化妆品应具有清洁皮肤、补充皮脂不足、滋润皮肤、促进皮肤新陈代谢等作用。根据功能，可以将皮肤化妆品分为清洁用品、护肤用品和美容用品等。

一、化妆品的类型

（一）皮肤清洁用品

皮肤表面有皮脂、汗水蒸发后残留的盐、尿素以及人体的脱落细胞，它们和灰尘混杂在一起形成皮肤上的污垢。这些污垢妨碍皮脂和汗液的正常分泌，同时又利于细菌的繁殖，易于诱发皮肤疾病。因此，清洁皮肤是保持皮肤健康的首要问题。

皮肤清洁用品除要求有适宜的去污能力外，还要求其性能温和，不刺激皮肤和眼睛等。皮肤清洁用品包括洗涤皂、浴用香波、泡沫浴剂、清洁霜、清洁乳液、化妆水和洁肤面膜等。

（二）护肤用品

护肤用品是保护皮肤的柔软光滑，并且抵御风寒、烈日、紫外线幅射和防止皮肤开裂等的用品。包括雪花膏、冷霜、奶液、防晒霜、防裂膏等。近年来护肤用品已从单独护肤，发展成众多的营养性护肤用品，如珍珠霜、蜂王霜、人参霜、蛋白防皱霜，还有清洁霜、按摩霜、营养霜等。

（三）美容用品

美容用品包括粉底、胭脂、香水、香粉、指甲油、唇部化妆品、眼部化妆品和鼻部化妆品等。人的容貌都可能有若干缺陷，美容用品的使用既可发挥天然的美，而且可以遮盖皮肤的暇疵，使人的美貌更加秀丽俊俏，使人获得精神上的满足。好的美容用品不仅能美容，还可起护肤作用。

二、化妆品的选用

化妆品已日益成为人们日常生活中不可或缺的物品，但如何选用适合于自己使用的化妆品则是一个很实际的问题。化妆品选择不当，不仅起不到对皮肤的清洁和保护作用，反而会引起不良反应。

正确选用化妆品的原则如下：

（一）按皮肤类型选用化妆品

由于每人的皮肤性质不一样，对化妆品的选择也应有所不同。油性皮肤的人应选用洗洁作用较强的皮肤清洁品和选用水包油型化妆品（油分子散在水中，即水分较多，油脂较少，如香霜、雪花膏等）。干性皮肤的人应选用洗洁作用较弱的皮肤清洁品和选用油包水型化妆品（水分子散在油中，即含油脂较多，如香脂、冷霜等）。中性皮肤的人，可选用介于二者之间的化妆品。有些化妆品，即使是同一品种也分成适用于油性、干性或中性皮肤的3种类型，选用时要注意与本人的皮肤类型相应。

（二）按季节选用化妆品

人体的皮肤状态会随着四季气候条件的不同而发生一定的变化。秋冬干燥季节，由于汗液和皮脂分泌减少而使皮肤变得干燥，应选用脂类化妆品。晚春和夏季天气温暖湿润，皮肤分泌汗液和皮脂较多，应选用含油脂较少的化妆品。

（三）按性别和年龄选用化妆品

不同年龄的人在选用化妆品时也应有所差异。青年女性的激素分泌正常，细胞新陈代谢旺盛，皮脸细嫩、润滑，可选用蜜类及粉脂类化妆品。中老年女性的激素分泌减少，细胞新陈代谢缓慢，皮肤干性区显著增加，可选用脂类化妆品。另外，还有一些专为男性设计配方的化妆品，其清洁能力较强，去脂能力也强。

（四）按化妆品的特性和用途选用

皮肤表面的pH呈弱酸性，因此化妆品宜选用微酸性或中性，最好选用与皮肤酸碱度一致或相近的化妆品。此外，还需要按照化妆品的不同用途进行选用。

（五）按生活或工作条件、地区选用化妆品

对于生活在不同地区或在不同工作条件的人，其选用化妆品时也应考虑这些因素。如在南方多雨地区和在北方寒冷地区工作的人以及长期在户外或户内工作的人员对化妆品的选择应区别对待。

三、化妆品使用中发生的不良反应

化妆品使用过程中常见过敏反应，少数可有刺激现象或慢性中毒。被细菌污染的化妆品容易导致皮肤化脓性感染；酸碱度过大的化妆品会破

坏皮肤表面正常的pH；有的化妆品还会引起皮肤皲裂、色素沉着或色素减退等。质量低劣的化妆品不但不能达到美容和清洁皮肤的目的，反而对皮肤有害，有的化妆品含有有害物质甚至致癌物质，应引起重视。

第五节 毛 发

一、毛发的形态与结构

毛发分为长毛、短毛、毳毛和胎毛4种。长毛又称终毛，分布于头皮、须部、阴部和腋下等处。短毛分布于眉、睫、鼻孔、外耳道等处。毳毛，又称毫毛，无色素，分布于全身。掌、跖、乳头、指（趾）末节等处无毛发。胎毛在胎内生长，出生后由长发和毳毛代替。毛发的多少、疏密和分布有很显著的种族特异性。

毛发又有直毛、波状毛和卷缩毛之分。我国多数民族的毛发直而不卷，毛发的直径呈圆形；白种人的毛发呈波形，直径为卵圆形；黑种人的毛发卷曲更甚，直径变化更大，且毛囊在毛球以上就弯曲呈曲线。

毛发在皮肤表面以上的部分叫毛干，在毛囊内的部分叫毛根。毛根的下方膨大如球为毛球。毛乳头由下方伸入毛球内，含有丰富的血管和神经，以营养毛发。除毳毛外，毛干分为三层，中心为髓质，是由部分角化了的多角形细胞组成的。其外为皮质，细胞呈梭形，内含角质颗粒。外层为毛小皮（图2-9），是一层角化无核的扁平细胞。毛根位于毛囊内，毛囊是由结缔组织和毛囊上皮组成的，毛囊上皮是陷入的表皮，包绕毛囊。

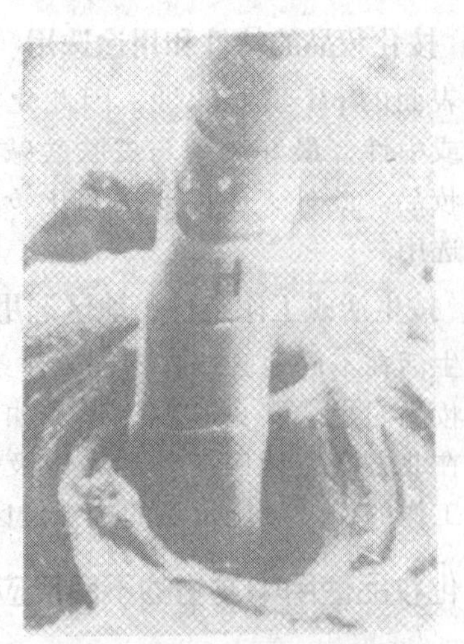

图2-9 毛发的扫描电镜照片，示毛小皮（H）

在毛囊的下部，毛囊上皮移行为毛根鞘。毛囊的下部有膨大的毛球，是毛发的生长区，即毛基质（图2-10）。

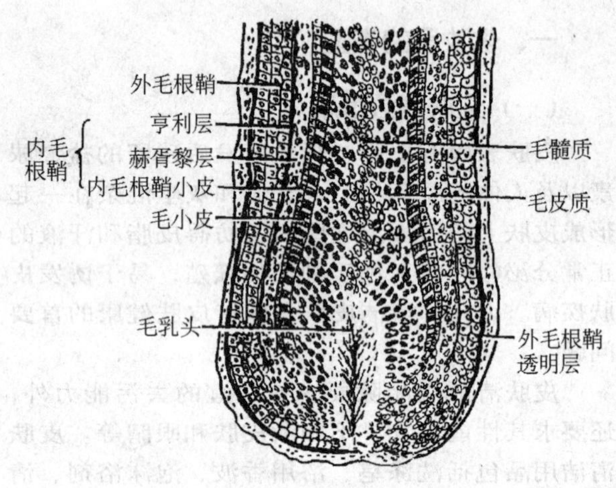

图2-10 毛发的纵断面

毛囊的密度随性别、年龄、部位和个体而异。一般认为，毛囊的密度是先天形成的，到成人期不能增添新的毛囊数。

毛干出毛囊时常有一定的斜度，在头顶部，毛干的斜度可以共同形成发涡，发涡周围的头发呈旋涡状向外倾斜生长，俗称为发旋。

二、毛发的发生与生长

毛发呈周期性的生长和休止。毛发的生长周期可分为3个阶段：①生长期；②休息期（即毛发不再生长，但还保留在毛囊中）；③脱落期。全部毛发或互相邻近的毛发并不处于同一周期，各毛囊独立进行周期性变化，因此人的头发是随时脱落和生长的。不同类型的毛发周期长短不同。人的头发约10万根，生长期为3～4年，正常人每天可脱落或再生100根头发。头发每天可以生长约0.27～0.4mm。

毛发生长开始时毛球膨胀，并向真皮较深处生长，毛基质细胞分裂加速，形成内皮根鞘。至退行期（约数周），细胞分裂及毛发形成停止，毛层逐渐角化缩小，毛根缩短，毛乳头留在原处，

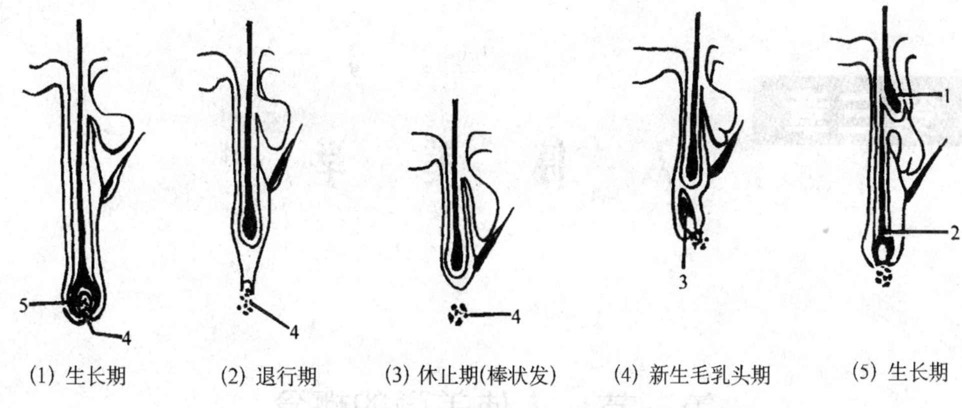

图2－11　毛发的生长和脱落

1. 毛发脱落　2. 新生毛发　3. 新生毛乳发　4. 毛乳头　5. 毛球

在乳头至毛球间有未分化上皮细胞柱。至休止期（约3个月）毛根继续向上缩短至立毛肌附着处，上皮细胞柱更短，毛根成白色，毛根鞘消失，仅余一薄膜状上皮包绕，以后毛发脱落。此后进入新的生长期，毛基质再度活跃，包绕毛乳头形成新的毛球，产生新发（图2－11）。

毛发的生长速度，因性别、年龄、部位、季节影响而不同。一般说来，头发的生长速度女性大于男性，眉毛的生长速度男女基本相等，而其余部位的体毛则是男性快于女性。头发在15～30岁期间生长最快。头发的生长期长，故较其他的毛发为长。如按头发每日生长约为0.3～0.4mm计，平均最长长度50cm计算，则毛发平均寿命约为4年。眉毛、睫毛的生长期约为两个月，休止期可长达两个月，故较短。神经因素及某些疾病可抑制毛发生长，使其进入休止期，则可引起脱发。

三、毛发的异常

1. 斑秃　病因不明，可能与神经精神因素有关。也有人认为与内分泌或局部病灶和遗传有关。本病多突然发生，无自觉症状。秃发区呈圆形或椭圆形，边缘清楚，常无自觉症状。组织病理可见毛基质缩小，毛根鞘变薄，毛发色素减少，毛乳头血管袢偶有栓塞。

2. 脂溢性脱发　多见于成年以后，是在皮脂溢出的基础上引起的一种脱发。其头发较油腻且有大量的头皮屑。其病基可能是由于雄性激素增多，引起皮脂分泌过多，毛囊过度角化，形成栓塞，影响毛囊的营养，使之逐渐萎缩毁坏，造成脱发。

3. 多毛症　可为先天性或获得性，全身性或局限性。先天性多毛症多属返祖现象，较少见。获得性多毛症多是由雄性激素增多造成的，常伴同或继发于恶性肿瘤。某些药物也可引起医源性多发症。妇女多毛症由雄激素的分泌增多所引起，或由遗传因素引起毛囊对雄激素的反应能力增强而致。

（隋鸿锦　范　凯）

第三章 人体美学

第一节 人体美学的概念

美学是关于自然、社会、物质与精神生产中的审美的科学，是关于按照美的规律进行创作的一般原则的科学，是关于包括艺术这种反映现实的独特形式在内的审美意识的起源，是关于审美意识发展和发挥职能作用的规律性的科学。人体美学则是从美学的角度来研究人体的形态结构、五官容貌、身材体形以及肤色、发色等的科学，它通过对人体的形态测量，结合审美活动对人体作出美的评价。

在人类漫长的历史进程中，人们爱美的天性可以追溯到久远的原始社会。在发掘古代墓葬时，可以见到妇女的耳环、发叉、项链等饰品。现在非洲土著人以及一些少数民族还保持着纹身、纹面以及佩戴巨大耳环、鼻环等习俗。马克思说："社会的进步，就是人类对美的追求的结晶。"高尔基也说过："照天性来说，人都是艺术家。他无论在什么地方，总是希望把'美'带到他的生活中去。"所以说爱美就是人类天赋性能之一。

人类本身存在具有自然和社会的两重性。自然存在的人是指人的肉体本身，肉体是具有一定形式的，它表现为五官容貌、身材体形、肤色、发色等等。而作为社会存在的人，则更为复杂，是指人们在人类社会中的地位和表现，诸如家庭、学校、工作单位以及个人的道德品质、行为仪表、谈吐举止等等。

爱美之心，人皆有之。人类爱美的天性，还随着社会的进步，科学文明的发展，生活水平的提高而不断更新其表现形式。这些形式是多方面的：包括音乐、舞蹈、诗歌、文学、形体、衣着、服饰、化妆等。这些形式又与各个民族的自然环境、历史背景、风俗习惯和民族特征等而各有异同。东西方古代提倡妇女细腰，我国宋至清代又提倡妇女缠足，以3寸为美，这些都已成为历史了。如今人们都追求自然美和健康美，这是现代人普遍的趋向，但由于民族特征的差别，东西方人的脸型、身材、肤色等都存在很大差异，审美标准也就有所不同。随着科学技术的进步，人们生活水平不断提高，东、西方文化的相互渗透，使东、西方人的生活方式、服饰打扮等方面相互模仿，差别日趋缩小，人们对美的感受和追求也趋于一致，已具有世界性共同的标准。在这方面衣着和服饰尤为突出。美容在世界范围的普及也说明了这一点。

第二节 人体美学的观察标准及分类

作为一个美容、整形医生，在对人体进行测量和观察过程中，除了要进行量的分析外，还要对人体进行美的观察与评价，从而确定某一个体的局部或整体是否符合美的标准，并进一步确定矫正缺陷的方法。

一、人体美学的观察标准

（一）卡洛斯和赛纳匹亚的人体美学观

有史以来最早对人体美进行理论叙述是在公元前400年，即希腊的人体美论。当时的希腊人信神，并且通过各种人体造形来表现神。与人相比神实际上是被理想化的美丽尊像，卡洛斯思想就是在这种背景中产生的。不仅是在创造神像时需要有美的基准，在悬挂竞赛中取胜的勇士的肖像时，也有美的基准，所有被塑造的生物体（包括动物和人）都要遵守一定的美的基准，这种观点被称为赛纳匹亚思想。这种基本思想虽已历经两千余年，却仍然被视为人体美的基本论点。

（二）从数量分析论述人体美的方法

1. 黄金分割定理 黄金分割定理是古希腊毕达哥拉斯学派所发现，他们从数学关系上去探索万物的起源和美的规律，认为整个天体就是一种和谐和一种数，美就是和谐与比例，黄金分割定理就是这种比例关系。实际上黄金分割定理是一种数字的比例关系，即将一条线分成两部分，较长的一段与较短的一段之比等于全长与较长的一段之比，其比例大约是1.618∶1，或近似等于8∶5的关系。毕达哥拉斯学派的这一发现，引起人们极大重视并得到认可，成为后人研究的重要方向。人们不难发现，自然界的许多物体，都符合黄金分割定理，在人体上也是如此。美的人体往往是以肚脐为界分割下半部与上半部的比例关系，恰好是8∶5的关系。头面部也存在着这种关系，从发际到颏和从颏到眼外眦；面宽度与眼外眦间距；眼外眦到口裂；口裂和鼻底宽之间等等都存在着黄金分割的比例关系。所以说黄金分割定理也是评价人体形态和容貌的重要根据。面部的黄金分割比例关系见图3－1。

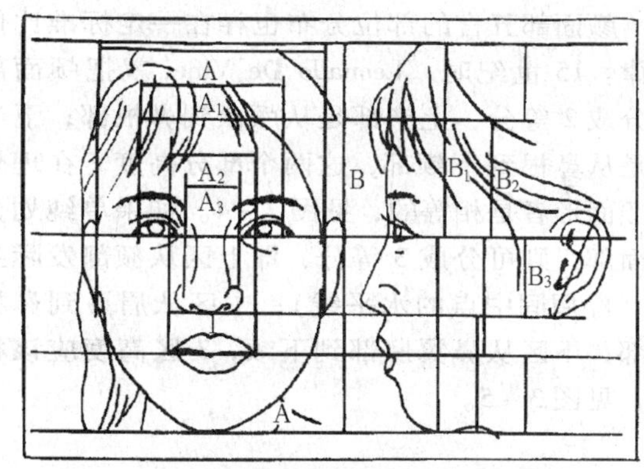

图3－1 面部的黄金分割比例关系

$$\frac{A}{A_1}=\frac{A_1}{A_2}=\frac{A_2}{A_3}=\frac{B}{A}=\frac{B_1}{B_2}=\frac{B_2}{B_3}=\frac{\sqrt{5}+1}{2}\approx\frac{8}{5}\approx1.618$$

2. 比例学说 人体比例学说源于卡洛斯思想，也就是用数字来表示标准的人体美，并根据一定的基准进行比较。早期希腊标准人体比例为身长是手长的19倍，并以此作为匀称体型；后来又提出面长的10倍或头长的7～8倍等于标准身长的观点。在埃及则是把中指长的19倍或鼻高的32倍视为标准身长。根据这一学说在世界各地创造了许多著名的雕塑艺术品。同样，在绘画艺术中也十分重视人体各部位之间的比例关系。达·芬奇的名作《蒙娜丽莎》就是其中的代表作。理想的男、女性人体比例见图3－2，3－3。

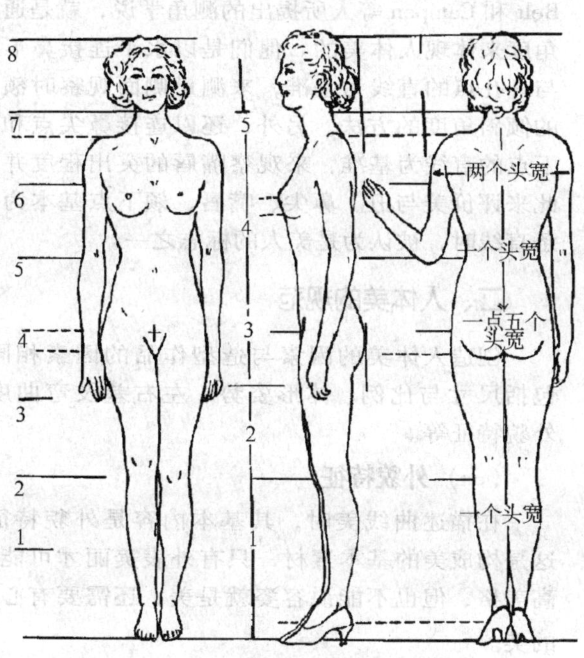

图3－2 理想的女性人体比例

1～8表示8个头长 1～5表示身长（单位ft，1ft＝0.3048m）

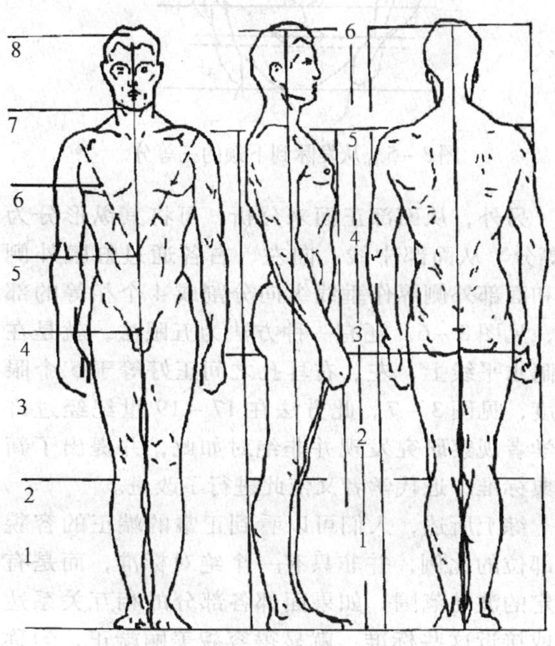

图3－3 理想的男性人体比例

1～8表示8个头长

1～6表示身长（单位ft，1ft＝0.3048m）

颜面部五官的部位分布也存在一定标准比例规律。15 世纪时，Leonado De Vinci 就把颅面部横分成 2 等分，上半部是从颅顶到鼻根部；下半部是从鼻根到下颏部，这两个部分高度，在理想的颜面形者是相等的，见图 3-4。如果单纯划分颜面部，则可分成 3 等分，即上区从额部发际到眉（经眉间中点的水平线）；中区从眉弓到鼻翼底部；下区从鼻翼底部到下颏，3 区高度应该相等，见图 3-5。

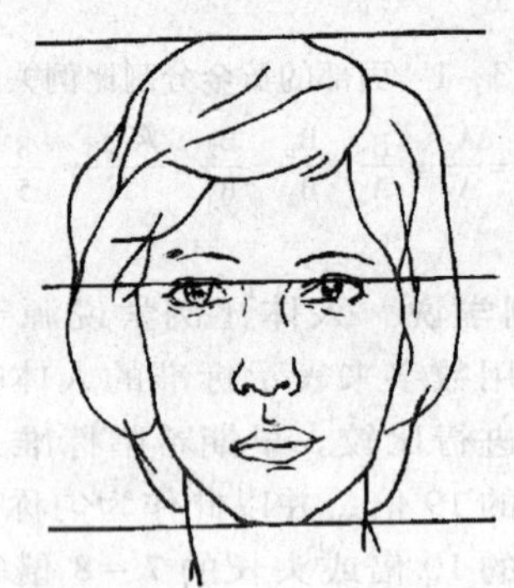

图 3-4　颅顶到下颏的二等分

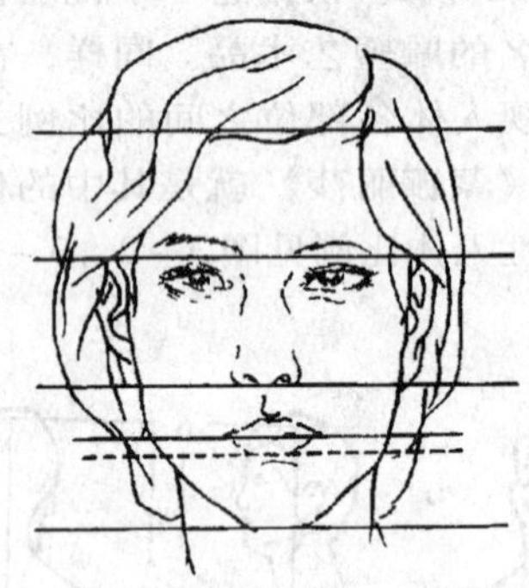

图 3-5　从发际到下颏的三等分

另外，从面部正面来分析，可将其纵形分为 4 等分。从面部中线，向左、右各通过虹膜外侧缘和面部外侧界作垂线纵向分割成 4 个相等的部分，见图 3-6。还有一种方法为五眼法，就是在眼睛水平线上，左、右耳孔之间正好等于 5 个眼宽度，见图 3-7。此方法在 17～19 世纪经过许多学者观察研究发现并非绝对如此，并提出了新古典标准，近代学者又依此进行了改进。

综上所述，人们可以看到正常的端正的容貌各部位的比例，并非只有一个绝对标准，而是有一定的波动范围。如果面部各部分的相互关系达到或接近这些标准，就显得容貌美丽端正，匀称动人，具有“美”感。如果与这些标准相距较大，那么就会显示某一部分存在缺陷，可在此基础上进行美容手术的设计和实施。

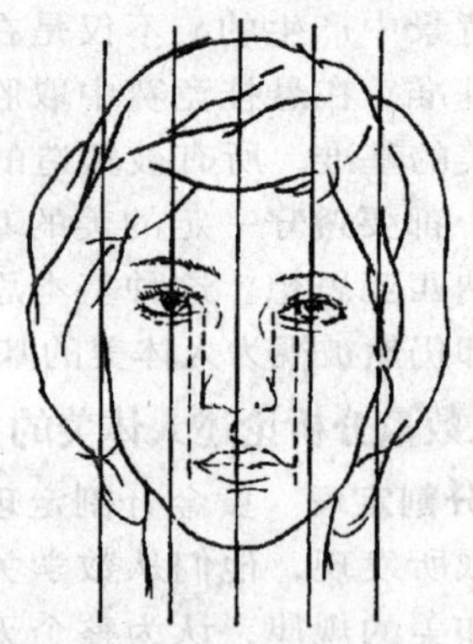

图 3-6　面部纵形的四等分

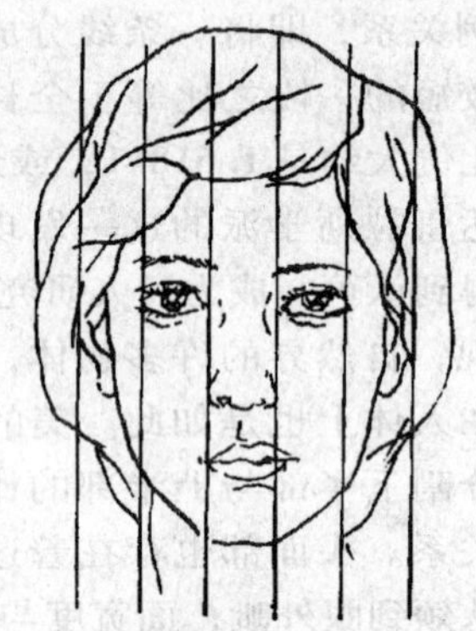

图 3-7　面部纵形的五眼法分割

3. 测角学说　观察的角度不同所反映出的人体形态也不同，这已是人们早就注意到的问题。Belt 和 Campen 等人所提出的测角学说，就是通过角度来体现人体美的。他们是以水平连接鼻下点与耳孔点的直线为基准，来测量侧面观察时额头的倾斜角度的方法。另外，还以连接鼻尖点和颏下点的直线为基准，来观察嘴唇的突出程度并以此来评价美与丑。鼻尖、嘴唇、颏下点基本为一条直线时，被认为是美人的标志之一。

二、人体美的规范

创造人体美的因素与造型作品的因素相同，包括尺寸与比例、体形姿势、左右差及弯曲度、外貌特征等。

（一）外貌特征

在描述曲线美时，其基本内容是外貌特征，这是构成美的基本素材，只有外表美丽才可能提高美格，但也不能说容姿就是美，还需要有心灵的美。

1. 起伏度　人体是由许多器官系统构成的，这些器官结构在体表可以形成不同的起伏度，这也是构成美的一个因素。体形与起伏度有很密切的关系，如果有理想的起伏度，即使过胖或过瘦也可被遮掩，而且起伏度还是形成立体感的根源。

2. 条纹（皱纹） 皮下脂肪的堆积或外界条件的刺激可以使真皮产生裂纹出现条纹或皱纹。如妇女的妊娠纹、眼角出现的鱼尾纹等都是美的大敌。

3. 斑纹 斑纹是包括痣在内的皮肤异常情况，如胎痣、黑色痣等。这些如果位于适当的部位也会给人带来美的感觉，如美人痣等。但如果位置不好，反而会影响人的美丽形象。

（二）体型

体型是指人体外轮廓的形状，其与姿势、姿态、左右差、弯曲度等共同构成人体的形状。决定体型的第一要素是皮下脂肪。皮下脂肪的沉着是具有选择性的，而且是分局部存在的。全身脂肪均匀分布的情况是没有的，因此肥胖形状是十分复杂的，有上半身型肥胖和局部型肥胖两种，局部脂肪的存在是构成魅力体型的一个关键因素。

1. 质感（materialitat） 是通过视觉来捕捉到的气质性的性质感觉，它与通过触觉感受到的气质的判定是完全不同的。体型质感不是用手去触摸，而是用视觉去判断脂肪的软硬度，所以是一个具有较高层次的美的意识，特别是乳房、腹部、大腿的质感有婉曲流丽型、丰满柔软型和清晰闲雅型，可以用体型的质感来判断是属于上述三者中的哪种形态。

2. 量感（volume） 是近于美的价值的外观的感觉，也是一种与实际数量无关的主观感觉。位于小而圆状的胸廓上的乳房与扁平状胸廓上的乳房虽然体积和重量是相同的，但给人的感觉是前者比后者要小。这种感觉不是量感不同，而是反差造成的错觉。所以，真正的量感是对物体本身大小的感觉，是通过内容的充实力由内向外作用的指向性来表示的。

（三）美应与年龄相适应

美的姿容是由体形、姿态、身体某一部位的动作等因素构成的。人到中年以后，随着年龄的增长，身体逐渐会出现衰老，这种衰老除表现在皮肤皱纹增多以外，还主要表现在身体的姿势变化、器官功能的衰退等。这些变化是用化妆所不能遮掩的。因此，应该追求与人的年龄相适应的美，从整体上给人以自然的美感。也就是说青年人应该追求青春的美，中年人应追求成熟的美，老年人应追求健康长寿的美。

（四）和谐是美的根本

世界上美的东西都是和谐的，人体也同样适用这种规律。人体的某一部分，如眼睛、眉毛、嘴唇、牙齿、四肢等等有可能是美的，但这仅仅是部分的美，不是整体美，整体美需要各个部分美的协调。人体的某一部分的美，也是以人的种属的普遍性为一定的标准，各部分之间是有联系的。人体通过劳动和进化，逐渐形成了高度完善的整体组织，在自然界中，人体美有最强的完整性，其各部分之间是互相紧密联系的，每一部分都从属于一个个体。虽然在自然的人体中局部美也可能存在，但这仅仅是部分之美，同时要联系于其他部分，要被人体其他部分的美所影响，也就是要整体和谐、符合比例，才可能是完整的美。

（五）美丽有别于漂亮

美丽与漂亮往往被作为同义词使用，其实二者的概念完全不同。美丽是表面上的修饰，是主观的情感的东西，而漂亮则是从美的角度对人进行观察后产生的感觉，是合理的、客观的东西。前者是内心的情感，后者是通过大脑思维而得到的理性判断。一个人可以说她不漂亮，但可以通过修饰给人以美感。可以说年轻人都是美丽的，但却未必都很漂亮；过了中年就不一定美丽了，但只要努力，可从身体整体看上去仍然漂亮。

第三节　头型与面型

头型和面型是构成人体外貌特征的重要组成部分，因此从美学的角度正确地观察和评价是非常有意义的。

一、头型和面型的观察标准及分类

（一）头型和面型的观察标准

头型和面型的观察标准就是在头面部测量和美学分析的基础上，对人的容貌和形态作出评价，提出相应的标准。此标准具有时代性，并存在个体、种族、民族及国家间的差别。在实际工作和生活中要对人的头型和面型作出美的评价并非易事，也就是说不能一概而论，应由个人自己进行选择。

（二）头型和面型的分类

1. 头型 用形态测量的方法可以把头型分为7种类型，即球形、椭圆形、卵圆形、楔形、五角形、菱形、盾形。也可以用头指数法分型，即根据头最大长和最大宽所构成的头指数进行数值型的分型。头指数法将头型分为特长头型、长头型、中头型、圆头型、特圆头型和超圆头型6种，其详细数值见头面部指数的头指数分级表（表3－2）。

2. 面型 面型的分类也可分为形态观察法和指数法两种。波契氏根据形态观察提出了10种面型，即椭圆形、卵圆形、倒卵圆形、圆形、方形、长方形、菱形、梯形、倒梯形和五角型（图3－8）。

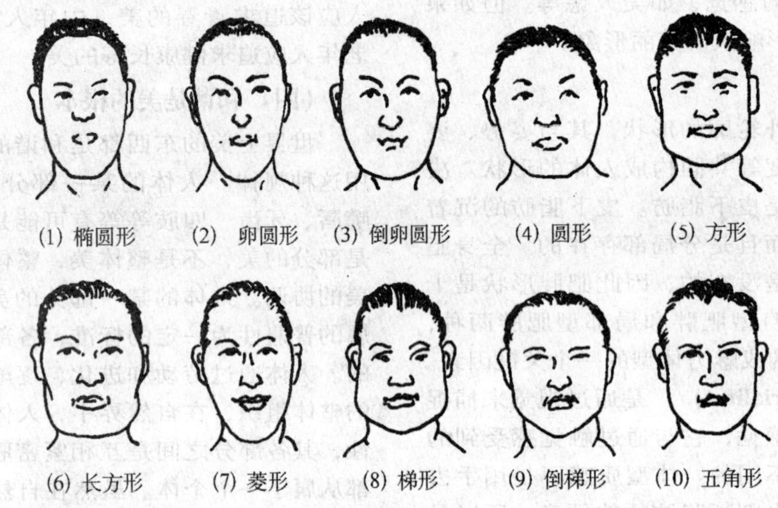

图3－8 面型的分类

指数法是采用形态面高和面宽两种测量值组成形态面指数，并根据指数的大小把面型分为超阔面型、阔面型、中面型、狭面型和超狭面型5种。详细数值见头面部指数的形态面指数分级表（表3－5）。

二、面部器官的美学观察

（一）眼睛

眼睛常被人们称为“心灵之窗”，这是说明人的眼睛微妙变化可以表现人的各种情感，也说明人们从美学的角度对眼睛的重视。人的上、下眼睑，以上眼睑的活动变化较大，在很大程度上它决定着眼部外形的整个特点，因此，我们从下列几个方面进行分级分型。

1. 上眼睑皱折 上眼睑皱折可分为4个等级，即：

0级：无皱折。

Ⅰ级：皱折距睫毛2mm以上。

Ⅱ级：皱折距睫毛1～2mm。

Ⅲ级：皱折达睫毛处，甚至超过睫毛。

2. 内眦皱襞 内眦皱襞是上眼睑皱折向内眼角延续而形成的皮肤皱襞，根据其覆盖泪阜的程度可分为4个等级，即：

0级：无内眦皱襞。

Ⅰ级：皱襞稍覆盖泪阜。

Ⅱ级：皱襞约覆盖泪阜的1/2。

Ⅲ级：泪阜几乎全被覆盖。

3. 眼裂高度 眼裂高度指被测者直视正前方时，上下眼睑之间的最大距离，一般可分为3型，即：

细窄型：眼裂高度在5mm以下。

中等型：眼裂高度在5～10mm。

高宽型：眼裂高度在10mm以上。

4. 眼裂倾斜度 眼裂倾斜度是指内眼角、外眼角位置的高低，一般分为3种类型，即：

水平型：内外眼角基本位于同一水平线上。

内高外低型：即内眼角高于外眼角。

外高内低型：即外眼角高于内眼角。

一般认为，较理想的眼睛是两眼内眦的间距应为两眼外眦间距的1/3或相当于一只眼的长度。内眦间距离为30～36mm，两眼外眦间距为90～100mm，两外眼角与颜面侧缘间的距离为19～24mm，上睑缘与眉毛距离约为10mm，眼裂高度为10～12.5mm，眼裂宽度为30～34mm，角膜露出率为50%～80%，内眦眼裂角为48°～55°，外眦眼裂角为60°~70°。需要指出的是，即便符合上述条件，仍不一定为较美的眼睛，还要看其与耳、鼻、口、面等其他器官是否协调一致。另外，眉毛的形态与位置在眼部及整个面容中也起着相当重要的作用。

（二）鼻

鼻位于颜面的中央，稍有缺陷则对容貌的影响较大。由于各个国家、地区的不同，民族风俗习惯和文化水平的差异，人们对鼻的审美标准差别也很大。就鼻的外形而言，比较重要的内容主要有以下几方面。

1. 鼻根高度 鼻根高度是指鼻根在两眼内角连线上的垂直高度，可分为3个等级：

Ⅰ级：鼻根高于两眼内角的连线7mm以内。

Ⅱ级：鼻根高度为7~11mm。

Ⅲ级：鼻根高度高于两眼内角连线11mm以上。

2. 鼻梁侧面形态 鼻梁的侧面形态大体分为3类，即凹形鼻梁、直形鼻梁和突形鼻梁。每一类又分为许多型（图3-9）。

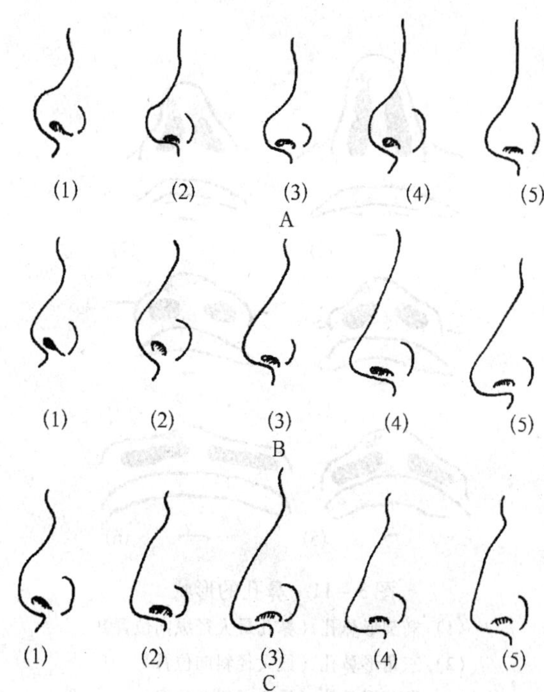

图3-9 鼻梁的侧面形态

A. 凹形鼻梁：（1）鼻梁短，鼻根低平，鼻尖向上，鼻基部朝向前上方 （2）鼻梁短，鼻根高度中等，鼻尖向上；鼻基部略向前上方 （3）鼻梁短，鼻根高度中等，鼻尖向前，鼻基部呈水平位 （4）鼻梁中等长，鼻根高度中等，鼻尖向前，鼻基部朝向前上方（5）鼻梁中等长，鼻根高，鼻尖向前，鼻基部呈水平位

B. 直形鼻梁：（1）鼻梁短，鼻根低平，鼻尖向上，鼻基部朝向前上方 （2）鼻梁中等长，鼻根高，鼻尖向上，鼻基部朝向前上方 （3）鼻梁中等长，鼻根高度中等，鼻尖向前，鼻基部略向前上方 （4）鼻梁长，鼻根基高，鼻尖向前，鼻基部是水平位（5）鼻梁中等长，鼻根高度中等，鼻尖向下，鼻基部朝向前下方

C. 凸形鼻梁：（1）鼻梁短，鼻根低平，鼻尖向上，鼻基部朝向前上方 （2）鼻梁中等长，鼻根高度中等，鼻尖向前，鼻基部略向前上方 （3）鼻梁长，鼻根高度中等，鼻尖向下，鼻基部高度向前下方（4）鼻梁长，鼻根高度中等，鼻尖向下，鼻基部略向前下方 （5）鼻梁长，鼻根高度中等，鼻尖向前，鼻基部呈水平位

3. 鼻尖 根据鼻尖的形状可将其分为3种类型（图3-10）。

尖小型：鼻尖尖而小。

中间型：鼻尖大小中等，圆尖适度。

钝圆型：鼻尖肥大钝圆。

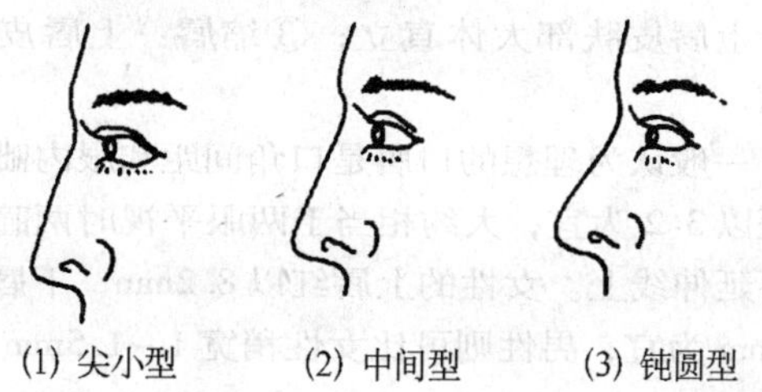

图3-10 鼻尖的不同类型

根据鼻尖的方向又可将其分为上翘型、水平型和下垂型3种。

4. 鼻基底 鼻基底部也可分为上翘型、水平型和下垂型3种。

5. 鼻孔 鼻孔的形状一般可分为3种（图3-11），即方圆形、三角形和椭圆形。鼻孔最大径的方向也可分为3种类型（图3-11），即横向、斜向和纵向。

6. 鼻根点凹陷（图3-12） 从鼻根点的侧面看，可将其分为以下4级：

0级：鼻根点无凹陷。

Ⅰ级：鼻根点略有凹陷。

Ⅱ级：鼻根点有明显凹陷。

Ⅲ级：额骨与鼻骨相连处有明显的转折。

7. 鼻翼

（1）就其高度而言，可将鼻翼分为3级。

低的：鼻翼高度为鼻高的1/5左右。

中等：鼻翼高度为鼻高的1/4左右。

高的：鼻翼高度为鼻高的1/3左右。

（2）就其突起度而言，可将鼻翼分为3级：

不突：鼻翼与鼻梁侧面几乎在同一平面上。

微突：介于不突与甚突两者之间。

甚突：鼻翼较肥大，较鼻梁侧面突出很多。

（3）就其与鼻唇沟的关系，可将鼻翼分为3种：

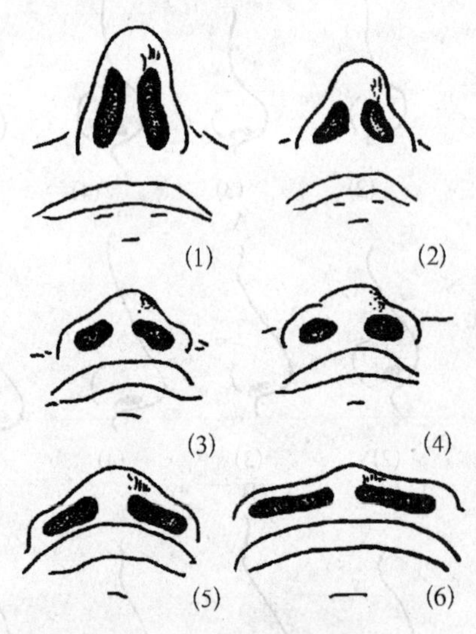

图 3－11 鼻孔的形状

(1) 椭圆形鼻孔（鼻孔最大径纵向位置）
(2) 三角形鼻孔（最大径斜向位置）
(3) 卵圆形鼻孔（最大径斜向位置）
(4) 圆形鼻孔（最大径斜向位置）
(5) 椭圆形鼻孔（最大径横向位置）
(6) 长椭圆形鼻孔（最大径横向位置）

鼻翼沟与鼻唇沟不汇合；

鼻翼沟与鼻唇沟微汇合；

鼻翼沟与鼻唇沟完全连成一直线。

(4) 就鼻唇沟的深度，可分为不明显、中等和非常明显 3 种。

一般认为理想的鼻子应该是：其长度约为额面长度的 1/3，鼻宽度大约相当于鼻长的 70%，鼻根宽度为 1cm 左右；鼻根部的高度在男性为 12mm 左右，在女性为 11mm 左右；最凹陷部位在两内眦连线水平上；鼻面角为 29°～33°；鼻唇角为 90°～120°；鼻额角为 120°左右；鼻尖高度约相当于鼻长的 1/2，在男性约为 26mm，女性约为 23mm；鼻尖曲率半径为 8～12mm；鼻小柱的小叶部的宽度大约相当其基底部的 75%，鼻小叶与鼻尖形成外凸的自然角度，鼻小叶约延伸至鼻孔两侧 3～5mm；鼻孔呈卵圆形，直径不超过鼻翼内侧角；鼻翼的长度相当于鼻小柱小叶的长度，两鼻翼缘约在内眦的垂线上。

(三) 唇

嘴唇在面部的作用并不亚于眼睛，上唇高、上唇侧面观、唇的厚度以及口裂宽度决定唇的形态。

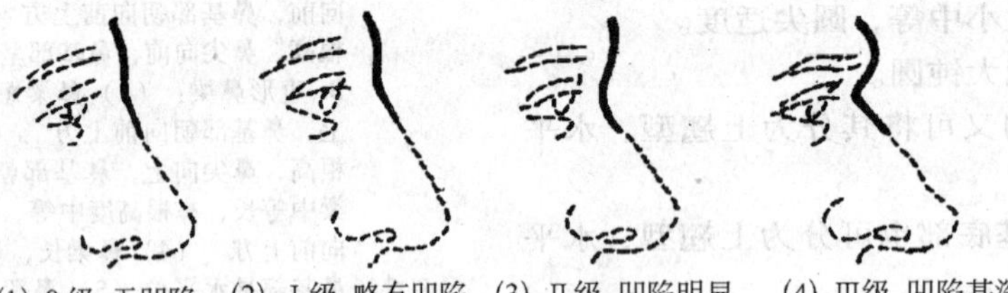

(1) 0 级 无凹陷 (2) Ⅰ级 略有凹陷 (3) Ⅱ级 凹陷明显 (4) Ⅲ级 凹陷甚深

图 3－12 鼻根点的凹陷

上唇高度、唇厚度及口裂宽度有种族和个体差异。

上唇的侧面观是按上唇皮肤部前突程度分为 3 类，即：①凸唇：上唇皮肤部明显前突；②正唇：上唇皮肤部大体直立；③缩唇：上唇皮肤部后缩。

一般认为理想的口唇是口角间距和眼内眦角的间距以 3∶2 为宜，大约相当于两眼平视时两瞳孔的向下延伸线上。女性的上唇红以 8.2mm，下唇红以 9.1mm 为宜，男性则可比女性稍宽 1～1.5mm。

(四) 耳廓

1. 耳廓的类型 根据耳廓的形态及达尔文结节的形态，可将其分为 6 种类型，即猕猴型、长尾猴型、尖耳尖型、圆耳尖型、耳尖微显型和缺耳尖型（图 3－13）。

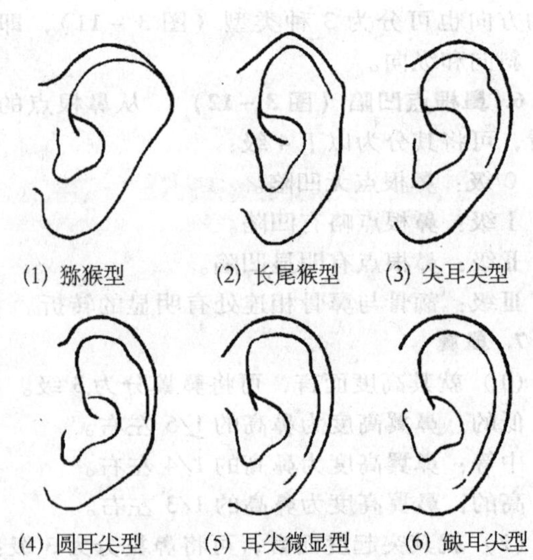

(1) 猕猴型 (2) 长尾猴型 (3) 尖耳尖型

(4) 圆耳尖型 (5) 耳尖微显型 (6) 缺耳尖型

图 3－13 耳廓的类型

2. 耳廓的外展程度

（1）紧贴型　即耳廓横轴与颞部所形成的角度不超过30°者。

（2）中等型　即耳廓横轴与颞部所形成的角度介于30°～60°者。

（3）外展型　即耳廓横轴与颞部所形成的角度大于60°者。

3. 耳垂的类型

（1）圆型　即耳垂向下悬垂呈圆形。

（2）方形　即耳垂与颊部皮肤连接几乎成水平线。

（3）三角形　即耳垂下部边缘向上吊起，大部分或完全与颊部皮肤相连。

4. 耳廓的长度与幅度　较为理想的耳长为62～65mm，耳幅（耳前点至耳后点的距离）女性为29～33mm，男性为31～34mm。

理想的耳廓其长轴应与鼻梁平行，耳廓上缘与眉高相等，耳轮角附着点与外眼角等高，耳垂附着点与鼻尖等高，耳轮与耳垂附着点的连线与下颌支平行，耳轮附着点与外眼角距离大约与耳高相等，耳的长轴与鼻背线平行。

（五）眉嵴的发达程度

眉嵴是眉弓处软组织向前方的隆起，其发达程度可分为以下3种情况：

微显：高凸不明显，且限于中间部。

中等：较明显，且延续于眶缘大部。

甚显：非常显著，几乎成屋檐状。

（六）颧部突出度

颧部的突出程度可分为以下3种情况。

扁平：颧骨扁平，颧骨体突出，自侧面观鼻颊间界限为颧骨所遮。

中等：颧骨体发达适中，鼻颊间界限大部可见。

微弱：颧骨体不突出，骨前面逐渐转为侧面，鼻颊间界限清晰。

（七）颏部

颏部可分为：微向后缩、直形、微向前突、明显前突及极向前突5个等级。

第四节　国人体型

体型是指人体的外形特征与体格类型。它受骨骼、肌肉、脂肪等发育水平的影响，而形成人体外部轮廓形态。肌肉发达程度与脂肪积累程度是构成体型的主要基础。

体型与内脏器官的类型关系十分密切。人的体型随着年龄的增长而变化，构成不同年龄的体型特点，且因性别不同而出现较大的差异。

一、国人体型美的标准及分类

（一）体型美的标准

古往今来，人们对体型美的标准进行了长期的调查研究，并从中发现各个时代的人们，对体型美的标准的认识也略有差别。古希腊毕达哥拉斯学派提出人体各部位呈黄金分割比例定律。文艺复兴时期，法国画家达·芬奇提出了人体各部位的最佳比例关系。晚近，由于欧美和日本等国健美运动的迅速发展与普及，对体型美的标准有了一套较系统的学说。人体形态指标与遗传因素、地理及社会环境等均有密切的关系。

现代女性体型美绝不是苗条、柔软和纤细，而是以“健美匀称”为标准，即是精干结实，肌肉强健，且有区别于男性的特有的曲线美。这种体型美既不失女性的妩媚，又能承受工作和生活的负担。

那么，“健美匀称”体型的标准是什么呢？匀称美是四肢、胸腹、臀型的形态美的综合。匀称是指在站立时，头、颈、躯干和脚跟的纵轴在同一垂线上；肩稍宽，腰椎、骨盆和长骨发育良好，无畸形；头、躯干、四肢比例和头颈胸连结适度；上、下身比例符合“黄金分割”定律，即以脐为界，上下身比例为5∶8。例如，身高为160cm，则体重应是50kg左右，肩宽36～38cm，胸围84～86cm，腰围60～62cm，臀围86～88cm，此即符合健美匀称体型的标准。

（二）体型分类

体型分类方案以往曾有数10种。目前多数学者主张将体型分为瘦长型、中间型和肥胖型3种（图3－14）。

1. 瘦长型　瘦长型者具有以下特点：①身材瘦长，体重较轻。②骨骼细长。③皮下脂肪组织少，肌肉不发达。④颈部细长。⑤肩宽度小，为圆肩。⑥胸部狭长，扁平；胸围小；肋间隙大，肋弓下角小。⑦肺的上方甚宽，肺尖超越锁骨上方。⑧心的长轴接近垂直，近正中位。⑨腹部短。⑩胃肠道位置低，胃壁松弛，胃为长形。站立时，胃下缘降至髂嵴连线以下，胃的一部分位于骨盆

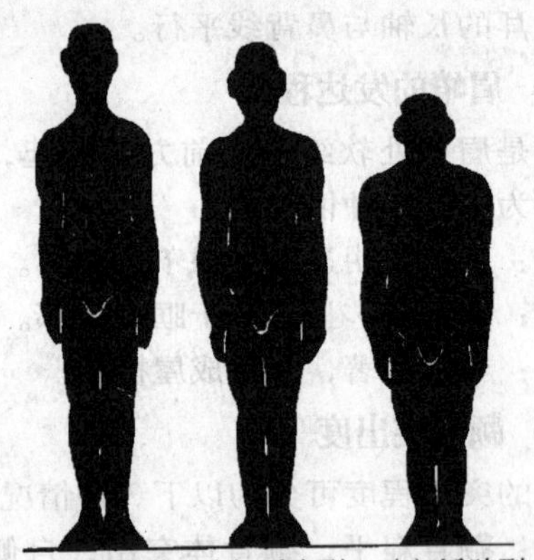

图 3-14　人体体型

腔内，全胃几乎都在身体正中线的左侧。⑪结肠较长，盲肠位于骨盆内；横结肠垂入骨盆内；结肠袋粗大。⑫胃肠道张力小，蠕动缓慢。⑬膈肌位置低。⑭四肢细长，手和足狭长。⑮头部小。⑯面部瘦而窄，呈卵圆形。⑰鼻尖而细。

2. 矮胖型　矮胖型者具有以下特点：①身材矮胖，体重较重。②骨骼粗壮。③皮下脂肪组织厚，肌肉发达。④颈部粗短。⑤肩宽度大。⑥胸部短宽而深厚；胸围大；肋弓下角大；剑突宽。⑦肺底宽大，肺尖窄小，略超越锁骨上方。⑧心的长轴几呈水平位。⑨腹部长，腹上部容量大。⑩胃肠道位置高，胃为牛角形，站立时，胃的最低或几乎最低的部位是幽门，通常位于髂嵴连线上方 4～5cm 处。⑪结肠较短，盲肠远高于髂窝之上；横结肠短，呈横位，位置高；降结肠长而直；结肠袋细小。⑫胃肠道张力大，蠕动较快。⑬膈肌位置高。⑭四肢粗壮，较短。⑮头部较大，头顶平坦。⑯面部较阔。

3. 适中型　适中型者具有以下特点：心的长轴为斜位；胃肠道位置适中，胃为钩形，斜位，胃下缘平髂嵴连线。其余各项均介于瘦长型与矮胖型之间，为较标准的体型。

另外，15～60 岁的个体也可按照下列 4 个主要体型指数进行体型分类：

（1）皮－弗（Pignet－Vervaeck）指数：

$$皮－弗指数 = \frac{体重（kg）+胸围（cm）}{身高（cm）} \times 100$$

（2）罗（Rohrer）氏指数：

$$罗氏指数 = \frac{体重（g）}{身高^3（cm）} \times 100$$

（3）达（Davenport）氏指数，也称体质量指数（body mass index，BMI）：

$$达氏指数 = \frac{体重（g）}{身高^2（cm）} \times 10$$

（4）皮（Pignet）氏指数：

皮氏指数 = 身高（cm）－［胸围（cm）+体重（kg）］

根据上述指数标准将体型分为瘦长型、适中型和矮胖型 3 种，详见表 3－1。

表 3－1　指数体型分类表

指　数	性 别	瘦长型	适中型	矮胖型
皮－弗指数	男	～81.9	82.0～94.2	94.3～
	女	～81.4	81.5～94.7	94.8～
罗氏指数	男	～1.28	1.29～1.49	1.50～
	女	～1.29	1.30～1.50	1.51～
达氏指数	男、女	<21	25～21	>25
皮氏指数	男、女	～50	51～55	56～

（参照邵象清《人体测量手册》）

（三）体态分类

从被测者身体的侧面观察，可将体态分为 4 种类型（图 3－15）。

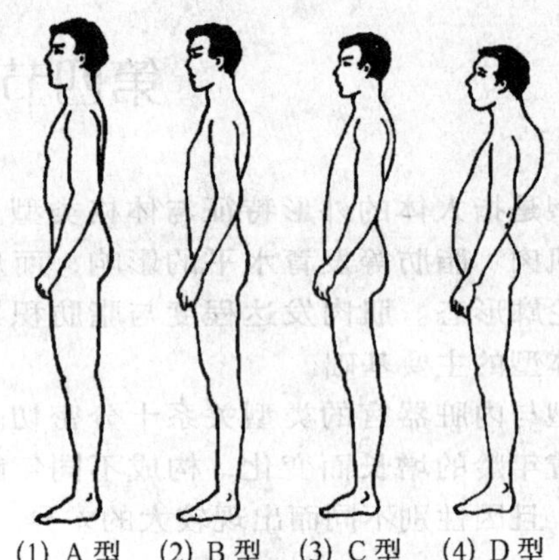

图 3－15　体态的类型

A 型：头部、躯干和下肢的中轴均处于同一直线上，胸部挺起，腹部内缩或平直，背部弯曲适中。此为标准体态。

B 型：头部与下肢前倾，躯干后倾，胸部稍挺但不如 A 型向前挺起明显，背部弯曲显著。

C 型：胸部平直，不向前挺起；腹前壁松弛前突，脊柱腰曲明显，下肢中轴明显前倾。

D 型：头明显向前伸，腹部松弛前突，脊柱胸曲与腰曲显著突出。

（四）乳房

女性乳房随着年龄的增长其发育程度也随之变化，同时，其大小、形态和前突程度也因人而异，并有明显的种族差异。

1. 乳房的发育程度 人们通常将乳房的发育程度分为4度（图3-16）。

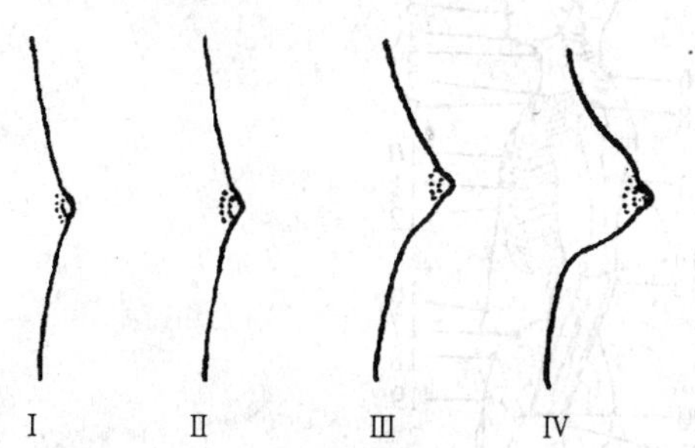

图3-16 乳房发育程度图解

Ⅰ度：胸部平坦，乳房尚未发育。

Ⅱ度：乳头和乳晕在胸壁上呈芽孢状突起。

Ⅲ度：乳房稍鼓起，乳头和乳晕像小山似的突出在乳房上。

Ⅳ度：乳房鼓起显著，乳头突出，芽孢状突起消失，为成熟的乳房。

2. 乳房形态分类 从其前突的长度可将乳房分为圆盘型、半球型、圆锥型和下垂型4种类型。

从美学的角度来看，波浪起伏的胸峰是构成女性美的主要因素。理想（标准）的乳房应该是：丰满、匀称、柔韧而富有弹性；乳房位置在第2~6肋间，乳头位于第4肋间的高度，形状挺拔，两乳头大约间隔20cm；乳房基底面的直径为10~12cm，乳轴（乳房前突长度）为5~6cm；整体形状挺拔，呈半球形或圆锥体。

（五）腿型的分类

腿的类型可分为下列3类（图3-17）：

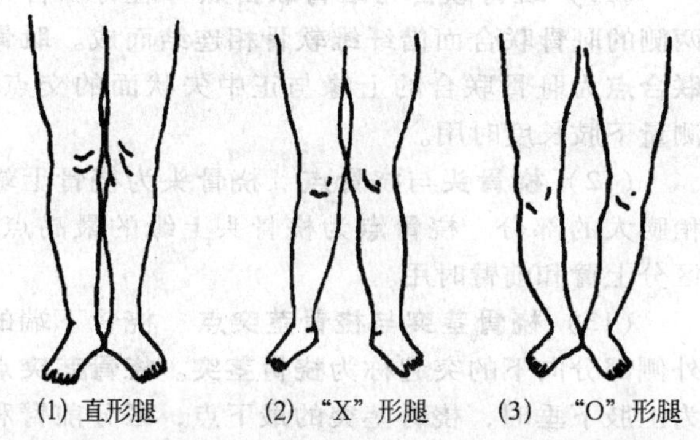

图3-17 腿部的类型

1. 直形腿 站立时，两膝和两腿的内侧面相接触。此为标准腿型。

2. “X”形腿 站立时，两膝的内侧面相接触，但两脚分开。

3. “O”形腿 站立时，两脚的内侧面相接触，但两膝分开。

二、国人体型美的解剖学标准

（一）人体形态的活体测量

形态测量的数据，用统计学的方法，将两项或多项指标结合而成某种形态指数。根据形态指数可评价体型。

测定形态指标，首先要了解各部位的解剖名称及测定点。

1. 人体的分部 人体可分为头、颈、躯干和四肢4部分。

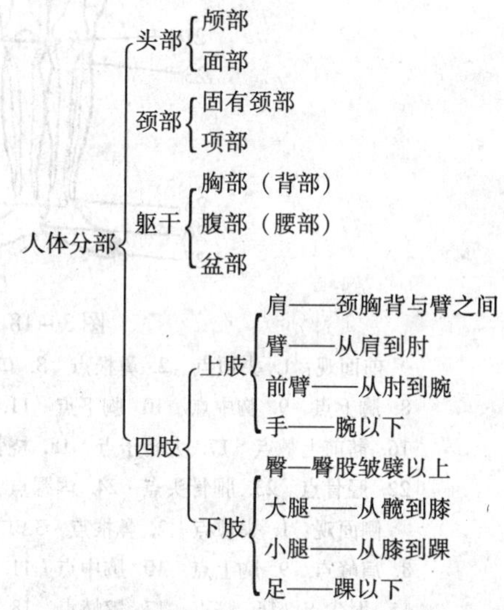

2. 形态测量的解剖学体表标志及测定点（图3-18）

（1）**顶结节及头顶点** 顶结节为成人顶骨最隆凸处；**头顶点**为头顶部正中矢状面上的最高点，测量身高时用。

（2）**喉结点** 在正中矢状面上，喉部最向前突出的一点为**喉结点**。测量颈围时，通过此点的下方。

（3）**隆椎及颈椎点** 第7颈椎棘突特长，末端不分叉，可在皮下摸到，故又名**隆椎**。临床上常作为计数椎骨序数的标志。**颈椎点**（又称颈点）在第7颈椎棘突的尖端，测定身体姿势时用。

（4）**肩峰与肩峰点** 肩胛冈的外侧端向外延伸为**肩峰**，位于肩关节的上方。**肩峰点**为肩峰最外侧的突出点，测量肩宽和上肢长度时用。

（5）**胸骨角** 是胸骨柄和体的连接处向前的微突起，其两侧连结第2肋软骨，可作为计数肋骨的标志。

（6）**胸骨体与胸骨中点** 胸骨体介于胸骨

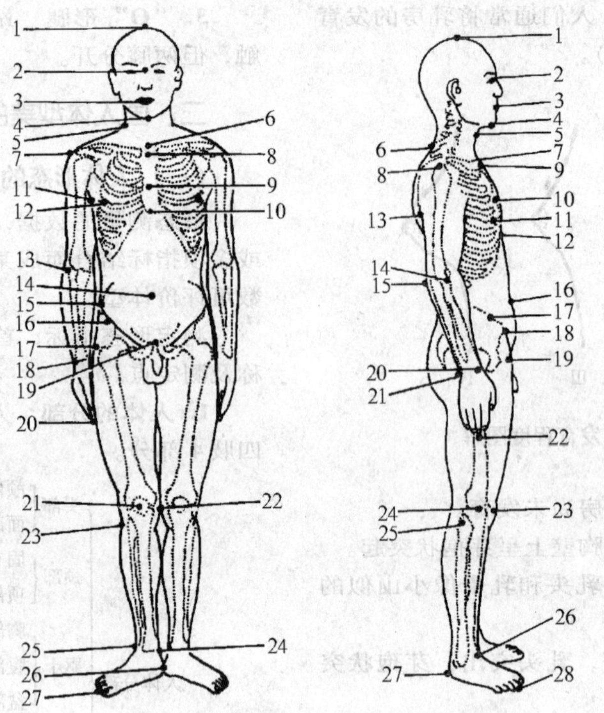

图 3－18　形态测量活体定位解剖图

前面观：1. 头顶点　2. 鼻根点　3. 口裂点　4. 颏下点　5. 颈根外侧点　6. 颈窝点　7. 肩峰点　8. 胸上点　9. 胸中点　10. 胸下点　11. 腋窝前点　12. 乳头点　13. 桡骨点　14. 脐点　15. 髂嵴点　16. 髂前上棘点　17. 大转子点　18. 桡骨茎突点　19. 耻骨联合点　20. 指尖点　21. 髌骨中点　22. 胫骨点　23. 腓骨头点　24. 内踝点　25. 外踝点　26. 跟点　27. 趾尖点

侧面观：1. 头顶点　2. 鼻根点　3. 口裂点　4. 颏下点　5. 喉结点　6. 颈点　7. 颈窝点　8. 肩峰点　9. 胸上点　10. 胸中点　11. 乳头点　12. 胸下点　13. 腋窝后点　14. 桡骨点　15. 肘尖点　16. 脐点　17. 髂嵴点　18. 髂前上棘点　19. 耻骨联合点　20. 桡骨茎突点　21. 尺骨茎突点　22. 指尖点　23. 髌骨中点　24. 胫骨点　25. 腓骨头点　26. 胫骨前下点　27. 跟点　28. 趾尖点

角与剑突之间。**胸骨中点**是连结左右第 4 胸肋关节的直线和胸前正中线的交点，测量胸的厚度和胸围时用。

（7）**乳头与乳头点**　男性乳头平对第 4 肋间隙，而女性乳头的位置随乳房形态不同略有改变，一般平第 4 或第 5 肋间隙。**乳头点**指乳头的中心点，测量胸围时用。

（8）**肩胛骨下角与肩胛骨下角点**　肩胛骨下角为**肩胛骨**向下突起的角，对第 7 肋或第 7 肋间隙，可作为计数肋的标志。**肩胛骨下角点**是肩胛骨下角的最低点。

（9）**髂嵴与髂嵴点**　髂骨翼的上缘略肥厚，称**髂嵴**。**髂嵴点**是髂嵴向最外侧的突出点，测量骨盆宽度时用。

（10）**髂前上棘与髂前上棘点**　髂嵴前端的突起为**髂前上棘**。髂骨的髂前上棘最向前下方突出的一点为**髂前上棘点**，测量骨盆宽度和下肢长度时用。

（11）**耻骨联合与耻骨联合点**　耻骨联合为两侧的耻骨联合面借纤维软骨相连结而成。**耻骨联合点**为耻骨联合的上缘与正中矢状面的交点，测量下肢长度时用。

（12）**桡骨头与桡骨点**　桡骨头为桡骨上端稍膨大的部分。**桡骨点**为桡骨头上缘的最高点，区分上臂和前臂时用。

（13）**桡骨茎突与桡骨茎突点**　桡骨下端的外侧部分向下的突起称为**桡骨茎突**。**桡骨茎突点**为上肢下垂时，桡骨茎突的最下点，区分前臂和手时用。

（14）**指尖点**　中指尖端即手指最下之点为**指尖点**，测量上肢长、手长时用。

（15）**胫骨内侧髁与胫骨点**　胫骨上端向内侧突出为**胫骨内侧髁**。**胫骨点**为胫骨内侧髁的内侧缘上最高点，区分大腿与小腿时用。

（16）**内踝与内踝点** 内踝为胫骨下端内侧向下方的突起。**内踝点**为胫骨内踝尖端最向下方的一点，区分小腿和足时用。

（17）**跟骨结节与跟点** 跟骨的后面向下突出为**跟骨结节**。**跟点**为直立时，足跟最向后突出的一点，测量足长时用。

（18）**足尖点** 足的最前端（即最长趾端）的突出点为**足尖点**，常在蹲趾或第2趾上，测量足的长度时用。

（二）人体形态测量的肌性标志

1. 三角肌 位于肩部外侧，呈三角形，形成肩部的膨隆。

2. 肱二头肌沟 上臂前面在**肱二头肌**的两侧呈现二沟；内侧沟较深，臂部的主要血管神经走行其深面，外侧沟较浅，有头静脉从其深面通过。

3. 鱼际与小鱼际 手掌两侧皆呈鱼腹状隆起，其拇指侧称为**鱼际**，小指侧称为**小鱼际**。

4. 臀（股）皱襞 沿臀大肌下缘呈现的半弧形皮肤皱襞，为臀部与股部的分界线。

（三）身体各部比例

人体学家们认为人体健美的标准是人体各部位都应成比例。男女健美的标准有以下几种：

（1）男女胸围均与髋围相等。

（2）男女上臂围均相当于腕关节围长的2倍。

（3）男性腰围应小于胸围12.5～17.5cm；女性腰围小于胸围25cm。

（4）男女腹围均应略大于腰围，但又小于髋围。

（5）男性大腿最大围比腰围小22cm左右；女性则小16cm。

（6）男性大腿最小围比大腿最大围小18cm；女性则小16cm。

（7）男性小腿围比大腿最小围小16cm；女性则小13cm。

第五节　人体的测量

一、头面部的测量

（一）常用的头面部测量点

1. 眉间点（glabella） 位于额的下部，鼻根的上方，左右侧眉毛间的隆起部正中矢状面上最向前突出的一点。测量时，头位要保持在眼耳平面（左右耳门上点和左右侧眶下点所确定的平面，称眼耳平面上。

2. 额中点（metopion） 左右侧额结节最高点的连线与正中矢状面的交点。

3. 发缘点（trichion） 前额发缘中点为发缘点。

4. 头顶点（vertex） 为头顶部在正中矢状面的最高点。测量时，头位须保持在眼耳平面上。

5. 头后点（opisthocranion） 在头部正中矢状面上最向后突出的一点。

6. 枕外隆突点（inion） 枕外隆突的最尖端。

7. 额颞点（frontotemporale） 额部两侧颞嵴弧最向内侧的两对称点。

8. 耳屏点（tragion） 外耳道前方耳屏软骨上缘起始部向耳轮脚基部的头侧部皮肤移行的一点。

9. 头侧点（euryon） 为头两侧最向外突出的点。

10. 鼻根点（nasion） 位于鼻的上部，为额鼻缝和正中矢状面的交点。

11. 鼻梁点（sellion） 为鼻部正中矢状平面的最凹点。

12. 鼻下点（subnasale） 鼻中隔下缘与上唇皮肤部所组成的角的顶点。

13. 鼻尖点（pronasale） 头部位于眼耳平面时，鼻尖最向前突出的一点。

14. 龈点（prosthion） 上颌左右中切牙间的牙龈在正中矢状面上最向下突出的一点。

15. 口裂点（stomion） 上下唇闭合时口裂的中点。

16. 上唇中点（labrale superius） 上唇红两弧的切线与正中矢状面的交点。

17. 下唇中点（labrale inferius） 下唇红下缘与正中矢状面的交点。

18. 口角点（cheilion） 在口裂的两侧外角上，上下唇移行在外侧端相连接之点。

19. 颏下点（gnathion） 头部位于眼耳平面时，颏部正中矢状面上最低之点。

20. 颏上点（supramentale） 颏唇沟最深处与正中矢状面的交点。

21. 眼内角点（entocanthion） 在眼内眦处上、下睑缘相连接之点。

22. 眼外角点（ectocanthion） 在眼外眦处上下睑缘相接之点。

23. 眶下点（orbitale） 眼眶下缘外侧三分之一段上的最低点。此点是决定眼耳平面的标志点之一。

24. 颧点（zygion） 颧弓上最向外突出的一点。

25. 鼻翼点（alare） 鼻翼最外侧点。

26. 下颌角点（gonion） 下颌角最向外、向下和向后突出之点。

27. 耳上点（superaurale） 头部位于眼耳平面时，耳轮上缘的最高点。

28. 耳下点（subaurale） 头部位于眼耳平面时，耳垂最下之点。

29. 耳后点（postaurale） 头部位于眼耳平面时，耳轮后缘最向后突出之点。

30. 耳上基点（otobasion superius） 耳廓上缘附着于头侧部皮肤之点。

31. 耳下基点（otobasion inferius） 耳垂下缘附着于颊部皮肤之点。

32. 耳前点（praeaurale） 头部位于眼耳平面时，在耳上下基点的连线与耳后点等高的一点。

33. 耳结节点（tuberculare） 耳廓上缘和耳廓后缘移行部稍下方达尔文结节的尖端之点。

34. 乳突点（mastoideale） 乳突部最低点。

（二）头面部的测量

1. 长度的测量

（1）最大头长　从眉间点至头后点的直线距离。测量者立于被测者的左侧，将弯脚规固定脚的一端置于眉间点，活动脚置于枕部，然后在正中矢状面上下移动，测得的最大数值即为最大头长。

（2）眉间头长　从眉间点至枕外隆凸点的直线距离。

（3）鼻尖头长　从鼻尖点至头后点的直线距离。

（4）颏下头长　从颏下点至头后点的直线距离。

2. 宽度的测量

（1）最大头宽　左右头侧点的直线距离。测量者立于被测者的后方，将弯脚规的两脚轻轻接触于头侧壁，然后上下、前后移动弯脚规，测得的最大数值即为最大头宽。注意左右侧头侧点应在同一水平面和同一冠状面上。

（2）最小额宽　左右侧额颞点之间的直线距离。先用指尖在颞线上探触额颞点，然后用弯脚规的圆端轻轻接触这两点测量。测量时不可牵动额部皮肤，否则测量不易准确。

（3）耳屏间距　左右两耳屏点之间的直线距离。

（4）外耳间距　左右外耳向外最突出点之间的直线距离。

（5）乳突间距　左右乳突点之间的直线距离。

（6）面宽（两颧点间宽）　左右侧颧点之间的直线距离。

（7）下颌角间距　左右下颌角点之间的直线距离。

（8）两眼内宽　左右眼内角点之间的直线距离。

（9）两眼外宽　左右两眼外角点之间的直线距离。

（10）眼裂宽度　同侧眼外角点与内角点之间的直线距离。

（11）容貌耳宽　同侧耳前点至耳后点间的直线距离（图3－19）。

（12）形态耳宽　耳基部长，为耳上基点至耳下基点之间的直线距离（图3－19）。

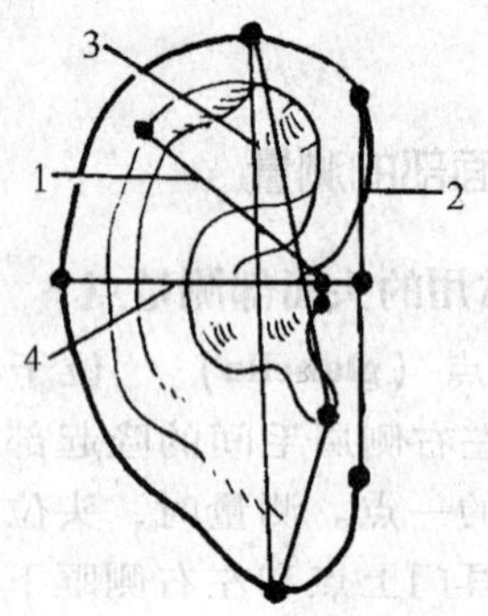

图3－19　耳廓的测量

1. 形态耳长　2. 形态耳宽
3. 容貌耳长　4. 容貌耳宽

（13）鼻宽度　左右鼻翼点之间的直线距离。

（14）口裂宽度　左右口角点之间的直线距离。

（15）瞳孔间距　左右眼瞳孔之间的直线距离。

3. 高度的测量

（1）头耳高度　头部固定于眼耳平面时，自头顶点至耳屏点之间的投影距离。

（2）全头高度　头部固定于眼耳平面时，自颏下点至头顶点之间的投影距离。

（3）鼻下头高　头部固定于眼耳平面时，自鼻下点至头顶点间的投影距离。

（4）口裂头高　头部固定于眼耳平面时，头顶点至口裂点之间的投影距离。

（5）头顶头后高　头部固定于眼耳平面时，

头顶点至头后点的投影距离。

（6）容貌额高　发缘点至鼻根点之间的投影距离。

（7）容貌面高Ⅰ　从发缘点至颏下点之间的直线距离（头发生长异常或秃发者不能测量）。

（8）容貌面高Ⅱ　眉间点至颏下点的直线距离。

（9）形态面高　鼻根点至颏下点之间的直线距离。

（10）容貌上面高　从鼻根点至口裂点之间的直线距离。

（11）形态上面高　从鼻根点至龈点之间的直线距离。

（12）鼻高度　从鼻根点至鼻下点的直线距离。

（13）鼻长度　自鼻根点至鼻尖点的直线距离。

（14）鼻深　自鼻下点至鼻尖点的投影距离。

（15）唇高度　上唇中点至下唇中点的直线距离。

（16）全上唇高度　鼻下点至口裂点之间的直线距离。

（17）全下唇高度　口裂点至颏上点之间的直线距离。

（18）颏高度　口裂点至颏下点之间的直线距离。

（19）容貌耳长　耳上点至耳下点之间的直线距离（图3－19）。

（20）形态耳长　耳结节点至耳屏上方切迹凹陷部最深点之间的直线距离（图3－19）。

4. 围度与弧度的测量

（1）水平头围　经眉间点和头后点测得的围度。

（2）颏顶围　自颏下点经顶结节区的围度。

（3）头矢状弧　沿正中矢状面自鼻根点至枕外隆突点的弧长。

（4）头冠状弧　由一侧耳屏点经头顶点至另一侧耳屏点的弧长。

（5）耳屏点间眉间弧长　由一侧耳屏点经眉间点至另一侧耳屏点的弧长。

（6）耳屏点间颏下弧长　由一侧耳屏点经颏下点至另一侧耳屏点的弧长。

（7）耳屏点间颌下弧长　由一侧耳屏点经喉结节上缘至另一侧耳屏点的弧长。

（8）耳屏点间枕部弧长　由一侧耳屏点经头后点至另一侧耳屏点的弧长。

5. 角度的测量

（1）侧面角　鼻根点至龈点的连线与眼耳平面相交的角。

（2）睑裂角　由上下眼睑在内外眦部形成的角。

（3）耳轴头角　耳的长轴和头部的垂直轴之间的角。

（4）耳廓头角　耳廓与头颅侧面的角。

（5）耳甲头角　耳甲与头颅侧面的角。

（6）鼻面角　前额至切牙线与前额至鼻背线的角。

（7）鼻唇角　鼻小柱前端至鼻底与鼻底至上唇红间的角。

（8）鼻额角　鼻背与眉间形成的角。

（三）头面部的指数（表3－2～3－7）

1. 头长宽指数（头指数）

$$头指数=\frac{头最大宽度}{头最大长度}\times 100$$

表3－2　头指数分级表

头指数	头型
<70.9	特长头型
71.0～75.9	长头型
76.0～80.9	中头型
81.0～85.4	圆头型
85.5～90.9	特圆头型
≥91.0	超圆头型

2. 头长高（耳高）指数

$$头长高指数=\frac{头耳高}{头最大长}\times 100$$

表3－3　头长高指数分级表

头长高指数	头型
<57.6	低头型
57.7～62.5	正头型
≥62.5	高头型

3. 头宽高（耳高）指数

$$头宽高指数=\frac{头耳高}{头最大宽}\times 100$$

表3－4　头宽高指数的分级表

头宽高指数	头型
≤78.9	阔头型
79.0～84.9	中头型
≥85.0	狭头型

4. 额顶宽度指数

$$额顶宽度指数 = \frac{额最小宽度}{头最大宽度} \times 100$$

5. 容貌面指数

$$容貌面指数 = \frac{容貌面长}{面宽度} \times 100$$

6. 形态面指数

$$形态面指数 = \frac{形态面高}{面宽度} \times 100$$

表 3-5 形态面指数分级表

形态面指数	面型
<78.9	超阔面型
79.0~83.9	阔面型
84.0~87.9	中面型
88.0~92.9	狭面型
≥93.0	超狭面型

7. 容貌上面指数

$$容貌上面指数 = \frac{容貌上面高度}{面\quad宽\quad度} \times 100$$

8. 形态上面指数

$$形态上面指数 = \frac{形态上面高度}{面\quad宽\quad度} \times 100$$

表 3-6 形态上面指数分级表

形态上面指数	面型
<42.9	超阔上面型
43.0~47.9	阔上面型
48.0~52.9	中上面型
53.0~56.9	狭上面型
≥57.0	超狭上面型

9. 鼻指数

$$鼻指数 = \frac{鼻宽度}{鼻高度} \times 100$$

表 3-7 鼻指数分级表

鼻指数	鼻型
≤39.9	特狭鼻型
40.0~54.9	超狭鼻型
55.0~69.9	狭鼻型
70.0~84.9	中鼻型
85.0~99.9	阔鼻型
100.0~114.9	超阔鼻型
≥115.0	特阔鼻型

（注：表 3-2~3-7 中数值均参照邵象清《人体测量手册》和宋儒耀，方彰林《美容整形外科学》）

10. 鼻宽深指数

$$鼻宽深指数 = \frac{鼻深度}{鼻宽度} \times 100$$

11. 口指数

$$口指数 = \frac{唇高度}{口宽度} \times 100$$

12. 容貌耳指数

$$容貌耳指数 = \frac{容貌耳宽度}{容貌耳长度} \times 100$$

13. 形态耳指数

$$形态耳指数 = \frac{形态耳宽度}{形态耳长度} \times 100$$

14. 额面高度指数

$$额面高度指数 = \frac{容貌额高度}{容貌面高度} \times 100$$

15. 面上高度指数

$$面上高度指数 = \frac{容貌上面高度}{容貌面高度} \times 100$$

16. 颧下颌角 宽度指数

$$颧下颌角宽度指数 = \frac{两下颌角间宽度}{面宽度} \times 100$$

17. 颧额宽度指数

$$颧额宽度指数 = \frac{额最小宽度}{面宽度} \times 100$$

18. 头面高度指数

$$头面高度指数 = \frac{形态面高}{头耳高} \times 100$$

19. 头面宽度指数

$$头面宽度指数 = \frac{面宽度}{头最大宽度} \times 100$$

二、躯干、四肢的测量

（一）躯干、四肢的测量方法

1. 立姿体部的测量 立姿：自然挺胸直立，肩部放松；上肢下垂，手伸直，手掌朝向体侧，手指轻贴在大腿外侧面；下肢自然伸直，左右足跟并拢，两足的踇趾尖约成45°角。头部处于耳眼平面位置，两眼平视正前方；躯干自然挺直，使两肩胛间、骶部与足跟保持在一条垂直线上。立姿高度的测量见图（图 3-20）。

（1）身高 自头顶点至地面的垂直距离为身高（stature）。测量方法为被测者赤足，取立姿。测量者站在被测者的右侧，将人体测高仪滑座上的直尺接触在被测者的头顶上，接触的松紧程度要适宜，然后在滑座小窗上缘正确读出身高测量值。

（2）颏下点高 自颏下点至地面的垂直距离。

（3）颈根高 自颈根外侧点至地面的垂直距离。

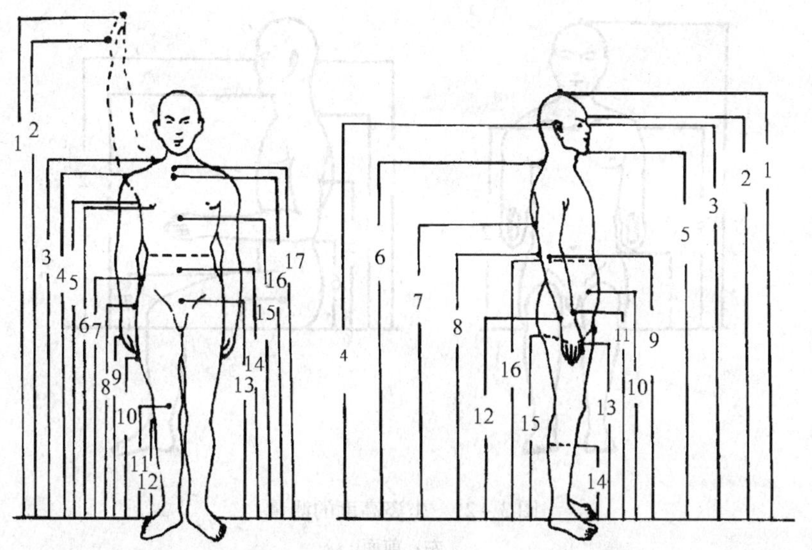

图 3－20　立姿高度的测量

左：前面

1. 中指指尖上举高　2. 中指指点上举高　3. 颈根高　4. 肩峰高　5. 腋窝前点高　6. 乳头高　7. 髂嵴高
8. 大转子高　9. 中指指点高　10. 中指尖高　11. 膝高　12. 腓骨头高　13. 耻骨联合高　14. 脐高
15. 胸骨下缘高　16. 胸骨上缘高　17. 颈窝高

右：侧面

1. 身高　2. 鼻根点高　3. 眼高　4. 耳屏点高　5. 颏下点高　6. 颈点高　7. 肩胛骨下角高　8. 肘尖高
9. 桡骨头高　10. 髂前上棘高　11. 桡骨茎突高　12. 尺骨茎突高　13. 会阴高　14. 小腿肚高
15. 臀沟高　16. 最小腰围高

（4）乳头高　自乳头点至地面的垂直距离。仅在儿童、男性与乳房不下垂的女性中测量。

（5）耻骨联合高　即自耻骨联合点至地面的垂直距离。

（6）会阴高　自会阴点至地面的垂直距离。

（7）臀沟高　自臀沟下缘最低点至地面的垂直距离。

（8）髂嵴高　自髂嵴点至地面的垂直距离。

（9）髂前上棘高（iliospinale anterior height）自髂前上棘点至地面的垂直距离。

（10）胫骨内踝高　自内踝点至地面的垂直距离。

（11）腓骨外踝高　即自外踝点至地面的垂直距离。

2. 坐姿体部高度的测量　坐姿：被测者坐在椅面调节至腓骨头高位置的坐高椅上，躯干自然挺直，使两肩胛间、骶部保持在一条垂线上；左右大腿大致平行，膝部弯曲成90°，两足平放在地面上；上肢自然下垂，手放在大腿上。头部保持在眼耳平面位置，两眼平视正前方。坐姿高度的测量见图（图3－21）。

（1）坐高　自头顶点至椅面的垂直距离为**坐高（sitting height）**。测量方法为被测者采用坐姿，测量者站立在被测者的右侧，将人体测高仪置于被测者后方的椅面上，再将活动尺座上的直尺轻轻地沿主尺杆下滑，轻压在被测者的头顶点上。此时在尺框的小窗上缘即可读出坐高值。

（2）坐姿髂嵴高　自髂嵴点至椅面的垂直距离。

（3）骨盆高　一侧坐骨结节至同侧的髂嵴点之间的距离为**骨盆高（pelvis height）**。

（4）坐姿下肢长　下肢最大限度地水平前伸而踝关节呈直角时，自臀部后缘至足跟底面的水平直线距离。

3. 体部宽度与深度的测量

（1）最大体宽　左右两上肢最向外侧突出部之间的横向水平直线距离为**最大体宽**。

（2）颈宽　经过喉结节点的颈部横向水平直线距离。

（3）颈根宽　左右颈根外侧点之间的直线距离。

（4）肩宽　左右肩峰点之间的直线距离为**肩宽**。

（5）胸宽　在胸中点的水平面上，胸廓两侧最向外侧突出点之间的横向直线距离。应在平静呼吸时，在呼气之末、吸气未开始时测量。

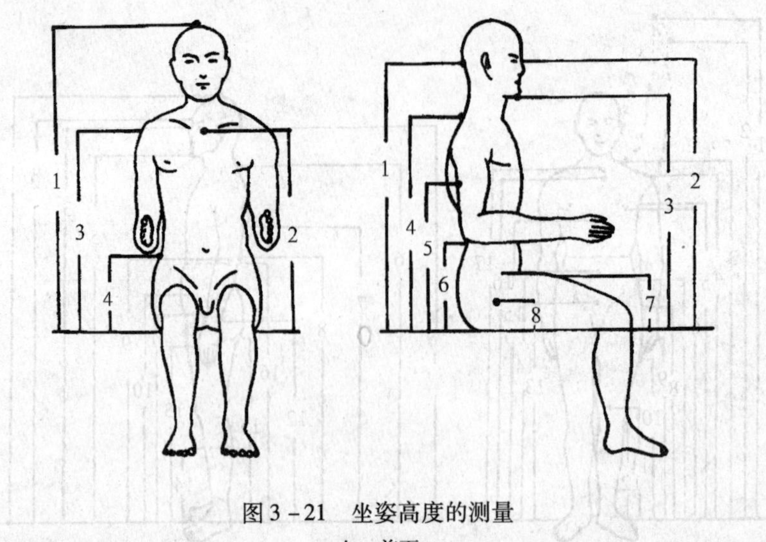

图3－21 坐姿高度的测量

左：前面

1. 坐高 2. 坐姿胸骨上缘高 3. 坐姿肩峰高 4. 坐姿髂嵴高

右：侧面

1. 坐姿头后点高 2. 坐姿眼高Ⅰ 3. 坐姿颏下点高 4. 坐姿颈点高 5. 坐姿肩胛骨下角高 6. 坐姿肘高 7. 坐姿大腿厚径（坐姿大腿上缘高） 8. 坐姿大转子高

（6）最小腰围处宽 在腰围最小处，腰部最向外侧突出的部位之间的横向水平直线距离。

（7）骨盆宽（髂嵴间宽） 左右髂嵴点之间的直线距离。

（8）髂前上棘间宽 左右髂前上棘点之间的直线距离。

（9）髋最大宽 左右侧大腿部最向外侧突出点之间的直线距离。

（10）颈厚 起自喉结节点且垂直于颈宽的颈部前后向水平直线距离。

（11）胸深或胸部矢状径 在胸部正中矢状面上，胸中点至胸椎棘突之间的水平直线距离。

（12）胸厚 在乳头点位置，胸部前后最突出部位之间于矢状面上的水平直线距离。

（13）腰厚 在最小腰围处，腰部前后最突出部位之间于矢状面上的水平直线距离。

（14）腹厚 在髂嵴点位置，腹部前后最突出部位之间于矢状面上的水平直线距离。

4. 体部围度与弧长的测量

（1）颈围 在喉结节下方的颈部水平围长。

（2）颈根围 以颈点为起点，经左颈根外侧点和颈窝点，然后转向颈的右侧，再经右颈根外侧点后回至颈点的围长。

（3）胸围Ⅰ 经双侧乳头上缘及肩胛骨下角下缘的胸部水平围长为**胸围Ⅰ（chest circumference Ⅰ）**。测量时，被测者站立要自然，不可挺胸、弯腰或深呼吸。注意卷尺松紧要适度，并应保持在同一水平面上。卷尺经过腋窝时，上肢应稍上举，但不必举到水平程度，随即轻轻自然下垂，在平静状态下即呼气之末、吸气未开始时读数。

（4）胸围Ⅱ 经胸中点的胸部水平围长。

（5）最小腰围 在肋弓和髂嵴之间，腰部最细处的水平围长。在呼气之末、吸气未开始时测量。

（6）腰围 经脐部中心的水平围长为**腰围（waist circumference）**。在呼气之末、吸气未开始时测量。

（7）腹围 经髂嵴点的腹部水平围长为**腹围（abdominal circumference）**。在呼气之末、吸气未开始时测量。

（8）臀围 臀部向后最突出部位的水平围长为**臀围（hip circumference）**。

（9）上臂围 上肢自然下垂，肌肉放松，在肱二头肌最突出部测得的上臂水平围长为**上臂围（biceps circumference）**。

（10）上臂最大围 握拳用力屈肘，使肱二头肌作最大收缩时，肱二头肌最膨隆部的围长。

（11）前臂最大围 上肢自然下垂时，在肘关节稍下方，前臂最粗处的水平围长。测量时，注意不可握拳。

（12）肘围 上肢自然下垂时，经肱骨内上髁和尺骨鹰嘴的水平围长。测量时，前臂肌不可用力。

（13）前臂最小围　在桡骨茎突与尺骨茎突的近侧，前臂最细部位的水平围长。测量时，前臂肌不可用力。

（14）拳围　令被测者握拳，轻握示指至小指四指，将拇指置于示指的桡侧。自中指指点起，经拇指近侧指节中部与小指指点，再回至中指指点的围长。

（15）大腿最大围　在臀沟下缘部位，大腿部肌肉向内侧最突出处的大腿水平围。

（16）小腿最大围　小腿腓肠肌最膨隆部位的小腿水平围长。

（17）小腿最小围　在胫骨内踝上方，小腿最细处的水平围长。

（18）足围　自胫侧跖骨点起，经足背、腓侧跖骨点、足底，返回胫侧跖骨点的围长。

5. 上肢的测量

（1）上肢长　肩峰点至中指指尖点的直线距离为**上肢长（upper extremity length）**。

（2）全臂长　自肩峰点至桡骨茎突点的直线距离。

（3）上臂长　自肩峰点至桡骨点的直线距离。

（4）前臂长　自桡骨点至桡骨茎突点的直线距离。

（5）手长　自桡骨茎突点和尺骨茎突点在掌侧面的连线的中点（此点大致相当于腕关节远侧腕横纹中点），至中指指尖点的直线距离为手长（hand length）。

6. 下肢的测量

（1）下肢长　下肢长的测量方法有多种。较常用的有：①以髂前上棘高作为下肢长；②以耻骨联合高作为下肢长（lower extremity length）。

（2）大腿长　自髂前上棘点至胫骨点的直线距离减去40mm。

（3）小腿长　胫骨点至胫骨内踝点之间的直线距离为**小腿长（leg length）**。

（4）足长　跟点至趾尖点之间的最大直线距离为**足长（foot length）**。

（5）足背高　胫骨前下点至地面的垂直距离。

（二）躯干、四肢的指数

在躯干、四肢的测量中，可采用两种以上的测量值组成各种不同的指数，以表示身体各部分的比例和形状特征。

1. 标准指数　为了比较起见。身体各部任何一项测量值均可分别与身高值或躯干长值组成比例，称为标准指数。

（1）$标准指数\ a = \frac{身体各部任何测量值}{身高} \times 100$

（2）$标准指数\ b = \frac{身体各部任何测量值}{躯干长} \times 100$

2. 全肢肢段长度指数

$$全肢肢段长度指数 = \frac{肢段长}{全肢长} \times 100$$

3. 上前臂长度指数

$$上前臂长度指数 = \frac{前臂长}{上臂长} \times 100$$

4. 前臂手长指数

$$前臂手长指数 = \frac{手长}{前臂长} \times 100$$

5. 大小腿长度指数

$$大小腿长度指数 = \frac{小腿长}{大腿长} \times 100$$

6. 小腿足长指数

$$小腿足长指数 = \frac{足长}{小腿长} \times 100$$

7. 上下肢长度指数

$$上下肢长度指数 = \frac{上肢全长}{下肢全长} \times 100$$

8. 肩峰乳头宽度指数

$$肩峰乳头宽度指数 = \frac{两乳头间宽}{肩宽} \times 100$$

9. 躯干宽指数

$$躯干宽指数 = \frac{大转子间宽}{肩宽} \times 100$$

10. 胸廓指数

$$胸廓指数 = \frac{胸廓矢状径}{胸廓横径} \times 100$$

11. 胸廓宽指数

$$胸廓宽指数 = \frac{胸廓横径}{躯干长} \times 100$$

12. 马氏躯干腿长指数

$$马氏躯干腿长指数 = \frac{下肢长（身高-坐高）}{坐高} \times 100$$

此指数分级见表3-8。

表3-8　马氏躯干腿长指数分级表

型别	指数
超短腿型	X~74.9
短腿型	75.0~79.9
亚短腿型	80.0~84.9
中腿型	85.0~89.9
亚长腿型	90.0~94.9
长腿型	95.0~99.9
超长腿型	100.0~X

13. 李氏体重指数

$$李氏体重指数 = \frac{\sqrt[3]{体重（g）}}{身高（cm）} \times 1000$$

14. 体质指数

体质指数＝身高（cm）－［最大胸围（cm）＋体重（kg）］

体质指数分型见表3－9。

表3－9 体质指数分型

型别	指数
很强	X～10
强	11～15
好	16～20
尚可（中等）	21～25
弱	26～30
很弱	31～35
坏	36～X

（注：表3－8，9均参照邵象清《人体测量手册》）

15. 艾里斯曼身高胸围指数

$$艾里斯曼身高胸围指数=\frac{身高（cm）}{2}-胸围（cm）$$

根据苏联在成年人中调查的结果，男性应为＋5.8cm，女性应为＋3.8cm。若数值等于或高于此标准数值，表明胸部发育良好，低于此标准数值则表明胸廓狭窄。

16. 体型指数 此指数为波尔（R. pearl）首先创用，由身高、胸围及腹围三项测量值组成，其公式为：

$$体型指数=\frac{胸围+腹围}{身高}\times 100$$

三、人体主要部位形态测量常数

（一）头面部活体测量常数

中国汉族成人头面部活体测量平均值及标准差详见表3－10。

表3－10 头面部活体测量值（汉族）

项目	男性（mm）	女性（mm）
头最大长度	187.80±6.73	178.30±5.54
头最大宽度	150.50±5.20	145.20±5.12
额最小宽度	100.70±4.91	98.40±3.81
面宽度	141.95±4.94	135.00±4.65
下颌角宽度	111.95±7.87	105.50±7.41
容貌面高度	185.20±8.49	176.20±8.22
两眼外宽度	90.70±4.45	87.50±3.85
两眼内宽度	36.60±4.34	35.10±3.57
鼻 宽 度	40.20±2.62	37.10±2.42
口 裂 宽 度	49.20±2.92	46.10±3.03

（二）体部活体测量常数

中国汉族成人体部活体测量平均值详见表3－11。

表3－11 体部活体测量值（汉族）

地区 / 性别 / 平均值 / 测量项目	全国		北方地区		南方地区	
	男性	女性	男性	女性	男性	女性
体重（kg）	58.5	51.5	59.8	52.5	57.3	50.6
身高	170.3	159.0	171.4	159.8	169.3	158.1
坐高	92.1	86.3	92.5	86.8	91.7	85.8
肩宽	38.6	35.0	38.7	35.2	38.5	34.8
骨盆宽	27.5	27.3	27.7	27.6	27.3	26.9
上肢长	73.5	67.7	73.8	67.9	73.2	67.4
手长	18.5	17.1	18.7	17.2	18.4	17.0
下肢长	88.2	82.5	88.5	83.7	88.0	82.3
足长	24.8	22.9	25.1	23.1	24.6	22.8
胸围	85.7	78.9	86.2	79.2	85.2	78.5
上臂最大围	28.6	25.9	28.7	25.9	28.6	25.9
上臂围	25.6	24.0	25.6	24.0	25.6	24.0
大腿围	50.2	51.4	50.5	51.8	49.8	51
小腿围	35.0	34.4	35.3	34.8	34.7	34.0

单位：cm （注：表3－10、11均参照《中国人体质调查续集》）

（徐 飞 李 岩）

第四章 组织移植的应用解剖

在修复外科领域，组织移植（tissues graft）是修复身体各种缺损和畸形的重要手段。在解剖实验研究和临床应用不断发展的基础上，它已成为美容整形外科的重要内容，是重塑人体美的基石。

组织移植可分为自体组织移植和同种异体移植两大类。主要以自身的皮肤、真皮、黏膜、筋膜、脂肪、肌腱、神经、血管、肌肉、软骨和骨骼等作为移植材料者称为自体组织移植，在临床上最常应用；而同种异体移植则是接受他人提供的移植材料，如软骨、骨骼、筋膜及角膜等。近年来，随着医学科学的发展和材料技术的深入研究，在美容整形外科领域为达到修复畸形或器官重塑的目的，越来越多的应用一些非生物材料，如钛合金、不锈钢、陶瓷、硅橡胶和有机玻璃等。由此可见，随着人们对美的要求的提高和相关学科技术的发展，组织移植的前景将非常广阔。

本章主要阐述临床上常用的组织移植的概念和相关的解剖学基础，以便于深入学习人体各部的组织移植。对于修复躯体及头面部的各种缺损、瘢痕和畸形所常用的皮瓣、肌瓣、肌皮瓣、筋膜瓣、软骨、骨和神经等组织移植将在以下各章中分别叙述。

第一节 皮瓣移植（皮肤移植）

一、皮瓣移植的分类

皮肤移植（skin graft）是整形美容外科用于修复体表畸形和缺损所最常采取的治疗措施。

（一）根据移植皮肤来源分类

分为自体移植、同种异体移植和异种移植。

（1）自体移植供体和受体都为同一个人，是移植的主要方式，移植成功后组织能长期存活。

（2）同种异体移植在同一种类的两个个体之间的移植，由于组织取自他人个体，故除同卵孪生者外，一般易于引起排斥反应。

（3）异种移植在不同种类个体之间的移植，更容易引起排斥反应。

（二）根据移植方法的分类

可分为游离皮肤移植、带蒂皮瓣移植。

1. 游离皮肤移植（free skin graft） 就是切断供区皮肤四周和基底的血管、神经等一切组织联系，移至受区，重新建立血液循环并保持活力，达到修复皮肤缺损或畸形的作用，称为游离皮肤移植，也称为游离皮片移植。常用取皮刀或取皮机切取。

（1）按皮片的厚度分类　可分为刃厚皮片、中厚皮片、全厚皮片和含真皮下血管网皮片等四种。

①刃厚皮片（表层皮片）：厚度为0.3～0.45mm左右，包含皮肤的表层及少许真皮乳突层。刃厚植皮的优点：在受皮区易成活，容易生长，抵抗力较强；供皮区恢复快，必要时可在供皮区再次或多次取皮。其缺点：色较暗、易挛缩、发干、耐磨性差，愈合后质地较硬，软化可能需要很长时间，皮片挛缩后可使临近的组织移位或变形，甚至影响功能。

②中厚皮片：厚度为0.3～0.75mm，根据所含真皮层的厚度，又可分为薄中厚皮片和厚中厚皮片。薄中厚皮片约包含1/3真皮厚度；后者可达真皮厚度的3/4，含真皮乳突较多。这种皮片比刃厚皮片更有弹性，收缩少，外观更接近正常，柔软、耐磨，易成活，所以临床上广泛应用。缺点是缺少毛发生长和出汗等功能；供皮区愈合后易发生瘢痕。

③全厚皮片：包含表皮与真皮全层，一般不含皮下组织。实际厚度随年龄、性别及身体不同

部位而各异，通常约为1.0mm左右。因含有皮肤的各种组织结构，移植成活后功能较好，优点是质地柔软、耐磨、少挛缩等。但要注意为使其较好成活，应选择血运丰富的受区，加压包扎及固定可靠。供皮区需缝合或另植中厚皮片补偿。

④含真皮下血管网皮片：除包含表皮层及全部真皮层外，还保留真皮下血管网及少许皮下脂肪。这种皮片愈合后，耐磨性、抗挛缩性均优于其他皮片（图4－1）。

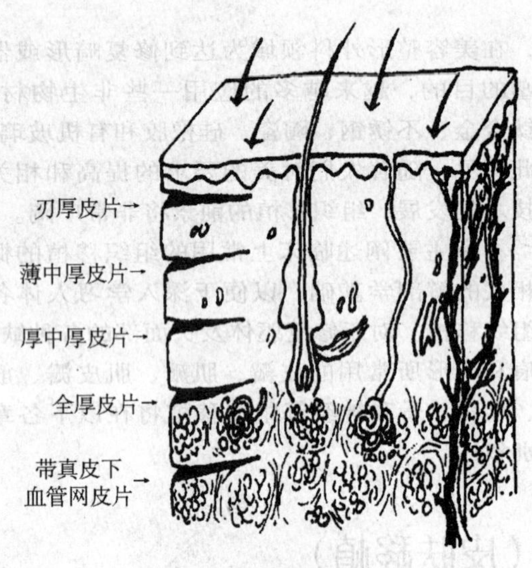

图4－1　皮片厚度示意图

（2）按皮片的形状分类又可分为

①整张植皮：根据受皮区大小，切取相应面积的整张皮片移植。

②筛状植皮：在大张皮片上戳出交错的小切口，然后将皮片拉开如筛状。

③网状植皮：将大张中厚皮片通过特制的滚筒切割装置切成均匀的小孔，拉开形成网孔状皮片。

④邮票植皮：将取下的刃厚或中厚皮片剪成如普通邮票大小移植。

⑤微粒植皮：将中厚皮片剪成1mm^{2}大小移植。

（3）游离皮片移植的供皮区的选择　刃厚皮片移植适用于轻度感染的创面或肉芽创面，皮肤缺损面积较大而皮源有限者，口腔、鼻腔或眼窝黏膜缺损者。

中厚皮片移植适用于修复面部或关节处的皮肤缺损和切除瘢痕或肿瘤后的遗留创面，也应用于功能或外观要求较高的部位。

全厚皮片与含真皮下血管网皮片移植：用于修复面部、关节等重要部位或手掌、足底等常受磨受压的部位。

2. 带蒂皮瓣移植　皮瓣（skin flap）是具有血供的一块皮肤和皮下组织。**带蒂皮瓣（pedicle skin flap）**是皮瓣的底面有部分组织与身体相连，为皮瓣提供血运，称为蒂部，特别是在早期，皮瓣血运和营养完全依赖蒂部。它既可是单一的血管蒂（包括吻接的血管蒂），也可以是含血供的皮下组织。由于皮瓣有良好的血供，因而易于成活，快速愈合。但是带蒂皮瓣移植常需几次手术，整体过程较长，有些病人需要被固定在特定姿势，可能会带来不适。

带蒂皮瓣移植的分类：按皮瓣血循环类型，皮瓣主要可分为两类：任意型皮瓣与轴型皮瓣。

①任意型（随意型）皮瓣（random pattern skin flap）：又分为推进皮瓣、易位皮瓣、旋转皮瓣、邻位皮瓣、远位皮瓣、筋膜皮瓣和管形皮瓣等。

②轴型皮瓣（axial pattern skin flap）：又分为一般轴型皮瓣、岛状皮瓣、游离皮瓣、肌皮瓣和含血管蒂的复合组织瓣等。其中带血管蒂的复合组织瓣需要与受体创面的血管对接吻合得以成活（图4－2）。

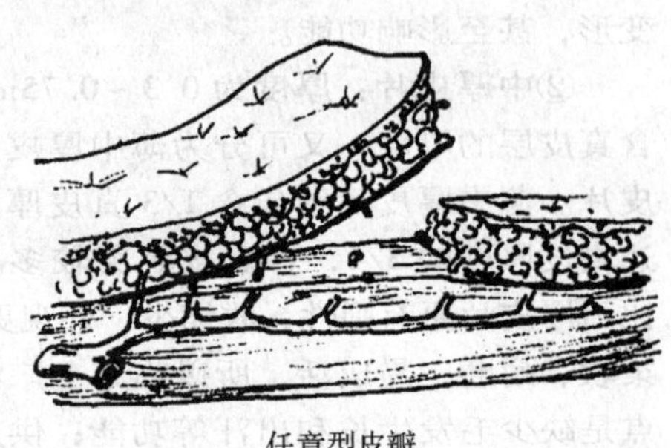

任意型皮瓣

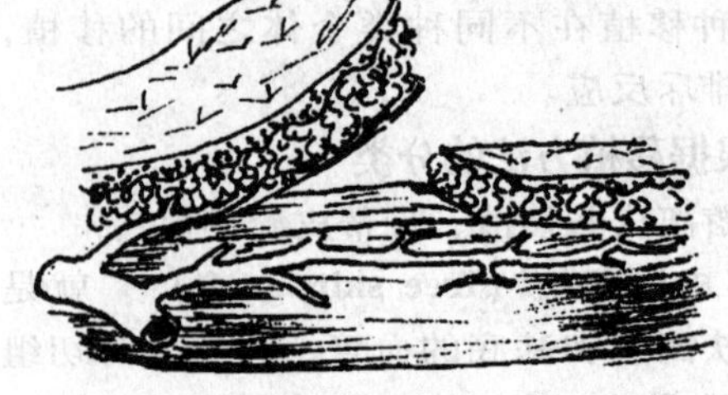

轴型皮瓣

图4－2　任意型和轴型皮瓣

二、皮瓣的血液供应

皮瓣的层次由浅入深为表皮、真皮和皮下组织。皮瓣内的血管构筑与皮瓣的层次密切相关。

（一）皮瓣内的血管构筑形式

皮瓣内的血管构筑形式有：①皮下血管和皮下血管网；②真皮下血管网；③乳头下血管网；④乳头血管网。

皮肤动脉发出分支位于真皮和真皮下，交织成网，称为皮下动脉网，供给皮肤和皮下附属结构。皮肤动脉终止于真皮乳头层的浅面，然后形成毛细血管网，供给真皮部分。在真皮乳头内，每个乳头有一条乳头动脉，由乳头动脉分出的小分支互相吻合形成乳头下血管网，提供表皮营养。

（二）皮瓣的血液供应类型

根据动脉的起源和走行将皮肤的血液供给分为以下两种类型。

1. 轴型血液供给（axial pattern blood supply） 又称为直接皮肤动脉系统，即皮肤的血运由深部节段动脉发出直接皮肤动脉，在筋膜表面的皮下组织内平行于皮肤走行并呈树枝状延伸，沿途发出分支，供应邻近其他组织，但节段动脉及其动脉的主支穿越肌间隔或肌间隙，而不穿过肌肉，进入皮下组织，供应皮肤及皮下组织血运（图4－3）。

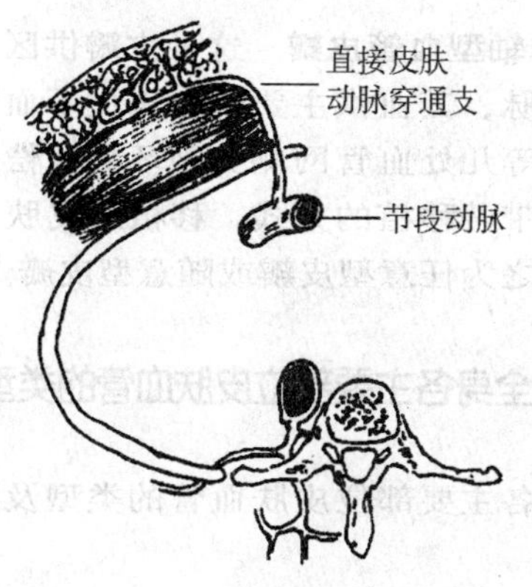

图4－3 直接皮肤动脉系统

2. 随意型血液供给（random pattern blood supply） 又称肌皮动脉系统，人体大部分浅表肌肉属于此类型，即肌肉表面的皮肤血运由进入肌肉的节段性血管发出肌肉皮肤动脉穿支所供给。供养皮肤血运的血管由近而远分为三部分：即节段动脉、肌皮动脉穿支及皮肤动脉（图4－4）。

（1）节段动脉是行于肌肉深面的躯干和四肢的大血管。

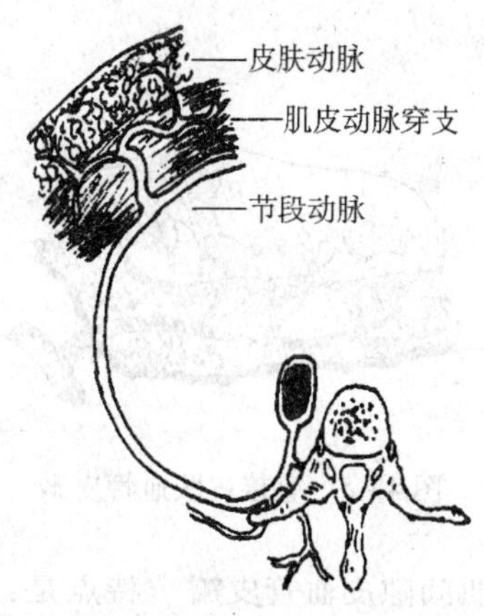

图4－4 肌皮动脉系统

（2）肌肉皮肤动脉穿支是节段动脉和皮肤动脉系统之间的连接，不仅在肌肉内分支供养肌肉，而且分支穿出深筋膜到皮下，这是营养皮肤的主要形式。有的肌皮动脉在进入肌肉之前，发出一小支直接穿过筋膜，供应皮肤，如供应背阔肌皮瓣的胸背动脉。

（3）皮肤动脉是肌皮动脉穿支穿出深筋膜后，在浅筋膜层行走，发出分支供应皮肤和皮下组织。

肌皮动脉系统的方向和分支有三种情况：①在筋膜上呈水平方向走行，发出分支分别供养浅部皮肤和深层肌肉；②在肌肉内沿肌腹走行，肌肉营养动脉再向皮肤发出穿支；③在肌肉深面走行，发出分支贯穿肌肉分布于皮肤，途中分出肌支供应肌肉和皮肤。

（三）皮瓣的分型

1. 轴型血管皮瓣 下述无论哪种形式，就肌肉和皮肤整体来说都是轴型血管皮瓣范畴。

被称为轴型血管皮瓣的基本条件是：皮瓣供区内必须有以轴心动脉供血和轴心静脉返回所构成的区域性循环系统。如果是游离皮瓣移植时，其轴型血管的动、静脉与受区的相应血管吻合接通后即可使皮瓣成活。

根据轴心血管的来源、位置、行程和分布等解剖学特点，可将轴型血管皮瓣分为下列4种类型。

（1）直接皮血管皮瓣 直接皮血管来源于深筋膜深面的血管主干，多数是主干的侧枝，因位置较浅，大多不经过肌肉间隙穿出深筋膜，与皮肤平行走行于皮下，分支供养皮下组织和皮肤。如：侧胸部皮瓣，其皮血管是腋动脉或其分支的侧支；腹下部和腹股沟部皮瓣，皮血管是股动脉的侧支；颞部皮瓣，由颞浅动脉的终末支来支配

(图4－5)。

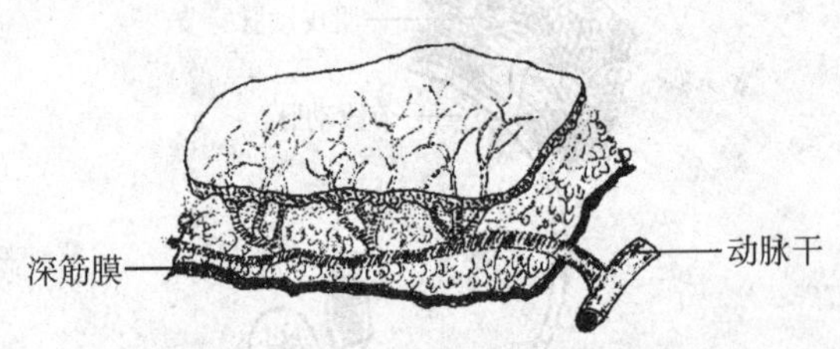

图4－5 直接皮肤血管皮瓣

(2) 肌间隙皮血管皮瓣 特点是：位于肌层深面的主干发出皮动脉，皮动脉要通过肌块之间的结缔组织间隙，逐渐浅出穿深筋膜，到达并供应皮下组织及皮肤。这种皮瓣的供区较多，如：背部皮瓣（锁骨上间隙）、肩胛部皮瓣（三边间隙）、臂内侧皮瓣（臂内侧肌间隔）、小腿内侧中下部皮瓣（比目鱼肌下间隙）、足外侧皮瓣（跟腱下间隙）等（图4－6）。

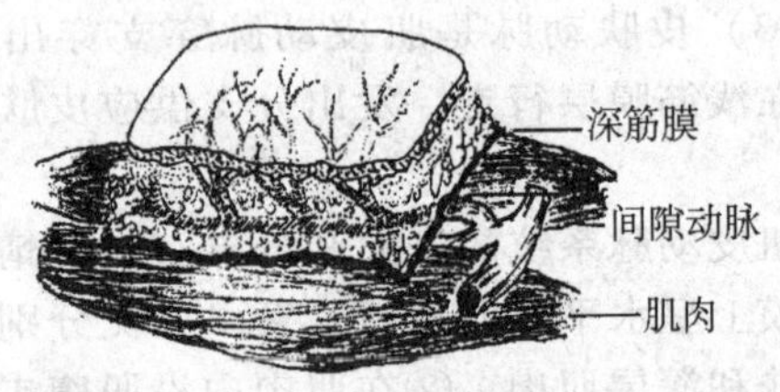

图4－6 肌间隙血管皮瓣

(3) 主干带小分支血管皮瓣 特点是有一条贯穿皮瓣供区全长的动脉主干，沿途发出细小分支供养皮瓣。因移植时必须截取移走一条粗大的血管主干，所以此类皮瓣供区必须并存两条以上血管主干，且侧支代偿丰富。如前臂皮瓣（桡动脉主干）、足背皮瓣（足背动脉主干）等（图4－7）。

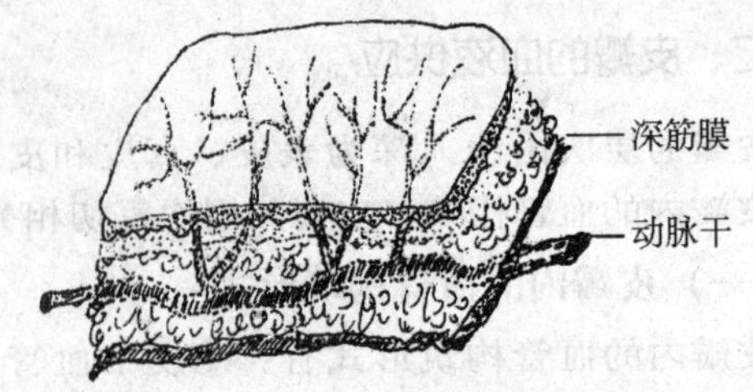

图4－7 主干带小分支血管皮瓣

(4) 肌皮血管皮瓣 是包含肌肉、深筋膜和皮肤的复合组织瓣，肌皮动脉是肌皮瓣的轴心动脉，途中可发出缘支、肌支和穿支。缘支是肌皮动脉干未进入肌肉前的分支，仅从肌肉边缘的结缔组织中穿过后进入皮肤，临床上对于皮瓣成活有重要意义；肌支是肌皮动脉进入肌肉后的分支；穿支是肌皮动脉分支从肌肉穿出，穿过深筋膜进入皮下，供养肌肉表面的皮肤（图4－8）。

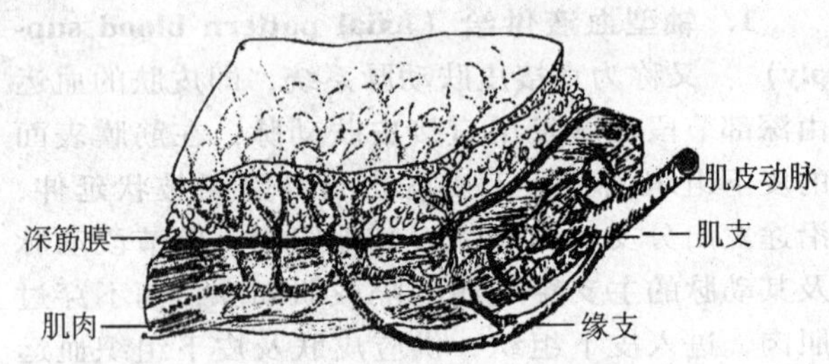

图4－8 肌皮血管皮瓣

2. 非轴型血管皮瓣 这种皮瓣供区内无主要的轴心动脉，其血供主要依靠真皮下血管网、筋膜血管网等几处血管网侧支循环的代偿作用，通常应用于带蒂移植的方式，移植的皮肤面积不能过大，称之为任意型皮瓣或随意型皮瓣。

三、全身各主要部位皮肤血管的类型及名称

全身各主要部位皮肤血管的类型及名称见表4－1。

表4－1 全身各主要部位皮肤血管的类型及名称

部位	血管名称
头皮	直接皮动脉供血，包括颞浅动脉、耳后动脉、滑车上动脉和眶上动脉
面部	直接皮动脉供血，包括面动脉和颞浅动脉
颈部	除枕动脉、耳后动脉和颞浅动脉耳支为直接皮动脉外，其余为肌皮动脉穿支供血，颈前穿过颈阔肌，颈后穿过斜方肌，侧面穿过胸锁乳突肌
躯干部	躯干前后多为肌皮动脉穿支供血，前面有胸廓内动脉和上、下腹壁动脉，后面为肋间动脉与腰动脉。但腹壁浅动脉和旋髂浅动脉则为直接皮动脉

续表

部位		血管名称
上肢	肩周	直接皮动脉供血，包括肩胛下动脉分支、侧胸动脉、胸肩峰动脉丛
	肘关节	动脉干血管网供血，包括肱、桡、尺动脉血管网
	上臂到肘关节	外侧为间接皮动脉、桡侧副动脉供血，内侧为直接皮动脉供血。也有肌皮动脉穿支参与供血
	前臂到腕部	动脉干血管网供血，包括挠、尺动脉及骨间动脉干血管网
	手部	手背及手指为直接皮动脉供血，手掌则为经大、小鱼际肌的肌皮动脉支
下肢	腹股沟、会阴及髋关节	直接皮动脉供血，有旋髂浅动脉，阴部外浅、深动脉
	臀股部	臀下动脉降支为直接皮动脉，大腿前、后侧为肌皮动脉穿支供血
	膝关节	直接皮动脉。膝关节动脉网是由腘动脉的5条关节支（膝上内、外侧动脉，膝下内、外侧动脉和膝中动脉），股动脉的膝降动脉，旋股外侧动脉的降支以及胫前返动脉等8支血管相互吻合而成
	小腿与踝关节	多为肌皮动脉穿支，包括胫前、胫后动脉与腓动脉的分支
	足	直接皮动脉供血，足趾为趾动脉，足背为足背动脉，足跟和足底大部为跟骨动脉，但足底内、外侧则为足底动脉的肌皮动脉穿支

四、身体各部的皮瓣

身体各部的皮瓣见图4－9。

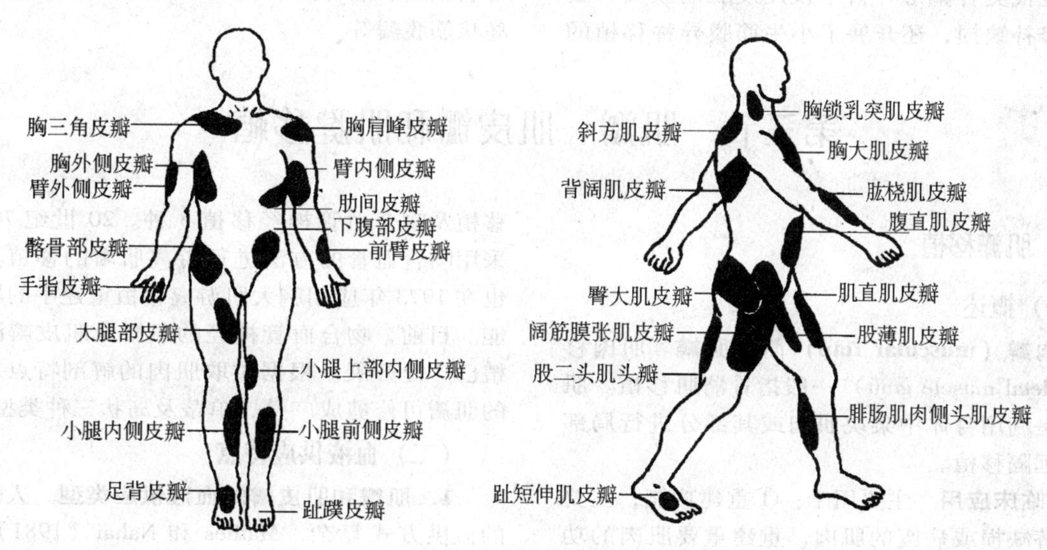

图4－9　身体各部的皮瓣

五、皮瓣的神经

皮瓣中有丰富的神经纤维和神经末梢。皮神经进入真皮网状层后，形成网状皮神经深丛；伸入真皮乳头层后，形成皮神经浅丛。这些神经丛包括：感觉神经、交感神经节后纤维。

第二节　筋膜（瓣）移植

一、筋膜移植概述

筋膜是由成纤维细胞、胶原纤维和基质组成的一种致密结缔组织，包括浅、深筋膜两部分。筋膜组织结构光滑坚韧，而且抗感染力强，移植后易于成活，并能较好地保持原来的结构和特性。

筋膜移植（fascia graft）使用的是深筋膜。Vernewi（1860）最早应用筋膜移植治疗颞下颌关节强直。如今，筋膜移植在临床已经被广泛使用：如用筋膜片修补疝及胸壁、腹壁、横膈、气管壁、食管壁和硬脑膜等缺损；以筋膜带为悬吊支持材料，用于治疗面神经麻痹、上睑下垂以及尿道、直肠、子宫脱垂等疾病；用小筋膜片代替主动脉瓣和鼓膜等。

二、筋膜瓣

筋膜瓣临床应用历史虽久，但较长时间滞留在以阔筋膜为主要材料修补组织缺损的水平上。随着对筋膜研究的深入开展，特别是显微外科的发展，现代美容整形外科不仅用皮肤筋膜瓣、筋膜瓣来修补缺损，还开展了小牛筋膜异种移植的手术。

（1）深筋膜的血液供给有下列几种：

①由直接皮动脉从筋膜间隙进入深筋膜下疏松结缔组织中；由肌皮动脉发出的皮支穿出肌层，到达皮下组织之前有分支到深筋膜下。这些动脉沿结缔组织纤维发出许多小支，吻合形成筋膜下动脉网。

②肌皮动脉的大部分皮支穿过肌层及深筋膜进入皮下组织，仅小部分皮支以及进入肌间隔与肌间隙中的皮支，在深筋膜内或深筋膜下走行一定距离供应深筋膜。

③穿过深筋膜的皮瓣动脉支进入皮下组织层称为皮下动脉。也常发一些降支返回皮下组织内，穿过深筋膜的皮动脉分支和降支的分支吻合成筋膜浅层的动脉网。在皮肤动脉较少的部位也有皮下浅筋膜（脂肪层）来的皮下动脉，转向深面参与筋膜浅层的动脉网。

（2）临床常用的筋膜瓣有阔筋膜瓣、帽状筋膜瓣、颞筋膜瓣、侧胸筋膜瓣、胸三角筋膜瓣、臂筋膜瓣、前臂筋膜瓣、小腿后侧筋膜瓣和足背岛状筋膜瓣等。

第三节　肌瓣、肌皮瓣和肌腱移植

一、肌瓣移植

（一）概述

肌肉瓣（muscular flap）简称**肌瓣**。肌肉移植（skeletal muscle graft）一般指骨骼肌移植。肌瓣移植是利用身体中某块肌肉或其部分进行局部转移或远隔移植。

1．临床应用　主要用于：①重建功能，主要用于代替缺损或病废的肌肉，重建重要肌肉的功能；②充填空腔和组织缺损，特别是深层的组织缺损，也可满足美容的需要；③覆盖创面，如：急性创伤合并大块组织缺损；急性感染合并组织缺损；慢性溃疡病变等。有的需要在移植的肌瓣的上移植游离皮片。

肌瓣的主要特点：抗感染能力强，利于受区组织愈合，防止皮肤与深层结构粘连和利于消灭创面。

2．肌肉移植的类型　主要有游离移植、带蒂移植及吻合血管神经移植3种。20世纪70年代采用吻合血管的方法进行游离肌瓣的移植。我国也在1973年应用胸大肌游离移植重建手的屈曲功能。目前，吻合血管神经的肌瓣及肌皮瓣游离移植已广泛开展。根据供取肌肉的解剖特点，常用的肌瓣可修剪成广蒂、单蒂及岛状三种类型。

（二）血液供应特点

1．肌瓣和肌皮瓣的血液供应类型　人体肌肉的血供方式复杂，Mathes和Nahai（1981）通过实验观察，将人体可形成肌瓣和肌皮瓣的肌肉血供分为五种类型：①单一血管蒂型，仅一组血管入肌肉，如股直肌、阔筋膜张肌和腓肠肌；②优势血管蒂加小血管蒂型，在肌起点或止点有一个较粗大血管蒂，此外，还有小的血管蒂进入肌腹。如小指展肌、趾短屈肌、股二头肌、股外侧肌、胸锁乳突肌和比目鱼肌等；③双优势血管蒂型，有两个大血管蒂来自不同的动脉供给肌肉，如腹直肌、臀大肌、前锯肌等；④节段血管蒂型，由几个不同来源的血管蒂在不同部位进入肌肉，如拇长伸、屈肌及指深屈肌、缝匠肌、胫前肌等；⑤优势血管蒂加次要的节段血管蒂型，如胸大肌和背阔肌（图 4 – 10）。

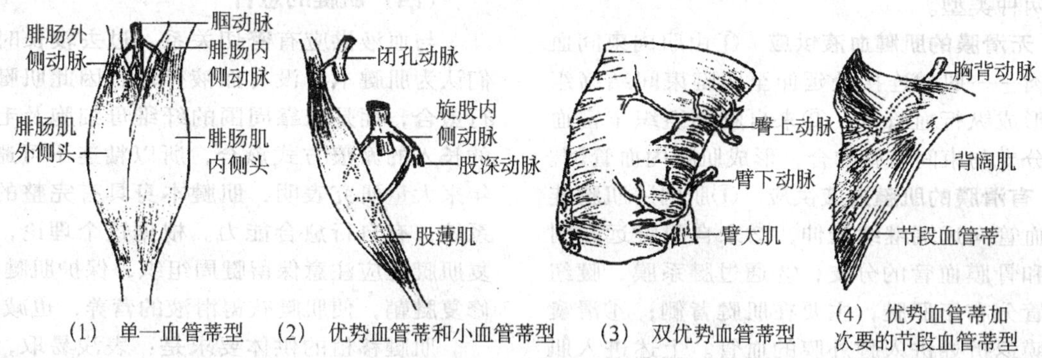

图 4 – 10 肌瓣和肌皮瓣的肌肉血液供应类型

2. 血管入肌后的分布类型 ①轴型血管分布：如斜方肌、背阔肌和胸大肌等扁平肌肉，可依需要作整块或部分切取；②随意型血管分布：如腓肠肌、比目鱼肌和胸锁乳突肌等，一般只整块截取。

（三）神经支配

神经在肌肉的分支方式与其入肌点、肌束长短和排列形式有关，且多与主要血管束伴行，位置比较恒定，一般支配长肌的神经在肌肉的中点或近中 1/3 交界处入肌，然后向远近端分支，有的肌肉受多个神经支配。支配肌肉的神经是混合性神经，其中躯体运动纤维是脊髓前角运动神经元发出的轴突，由大型 α 运动神经元发出的传出纤维支配骨骼肌的梭外肌，调节肌纤维收缩；另有由小型 γ 运动神经元发出的传出纤维至骨骼肌的梭内肌，调节肌张力。由脊神经节内神经元胞体发出的周围支分布到骨骼肌及血管，为本体感觉和痛觉纤维。

二、肌皮瓣移植

（一）概述

肌皮瓣（musculocutaneous flap）是指利用身体某块肌肉或肌肉的一部分连同其浅层的皮下组织及皮肤一起切取。肌皮瓣的优点：抗感染力强、易于愈合、应用广泛和操作容易等。缺点是供区损害较大。

临床应用：肌皮瓣的用途基本同肌瓣，但主要用于修复大面积皮肤缺损，同时重建缺失肌肉以及组织器官再造（如乳房、阴茎等）。移植肌皮瓣可以简化再植皮的手术。肌皮瓣的选择取决于缺损部位的情况和可能对供区的损害，只有在应用游离植皮和局部皮瓣效果不满意的情况下才应用。

（二）肌皮瓣的血液供应

肌皮瓣的血供主要有肌皮动脉，除供给肌肉的血供外还穿出肌支进入皮下组织分布于皮肤；还有位于深部的动脉，从肌间隔及肌间隙内分支进入皮下组织分布皮肤。二者在皮下组织内又相互吻合成网，从而扩大了肌皮动脉的供血范围。

（三）肌皮瓣的类型可分为：

1. 全厚肌皮瓣 保留大部分基部的组织，不显露血管蒂，操作简单。

2. 肌筋膜蒂岛状肌皮瓣 切断或切除肌皮瓣基部皮肤和皮下组织，保留肌肉蒂，旋转幅度大。

3. 神经血管蒂岛状肌皮瓣 肌皮瓣基部的皮肤、皮下组织和肌肉全部切断，只保留神经血管蒂，旋转幅度更大。

4. 双蒂肌皮瓣 肌皮瓣远端保留一定宽度不断，形成双蒂，增加血运。

三、肌腱移植

（一）概述

肌腱移植（tendon graft）用于修补肌腱缺损或替代丧失功能的肌腱，如移植胫前肌腱到足部外侧，以治疗小儿麻痹后遗症腓骨肌瘫痪所致的严重足内翻。但肌腱移植主要还是用于手的功能重建。肌腱是白色、有光泽的致密结缔组织，外层有一层腱外膜，有些肌腱周围有纤维组织构成的腱鞘；部分无腱鞘，肌腱周围有疏松结缔组织，称腱周组织。肌腱由腱细胞、细胞间质和血管、淋巴管、神经组成。其中细胞间质由胶原、弹性纤维和基质组成。

（二）肌腱的血液供应

根据肌腱及其周围结构，可将肌腱的血液供应分为两种类型。

1．无滑膜的肌腱血液供应 ①由肌肉束间血管经肌肉——肌腱连接处延伸至肌腱束间结缔组织内，形成纵行血管干；②来自腱周组织丰富血管网的分支与束间血管吻合，形成肌腱内血管网。

2．有滑膜的肌腱血液供应 ①肌肉－肌腱连接处的血管向远端继续延伸；②来自肌腱远端附着处骨和骨膜血管的分支；③通过腱系膜、腱纽中的血管分布于肌腱，主要在肌腱背侧；④滑囊两端滑膜返折处进入腱外膜的血管。上述进入肌腱的血管相互吻合成网，另外滑液本身对肌腱也有营养作用。

（三）肌腱的神经

来自与肌腱相连接的肌肉以及邻近的皮下组织深面的神经。腱内部有些类型的神经与血管舒缩有关。

（四）肌腱的愈合

与血液供应有密切关系。过去较长时间内人们认为肌腱本身没有血液循环，因此肌腱不能自行愈合，而是依靠周围的纤维母细胞及毛细血管的长入的瘢痕方式愈合，所以粘连不可避免。近年来大量研究表明，肌腱本身具有完整的动静脉系统，有自行愈合能力。根据这个理论，主张修复肌腱时应注意保留腱周组织，保护肌腱的血供，修复腱鞘，使肌腱获得滑液的营养，也减少粘连。

肌腱移植的供体要求是：表浅易取，取后无功能障碍，腱组织有足够的强度。临床常用的有：掌长肌肌腱、跖肌腱和第2、3、4趾长伸肌腱。

第四节 骨移植

一、概述

骨移植（bone graft）是将骨组织移植到病人体内骨骼有缺损或需要加强固定处的一种手术，其实验研究和临床应用至今已有百余年。骨组织的保存比皮肤、筋膜等软组织容易得多，因为被移植的骨组织不完全取决于它的成活细胞，而是需要经过受区缓慢的爬行替代过程，代之以新的活性骨组织。由于免疫排斥反应低，所以也是最先获得成功的同种异体移植的组织。

关于移植骨的转归，以往的结论认为：移植后受区大部分移植骨发生坏死，移植骨只起到引导和供应钙质的作用，最后有活性的血管肉芽组织长入，移植骨被吸收，新骨形成，这一过程也称为爬行替代。近年来研究表明，移植骨表面的细胞最靠近受区，能从周围组织获得营养，可以有部分成活。

骨松质和骨皮质移植后的初期反应相似，由于骨的特殊组织结构，营养物质能够到达移植骨细胞内的量是有限的，所以大部分难以成活，骨细胞自溶性坏死，肉芽组织逐渐充填了空的骨细胞陷窝。肉芽组织中含有毛细血管和原始的间叶组织，原始间叶细胞很快转化为成骨细胞，沿着坏死骨小梁的边缘沉积，同时破骨细胞吸收坏死的基质，逐渐被活的骨小梁替代，骨的大体解剖结构相对没有发生变化，最后原始的骨髓腔被有活性的新的骨髓细胞充填，完成整个爬行替代过程。

因血供的区别，皮质骨和松质骨移植各有其特点：前者具有支撑固定的优点，但过程漫长；后者替代过程易于进行，但支撑较差。

二、骨的结构

骨由骨质、骨膜和骨髓构成。骨质是骨的主要组成部分，由骨细胞和细胞间质构成。骨的细胞成分有骨细胞、成骨细胞和破骨细胞。骨细胞位于钙化的细胞间质中的骨陷窝内。成骨细胞在早期由间充质细胞分化而来；待骨膜形成后，由其中的生骨细胞分化而来。成骨细胞进一步演化为骨细胞。破骨细胞是大的多核细胞，它能破坏骨质和吸收骨质。上述三种骨组织细胞均来源于同一胚叶的干细胞。在骨的形态结构不断破坏和改建过程中，这3种细胞共同完成破坏吸收旧骨和生成新骨的作用。

骨组织的细胞间质，通常称为骨基质。骨基质中含有无机盐（又称骨盐）和有机质两部分，分别占骨重量的35%和65%。骨基质中的有机盐部分主要是胶原纤维。胶原纤维的排列与骨的张力线一致。

骨组织是由不同排列方式的骨板组合而成。骨板是由有规律排列的胶原纤维束与骨盐和有机质紧密结合后形成。构成扁骨的表层和长骨的绝大部分是密质骨，密质骨的板层排列有规律且结合紧密。松质骨由许多骨小梁所构成，骨小梁相互连接成网，网眼大小不同，其内充以骨髓、神经和血管。骨小梁构成扁骨的板障和长骨干内面的一小部分及骨骺的大部分。骨膜由致密结缔组织构成，包在骨的表面称骨外膜，衬于骨髓腔面和包在骨小梁外面的称骨内膜。骨外膜中有丰富的血管、淋巴管和神经，对骨的营养和成骨都很重要。骨内膜由单层鳞状细胞组成，与骨外膜内层细胞相同，都有成骨作用。

一般在出生后不久，在软骨雏形的两端或某一端出现新的骨化点，不断扩展形成骨骺。其后骨膜不断层层造骨，骺软骨不断增长，骨质不断改建，使骨质随年龄的增长、变粗、变厚，至青春期后，骨干与骺之间的骺软骨被骨化，使骨干与骺连接在一起留下骺线，骨就停止了生长。

三、骨移植的种类和应用

（一）骨移植的种类

1. 按移植骨种类分类 分为自体骨移植、同种异体骨移植和异种骨移植。

2. 按移植骨成熟程度分类 分为成熟骨移植和未成熟骨移植。

3. 按骨质分类 分为骨皮质骨移植及骨松质骨移植。

4. 按移植骨保存方法分类 分为新鲜骨移植和保存骨移植，保存骨又可分为：低温保存骨、冷冻保存骨、低压保存骨、加工保存骨和尸体保存骨等。

5. 按移植方法分类 分为游离骨移植及带蒂骨移植等。其中游离骨移植又分为：骨－骨膜移植、骨移植、细碎骨移植、可塑骨移植和吻合血管骨移植。带蒂骨移植又分为骨膜蒂骨移植、混合蒂骨移植和肌肉蒂骨移植等。

（二）骨移植的应用

在整形美容外科中，骨移植是用于塑造轮廓或需要坚强支持组织的部位。髂骨和肋骨是临床上经常选用的供骨部位，因为这两种骨具有一定的弧度，骨皮质薄，松质骨丰富，易于成活，吸收少，形态稳定，便于凿取和塑形，尤其适合于某些功能部位缺损的修复。髂嵴、胫骨前内侧面和腓骨中段最常作为自体骨移植的供骨区，其次有股骨大粗隆和肋骨。

四、影响骨移植成功的因素

1. 植骨床和周围软组织的血液供应 因为骨移植最终要依靠爬行替代才能完成，所以植骨床和周围软组织的血供丰富有利于受区有血运的组织与无血运的移植骨密切接触，促进血管肉芽组织长入，因而在植骨时应创造理想的植骨床，例如用血运丰富的肌皮瓣填塞死腔或覆盖移植骨等。

2. 骨移植术后的固定 开始 3～4 周内尤为重要，因为这时候的活动容易损伤新生的小血管，导致骨的愈合减慢。通常较长的管状骨须严格固定至少 3 个月，如股骨、肱骨等。

3. 物理因素 有几种物理因素对骨细胞的成活有影响。如：尽量减少移植骨块在空气中的暴露时间；植入之前不宜用生理盐水或抗生素液浸泡；温度超过 42℃ 会损伤移植骨块表面的活细胞。

4. 其他因素 电刺激和某些微量元素也有促进骨生长愈合的作用。

第五节 软骨移植

一、概述

软骨（cartilage）是一种具有一定弹性的坚韧组织。组成关节的关节软骨有承受负荷和润滑作用，其他部位的软骨如耳廓、外耳道和会厌等起到弹性支撑的作用。同时，因其具有质地柔软、韧性良好、易于雕刻成型、移植后易成活等特点，在整形美容外科领域，软骨又是一种优良的充填和支持材料。

二、软骨的结构

软骨组织由软骨细胞、软骨基质和基质中的纤维成分所组成。软骨细胞分散在基质所形成的小腔内，腔壁为较浓厚的基质构成的软骨囊。软骨细胞经常 2 个、4 个或多个聚集成群，细胞核小，有一个或数个核仁，有时为双核，细胞浆嗜碱性。基质为凝胶状，有一定弹性。由于基质内所含纤维成分不同，可将软骨分为三类，即：透明软骨、弹性软骨和纤维软骨。肋软骨、气管软骨和关节软骨属透明软骨。耳廓、外耳道、咽鼓管和会厌等属弹性软骨。关节盘、半月板等属纤维软骨。软骨内没有血管和淋巴管，营养是通过血浆扩散而获得，软骨组织几乎没有生长和再生能力，损伤后炎症和修复过程很少，尤其是关节软骨缺乏基质干细胞，细胞外基质不能从完好的地方移行到损伤处，所以多数学者认为，除了胚胎软骨能够达到完全自我修复外，成熟关节软骨的部分或浅层损伤无法自己愈合。当软骨受到损伤或切除一部分后，只能由结缔组织填充，因此，大块软骨移植是不适宜的。

三、软骨移植的应用

软骨是一种特殊分化的结缔组织，其物理性能由所在部位的生理功能所决定。目前临床上自体软骨移植比较成熟的技术包括：骨软骨马赛克移植术、自体软骨细胞移植术以及软骨膜移植术等。骨软骨马赛克移植术是一种将关节非负重区域的骨软骨复合物镶嵌植入关节软骨缺损表面，以达到修复关节透明软骨的目的。自体软骨细胞移植术是实验室技术和外科技术相结合，主要用于修复年轻患者的创伤性关节软骨的全层缺损。近年来，关节软骨异体和异种软骨的移植有了新的进展，已经有大量的实验和临床进行了软骨、软骨膜、经培养的软骨细胞移植，以及组织工程化软骨的实验，移植后的转归问题，目前认识尚未完全一致。

第六节　神经移植

一、概述

神经移植（nerve graft）是临床上用来修复周围神经损伤或缺损，恢复肢体的感觉及活动障碍，减轻伤残程度的常用方法。

（一）神经组织的特性

神经组织包括神经元和神经胶质。神经元又称神经细胞，由胞体和突起（轴突和树突）构成，神经纤维由神经元的轴突和长的突起构成，运动和感觉神经纤维外面包有髓鞘，外有Schwann细胞和神经膜，周围神经的神经纤维最外面包有神经鞘膜，神经纤维组成神经束，其外有神经束膜包绕。神经束组成神经干，被结缔组织的神经外膜包绕。神经元具有感受刺激和传导神经冲动的作用。神经胶质即神经胶质细胞，是神经系统的辅助部分，主要起支持、营养和保护神经元的作用。

（二）神经组织的变性

众所周知，当神经组织受损后，周围神经易于再生恢复，而在中枢神经，无论是神经纤维或胞体变性后的再生至今尚未有突破性进展。1850年Waller发现，切断神经纤维会发生一系列变性改变，即整个远段神经（含终末器官）的轴突和髓鞘的破坏、分解、吸收，而近段神经的变性改变一般不超过断端的一个郎飞结，称为顺向变性。此变性过程从伤后数小时开始，一般在伤后8周完成。神经纤维的变性和再生过程是相互联系不可分割的，两者在发展的时间上也是彼此重叠的。

（三）周围神经组织的再生

一般认为神经细胞损伤后不能再生，而周围神经纤维在一定条件下可以再生，是因为位于中枢内的胞体仍然存在，它是神经元的营养中心，在胞体内合成蛋白质物质等，通过轴浆运输，将这些细胞体内物质运输到神经纤维的末梢。神经断裂2～7天后，近段神经轴突开始向远侧生长，如行吻合以后每天可生长1～2mm。此时，与细胞体相连的轴突断段膨大，由此生出多条细的新芽，逐渐向远侧方向生长，进入断裂处瘢痕组织中，若断裂距离近，瘢痕组织不致密，轴突新芽细支容易穿过断裂处瘢痕，进入远侧段已变性纤维所遗留的神经膜管中。新芽的分支逐渐增长到末端又逐渐变粗，恢复原有纤维直径，若是有髓纤维，则周围的施万细胞产生髓鞘，最终长至末梢器官后即逐渐恢复功能。如果神经断端未吻合，或断端间有不可克服的障碍物，则近端轴突不能长入远段神经，遂与瘢痕组织混杂生长，成为一团，称为神经瘤，引起疼痛。自1885年Albert做了首例人体同种异体神经移植后，直到20世纪40年代，游离和自体神经移植才取得良好的临床效果。

二、神经移植的临床应用

神经组织的弹性有一定限度，如缝合时张力过大或必须过度屈曲关节才能勉强缝合，手术后的缝合处极易发生分离或再断裂，也可能因过度牵拉而引起缺血坏死，导致神经束间纤维组织增生，影响恢复。为使神经在没有张力的状态下进行修复，应考虑神经移植术。目前，因异体神经移植的免疫排斥问题未能有效解决，只能用自体神经作为供体。周围神经损伤后，用自体神经移植于缺损处，其作用是架起桥梁，让近端再生的神经纤维沿此通道生长到达远侧神经段。

移植所用的神经多取于自体次要的皮神经，常用的有腓肠神经、隐神经、前臂内侧皮神经、股外侧皮神经及桡神经浅支等。用皮神经移接于断裂处，植入的施万细胞仍能继续生存并增生，连接远近两断端，轴突的新芽可沿此途径向前生长。有人认为植入神经的血供的建立极为重要，如3～5天不能建立正常血供，所移植神经将可能发生坏死；随着显微外科技术的进步，有人主张用神经束缝合代替神经外膜缝合，但这种方式也不能完全防止通过吻合部的新生神经纤维发生方向错误，因为一条神经束并非单一神经纤维，并且神经纤维的走行方式是不断地从一个神经束到另一个神经束，在束间穿插，绝不是始终沿着一个神经束行走。

神经移植的方法有以下几种，可根据具体情况选用：

1．单股神经游离移植　适用于移植的神经和待修复的神经粗细近似。

2．电缆式神经游离移植　适用于所移植的神经较细，须将数股合并，与待修复神经吻合。

3．神经束间游离移植　须在显微镜下进行，作精细的束间缝合。

4．神经带蒂移植术　取粗大的神经作移植时由于神经的游离段缺血，往往发生神经中心性坏死，所以移植时可保留神经近端的组织蒂维持血供（图4－11）。

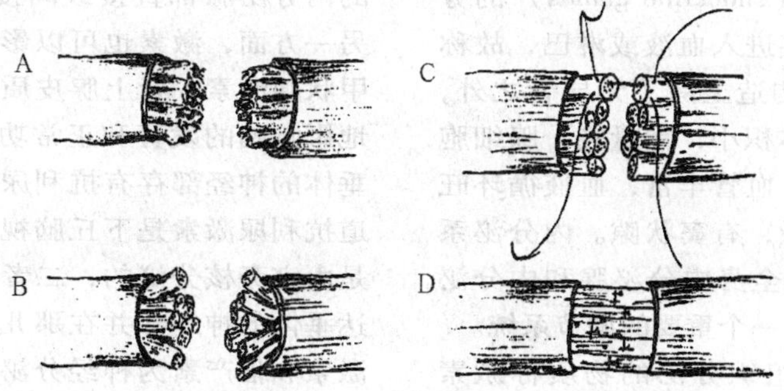

图4－11　神经束间缝合

A．环形切除神经断端的外膜1cm；B．分离两断端的神经束，切除神经束端瘢痕；C．缝合相应的神经束膜；D．缝合完成

第七节　复合组织移植

一、概述

移植物包含两种以上组织所进行的移植称复合组织移植（composite tissue graft）。包括**游离复合组织移植和吻合血管的复合组织移植两大类**。

二、临床应用及注意事项

目前在临床主要用于以下情况的修复：①鼻翼、眼睑全层缺损；②颅骨头皮缺损；③耳廓缺损；④唇缺损；⑤半侧颜面萎缩；⑥手部肌肉和皮肤缺损；⑦胸腹壁及四肢局部全层缺损；⑧掌指关节等多处关节重建等。

复合组织游离移植需要注意的是：①取材手术中应尽量减少对组织血运的损伤；②移植组织体积不易太大，但对肌腱、骨、软骨等血运要求较低的组织来说，体积可稍大些；③保证移植床的血运良好，所移植的复合组织与移植床应尽可能充分接触；④移植后组织必须妥善而有效的固定，直到完全愈合。

自开展显微外科以来，吻合血管的复合组织移植发展很快，术后功能恢复比游离移植者效果好，如断肢再植、肌皮瓣移植等都属于复合组织移植。

（东海潮）

第五章 内分泌器官与美容

第一节 概 述

人体内的腺体可分为两大类，即外分泌腺和内分泌腺。外分泌腺的分泌物由导管排出（单细胞分泌可无导管），如消化系统中的唾液腺、肝、胰和肠腺等。内分泌腺（endocrine glands）的分泌物无导管排出，而直接进入血液或淋巴，故称为无管腺。内分泌腺在构造上除了无导管之外，还有以下一些特点，如体积小，重量轻，腺细胞排列成索、团或滤泡状，血管丰富，血液循环旺盛，但血流缓慢，血压低，有窦状隙。内分泌系统（endocrine system）是全身内分泌腺和内分泌组织的统称。是人体内的一个重要的调节系统。

内分泌腺和内分泌组织分泌的物质称激素（hormone），通过毛细血管和毛细淋巴管直接进入血液循环中，然后被转运到全身各处。体内激素含量甚微，但作用极大，并具有显著的特异性，即某种激素只对特异的器官或细胞起作用，这些器官或细胞称为“靶器官或靶细胞”。这种特异性是内分泌系统得以实现其调节功能的重要因素。内分泌腺分泌的激素种类一般与该腺的内分泌细胞种类有关，有的内分泌腺体只分泌一种激素。有的可分泌几种激素。激素在人体特定内分泌腺体或内分泌细胞中产生后被血液携带到全身，对其敏感的靶细胞发挥特有的生物学效应，有些激素作用部位广泛，如胰岛素和甲状腺激素能对脑、肝脏和皮肤等多种器官发挥作用；也有些激素仅作用于一种器官或组织，如促甲状腺激素仅作用于甲状腺。此外同一种激素对于不同组织可产生不同的效应，如糖皮质类固醇在淋巴组织可导致淋巴细胞的溶解，而在肝脏则能对多种生成葡萄糖所必需的酶起诱导作用。

由于生物科学的进展，现在已经了解到神经系统和内分泌系统是紧密联系和不可分割的，都是人体生理功能的调节系统。但是在作用方式上两者是不同的。神经系统的调节是通过反射弧，作用快；而内分泌系统的调节是通过体液，作用慢；但二者已成了统一的体系，共同调节全身的生理活动，即神经内分泌系统。一方面几乎所有的内分泌腺都直接或间接地受神经系统的影响；另一方面，激素也可以影响神经系统的功能，如甲状腺激素、肾上腺皮质激素、雄激素也能明显地影响脑的发育和正常功能。又例如，过去只知垂体的神经部存有抗利尿激素和催产素，现在知道抗利尿激素是下丘脑视上核分泌的，而催产素是由室旁核分泌的，二者都通过下丘脑垂体束到达垂体的神经部并在那儿储存起来，故知抗利尿激素和催产素为神经分泌的产物，称为神经内分泌物。

内分泌腺包括垂体、松果体、肾上腺、甲状腺和甲状旁腺等，它们都是独立的器官，存在于人体各部（图 5－1）。内分泌组织散在于其他器官之内，例如胰内的胰岛、胸腺内的网状上皮细胞、睾丸内的间质细胞和卵巢内的卵泡细胞及黄体等。近年来还发现体内有许多器官兼有内分泌功能，包括神经内分泌、胃肠内分泌、肾内分泌、胎盘内分泌等。另外，前列腺等许多器官还分泌前列腺素，也属内分泌系统。随着内分泌学研究的不断进展，可列入内分泌系统的腺体和组织越来越多。

随着医学美容学的发展，人体内分泌的调节平衡与美容的关系越来越受到人们的重视，大量的研究结果显示，许多与美容有关的疾病都和内分泌的调节有着密切的关系。诸如随着性腺的发育和成熟，在性激素的作用下，男女性出现第二性征，由此而引发的女性乳腺发育，面部出现痤疮；皮肤、黏膜色素沉着与肾上腺皮质功能减退有关；“大粗脖”与甲状腺的功能异常有关；幼年期垂体生长激素分泌不足或增多而引起侏儒症和巨人症；由于地方性甲状腺肿而引起的“呆小

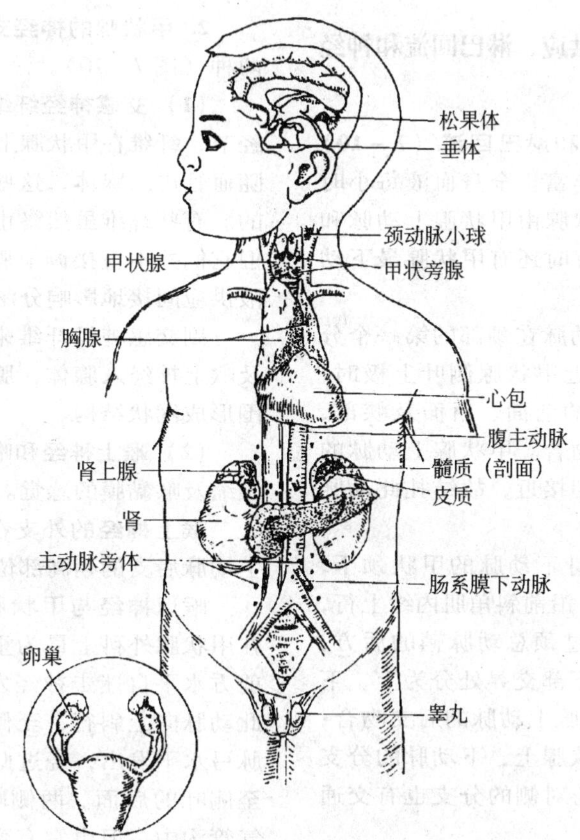

图5-1 内分泌腺和内分泌组织的分布概况

症”或黏液性水肿以及突眼性甲状腺肿而引起的眼球突出等症均严重影响人体的健与美。

从生理学的角度来看，人体的一切正常活动是受神经-体液的调节的。所以人的精神创伤、情绪波动又是造成体液调节失衡的重要因素。因此，美容学的发展不应局限于皮肤的整形操作方面，而且应向更深层次——整个躯体和精神方面的全面诊治和防护上发展。

第二节 甲状腺与甲状旁腺

一、甲状腺

（一）位置和形态结构

甲状腺（thyroid gland）是人体最大的内分泌腺。位于喉下部、气管上部的两侧和前面，舌骨下肌群的深面。

甲状腺略呈“H”形，由左右两个侧叶和中间的甲状腺峡组成（图5-2）。**甲状腺侧叶**呈锥体形，尖端向上，每个侧叶约长4~5cm，宽2~2.5cm，厚2~3.5cm。侧叶大部分被胸骨舌骨肌及胸骨甲状肌覆盖着，上端可达甲状软骨中部，下端可达第5或第6气管软骨高度，有时可下达胸骨后面。侧叶内侧面与环状软骨、气管壁、咽和食管相邻，侧叶后侧与颈总动脉、甲状腺下动脉、甲状旁腺、颈交感神经相邻。甲状腺肿大时，可压迫邻近器官，如气管受压迫，可发生呼吸困难。甲状腺上缘被胸骨甲状肌在甲状软骨上的附着点所限制，但能在胸锁乳突肌下向外上方伸展。**甲状腺峡**连接两侧叶，位于第2~4气管软骨之间的前面，宽约2cm。约有2/3的人，由峡向上伸出一个锥体叶，长短不一，长者可达舌骨。这是胎生初期所发出的甲状腺舌管的残余物。锥体叶肿大提示甲状腺弥漫性增生。锥体叶如向下肿大，伸入纵隔时，即形成胸骨后甲状腺肿；如果位于胸骨和气管之间，即可引起压迫性窒息。

甲状腺的大小、重量（15~30g）因性别、年龄和外界因素的影响而有所不同。一般在青春期以前，甲状腺就已经长到成人的大小。女性较男性大些，女性在月经期、妊娠期及哺乳期腺体均增大，绝经期后渐缩小。

（二）甲状腺的血液供应、淋巴回流和神经支配

1. 甲状腺的血液供应和淋巴回流（7－10） 甲状腺的血液供应非常丰富。全身血液每小时可在甲状腺通过一次。甲状腺由甲状腺上动脉和甲状腺下动脉供给营养，有时还有甲状腺最下动脉。

甲状腺上动脉是颈外动脉在颈部的第一个分支。此动脉沿喉侧下行到近甲状腺侧叶上极时，分为3支，分别进入侧叶的前面、后面及峡部，与对侧同名动脉的分支相吻合。甲状腺上动脉的后支与喉上神经的外侧支相接近，故结扎此动脉的后支时应注意。

甲状腺下动脉发自锁骨下动脉的甲状颈干，有时直接发自锁骨下动脉，沿前斜角肌内缘上行，随后弯向内侧，呈弓形横过颈总动脉鞘的后方，至甲状腺侧叶后缘的中、下部交界处分为上、下2支。上支上行，并与甲状腺上动脉的后支吻合；下支走向侧叶的下极。甲状腺上、下动脉的分支非但在同侧相吻合，而且与对侧的分支也有交通支。

甲状腺最下动脉发自头臂干，偶有发自主动脉弓或颈总动脉。此动脉细小，向上经气管前面至甲状腺峡部。

甲状腺的血管还与食管、喉、气管等的血管相吻合。因此，在结扎甲状腺上、下动脉之后，甲状腺仍能得到血液供应，而不至于坏死。甲状腺血管在甲状腺被膜下的腺实质中也彼此吻合，成为丰富的血管网。因此，用血管钳夹住被膜与腺组织间的血管网，可在此情况下进行甲状腺部分切除术，以减少出血。

甲状腺内有丰富的静脉网，它们在腺体的前面形成静脉丛，然后汇集成甲状腺上、中、下静脉。**甲状腺上静脉**自甲状腺上部走出，与甲状腺上动脉伴行，注入颈内静脉，或在颈总动脉分叉处注入面总静脉，**甲状腺中静脉**有时缺如，有时很粗，常自甲状腺侧叶的中、下部交界处走出，在颈总动脉之前注入颈内静脉。**甲状腺下静脉**自甲状腺下方走出，注入无名静脉。有时两侧下静脉汇合为一，注入无名静脉。两侧下静脉在气管前的许多吻合支组成甲状腺奇静脉丛，位于甲状腺的峡部表面及下部，可为低位气管切开术时造成出血的因素。甲状腺的静脉还和喉、气管、邻近肌肉的静脉相通。

甲状腺的淋巴分别注入颈深淋巴结、气管旁淋巴结和前纵隔淋巴结。

2. 甲状腺的神经支配 甲状腺的神经有以下两种（图7－10）。

（1）交感神经纤维 来自颈上和颈中交感神经节，纤维在甲状腺上、下动脉周围形成神经网，随血管进入腺体，这些纤维主要是调节血管收缩的。有些纤维虽然终止于滤泡的周围和滤泡细胞，但它们并不直接调节腺体分泌，只是通过调节血液供应间接地影响分泌。

副交感神经纤维来自迷走神经，经喉返神经及喉上神经入腺体，腺内神经反复分支在滤泡周围形成网状结构。

（2）喉上神经和喉返神经 支配喉部的肌肉收缩及喉黏膜的感觉。

喉上神经的外支在至环甲肌前走行于甲状腺上动脉后支的稍高部位。

喉返神经与甲状腺、甲状腺下动脉的关系，在甲状腺外科上最为重要。右侧者在锁骨下动脉前方水平自迷走神经发出，然后向下、向后围绕此动脉向上斜行，至侧叶的后面；左侧者自主动脉弓水平发出，绕过此弓的下面及后方而向上行至侧叶的后面。两侧喉返神经通常均位于食管、气管沟中。但也常有变异，可居于沟的外侧，尤其是右喉返神经，有时可远离气管1cm。喉返神经至甲状腺侧叶后方时与甲状腺下动脉交叉，神经由动脉的浅面、深面或两分支之间经过。在此水平用血管钳止血，常有伤及神经的可能。

（三）甲状腺的功能

甲状腺能合成和释放甲状腺激素。甲状腺激素的主要作用是促进机体的新陈代谢、维持机体的正常生长发育，尤其是对骨骼和神经系统的发育影响更大。故甲状腺分泌功能低下或亢进时，均可导致机体的生长发育异常。

甲状腺激素包括甲状腺素（T_4）及三碘甲腺原氨酸（T_3），是胎儿生长发育极为重要、不可缺少的物质。在人的整个生命活动中它调节全身所有组织的物质代谢。体内T_4全部来源于甲状腺。T_3只有部分从甲状腺生成，大部分在甲状腺外的组织中从T_4转变而来。需要碘作为甲状腺激素的合成原料。

（四）临床提要

甲状腺位于喉、气管上部的前面，其分泌的甲状腺素是维持人体正常生命活动的重要物质。缺乏时对生长发育及健康都有严重影响，分泌过多或异常时也将发生明显的功能紊乱。

在美容学上，甲状腺疾病常常是引起头颈部形态改变的主要因素之一。常见的甲状腺疾病有

下述几种。

（1）单纯性甲状腺肿　也叫地方性甲状腺肿。主要是由于饮水和食物中含碘量不足，血中甲状腺激素浓度降低，通过脑垂体前叶分泌大量促甲状腺素，促使甲状腺肿大，这实质上是甲状腺的一种代偿性肿大。

青春发育期、妊娠期或绝经期妇女，有时也可发生轻度的弥漫性甲状腺肿大，这是由于人体对甲状腺素的需要量暂时性增高所致，是一种生理现象。这种甲状腺肿大常在成年或妊娠以后自行减小。

单纯性甲状腺肿大的早期，两侧呈对称的弥漫性肿大，腺体表面平滑，质地柔软。较大的甲状腺肿可压迫邻近器官而产生症状。病程久的巨大甲状腺肿，可如小儿头样大小，下垂于颈下胸骨前方。压迫颈部血管，静脉回流障碍，可出现面部青紫、肿胀及颈、胸部表浅静脉扩张。

（2）甲状腺功能亢进（简称甲亢）　指在甲状腺肿大的同时，出现功能亢进症状。病人多在20～40岁之间。腺体肿大为弥漫性，两侧对称，常伴有眼球突出，故又称“突眼性甲状腺肿”。属于原发性甲亢，比较常见。其原因尚未完全明了。一般认为是一种自体免疫性疾病。

二、甲状旁腺

（一）位置和形态结构

甲状旁腺（parathyroid gland）有两对，位于甲状腺的两侧叶后表面，一对靠上，一对靠下。它们附着于甲状腺的被囊上，偶而有埋入甲状腺组织内者。上一对位置比较固定，容易找到；下一对位置常有变异，有时离开甲状腺一定距离，通常分布在甲状腺动脉支干附近，偶而还可能发现在纵隔内（图5－2）。甲状旁腺的数目和位置有很大差异，可有2～8个甲状旁腺，约有1/10的人有异位甲状旁腺组织（位于纵隔内、胸腺内、甲状腺内或舌内）。每个甲状旁腺腺体呈扁椭圆形，其体积为3mm×6mm×2mm。总重量约120～160mg，每个腺体仅30～40mg。甲状旁腺内含2种细胞：①分泌PTH的主细胞，数量较多，胞浆清亮，胞核很大；②嗜酸细胞，内含嗜酸颗粒及大量线粒体。

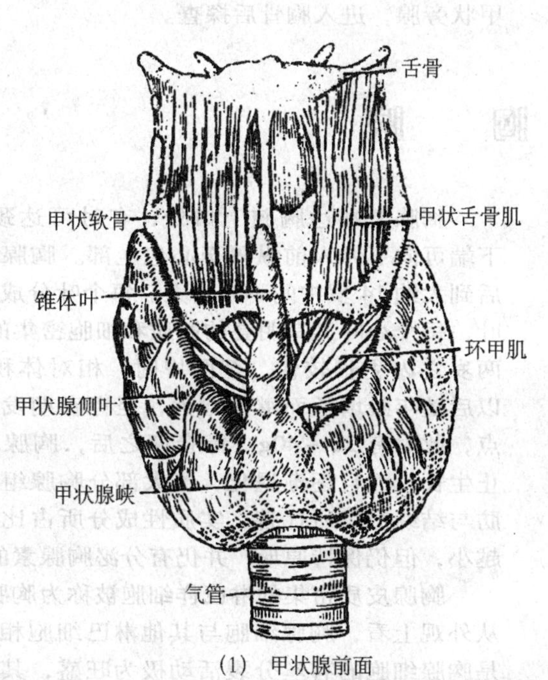

（1）甲状腺前面

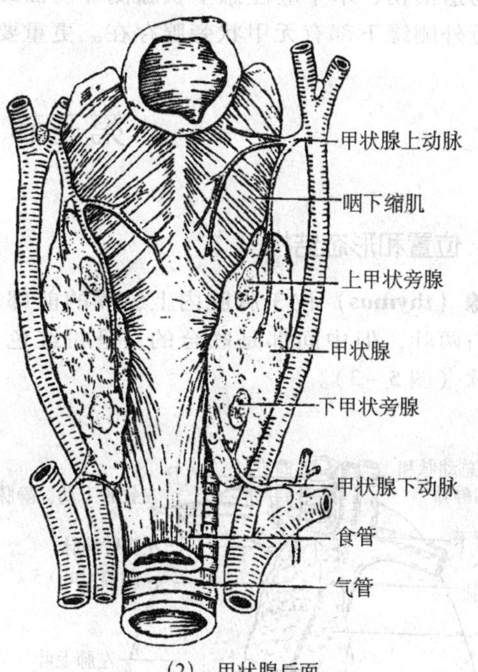

（2）甲状腺后面

图5－2　甲状腺和甲状旁腺

人类在10岁以前甲状旁腺全都是主细胞，10岁以后才开始出现嗜酸细胞，并随年龄增长而增多。老年人的甲状旁腺有一半组织被嗜酸细胞和脂肪细胞所占据，所以有人认为嗜酸细胞可能是由主细胞退化而成。

（二）作用

甲状旁腺分泌甲状旁腺激素（parathyroid hormone，PTH），其主要作用是使骨钙入血，维持血钙的平衡。甲状腺手术时，如不慎将甲状旁腺摘除或损伤，可引起血钙降低，出现暂时性或持久性的手足搐搦症状，甚者可危及生命。降钙素（calcitonin，CT）是甲状腺的 C 细胞分泌的。它抑制骨的溶解吸收，增加成骨细胞的活性，降低血钙，刺激 PTH 分泌。

PTH 与其他调节因子协同作用使血钙、磷维持在恒定不变的生理水平。但体内 PTH 及 CT 的合成及分泌受细胞外液中钙浓度的反馈调节。

甲状旁腺激素纠正低血钙的途径包括：①促进肾小管钙的回吸收增加；②骨质钙释放增多；③促进肠道中钙的吸收；④使血磷降低。

（三）临床提要

1. 甲状旁腺的位置鉴别 在外科手术时，如何鉴别位置变异的甲状旁腺与淋巴结或副甲状腺有一定困难。为避免损伤或误摘甲状旁腺，应当了解 80% 的甲状旁腺位于正常的、较为隐蔽的位置：即上一对甲状旁腺位于甲状腺侧叶后缘中点以上到 1/4 与 3/4 交界处；下一对甲状旁腺位于甲状腺侧叶后缘下 1/3 段，它们都在甲状腺假被囊与真被囊之间。此外，约有 16% 位置变异的甲状旁腺易遭损伤，术中应注意甲状腺侧叶前面或侧面靠近外侧缘下部有无甲状旁腺存在。更重要的是，要严格紧靠甲状腺真被囊清理并完整地保留真囊以外的侧叶上下端附近的脂肪组织和疏松结缔组织，这对变异的甲状旁腺免遭切除较有保证，即使是甲状腺侧叶全切除，依此处理，也可以保存甲状旁腺。

2. 甲状旁腺功能低下症 这是因血钙下降而引起的手足搐搦症。此症多发生在甲状腺手术后。施行甲状腺次全切除时，一般保留内后侧的甲状腺组织及其被囊而不至将甲状旁腺切除，这是保护甲状旁腺免遭切除并防止损伤喉返神经的良好措施。但有时结扎了供应甲状旁腺的小血管，可使甲状旁腺萎缩。施行甲状腺癌根治术时容易损及甲状旁腺，所以术中要注意解剖，保留后者，至少要保留一侧甲状旁腺。

3. 甲状旁腺功能亢进症 因血钙增高，血磷降低，会引起骨质疏松（可发生病理性骨折）、肌无力等。此症多由甲状旁腺功能性肿瘤或增生引起，应施行手术切除。甲状旁腺瘤或增生的摘除术，应首先在甲状腺侧叶下端附近及其下方的气管两旁探查下一对甲状旁腺的情况，如果已能证实，则不必反复牵扯其他甲状旁腺。如果在颈部的探查未发现甲状旁腺的病变，就要考虑异位甲状旁腺，进入胸骨后探查。

第三节 胸 腺

一、位置和形态结构

胸腺（thymus） 位于胸腔内上纵隔的前部，分左、右两叶，但中间部是联合的，呈粉红色，质地柔软（图 5－3）。

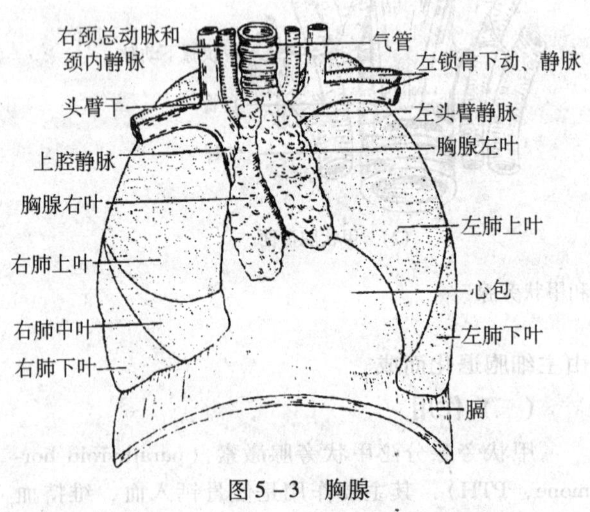

图 5－3 胸腺

胸腺上端达胸腔上口处，有时可达颈根部，下端可向下伸入前纵隔至心包上部。胸腺在出生后到大约 14 岁中间不断增大。每个叶分成许多小叶，每个小叶又有明亮的髓质和细胞密集的皮质。两岁之内生长较快，至两岁时，相对体积最大。以后随年龄增长而继续增大，至青春期发育达顶点，此时有 25～40g。青春期之后，胸腺不仅停止生长，而且逐渐退化，绝大部分胸腺组织被脂肪与结缔组织所代替，实质性成分所占比例越来越小，但仍保持原形，并仍有分泌胸腺素的能力。

胸腺皮质密集的淋巴样细胞被称为胸腺细胞。从外观上看，胸腺细胞与其他淋巴细胞相同，但是胸腺细胞的有丝分裂活动极为旺盛，其丝状分裂指数比其他淋巴组织（如淋巴结、脾脏）高出 20 倍以上，这也是胸腺区别于其他淋巴组织的显著特点，在新生儿期更是如此。除了淋巴样的胸腺细胞以外，皮质内还有少量的网状细胞。

髓质的情况与皮质有所不同，整个来说，细胞比较稀疏，有多量大而色淡的网状细胞，淋巴样的细胞则显著少于皮质。此外，髓质内有向心性的，成层排列的细胞集团，称为胸腺小体。小体的细胞，有人认为是扁平的网状细胞，有人认为是从网状细胞分化来的，还有人则认为它们就是上皮细胞。现在，人们把这些细胞与分布于整个胸腺的网状细胞，统称为网状－上皮细胞。据目前所知，网状－上皮细胞是产生免疫活性物质的细胞，是建立机体免疫系统的母细胞，是胸腺执行自己防御功能的重要结构。

二、作用

胸腺是一个淋巴器官，兼有内分泌的功能，其网状上皮细胞分泌胸腺素。胸腺素的作用是使来自骨髓、脾等处的原始淋巴细胞成为具有免疫能力的T淋巴细胞，并促进T淋巴细胞的成熟和提高其免疫力。

胸腺为机体建立一个完善的免疫系统，足以防御机体免遭微生物的侵袭，并执行对一切“非己的”异物进行识别、发生反应、加以排除的职能。这个免疫系统对机体是如此重要，以至有人将其称作生存的基础，这也反映了胸腺对生命的重要意义。

胸腺功能不足或异常增强均可引起机体的病患。有意义的是，不断发现临床上有一些常见的原因不明而被笼统地称为“原发性”的疾病，往往是自身免疫疾病，这种病与胸腺有一定的关系。如胸腺素还能抑制运动神经末梢合成和释放乙酰胆碱，故胸腺素分泌过多时，可出现重症肌无力。

人体经常产生一些突变细胞，并向恶性发展。胸腺及与胸腺有关的免疫系统的健全是保证人体随时识别并消灭这些细胞的基础。反之，这一系统的衰退，可能是突变细胞最终发展为恶性肿瘤的原因之一。

胸腺－淋巴系统对衰老的意义正在引起人们注意。如果胸腺－淋巴系统的衰老对整体的老化果真是起决定性作用的因素，那么，人类与衰老的斗争将由此而出现重大进展。可是，要证实这种假说，还有许多工作要做。

三、临床提要

临床资料发现，好多种与免疫有关的疾病，经常伴有胸腺发育不全、退化、胸腺功能低下，有的则是胸腺过度增生，功能过于旺盛。

例如，低丙球蛋白血症和淋巴细胞缺乏症常伴有胸腺发育不良；重症肌无力常见于胸腺增生或胸腺肿瘤；某些类风湿关节炎、甲状腺功能亢进症、原发性肾上腺皮质功能低下症、巨人症等可见其胸腺增生出现生发中心；某些造血功能障碍、血小板减少性紫癜病人可发现其胸腺上有上皮瘤；肾上腺皮质功能亢进、霍奇金病、急性白血病与胸腺恶性肿瘤可出现在同一病人身上。此外，某些心肌炎、肌炎也见其伴发胸腺肿瘤。人们发现上述这些看起来似乎不相干的疾病，实际上不外乎两种病理状态，一是免疫缺陷病，一是自身免疫病。

第四节　肾　上　腺

一、位置和形态结构

肾上腺（suprarenal gland）呈灰黄色，位于腹膜后间隙，附于肾上端的内上方，成对（图5－4），两个腺体合在一起重量为8～13g。肾上腺虽然和肾一起包在肾筋膜内，但它有独立的纤维囊和脂肪囊，故不会随下垂的肾下降。左肾上腺呈半月形，位于左肾上极。右肾上腺呈三角形，位于右肾上极。左侧者比右侧者略大。由于皮质细胞含脂类物质多，故外表呈橙黄色，髓质呈棕红色。腺体宽2～3cm，高4～6cm，厚0.3～0.6cm。肾上腺前面有一不显著的门，是血管、神经出入之处。

肾上腺由外层的皮质和中央的髓质两部分组成，皮质来源于中胚层，髓质来源于外胚层。

皮质约占腺体的90%，呈橙黄色，由肾附近的中胚层演化而成，由外向内分3层，最外层为球状带，约占全皮质的15%，它分泌盐皮质激素；中间层为束状带，此带最厚，约占全皮质的78%，它分泌的激素量大，作用广泛，称之为糖皮质激素；内层为网状带，仅占皮质的7%，最薄，分泌性激素。前两种激素分别参与调节体内的水盐代谢和糖、蛋白质的代谢。性激素，两性均以分泌男性激素为主，可能与性行为和副性征的出现有关。

髓质约占腺体的10%，呈棕红色，在胚胎发生时它和交感神经节一样起源于外胚层，接受交感节前神经纤维的支配，因此在功能上相当于交感节后神经元，它主要分泌肾上腺素和去甲肾上腺素，其作用与交感神经兴奋时的作用一致，能使心跳加快、心脏收缩力加强、小动脉收缩、维持血压以及调节内脏平滑肌的活动等。肾上腺髓

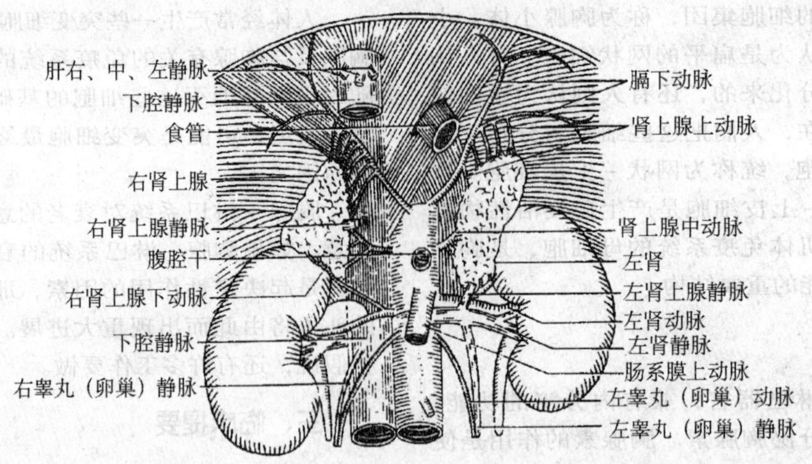

图 5－4　肾上腺及其血管

质的作用是很迅速的，神经系统受刺激时，髓质即刻发生反应，以供给机体的需要，而其他内分泌腺出现效应与分泌激素，需要较长的时间过程。

二、肾上腺的血液供应和神经

（一）肾上腺的血液供应

肾上腺的血液供应十分丰富，来自肾上腺上、中及下动脉，这些动脉先分成数 10 支，然后走向肾上腺纤维囊，在纤维囊上互相吻合，交织成丛，再往实质内发出皮质支和髓质支。皮质支在皮质内分为许多毛细血管窦，从球状带走向网状带，其静脉血流入髓质内的毛细血管窦。经组织循环后，由肾上腺静脉返回下腔静脉，以保证激素的正常分泌和运送。

（二）肾上腺的神经

肾上腺的神经发自内脏大、小神经及腹腔神经丛的小支，在肾上腺内侧构成肾上腺丛，并穿过肾上腺纤维囊进入腺体内部。进入肾上腺的神经纤维在通过皮质时没有分支，而一直进入髓质。因此，肾上腺皮质内没有神经分布，它也不受神经支配。神经纤维支配的是髓质。这些神经纤维都是交感神经节前纤维，直达嗜铬细胞，对嗜铬细胞的分泌起着重要作用。

综上所述，肾上腺皮质和髓质，虽然合为一体，但从胚胎发育来看，来源不同，细胞成分不同，分泌激素不同，调节机制不同，彼此之间又没有直接联系，所以它们是两个独立的内分泌部分。

三、临床提要

（一）皮质醇增多症

Cushing 综合征是肾上腺皮质分泌过多的皮质醇所引起的应激症候群。肾上腺病变可以是增生、腺瘤或癌肿。主要临床表现为满月脸、多血质貌、向心性肥胖，皮肤紫纹、多毛、痤疮、高血压、骨质疏松等。其中皮质醇增多引起的肥胖特点是具有向心性，即脂肪堆积在面部、颈部、躯干部。面部圆胖，临床称为“满月脸”，正面看起来可以看不见耳朵。项背部肥胖如“水牛背”。腹部脂肪堆积，甚者可以折叠下垂像围裙。但四肢并不见胖。肥胖的躯干与较瘦的四肢形成鲜明的对照。

有的患者由于脂肪堆积速度太快，可使皮肤紧张疼痛，称为“痛胖”。

临床上长期大量应用可的松类糖皮质激素，也可出现这种类型的向心性肥胖。

该病引起的皮肤变化，主要表现为皮肤细嫩、菲薄、皮下血管很明显，故病人往往面色红润多脂。更为特殊的是腹部、大腿等处常常出现大的紫红色条纹，多见于腹部两侧与大腿外侧，其方向是从上向下，除紫纹外，由于毛细血管脆性增加，稍遇重力，皮下好出现出血斑、出血点，一旦遇外伤，皮肤创口愈合迟缓。

（二）肾上腺性征综合征

又名先天性肾上腺增生，是遗传性疾病。肾上腺皮质类固醇的生成，依赖于各种酶的存在。腺内有 6 种酶：①20－羟化酶；②3－β－羟类固酮脱氢酶；③17－α－羟化酶；④21－羟化酶；⑤11－β－羟化酶；⑥18－羟类固酮脱氢酶。缺乏 21－羟化酶，皮质醇和醛固酮不能生成，雄性激素增多，男孩发生假性性早熟，女孩出现男性化。偶因盐皮质酮缺乏而发生低血压及高血钾。

（三）原发性醛固酮增多症

这是肾上腺皮质自主地分泌大量醛固酮引起的一系列贮钠排钾的征象。特征是：①高血压；

②低血钾；③低钾碱中毒，故患者有头痛、头晕、肌肉软弱无力、多饮、多尿、夜尿、手足搐搦甚至瘫痪。

（四）慢性肾上腺皮质功能减退与皮肤色素沉着

慢性肾上腺皮质功能减退症（又称 Addison 病），往往是由于双侧肾上腺结核、双侧肾上腺皮质萎缩或肾上腺血栓形成、栓塞、转移瘤等原因，引起慢性肾上腺皮质功能减退。其表现为肾上腺皮质激素分泌不足所致的水、电解质、糖和蛋白质等的代谢紊乱。

慢性肾上腺皮质功能减退的病人，常可看到皮肤、黏膜部位的色素沉着。腺垂体的中间部能释放一种黑色素细胞刺激素，它的化学本质是由22个氨基酸组成的多肽。黑色素细胞刺激素能促使人体皮肤的黑色素细胞合成黑色素，使皮肤颜色加深。另外，由垂体前叶所分泌的促肾上腺皮质激素（ACTH）与黑色素细胞刺激素的化学结构相似，也能促进皮肤黑色素的合成，只是作用较弱。肾上腺皮质所分泌的糖皮质激素不仅有抑制垂体前叶分泌促肾上腺皮质激素的作用；而且也能抑制垂体中间叶分泌黑色素细胞刺激素的作用。慢性肾上腺皮质功能减退症的病人，由于肾上腺皮质激素分泌不足，黑色素细胞刺激素和促肾上腺皮质激素的分泌增多，结果使病人皮肤色素沉着。

这种病人的色素沉着散在于皮肤及黏膜。皮肤色素沉着除表现为全身弥漫性分布外，以面部、四肢等暴露部分，关节屈伸面和皮肤皱折易受磨擦处，以及乳头、乳晕、生殖器、腋部、下腹中线、指（趾）甲根部等处最为明显。面部色素常不均匀，呈块状或片状，前额部及眼周围较深。色素深浅不一，深者如焦煤，浅者呈棕黑、棕黄、古铜色。口腔、唇、舌、牙龈及上腭黏膜上也均有大小不等的点状、片状的蓝色或蓝黑色的色素沉着。

除用肾上腺皮质激素治疗外，大量维生素 C 长期给药也有助于使黑色素沉着减退。

（五）肾上腺与假两性畸形

假两性畸形俗称“阴阳人”，在美容整形中是最为复杂和需慎重鉴别处理的问题。

肾上腺除了分泌糖皮质激素和盐皮质激素外，还产生与分泌很少量的性激素，包括雌激素和雄激素。肾上腺所分泌的雄激素，其活性只相当于睾丸酮的1/5，再加上肾上腺分泌量很少，故正常情况下，它对男子的男性分化不起什么作用。但对女性来说，由于没有睾丸内分泌，其身体的毛发生长是受肾上腺所产生的雄激素影响的。因此，当女子肾上腺雄激素分泌异常增多时，就可引起男性化现象为特征的肾上腺性征异常症候群。肾上腺性征异常症候群又有先天性与后天性之分。

1. 女性假两性畸形 患儿本应是女性，由于胚胎期肾上腺异常增生，分泌出大量雄激素，干扰了性分化。胎儿出生时，就具有貌似男性的外生殖器，实际是阴蒂增大；其阴道分化不全，未完全下降而与尿道会合，形成尿阴窦。其卵巢、子宫及输卵管均不发育，并且往往存在前列腺，肾上腺皮质增生的原因是由于某种类固醇羟化所必需的酶先天缺失（例如21－β－羟化酶或11－β－羟化酶缺乏），造成皮质醇和醛固酮合成障碍。此时类固醇中间产物不能转变为皮质醇，而经其他途径转变为雄激素，由于雄激素产生过多，导致女性假两性畸形。

这种孩子往往被误认为男孩。第一年除有外生殖器不正常外，无其他异常，自1岁起，身高、体重的增加特别迅速，骨骼发育亦加速，并出现阴毛。随着年龄的增长，孩子很快出现种种男性的特征。至本应发育的年龄不出现月经，乳房也不发育，而长胡须，腋毛及阴毛增多且较长。脸上出现痤疮，具有男性的喉结，声音粗哑。

2. 女性男性化 女子发生男性化现象称为女性男性化。本病为后天性肾上腺性征异常，有的是肾上腺肿瘤引起，有的是肾上腺皮质增生引起，两者都可引起肾上腺雄激素分泌过多，如发生在女性，即出现女性男性化。如发病在发育期前，与先天性者在临床上表现完全相同。只不过出生时外生殖器是正常的，尿道与阴道也是分开的，不会被误认为是男孩。但一旦发病，生长发育即显异常，在雄激素的作用下，身高、体重迅速增长，骨骼发育加速，出现阴毛与体毛，肌肉发达，体型是男性特征。

女性男性化如发生在发育期以后，女子的体态与生理特征发生剧烈的转变，并有如下现象：①面部长胡须，四肢生毛，阴毛由女性分布转为男性分布，生长繁密；②声音粗哑，喉结增大；③月经渐减少，以致完全停止，这是雄激素对垂体促性腺激素强烈抑制而致卵巢萎缩的结果；④子宫、阴道均萎缩、退化，这是卵巢萎缩，雌激素减少所致；⑤性欲低下；⑥乳房萎缩，胸部与臀部脂肪减少，这是雌激素减少的缘故；⑦肌肉渐渐发达，阴蒂增大。追其病因需鉴别是肾上腺皮质肿瘤还是皮质增生，从尿中激素检查可得到一些线索。如尿中17－酮固醇极度增多者，肿瘤的可能性大；如尿中孕三醇增多者，暗示着中间代谢物堆积，可能是肾上腺皮质增生。

第五节　垂　　体

一、位置和形态结构

垂体（hypophysis） 也称脑垂体，不成对，是身体内最复杂的内分泌腺，位于颅中窝蝶骨体上的垂体窝内，借漏斗连于下丘脑（图 5－5）。垂体体积很小，只有 0.6～0.7g 重，呈横椭圆形，色灰红，表面有被膜包绕。女性的垂体略大于男性，妊娠期更明显。

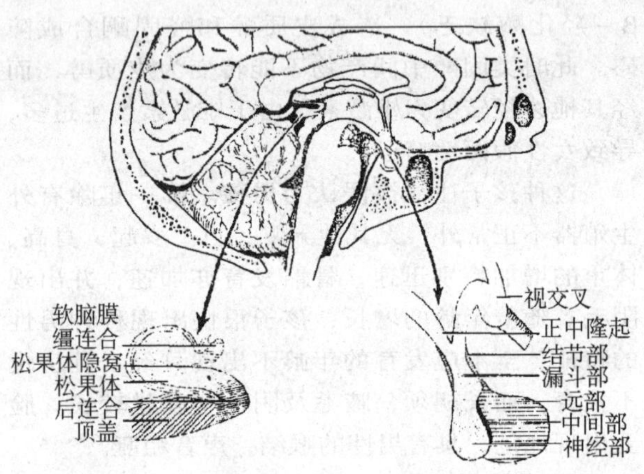

图 5－5　垂体和松果体

垂体的构造和功能都比较复杂。根据其发生和结构上的特点，可将垂体分为腺垂体（因是典型的内分泌腺）和神经垂体（因与神经组织直接相连）两大部分。腺垂体包括远侧部、结节部和中间部；神经垂体包括神经部、漏斗干和正中隆起。一般将结节部和远侧部合称前叶；中间部和神经部合称后叶；漏斗干和正中隆起合称漏斗。垂体柄是由结节部包围漏斗干而成。

腺垂体细胞分泌的激素主要有 7 种，它们分别为生长激素、泌乳素、促甲状腺激素、促肾上腺皮质激素、促性腺激素（黄体生成素和卵泡刺激素）和黑色素细胞刺激素等。

- 垂体
  - 腺垂体
    - 远部 ┐ 前叶
    - 结节部 ┘
    - 中间部 ┐ 后叶
  - 神经垂体
    - 神经部 ┘
    - 漏斗部 ┐ 漏斗
    - 正中隆起 ┘

神经垂体本身不会产生激素，而是起一个仓库的作用。下丘脑的视上核和室旁核产生的抗利尿激素和催产素，通过下丘脑与垂体之间的神经纤维被运送到神经垂体贮存起来，当身体需要时释放到血液中。

二、垂体的血液供应

垂体由来自脑底动脉环（颈内动脉段）的垂体上动脉和来自颈内动脉海绵窦段的垂体下动脉供血，两动脉间有丰富的血管吻合。

垂体上动脉发自颈内动脉，可分为前后两群小动脉（图 5－6）。前群达垂体柄的结节部上缘，并有一支沿垂体柄折转向前叶的远部前进，发出许多分支。前群小动脉的分支在正中隆起及漏斗蒂形成初级毛细血管丛，此丛可分为浅网及深网，并与下丘脑神经纤维的末梢紧密相接，便于神经分泌物进入微血管内。初级毛细血管丛汇集成数条较大的血管，沿垂体柄向下伸延，开放于前叶远部的血窦（次级毛细血管丛）。这些下行的血管称之为垂体门脉系。垂体上动脉的后群分布在垂体柄的后部，分支至正中隆起及漏斗蒂，形成初级毛细血管丛，后者也汇集成垂体门脉系，沿垂体柄下降进入远部血窦。垂体门脉血管有长、短两种。

垂体下动脉也来自颈内动脉，其分支主要供应垂体后叶，并在其内形成毛细血管丛。其排列呈小叶状，便于下丘脑神经垂体束神经末梢的分泌物（后叶激素）进入血液中。垂体上、下动脉之间有分支相吻合。自垂体前叶血流汇集成的静脉由小支合成大干入海绵窦。神经部及中间部血流汇集成的静脉穿出神经部入海绵窦。所以，垂体前叶及后叶的分泌产物皆进入颈静脉血液中去。

三、垂体的功能

垂体的分泌受下丘脑的调节，下丘脑分泌 9 种激素来调节垂体 7 种激素的分泌活动。这些激素分为两类：一类是促使垂体各种激素的分泌；一类是抑制垂体各种激素的分泌，特称为释放因子和抑制因子。这些激素由垂体门静脉进入垂体前叶。

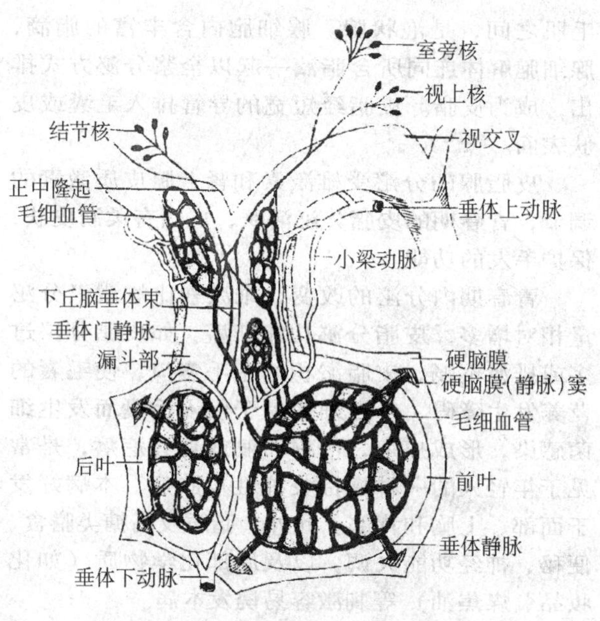

图5－6 垂体的血管

四、临床提要

（一）垂体肿瘤

垂体肿瘤也能形成颅内占位性病灶，并可能出现两种特有的症状，即内分泌紊乱和视交叉受累。有时还可压迫颈内动脉，出现颈内动脉阻塞症状。极少数患者晚期可出现颅内压增高的症状。

嫌色性细胞腺瘤为常见的垂体瘤。当它长大时垂体窝（蝶鞍）扩大，在 X 线片上可显示出来。肿瘤压迫视交叉产生典型的两颞侧偏盲。肿瘤本身无分泌功能，但可逐渐破坏腺体的正常功能，病人逐渐出现垂体功能低下，性别特征消失，甲状腺和肾上腺的功能低下。肿瘤发生在儿童时期，可致生长障碍，导致矮小症。当肿瘤扩展侵犯下丘脑时，可产生尿崩症及肥胖病。

嗜酸性细胞腺瘤分泌垂体生长激素，这是一种少见的肿瘤，若发生在青春期前，可产生巨人症；发生在青春期后，则产生肢端肥大症。

嗜碱性细胞腺瘤是比较小的肿瘤，不产生压迫症状，但可能与 Cushing 综合征有关。

（二）性早熟

青春期发动的时间，因人种、环境气候、社会生活、营养状态及遗传因素的不同而不同，个体差异很大。按我国当前的情况，男孩 10 岁前，女孩 8～9 岁前出现副性征，可认为是性早熟。

性早熟主要分为两大类：真性及假性性早熟。真性性早熟是由于在各种因素作用下，下丘脑－垂体促性腺激素过早地发动分泌，这种孩子不仅副性征完全出现，而且排卵与生精功能提前成熟。假性性早熟是由于不同病因的作用，周围腺体（性腺或肾上腺皮质）的性激素过早地过度分泌，病人有副性征的出现，但由于下丘脑－垂体促性腺激素并未发动分泌，故无排卵、生精功能。假性性早熟又有同性化假性性早熟与异性化假性性早熟之分。同性化假性性早熟者其副性征与患儿的遗传性别是一致的，也就是说女孩过早出现一般女子青春期的女性化现象，或男孩过早出现一般男子青春期的男性化现象。反之，女孩身上出现男子青春期的男性化（如长胡须、嗓音低沉）现象，或男孩出现女子青春期的女性化（如乳房增大）现象则称为异性化假性性早熟。

除了真性性早熟与假性性早熟两大类以外，还有一类叫部分性早熟。其特点是病人的乳房过早发育，或阴毛过早发生，但其他副性征并不出现，更没有排卵、生精功能。

（三）乳腺发育的激素调节与乳腺异常

女性乳腺的发育受激素的调节最为显著。与乳腺发育有关的内分泌激素包括雌激素、孕激素和由垂体前叶和胎盘分泌的某些激素。人乳腺发育可分 3 期：①在幼年时乳腺仅含有短的分枝形的导管，这些导管随着全身的生长而生长；②女子进入青春期时，由于卵巢开始了周期性活动，雌激素大大加速了乳腺的增长和发育，它的主要作用是促进乳腺导管的生长，脂肪沉积于乳腺是青春期乳房增大的主要原因；③在妊娠时卵巢黄体产生孕激素，除使导管更进一步增长外，每一个小导管末端都形成一些腺泡，成为复杂的管泡腺。在妊娠的前半期，这些腺泡的体积还很小，腺泡内部还是坚实的。在妊娠晚期，孕妇体内雌激素水平的增加，垂体前叶分泌大量的生乳素，同时肾上腺皮质的活动也增加，为泌乳做准备。由于乳腺的发育本身是一种生长现象，而生长激素的化学结构又和生乳素很相似，有些人认为生长激素也是乳腺正常发育所必需的。

随着卵巢功能减退，妇女进入绝经期，乳腺失去雌激素的作用，乳腺导管和腺泡逐渐萎缩，乳腺的体积变小，皮肤松弛。

（四）性腺与副性征

男性的主性器官是睾丸；女性的主性器官是卵巢。它们除产生生殖细胞外，还兼有内分泌功能，所以也称性腺。

两性在性成熟时（青春期），会出现一系列有关的特征，称副性征。这些副性征是维持两性健与美的主要标志。在男性表现为长胡须、突出的喉头、高大的体格和低沉的声音等；在女性表现有发达的乳腺、宽大的骨盆、皮下丰富的脂肪以及高调的声音等。

切除性腺的手术称为阉割。阉割幼年动物就使副性征器官的发育不能成熟，副性征也不出现。我国2000年前就知阉割能使家畜驯良，促进肥胖。在人类，男子于青春期前切除睾丸，则成年后，相貌类似中性，面无胡须，身体肥胖，发音尖锐，阴茎大小保持于童年状态，性欲极低。如果在成年后因治疗原因施行切除性腺（睾丸或卵巢）手术，将立即不能生殖（女性月经停止），副性征渐趋退化。因此男、女性的健与美是和性的发育密不可分的。美应该是符合性特征，是在健康基础上的美。

（五）皮肤的内分泌调节

随着现代科技的发展，人们已认识到情绪、心态与美容、健康有着密不可分的关系。

性医学和生理学研究表明，女性进入青春发育期，体内的卵巢大量分泌雌性激素。当雌激素在真皮内与某一特异受体相结合时，可促进结缔组织中透明质酸的生成，透明质酸与大量水分子相结合并曲折盘绕，形成大分子，分子间借蛋白质分子和其他糖胺多糖相连，共同形成带有微小孔隙的分子筛。分子筛对病原微生物起着屏障作用。因此，在透明质酸的作用下，女性皮肤保留了充盈的水分、营养物质和微量元素，激素改变了皮肤的营养状况，促进了新陈代谢，增加了皮肤含水量，使青春期的女性姿容娇美。

另外，女性在青春期处于热恋当中，异性的情爱可促进全身的血液循环并加快呼吸节奏。这不但有利于改善皮肤的外观，使皮肤显得白皙、红润，而且还能排出体内毒素。有人做过调查发现，大多数恋爱中姑娘的皮肤与恋爱前相比有很大的变化：恋爱前皮肤暗淡无华，恋爱后变得光滑滋润，富有弹性；恋爱前脸上长有粉刺，恋爱后消失了；恋爱前是油性或干性皮肤，现在变得正常了。而失恋或爱神迟迟不肯光顾的女性，则常常表现为轻度的食欲不振，或者烦恼与失眠交织。不少“待字闺中”的大龄姑娘的额头过早地爬上皱纹，一头秀发也会掺杂上几缕银丝，本来俊美的面容也会日渐枯槁。所有这一切都说明，富有良好的心理与情绪，可以使机体的生理调节系统以及免疫系统的功能处于完好状态。愉快的心境、规律的起居饮食，使机体的神经、消化、循环、生殖等各系统的功能始终处于最佳状态。

（六）皮脂腺的内分泌调节

皮脂腺属皮肤的附属器官。多位于毛囊与立毛肌之间，是泡状腺。腺细胞内含丰富的脂滴，腺细胞解体连同所含脂滴一起以全浆分泌方式排出，成为皮脂。皮脂经短宽的导管排入毛囊或皮肤表面。

皮脂腺的分泌受雄激素和肾上腺皮质激素的调节，青春期的皮脂分泌活跃，皮脂有柔润皮肤、保护毛发的功能。

青春期内分泌的改变，雄激素比雌激素分泌量相对增多，皮脂分泌功能旺盛。如皮脂分泌过多或排泄不畅，皮脂淤积堵塞毛囊口，使毛囊的营养发生障碍，外界细菌易于侵入毛囊而发生细菌感染，形成痤疮，俗称粉刺或青春疙瘩，是常见于年轻人的一种慢性炎症性皮肤病。本病好发于面部、上胸和背部。此外，脂肪及高糖类膳食、便秘、神经功能失调，以及局部化学物质（如化妆品、煤焦油）等刺激容易诱发本病。

（七）身高的内分泌调节

在成年人之前，骨干与骨骺之间，保留一层软骨，称骺软骨。骨的增长与骺软骨关系密切。在成年以前，骺软骨细胞不断分裂、骨化，使骨组织继续增加长度。到青春期末，骺软骨增生减弱以至终止分裂。最后，骺软骨也骨化。骨干和骨骺融为一体，骨的长度不再增加。骺软骨所留下的痕迹，称为骺线。

人身高的增长，受脑垂体所分泌的生长激素和甲状腺分泌的甲状腺激素及性激素的调节。生长激素可促进蛋白质合成，增进全身各组织、器官的生长发育，特别是加速骨和软骨的生长。所以，人在幼年时如果生长素分泌不足，便可导致生长发育迟缓，身体长得特别矮小，而智力发育一般正常，称为侏儒症。相反，如果生长激素分泌过多，在儿童可引起全身各部过度生长，骨骼生长尤为显著，致使身体异常高大，称为巨人症。

当生长激素分泌增多发生在皮年期以后，则由于此时骨骼已经骨化，管状骨已不能再增长，但那些还具有生长能力的器官，如扁状骨和内脏仍然发生过度的生长，表现为手、足、鼻、眉弓、下颌、耳、唇、舌以及肝、心、脾、胃等内脏显示出不相称的增大，称为肢端肥大症。这种病人常呈特殊面容，表现为脸部增长，眶上嵴及颧弓增大、突出，额部相对地比较低平，下颌骨增大、前突，下门齿可处于上门齿之前，面部皮肤增厚，纹理加深，鼻宽大，唇厚齿稀，舌粗大。另外，手指、足趾和手掌、足掌也增厚变宽。由于喉头和舌增大，常表现喉音低沉，言语模糊。

垂体性侏儒症是由于在婴儿期或儿童期发生腺垂体功能减退所引起的一种矮小畸形。由于腺垂体功能减退，生长激素及促性腺激素等分泌不足，导致机体的生长停滞、性成熟延缓，但智力发育多属正常。此外，少数病人由于促甲状腺素和肾上腺皮质激素的分泌减少，还可伴有基础代谢率降低，血糖含量降低等表现。本病有以下特点。

1. 生长发育迟缓 出生时生长发育正常，生后短时间内可能生长状况良好，以后（1～3岁间）身材变得对称性矮小，生长缓慢，患儿与同年龄儿童身高的差别愈来愈显著，与身高相比则体重相对地过重，但到成年期体重常低于健康人的平均体重。面容随年龄增大而苍老，但手足大小仍似小孩，有的病人到了成年仍保留儿童面容，形成所谓“老小孩”模样。

2. 骨骼发育不全 一般长骨短小，病人身高不足1.3m。骨骺闭合显著延迟，有的到了30～40岁才闭合或始终不闭合。

3. 性成熟迟缓 性腺及性器官常不发育。男性阴茎小，似婴幼儿，睾丸仅如豆大并常伴有隐睾症。头发、胡须、腋毛多稀少或无毛。女性多有原发性闭经，并缺乏第二性征。

4. 智力发育与年龄相当 维持人体生长、发育的另一种激素即是甲状腺素。甲状腺素对于维持骨骼和神经系统的正常生长发育十分重要。如果人在生长发育期，这种激素分泌不足时，骨骼的生长速率减慢，神经纤维髓鞘生长过程迟缓，大脑皮质神经元的数量减少，体积较小。在胎儿或婴儿时期甲状腺功能减退时，主要由于长骨生长和神经系统发育障碍，以致身材矮小，智力低下，称为“呆小病”。如果及时应用甲状腺激素治疗，还有可能恢复正常。这种病人的外貌有头大（不符合年龄比例），舌大，眼睑肿胀，口唇肥厚，体温及基础代谢率低于正常等表现。

发生在幼年或成年时的甲状腺功能减退症叫作黏液性水肿，表现为皮肤及内脏组织细胞间质中有大量水分而形成水肿。这种水肿用手指按压时没有手指压痕，与其他疾病所致的指凹性水肿不同，且外观多呈苍白、蜡样。病人多伴有内脏器官功能障碍、神经系统兴奋性低和代谢率低于正常等表现。

睾丸间质细胞是睾丸内分泌功能的来源。睾丸间质细胞分泌的雄激素，是一组类固醇化合物，具有促进雄性体内附性器官和副性征发育的作用。雄激素的另一个重要作用是使蛋白质合成功能增强，促进肌肉发育，使骨骼增长、长粗，促进了人在青春期的生长率，另一方面也促进长骨骺与骨干的融合。因此，男子在青春期生长的速度达到一定值时就减慢，并最终停止。因为在雄激素作用下骨骺最终融合，阻止了人长得过高。如果男孩睾酮分泌不足，则骨骺迟迟不能融合，这种人常常比正常男子要高，形成一个“细高条”。

雌激素是由卵泡的内膜层细胞、黄体、以及妊娠时的胎盘产生的。此外，男、女两性的肾上腺皮质也能分泌少量雌激素。男性体内的雌激素大部分是睾丸的产物。当然，这些部位分泌的雌激素与卵巢相比，其量甚微。雌激素最主要的功能是促进女性性器官以及与生殖有关的其他器官的形态发育与功能成熟，雌激素还可引起成骨细胞活性增加。因此当女子进入青春期时，它的生长率在几年之内发展得很快。然而雌激素也可引起长骨骨骺与骨干早期融合，这种作用有人认为比雄激素对男子骨骼的类似作用还要强，结果使女子的生长停止比男子要早几年。所以成年女性的身高一般比同年龄男性更矮些。另外，女性骨盆比较宽，被认为也是雌激素作用于骨盆的结果。

第六节 松 果 体

一、位置和形态结构

松果体（pineal body）又称脑上腺（图5－5），由松果体细胞、神经胶质细胞和无髓神经纤维等组成，位于背侧丘脑的后上方，以柄附于第三脑室顶的后部，形似松果，呈灰红色，重约0.2g。在儿童时期发达，7岁左右开始退化，结缔组织增生，腺细胞渐消失。17岁之后可有钙盐沉着，形成颗粒，称脑砂，并随年龄增长而增加，故老年人的X线片上常见到脑砂。

松果体内存在着大量具有分泌特征的松果腺组织。松果腺是个实质性的结构，腺实质由许多细胞团或索所组成。这些细胞有的位于深部，核大，胞浆多，着色浅，即是松果腺细胞。胞浆内有颗粒状结构，胞体常含有液泡，是细胞具有分泌活动的标志；另有一些位于边缘部，着色深，胞浆少，是神经胶质细胞。此外，松果腺内还有交感神经节细胞。

二、作用

（一）“生物钟”的作用

人类松果体内褪黑素的含量是0.2～11.5μg/g小叶，而HIOMT（羟基吲哚氧甲基移位酶，合成褪黑素的酶）只特异地存在于松果体内。褪黑素的合成和分泌有24h日夜变化。白天分泌减少，黑夜一降临，合成与分泌随之增加。支配松果体的交感神经来自视觉冲动，24h日夜节律通过光照信息由视网膜经交感神经传递到松果腺，引起腺体内HIOMT的活动变化，从而调节褪黑素合成与释放的节律变化。松果腺离体培养中加入去甲肾上腺素可促进褪黑素的合成。褪黑素的合成对环境光照变化这样迅速的反应，使人们相信松果腺起到了一个“生物钟”的作用。这种作用还可影响到其他内分泌腺体，如血浆中的促肾上腺皮质激素、生长激素、促甲状腺激素、催乳素皆有24h周期性的含量变化。

（二）“抗性腺”作用

松果体提取物可使性腺及副性征器官重量下降且功能减退。实验证明褪黑素能直接抑制垂体卵泡刺激素、黄体生成素的分泌，抑制垂体对促性腺激素释放激素的反应。妇女血浆中褪黑素含量表现为明显的周期性变化，在月经前期或月经期明显升高，在月经中期或排卵前黄体生成素高峰期，其含量下降。

（三）对脑的作用

给人使用褪黑素后很易入睡，因其可促进γ－氨基丁酸及5－羟色胺的形成。这两种抑制性神经递质的量增加，对中枢起调整和镇静作用。有人用松果体提取物治疗5－羟色胺能神经元功能紊乱所致的神经性疾患，或用于晚期肿瘤病人镇痛，都收到一定疗效。

（四）对其他内分泌腺的作用

持久光照使松果体重量下降，但垂体前叶重量增加。持久黑暗则使松果体重量增加，垂体前叶重量下降，并伴有性腺萎缩。切除松果体，促肾上腺皮质激素、促甲状腺激素分泌增加；给予褪黑素则甲状腺激素分泌减少，醛固酮分泌减少。故从整体来看，松果体对腺垂体－靶腺有拮抗作用。褪黑素名称来源是由于它可使青蛙皮肤黑色素细胞内的色素颗粒聚合，皮肤颜色变淡，但对哺乳类皮肤颜色无作用。还有肽类物质AVT的作用部位，可能直接在性腺，也可能在下丘脑和垂体而间接地影响性腺。

第七节　胰　岛

一、位置和形态结构

胰腺是体内重要脏器之一，包括两部分，一是有导管的外分泌腺，分泌胰液进入十二指肠，帮助消化食物；一是无导管的内分泌腺，即胰岛。**胰岛**（**pancreatic islet of langerhans**）由不规则的细胞索团组成，分散位于胰的腺泡之间，约有100万个内分泌细胞团块，一般在胰尾部多，占胰总重量的1%～2%。

胰岛中有4种分泌细胞，其中最多最主要的是B细胞，分泌胰岛素（insulin）。胰岛素是促使供给能量物质贮存的激素。胰岛素对糖、脂肪和蛋白质代谢的作用，有一个总的趋向，就是促使这些代谢性营养物质以不同形式保存起来，因此人们也将胰岛素称为“储存”激素。它的主要靶器官就是肝脏、脂肪组织和骨组织。人体每天摄入的3大营养物质主要都储存在这3种组织中。

二、作用

胰岛素对糖、脂肪、蛋白质这3种营养物质的代谢均有作用，但其中对糖代谢的作用最为重要。胰岛素在体内的主要作用综合表现为降低血糖。机体的营养和环境的变化，都直接或间接地影响着胰岛素的分泌。细胞外液中，血糖浓度是直接调节胰岛素分泌经常起作用的最重要因素。血糖浓度升高时，胰岛素分泌便增加；血糖浓度降低时，胰岛素分泌即减少，从而使血糖在一定的水平上维持相对稳定。此外，高血糖也能作用于下丘脑，通过迷走神经间接地引起胰岛素释放。血液中的游离脂肪酸及酮体大量增加时，也可促使B细胞释放胰岛素，这可能是为了防止脂肪动员过多、酮体产生过多的一种反馈调节。氨基酸也是使胰岛素分泌的主要刺激物，静脉注射精氨酸和亮氨酸可立即使血浆胰岛素升高，这种刺激作用与氨基酸通过细胞膜的运转过程有关。如胰岛素分泌不足，或不能被身体利用时，可产生糖尿病。

三、临床提要

肥胖是能量的摄入超过能量的消耗而引起人

体的脂肪积聚过多。当进食热量超过消耗热量时，多余的物质主要转化为脂肪贮存于各组织及皮下，而形成肥胖。一般以超过正常体重10%为过重，超过20%为肥胖。体重的增加，除因脂肪过多外，也可由于水潴留或肌肉发达所致。故需排除后2种情况。目前已可测定体内总脂：30岁时，正常男性总脂约为体重的15%，女性为22%，如男性超过25%，女性超过30%～35%，即为肥胖。简便标准体重计算法［身高（cm）－100］×0.9＝体重（kg）。肥胖的病因一般分为原发性及继发性肥胖2大类。

（一）原发性肥胖

原发性肥胖有单纯性和水潴留性2种。单纯性肥胖的主要临床表现为肥胖，并不伴有显著的神经或内分泌系统形态及功能变化，此类肥胖占肥胖症患者中的90%以上。常分为体质性和营养性。

体质性肥胖是由于25岁以前营养过度导致脂肪细胞数量增加所引起的。营养性肥胖多由于20～25岁以后营养过度导致脂肪细胞肥大和脂肪前细胞数量增加所引起的。

需要指出的是，肥胖并不完全是超重的同义词，因为体重增加可能是由于水钠潴留造成的，也可能是由于肌肉萎缩而代之以增多的脂肪造成的。单纯性肥胖是近年医学领域中引人注目的一个课题。我国近年肥胖症的患病率正在升高，尤其是肥胖儿童日益增多，据辽宁省11479名儿童调查，肥胖发生率为2.4%，单纯性肥胖的病因复杂，目前认为与下列因素有关。

1. 遗传因素 临床发现不少患者有肥胖家族史，患者自幼肥胖。

2. 心理因素 心理因素常影响食欲，当迷走神经兴奋而胰岛素分泌增多时食欲常亢进。大脑皮质活动在调节饥饿感和饱满感方面起一定作用。临床观察表明，人们在情绪紧张时，就会感觉饥饿，从而多食而肥胖。另外还有两类与情绪有关的因素，一为夜间进食综合征，多见女性，病人往往有长期的情绪困扰，自觉烦恼，厌食，夜间失眠且过量饮食。另一类为贪吃综合征，约占肥胖症的5%，多数患有神经症性性格，且常有心理应激。病人进食快，食量大，情绪激动或感内疚。

3. 内分泌 肥胖症的患病率在20～50岁时直线上升，50岁时的发病率为20岁时的2倍以上；且以女性为多，尤其是经产妇或在绝经期后或长期口服避孕药后。这些均提示肥胖症与代谢的改变、特别是与内分泌的改变有关。此外，体内脂肪沉积又随年龄而增长，可能是由于性腺及甲状腺等功能状态影响脂肪代谢所致。

（二）继发性肥胖

继发性肥胖是常继发于神经－内分泌系统的疾患。这种情况仅占肥胖患者中的5%以下。如下丘脑－垂体病变，由于炎症、肿瘤、外伤使下丘脑饱中枢受损，致使摄食中枢兴奋，摄食量大增而引起肥胖。肥胖－生殖无能症候群也属此类。

第八节　性　　腺

一、结构

在腺垂体分泌的促性腺激素的作用下，性腺分泌性激素。男性睾丸的间质细胞分泌雄性激素，能促进男性生殖器官生长、发育而且维持其成熟状态，并有激发出现第二性征的作用。女性卵巢内卵泡细胞和黄体均能产生雌性激素。雌性激素是女性的基本激素，能促进女性生殖器官和乳腺的生长、发育以及激发女性第二性征的出现。

二、作用

（一）睾丸及雄性激素的功能

在卵泡刺激素作用下，曲细精管上皮的生精细胞在支持细胞和睾酮的参与下完成精子的制造过程。在黄体生成素的作用下，睾丸的间质细胞合成和分泌睾丸酮（睾酮）。另外，睾丸还能产生抑制素和促性腺激素，调节性腺功能。雄激素包括睾酮、雄烯二酮及去氧异雄酮等，其中睾酮的作用最强。雄激素主要由睾丸产生，肾上腺皮质和卵巢也能分泌少量雄激素。雄激素的作用概述如下。

（1）在胚胎期（怀孕早期）的功能　对男性生殖器的正常分化形成起关键作用，如不足会引起外生殖器发育不全，导致假两性畸形。

（2）在青春期的功能　刺激雄性副性器官的发育，刺激雄性副性征的出现并使之维持正常。在雄激素的作用下出现喉结，声带变厚，发音低沉，出现胡须，阴毛呈男性分布，皮肤增厚，肌肉发达。在成年期维持副性器官的成熟状态。如雄激素不足，副性器官如附睾、输精管、精囊、前列腺及阴茎都不能正常发育。成年后雄激素不足，这些副性器官会逐渐萎缩。

(3) 维持正常的性功能，保持性的欲望和促使精子生成。

(4) 促进蛋白质合成，刺激骨髓红细胞生成。

(二) 卵巢及雌激素的功能

卵巢除了产生卵子，具有生殖功能外，还有一项重要功能：分泌激素。主要有雌激素及孕激素，还有少量雄激素、松弛素、卵泡抑制素和性分泌素。雌激素主要有3种，即雌二醇、雌酮和雌三醇，其中雌二醇作用最强，卵泡和黄体都能产生这种激素。孕激素主要有孕酮，也叫黄体酮，在卵泡排卵之前，体内孕酮水平很低，排卵后，卵泡组织变成的黄体能大量分泌孕酮。

在儿童时期，只有少量雌激素分泌，到了青春期，雌激素分泌显著增加，以后月复一月周期性分泌。绝经期卵巢功能衰竭，雌激素分泌明显减少。这种变化决定了女性一生的生活时相。雌激素的作用概述如下。

(1) 对女性生殖器官的功能　促进女性生殖器官的生长、发育，并维持功能上的成熟。这些器官包括外阴、阴道、子宫及输卵管。雌激素对卵巢本身的发育也是必需的。

(2) 促进女性第二性征的形成　雌激素刺激乳腺的增生和发育，形成女性体态，使脂肪分布在臀、股部和乳房，并使骨盆增大。腋毛和体毛的生长和分布也受雌激素的影响。

(3) 维持女性正常性功能。

(4) 维持下丘脑-垂体-卵巢轴系的正常反馈调节功能，促进垂体分泌泌乳素。

(5) 对糖、脂肪、蛋白质及水盐代谢有调节作用。

三、临床提要

(一) 睾丸功能低下性疾病

1. 原发性睾丸障碍

(1) 先天性睾丸发育不全　由于先天性两侧睾丸缺如；性染色体异常所致睾丸发育障碍；胚胎期原始生殖细胞进入障碍，曲细精管内无生殖细胞；原因不明的曲细精管基底膜玻璃样、纤维性肥厚等原因导致生精功能与间质细胞功能障碍，患者不仅缺乏生殖能力，而且因雄激素缺乏而有性器官及男性副性征的发育不全。

(2) 后天性睾丸障碍　发病原因各不相同，如睾丸外伤、手术切除、冻伤、烧伤、射线损伤、炎症、中毒、营养不良、肿瘤、原因不明的曲细精管萎缩等。后天性睾丸障碍的生精功能损伤症状及雄激素缺乏症状与发病年龄有关。发生在青春期以前可出现与先天性睾丸障碍相类似的类无睾征象。古代封建王宫中的宦官（太监）即为后天性无睾症，其外部体征具有中性的体型。成年期发病，一般男性副性征及外生殖器均无特殊变化，但患者诉说阳痿，与老年睾丸衰退期的表现相类似。

2. 继发性睾丸功能低下

(1) 先天性促性腺功能低下型类无睾症　男孩先天性地青春触发机制不发动，不能促进垂体促性腺激素分泌导致类无睾症体态。睾丸生精功能与内分泌功能不全，睾丸酮分泌缺乏，结果使患者性成熟不足，骨骼成熟障碍。最基本缺陷是由于下丘脑促性腺激素释放激素缺乏而致病。

(2) 青春期后垂体促性腺功能低下　垂体促性腺激素在成年期由于某种病理变化（如肿瘤）而停止分泌，睾丸失去了促性腺激素的刺激不能独立地维持生精与内分泌功能，从而出现睾丸功能低下。表现为性欲减退、阳痿、副性征逐渐退化，睾丸变小变软。

(二) 巨乳症

巨乳症亦称乳腺肥大症。正常女子进入青春期后乳腺在雌激素刺激下逐渐增生肥大，但其发育是有限制的，不超过400～500g，巨乳症病人在进入青春期后，或在妊娠期，其乳腺迅速地异常增长，超过正常乳腺数倍或10数倍。乳房下垂达脐，过腰，个别甚至悬垂至膝部，形成巨大乳腺。目前认为是病人由于某种先天因素，其乳腺组织对雌激素（或孕激素）的反应过分敏感，导致乳腺组织的过度增生。

（权赫梅　吕国枫）

第六章 头 部

头部的界限：自下颌体下缘沿下颌角、乳突、上项线至枕外隆凸的连线分隔头部与颈部。头部又分为后上方的颅部和前下方的面部，其分界线为经过眶上缘、颧弓上缘、外耳门上缘的连线。

第一节 颅

一、颅的组成

颅由23块分离的颅骨组成，除下颌骨和舌骨外，其余各骨均借骨缝或软骨连结在一起，起保护与支持脑、感觉器官及消化系统和呼吸系统起始部分的作用。

颅骨分为脑颅骨与面颅骨。脑颅骨相互连结构成容纳脑与脑膜的颅腔，面颅骨形成面部的支架。

（一）脑颅骨

脑颅骨有8块，其中不成对的有额骨、枕骨、蝶骨和筛骨；成对的有4块，即颞骨和顶骨，它们围成颅腔。颅腔的顶称**颅盖**，由额骨、蝶骨、顶骨、颞骨和枕骨构成；颅腔的底称**颅底**，由额骨、筛骨、蝶骨、颞骨和枕骨构成。

1. 蝶骨（sphenoid bone） 位于颅底中央，形如蝴蝶，分为4部：**体**位于中央，内有蝶窦；**蝶骨大翼**自体两侧向外上方突出；**蝶骨小翼**自体的前上份向外侧突出；**翼突**垂向下方（图6-1）。

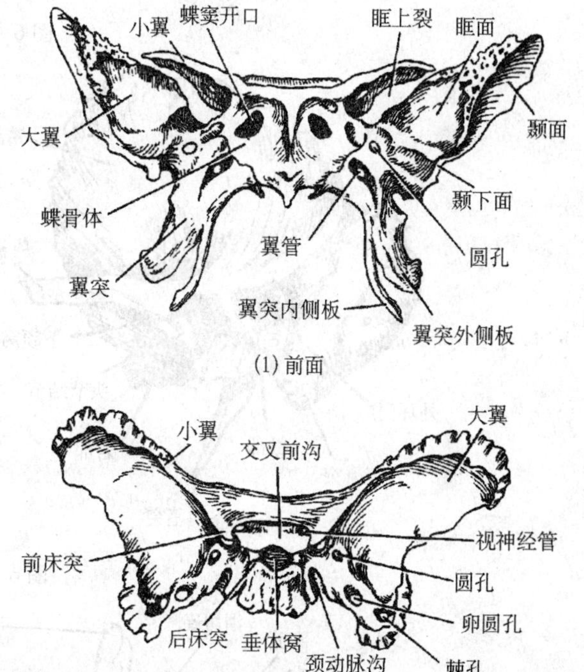

图6-1 蝶骨

2. 筛骨（ethmoid bone） 位于蝶骨体的前方，由菲薄的骨板构成。冠状切面观呈“巾”字形，分为3部：**垂直板**参与构成骨性鼻中隔；**筛板**为中间的水平板，其上有小孔称**筛孔**，板的前份有向上伸出的骨突，称鸡冠，参与构成颅前窝；**筛骨迷路**为筛骨的两侧部，内含蜂窝状的**筛小房**（ethmoidal cellules），又称筛窦，分前、中、后3群。筛骨迷路内侧壁上，有上、下两个卷曲的骨片分别称为上**鼻甲**和中**鼻甲**（图6-2）。

3. 颞骨（temporal bone） 介于顶骨、蝶骨与枕骨之间，参与构成颅底与颅腔侧壁。以外耳门为中心分为3部。**鳞部**位于外耳门前上方，呈鳞片状。**鼓部**位于外耳门前下方。**岩部**又称锥体，呈三棱锥体形，位于外耳门的内侧，构成颅底。位于外耳门后方的突起称为**乳突**（图6-3）。

（二）面颅骨

面颅骨共15块，其中成对的有上颌骨、腭骨、颧骨、鼻骨、泪骨及下鼻甲；不成对的有犁骨，下颌骨及舌骨。

面颅骨以上颌骨为中心，其上内方接鼻骨、泪骨和筛骨垂直板，下内方有下鼻甲附着；其上外方接颧骨；下方后部与腭骨相邻构成骨腭（图6-6）。

1. 上颌骨（maxilla） 位于面颅中央，成对，与下颌骨构成颜面大部支架，并参与构成鼻腔外侧壁、口腔顶及眶腔下壁。上颌骨中部为**体**，内含**上颌窦**。体的上面为眶面，在后份有**眶下沟**

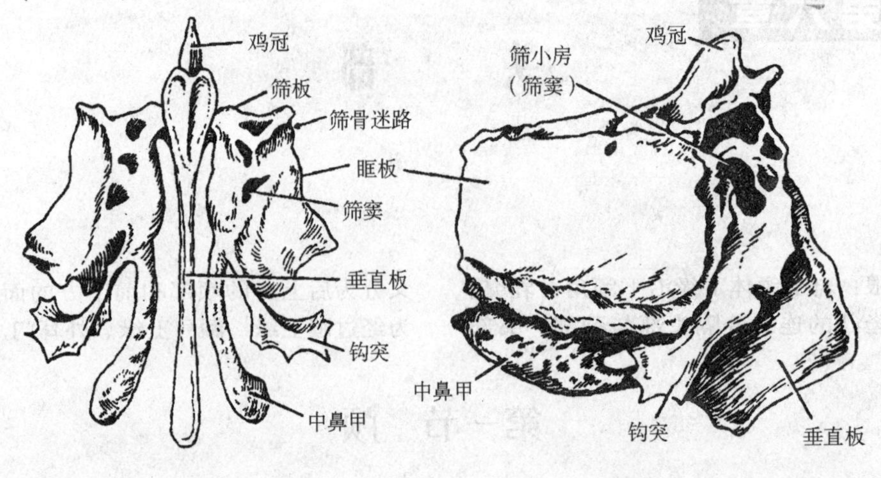

图6-2 筛骨

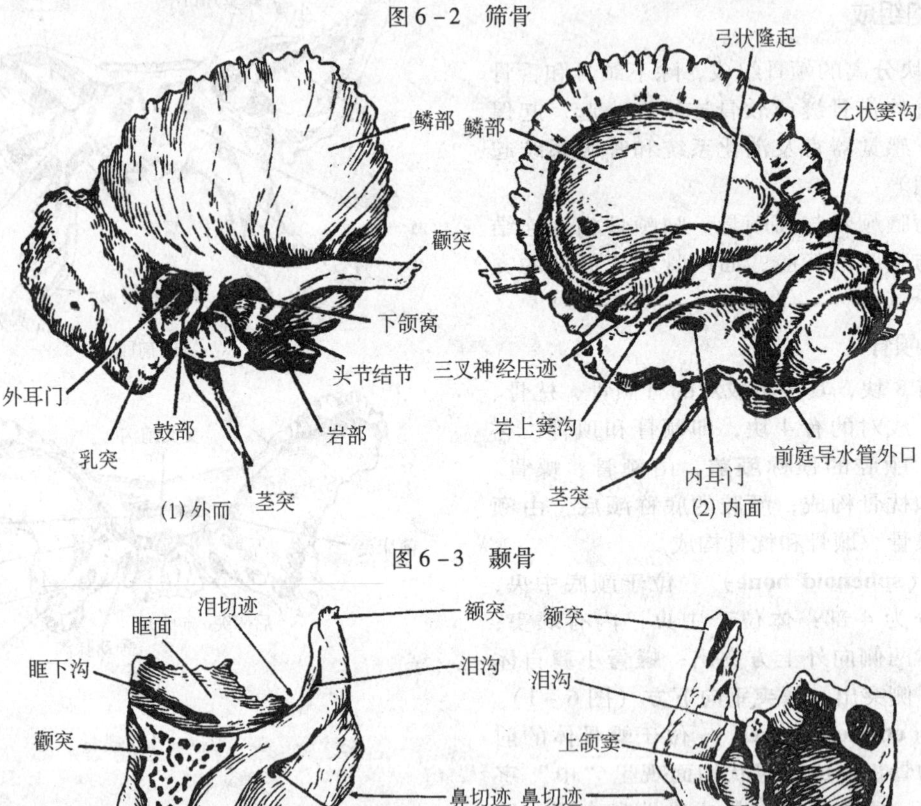

图6-3 颞骨

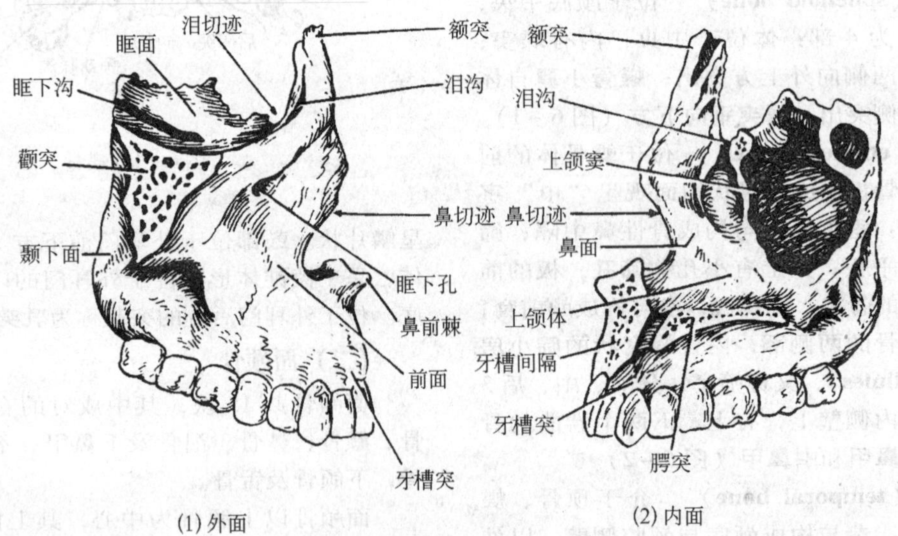

图6-4 上颌骨

向前通**眶下孔**；上颌骨的下缘形成**牙槽突**，与对侧者共同形成**牙槽弓**，其下缘有牙槽（图6-4）。

2. 舌骨（hyoid bone） 位于喉上方，呈马蹄形，分为舌骨体，大角和小角。**舌骨体**位于中央。由舌骨体两端向后外方突出形成**大角，小角**由体和大角结合处向上方突出形成（图6-5）。

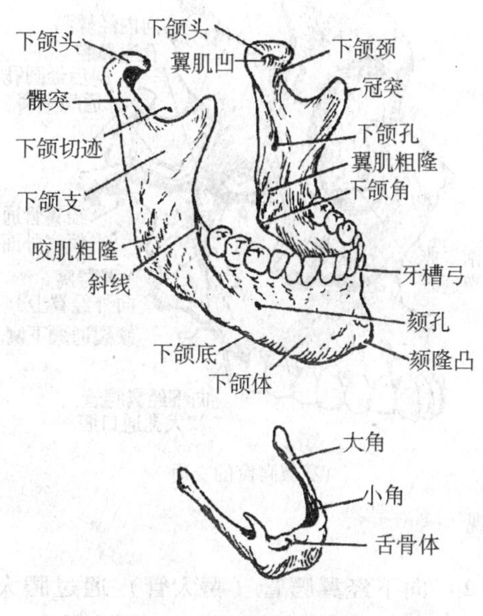

图6-5 下颌骨和舌骨

3. 下颌骨（mandible） 位于面部的前下部，呈蹄铁形，分为体和支。

下颌体呈弓形，上缘为增厚的**牙槽突**，有容纳下颌各牙的牙槽。体外面正中下份有**颏隆凸**，在体的前外侧面上有**颏孔**。在体内侧面中线处有**颏棘**，供肌肉附着。

下颌支为由体向上后方伸出的骨板。下颌支向上方伸出两个突起，前方的为**冠突**，后方的为**髁突**，两突之间的凹陷为**下颌切迹**。髁突上端膨大为**下颌头**，上有关节面。头下方较细的部分为**下颌颈**。下颌支与下颌体相交处为**下颌角（angle of mandible）**。下颌支内面近中央处有**下颌孔**，向下通入下颌管。下颌支后下方的内、外面骨质粗糙，分别名为**翼肌粗隆**和**咬肌粗隆**（图6-5）。

二、颅的整体观

（一）颅的前面观

颅的前部可见额骨和面部诸骨。梨状孔位于面部中央，呈梨形，向后通鼻腔。孔的外上方为眶，下方为骨性口腔。

眶的上缘为**眶上缘**，在其内、中1/3交界处有**眶上切迹**（有时为眶上孔）。在眶上缘内侧半上方有**眉弓**，其深面有**额窦**。眉弓之间的区域为**眉间**。**额结节**为眉弓外上方的骨性隆起。

眶的下缘为**眶下缘**，由上颌骨和颧骨构成。其中份下方有**眶下孔**。

下颌骨体前面中央有**颏隆凸**，在其前外侧有**颏孔**（图6-5，6-6）。

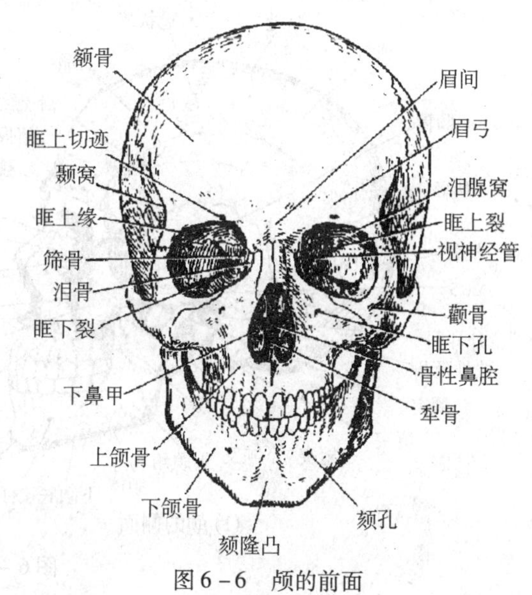

图6-6 颅的前面

（1）眶（orbit） 为四棱锥体形腔隙，容纳眼球及其附属结构。**眶尖**朝向后内，通**视神经管（optic canal）**，与颅中窝相通；**眶口**指向前外方；眶有上、下、内、外4个壁。在眶上壁和眶内侧壁上分别有**泪腺窝**和**泪囊窝**。在上壁和外侧壁交界处有**眶上裂**，在外侧壁与下壁交界处有**眶下裂**。眶下裂向前通**眶下沟**，眶下沟向前通**眶下管**，再通**眶下孔**（图6-6）。

（2）骨性鼻腔 为不规则的空腔，位于面颅正中，前为**梨状孔**，后为**鼻后孔**，被**骨鼻中隔**分为左、右两部。

骨性鼻腔有顶、底、内侧壁和外侧壁。外侧壁由上往下依次有**上鼻甲**、**中鼻甲**和**下鼻甲**，上鼻甲和中鼻甲为筛骨的一部分。下鼻甲为单独的骨块。各鼻甲下方依次有**上鼻道**、**中鼻道**和**下鼻道**。下鼻道前端有**鼻泪管**开口。

（3）鼻旁窦 又称**副鼻窦**，位于鼻腔的周围，计有**额窦**、**筛窦**、**蝶窦**和**上颌窦**，均是位于同名骨内的含气腔隙。其中额窦、前筛窦、中筛窦和上颌窦开口于中鼻道，后筛窦开口于上鼻道，蝶窦开口于上鼻甲上后方的**蝶筛隐窝**内（图6-1，6-2，6-4）。

（二）颅的侧面观

颅骨的侧面（图6-7）可见额骨、顶骨、枕骨、颞骨和蝶骨；还可见到面颅的颧骨和上、下颌骨。侧面中部下方有**外耳门（external acous-**

ticpore)，门后方为**乳突**，门前方有由颧骨和颞骨伸出的突起形成的**颧弓**。此弓的上方为**颞窝**，下方为**颞下窝**。颞窝内侧壁的前下部较薄，在额骨、顶骨、颞骨和蝶骨的汇合处，构成“H”形缝，称为**翼点**。翼点处的骨板最薄弱，其内面紧贴脑膜中动脉前支，如该处骨折，易损伤该动脉支。在颞下窝的内侧壁上，上颌骨体与蝶骨翼突之间的裂隙称**翼上颌裂**；向内通**翼腭窝**。

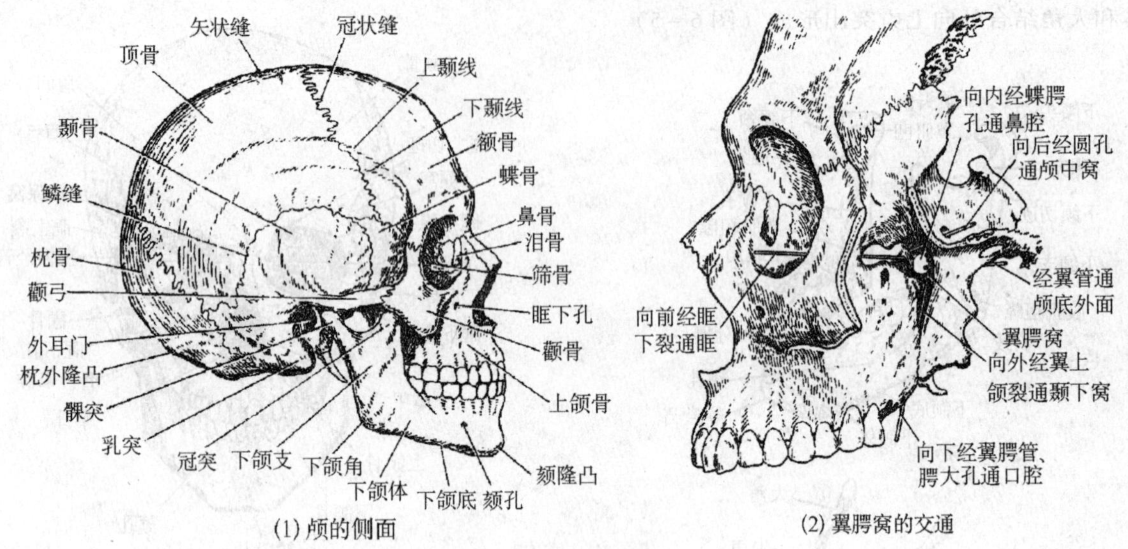

图6－7　颅的侧面观

1. 颞窝（**temporal fossa**）　为颞线和颧弓所包围的区域，容纳颞肌。颞窝有三个壁：前壁为额骨的颧突和颧骨的额突；窝底（内侧壁）由额骨、顶骨、颞鳞及蝶骨大翼组成，下界为颞下嵴；外侧界为颧弓（图6－7）。

2. 颞下窝（**infratemporal fossa**）　为颞窝前份下方不规则的间隙，有前壁、上壁及内侧壁。容纳咀嚼肌。前壁由上颌骨的颞下面及牙槽突组成，下端终于上颌结节，向上前经眶下裂通眶；上壁为蝶骨大翼及颞鳞的颞下面；内侧壁为翼突外侧板；颞下窝的外侧壁及下壁缺如，所以开敞（图6－7）。

3. 翼腭窝（**pterygopalatine fossa**）　为眶尖后下方的小三角形间隙，通过上颌动脉的最后段，上颌神经及翼腭神经节。翼腭窝有5个壁，是口腔、鼻腔、眶腔、颅底、颅中窝及颞下窝间的重要交通要道，其界限如下（图6－7）：

（1）前壁　上颌骨体后面。

（2）后壁　翼突根部的前面。

（3）内侧壁　由腭骨垂直板构成的鼻腔侧壁。以上3壁逐渐靠拢形成翼腭管（腭大管），该管开口于腭大孔。

（4）上壁　蝶骨体的下面。

（5）外侧壁　为翼上颌裂，通颞下窝。

翼腭窝的交通：

（1）向外经翼上颌裂→颞下窝。

（2）向下经翼腭管（腭大管）通过腭大孔→口腔。

（3）向内经蝶腭孔→鼻腔。

（4）向前经眶下裂→眶腔。

（5）向后经圆孔→颅中窝。

（6）向后经翼管→破裂孔。

（三）颅的顶面观

颅骨通过从枕外隆凸、上项线、乳突根部、外耳门上缘至眶上缘的连线分为颅盖和颅底两部分。颅盖又称颅顶骨，位于此连线的上方，颅底位于此连线的下方。

颅盖由前向后由额鳞，左、右顶骨，枕鳞及两侧颞骨鳞部组成，颅顶呈卵圆形，前窄后宽，各骨之间借致密结缔组织连结，形成骨缝，计有：额骨与两顶骨之间的**冠状缝**，左、右两顶骨之间的**矢状缝**，两顶骨与枕骨之间的**“人”字缝**。成人顶骨最隆凸处称为**顶结节**。顶骨后份在矢状缝两侧各有一**顶孔**。由侧面观，从前向后有蝶顶缝、蝶额缝、蝶鳞缝，顶颞缝、顶乳突缝等。

冠状缝与矢状缝前端的相交点为冠矢点（前囟点）；“人”字缝与矢状缝的相交点为**“人”字缝尖**（后囟点）；“人”字缝两侧与颞骨乳突部上缘相交点为**星点**。在颞窝内，颞、蝶、顶、额四骨相接处称为**翼点**。

颅盖内面凹陷，与脑膜直接相贴。在正中线上从前向后有**矢状窦沟**，向后止于**枕内隆凸**。

(四) 颅底(图6-8)

1. 颅底内面观 与脑底面的结构相对应。脑底面的额叶最高、颞叶次之、小脑最低，致使颅底内面相应地形成3个阶梯状的颅前、颅中和颅后窝(图6-8)。

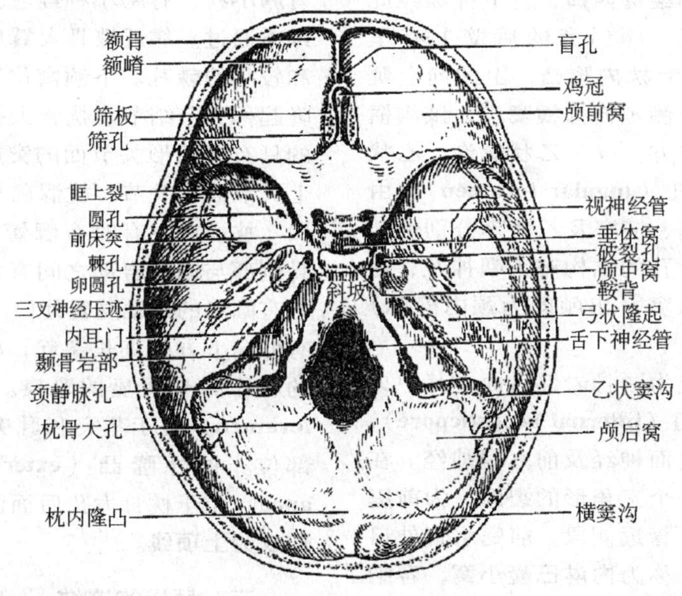

图6-8 颅底内面观

(1) **颅前窝(anterior cranial fossa)** 位置最高，由额骨眶板、筛骨筛板和蝶骨小翼构成。颅前窝与其后的颅中窝以蝶骨小翼的后缘为界。颅前窝底正中线上由前往后有**额嵴**、**盲孔**、**鸡冠**及**筛板**，窝内容纳大脑半球的额叶。筛板上有约20个筛孔，有嗅神经通过。颅前窝的额骨和筛骨的骨板薄弱，因此颅前窝骨折常发生于此。

(2) **颅中窝(middle cranial fossa)** 位于颅底中部，较颅前窝深，由蝶骨体、蝶骨大翼、颞骨岩部、颞鳞及顶骨前下部构成，容纳大脑半球的颞叶及垂体。颅中窝中间部狭窄，两侧较宽。颅中窝以两侧颞骨岩部的上缘和鞍背与颅后窝分界。

颅中窝中部：在蝶骨体上面有凹陷的**垂体窝(hypophysial fossa)**，窝内容纳垂体。窝的前方有较浅的**交叉沟**，**鞍结节**介于二者之间。交叉沟的两侧有**视神经管**通眶腔，有视神经和眼动脉通过。在垂体窝两侧的浅沟为**颈动脉沟**，有颈内动脉通过。

颅中窝的两侧部，其主要结构为一些孔与裂，依次为：

①**眶上裂**：位居蝶骨大、小翼之间，全长平均为20.8mm。向前通眶腔，有动眼神经、滑车神经、展神经和三叉神经的眼神经以及眼静脉等通过。

②**圆孔(foramen rotundum)**：位于眶上裂的后下方，靠近蝶骨体。三叉神经的上颌神经通过圆孔前行至翼腭窝。

③**卵圆孔(foramen ovale)**：位于圆孔后外侧，有三叉神经的下颌神经通过。圆孔与卵圆孔之间的距离为12mm。

④**棘孔(foramen spinosum)**：在卵圆孔的后外侧，脑膜中动脉从颞下窝经棘孔进入颅腔后即分为前、后2支。脑膜中动脉的前支上升至翼点处常通过骨管，该处颅骨损伤时，常伤及此动脉。

⑤**破裂孔**：在颈动脉沟的后方，该孔位于颞骨岩部尖端与蝶骨和枕骨的交接处。在活体，破裂孔的下面为软骨片或结缔组织封闭。颈动脉沟于破裂孔处与颈动脉管内口相续。

⑥在颞骨岩部前面，有许多隆起、凹陷和沟裂。主要有：**三叉神经压迹**，位于颞骨岩部尖，为三叉神经半月神经节所在部位；**弓状隆起**为近颞骨岩部上缘，前面中央稍外的隆起，由内耳上半规管向上突起而成；在弓状隆起的前下方，有一微凹的薄骨板名**鼓室盖**，其深面为鼓室。

⑦**脑膜中动脉沟**：有1/2的新生儿和1岁儿童，可于颅底见到此沟，从2岁开始沟逐渐加深。在脑膜瘤时，该沟扩大，尤其是末梢支的压迹明显增大，变直或纡曲，行向局限性颅骨骨质增生区或破坏区。

(3) **颅后窝(posterior cranial fossa)** 为颅窝中最深最大的一个。由蝶骨、枕骨及颞骨岩部后面构成。该窝容纳小脑、脑桥和延髓。窝的中央最低处有**枕骨大孔(foramen magnum)**，其形状不一。该孔通过有脊髓延髓连结部及其被膜、副神经脊髓根、椎动脉、椎内静脉丛以及硬脊膜与硬脑膜的连结部。枕骨大孔的前上方有**斜坡**。孔的前外侧部有**舌下神经管内口**，舌下神经经此口入**舌下神经管**出颅。颅后窝的后壁上有呈“十”字形的隆起，称为**枕内隆凸**，由此向上延伸为**上矢状窦沟**；向两侧延伸为**横窦沟**，该沟横行向外，再转向前下内方，续为**乙状窦沟**、乙状窦沟末端续于**颈静脉孔**（**jugular foramen**）。由硬脑膜形成的上矢状窦、横窦及乙状窦分别位于同名沟内。通过颈静脉孔的结构有舌咽神经、迷走神经、副神经、乙状窦（出颅即为颈内静脉）和岩下窦。

颅后窝的前外侧壁为颞骨岩部后面，其中央部有朝向前内的**内耳门**（**internal acousticpore**），为**内耳道**的开口，通过面神经及前庭蜗神经。在内耳门的后外侧，有一个三角形的裂隙，为**前庭水管**外口，通过前庭水管远侧段。前庭水管外口的外下方的一个浅压迹称为**内淋巴囊小窝**，容纳内淋巴囊。

2. 颅底外面观（图6－9） 颅底外面高低不平，孔裂甚多。前部由面颅骨组成，其中央有骨腭，由上颌骨和腭骨的水平板构成；其后方有由腭骨和蝶骨围成的鼻后孔和分隔鼻后孔的犁骨。颅底后部中央有枕骨大孔，孔的两侧是枕骨侧部和颞骨的乳突。

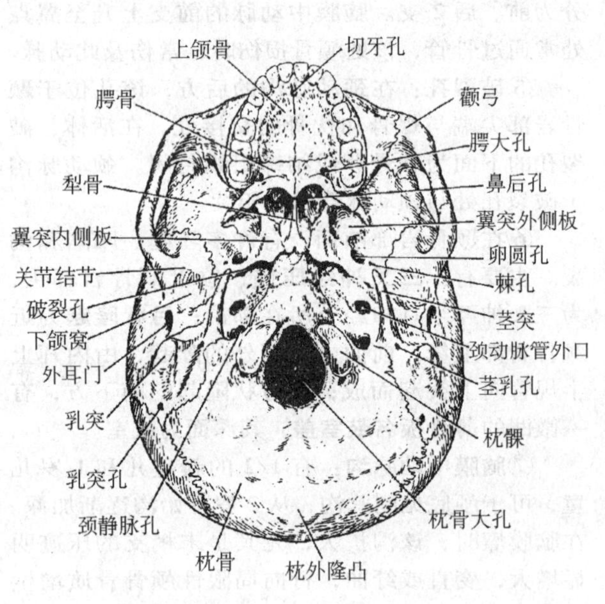

图6－9 颅底外面观

骨腭（**palatum durum**）其周缘有上颌**牙槽弓**，上有容纳上颌各牙的牙槽；骨腭正中有**腭中缝**，前端有**切牙孔**，有鼻腭神经和腭降血管前支通过。骨腭后外侧有**腭大孔**，平对第三磨牙，有腭大神经及腭降血管后支通过。在腭大孔的后方有**腭小孔**，有腭小神经、腭中神经及腭降血管的细支通过。靠近蝶骨大翼后缘处有较大的**卵圆孔**和较小的**棘孔**。下颌窝位于颧弓后方，窝前缘的隆起称关节结节。枕骨大孔两侧各有一突向下方的具有椭圆形关节面的突起，称作**枕髁**，与寰椎上关节面相关节。枕髁前外上方有**舌下神经管外口**。枕髁后方有时有**髁管**的开口（髁孔）。在枕骨侧部与颞骨岩部之间有大的**颈静脉孔**。此孔前方有圆形的**颈动脉管外口**。在颈静脉孔的后外侧，有伸向下方的细长突起，称为颞骨的**茎突**。茎突的后外侧有明显的**乳突**。**茎乳孔**（**stylomastoid foramen**）位于茎突和乳突之间，为面神经出颅部位。**枕外隆凸**（**external occipital protuberance**）位于枕骨大孔后面的正中，由此向两侧延伸成为**上项线**。

三、颅骨的连结

颅骨的连结可分为直接连结（纤维连结和软骨连结）和间接连结（滑膜关节），以直接连结为多。

（一）颅骨的纤维连结和软骨连结

各颅骨之间，多数借韧带、软骨和骨相连结，彼此间连结较为牢固。

颅骨的缝主要有**冠状缝**、**矢状缝**、**“人”字缝**（前已述及）和两侧的**外侧缝**。外侧缝由下方的蝶骨大翼、颞鳞及乳突部与上方的额鳞及顶骨构成（图6－7）。

诸缝汇合处称为点，计有：**冠矢点**（前囟点），为冠状缝与矢状缝汇合点；**“人”字点**（后囟点），为“人”字缝与矢状缝汇合点；**翼点**，为外侧缝与冠状缝的汇合点；**星点**，为外侧缝与“人”字缝的汇合点。

舌骨大角与颞骨茎突之间借**茎突舌骨韧带**连结（图6－10）。

颅底诸骨在软骨的基础上骨化，所以骨与骨之间借软骨连结，随着年龄的增长，成年以后软骨结合进一步骨化而成为骨性结合。

（二）颅骨的滑膜关节——颞下颌关节（图6－10）

颞下颌关节（**temporomandibular joint**）由下颌骨的下颌头和颞骨的下颌窝及关节结节构成。关节囊松弛，上方附着于下颌窝及关节结节的周缘，下方附着于下颌颈。关节囊的外侧有**颞下颌韧带**增强，囊的前内侧部分较薄。关节囊内有纤维软骨构成的关节盘，呈椭圆形，其周缘附着于关节囊，将关节腔分隔成上、下两腔。关节盘的矢状断面略呈“S”形，由纤维软骨构成，前部凹向上，后部凹向下。翼外肌的部分肌腱穿过关节囊附着于关节盘上。

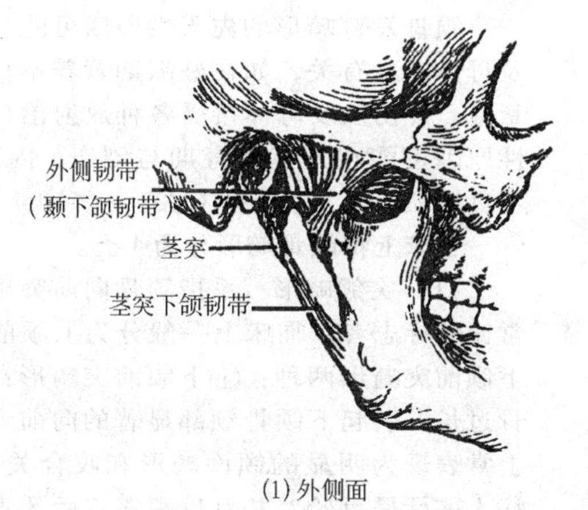

(1) 外侧面

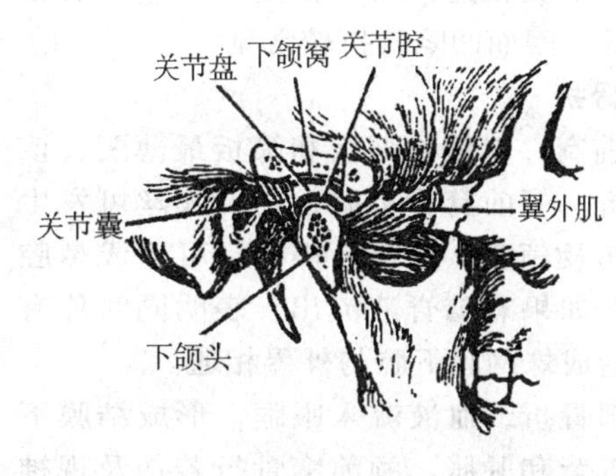

(2) 矢状切面

图 6－10 颞下颌关节

关节的运动：两侧颞下颌关节须同时活动，故属于联合关节，下颌骨可作上提和下降、前进和后退以及侧方运动。下颌骨的上提和下降运动，发生在下关节腔内，下颌头沿着通过两侧下颌头的额状轴进行下颌骨的上升和下降运动。前进和后退运动发生在上关节腔内，关节盘连同下颌头一起，沿着通过两侧关节结节的额状轴进行前、后滑动运动。侧方运动是一侧下颌头沿垂直轴在关节盘下面作原位旋转运动，而对侧的下颌头和关节盘一起，在上关节腔内作前进和后退运动。在极度张口时，由于关节囊前方较薄弱，关节头和关节盘甚至可前移至关节结节的前方，造成下颌关节的前脱位。

四、临床提要

(一) 颅骨骨折

颅骨是具有一定弹性的圆球状结构，当受到猛烈外力打击时，可产生骨折，骨折线从受伤处沿抗力最小的一些结构伸延。颅底比颅顶脆弱，因而骨折易发生在颅底。

1. 颅顶骨 颅顶骨由外板、板障和内板构成。一般外板较内板厚。板障（diploë）位于内、外板之间，内含大量静脉丛和骨髓。由于板障静脉和头皮诸静脉及硬脑膜诸静脉相交通，因此成为颅内、外感染蔓延的途径。

颅顶骨的厚度因部位、年龄及个体而异，成年人平均厚度为 5mm（1～10mm）。枕外隆凸最厚，颞鳞与枕鳞部最薄。

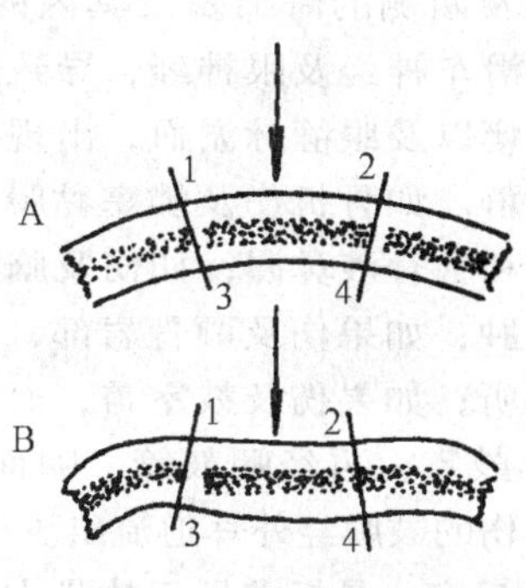

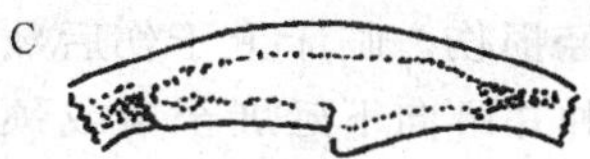

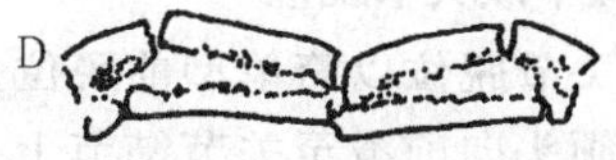

图 6－11 颅骨骨折的力学作用

A 和 B 中的箭头表示力冲击的方向；3 和 4 两点被拉开，直到抗张力被压倒。C 为内骨板单独骨折；D 为内、外骨板同时骨折。

颅顶骨呈圆顶形，具有一定的弹性，并有耐受一定的牵引与对抗压缩的能力。由于外板较内板厚而坚韧，而弧度较内板小，所以当颅顶部受到（暴力）打击时，外力常集中于一点，受击部位可发生局部凹陷变形，中心区向颅腔内呈圆锥状陷入，与其对应的内板受到最大的牵张，可发生颅骨内板骨折，骨折线常呈放射状，但外板因未超过其弹性限度，而仍保持其完整；当外力强大或持续作用较久时，则外板亦可发生骨折（图6-11）。小儿颅顶骨薄而柔软，弹性较大，且各骨之间借结缔组织相连，故一骨受暴力作用后很少传至其他骨，因而凹陷骨折较常见。

2. 颅底骨折

（1）颅前窝　以额骨眶板和筛板最薄弱，该二处最易骨折。颅前窝骨折时，伤及嗅丝可发生嗅觉障碍；伤及额窦，筛窦及蝶窦，可造成鼻腔及口腔流血；如果有脑脊液流出，表明同时伴有脑膜撕裂，造成蛛网膜下腔与外界相通。

额骨眶部骨折，血液流入眼眶，形成结膜下出血或眼睑青紫和肿胀。颅前窝骨折若伤及视神经孔，可引起视神经萎缩或失明。

（2）颅中窝　孔裂较多，颅底骨折多见于此区，尤其多发生于蝶骨体及颞骨岩部。蝶骨体骨折时，可伤及两侧的海绵窦及其内的颈内动脉、动眼神经、滑车神经及眼神经，导致这些神经麻痹、动静脉瘘以及眼静脉淤血，出现典型的搏动性突眼症候群。如骨折伤及蝶窦黏膜及脑膜，造成鼻腔出血和脑脊液鼻漏；如伤及脑膜中动脉造成硬膜外血肿；如果伤及颞骨岩部，可出现面神经麻痹和失听；如果伤及鼓室盖，血液和脑脊液可流至中耳鼓室，再经咽鼓管、咽而流入口腔，亦可通过损伤的鼓膜经外耳道流出。

（3）颅后窝　骨折常见于枕骨大孔附近，偶尔伴有脑神经损伤。临床上于伤后数日，有时见到乳突部青肿并可向下延展至项或颈部胸锁乳突肌表面。

（二）颞下颌关节脱位

颞下颌关节脱位以简单型前脱位多见。当张大口时，下颌头向前滑至关节结节上，此时打哈欠或受外力作用，则使一侧或两侧的下颌头进入颞下窝而发生前脱位。

当下颌受到撞击，使下颌头被撞向后上方时，导致后脱位。

颞下颌关节前脱位的复位原则，是将拇指放入患者口中向下压磨牙，起到牵拉处于痉挛状态的咬肌和颞肌；同时上抬下颌的颏部，这是以杠杆作用将下颌头撬向后方使其回到原位，完成复位。

（三）颌骨畸形

这是由先天性颌骨发育不良或发育过度所造成的畸形，也可在儿童生长发育过程中，由于其他原因所致。颌骨畸形除表现为面部畸形外，常常伴有不同程度的错㕮畸形，不仅影响面形，而且还影响病人的正常咀嚼功能。据报道，国内牙、㕮面畸形的发病率最低为29.33%，最高可达48.87%。

颌骨发育畸形的先天性原因可能与遗传因素及母体因素有关，如在妊娠期营养不良、内分泌紊乱、外伤以及母体接受各种放射治疗等。后天性原因可能在儿童发育期与创伤、内分泌疾患、不良习惯以及某种疾病有关。

临床上将颌骨畸形分为4类。

（1）突颌畸形　系指颌骨向前突出，超过正常比例标志者。临床上一般分为上颌前突畸形和下颌前突畸形两种：①下颌前突畸形：由于下颌骨过长，引起下颌骨颏部显著的向前突出，临床上常表现为明显的颌面畸形和咬合关系的紊乱，病人前牙呈反㕮，并有反覆盖，后牙表现为近中错㕮，有的病人伴有开㕮。②上颌前突畸形：临床上表现为上颌前突，深覆盖。开唇露齿，上唇短，牙弓狭窄，腭部高拱，偶伴有开㕮。

（2）小颌畸形　为颌骨向后缩于正常比例标志之内者。临床上分为上颌后缩畸形和下颌后缩畸形：①下颌后缩畸形（又称下颌小颌畸形），临床表现为下颌后缩，病人变为小颏或无颏，前牙深覆盖，深覆㕮，后牙远中错㕮，下颌支或下颌体明显短小，或二者均小。面部下1/3变短。②上颌后缩畸形（又称上颌小颌畸形），临床表现为前牙反㕮，呈假性下颌前突畸形。面中份及上唇明显变短。鼻下点明显后移，面中部凹陷呈现碟形面畸形。

（3）偏颌畸形　为面部发育不对称性畸形。临床上分为偏侧小颌畸形和偏侧突颌畸形，以后者居多。①偏侧突颌畸形（亦称单侧下颌前突），临床表现为病人面部两侧不对称，患侧前突，颏部及下颌中线偏向患侧。严重患者咬合关系常形成健侧反㕮。②偏侧小颌畸形（亦称单侧小颌畸形），先天性单侧小颌畸形由于第一、二鳃弓发育障碍所致，临床上表现为病人患侧下颌骨短缩，面部两侧不对称，咬合关系可发生紊乱，并可伴有面横裂及耳廓畸形，个别患者可有内耳缺失，颞骨部分缺损及下颌支缺如。后天性单侧小颌畸形可因颞下颌关节损伤或炎症所致，常常表现为患侧下颌支发育不良，较健侧下颌支明显短缩；面部下份患侧丰满，健侧平塌，颏部及下颌中线偏向患侧，患侧口角及下颌角均较健侧为高。

（4）开㕮畸形　开㕮（open bite）指牙列某些部位，在咬合时上、下牙不能接触，一般多发生在前牙区，亦可涉及双尖牙及部分磨牙区。造成开骀的原因，可由牙槽骨异常或因颌骨的发育异常所致。

临床上对颌骨发育畸形的诊断，通过望诊和测量的方法即能确诊。后者不仅能对轻度畸形可以确诊，而且对治疗方案的制定也有指导意义。

在突颌畸形中，真性下颌前突比较常见，但应与上颌后缩畸形相鉴别。

临床上对真性下颌前突常常采用外科手术疗法，如果结合正畸治疗，则可获得更好的效果。

（张书琴）

第二节　头部的概述

一、头部的界限与分区

头部的界限：以下颌骨下缘、下颌角、乳突尖端、上项线至枕外隆凸的连线为界，此连线以上为头部，以下为颈部。

头部分区：头部又分为颅部与面部，其分界线为经过眶上缘、颧弓上缘和外耳门上缘的连线。颅部又以枕外隆凸、上项线、乳突基部和颞下嵴的连线分为上方的颅顶部与下方的颅底部。面部位于颅部的前下方。

二、头部主要的体表标志

1. 额结节（frontal tuber） 位于眉弓上方约5cm的最突出部，其深面正对大脑半球的额中回。

2. 鼻额点（nasion） 为鼻根中央的凹陷，为额骨与鼻骨相接处。

3. 眉间（glabella） 位于两眉之间，约在鼻额点上方2cm处。

4. 眉弓（superciliary arch） 为位于额骨眶上缘上方1.5cm处的隆嵴，其深面正对额窦。

5. 冠矢点 为冠状缝与矢状缝相交的点，位于鼻额点与枕外隆凸连线的前、中1/3交界处，距眉间约13cm，为新生儿前囟（**anterior fontanelle**）所在之处。

6. 顶结节 为顶骨外面的隆凸部，位于耳廓尖上方约5cm处。

7. 枕外隆凸（external occipital protuberance） 为枕骨外面中部的隆凸点，与枕骨内面硬脑膜窦的窦汇相对应。从枕外隆凸向前至鼻额点的连线称矢状线，与大脑镰和上矢状窦相对应。

8. 顶枕点（“人”字点）（lambda） 为矢状缝与人字缝相交点，位于枕外隆凸上方6cm处，是新生儿后囟（**posterior fontanelle**）所在部位。

9. 上项线（superior nuchal line） 为从枕外隆凸向外侧至乳突的骨嵴，与其内面的横窦相对应。

10. 颧弓（zygomatic arch） 由颞骨向前伸出的突起与颧骨向后伸出的突起相接而成，位于眶下缘与枕外隆凸间的水平连线上。

11. 翼点（pterion） 为顶骨、蝶骨大翼、额骨、颞鳞所形成的“H”形缝。将一手拇指放于额骨颧突之后，另手示、中二指放于颧弓之上，或在颧弓上约4cm，额骨颧突后2.5～3cm处，即为此点。脑膜中动脉前支经过此处，大脑外侧沟在此位置开始分为3支。

12. 眶上孔或眶上切迹（supraorbital foramen） 位于眶上缘内、中1/3交界处，距正中线约2.5cm，有眶上神经和血管通过。

13. 眶下孔（infraorbital foramen） 位于眶下缘中点下方0.5～0.8cm处，或由鼻尖到眼外角连线的中点处，有眶下神经和血管通过。沿此孔向后上外方入眶下管，行阻滞麻醉时，针尖应沿此方向进入。

14. 颏孔（mental foramen） 位于下颌骨体上、下缘中点上，距正中线约2～3cm处，颏神经和血管通过此孔。颏孔的开口朝向后上方。穿刺颏孔时，进针方向应朝向内下方并稍偏后，针与面部正中线夹角为35°～40°，与该处皮肤表面角度约呈30°。眶上孔，眶下孔和颏孔均位于自眶上孔至下颌两前磨牙之间的连线上。

15. 乳突（mastoid process） 位于耳垂后下方，乳突根部前缘有茎乳孔，面神经经此孔出颅。面神经出茎乳孔的位置，为平耳垂高度的乳突内侧缘处。面神经分支一般为自外耳道下方约一横指处开始。

16. 外耳道上三角 即 **Macewen** 三角，为位于外耳门后上方的一个小凹陷区，其上界为乳突上嵴，前界为外耳门的后上缘，后界为通过外耳门后缘所作的垂直线。此三角形成鼓窦的外侧壁。

17. 下颌角（angle of mandible） 为下颌支后缘与下颌骨体下缘相交处（以上标志见图6－6，6－7）。

18. 腮腺导管的体表投影 为自鼻翼与口角的中点至耳垂（平耳屏下缘）连线中1/3段。

三、头部的发生

人和哺乳动物的胚胎早期出现鳃，这是生物进化和人类起源的佐证之一。

（一）鳃弓系统的发生及其衍化器官

人胚第4周时，胚胎已向腹侧卷曲形成圆柱状胚体。胚体头部两侧的间充质增生，形成背腹方向的隆起，称为**鳃弓**（**branchial arch**），共有6对，左右对称。相邻鳃弓之间的沟称为**鳃沟**（**branchial groove**），共5对，与咽侧壁膨出的咽囊相对应，二者之间仅隔以薄层的**鳃膜**（**branchial membrane**）（图6-12）。

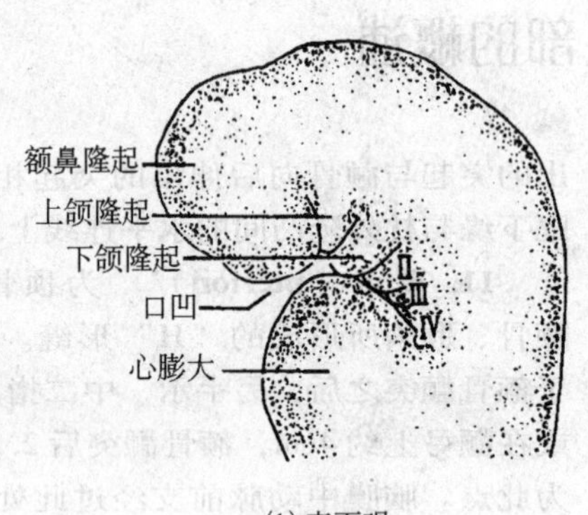

(1) 表面观

(2) 胚胎头部矢状切面示鳃弓与咽囊的演化

图6-12 第四周人胚头部

鳃弓以前四对明显，第五对鳃弓出现后不久即消失，第六对鳃弓不明显。

鳃弓的外表面为体表外胚层，内表面为原肠头端的内胚层，二者之间为间充质，每对鳃弓内有血管和神经分布。鳃弓的间充质分化形成面部与颈部的部分肌肉与软骨等。鳃弓演变参与颜面和颈部的形成。

（二）颜面的形成

胚胎的头端是一个圆形隆起，称**额鼻隆起**（突），它由内部膨大的脑泡和局部间充质组成。该隆起两侧为第一鳃弓腹侧份演变成的左、右**上颌隆起**（突）与左、右**下颌隆起**（突）。早期的颜面是由额鼻隆起，左、右上颌隆起，以及左、右下颌隆起共五个隆起组成。

这些隆起将演变成颜面的各种结构（表6-1）。

表6-1 在原口周围演变的结构

隆起的名称	演变的结构
额鼻隆起	外鼻、鼻中隔、鼻孔、上唇的人中、颌前骨前部
上颌隆起	颊、上唇（人中除外）、上颌及腭（颌前骨除外）
下颌隆起	下颌、下唇

突起之间的凹陷，称为**口凹**（**stomodeum**），即为原始口腔。口凹的底部，有一层由外胚层和内胚层直接相贴形成的**口咽膜**分隔口凹与原肠（图6-12）。

颜面的形成与鼻和口的发生密切相关。在颜面形成过程中，额鼻隆起的下缘两侧部，外胚层组织增生变厚形成左、右一对**鼻板**（**nasal plate**）。鼻板中央部分向深部凹陷形成**鼻窝**（**nasal pit**），鼻窝下缘的沟与口凹相通。围绕在鼻窝内、外两侧的鼻板增厚隆起，分别形成**内侧鼻隆起和外侧鼻隆起**（图6-13）。

颜面的形成是由两侧向腹侧方向发展。左、右下颌隆起在面部中线愈合，形成下颌与下唇。左、右上颌隆起向中线生长，先后与外侧鼻隆起和内侧鼻隆起愈合，同时，两侧鼻窝也向面部中线靠拢。当上颌隆起与内、外侧鼻隆起完全愈合，而口凹与鼻凹的开口被分隔开后，上颌隆起发育形成上颌和上唇的大部分。

左、右内侧鼻隆起向中线靠拢，而局部间充质增生、隆起形成**鼻梁与鼻尖**，左、右内侧鼻隆起的下缘向下方延伸形成人中和上唇的正中部分。外侧鼻隆起形成鼻外侧壁和**鼻翼**。鼻形成后，鼻窝转向下方成为**鼻孔**。鼻窝向深处扩展形成原始鼻腔，它与原始口腔相通。至第4周末，口咽膜破裂，则原始口腔和鼻腔与咽相通。至胚胎第2月末颜面初具人形（图6-13）。

四、临床提要

先天性面裂畸形

在颌面部，几乎所有的器官和组织都可由先

天或后天的原因而引起发育障碍，从而产生畸形。其中先天性唇、腭裂最多，在新生儿中的发生率为1: 1000，占整个面裂畸形的98%以上。

面裂畸形发生在胚胎时期，由于胚隆起发育障碍所致。关于使某些胚隆起发育和融合发生障碍的确切原因尚不清楚，根据临床资料及动物实验资料分析，认为是多种因素综合作用的结果，其中包括遗传因素及胎儿在母体中前3个月的环境因素。

1. 面裂畸形的胚胎学基础 颜面部的发生始于胚胎第4周，此时，在原始口凹的周围出现5个突起，即：1个额鼻隆起，2个上颌隆起和2个下颌隆起。额鼻隆起进一步再分化出内侧鼻隆起和外侧鼻隆起。至第6周内侧鼻隆起的末端再分化出2个球状突。至第7周时，两个球状突在中央部融合形成上唇的人中、鼻小柱和前颌；两个球状突在上唇人中的外侧部分别与左、右上颌隆起融合形成上唇。至胚胎第8周时，面部相临的胚突均已相互愈合，初具人的面形。

在胚胎发育第4至第8周时，如果受到某些因素的影响，使胚隆起的发育异常，发生完全或部分不愈合而导致不同程度的面裂畸形。例如，单侧上唇裂是一侧内侧鼻隆起与上颌隆起未愈合，双侧上唇裂则是双侧内侧鼻隆起与上颌隆起未愈合的结果。双侧内侧鼻隆起愈合障碍便出现上唇正中裂。如上颌隆起与下颌隆起间愈合障碍，引起面横裂，表现未形成口角与完整的颊部。上颌隆起与外侧鼻隆起不愈合，则出现面斜裂，表现为鼻侧部不完整。双侧下颌隆起不愈合，则发生下唇正中裂或下颌正中裂。总之，不同胚隆起间的愈合障碍将导致不同类型的面裂畸形。

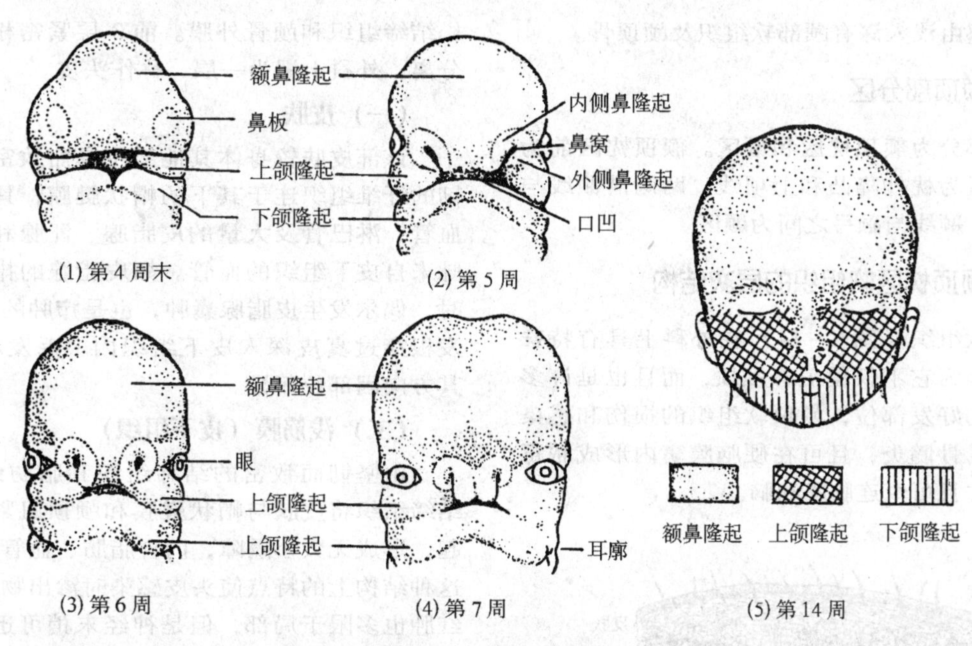

图6-13 颜面的形成

2. 产生面裂畸形的因素

（1）遗传因素 据报道，唇腭裂畸形的发生与遗传因素有关，认为系多基因遗传。对于唇腭裂遗传率的调查结果差异较大，约在5%～20%之间。结合调查结果发现：①亲属有类似畸形者，发病率高于一般群体的发病率，但是同代中的发病率远低于25%，表明不是单基因遗传；②约有80%～95%的唇裂患者在亲属中没有出现类似畸形，说明还有其他因素影响畸形的发生；③近亲通婚的后代发病率较高。

（2）环境因素 系指胎儿在母体中生长发育的环境而言。在妊娠前3个月中，有些因素可影响胚突的发育导致胎儿唇腭裂的发生。这些因素有：

①感染因素：妊娠期前3个月内患某些病毒性感染疾病，如风疹、带状疱疹等，可能引起某些血管结构异常而发生畸形。

②药物因素：如妊娠早期，孕妇较长时间服用皮质激素、苯妥英钠等则唇腭裂的发病率较高。

③放射线因素：妊娠早期，孕妇接受放射治疗或密切接触放射线者均可引起胎儿畸形。

④精神与营养因素：孕妇早期受到精神创伤或精神过度紧张，有时可以发现娩出唇裂或腭裂的畸形儿。据报道这些精神因素可引起孕妇体内

的肾上腺皮质激素分泌增加，从而影响胚胎中胚叶的发育，引起胚突愈合障碍。

动物实验资料表明，缺乏维生素等营养物质可以引起畸形后代。在人类虽然尚未发现有关营养物质缺乏与畸形发生的关系，但妊娠期确保足够营养物质（包括维生素），对胎儿正常发育至关重要。

3. 先天性面裂畸形的种类 即发育性面裂畸形，由于遗传、其他先天性的因素或者由于后天的炎症、损伤或内分泌紊乱等原因造成局部发育异常。主要有以下几种：

（1）唇裂 按裂开位置分单侧唇裂和双侧唇裂，最为常见。

（2）腭裂 分为单侧腭裂和双侧腭裂，有完全性和不完全性两种。

（3）面横裂 少见，仅占面裂畸形的1%，主要畸形特点是上、下唇未在正常的口角位置愈合，使面部继续向颊部裂开，导致巨口畸形。

（4）面斜裂 极少见，裂隙由上唇人中外侧、向上，经过鼻底或者鼻翼外侧至眶底。下眼睑常常向下裂开形成“V”字形。

（5）面正中裂 很少见。分为上唇正中裂和下唇正中裂。

（张书琴）

第三节 颅顶部

颅顶部由浅入深有颅部软组织及颅顶骨。

一、颅顶部分区

颅顶部分为额顶枕区和颞区。额顶枕区前为眶上缘，后为枕外隆凸和上项线，两侧借颞线与颞区为界。颞线与颧弓之间为颞区。

二、额顶枕区软组织的层次结构

颅顶软组织（图6－14）在外科上具有特殊的意义，因为它不仅覆盖着颅顶，而且也是许多皮肤疾患的好发部位，颅顶软组织的损伤和感染可引起颅骨骨髓炎，且可在硬脑膜窦内形成脓毒性血栓，并且可牵连脑膜和脑。

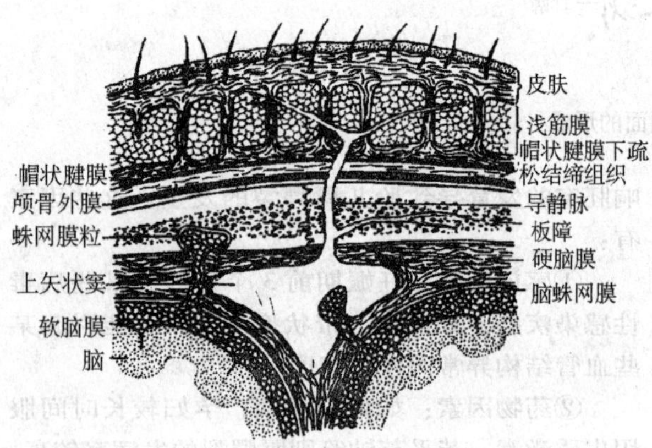

图6－14 颅顶层次（额状断面）

颅顶软组织在额顶枕区共有5层，由浅入深为皮肤、浅筋膜、颅顶肌及帽状腱膜、腱膜下疏松结缔组织和颅骨外膜。前3层紧密相连，不易分离，外科上视为一层，称作头皮。

（一）皮肤

该部皮肤较身体其他部位厚而致密，并借坚韧的纤维组织连于其下的帽状腱膜，具有丰富的血管、淋巴管及大量的皮脂腺、汗腺和头发。动脉来自皮下组织的血管。如皮脂腺的排泄管闭塞时，偶尔发生皮脂腺囊肿，也是疖肿的好发部位。发根穿过真皮深入皮下组织内。毛发斜向生长，其方向因部位而异。

（二）浅筋膜（皮下组织）

由坚韧而致密的结缔组织和脂肪组织组成。结缔组织将皮肤与帽状腱膜和颅顶肌紧密连在一起，形成无数小隔障，内含脂肪、血管和神经等。这种结构上的特点使头皮感染时渗出物不易扩散，红肿也多限于局部，但是神经末梢可迅速受压引起剧痛。由于皮下结缔组织缺少伸缩性且与其内的血管壁结合紧密，所以该层血管断裂或切断时不易回缩，出血剧烈，须施行压迫止血。头皮裂伤如未伤及帽状腱膜，伤口并不裂开；若伤口裂开说明已深达帽状腱膜。

（三）颅顶肌及帽状腱膜

颅顶肌包括额肌与枕肌。前为额肌、起自眉和鼻根处皮肤、浅筋膜以及眼轮匝肌；后为枕肌，起自枕外隆凸和上项线；中间有腱膜相连，称**帽状腱膜**（**galea aponeurotica**），厚而坚韧。其两侧与颞筋膜相连，没有明显的分界线。

（四）腱膜下疏松结缔组织

又称腱膜下间隙，为一薄层蜂窝状结缔组织，其内有许多小动脉及导静脉，是头皮的“危险区”。头皮静脉借导静脉与颅内静脉窦相通。若导血管因头皮感染发生血栓，感染有蔓延至颅内的危险。由于此层组织稀松，该层内发生的积血、积脓或积液，可迅速蔓延至全部颅顶。如积血严重时，眼睑处皮下出现淤血。在头皮撕脱伤时，沿此层可将前3层（即头皮）整片撕脱。

（五）颅骨外膜

此为颅骨的外层骨膜，薄而致密，在骨缝处与骨紧密相连；其他处骨膜与颅骨间有疏松结缔组织存在，除骨缝处外，易将骨膜自颅骨剥离。骨膜下发生的积血或积脓（如新生儿的颅顶血肿），因受骨缝的限制，常局限于一块骨的骨膜深面，其形状与骨相似。此点是与腱膜下积血的主要区别点；但在严重头皮撕脱伤时，也可发生头皮连同骨膜一并撕脱的情况。

颅顶骨的外层骨膜，虽有纤细血管进入，但成骨能力很差。如颅骨失去骨膜保护，可导致局部颅骨逐渐坏死。如颅骨缺损，骨膜修复骨组织的可能性是很小的。

三、颞区

颞区的界限：上为颞线，下为颧弓上缘，前为颧骨额突和额骨颧突，后为乳突基部和外耳门。

颞区层次：由浅入深为皮肤、浅筋膜、颞筋膜，颞肌和颅骨外膜。

（一）皮肤

前部较薄，能移动，后部较厚。

（二）浅筋膜

较薄，皮下脂肪很少，其内有颞浅动、静脉、耳颞神经、颧神经和面神经的分支。做颞区皮瓣应包括颞浅动、静脉及耳颞神经，以保证皮瓣的存活及保留原有感觉。

（三）颞筋膜

分为颞浅筋膜与颞深筋膜两部分。**颞浅筋膜**为帽状腱膜的延续，筋膜很薄，其内有耳外肌。颞深筋膜坚韧而致密，起自颞上线，向下分为浅、深两层，分别附着于颧弓的外面和内面，其间夹有脂肪组织与颞中动、静脉，称颞筋膜间隙。

（四）颞肌

起自颞窝的颅骨外膜和颞深筋膜，呈扇形向下变成腱，与颞深筋膜一起止于下颌骨冠突。由于颞肌强而有力，再加上其浅面的坚韧致密的颞深筋膜，对已切除骨质的颅脑能起到保护作用。临床上某些开颅术，如闭合性硬膜外血肿清除术和颞肌下减压术等，常选此部位为手术入路。

（五）颅骨外膜

该处很薄，与颞骨紧密相贴。因而该区很少有骨膜下血肿。

颞间隙：是指颞深筋膜与颞肌之间（颞浅间隙）、颞深筋膜内（颞筋膜间间隙）以及颞肌与骨膜之间（颞深间隙）所形成的间隙，其内含有大量脂肪组织，脂肪组织经颧弓深面与面部颊间隙的颊脂体相连续。颞肌深面有颞深血管和神经走行并与颞下间隙（颞下窝）相通。因此，颊间隙与颞下间隙的感染或牙源性感染经附近的间隙均可蔓延至颞间隙。颞间隙的感染可作与颞浅血管平行的切口；颞肌深面的脓肿也可在颧弓处作横切口利于引流。

四、颅顶的血管、神经和淋巴引流

颅顶部的血管和神经干多位于浅筋膜内，可分为前、外和后侧3组（图6－15）。

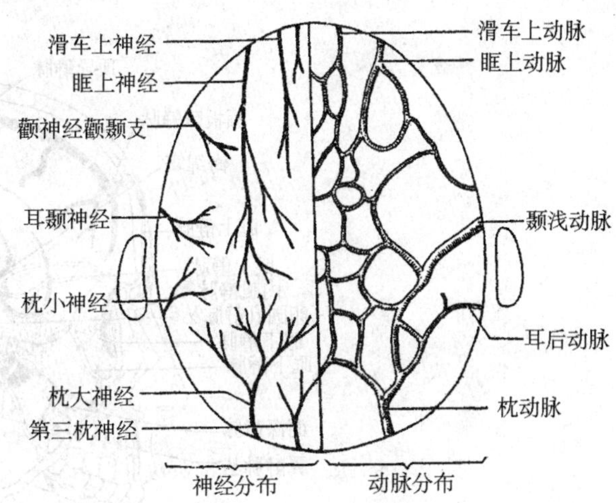

图6－15 颅顶部的动脉与神经

（一）颅顶部血管

1. 动脉 头皮的动脉位于浅筋膜内，其大小及分支的方式多有变异。头皮动脉的前组有眶上动脉和滑车上动脉，侧组有颞浅动脉和耳后动脉，后组有枕动脉。

（1）眶上动脉（supraorbital artery） 发自眼动脉，经眶上孔（或切迹）分布于额顶部皮肤。

（2）滑车上动脉（supratrochlear artery） 为眼动脉的终支，经眶上缘内侧穿出，分布于额内侧部皮肤。

（3）颞浅动脉（superficial temporal artery） 为颈外动脉两终支之一，在腮腺深面发出，于耳颞神经前方上行，在颧弓下方发出面横动脉，约在颧弓上方2～3cm处分为额支与顶支，分布于额顶区皮肤，占全头57%的面积。颞浅动脉位置较恒定，管径粗大，管壁有较大的扩张性。在颈内动脉缺血作颅内、外动脉吻合时，是理想的供血动脉。

（4）**耳后动脉（posterior auricular artery）** 较细小，于腮腺深面发自颈外动脉，沿二腹肌后腹上缘行向后上方，至耳廓后面分为耳支和枕支，分布于耳廓外侧面及其后上方的皮肤。耳后动脉与颞浅动脉及枕动脉之间有较丰富的吻合，是耳后区带蒂游离皮瓣的轴血管，亦是全额皮瓣的补充血管。

（5）**枕动脉（occipital artery）** 较粗，在颈部发自颈外动脉，沿二腹肌后腹下缘行向后，在乳突内侧，至上项线处，于枕大神经的外侧、胸锁乳突肌止点和斜方肌之间穿出皮下，分布于枕区皮肤。

头皮的血液供应十分丰富，血管在皮下组织层中由周围向颅顶汇集，同侧和对侧各分支之间相互吻合形成动脉网。

2. 静脉 颅顶部静脉与伴行动脉同名，在浅筋膜内形成静脉网。静脉血回流至面静脉、下颌后静脉和颈外静脉（图6－16）。

（1）**眶上静脉（supraorbital vein）** 其中一支与滑车上静脉经内眦静脉回流至面静脉。

（2）**颞浅静脉（superficial temporal vein）** 与同名动脉伴行向下、在下颌支后方与上颌静脉汇合成下颌后静脉。

（3）**耳后静脉（posterior auricular vein）** 与耳后动脉伴行。

（4）**枕静脉（occipital vein）** 与耳后静脉汇合后，平下颌角处再与下颌后静脉的后支汇合成颈外静脉。

颅内、外静脉的交通见图6－16。

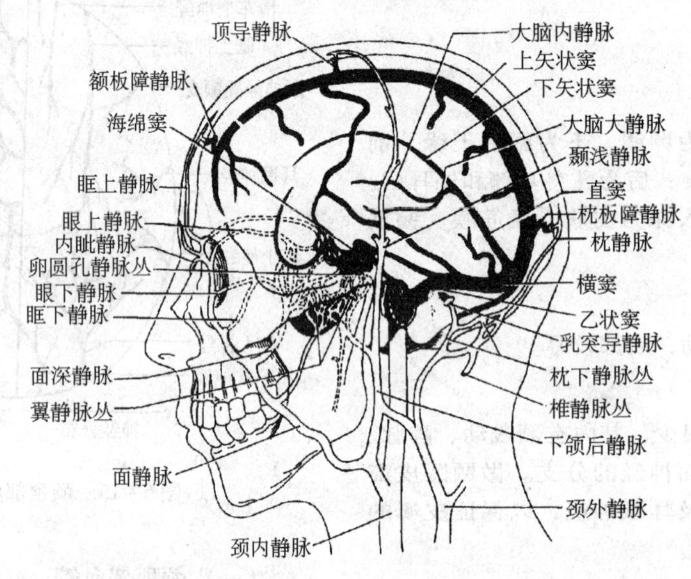

图6－16 颅内、外静脉的交通

头皮静脉在皮下组织中吻合成静脉网，借眼上静脉和一些导静脉与颅内硬膜静脉窦相交通。主要有：①眼上静脉：经内眦静脉连接眶上静脉，滑车上静脉与海绵窦；②顶导静脉：穿过颅顶中点后方正中矢状线两侧的顶骨孔（出现率为74%～77%），连接头皮静脉与上矢状窦；③乳突导静脉：穿过乳突孔（62%～81%），连接耳后静脉、枕静脉与乙状窦；④髁导静脉：穿过髁管（66%～90%），连接枕静脉与横窦；有时有单一的枕导静脉，穿枕外隆凸，连接枕静脉与窦汇。

导静脉无瓣膜，静脉内血流通常是流向颅外，但也可以逆流到颅内静脉，所以颅内、外感染可以相互直接蔓延。头皮的微小损伤如处理不当或未及时处理，也可导致严重的颅内感染，例如脑膜炎和静脉窦血栓等。

（二）颅顶部的神经（图6－15）

颅顶部的神经一般与血管伴行，位于皮下组织中，主要为感觉神经。

1. 眶上神经（supraorbital nerve）和滑车上神经（supratrochlear nerve） 为三叉神经的眼

神经分出的额神经的两终支。眶上神经经眶上切迹或眶上孔后，分布于上睑及额顶区皮肤。滑车上神经在距正中线约2.5cm处，由眶上缘内侧上行，分支至上睑及额内侧皮肤。

2. 耳颞神经（auriculotemporal nerve） 为三叉神经下颌神经的分支，行于颞浅动脉后方，在腮腺上端穿出，分支分布于耳廓上部、外耳道、鼓膜前部及颞区和头侧部的皮肤。

3. 耳大神经（great auricular nerve，$C_{2,3}$） 为颈丛的分支，绕胸锁乳突肌后缘行向上方，分支分布于耳廓后面、耳廓下份前、后面以及腮腺表面皮肤。

4. 枕小神经（lesser occipital nerve，C_2） 为颈丛的分支，沿胸锁乳突肌后缘上行，分布于颈上部、耳廓后面及其周围颅顶部的皮肤。

5. 枕大神经（greatoccipital nerve） 为第2颈神经后支的皮支，较粗大，在枕外隆凸外侧约2.5cm处穿出斜方肌和深筋膜，分支分布于枕区皮肤。该神经与枕小神经及耳大神经相吻合。

据报道，帽状腱膜、颞肌和枕肌以及覆于其表面的浅筋膜仅对痛觉敏感。眉区的敏感性较高，而颞区及枕区则低下，颅顶的骨外膜无敏感性。头皮动脉对痛刺激敏感而头皮静脉则较差或完全不敏感。

（三）颅顶部的淋巴引流

颅顶颞区淋巴回流至耳前淋巴结，顶区者回流至耳后淋巴结（位于乳突区、胸锁乳突肌表面），枕区回流至枕淋巴结（位于上项线附近）。额区回流至下颌下淋巴结。

淋巴管的位置及其间的吻合不恒定，回流的方向也常有变异。

五、颅顶部皮瓣的应用解剖

（一）颞顶部皮瓣的应用解剖

颞顶部皮瓣（temporal-parieto scalp skin flap） 又称头皮皮瓣，是以颞浅血管的顶支分布的头皮作为供区。

1. 颞顶部皮瓣的血液供应 来源于颞浅动脉及其分支。该皮瓣的动脉为颞浅动脉及其分支。

（1）颞浅动脉（图6-20，6-21）

①颞浅动脉干：在下颌颈后方，起于颈外动脉，于腮腺实质内上行，经外耳道前方，越过颧弓根部，浅出于皮下，在颧弓上缘上方2~3cm处分为额支和顶支。颞浅动脉干在上行过程中，耳颞神经伴行于动脉后方。颞浅动脉与相邻的血管有丰富的吻合，其伴行的静脉为颞浅静脉，其浅面被皮肤覆盖。

在颧弓平面或其上方，颞浅动脉干的形态多数呈直线形或稍弯型，占83.6%，少数呈弯型或双弯型，占16.4%。颞浅动脉干的长度（从起点至额、顶支分叉点之间的距离）成人平均为31.8mm。起点处的外径为2.6mm，平颧弓处的外径为2.0mm。

②顶支：为颞浅动脉的终支之一，其外径为1.7mm，与垂直线约呈30°后倾角，行向后上方经颞筋膜浅面，几乎垂直上行至顶结节处，沿途发出数支，分布面积约为53cm²。顶支的分支方式约有55%呈干线型，40%呈分叉型，仅5%呈分散型。顶支分布型式比较特殊者约占1/3，其中顶支细小，由额支发出副顶支；顶支缺如，由额支代替或由耳后动脉代替，也有表现为顶支发出点前移，顶支发出点低位等。因此在术中应仔细查明顶支的走行与分布型式以免失误。顶支外径平均为1.5mm。顶支与额支间，顶支与枕动脉、耳后动脉及对侧同名动脉有广泛吻合，故可切取较大范围的颞筋膜瓣。颞浅动脉顶支通常在耳上5cm处，有一较大的分支，向后外方水平走行，并与枕动脉吻合，所以颞顶部皮瓣可向颞枕部延伸。

（2）颞浅静脉 位于皮下，由前支和后支组成后，与颞浅动脉伴行，末端注入下颌后静脉。其前支与滑车上静脉和眶上静脉相交通。后支与枕静脉，耳后静脉及对侧同名静脉相吻合。

①颞浅静脉主干：颞浅静脉平颧弓平面的外径平均为2.4mm，比同名动脉略粗。其与颞浅动脉的关系，约有1/5位于颞浅动脉前方，1/5位于后方；有3/5与该动脉相交叉，绝大多数在上方位于动脉之后，向下交叉后位于动脉之前。

②颞浅静脉前、后支的汇合点：约有3/5高于同名动脉，2/5低于同名动脉。

③颞浅静脉前支：缺如者约占1/5，约有半数与颞浅动脉额支平行，半数不平行。若切取前额部皮瓣遇到颞浅静脉前支缺如者，可切开颞筋膜寻找颞中静脉作为回流静脉进行吻合。

④颞浅静脉后支 比较恒定，未见有缺如者，与颞浅动脉顶支平行，约有3/4位于顶支的后方，距离约1cm，约1/4位于顶支的前方，距离约1cm。

2. 颞顶部皮瓣的神经 颞顶部皮肤由耳颞神经发出的颞浅支分布，多与颞浅动脉及其顶支伴行。在做颞筋膜瓣游离移植时，可吻合耳颞神经。

3. 颞顶部皮瓣的临床应用

（1）颞顶部皮瓣的特点是具有毛发，以颞浅血管分布的颞区，血供丰富，其动、静脉行程表浅，走行于皮肤和颞筋膜之间，其深面有颞肌。皮瓣切取容易。

（2）颞顶部皮瓣可用于修复额顶部或鬓角缺损、眉再造和男性上唇缺损的修复。

（3）以颞浅血管顶支为蒂的不带皮肤的颞顶部筋膜瓣可用于耳廓缺损的修复、眶内眼窝畸形，半侧颅面萎缩充填，也可用于拇指和鼻再造。

（4）由于颞浅动脉与耳后动脉、枕动脉、眶上动脉及对侧顶支间有丰富吻合，故可根据临床需要扩大皮瓣切取范围。

（二）额部皮瓣的应用解剖

额部皮瓣（forehead skin flap） 一般包括皮肤、皮下组织和额肌3层，相互连接紧密，血管和神经行于皮下组织内。

1．额部皮瓣的血液供应

（1）额部皮瓣主要由颞浅动脉的额支和眼动脉的眶上动脉及滑车上动脉供应（图6－15，6－20，6－21）。

①额支：为颞浅动脉的终支之一。额支管径平均为1.8mm（0.9～2.7mm），较顶支粗。额支与顶支的分叉点位于眶上缘水平线上方者约占2/3，在此水平线下方者约占1/3。额支走行角度与分叉点位置的高低有密切关系，分叉点高时，接近水平走行，而分叉点低时，则趋向垂直走行，多数位于发际下方。额支通常与垂直线呈15°～90°前倾角向前上方斜行，至眶外上角或额结节附近向上至颅顶，额支向后上方发出4～7条额顶支，分布于额肌、帽状腱膜和皮肤，分布面积约为99cm^2；向前下方发出1～4条细小的额眶支，分布于眼眶附近，并与眼动脉的分支吻合。额支的分支多数有一支以上外径超过1mm者，对美容整形外科和显微外科具有实用意义。

额支与滑车上动脉、泪腺动脉、眼动脉及对侧颞浅动脉额支等有较广泛吻合。所以前额皮瓣的切取范围，可包括整个前额。前额皮瓣作为岛状皮瓣应用甚为普遍。

②眶上动脉和滑车上动脉：眶上动脉由眼动脉发出，出现率为70%左右，在出眶上孔处平均外径为0.7mm。滑车上动脉为眼动脉的终支之一，于眼眶的内上角穿眶隔后，分布于额区，该处平均外径为0.6mm。

（2）额部皮瓣的静脉 一般与同名动脉伴行。颞浅静脉由前、后支组成后，与颞浅动脉伴行，向下注入下颌后静脉。

2．额部皮瓣的神经 面神经的颞支支配额肌；眶上神经和滑车上神经分布于额部皮肤。

3．额部皮瓣的临床应用

（1）该区皮肤厚薄适宜，色泽、质地与面部一致，是首选的部位与材料，适于进行鼻再造、上、下唇再造和修复颌面部及舌、口底及咽部缺损。

（2）额支与眶上动脉、滑车上动脉及对侧颞浅动脉额支等有较广泛吻合，所以皮瓣的形式可以是全额皮瓣、半额皮瓣和部分皮瓣。全额皮瓣应以双侧颞浅动脉为蒂，以免引起部分皮瓣的血运障碍。

（三）耳后皮瓣的应用解剖

耳后皮瓣（posterior auricular skin flap） 以耳后动、静脉为蒂（图6－15，6－20，6－21）。

1．耳后皮瓣的血液供应 耳后动脉多数于枕动脉起点的上方发自颈外动脉，少数起于枕动脉。耳后动脉由颈外动脉发出，起端外径为1.7mm，于乳突前沿耳根部上行，在乳突与耳廓软骨之间分为耳支和枕支。耳支在耳后肌深面上行，沿途发支分布于耳廓背面和耳后区，其终（末）支与颞浅动脉的顶支终末支吻合。枕支经胸锁乳突肌止端浅面上行，分布于耳廓后上方的头皮，其分支与颞浅动脉和枕动脉的分支间相互吻合。

耳后静脉与耳后动脉伴行，经耳廓后方下降，注入颈外静脉。

2．耳后皮瓣的神经 为颈丛发出的枕小神经和耳大神经。枕小神经沿胸锁乳突肌后缘行向后上方，分布于耳廓背面上1/3和枕部皮肤。耳大神经沿胸锁乳突肌表面行向后上方，分布于耳廓及其周围的皮肤。

3．耳后皮瓣的临床应用

（1）以耳后动、静脉为蒂的耳后皮瓣，用于修复耳廓下半部的缺损、耳屏前区缺损以及部分面颊部的缺损。皮瓣切取范围为耳后无发区及耳廓颅面，一般为6cm×8cm。

（2）以颞浅动、静脉为蒂的耳后皮瓣可做鼻缺损修复，眼睑缺损修复、眼窝成形术和全鼻再造。

（四）枕部皮瓣的应用解剖

1．枕部皮瓣的血液供应 枕部皮瓣（occipital skin flap）是由枕动脉供应的带头发的轴型皮瓣。

（1）枕动脉 由颈外动脉发出，经乳突根部的内侧上行，向后上方，于胸锁乳突肌和斜方肌在头部的附着点之间穿出深筋膜，分布于枕区皮肤。枕动脉的浅出部位有61%在胸锁乳突肌和斜方肌附着点之间的筋膜穿出；22%穿斜方肌附着部的肌纤维；17%穿胸锁乳突肌附着部的肌纤维。浅出点的部位较恒定，位于枕外隆凸与乳突尖连线的内侧第二个 1/4 段上下。浅出点枕动脉平均外径为 1. 8mm。

枕动脉多数在上项线上方 20mm 范围内分为内、外侧支，内侧支行向颅顶中央部，外侧支行向顶结节。

枕动脉与颞浅动脉、耳后动脉以及对侧同名动脉之间存在丰富的吻合。

（2）枕静脉　起于枕部静脉丛，位于枕动脉外侧并伴行，与耳后静脉合成一干，平下颌角处与下颌后静脉后支合成颈外静脉。枕静脉于枕动脉浅出处外径平均为 2. 0mm。

2. 枕部皮瓣的神经　枕部皮瓣的神经为枕大神经，与枕动脉伴行，分布于枕部皮肤。

3. 枕部皮瓣的临床应用　枕部皮瓣的特点是带毛发，动脉浅出部位较恒定，易定位。动脉外径较粗，分布范围广泛，有丰富的吻合，适于选作有血管蒂的游离头皮瓣。

六、临床提要

（一）头皮的结构特点及其临床意义

由于头皮具有如上所述的结构特点，所以在进行头皮及颅骨部位的整复外科手术时，应特别注意以下各点：

（1）头皮受外伤或作手术切开时，由于血运丰富，血管间广泛吻合且血管断端不易收缩、自行止血，所以出血较多，手术中多用压迫止血，不用止血钳或丝线结扎止血，由于结缔组织坚韧致密，操作困难，且易脱落。在切开帽状腱膜后，用止血钳夹住帽状腱膜，分别向切口两侧翻转，以压迫制止出血。帽状腱膜横断损伤时，由于枕额肌的额腹和枕腹的收缩，导致伤口裂开，故手术时应缝合腱膜。

（2）头皮血管由周围向颅顶呈辐射状排列，故一般头皮切口应呈放射状，避免损伤血管主干。在行开颅手术，在此作皮瓣时，皮蒂底应在下方，以保留入瓣的血管和神经干，保证皮瓣的存活和皮肤感觉的存在。

（3）头皮血运丰富，而其深面的颅骨坚硬，所以作颅部游离植皮后加压包扎时力要适中，以免造成坏死。

（4）头皮血液供应丰富，组织再生能力和抗感染能力都很强，伤口愈合迅速。在作修复头皮缺损设计皮瓣时，长、宽比例可超出一般规定。只要皮瓣内包含有上述供应动脉之一者，皮瓣仍可存活。

（5）头部组织缺乏弹性，如将皮瓣深方的帽状腱膜作多行切开，即可得到伸展，供修复较大面积创面之需。

（6）头皮皮瓣除用于头皮缺损的修复外，并可应用于面部的各种整复手术。如用颞浅动脉的镰刀状皮瓣来携带额部组织修复眼睑或鼻。应用双侧颞浅动脉的双蒂皮瓣修复上、下唇。单纯以颞浅动脉连接一条包括毛囊在内的岛状头皮组织可用来修复眉毛。

（7）由于头皮毛发的毛囊深入皮下组织，毛根都以斜行方向穿出表面，所以作头皮切开时，切口应与毛发方向平行斜切，而不要垂直切以免更多的破坏毛囊，否则会造成术后的秃发瘢痕。在作眉毛再造时更应注意此点。

（8）头皮的神经位于皮下组织内，彼此间相互吻合，使相邻的神经分布区有重叠。因此，手术时仅在一处施行单纯的局部阻滞麻醉，一般不能获得满意的效果。手术切口部位的麻醉应在多处注入麻醉药，且深达皮下层，方可获得满意的麻醉效果。

（二）额面部除皱术的应用解剖

20 世纪 40 年代，面部除皱术在整形外科临床工作中才正式开展起来。它是面部老化的美容整形手术，最早英文称之为 face lift，意思是将面部皮肤向上方拉紧或向上方提升，以纠正其松弛下垂的情况，故称为“上提术”。以后在英文又称为 rhytidectomy，意思是皱纹切除，故又称为“除皱术”。

面部除皱术，是将面部皮肤在与其下面的组织进行潜行分离后向上提升，用以展平其老化皱纹的一种手术。

面部除皱术有全面部除皱术和局部除皱术之分。全面部除皱术包括额部、面颊部及颈部同时施行的除皱术。

额部除皱术是为额部横纹和眉间纹都极深而明显的面部老化者施行的一种手术。对于面部和睑部的老化症状较轻，而额部和眉间皱纹特别明显者，可单独施行此手术。对于上、下睑都有老化皱纹并有额部皱纹者，该手术可与上睑和下睑的美容整形手术联合施行。

面部除皱术的术前诊断与手术设计至关重要。额部除皱术的切口设计有两种：①前额较窄、发际较低者，其皮肤切口做在发际之内，即距发际 6cm 处做冠状切口；②前额宽大，发际较高者，沿发际边缘做冠状切口。手术步骤主要是切开皮肤后，首先将皮肤与额肌分离，再通过切口将额肌与额骨骨膜分离并掀起；其次是在前额第一横纹处，分别在三处，即两侧滑车上神经血管束之间、在左侧眶上神经束的外侧、在右侧眶上神经血管束的外侧，切断额肌的纵行纤维或者切除此三部分肌肉；并在额骨鼻部，掀起皱眉肌的起点，切断肌腹；进一步将分离出来的额肌纤维向上牵拉、重叠缝合固定在上方的帽状腱膜上后，向上方展平额部皮肤，消除前额皱纹，切除多余的皮肤后，缝合皮肤切口。

在手术过程中，应特别注意以下几点：

（1）避免损伤面神经　面部除皱术中最容易损伤面神经的颞支和下颌缘支。颞支损伤后不能闭眼，而下颌缘支损伤后下唇外翻和流涎，二者均是比较严重的并发症。鉴于面神经的额支和颧支均在颞浅筋膜表面走行，因此，有人主张在颧弓表面及其上方进行潜行分离时，把分离的平面放在颞浅筋膜的下（深）面，避免损伤面神经的额支和颧支。

（2）头皮的血运极丰富，动脉（或静脉）彼此之间吻合成网，因此，术中应尽量避免损伤血管与神经，并做好止血，以免术后发生血肿。

（3）为了完全消除面部老化皱纹，有人主张将眼轮匝肌的外眦部肌纤维的外周部剪断。

（张书琴）

第四节　面部浅层

一、概述

面部位于颅部前下方，由成对的上颌骨、腭骨、颧骨、鼻骨、泪骨、下鼻甲骨以及不成对的犁骨、下颌骨和软组织构成。

面部上界为眶上缘、颧弓上缘和外耳门上缘，下界为下颌体下缘、下颌角至乳突尖端的连线。

根据其解剖学的特点及临床应用的需要，将面部分为眶区、鼻区、口区、眶下区、颧区、唇区、颊区、颏区、腮腺咬肌区、面侧深区及耳区等（图6－17）。

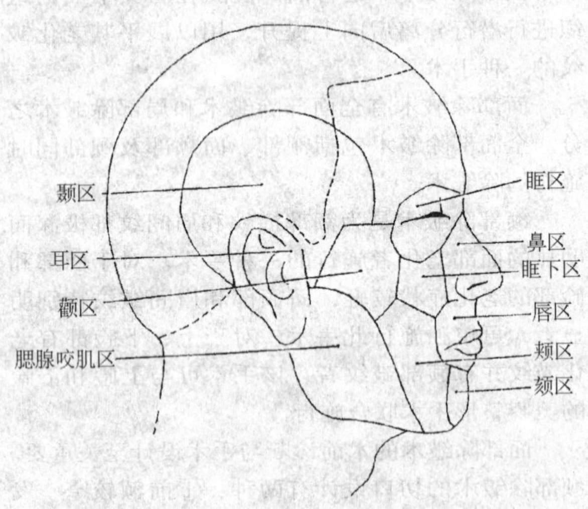

图6－17　面部的分区

二、面部浅层结构

（一）皮肤

面部皮肤的皮纹，又称 langer 纹，即皮肤分裂线，由真皮内的胶原纤维按抵抗该皮肤区所受最大张力的方向平行排列而成，其各部皮纹走向不同，随年龄增长而加深。面部美容整形手术切口方向应与皮纹一致，有利创口的愈合，减少瘢痕。

面部皮肤薄而柔软，细嫩且血运丰富，易于伸展移动，有利于做成形手术和伤口愈合。皮肤内含有较多的皮脂腺、汗腺和毛囊，是皮脂腺囊肿和疖肿的好发部位。面部皮肤因皮下组织疏松，富移动性，但于颏部和鼻翼部的皮肤与皮下组织紧密结合，不易分离。

（二）浅筋膜（皮下组织）

此为疏松结缔组织，具有不等量的脂肪，借皮下支持带及肌束与皮肤相连。皮下支持带内含有强韧的细丝，一端连于皮肤的真皮乳头，另一端连于浅筋膜内。面部皮下浅筋膜内含有面部浅层的血管、神经、淋巴管及表情肌。由于面部皮下组织疏松，在局部炎症、外伤或心、肾疾病时，易出现水肿，尤以眼睑部明显。面部小血管壁上分布有交感神经纤维，因而在情绪激动或疾病时，可使面部皮肤变苍白或发绀。

（三）面部韧带

面部韧带或称面部皮肤支持韧带，为条带状的致密结缔组织束，起自面颅骨骨面或筋膜，其中某些韧带穿经 SMAS 和浅筋膜，止于真皮，直接固定和支持皮肤；另一些韧带则止于 SMAS，通过浅筋膜间接牵拉和支持皮肤。面部除皱术与面部韧带关系密切，术中酌情切断某些韧带，可提高手术的美容效果。

1. 颈阔肌悬韧带（suspensory platysma ligaments，SPL）　是由双层纤维性筋膜构成，上段

位于腮腺与胸锁乳突肌之间，下段则位于下颌角及下颌下腺与胸锁乳突肌之间。

深面从上到下分别起于茎突下颌韧带表面、茎突舌骨肌及二腹肌后腹表面；浅面附着在表浅肌肉腱膜系统（SMAS）和颈阔肌下段深面。SPL的长度系由深层起始至浅层附着部之间的距离（平均1.46cm），由耳垂点至下颌下腺后上缘是其宽度（平均为6.37cm）。两层筋膜之间的距离是其厚度（0.31cm）。

SPL和附近的血管、神经关系密切。面神经颈支穿出腮腺下极后紧贴SPL前面下降一段距离后分支入颈阔肌；耳大神经在SPL后方向前上行，斜穿出该韧带上段，分支入腮腺；颈外静脉于SPL后方的胸锁乳突肌浅面下降。

2. 颈阔肌－耳韧带（platysma－auricular ligaments，P－AL） 是指连接颈阔肌后上缘和耳垂上后方"致密区"的这部分SMAS。所谓"致密区"是在耳垂上后方，由真皮、少量皮下组织、SMAS及腮腺包膜等组织结构紧密连接而成的尖朝下的一个三角形区域。耳大神经于P－AL后方SMAS的深面，由后下行向前上方，分支分布至耳周皮肤及腮腺。

3. 颧弓韧带（zygomatic ligaments，ZL） 是2～3束腱性致密结缔组织束带，位于耳屏间切迹游离缘前方4.29cm处，起于颧弓前端下缘或颧骨颊面，穿过各层软组织抵止于表面真皮。面神经颧支，颞支走行在ZL的上方、下方甚至中间；面横动脉多数经过ZL的下方，少数穿过其中部。

4. 下颌骨韧带（mandibular ligaments，ML） 由8～15条结缔组织小束组成，位于下颌骨体前1/3的条状区域，在下颌骨体下缘之上0.59cm处，距下颌角5.27cm，起于下颌体骨面，穿过肌层和皮下组织抵止于真皮。

5. 颈阔肌－皮肤前韧带（anterior platysma－skin ligament，APSL） 不恒定，起于颈阔肌前上缘斜向前止于颊部浅层真皮。

6. 浅肌腱膜系统－颧颊部韧带（SMAS－malar ligament，SMAS－ML） 由多条致密结缔组织束组成，纵向排列于咬肌前缘和颊脂肪垫之间，位于咬肌筋膜和表面的SMAS之间。

（四）表情肌

表情肌（图6－18，表6－2）为皮肌、位于皮下浅筋膜内，肌纤维纤细，一般起于骨或筋膜，止于皮肤，收缩时牵动皮肤，可开闭眼、鼻、口，亦可使面部呈现各种表情，并参与咀嚼和语言运动。

表情肌除了位于颅顶部的枕额肌及自颈部延至面部的颈阔肌外，其余的面部表情肌主要分布在睑裂、口裂和鼻孔的周围，肌纤维呈环状或放射状排列，收缩时可关闭或开大孔裂。表情肌由面神经支配。面神经分布至各肌的肌支，多数靠近该肌的后缘，自深面进入肌肉。手术时应予以保护。

帽状腱膜　枕额肌额腹　皱眉肌　眶部　睑部　眼轮匝肌　提上唇鼻翼肌　提上唇肌　鼻肌　颧小肌　颧大肌　提口角肌　腮腺管　笑肌　颊肌　咬肌　降口角肌　降下唇肌　颏肌　颈阔肌

前面观

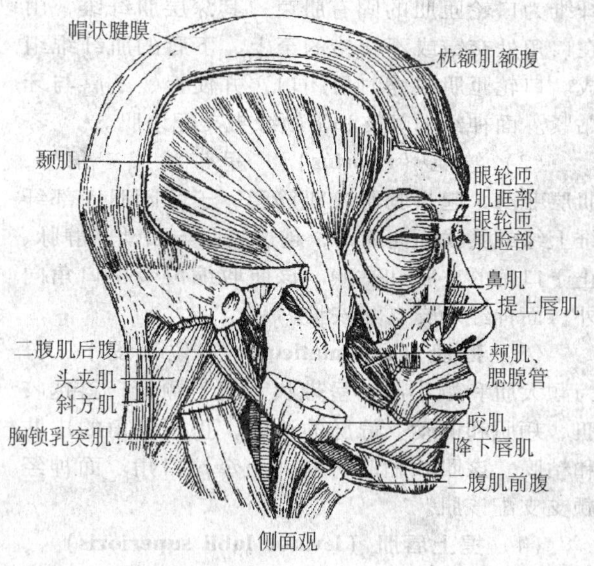

侧面观

图6－18 面部肌

面部表情肌依所在部位可分为口、鼻、眼、耳和颅顶肌5组。详细内容在有关章节内描述，本节仅作一简要介绍。

1. 颅顶肌（epicranius） 扁阔而薄，覆盖在颅顶上，由帽状腱膜及枕额肌构成。中央部分的腱膜称为帽状腱膜（galea aponeurotica），其前部为枕额肌的额腹，后方的为枕腹。额腹位于额部皮下，起自帽状腱膜，止于眉部皮肤。枕腹起自枕骨上项线，止于帽状腱膜。

枕腹收缩可向后牵拉帽状腱膜及头皮，额腹收缩可提眉，并使额部皮肤出现皱纹。颅顶固定时，额肌可上提眼睑使眼睁大。枕腹由颈部脊神经支配，额腹由面神经支配。

2. 眼周围肌 包括有眼轮匝肌和皱眉肌。

（1）**眼轮匝肌（orbicularis oculi）** 位于皮下，围绕睑裂周围的环行肌，分为眶部、睑部及泪囊部（图6－18）。面神经的颞支和颧支支配该肌。

该肌收缩可使睑裂闭合，泪囊部纤维可扩张泪囊，促进泪液经泪道流入鼻腔。

（2）**皱眉肌（corrugator supercili）** 位于两侧眉弓之间，在眼轮匝肌眶部和额肌（额腹）的深面，起自额骨鼻部，肌纤维斜向上外，跨越眶上神经和血管的浅面，止于眉内侧半的皮肤。

该肌收缩可向下方牵拉眉，使鼻根上方的额部皮肤产生纵行皱纹。该肌受面神经的颞支支配。

3. 口周围肌 为运动唇与颊的肌肉。人类由于语言功能的复杂性，致使口周围肌高度分化，排列上相互交错和相互掩盖。口周围肌有呈环形排列的口轮匝肌和呈辐射状排列的很多肌肉，分别位于口裂的上方和下方。

（1）**口轮匝肌（orbicularis oris）** 围绕口裂周围的环形肌，位于上、下唇皮下，其浅层肌纤维为口轮匝肌的固有肌束；其深层肌纤维，由在口角处交错或不交错的至上、下唇的肌纤维组成。口轮匝肌收缩时可闭口，并使上、下唇与牙贴紧。面神经的颊支和下颌缘支支配该肌。

（2）**笑肌（risorius）** 呈带状或三角形，肌层菲薄，起自腮腺咬肌筋膜，于颈阔肌面部纤维上缘或其浅面向前下，越过咬肌与面动、静脉、止于口角的皮肤和粘膜。该肌收缩可牵拉口角向外。面神经颊支支配该肌。

（3）**颧肌（zygomaticus）** 位于皮下，分为颧大肌和颧小肌，呈带状，起于颧骨，斜越咬肌、颊肌和面动、静脉的浅面，止于口角的皮肤和粘膜。该肌收缩时可向外上牵拉口角。面神经颧支支配该肌。

（4）**提上唇肌（levator labii superioris）** 又称上唇方肌，扁薄略呈四角形，位居眶下部皮下。该肌起点有三，分别为颧头、眶下头和内眦头。颧头又称颧小肌，是上唇方肌的外侧部，在眼轮匝肌的下方或其深面，起于颧骨外侧面；眶下头，最宽是上唇方肌的中部，在眼轮匝肌覆盖下，起于上颌骨的眶下缘至眶下孔之间部分，肌纤维斜向下内与口轮匝肌的肌束交织；内眦头为该肌最内侧部分，起于上颌骨额突，肌束外侧部向下与眶下头交织，而其内侧部止于鼻翼软骨与皮肤。面神经的颧支和颊支支配该肌。

（5）**提口角肌（levator anguli oris）** 又称尖牙肌，位于颧肌与上唇方肌的深面，起于上颌骨的眶下孔下方的尖牙窝，肌束向口角集中，止于口角皮肤，还有部分肌束与降口角肌和口轮匝肌相移行。眶下神经与血管穿出该肌及其浅面的结缔组织。面动脉横过该肌下部。面神经颊支支配该肌。

笑肌、颧肌和提上唇肌颧头可向外上方牵拉口角；提上唇肌眶下头与内眦头可分别牵拉上唇及鼻翼向上；提口角肌牵拉口角向上。

（6）**降口角肌（depressoranguli oris）** 又称三角肌，位于颏结节与第一磨牙之间，呈三角形，起于下颌骨体下缘的外侧面，经颏孔浅面，向口角集中，部分肌束止于口角的皮肤，部分肌束与口轮匝肌上部、笑肌和提口角肌相延续。该肌由面神经下颌缘支支配。

（7）**降下唇肌（depressor labiiinferioris）** 又称下唇方肌。位于颏孔与颏结节之间，呈方形，起于下颌骨前面的斜线，行向上内，与对侧的降下唇肌会合，止于下唇的皮肤和黏膜。降口角肌掩盖该肌外侧部。面神经颊支支配该肌。

（8）**颏肌（mentalis）** 又称颏提肌。为圆锥状小肌，位于降下唇肌的深面。该肌起于下颌侧切牙及中切牙的牙槽轭，向内下与对侧的同名肌靠近，止于颏部皮肤。面神经的下颌缘支支配该肌。

降口角肌、降下唇肌与颏肌均位于口裂之下。降口角肌和降下唇肌可下降口角及下唇；颏肌可上提颏部皮肤。

口周围肌在人类摄食、吸吮、吹奏、语言及表情中有重要作用。

（9）**颊肌（buccinator）** 位居颊部，在提口角肌、颧肌、笑肌和降口角肌的深面与口腔粘膜的浅面之间，起自上颌骨牙槽突的后外侧面、**翼突下颌缝（raphe pterygomandibularis**，又称**颊咽缝**，为由翼突内侧板的翼突钩至下颌骨第三磨牙后部之间的结缔组织束，介于颊肌与咽上缩肌之间）和下颌骨三个磨牙齿槽突的外侧面，肌束向口角集中，一部分肌纤维止于口角皮肤，部分肌纤维延至上、下唇而移行于口轮匝肌深层。该肌在上颌第二磨牙附近，为腮腺管所穿通。颊肌由面神经颊支和下颌缘支支配。颊肌可向后牵引口角，使颊部及口唇紧贴上、下颌牙齿及上、下颌骨齿槽突，助咀嚼与吸吮。若颊部因口腔充满气体而膨胀时，颊肌收缩可将气体驱出口外。

4. 鼻周围肌 不发达，包括压鼻孔肌、降鼻中隔肌、鼻孔开大肌和降眉间肌（详见鼻区）。前三肌由面神经的颊支支配。

5. 耳周围肌 在人类属退化肌，位于耳廓周围，包括耳上肌、耳前肌和耳后肌。上述三肌收缩可分别牵拉耳廓向上、向前上和向后（详见耳区）。

6. 颈阔肌（面部）（**platysma**） 属于皮肌，位于面下部皮下，为宽阔薄片肌。起自胸大肌和三角肌表面的筋膜，向上内，越过下颌骨下缘的浅面至面部。该肌前部纤维向上；至颏联合下方，左右相互交错，止于下颌骨体的下缘；中部纤维越下颌骨下缘后，越过面动、静脉的浅面，向口角集中，与笑肌、降口角肌和降下唇肌相融合；后部肌纤维移行于腮腺咬肌筋膜。该肌受面神经的颈支支配。颈阔肌收缩，可使颈部皮肤出现皱纹，此外，还可向下牵拉口角和下唇，协助降下颌。据报道，面神经颈支麻痹，可影响病人的张口和微笑。

表6-2 表情肌的位置、名称、起止点、作用和神经支配

部位	名称	起点	止点	作用	神经支配
颅顶部	枕额肌：枕腹	上项线	帽状腱膜	提眉，产生额纹	面神经：耳后支
	枕额肌：帽状腱膜				
	枕额肌：额腹	帽状腱膜	眉部皮肤	向后牵拉帽状腱膜	面神经：颞支
眼裂周围	眼轮匝肌：眶部	睑内侧韧带、额骨鼻部和上颌骨额突	外眦部皮肤	闭眼	面神经：颞支
	眼轮匝肌：睑部	睑外侧韧带	睑内侧韧带	闭眼	面神经：颧支
	眼轮匝肌：泪囊部	泪后嵴、泪囊	睑部肌纤维	扩张泪囊、泪液流通	
	皱眉肌	额骨鼻部	眉内侧半皮肤	眉向内下	面神经颞支
鼻孔周围	压鼻孔肌	上颌骨	鼻背腱膜	鼻孔缩小	面神经颊支
	鼻孔开大肌	上颌骨下部	鼻翼软骨外侧面	鼻孔开大	
	降鼻中隔肌	上颌骨中切牙窝	鼻中隔软骨	下牵鼻中隔	
	降眉间肌	鼻根部的筋膜	鼻侧软骨上端	下拉眉间皮肤	
口裂周围 上组	笑肌	腮腺咬肌筋膜	口角皮肤	拉口角向外	面神经颊支
	颧（大）肌	颧骨颧颞缝前方	口角皮肤	拉口角向外上方	面神经颊支
	提上唇肌：颧头（颧小肌）	颧骨外侧面	上唇皮肤	参与形成鼻唇沟 拉口角向外上	面神经：颧支
	提上唇肌：眶下头	上颌骨眶下孔上方骨面	上唇外侧半皮肤	提上唇、参与形成鼻唇沟	
	提上唇肌：内眦头	上颌骨额突	鼻翼软骨 上唇外侧半皮肤	提上唇和鼻翼	面神经：颊支
	提口角肌	眶下孔下方尖牙窝	口角皮肤	上提口角	面神经颧支
口裂周围 下组	降口角肌	下颌骨体外侧面	口角皮肤	拉口角向下，降下唇	面神经下颌缘支
	降下唇肌	下颌骨前斜线	下唇皮肤	降下唇	面神经颊支
	颏肌	下颌骨切牙窝	颏部皮肤	上提颏部皮肤	面神经下颌缘支
口裂周围	口轮匝肌	上唇、下唇	上、下唇中线皮肤	闭口	面神经颊支 下颌缘支
	颊肌	上颌骨牙槽突后外侧	口角皮肤，上、下唇	颊贴紧牙龈	面神经颊支、 下颌缘支
耳周围	耳上肌	帽状腱膜	耳廓	拉耳廓向上	面神经颞支
	耳前肌	帽状腱膜	耳廓软骨前上部	拉耳廓向前	面神经颞支
	耳后肌	乳突根部	耳廓软骨后部	拉耳廓向后	面神经耳后支
	颈阔肌（面部）	三角肌和胸大肌筋膜	下颌体下缘 口角，腮腺咬肌筋膜	拉口角、下唇向下	面神经颈支

面部除有表情肌外，还有咀嚼肌（图6－19），**包括咬肌**（**masseter**）、**颞肌**（**temporalis**）、**翼内肌**（**medial pterygoid**）和**翼外肌**（**lateral pterygoid**）。它们运动颞下颌关节，参与咀嚼活动。其中咬肌、颞肌和翼内肌均可上提下颌骨；翼内、外肌两侧同时收缩可牵拉下颌骨向前；颞肌后部肌纤维可拉下颌骨向后；翼内、外肌一侧收缩可使下颌骨向对侧运动。

三、表浅肌肉腱膜系统

Mitz 和 Peyronie（1976）经过对面部进行了解剖学研究后，首次提出面部表浅肌肉腱膜系统（superficial musculo aponeurotic system，SMAS）。Morales 于 1991 年将 SMAS 的概念扩展到整个颅面颈部，把 SMAS 划分为 5 个区域。SMAS 的提出，把面颈部的整形美容外科，尤其是把面部除皱上提术置于正确的解剖学基础上，具有重要的理论与实践应用意义。

SMAS 是位于颅顶和面颈部皮下组织深面的一层肌肉腱膜状结构，是由中央部含有肌纤维成分的腱膜和与腱膜相连续的同一层次的表情肌构成。它的浅面有脂肪组织与皮肤相隔，其深面有疏松结缔组织与深筋膜相隔。

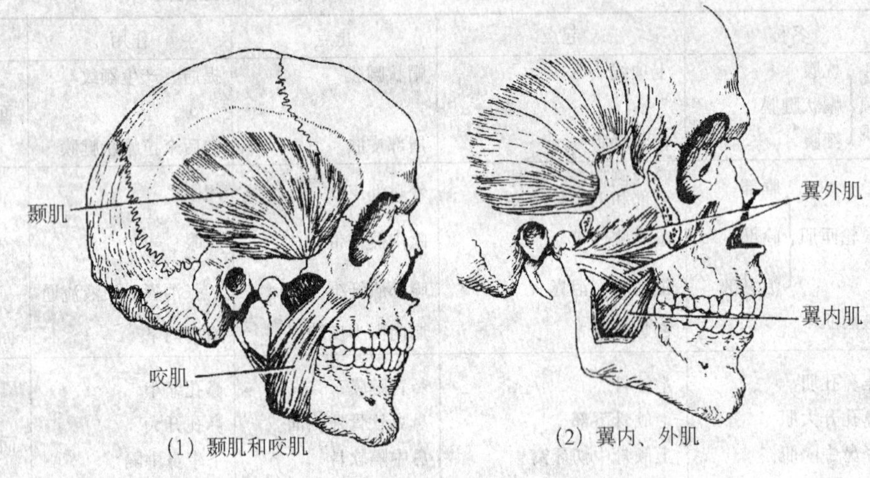

（1）颞肌和咬肌　（2）翼内、外肌

图6－19　咀嚼肌

1. SMAS 的延伸范围　SMAS 向上越过颧弓与颞浅筋膜相延续，继而向上与帽状腱膜相连；向前上方与眼轮匝肌和额肌相连续；向后上方与耳上肌、耳后肌及帽状腱膜接续；向下移行为颈阔肌。颧颊区的 SMAS 向前连接眼轮匝肌和颧肌外缘；颈阔肌向前连接口周肌和颧肌。耳垂下方颈阔肌后缘以后 SMAS 移行为胸锁乳突肌浅面的颈浅筋膜；耳前 SMAS 向后变薄融入耳、面移行处的皮下和耳廓和外耳道的软骨膜。在腮腺表面，SMAS 与腮腺咬肌筋膜及其浅面的少量致密结缔组织紧密结合，形成致密带，连于耳垂下后方的三角形致密区。

2. 分部及组成　根据各部位 SMAS 结构特点，可将其分为 3 个区域。

（1）肌性区域　属于 SMAS 的周围部，为额肌、眼轮匝肌，颧肌和颈阔肌所占据的区域。颈阔肌上缘绝大部分位于耳下点以下 1.83 ±1.50cm 的水平，耳屏游离缘距颧大肌外缘是 4.95 ±0.27cm。

（2）腱膜性区域　为 SMAS 的中央部，主要由致密结缔组织构成，其间有少量连续或不连续的肌纤维。该区包括胸锁乳突肌区、耳前区和颞区，被肌性区域围绕。

胸锁乳突肌浅面的颈浅筋膜与颈阔肌连续，颈浅筋膜由致密结缔组织构成，薄且内含不连续的肌束，与浅、深面的界限不清。因为胸锁乳突肌浅面的颈浅筋膜符合 SMAS 的结构特点，故称为胸锁乳突肌区 SMAS。

耳前区 SMAS 腱膜性区域的范围上至颧弓，与颞浅筋膜相续；下至颈阔肌上缘，距离为 3.58 ±1.55cm；其前界为颧肌外缘；后界为耳屏的垂线。耳前腱膜性区域中肉眼可见散在横行肌束。该层与皮下组织无明显分界。

颞区的颞浅筋膜在颧弓水平与 SMAS 相续。颞浅筋膜由致密结缔组织构成，其中有连续肌层，符合 SMAS 的结构特征，故称为颞浅筋膜 SMAS。其中颞浅血管、耳颞神经及其分支由下向上走行过程中，开始行在颞浅筋膜的深面、深层、逐渐到中层、浅层，最后至皮下。

颞区的颞浅筋膜、耳前区的耳前腱膜和胸锁乳突肌区的颈浅筋膜相互连续并延伸。

上述腱膜性区域的SMAS，致密坚韧，抗牵拉，便于面部除皱术的实施。

（3）混合性区域　仅有40%（8/20侧）的观察标本中存在有“混合性区域”。该区位于颧肌下半附近的颊脂肪垫浅面，为颧大肌外侧缘下半与耳前腱膜之间的1.6cm宽的带状区。其结构为薄的纤维膜连结着纵行、横行肌束，其浅、深面有脂肪。

①纵、横行肌束：纵行肌束是颧大、小肌下半薄弱且分散的肌束，与口轮匝肌交织。笑肌为另一纵行肌束，与颧大肌后缘之间有一定距离，以薄膜与脂肪相连。横行肌束为颈阔肌，前缘的肌束薄弱且分束，并编织入口轮匝肌。

②浅、深面的脂肪：膜浅面的脂肪为鼻唇沟外上方的丰富皮下脂肪，膜深面的脂肪是颊脂肪垫，面神经颊支通过其间。

混合性区域的结构特点是肌束与肌束间易分离，纤维膜薄弱，不耐牵拉，因此，称此区为“SMAS”的薄弱区；此外，颊脂肪垫区表浅的皮下脂肪厚于其他部位；而皮下脂肪的深面由后向前依次为SMAS和颧肌。SMAS与颧肌缘相接续。

综上可见，SMAS周围部均为表情肌，即上有额肌，前有眼轮匝肌、颧肌和笑肌，后有耳周肌，下有颈阔肌。腱膜性区则为这些肌肉的中间腱膜，仅混合性区的肌束和腱膜薄弱而不甚完整。肌性区、腱膜性区和混合性区三者在浅筋膜深面互相连续形成一层完整的表浅肌肉腱膜系统。

3. SMAS与其浅、深面组织结构的关系

（1）SMAS浅面　是皮下脂肪层，其厚薄不均。

（2）SMAS深面　除颊脂肪垫区外，其脂肪很少，不能形成一个连续的脂肪层。面部各区SMAS深面的结构情况如下：

①腮腺区：腮腺筋膜浅面几乎没有脂肪，SMAS与腮腺筋膜连结紧密，耳屏前的腮腺筋膜与SMAS连接更为紧密。

②咬肌区：咬肌筋膜浅面有薄层脂肪，中部的脂肪量较少。咬肌区的SMAS容易被分离。

③颊脂肪垫区：颊脂肪垫位于颊咽筋膜的浅面，掩盖咬肌前缘甚至前1/3。颊脂肪垫区的SMAS有两种情况，一是耳前腱膜性部分在该区上半部浅面与颧肌外缘相接，二是该区下半部浅面即是SMAS的混合性区域，这就导致该区的SMAS相对薄弱而不耐牵拉。

④颧弓区：SMAS与颧弓浅面疏松愈合，与颧弓膜间存在着颞中筋膜及颞深筋膜浅层。

⑤颞区：颞浅筋膜SMAS深面的组织结构在颞浅动脉额支上方者是帽状腱膜下疏松结缔组织；下方是颞中筋膜及其中的面神经颞支。颞浅筋膜为致密结缔组织，而颞中筋膜则为疏松结缔组织，二者间分界不清。

⑥胸锁乳突肌区：胸锁乳突肌区SMAS与肌纤维鞘紧密愈合着，需进行锐性分离。

⑦下颌、颏下区：颈阔肌SMAS与深面的组织结构（除各种韧带外）连接疏松，特别是下颌缘下方，但颈阔肌深面与下颌骨体骨膜之间有一紧密愈着点，位于下颌角点前3.91±0.33cm处，在SMAS-颧颊部韧带最下束的下方。在此愈着点处，面神经的下颌缘支及其分支在颈阔肌与下颌骨体骨膜间行向前方。

四、面部浅层的血管、淋巴和神经

（一）面部浅层的血管

1. 动脉　面部的血液供应丰富，眼内眦部、鼻背及颧部由颈内动脉的分支供应，其余部分由颈外动脉的分支供应。面浅部主要由面动脉的分支供应，而面深部由上颌动脉的分支供应。颈外动脉的面动脉与颈内动脉的分支，在面浅部尤其是在眼裂周围形成吻合。

（1）**面动脉（facial artery**，6-20）　在颈动脉三角内，平下颌角高度（41%～49%），单独（86%）或与舌动脉共干，起自颈外动脉的前壁，在颈阔肌与咽上、中缩肌间行向前内上方，经茎突舌骨肌和二腹肌后腹和舌下神经的深面，至下颌下三角，穿入下颌下腺鞘内或经下颌下腺后上方的面动脉沟（86.8%）后，至咬肌附着处前缘，绕下颌体下缘至面部后，在颈阔肌、笑肌、颧肌的深面与颊肌、提口角肌浅面之间，纡曲行向前上内方，经口角、鼻翼外侧至内眦，与眼动脉的分支——鼻背动脉吻合。

面动脉至面部与面静脉的关系是：平下颌骨下缘处，面动脉多数位于面静脉的前方（78%），少数行于面静脉的深面（13%）、浅面（8%）或后方（1%）。

面动脉的外径：由鼻翼下缘外侧与口角外侧向外侧引上、下二条水平线，将面动脉分为三段，口角水平线以下为面动脉第一段，该段中部外径为2.0～2.4mm（占49%），在上、下两水平线间的一段为面动脉的第二段，其中部的外径为1.5～1.9mm（46%），面动脉第三段为上水平线以上的一段，其中部外径为1.0～1.4mm（51%）。

面动脉面段的分支：很多，依各分支起始位置与走行可分为前后两组。

前组的分支：起自面动脉的前壁，由下而上有：

①**下唇动脉**：多数为一支（80%），两支（17%）或缺如（3%）。下唇动脉如有两支时，其中远离唇缘的一支称为副下唇动脉。下唇动脉多在口角外下方10～20mm处，起自面动脉第一段中1/3处，于降口角肌深面穿过口轮匝肌与唇粘膜之间，与对侧同名动脉吻合。

②**上唇动脉**：多为一支（79%），副上唇动脉的出现率为6%。上唇动脉在口角外上方5mm处，起自面动脉第二段下1/3处（77%），纡曲前行，穿口轮匝肌，在此肌与上唇黏膜之间，与对侧的同名动脉吻合。

③**鼻翼支**：多在鼻孔平面起于面动脉干（62%），有时也可起自上唇动脉、眶下动脉。鼻翼支分支至鼻翼及鼻底部，有时还发出鼻中隔支，参加Kssel bach血管网。

④**鼻外侧动脉**：发自内眦动脉，分布至鼻翼和鼻中隔，并与上唇动脉的鼻翼支和鼻中隔支、眼动脉的鼻背动脉及上颌动脉的眶下动脉等相吻合。

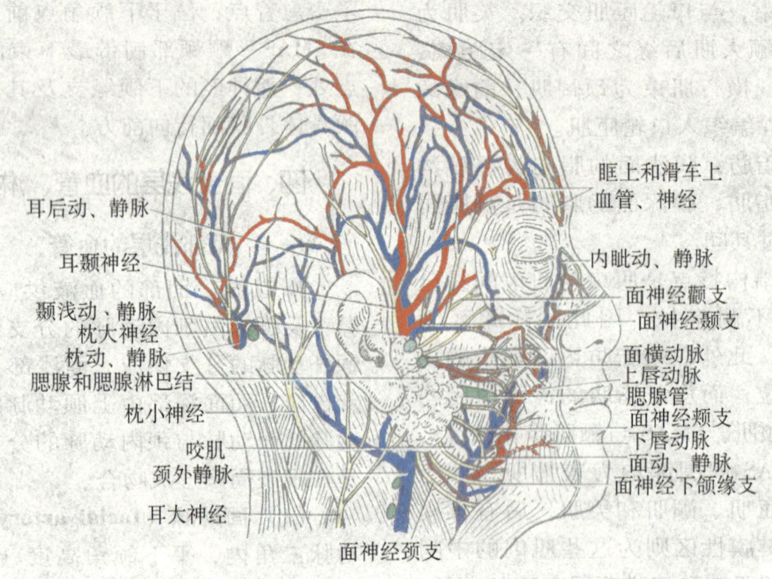

图6－20　面部的血管和神经

⑤**内眦动脉**：面动脉由上唇方肌的眶下头深面进入上唇方肌内眦头时，移行为内眦动脉。该动脉沿鼻外侧至眼内眦部，与眼动脉的鼻背动脉吻合。

后组的分支：自面动脉的后壁发出，自下而上有：咬肌支至咬肌，颊支至颊肌和眶下支至眶下部。后组分支外径多在1.0mm以下。该组分支可与面横动脉、上颌动脉的同名分支吻合。

（2）**颞浅动脉**（**superficial temporal artery**）为颈外动脉两终支之一。平下颌颈的后方起始，在腮腺实质内上行，在颞下颌关节与外耳道之间，出腮腺上缘至皮下，行于耳颞神经与颞浅静脉的前方，越颧弓根表面，多数在眶上缘平面以上（65%），分为额、顶二终支。

颞浅动脉平起始部的外径为2.6mm，平颧弓高度外径为2.2mm。

颞浅动脉在面部的分支计有腮腺支、咬肌动脉、面横动脉、颞中动脉、颧眶动脉、耳前和耳上动脉，分支分布至额、顶部皮肤、筋膜和肌肉，并分布至腮腺、咬肌和眼轮匝肌等（图6－22）。

（3）眼动脉在面部的分支　眼动脉在面部的分支有眶上动脉、滑车上动脉及鼻背动脉。**眶上动脉**及**滑车上动脉**供应额部皮肤（前已述及）。鼻背动脉从鼻根部两侧穿出，沿鼻背下行供应鼻根部皮肤（图6－20）。鼻背动脉与内眦动脉吻合。

（4）**上颌动脉**（**axillar artery**）面部的分支（图6－21）

①**眶下动脉**（**nfraorbitar artery**）：在翼腭窝处发自上颌动脉，经眶下裂入眶，沿眶下沟、眶下管与眶下神经一起出眶下孔，在上唇方肌深面，分为下睑支、上唇支和鼻翼支，分布至下睑、上唇和鼻外侧面。该动脉与内眦动脉、上唇动脉、面横动脉及鼻背动脉吻合。

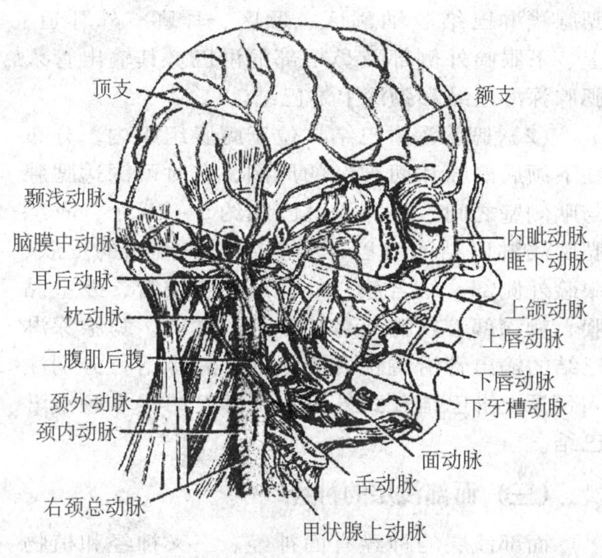

图6－21 头颈部的动脉

②**颊动脉**（**buccal artery**）：为上颌动脉的分支，伴颊神经，于颞肌下部的深面前行，至其前缘穿出，在腮腺导管穿入颊肌处的上方，分支至颊肌。

③**颏动脉**：为上颌动脉的下牙槽动脉的终末支，伴颏神经出颏孔后，分支至颏部的肌肉及皮肤。

2. 静脉 面部的静脉按其位置分为浅静脉与深静脉，它们分别与同名动脉伴行，收集面浅部与面深部的静脉血。面部浅、深静脉间相互交通，面部的静脉亦可借交通支与颅内静脉交通。

面部的静脉主要有面静脉、下颌后静脉和翼静脉丛（图6－16，6－20，6－22）。

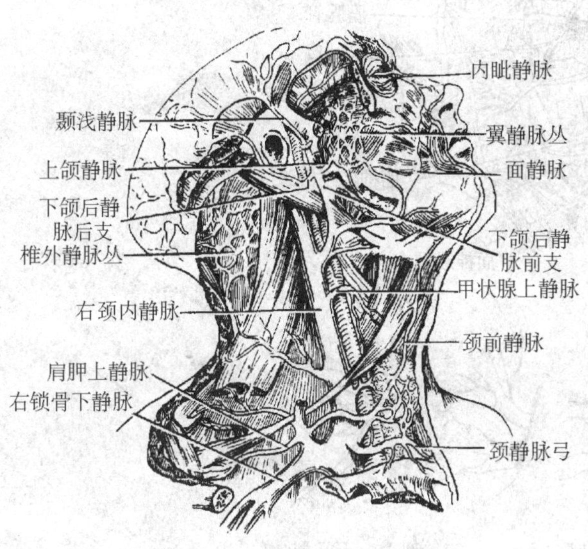

图6－22 右侧头、颈部的静脉

（1）**面静脉**（**facial vein**） 多始于内眦静脉，在面动脉的后方下行，经颧肌、笑肌、颈阔肌的深面与颊肌和咬肌的浅面，在咬肌前缘，于下颌角下方与下颌后静脉的前支汇合后，至下颌下三角，再经下颌下腺、二腹肌后腹及茎突舌骨肌浅面下行，平舌骨高度，注入颈内静脉。据报道，国人资料为面静脉多注入颈外静脉（42%～47%）。面静脉沿途收纳鼻外侧静脉，面深静脉、上唇静脉和下唇静脉。

面静脉在鼻翼、口角及下颌骨下缘处的外径分别是1.7mm、2.4mm和2.9mm。面静脉较恒定，因此，它是面部带蒂皮瓣移植术受区的主要吻接静脉。

（2）**下颌后静脉**（**retromandibular vein**）由颞浅静脉和上颌静脉于下颌骨颈的后方汇合而成，穿入腮腺，在外耳门前方，下行于颈外动脉的浅面及面神经各分支的深面之间，穿出腮腺下极，分为前、后2支（70.6%）；前支行向前下注入面静脉，后支与枕静脉汇合成颈外静脉。上颌静脉起于**翼静脉丛**（**pterygoid venous plexus**）。

面静脉的上端经眼静脉与颅内海绵窦交通，中段借面深静脉经翼静脉丛与海绵窦相交通；此外，面部静脉都无静脉瓣，因此，当面部特别是鼻和上唇感染时，若处理不当（挤压、手术等），感染可经上述途径逆行蔓延至颅内海绵窦，引起严重的海绵窦血栓或脑膜炎等，所以临床上常将鼻根和两侧口角之间的三角形区域称为“危险三角”。

（二）面部浅层的淋巴结（图6－23）。

面部的淋巴管及淋巴结较丰富；淋巴管较细小，但分布广泛，淋巴结一般分为4组：

1. 面淋巴结 不太恒定，一般位于面部表情肌的浅面，沿面动脉与面静脉分布，依所在部位不同，可分为以下4组：①**眶下淋巴结**：位于眶下孔附近；②**颊淋巴结**：位于颊肌表面，在面动脉与面静脉之间，在腮腺管开口处下方10mm处，多为1～2个，出现率为15.5%；③**颧淋巴结**：极少见，位于眼外眦部的下方；④**颌上淋巴结**：位于咬肌前缘之前，下颌骨下缘之上1.0～1.5mm处，面动脉附近的皮下组织内。

面淋巴结收集眼睑内侧、眶内侧、鼻、上唇、颊部与颧部内侧的淋巴，此外还收纳口腔黏膜、上、下颌牙齿，牙龈等处的淋巴，其输出管主要入**下颌下淋巴结**。

2. 腮腺淋巴结 约有20个淋巴结。根据淋巴结与腮腺的位置关系，可分为2组。

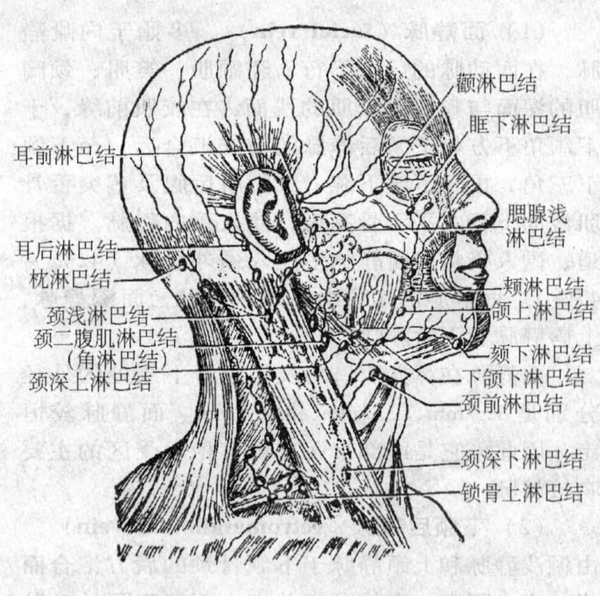

图6－23　头、颈部淋巴结

（1）**腮腺浅淋巴结**　位于腮腺浅面，分为耳前淋巴结和耳下淋巴结。①**耳前淋巴结**：位于耳屏前方，腮腺咬肌筋膜浅面或者在此筋膜与腮腺组织间，沿颞浅动脉后方或外侧排列。②**耳下淋巴结**：位于腮腺下端表面及胸锁乳突肌前缘处。腮腺浅淋巴结收纳额区、颞区、耳廓、外耳道、上、下眼睑外侧部及鼻根部的淋巴。其输出管入腮腺深淋巴结和颈深上淋巴结。

（2）腮腺深淋巴结　位于腮腺组织内，分布在下颌后静脉和面神经的周围，有时可深达腮腺与咽侧壁之间。腮腺深淋巴结约5～10个，收纳腮腺浅淋巴结的淋巴、腮腺及腮腺浅面的皮肤、眼睑外侧部、结合膜、外耳道、咽鼓管、鼓室黏膜、颊深部、软腭及鼻腔后部的淋巴。腮腺深淋巴结的输出管沿胸锁乳突肌前、后缘下行分别注入颈深上淋巴结（颈外侧上深淋巴结）和颈浅淋巴结。

（三）面部浅层的神经

面部浅层的神经有面神经、三叉神经和植物性神经。

1. 面神经（facial nerve）　为混合性神经，其特殊内脏运动纤维主要支配面部表情肌和颈阔肌；内脏运动纤维为副交感神经纤维，控制泪腺、舌下腺、颌下腺及腭部和鼻腔黏膜的分泌功能；内脏感觉纤维分布于舌前2/3的味蕾（图6－24）。

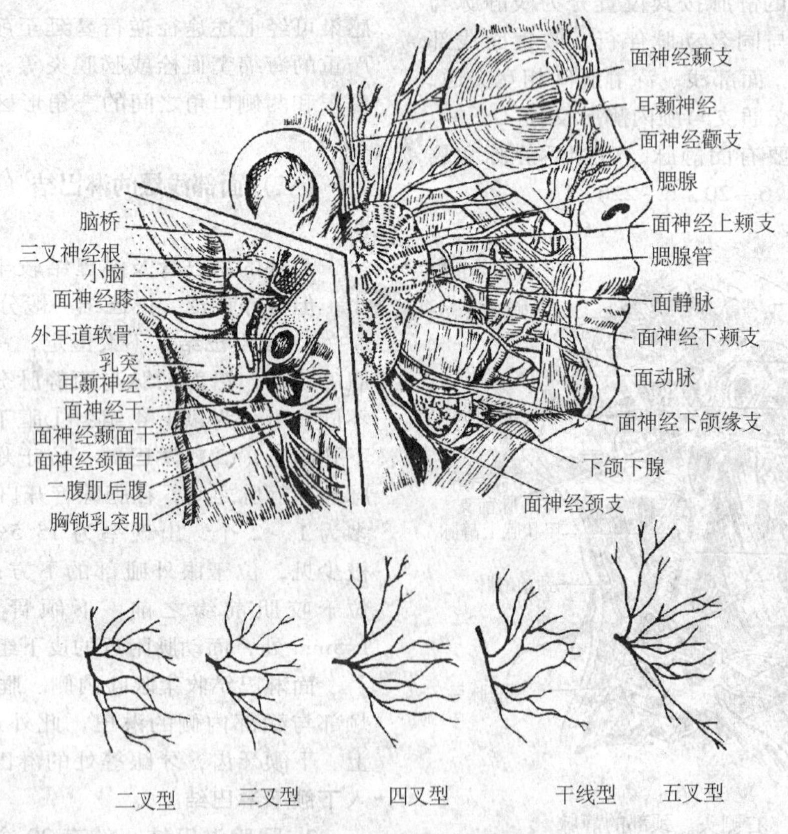

图6－24　面神经及其主干分支类型

面神经分为颅内、面神经管内和颅外3部分。

面神经颅外段出茎乳孔后，于下颌角的后上方，前行进入腮腺内，分为颞面干与颈面干，其后再分支吻合成丛，最后呈放射状分为5组分支，即颞支、颧支、颊支、下颌缘支和颈支，呈放射状自腮腺前缘穿出，分布于面部表情肌和颈阔肌，并发支支配二腹肌后腹和茎突舌骨肌。

面神经在腮腺内的分叉形式：分析国人资料789例，面神经有二叉型、三叉型、四叉型、五叉型和干线型等，其中以二叉型即面神经分为颞面干和颈面干最多（85.3%），五叉型最少见（0.25%）（图6－20，6－24）。

面神经的分支与分布：

（1）**颞支**　多为2支，在耳屏前10～15mm处，从腮腺上缘穿出后，经过颧弓中、后1/3交界处进入颞区，向上分布至耳上肌和耳前肌，向前支配眼轮匝肌和枕额肌的额腹。颞支经过颧弓表面时，无肌肉覆盖，术中易被损伤。

（2）**颧支**　1～4支不等，多数2～3支，由腮腺前缘上份穿出后，与面横动脉伴行，越过颧弓内侧份浅面，支配眼轮匝肌下部和颧肌。

（3）**颊支**　有3～5支，由腮腺前缘穿出，分为上、下两支，分别在腮腺管的上、下方并与之平行，各颊支间吻合成袢，由袢分支至颧肌、笑肌、提口角肌，提上唇肌、颊肌、口轮匝肌、降口角肌、降下唇肌和鼻肌。

（4）**下颌缘支**　多为1～2支（90.8%），由颈面干发出，经腮腺前缘下部穿出，斜向下前方，在颈阔肌深面和咬肌筋膜浅面之间，沿下颌骨下缘前行，至咬肌前缘处越过面动脉及面静脉的浅面后，行向前上方，分布至降口角肌、降下唇肌和颏肌。

（5）**颈支**　以1支最多（80%），为颈面干的终末支，由腮腺下缘穿出，在下颌角后10mm处，在颈阔肌深面行向前下方，分支至颈阔肌。颈支可与颈皮神经交通形成袢。

2. 三叉神经（trigeminal nerve）　终末支三叉神经为混合性神经，由粗大的感觉根和细小的运动根组成，是口腔颌面部的主要感觉神经和咀嚼肌的运动神经（图6－25）。

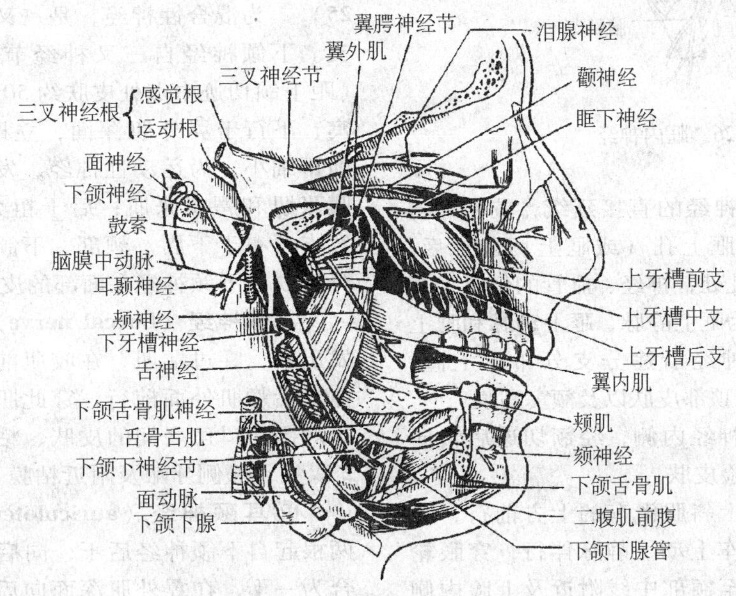

图6－25　三叉神经的分支

三叉神经中的一般躯体感觉神经纤维的胞体聚集在**三叉神经节（trigeminal ganglion）**内。该节位于颞骨岩部尖端的三叉神经压迹处的硬脑膜内。节内含假单极神经元，其中枢支聚集成粗大的感觉根，经脑桥腹侧面与小脑中脚移行处进入脑内，分为升、降2支，短升支上升终于三叉神经脑桥核，传导三叉神经分布区的触压觉；长降支下行终于三叉神经脊束核，传导三叉神经分布区的痛、温觉；其周围支由三叉神经节发出后，组成眼神经、上颌神经及下颌神经，分布于头面部皮肤和眼、鼻及口腔黏膜。

三叉神经中的运动（特殊内脏）纤维发自三叉神经运动核，其轴突组成三叉神经运动根，紧贴感觉根的前内侧，随下颌神经分布至咀嚼肌。

（1）**眼神经（ophthalmic nerve）**　是3支中最小的一支，为感觉神经。眼神经贴海绵窦外侧壁前行，至眶上裂附近分为泪腺神经、额神经及鼻睫神经等3支，经眶上裂入眶。眼神经除分布于眶内眼球、泪腺、结膜外，并分支分布于额、顶部、上睑和鼻背皮肤。

①**额神经**（**frontal nerve**） 其分支有眶上神经、额支和滑车上神经（图6－25，6－26）。

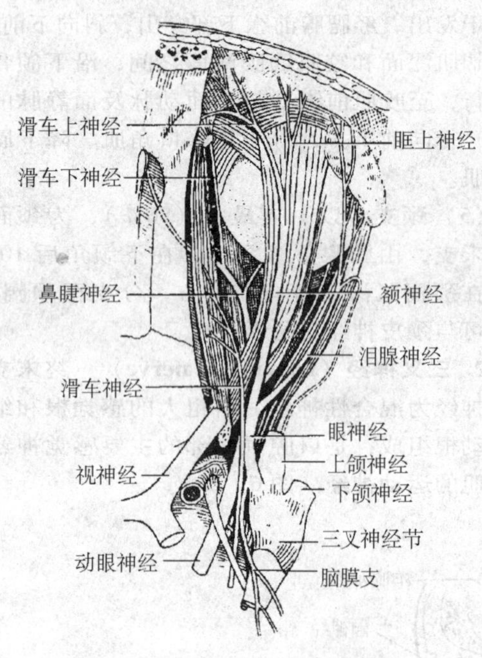

图6－26 眶内神经

眶上神经：为额神经的直接延续，较粗，与眶上动、静脉伴行出眶上孔（或眶上切迹）后，称眶上神经。在眶上孔处，神经、血管的位置关系是由内侧至外侧依次为眶上静脉、眶上动脉和眶上神经（82%）。眶上神经沿途分支分布至上睑，"人"字缝以前的额、顶部皮肤以及额窦黏膜。

额支：位于眶上神经内侧，经额切迹后转向上，分布至额部和上睑皮肤。

滑车上神经：经上斜肌滑车的上方前行，穿眶隔折转向上，与滑车上动、静脉伴行，穿眼轮匝肌和额肌后，分布至额部中线附近及上睑内侧1/3皮肤。

②**泪腺神经**（**lacrimal nerve**）：可发出一小支穿过泪腺及眶隔，分布于眼外眦附近的皮肤。

③**鼻睫神经**（**nasocilliary never**）：分为滑车下神经和筛前神经。

滑车下神经：为鼻睫神经的终支，在上斜肌与内直肌之间前行，穿出眼内眦部分布于内眦部及鼻背皮肤。

筛前神经：发自鼻睫神经，伴行筛前动、静脉，一起穿眶内侧壁的筛前孔入颅前窝，在硬脑膜与筛骨筛板之间前行，穿筛板筛孔入鼻腔，分布至鼻腔粘膜，并有分支在鼻骨与鼻软骨上缘间穿出，分布至鼻背下部、鼻翼及鼻尖皮肤。

（2）**上颌神经**（**maxillary nerve**）的皮支（图6－25） 为感觉神经，由三叉神经发出后，进入海绵窦外侧壁，穿过圆孔出颅腔入翼腭窝，再经眶下裂入眶，续为眶下神经，继续沿眶下沟、眶下管前行，穿出眶下孔，分布于下睑、颧部、鼻外侧区后部皮肤、上颌窦、上颌各牙、牙龈，以及口腔和鼻腔黏膜。主要的皮支有：

①**眶下神经**（**infraorbital nerve**）：为上颌神经的终支，通过眶下沟、眶下管、出眶下孔分为数支、分布于下睑、鼻翼及上唇的皮肤。

②**颧神经**（**zygomatic nerve**）：在翼腭窝内由上颌神经分出后，经眶下裂入眶，沿眶外侧壁前行，分为颧面支和颧颞支。二支穿眶外侧壁，上的颧眶孔后，颧面支经颧面孔至颧骨外侧面皮肤；颧颞支穿过颧颞孔入颞窝，沿颞肌前缘上行，分布于颞区皮肤。颧面支与颧颞支分别与面神经的颧支和颞支吻合成丛。

（3）**下颌神经**（**mandibular nerve**）（图6－25） 为混合性神经，是三叉神经中最粗大的一支。下颌神经自三叉神经节发出后，经卵圆孔（距下颌切迹中点处皮肤约50mm）出颅腔达颞下窝，下行于翼外肌深面，立即分为前、后两干。前干细小，为运动性神经，发支支配咀嚼肌，鼓膜张肌和腭帆张肌；后干粗大，为感觉性神经，发支分布于下唇、颏部、下颌骨外侧和颞区大部分皮肤。下颌神经在面部的皮支有：

①**颊神经**（**buccal nerve**）：由下颌神经前干发出后，穿过颞肌，在咬肌前缘掩盖下，穿颊脂体，沿颊肌外面前行，穿此肌后分数小支，分布于颊部与口角之间的皮肤、粘膜及下颌磨牙及第2双尖牙颊侧牙龈及附近粘膜。

②**耳颞神经**（**auriculotemporal nerve**）：以两根起自下颌神经后干，向后包绕脑膜中动脉后合为一干，在翼外肌深面向后行穿入腮腺，至颞下颌关节的后侧，近乎呈直角弯转向上，在颞浅动、静脉间上行，自腮腺上缘穿出。耳颞神经沿途分支至颞下颌关节、耳廓前上部、外耳道、腮腺及颞部皮肤。

耳颞神经在腮腺内还发出分支，在下颌颈后侧和咬肌后缘处，与面神经分支相交通。这种联系是三叉神经痛时，引起面肌痉挛的解剖学基础。

③**颏神经**（**mental nerve**）：下牙槽神经穿过颏孔后，即改名为颏神经。它在降下唇肌的深面与颏血管伴行。分支分布于颏部及下唇的粘膜与

皮肤。

3. 面部的自主神经（图6－27） 有交感神经和副交感神经。面部的副交感神经纤维随面神经和舌咽神经走行，分别控制泪腺、鼻、口腔黏膜腺、下颌下腺、舌下腺和腮腺。面部的交感节后神经纤维则发自交感干颈上神经节。

颈上神经节（**superior cervical ganglion**）最大，长约28mm，宽约8mm，位于第2、3颈椎横突前方。颈上神经节的交感节前神经纤维来自胸$_{1\sim3}$脊髓节侧柱；由颈上神经节发出的交感节后神经纤维除经灰交通支随脊神经分布至颈部的血管、汗腺和竖毛肌外，还经颈内动脉神经和颈外动脉神经至面部。

（1）**颈内动脉神经** 起自颈上神经节的上端，组成**颈内动脉丛**。该丛随颈内动脉经颅底的颈内动脉管进入海绵窦，位于海绵窦内的神经丛又名**海绵窦丛**。颈内动脉神经的终支缠绕颈内动脉各分支，形成与动脉同名的神经丛，随动脉分支至脑、眶内结构及口、鼻腔黏膜的腺体，并从颈内动脉丛分出一支至虹膜，支配瞳孔开大肌。

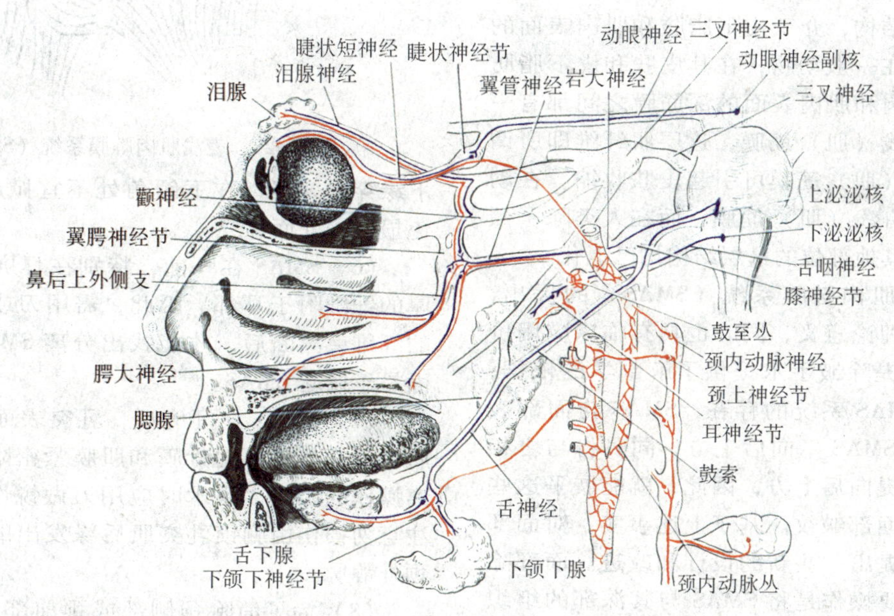

图6－27 头面部的自主神经

颈内动脉丛也可借交通支与三叉神经、动眼神经、滑车神经、展神经交通。因此，交感节后神经纤维也可能通过三叉神经的分支至面部皮肤的血管与汗腺。因此如颈上神经节或三叉神经受损后，除出现三叉神经损伤的症状外，还可能出现相应皮肤区的充血、发热，以及无汗、发绀或发凉等症状。

（2）**颈外动脉神经** 由颈上神经节下端发出，分支包绕颈外动脉，形成**颈外动脉丛**。此丛随颈外动脉的分支而分布，形成与颈外动脉分支名称相应的神经丛。如面动脉丛、颞浅动脉丛等随血管分布至面部的皮肤，支配竖毛肌、汗腺和血管。

五、临床提要

（一）面部韧带的生理作用及临床应用意义

面部韧带的研究是个新课题。1989年Furnas首次报道了颊部韧带的存在及在提高面部除皱手术效果方面的应用。1992年国内王志军、高景恒所做的《面部韧带的解剖学研究》也见诸报道。

面部的韧带不仅有重要的生理作用，而且对面部美容除皱手术也有应用意义。

颧弓韧带和下颌骨韧带有固定或支持相应部位皮肤的作用。颈阔肌－耳韧带对颈阔肌后上缘有牵拉固定作用，维持颈阔肌的外形特征。

颈阔肌深面大部分区域和其他组织结构疏松相连结。根据颈阔肌悬韧带和SMAS－颧颊面韧带的结构特点，推测此二韧带从后、前两个部位纵向牵拉、连结颈阔肌，使其比较牢固的附着于深部组织结构上，对维持正常人特别是年轻人在下颌角上、下的颈面移行区的圆滑美感曲线起重要作用。如果皮肤和颈阔肌松垂则会破坏该区域的曲线美。

面部的韧带多数与神经、血管伴行，据此推

测面部韧带对神经、血管有引导，固定和保护作用。

在面部除皱术中，剪断颧弓韧带、下颌骨韧带和颈阔肌－耳韧带，能有效地牵拉上提皮肤瓣和SMAS－颈阔肌瓣，消除皱纹；当然也同时解除了韧带的“固定和连结作用”。术后的远期效果有待长期观察和随访来确定。

（二）表浅肌肉腱膜系统（SMAS）的临床应用

表浅肌肉腱膜系统在人类是面部由头至颈的皮下纤维膜状结构，介于皮下脂肪和肌肉表面的深筋膜之间。在一般动物，在其皮肤和皮下脂肪与其深面的肌肉和肌肉表面的深筋膜之间都有一层含肌纤维的浅（肌）筋膜，这层肌纤维即所谓皮肌。这层浅（肌）筋膜可引起皮肤收缩。在动物全身皮下皆有浅（肌）筋膜，而在人类除了颈部以外，身体其他部位的这层结构均已退化。

面部表浅肌肉腱膜系统（SMAS）的提出，不仅有重要的理论意义，同时也具有临床应用价值，为面部上提除皱手术提供了解剖学的依据；有些人根据SMAS系统的存在，SMAS与面部表情肌相连，将SMAS牵向后上方，同时将与之相连的表情肌也提向后上方，因此，就能展平这些肌肉所形成的面部皱纹。基于上述事实，对面部除皱上提术又提出一些新的设计和改进。面部除皱上提术的主要操作是将SMAS与其深部的组织分离，然后上提SMAS，使其起到上提除皱作用。在进行分离实际操作中，要注意以下几点：

（1）将SMAS由耳屏前和乳突表面的附着处掀起后，再牵向上、后方，这样使下垂的表情肌都被提向上方和后方（图6－28）（仿Mitz和Peyronie）。

（2）SMAS在腮腺上方一横指处与颧弓紧密附着，面神经的额支在其深面通过。因此，在颧弓表面不可将SMAS掀起。

（3）SMAS在发际的颞部连于颞浅筋膜。在颞部发际内做切口，通过切口将颧弓上方的SMAS掀起，便于拉眼轮匝肌和额肌向后上方。

（4）SMAS在咬肌表面开始变薄，于颊脂肪垫处变得更薄，最后在鼻唇沟的皮下又变厚成为纤维索条状结构。其意义有二：一是因为面神经颊支行于咬肌表面，掀起SMAS时，不小心可损伤颊支；其二是SMAS止于鼻唇沟，因此，牵拉SMAS不能消除口轮匝肌的竖纹。

（5）在下颌角处SMAS较薄，又没有颈阔肌纤维，并且面神经的下颌缘支又在此处从腮腺的

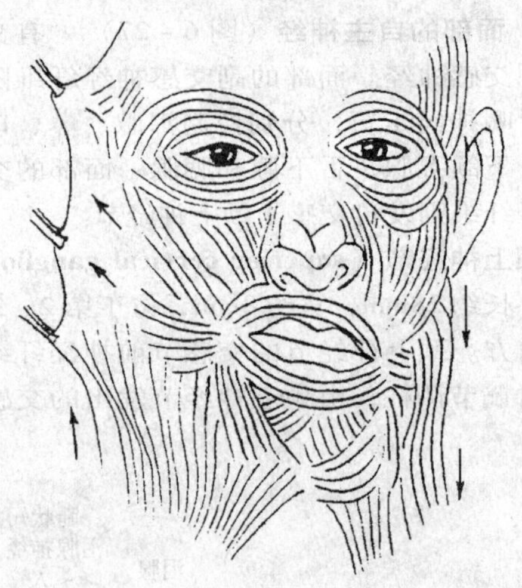

图6－28 表浅肌肉腱膜系统（SMAS）

下缘穿出。所以在下颌角处不宜掀起SMAS，以免损伤该处面神经。

（6）SMAS在耳前，特别在耳屏的前方借粗厚的纤维附于耳部。因此，需用刀或剪先将该处的纤维束离断后，才能找出分离SMAS的正确平面易于掀起SMAS。

（7）SMAS在耳廓后，乳突表面及胸锁乳突肌表面，与各部的骨膜和肌膜紧密附着，造成分离操作的困难。手术时应用刀做锐性分离，但要注意勿损伤由胸锁乳突肌后缘发出的耳大神经和颈外静脉。

（8）为了消除颈侧部或颈前部的严重皱纹，可分别于颈阔肌的后缘或前缘，横行剪断一大部分颈阔肌纤维，然后分别再将上份断端拉向后上方并缝合固定于胸锁乳突肌上或将上份断端交叉缝合。

（三）颞浅动脉的临床应用

颞浅动脉的位置表浅且恒定，临床上不仅用来监测脉搏和压迫止血，而且在颌面部恶性肿瘤的患者，经此动脉逆行插管，注入化疗药物。为了正确进行逆行插管，因此，熟悉颞浅动脉、上颌动脉和颈外动脉三者的位置关系十分重要。多数颞浅动脉与颈外动脉呈一直线，但少数可呈一定角度（120°～170°），特别是老年人颞浅动脉纡曲，以致与颈外动脉之间常呈一定角度。颞浅动脉位于耳颞神经和颞浅静脉的前方。颞浅动脉为颈外动脉的两终支之一，少数发自上颌动脉。颞浅动脉平起始部的外径为2.6mm，平颧弓高度外径为2.2mm。颞骨颧突根部上缘与颈总动脉分叉点（体表平甲状软骨上缘）之间的距离，平均为8.7cm，是确定插管长度的重要标志。

颞浅动脉顶支的长度和管径，均适合在颅内、外搭桥术中使用。

（四）面神经与临床

1. 面神经的血液供应 面神经从面神经干走行附近的组织中获得血液。茎乳动脉（耳后动脉的分支）及其分支供应面神经。茎乳动脉分支行向前下方，与面神经干平行走行。面神经各分支则从其行经的组织中获得血液供应。

在做腮腺手术时，不慎损伤了营养面神经的血管，致使面神经局部缺血，导致面神经轴索的退变，造成面部表情肌瘫痪。手术中解剖面神经时，应尽量减少挫伤面神经干周围及茎乳孔附近的软组织，以避免面神经因供血不足而造成的面瘫。

2. 面神经损伤与临床表现 根据病变部位和临床表现，面神经麻痹有周围性和中枢性两类。

（1）周围性面神经麻痹 病变部位在面神经核或面神经，前者多由脑桥部位肿瘤、出血及炎症引起，后者由听神经瘤、小脑脑桥角处肿瘤或者骨折、中耳及乳突炎症引起，多累及一侧，主要表现为病侧面部表情肌瘫痪，表情动作消失，前额皱纹消失，眼裂扩大、鼻唇沟平坦、嘴歪向健侧，食物淤积于口腔前庭内。患者不能作皱额、皱眉、闭眼、鼓颊、露齿和吹哨等动作。

周围面神经因损伤部位不同，除出现上述症状外，尚可出现其他症状。

①茎乳孔或以下部分的面神经受损：同侧表情肌全部瘫痪，同时角膜反射消失（因眼轮匝肌瘫痪）。

②鼓索和镫骨肌之间的面神经受损：则同侧表情肌全部瘫痪，舌前2/3味觉丧失，下颌下腺和舌下腺分泌障碍。

③镫骨肌支和膝神经节之间的面神经受损；同侧表情肌全部瘫痪，舌前2/3味觉丧失，下颌下腺和舌下腺分泌减少。镫骨肌麻痹，因失去制止听小骨震动的作用，出现听觉过敏的症状。

④膝神经节受损：出现Hunt综合征，除上述症状外，伴有泪腺分泌障碍以及乳突部（外耳道、耳廓）剧痛和往往出现外耳道疱疹。

⑤内耳道及脑桥小脑角处的面神经受损：由于面神经和前庭蜗神经并行，所以除出现有面神经损害的症状外，还可出现前庭蜗神经受损的症状，如耳鸣、听力减退和眩晕。

⑥脑桥内面面神经核，或核下受损：除出现周围性面瘫外，往往出现附近结构受损的症状。如果同时损伤皮质脊髓束，除面瘫外则又出现对侧偏瘫，即所谓交叉性瘫痪。

（2）中枢性面神经麻痹 即核上性面神经麻痹，病变可发生于皮质核束的任何部位，常因脑血管疾病或脑肿瘤引起。面神经核上部接受双侧皮质核束的支配，该部发出的神经纤维支配面上部的眼轮匝肌、额肌及皱眉肌；面神经核下部仅接受对侧皮质核束的支配，该部发出的神经纤维支配面下部的颊肌、笑肌和口唇的肌肉等。因此，中枢性（核上性）面神经麻痹，仅引起对侧睑裂以下面部肌瘫痪，表现鼻唇沟平坦、口角下垂并歪向患侧；面上部肌肉活动无障碍。中枢性面神经麻痹只出现表情肌的随意运动的麻痹；但情感运动仍然存在，这是因为支配表情肌情感运动的纤维系发自锥体外系的基底核、背侧丘脑或下丘脑。

3. 面神经干及其分支的体表定位 头转向对侧，取下列4点，即：①鼓乳切迹点；②下颌支后缘上3/5及下2/5的交点；③下颌支后缘上1/3与下2/3的交点；④下颌支后缘的上2/3与下1/3的交点。然后作3条连线：

（1）第1条连线 连结①和②点，该连线的上半部代表面神经干的体表投影，该线的中点为面神经干分叉处的定位点。

（2）第2条连线 （1）线的中点至③点的连线，代表面神经颞面干的投影线。

（3）第3条连线 自（1）线中点至④点的连线，代表面神经颈面干的投影线。

面神经支配面部表情肌，受到损伤后引起面瘫，造成面部畸形。在口腔颌面部手术中常常涉及到面神经。因此在进行口腔颌面部手术时，熟悉面神经的走行及其分支的解剖、体表投影，以及其与周围结构的关系，对于避免损伤面神经，提高手术成功率至关重要。

4. 面部手术中寻找面神经及其分支的方法 凡是手术治疗面神经麻痹，摘除腮腺肿瘤以及面部除皱术时，都涉及如何寻找面神经及其分支，以便进行神经、肌肉移植或避免损伤神经，提高手术成功率。

在手术摘除腮腺肿瘤时，熟悉腮腺及面神经的解剖，显露面神经而且避免损伤是手术成功的关键。

显露面神经的方法很多，但是归纳起来有两种：一是由面神经的分支向面神经干追踪，另一种方法是由面神经干向其分支追踪。

根据解剖特点及临床应用，以下方法较安全和适用：

（1）先寻找面神经干的方法 面神经干在距皮肤约20～40mm处穿出茎乳孔。因此，以茎乳孔为目标，选用鼓乳切迹、乳突、茎突或二腹肌后腹及外耳道软骨等作为观察标志。这些观察标志与茎乳孔及面神经关系密切，其中以鼓乳切迹为标志寻找面神经干的方法较佳，因为鼓乳切迹是鼓乳裂最下端的转折处，外观呈切迹状，明显且较恒定，年龄差异较小，靠近茎乳孔。在鼓乳切迹前方的深面即可找到面神经干，因为面神经干位于鼓乳切迹稍前方的深面约6.5mm处。

以面神经的颊支或下颌缘支为“向导”，向后追寻面神经干及其分支　颊支行于腮腺管附近、位置恒定，而且在腮腺内吻合丰富，在手术中不慎损伤个别小支，一般不会影响表情肌的活动。下颌缘支与下颌角的关系密切，多经下颌角的表面（72.4%），或经下颌角上方（15.5%）或经下颌角下方（12.1%）前行。术中在下颌角上方、咬肌表面分离，一般都可找到面神经的下颌缘支。在寻找此支时，应小心避免损伤，否则因该支细、支数少且吻合少，损伤后易导致面部表情肌运动障碍。

术中选用何种方法寻找面神经，主要取决于肿瘤（或病灶）位置及大小。不管采用何种方法，都应尽量使面神经不离开原位置，避免损伤，以预防和降低术后面瘫发生。

（张书琴）

第五节　眶　区

眼既是一个视觉器官，又是重要的表情器官。人们在日常生活和社会交往中，用眼睛传递感情信息，也通过眼睛表现出一个人的内在美与外表美，体现了“眼睛是心灵窗户”的内涵。可见，眼睛对于一个人来说是多么重要。目前有越来越多的人关注和接受眼部的美容整形手术。

眼部的美容整形手术主要有重睑成形术，上、下眼睑老化整形术（下眼睑老化整形术又称眼袋去除术），上睑下垂矫正术，眼睑缺损，眼睑瘢痕，眼球肿瘤，先天性小眼裂以及眉错位、眉、睫毛缺乏等矫正术。眼部的美容整形术涉及到眼眶、眼睑、眉毛、眦角、眼球、泪器，眼外肌、眼韧带及其邻近结构，因此，眶区是面部美容整形的重要部位。

眶区主要有眶、眉、眼睑、眼球、泪器、结合膜及眼肌等。

一、眶

眶（orbits）对称性分列于鼻根两侧。眶为一四棱锥形的腔，有内、外、上、下4个壁，一个底（眶口）及一个尖端，容纳眼球及其附属结构（图6－29）。

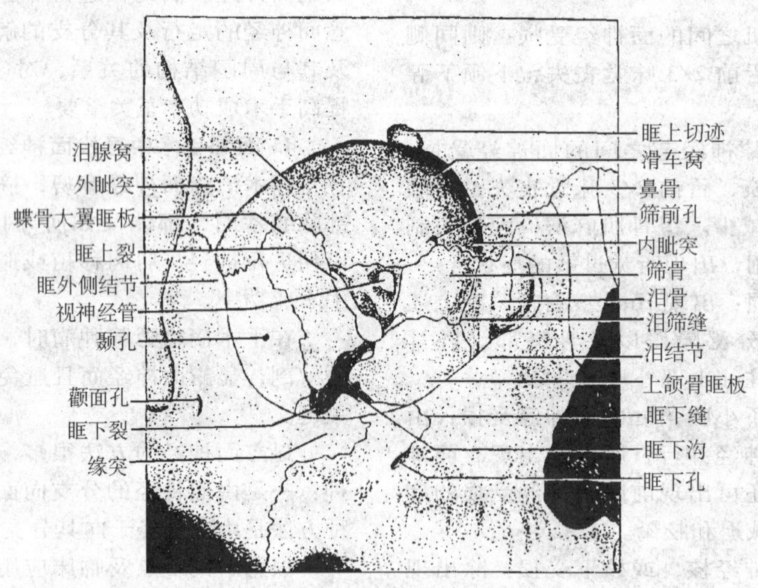

图6－29　眶前面观

眶口略呈四方形，向前下外倾斜。眶口上缘内、中1/3交界处有眶上孔或眶上切迹。眶下缘中分下方有眶下孔。在内侧缘与下缘交界点有泪结节，作为探查泪囊的标志。

眶的尖端指向后内方，相当于视神经孔的部位。

眶腔的左、右两内侧壁呈平行位，而外侧壁约呈90°角的倾斜位，下壁近于水平位，上壁向后下倾斜达其尖端。

两眶的眶轴（自蝶骨小翼根骨片前缘至眶高中点的连线）相交于后方，前方分开，因此眶轴朝向前外方。眶轴成人长约47～48mm。眶轴交角成人约为45°，有个体差异，小儿较小。

（一）眶壁

眶壁由额骨、蝶骨、颧骨、上颌骨、腭骨、泪骨和筛骨构成（图6－29）。

1. 上壁 主要由额骨眶部构成，分隔颅前窝与眶腔。该壁外侧部有泪腺窝，内侧部有滑车小棘或滑车小凹，有上斜肌腱通过。在额筛缝处有筛前孔和筛后孔。

2. 内侧壁 主要由泪骨和筛骨构成。其前部有泪囊窝，经鼻泪管通鼻腔的下鼻道。窝后方以菲薄的筛骨眶板与筛骨的筛窦相隔。

3. 下壁 由颧骨、腭骨和上颌骨构成。呈三角形，斜向上内，移行于内侧壁。下壁分隔眶与上颌窦。下壁中部有眶下沟及眶下管，向前开口于眶下孔。

4. 外侧壁 比较坚厚，主要由颧骨和蝶骨大翼构成。该壁后部分别借眶上裂和眶下裂与上壁和下壁分开。该壁有颧眶孔通过颧神经。在眶缘稍内方有一个眶外侧结节，是睑外侧韧带、提上睑肌腱膜和眼球悬韧带的附着处。

（二）眶的容积与测量

眶的容积平均约为30ml。

眶口多为长方形或方形者，男性为77.6%、女性为80. 2%；近似圆形及近似圆四方形者，男性占6.3%、女性占6.6%。

眶宽（额颌点）男性平均为42.1mm、女性为40. 1mm。眶腔的最大直径在眶缘以内1.5cm处。

眶深（由眶下缘中点至视神经孔下缘之间的距离）平均为47～49mm。在行球后注射时，进针的长度应控制在40mm以内较为安全。

眶高男性平均35.6mm、女性为34mm。

（三）眶的交通

眶壁上有许多孔和裂，有血管与神经通过，从而建立眶腔与周围的交通。经眶上裂和视神经管与颅中窝相通；由眶下裂向下与颞下窝及翼腭窝交通；由眶下裂经眶下沟、眶下管通眶下孔开口于面部；经鼻泪管通鼻腔。

二、眉

眉是位于额和上睑之间的横向呈弓形分布的一束毛发。眉毛属硬质短毛，左、右各一，外观上可分为头、体、尾3部。头部位于眶上缘内端的下方，其毛指向上；体部正对眶上缘，眉毛横向外侧，尾部位于眶上缘外端的稍上方，眶缘在眉毛之下隆起。眉的位置愈高，其愈弯曲；位置愈低，愈水平。眉毛的密度正常约为50～130根/cm^2。眉毛的长短、粗细、疏密和色泽的深、浅与种族，性别、年龄等多种因素有关。一般男性眉毛粗浓，女性眉毛狭细。

（一）眉部的层次结构及其特点

眉部的组织从浅向深可分为皮肤、皮下组织、肌层、肌层下疏松结缔组织及颅骨骨膜。

1. 皮肤 较厚，富含皮脂腺、汗腺，眉毛根部毛囊粗大。眉部皮肤，皮下结缔组织与肌层紧密相连，与头皮相似，可在骨膜上移动。

2. 皮下组织 含有少量脂肪组织和许多纤维组织，与皮肤和其深面的肌肉紧密连接。

3. 肌层 包括眼轮匝肌、额肌及皱眉肌，其肌纤维彼此交织。额肌起于帽状腱膜，肌纤维纵行向下，而止于眉部皮肤及皮下组织中，其主要作用是使额部皮肤折皱，提高眉毛和上眼睑使眼裂开大。临床上将筋膜条固定于眉上缘的肌层组织中即可提上眼睑，用以纠正眼睑下垂。

眉部皮下的致密结缔组织包裹额肌，其浅面与皮肤连接，其深面附于眶缘，因此可防止该层深面的渗出物向下进入眶内；眉部的致密结缔组织亦可防止渗出物由上睑向上蔓延至额部。

皱眉肌（corrugator supercili）为一小肌束，位于眼轮匝肌眶部和额肌的深面，两侧眉弓之间。起于额骨鼻部，肌纤维斜向上外，横越眶上神经和血管的浅面止于眉内侧半皮肤。此肌收缩时可将两侧眉毛拉向鼻根部，使眉间出现垂直方向的皱纹。此外皱眉肌还可增加眉的隆起度，保护眼免受强光刺激并有表情作用。

4. 肌层下疏松结缔组织 向上与额顶枕区腱膜下疏松结缔组织（即头皮危险区）相连续，向下连接于上睑眶隔与眼轮匝肌之间。临床上危险区的血液和脓液可进入上睑。

5. 颅骨（外）膜 为额骨眶上缘及其上部的外骨膜。

（二）眉部的血管、淋巴管和神经

1. 眉部的血管　眉部动脉为眶上动脉和颞浅动脉。眉部静脉内侧注入眶上静脉或内眦静脉，外侧入颞浅静脉。

2. 眉部的淋巴管　内侧沿面静脉引流入下颌下淋巴结，外侧入腮腺淋巴结。

3. 眉部的神经　眶上神经和耳颞神经分布于眉部皮肤。眉部肌肉由面神经的额支和颞支支配（图6－20）。

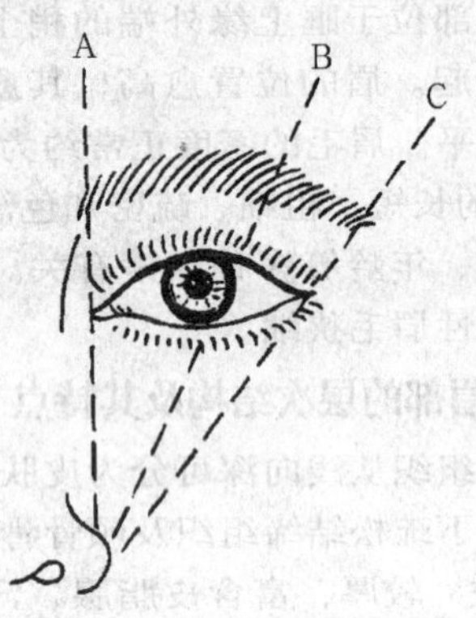

图6－30　眉的位置

A线：眉内下缘位于鼻侧眶上缘，眉头与鼻翼连线为垂直向下的直线

B线：两眼正视前方时，鼻翼瞳孔外缘连线延长线交于眉的位置，为眉的眉形弧度最高点位置

C线：鼻翼到外眼角连线交于眉处，为眉的外缘位置

（三）眉的标准位置

画3条线来确定眉是否符合东方人的美学观标准（图6－30）。A线：眉内下缘位于鼻侧眶上缘，眉头与鼻翼连线为垂直向下的连线。B线：两眼正视前方时，鼻翼、瞳孔外缘连线延长线交于眉的位置，为眉形弧度最高点，即为眉峰的位置。C线：鼻翼至外眼角连线交于眉，为眉的外缘即眉梢位置。符合上述位置的眉毛即所谓“标准眉毛”，但缺少鲜明个性与魅力。

根据眉毛分布程度将眉毛分为3级：①稀少者，眉毛不能完全掩盖皮肤；②中等，眉毛几乎完全遮盖皮肤，但眉间无毛；③浓密，眉毛完全盖住皮肤，眉间有毛，甚至连成一片。一般男性以浓眉，女性以柳叶眉为美型眉。

眉毛的美容作用，早为人们所熟知。“所谓天然一段风韵，全在眉梢”就是最好的说明。

古时以黑色颜料画眉为饰，以后发展成为多种人为眉毛类型。现时有人为的“柳眉”最为流行，就是拔除部分眉毛，使眉毛呈柳叶状，即“柳眉”这种做法虽然出于美容的需要，增加了美感，但对人体也有不利之处，因为眉毛根部毛囊粗大，拔除眉毛的部位就是一个细小开放的窗口，容易造成细菌感染，另外经常拔眉毛不仅使毛囊受损，而且再生的眉毛粗细不均，方向杂乱。

眉毛不仅有美容作用，还能防止额部汗水和下落的灰尘进入眼内，起一栅帘的作用，能防止强光刺眼；并参与表情活动。

（四）临床提要

1. 眉毛的位置、疏密和形态直接影响到眼部的美观　每个人的眉毛生长不一，有的人眉毛过长，有的人眉毛过短；有的人眉毛稀疏，甚或缺如；有的人两眉间隔太近，或眉梢过于上吊或下垂；还有的人眉毛色泽比头发淡得多，显得很不协调，这些都需要进行整形或修饰。

眉毛是一种有光泽的短毛，全部剃掉，还可重新长出。因此，坚持修眉、拔眉可以美化眉形，起到美容的作用。但若每月拔1～2次眉，持续半年到1年，则可破坏毛囊，致使眉毛不再生长。

2. 眉下垂　由于老年人皮肤松弛或面神经颞支的瘫痪，可导致眉下垂。在眉部，额肌和眼轮匝肌相互交织附着于眉部皮肤，皮下致密结缔组织包被额肌和眼轮匝肌，成为肌肉的鞘。在此鞘后层的深面有一层脂肪组织，称为眉脂肪垫。眉部的表浅肌肉层通过眉脂肪垫后面的致密结缔组织，附着于额骨上，在眉的内侧2/3部分紧密附着，而在外侧部分则没有这种紧密附着。所以，在老年人中，由于皮肤松弛，眉外侧部分通常较早地发生眉下垂；这也是眼睑外侧部分的皮肤比内侧部分较早地出现松弛和皱纹的原因。

对于眉下垂可通过手术进行矫正。眉下垂手术常见的有眉弓上缘皮肤弧形切除术、额颞部皮肤提紧术以及近年来采用的一种经重睑线入路矫正眉下垂的方法，疗效好，瘢痕少。

（1）眉弓上缘皮肤弧形切除术　适用于各种原因所致的眉下垂。根据眉下垂的程度与部位，在眉上缘标志需切除皮肤的弧度和宽度，于局部麻醉下按标志线切除皮肤及皮下组织，缝合时应将皮下层与额骨骨膜相固定，间断缝合皮肤或皮内缝合。

术中要注意沿眉弓上缘切口的刀刃略向额面倾斜，避免伤及眉毛的毛囊；术中要避免损伤额动、静脉，眶上动、静脉及其相应的神经。

（2）经重睑线入路矫正眉下垂手术　适用于眉下垂，其优点是术后不留手术瘢痕。术前设计好患者眉部皮肤上提的高度，据此设计标定重睑切开线、切除皮肤的形状和切除范围。其次测量眉上提后，眉中央部下缘至眶上缘的距离，作为术中确定眉上提高度的标准。术中上提固定眉的进针点是在眉部中央和外侧 3/4 处分别作两条垂直于眉的标志线。术前要标定出眶上血管和神经的位置，作为术中向内侧分离避免损伤血管、神经的标志。

经重睑线入路矫正眉下垂的手术，优点是术后不留瘢痕，但是由于手术分离进入眉部的血管区，出血和渗血较多，因此术后额区和眉区必须加压包扎，避免血肿形成。术中在眼轮匝肌后筋膜鞘的后面进行分离时，其分离范围上至眉上缘上方 1～1.5cm 处，外侧达眶外侧缘；内侧不能分离至术前标明的眶上血管和神经处，以免将其损伤。术中尽量避免损伤泪腺神经、颧颞神经和颧额神经，预防术后眉区出现麻木感或感觉异常。

3. 眉毛错位或眉毛缺失 由于外伤、烧伤或疾病可导致眉毛错位或眉毛缺失。二者均可通过手术进行矫正。

（1）眉错位矫正术 适用于眉距过宽和眉位不整。前者为先天性鼻裂患者、外伤及手术后眉距增宽者；后者可由眉区附近创伤后瘢痕挛缩导致眉毛向上、向下移位或中间错位。

在行眉错位矫正术时，切开皮肤后，在皮下深层分离时，避免损伤眉毛毛囊。

（2）眉缺失整形术 眉毛缺失有眉的部分及全部缺损之分，多由烧伤、外伤所致，也可因麻风病或眉部的色素痣、毛细血管瘤造成。

眉缺失后再造的方法很多，例如有“蠕行修复法”、“健眉皮瓣法”、“头皮条游离移植法”、“岛状头皮瓣移植法”、“点状植毛术”及“单一植皮术”等，但应根据具体情况选用不同术式，尽量取得满意效果，达到逼真。在眉缺失的整形术中，要注意眉毛的自然生长方向，在眉头部位眉毛是向上的，自内 1/3 处眉毛从上斜向下，在进行眉再造时应注意眉毛的方向。

三、眼睑

眼睑（eyelids，或 palpebrae）为覆盖在眼球前部的能灵活运动的两片帘状组织，俗称眼皮，具有保护眼球，使其免受外伤或强烈光线刺激和防止干燥的作用。眼睑是结膜炎、沙眼等好发部位，也是面部美容整形的重要部位。

（一）眼睑的形态

眼睑分上睑和下睑。上睑较下睑宽大，其上界为眉毛的下缘，与眶上缘大体相当，因此与额部皮肤有清晰的分界线。即额睑沟。下睑下界移行于面颊部皮肤，二者间无明显分界线，但是，相当于睑下缘的皮肤可有 2 条细沟（鼻睑沟及颧睑沟），老年人尤其明显（图 6－31）。此二沟也作为眼睑疏松结缔组织和颊部致密结缔组织的分界；沟处皮肤与深部组织的联系能防止渗出液的扩散；尤其是老年人，眶脂体脱出，更能防止脂肪下坠。颧睑沟相当于眶下缘的部位，老年人在此沟上方形成眼袋。

上睑因有上睑提肌，所以它的活动范围较下睑大得多。当睁眼向前注视时，上睑遮盖角膜的上缘，下睑缘平角膜下缘；闭眼时，上睑遮盖全部睑裂所暴露的部分，下睑仅稍稍向上。

1. 睑缘（palpebral edge） 为上、下两睑相对的游离缘，分别称为上、下睑缘。睑缘宽约 2mm，其前缘圆钝，后缘呈直角。睑缘被纵向的缘间沟（睑缘灰线）分为睑前唇和睑后唇，缘间沟标志着皮肤与结膜的结合线。在睑前唇上生有 2～3 行睫毛。上睑睫毛较长，为 8～12mm，数目较多，约 100～150 根，向睑前上方弯曲；下睫毛较短，为 6～8mm，数目较少，约 50～75 根，向前下方卷曲，所以当闭眼时，上下睑的睫毛并不互相交织。睫毛的颜色一般比头发色深，也不因年老变白，但偶尔可见数根老年性白睫。但在患白化病时，可变白。睫毛的长度因个体、年龄及种族而异，一般儿童的睫毛最长，最弯曲；青春期较长。

睫毛毛根深达皮下结缔组织中，居于毛囊内。周围有变态的汗腺（Moll 腺）和皮脂腺（Zeis 腺），它们的排泄管开口于睫毛毛囊中。睫毛的生理寿命约为 3～5 个月。睫毛若被人为地拔掉，可于 1 周后再度长出，约需 10 周时间达于原长度。睫毛的长短与多少对美容很重要。如果睫毛毛囊及毛束由于睑内翻或外伤造成位置的变化即倒睫，就很有临床意义，需进行倒睫整复手术。

中国人睫毛的倾斜度为：男性上睑睫毛睁眼平视时为 110°～130°的占 79.8%（自睫毛根部所作垂直线上端为 0°，下端为 180°），闭眼时为 140°～160°的占 83.5%；女性与男性大致相同。男性下睑睫毛睁眼平视时为 100°～120°，女性较男性平均小 10°。正常睫毛倾斜度的数据，对倒睫、垂睑、睑内翻及睑缘赘皮等病的诊断与治疗颇为重要。睫毛能遮尘、避光对眼起保护作用，对面部美容也起重要作用。

在眼睑后唇上，有**睑板腺（meibom）**的开口，上睑约为 25 个，下睑约为 20 个，肉眼可见，呈规则点线状。

2. 睑裂（palpebral fissure） 上、下睑缘之

间的裂缝称睑裂（图6－31）。上、下睑缘在内外侧端相遇合的“角”分别称为内眦与外眦。**外眦**呈锐角，眼睁大时为60°，平常状态约为30°～40°。**外眦**距眶缘约5～7mm。**内眦**钝圆，与眼球之间有**泪湖**相隔。泪湖内侧有小丘状**泪阜**，其外侧有粉红色的**结膜半月襞**，此为动物瞬膜的遗迹结构。

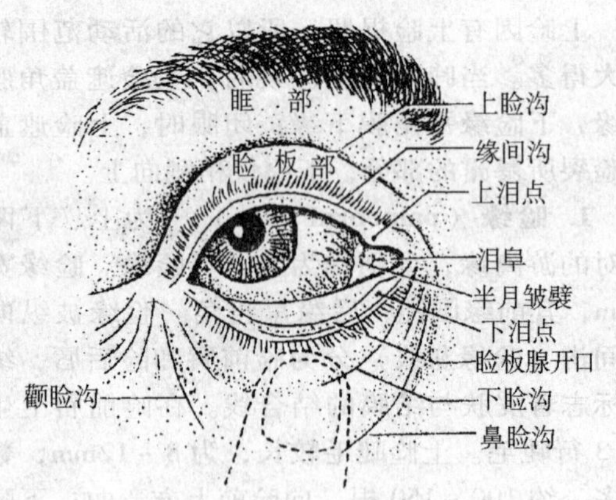

图6－31　眼和眼睑的形态

在近上、下睑缘的内眦端，即相当于内侧1/6与外侧5/6交界处，有一小突起，称作**泪乳头**，其中央有**泪点**（**lcrimal punctum**），为泪小管的入口。泪点外侧的睑缘生有睫毛，称为睑缘部；泪点内侧的睑缘既无睫毛，也无睑板腺，称为睑缘泪部。

3. 眼裂轴　为睁眼时，内外眦之间的连线。根据国人资料，成年人的眼裂轴以水平位为最多，占82.06%；向上位（自内向外上方倾斜）次之，占13.23%；向下位（自内向外下方倾斜）最少，仅占4.71%。

眼裂的大小、形状与位置因人而异，并随年龄而变化，且与性别和种族有关。同一个体的眼裂左右亦可略有差异。一般情况下，闭眼时睑裂呈水平位略弯曲，外眦低于内眦2mm；睁眼时外眦则较内眦高约2mm，因此睑裂并不呈水平位。

正常情况下，根据国人资料，两眼外眦间的距离（以上、下睑相遇之点为标志），男性平均为90.7mm；女性平均为86.7mm。两眼内眦间的距离（以上、下睑相遇之点为标志），男性平均为33.6，女性平均为32.8mm。睑裂长度（指一眼内外眦间的距离），男性平均为28.3mm，女性平均为27.1mm。睑裂高度（为眼平视前方时，上下睑缘中点之间的距离），男性平均为7.7mm，女性平均为7.4mm。男性睑裂，无论长度和高度均较女性大。

睑裂一般分为3型：细窄型，中等型及高宽型、以中等型睑裂高度为美。

（二）眼睑的层次结构

眼睑由浅往深分为5层，依次为皮肤、皮下组织、肌层、纤维层及结膜。临床上通常将眼睑分为浅、深两层：浅层为皮肤，皮下组织和肌层；深层为睑板和睑结膜（图6－32）。浅、深层的分界线为睑缘灰线，该分界线也是某些睑部手术的重要标志（图6－31）。

1. 皮肤　眼睑皮肤是人体最薄皮肤之一，真皮只有0.3～0.5mm厚，尤以上睑更薄，富有弹性，易于移动和伸展。眼睑皮肤弹性随年龄变大而逐渐下降，又因皮下组织疏松，所以眼睑皮肤极易滑动或形成皱纹，老年人明显。眼睑内的皮脂腺和汗腺，均较其他部位的细小。在内、外眦及眶缘处，皮肤附着于深筋膜上，但于睑板近侧缘处则附着较疏松。

上睑表面在其边缘上方约5mm处有一沟，即**上睑沟**。它的形成是由于上睑提肌牵张的结果。重睑和单睑即以上睑沟的有无作为标志，有此沟者即为重睑（俗称双眼皮），无此沟者即为单睑（俗称单眼皮）。**下睑沟**相当于下睑板的下缘，在下睑缘下方3～4mm处有一**下睑沟**，向下方注视时明显，老年人此沟明显。

2. 皮下组织　由疏松结缔组织构成，缺少脂肪组织，是人体最松软的组织之一，与其下方的眼轮匝肌很少粘连，易于积血和发生水肿。术后加压包扎2～3天后，有助于防止血肿和减少水肿。在睑缘（泪点以外）附近，上睑沟及内外眦皮肤和睑内、外侧韧带粘连处缺乏此层。这一点对于施行重睑术和内眦赘皮术均有临床意义。

眼睑的皮脂腺（Zis腺）通常为每根睫毛有两个，其腺管开口于睫毛毛囊中。该腺发炎肿胀即形成麦粒肿。睫毛周围还有特殊的汗腺，称睫毛腺（Moll腺），开口于毛囊内。

3. 肌层　眼睑的肌肉有眼轮匝肌，上睑提肌和米勒（Müller）肌（图6－32）。

（1）**眼轮匝肌**　位于皮下组织和睑板之间。其肌纤维方向是以眼裂为中心，环绕上、下睑，形似一个扁环，肌肉收缩闭合眼睑。

眼轮匝肌分为眶部、睑部和泪囊部。眶部肌纤维起于睑内侧韧带，大致环绕眶缘，仍止于原韧带处；另有一些肌纤维止于颞部及颊部的皮肤，还有一部分肌纤维消失于眉弓部皮下额肌的前方。睑部肌纤维也起于睑内侧韧带，分别沿上、下睑缘，各作半圆形，而共同止于睑外侧韧带。泪囊

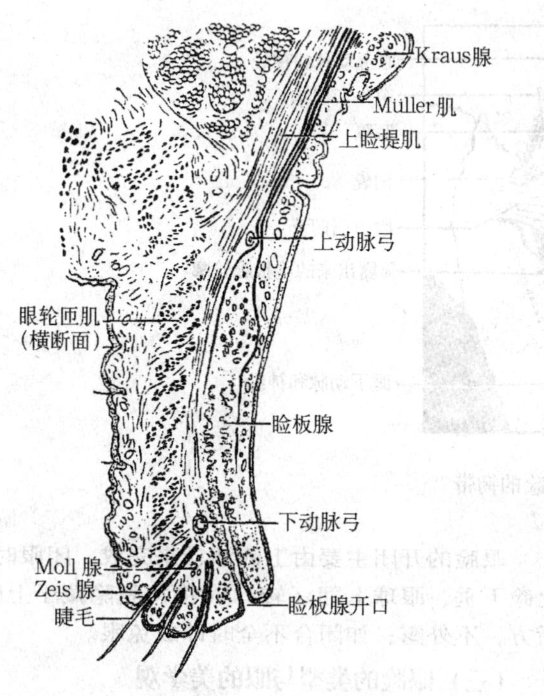

图 6-32 眼睑层次结构

部肌纤维在泪囊深面，起自泪后嵴和泪囊后壁，向外与睑部纤维结合。该部肌纤维可向内牵拉睑板并可扩大泪囊。

另有一些纤细的肌纤维终止于睑板腺开口的后方，协助腺体分泌物的排出。

眼轮匝肌的眶部与睑部的肌纤维方向均以环形为主，故眼睑皮肤的垂直性创伤口容易裂开，临床上必须予以缝合，否则影响愈合。而与肌纤维方向一致的创口，如不太大，即使不缝合，创口也很快愈合，且不致有显著的瘢痕。临床眼睑手术时，皮肤切口方向应与肌纤维走行一致。

眶部和睑部肌纤维收缩都有闭眼功能，但是二者又有区别。眶部纤维收缩时力量较强，可使外在皮肤形成多数皱襞，随意紧闭眼睑；此部肌纤维能加强睑部肌纤维的闭睑作用，所以眶部肌纤维收缩时，睑部也必定收缩。睑部肌纤维收缩，可使睑裂轻度闭合，如睡眠时的闭目及防御性反射性闭睑等。手术切除部分眼轮匝肌，对眼睑闭合不会产生影响。

眼轮匝肌受面神经的颞支和颧支支配，由于其分支越过颧、额骨进入深部组织分成无数小支至肌下，所以在手术或外伤时，虽对眼睑造成多数损伤，但仍能保持其闭睑功能。

（2）**上睑提肌**（**levator palpebrae superioris**） 起于视神经孔附近的纤维环，在上直肌上方沿眶顶而行，其末端形成扇形的纤维腱膜，中央部止于上睑板前面，两侧端分别与睑内、外侧韧带融合，形成内、外侧脚。此外，上睑提肌部分纤维向前穿过眼轮匝肌而终止于上睑皮肤，其中近睑缘的部分可使皮肤形成上睑皱襞，即双眼皮。

该肌受动眼神经支配。收缩时提上睑，正常睁眼时，可掩盖角膜上缘约 2mm，病态时可使上睑更为提高或下垂。

（3）**米勒**（**müller**）**肌** 又称**睑板肌**（**musculus tarsalis**），为一薄层平滑肌，上、下眼睑各一。上睑的较大，起于上睑提肌的深面纤维之间，在上睑提肌与结膜间向前下方走行，止于上睑板上缘。下睑的较小，起于下直肌的鞘膜，行向前上方，止于下睑板下缘。

米勒肌与上睑提肌很难分离，尤其是上睑提肌发育不良时尤甚。做上睑提肌缩短术时，实际上是把此肌与上睑提肌作为一个整体分离。该肌与睑结膜紧贴，在睑板上缘处更为明显。做眼手术时，可在睑板上缘之上方切开，方可分离此肌与结膜。米勒肌受交感神经支配，协助开睑，在惊恐、愤怒或疼痛时发挥作用，加大睑裂张开程度。

4. 纤维层 它是眼睑的支架，由较厚的中央部的睑板和周边部的眶隔组成（图 6-33）。

（1）**睑板**（**tarsus**） 上、下眼睑各有一个，呈半月状，由致密的结缔组织构成，睑板的弯曲与眼球形状相符，是睑的支架，使睑保持一定的形状与硬度。

两睑板各长 30mm，厚为 1mm。上睑板较大，其中央部宽度男性为 7～9mm，女性为 6～8mm；下睑板薄而略窄，宽约 5mm。睑板分为前、后面，游离缘和附着缘及内、外两端。睑板前面突，浅面与眼轮匝肌之间隔有疏松的结缔组织，因而肌肉在睑板上的收缩不受影响。睑板后面略凹，与睑结合膜紧密附着，难于分离。

睑板与四周组织分界较明显。睑板游离缘增厚，形成睑缘，近乎水平位；附着缘较薄，逐渐与眶隔延续。

睑板的内、外两端分别有结缔组织形成的睑内、外侧韧带，与眶缘附着。

睑内侧韧带（**medial palpebral ligament**,（图 6-33）：又称眦韧带，略成三角形，长约 4mm，宽约 2mm，从鼻颌缝附近的上颌骨额突浅面，泪沟稍前方，经泪囊浅面，抵止于上、下睑板的内侧端。其上缘连接于骨膜上、下缘游离。该韧带隔皮极易触及，它是寻找泪囊的标志。

睑外侧韧带（**lateral palpebral ligament**，图 6-33）：又称**外眦韧带**，长约 7mm，宽 2mm，将睑板外侧端连于颧骨的眶结节上。其位置深在，不易隔皮触及。

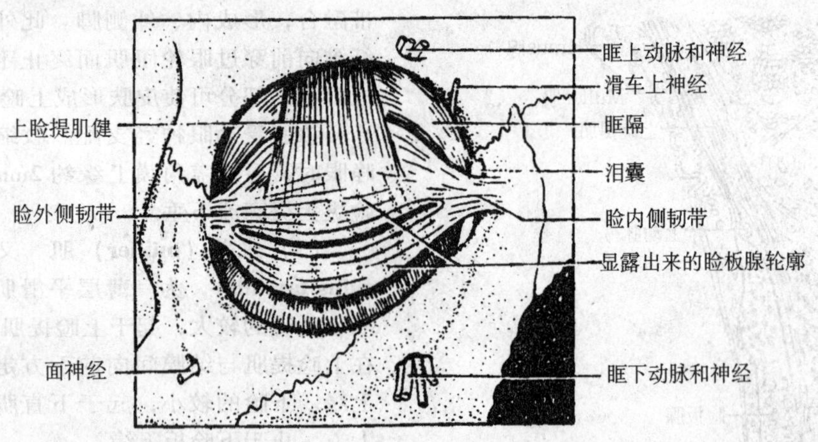

图 6-33　睑板和睑的韧带

睑板腺（tarsal glands）：即 Meibom 腺，为埋藏在上、下睑板之内的分支管泡状腺，是变态的皮脂腺，呈与睑缘垂直的平行排列（图 6-32）。上睑板腺约 30~40 个，下睑板腺约 20~30 个。睑板腺的排泄管开口于睑缘后唇。睑板腺分泌油脂状物，可防止泪液浸泡皮肤，并防止上、下睑长期接触时的粘着（睡眠时）。眼睑闭合时防止泪液蒸发，保持角膜与结膜的湿润；并有保持眼球前部与睑结膜之间的润滑作用，且能防止外界液体（如水）进入眼内。

沙眼等慢性炎症可使睑板肥厚并呈舟状弯曲，造成内翻倒睫。由于睑板内有垂直排列的睑板腺，使得睑板在垂直方向较为薄弱，故外伤时常呈垂直性断裂。睑板对保持睑的形态有重要作用，所以手术时不要轻易切开或切除睑板。

（2）**眶隔**（图 6-33）　又称**睑板阔韧带**或眼眶睑板韧带，是一层纤维膜，起于眶缘骨膜，向下（或向上）附着于睑板前面。眶隔内侧附于泪囊窝深面（后方），外侧则附着于颧骨眶结节浅面。当眼睑闭合时，眶隔就作为眶口的隔膜。眶隔参与眼睑的运动，是一层可活动的薄膜。

眶隔外侧部较内侧部厚，上方较下方厚。眶隔有被上睑提肌和下直肌的前部纤维所贯穿，且被神经和血管所穿过的薄弱区。

在老年人因眶隔萎缩、皮肤和眼轮匝肌松弛，导致眶内脂肪经眶隔薄弱区脱出，形成眼袋，影响美观，可行手术矫正。

眶隔借助于睑板将眶与睑分开。在睑板上缘稍上方切开眶隔后，通常可见到脂肪组织，其深面即为上睑提肌，是手术时寻找上睑提肌的重要标志。

5. 睑结膜（palpebral conjunctiva）　与睑板紧贴难于分离，但穹窿部结膜很松弛（图 6-32）。

眼睑的开闭主要由上睑活动来完成。闭眼时，上睑下垂，眼球上翻（转）时将角膜隐藏于上睑后方，不外露；如闭合不全时即成兔眼。

（三）眼睑的类型与眼的美学观

眼为五官之首，且一向被人们视为“心灵之窗”，这就表明眼睛不仅决定一个人容貌的美与丑，同时也可表现出人的情感变化，可见眼睛的重要。

由眼眉、眼睑、内眦、外眦、眼裂高度和眼裂的倾斜度构成眼的形态、形态美及眼型。其中眼睑最为重要，尤其是上睑的变化较下睑大，在很大程度上它决定着眼部的外形及眼型。其中与上睑变化密切有关的标志，诸如上眼睑皱褶，内眦皱襞、眼裂高度及眼裂倾斜度前已述及。

1. 眼型　一般根据有无重睑线及形态特征，可分 3 种类型（图 6-34）。

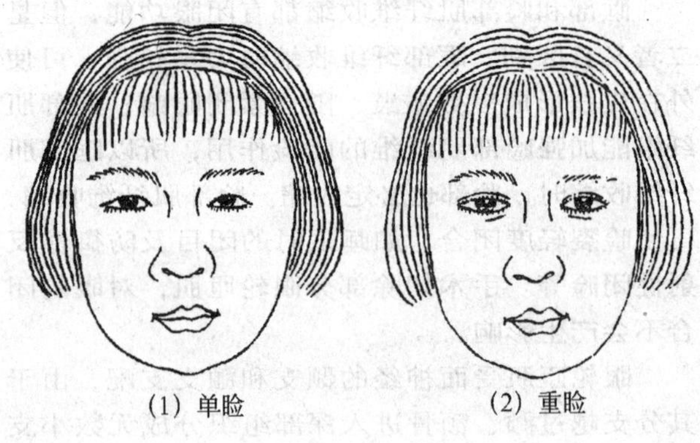

图 6-34　眼睑类型

（1）重睑型（俗称双眼皮）　一般于上睑缘上方约 3~5mm 处，有一内窄外宽的皮肤皱褶，称重睑线（或叫上睑沟）。重睑线分为开扇型及平行两种。开扇型指在重睑线的内侧端，起自上睑缘内眦部，其后向上外离开睑缘，恰似折扇初启，外观妩媚。平行型重睑线的内端与睑缘平行。

重睑的临床形态特征：重睑的重要临床形态特征是有一个明显的上睑皮肤皱褶，眼越睁大，此皱褶的游离缘距睑缘越近；此外尚有5个与单睑不同的形态特点：①上睑较薄且显清秀；②上睑的皮肤不下垂，全部睑缘可见；③睑裂较宽而长；④睫毛较密而长，平视时睫毛向上稍有卷翘；⑤内眦一般呈尖角形，没有内眦皱襞。

重睑的临床形态特征因人而异，并随年龄而发生变化。例如上睑皮肤皱褶，其深、浅、宽、窄因人而异，在形态上的表现有些与睑缘完全平行；有些其两端低垂，形似弯月，有些其内端较外端低，有些则相反，其内端较高而外端较低。一般来说，重睑的上睑皮肤皱褶与睑缘间的距离大约与睫毛的长度相等；睑裂较大之人，睫毛也往往较长，而重睑也大多明显（较宽）。随着年龄增长，尤其是老年人，重睑变得更加明显，这是眼睑皮肤松弛的结果。

（2）单睑型（俗称单眼皮）　一般在上睑缘上方无上睑皮肤皱褶。

单睑的临床形态特征：与重睑相比，单睑没有上睑皮肤皱褶，但通常有以下的形态特征：①睑裂一般短而小，与整个面部不够协调；②上睑下垂：单睑人的上睑皮肤下垂，且遮盖睑缘和角膜的上缘，在上睑的外1/3部尤为明显，有碍眼睛的表情；③皮下组织过多：单睑人眼睑的较多的皮下脂肪和疏松结缔组织致使上睑有“水肿样”外观；④眼轮匝肌比较发达：单睑人的眼轮匝肌纤维在睑板表面及靠近睑缘的部分特别发达，致使上睑显得臃肿；⑤眶隔脂肪较多：可向下延伸或疝出至睑板与眼轮匝肌之间，致使上睑的臃肿加重；⑥睑板较薄而且窄：重睑人的睑板一般较坚韧，宽约1cm，而单睑人的睑板较薄且较窄，宽度在7～8mm以下。这就使得手术形成的重睑也不能很宽；⑦睫毛较少，较短且垂直向下：鉴于睫毛有保护角膜和巩膜的作用，因此，重睑成形术后的眼裂不宜过宽，术中以不切除上睑皮肤为宜，切忌不可切除过多。

每个单睑人并非全都具有以上列举的临床形态特征，若有也有轻重程度上的差异。

（3）肿泡眼型　该型的最大特征是眼裂小，上睑呈明显的“水肿样”外观，给人以臃肿和迟钝的感觉。

肿泡眼的临床形态特征与单睑的基本相似，但是在程度上明显加重。

2. 眼部的美学观　人的眼睛不仅决定一个人容貌的美与丑，而且一向被人们描绘为“心灵之窗”，这就说明眼睛的微妙变化能表达人的各种情感。

什么样的眼睛才算美呢？一般认为，美的眼睛能表达心理活动和情绪变化。美的眼睛应该是大而明亮，眼角细长，清澈而炯炯有神。相反细小的眼睛，臃肿的眼睛，下垂的眼睛，则是不美的。眼的形态千差万别，决定眼睛外形的重要因素是上睑和下睑的开合程度、内外眼角的形态、眼眉毛的多少与浓淡，以及睫毛的长短与形态。眼部与面部要有一定的比例，看起来和谐而美丽。

一般认为，比较理想而美的眼睛应该符合下列条件：即两眼内眦的间距为两眼外眦间距的1/3或相当于一只眼的长度。两眼内眦间距为30～36mm，两眼外眦间距为90～100mm，两外眼角与颜面侧缘间的距离为19～24mm，上眼睑缘与眉毛间距离约为10mm，睑裂高度为10～12.5mm，睑裂宽度为30～34mm，内眦睑裂角为48～55°，外眦睑裂角为60～70°。应当指出的是，符合上述条件的眼睛，并与耳、鼻、口、面等其他器官协调一致，才被认为是较理想而美的眼睛。

（四）重睑形成的形态学机制

有关重睑形成的形态学机制，目前看法不一，也是尚待研究的科学问题。东、西方人眼睑形态明显不同，西方人绝大多数为重睑（双眼皮），而东方人则有半数为单睑，这种形态上的差异，提示在东、西方人重睑形成的形态学机制方面可能也存在不同。

西方学者认为，重睑形成的形态学机制是，上睑提肌的纤维腱膜除了主要止于上睑睑板前面外，还有部分纤维向前穿过眼轮匝肌，止于上睑睑板前方靠近睑缘处的皮肤深层。当上睑提肌收缩，上提上睑睑板睁眼之际，上睑提肌抵止处的皮肤亦随之被牵拉向上，与未被牵拉的上睑皮肤重叠形成上睑皱褶，即重睑或双眼皮。有学者提出，这种学说对于西方人可能是正确的，但对于东方人则可能不完全确切。据报道，在对中国重睑人尸体进行组织切片染色检查时，并未发现上睑提肌有肌纤维分布至上睑皱褶处的皮肤；此外，临床上用切开法施行重睑成形术时，在将皮肤与上睑提肌缝合之前，重睑的形态已明显可见。尽管如此，作者认为，中国重睑人的上睑提肌是否止于上睑皱褶处的皮肤，有待深入研究才能确定；因此，上睑提肌有部分肌纤维止于上睑皱褶处的皮肤这一说法，仍可视为是中国人的重睑形成的形态学机制之一。

综合各方面的因素，可见重睑形成的形态学

因素是多方面的，而且是相互协调的结果。

（1）上睑提肌和米勒肌均很发达，而上睑提肌的肌纤维除止于上睑睑板外，还有部分肌纤维腱膜抵止附着于近睑缘处的皮肤。当上睑提肌收缩时，不仅能睁眼，而且形成明显的上睑皱褶，即重睑（双眼皮）。相反，如果上睑提肌不发达，而且没有肌纤维止于上睑的皮肤，当上睑提肌收缩时，虽能睁眼，但不能形成上睑皱褶，这就是单睑（单眼皮）。初生儿上睑提肌不甚发达，此点可能是初生儿多为单睑，而有些单睑儿到了成年后又逐渐变为重睑的原因。

（2）上睑皮肤本身可以分为两部分：在皱褶以上的部分，称为眶部，该部范围大，皮肤较厚且较硬；在皱褶以下与睑缘之间的一窄条皮肤，称为睑板前部，其皮肤很薄而且很软。在皱褶上、下部分的皮肤厚薄、软硬不同的情况，就使得上睑皮肤在睁眼时皱褶处自然加深，成为一条深沟，表现为重睑；相反，如果上睑靠近睑缘处的皮肤及其上方的皮肤均很薄、很软，没有厚薄软硬的差别，当然就不能形成重睑皱襞。初生儿和小婴儿多为单睑可能与此有关。

（3）眼轮匝肌可分为两个部分：在皱褶以上的部分，称为眶部，该部肌肉厚而发达，在皱褶以下的部分，称睑板前部，该处的肌肉如果甚薄，很不发达，当睁眼时在两部分肌肉的交界部分，相当于睑板的上缘处，就会形成一个皱褶，即重睑。相反，如果两部分的肌肉均很发达，二者之间就没有明显的交界，也就不能形成重睑的皱褶。

（4）眶隔脂肪的多少及位置与重睑形成有关。眶隔脂肪的下界如果在睑板的上缘，则在睑板上缘以上的眼睑可表现丰满，而在睑板上缘以下的眼睑表现为突然平坦，这样就很自然加重重睑的形态。相反，如果眶隔脂肪的量较多，其下界可至睑板的前面，这样就不能形成重睑皱褶，表现为单睑。

综上所述可见，重睑形成的形态学因素虽然是多方面的，但因种族和个人而异。

（五）眼睑的血管、神经与淋巴引流

1. 眼睑的血管

眼睑内血管相互吻合，血液供应丰富，眼睑修复能力强，这在眼睑外伤的治疗与预后上有重要意义。在严重眼睑外伤时，应尽可能缝合以保存组织。

（1）眼睑的动脉（图6－35） 来源于颈内动脉的眼动脉及来源于颈外动脉的分支。眼动脉的分支有**滑车上动脉**、**眶上动脉**、**鼻背动脉**及**泪腺动脉**，颈外动脉的分支有**面动脉**、**眶下动脉**和**颞浅动脉**（图6－20，6－21）。

眼睑的浅层组织由这些小动脉的分支吻合形成的动脉网供应；深层的结构则由这些动脉形成的4个动脉弓供应。每个眼睑有两条动脉弓，它们是由鼻背动脉发出的睑内侧上、下动脉和由泪腺动脉发出的睑外侧上、下动脉构成的。

每个眼睑都有一个睑缘动脉弓和一个睑周围动脉弓（图6－35），由睑内侧动脉的睑缘支和睑周围支分别与睑外侧动脉的同名支在睑缘和睑板眶隔相互吻合而成。睑缘动脉弓在睑缘上约3mm，位于睑板与眼轮匝肌之间；上睑周围动脉弓在上睑提肌与睑板眶隔缘之间走行，下睑周围动脉弓较小，沿眼轮匝肌与睑板眶隔缘之间走行，有时缺如。各动脉弓之间有些小动脉吻合支，形成睑板前、后动脉丛，分别供应睑板、睑板腺及结膜等。

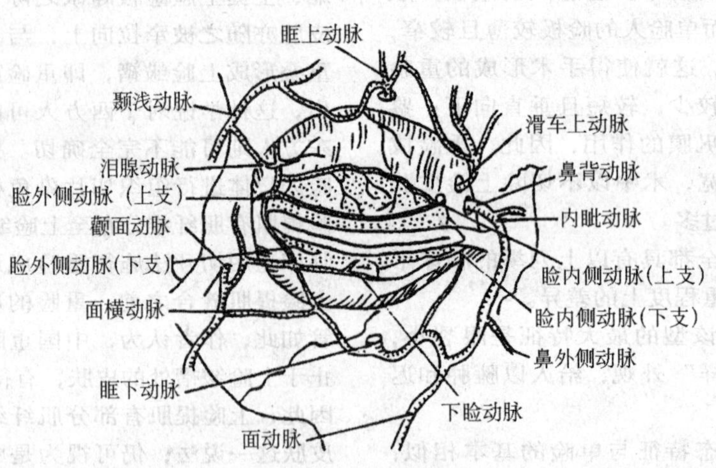

图6－35 眼睑的动脉

做睑内翻、睑下垂等手术的切口由于靠近睑缘部位，故容易损伤睑缘动脉弓而引起较多出血。

（2）眼睑的静脉（图6－36）　位置浅在，每个眼睑均有与动脉弓相当的静脉弓。上眼睑有睑板前静脉丛及睑板后静脉丛，分别收集睑板前浅层组织及睑结合膜的静脉血。两个静脉丛的血液注入相应的静脉弓。静脉弓向内侧注入内眦静脉；向外侧则注入颞浅静脉，最后回流至颈外静脉。

内眦静脉接受额静脉、眶上静脉以及睑部静脉后形成面静脉；内眦静脉经眼静脉流入海绵窦。因为内眦静脉接受很多小静脉，所以眼科手术，尤其是泪囊手术时，务必注意保护这一静脉，以免损伤引起出血影响手术的进行。

由于眼睑静脉无瓣膜，炎症化脓时细菌可由此直接进入内眦静脉和汇入海绵窦，引起严重后果。睑部炎症特别是内眦部炎症必须谨慎处理，例如麦粒肿，在未成熟前忌行挤压和切开，以免导致炎症扩散，甚至引起海绵窦炎症或血栓形成。

2. 眼睑的淋巴管　有浅、深两组。浅部淋巴管汇合形成睑板前淋巴丛，收集眼睑皮肤及眼轮匝肌的淋巴；深部淋巴管汇合形成睑板后淋巴丛，收集睑板及结膜的淋巴。眼睑内侧部的淋巴回流至下颌下淋巴结，而外侧部的淋巴回流至耳前和腮腺淋巴结（图6－37）。

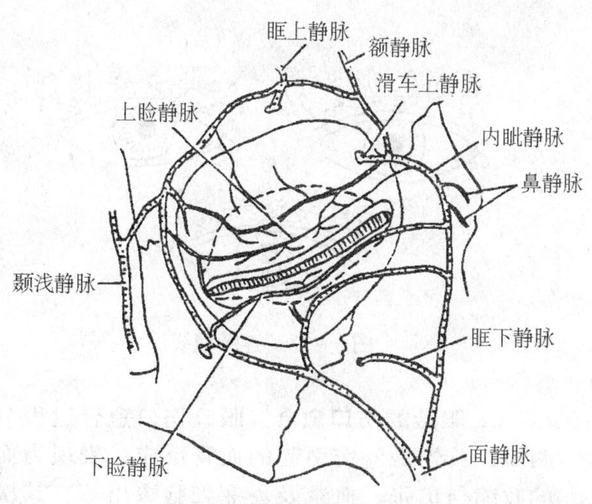

图6－36　眼睑的静脉

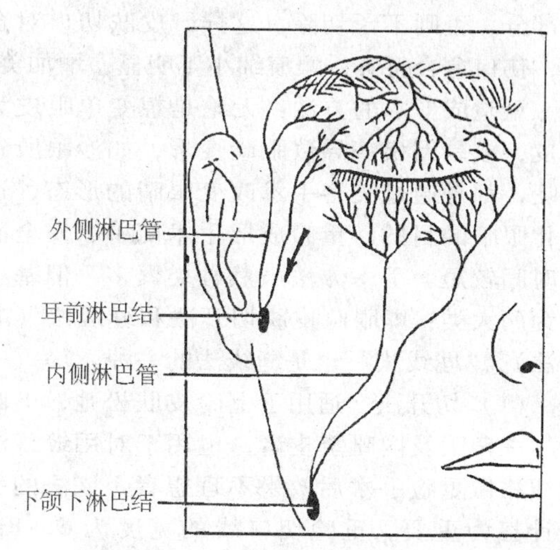

图6－37　眼睑的淋巴回流

眼睑肿瘤转移时，上睑肿瘤多转移至耳前淋巴结，而下睑肿瘤多转移至下颌下淋巴结。上睑的蜂窝织炎，可蔓延至耳前淋巴结，并有耳前淋巴结肿大和压痛。

3. 眼睑的神经　有运动神经和感觉神经。

（1）运动神经　面神经的颞支和颧支支配眼轮匝肌、额肌和皱眉肌。动眼神经的上支支配上睑提肌。眼轮匝肌麻痹或不全麻痹可引起眼睑闭合障碍。而上睑提肌麻痹则可导致眼睑下垂。交感神经纤维来自颈上交感神经节，分布于眼睑的米勒肌（平滑肌）。

（2）感觉神经　由三叉神经的分支供应。上睑主要是眶上神经及滑车上神经（额神经分支），内眦部还有鼻睫神经分出的滑车下神经供应。下睑则主要为眶下神经与滑车下神经。外眦部则有泪腺神经分布（图6－25）。

（六）临床提要

1. 眼睑水肿　由于眼睑皮下结缔组织松软，血管神经丰富和眼睑静脉无瓣膜，所以眼睑水肿是临床上常见的眼部症状之一。导致眼睑水肿的病变有眼睑及其邻近组织炎症（如鼻窦、头皮、泪囊及眼球）、心脏病、肾脏病和内分泌紊乱（尤其是甲状腺功能亢进）；某些寄生虫病（如丝虫病和旋毛虫病）亦可引起眼睑水肿。丝虫病和旋毛虫病患者的眼睑肿胀，有如胡桃，睑裂只剩一条缝，这可成为有诊断意义的早期临床表现之一。

炎症性眼睑水肿有红、肿、痛、热等表现，而非炎症性水肿则肿而不痛。此外，还有原因不明的水肿，可能与过敏因素有关；另有神经血管性水肿，积液主要贮留在皮下组织，不痛不痒，也无局限性肿块，表现为弥漫性肿胀。起病可急可慢，病程长短不定。神经血管性水肿多见于神经脆弱的女性。

2. 重睑成形术的原理及其手术方法简介 以重睑形成的形态学机制为基础，提出重睑成形术的原理：通过手术的方式，将设计的皱褶线以下的皮肤与睑板或上睑提肌腱膜粘连，使皮肤与上睑提肌一起运动，睁眼时形成皱褶，即重睑（双眼皮）。

依据重睑形成的形态学机制，行重睑成形术的手术操作应包括：①去除一些眼轮匝肌的睑板前部分（切口以下至睑缘之间的肌肉），使睑板前的皮肤与睑板粘着；②将上睑皮肤的真皮与上睑提肌的腱膜或睑板缝合固定；③眶隔脂肪如术中发现过于饱满、膨隆，应尽量去除；④对于睑板前皮肤处理的原则，如果过多和下垂，应切除一部分，否则不予切除，这样，皮肤切口对合准确，伤口愈合整齐，瘢痕细小不明显，增加美观。

重睑成形术的方法：无论是想变单眼皮为双眼皮，或是因疾病导致眼睑变形，如沙眼所致的倒睫，都是通过美容手术改变眼睛的形态，达到美化眼睛的目的。重睑成形手术简单、安全而手术时间较短。手术方法虽然种类繁多，但基本上分为两大类：即眼睑皮肤切开法和缝线法（非切开法），“埋线法”也是缝线法的一种。

（1）切开法　适用于上睑皮肤松弛，上睑臃肿、三角眼及内眦赘皮者，也用于对用缝线法或埋线法做重睑手术后效果不理想者。该法的手术设计甚为重要。重睑切口线的宽度为 6 ~ 8mm。如果上睑皮肤松弛，应在切口线上方去除多余皮肤及眼轮匝肌，找出眶隔脂肪并将多余的脂肪去除。将切口缘带睑板上缘缝合形成重睑线。

该法如术中处理不当，术后可有重睑过窄或重睑过宽的并发症。

（2）埋线法　分为间断埋线法和连续埋线法。埋线法适用于上睑眶隔脂肪少，皮肤薄而紧的年轻人，一侧单睑者，重睑术后重睑皱褶局部变浅或消失，可用此法补救，也适用于重睑时隐时现者。

①间断埋线法：应按美学观点，根据每个受术者眼部及面部五官特征加以设计。术前的设计是手术成功的关键。重睑线的设计，首先确定重睑线的最高点（在上睑瞳孔内侧缘，距睑缘 6 ~ 10mm 处），其次根据内、外眦自然的皱褶定点，将内、中、外三点连成一弧形重睑线，弧线外侧应超出外眦角 2 ~ 3mm。在重睑线上做 3 ~ 5 个 1 ~ 2mm 长的小切口标记。

术中用小尖刀沿切口标记切开皮肤，切口长 2 ~ 3mm，切口一侧深达真皮层，另一侧达皮下，便于线结深埋，防止术后皮下出现结节。缝合时，缝线刺入皮肤并带上睑板，这是形成满意而持久重睑的关键。

间断埋线的操作方法尚有多种，在此不一一叙述。

②连续埋线法：重睑线的宽度一般为 7 ~ 10mm，但应根据受术者的面部特征及要求来确定重睑线的高度及形态。通常选用的重睑形态有“平行型”和“开扇形”。设计好重睑线后，在其上标出 a、b、c、d、e 5 点。a 点定在内眦角处，e 点定在外眦处，c 点定在瞳孔内侧缘上方，b 点和 d 点分别在 a、c 两点和 e、c 两点之间（图 6 - 38）。该法安全可靠，手术时间短，痛苦小，消肿快。

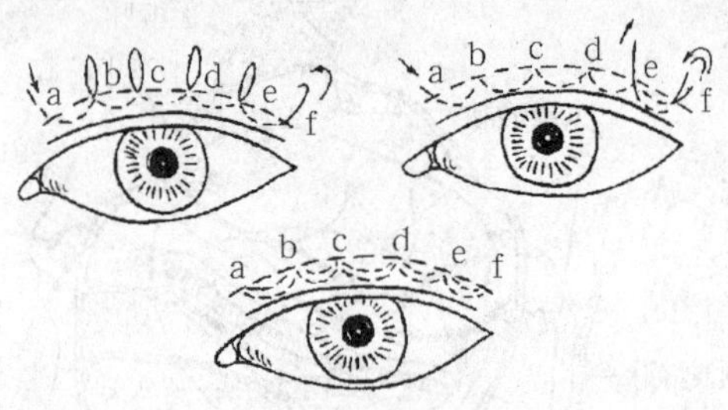

图 6 - 38　连续埋线法

3. 眼睑的伤口愈合 眼睑伤口愈合过程分为两步：首先是外伤引起的血管反应，表现为血管的收缩与扩张，血浆及炎症细胞渗出等；其次是修复，包括表皮的修复（最快）和皮下组织的修复（较慢）。外伤当时的扩创处理，可以防止炎症期过度延长，以减少坏死物质产生过多。缝合的作用是使伤口准确对合，可防止肉芽组织过度增生，有利于眼睑功能的恢复。眼睑血液供应十分丰富，有利于伤口愈合，但是眼睑的结构复杂，术中处理务必细致，对合准确和减少损伤，以利于伤口愈合。

表皮修复较快，一般在 2 ~ 3 天就可完成。单纯表皮损伤愈合快，而愈合后也不留瘢痕。

表皮下纤维结缔组织增生较晚，较慢，有时要经过肉芽组织阶段。皮下组织受伤后引起大量肉芽组织增生，形成疤痕组织，收缩可导致眼睑畸形。

四、结膜

（一）结膜的形态（图 6 - 39）

结膜（**conjunctiva**）为一层透明而富血管的薄膜，连接在眼睑与眼球之间。依所在部位分为

3 部：睑结膜、穹窿结膜和球结膜。

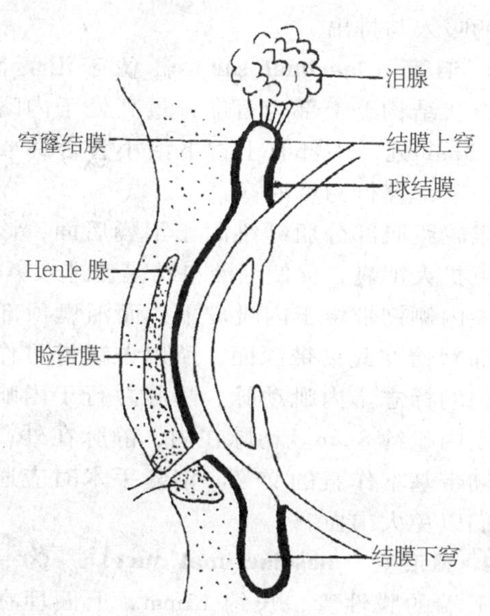

图 6-39 结膜的分部

1. 睑结膜 紧贴上、下睑板的内面，不能移动，翻转眼睑后才能看见。睑缘处是眼睑皮肤与结膜的移行区。睑结膜血管丰富，该部略呈淡红色。睑结膜分为睑缘部，睑板部和眶部。

（1）睑缘部 为皮肤和结膜本身之间移行的部分。自皮肤结膜移行部向后 2mm 有一浅沟，为睑板下沟，是血管穿过睑板进入结膜的部位，异物易存于此沟内。沙眼性睑内翻之矫正术即沿睑板下沟切断睑板，再加以缝合。

泪点开口于睑缘部。结膜炎等疾病可经泪点、泪小管、泪囊和鼻泪管而波及鼻腔，反之亦然。

（2）睑板部 薄而透明，富有血管，呈红色或淡红色。该部因透明故可见其深面的睑板腺。

（3）眶部 为由睑板上缘至穹窿部结膜之间的部分，与其深面的 Müller 睑平滑肌疏松相连。

2. 穹窿结膜 为上、下睑结膜与球结膜之间的移行部分，其反折处分别构成结膜上穹与结膜下穹。穹窿部结膜厚而疏松，便于眼球运动。

上穹部相当于睑上缘水平，距角膜上缘约8～10mm。下穹部与眶下缘相当，距角膜下缘约8mm。穹窿部结膜血管多，且富有静脉丛，以下穹部尤为明显。当切开上穹部，即进入上睑提肌和上直肌之间的纤维组织；切开下穹部，则进入 Müller 下睑平滑肌和下直肌之间。

3. 球结膜 覆盖于巩膜前部。该部最薄弱，与其下面的组织结合疏松，且本身又富弹性，在生理与病理情况下均能出现皱襞，临床上易出现水肿或出血。结膜下注射即在此部进行。睑裂部之球结膜，因经常暴露于空气中，以致老人常在靠近角膜处的球结膜上出现稍隆起的黄褐色的睑裂斑。

当眼睑闭合时，结膜形成的囊状腔隙，称**结膜囊**（**conjunctival sac**），通过眼裂与外界相通。

（二）结膜的血管、淋巴管与神经

1. 结膜的血管 结膜的血管很丰富，其特点是静脉多于动脉。血管间既有动脉和静脉之间的吻合，也有静脉之间、动脉之间的吻合，所以结膜血管内可见血流改变方向。

（1）结膜动脉 睑结膜动脉来自眼睑动脉弓（由鼻背动脉和泪腺动脉吻合而成），在睑板下沟处形成睑缘动脉弓，供应下部睑结膜。行睑板切除时，注意勿损伤此动脉，以免引起大出血。穹窿部睑结膜由位于睑板上方的边缘动脉弓分支供应。球结膜由后结膜动脉供应（后结膜动脉发自眼睑动脉弓，经穹窿部下行，分布于球结膜）。临床上行睑板切除或在穹窿部做手术时，注意勿损伤这些血管，以免引起大出血。

（2）结膜静脉 多于动脉，其回流有 3 条途径：①睑结膜和球结膜的静脉回流至眼睑睑板后静脉丛；②部分睑结膜静脉回流至眼上、下静脉；③角膜缘周围的球结膜深部静脉，注入眼外肌静脉。

2. 结膜的淋巴管 在结膜下组织内形成深、浅两个淋巴管网（图 6-37）。浅层淋巴管较小，位于结膜上皮下；深层者较大，位于结膜下纤维层中，与角膜缘的淋巴管相交通。结膜淋巴引流至内、外眦部。内眦部淋巴回流至下颌下淋巴结；外眦部淋巴回流至耳前的腮腺淋巴结。下颌下和腮腺淋巴结的淋巴回流至颈深淋巴结。

眼睑肿瘤的淋巴管转移途径：眼睑内有丰富的淋巴管，因此，眼睑肿瘤或眼睑蜂窝织炎常伴有淋巴管转移，上睑可至耳前，下睑可到下颌下淋巴结。眼睑蜂窝织炎常伴有耳前或下颌下淋巴结肿大。由于眼眶内无淋巴管，所以，眼眶蜂窝织炎通常不引起淋巴结肿大。这是临床上鉴别二者的依据之一。

3. 结膜的神经 有感觉神经和交感神经。

感觉神经为三叉神经的分支，即眼神经和上颌神经（图 6-20，6-25，6-26）。眼神经的分支有滑车上神经、眶上神经、泪腺神经及鼻睫神经。其中，滑车上神经睑支分布于上睑结膜内侧部、泪阜和结膜半月皱襞以及相应的结膜穹窿；眶上神经及额神经的睑支分布于上睑结膜中部及相应的结膜穹窿；泪腺神经分布于上睑结膜外侧部。上颌神经的分支主要为眶下神经，其睑支分布于下睑结膜及下穹窿的结膜。睫状长神经为鼻睫神经的分支，分布于球结膜。睫状长神经出睫状体后，在眼球表面的结膜与巩膜之间形成结膜神经丛；此外，还在角膜缘周围形成角膜周围神经丛。

交感神经来自眼动脉的交感神经丛（起源于海绵窦的交感神经丛），支配结膜血管。临床上小脑、脑桥肿瘤切除或其他原因所致的三叉神经麻痹的患者，表现为眼部感觉消失，且伴结膜的非炎性充血，这是因为感觉神经和交感神经同时麻痹的结果。

五、泪器（图6－40）

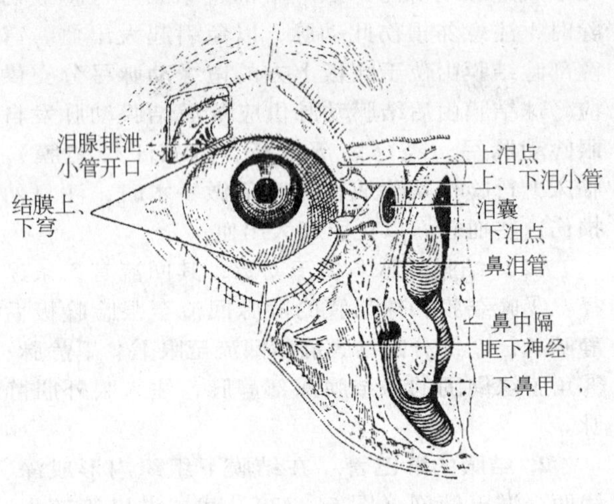

图6－40 泪器

（一）泪腺

泪腺（**lacrimal gland**）为杏核大小的腺体，位于眶外上方的泪腺窝内，有10～20条排泄管，大部开口于结膜上穹的外侧部。泪腺分泌泪液。在靠近结膜上穹处，有时有数个副泪腺，其排泄管开口于结膜囊内。

（二）泪道

泪道（**lacrimal passage**）包括泪点、泪小管、泪囊和鼻泪管。

1. 泪点（**Lacrimal punctum**） 为泪小管的起始处，位于上、下睑缘内眦后唇部的泪乳头上。上泪点距内眦角6mm，下泪点距内眦角6.5mm。

2. 泪小管（**lacrimal ductules**） 上、下各一，起始于上、下泪点，先作向上、下垂直行走，然后接近水平位转向内侧，汇合于泪囊。泪小管长约10mm，垂直部长约1.5～2mm，水平部约8～8.5mm。临床上作泪道探通时，必须考虑泪小管的垂直部与水平部的走行。

泪小管管壁极薄，但富有弹性，管径0.5mm，使用器械探通时可扩张3倍。泪小管有眼轮匝肌围绕，这些肌纤维的伸张与收缩有助于泪液的吸入与排出。

3. 泪囊（**lacrimal sac**） 位于泪囊窝内，为一囊状结构，上部为盲端，最高处于内眦上方约2～3mm处，中部有上、下泪小管合并或分别注入，下部移行为鼻泪管。

眼轮匝肌部分肌纤维附于泪囊后面，该肌收缩时可扩大泪囊，促使泪液自结膜囊排入鼻腔。

睑内侧韧带位于内眦皮下，而泪囊顶部（或称底部）恰在此韧带深面，所以该韧带可作为泪囊定位的标志。内眦动脉、静脉并行于内眦部皮下，距内眦约8mm。动脉在内，静脉在外，与睑内侧韧带基本作直的交叉。泪囊手术时应避免损伤它们以免大出血。

4. 鼻泪管（**nasolacrimal duct**） 为一续于泪囊下端的膜性管，长约15mm。上面埋在骨性鼻泪管内，下部在鼻腔侧壁的黏膜深面，开口于下鼻道外侧壁。鼻黏膜充血时，可因鼻泪管的开口受压而出现溢泪现象。

（三）泪液的性质与功能

泪腺为管泡状腺、腺细胞为浆液型，腺腔相对较大，腺末房由柱状细胞构成。

泪液由泪腺细胞分泌，透明略带乳白色，呈弱酸性，含有少量蛋白，氯化钠以及溶菌酶。泪液具有冲洗结膜囊内异物、维持眼球表面洁净，保持角膜湿润、抑制细菌繁殖等作用。

泪液的流动：最主要的动力还是某些肌肉（如睑板前肌）收缩时对泪小管和泪囊所施加的挤压作用。当闭眼时，泪液从泪小管流向泪囊；而当睁眼时则将泪液从泪囊挤入鼻泪管。当眼睑张开时，泪液流入鼻腔。

（四）泪器的血管、淋巴管和神经

1. 泪器的血管 泪器的血液供应比较丰富（图6－35，6－36）。泪腺由眼动脉的泪腺动脉供应。泪囊由睑内侧上动脉，内眦动脉和眶下动脉供应。鼻泪管上部由睑内侧下动脉、内眦动脉和眶下动脉供应，而鼻泪管下部则由蝶腭动脉的鼻支供应。

泪腺的静脉回流至眼上静脉。泪道的静脉回流至内眦静脉及眶下静脉。

2. 泪器的淋巴管 泪腺的淋巴管与眼睑及结膜的淋巴管相连，注入耳前淋巴结。泪囊及鼻泪管的淋巴管注入下颌下淋巴结（图6－37）。

3. 泪器的神经 感觉神经为泪腺神经，是三叉神经第一支眼神经的分支，分布于泪腺，司一般感觉。运动神经为副交感神经和交感神经，控制泪腺的分泌活动。

（五）临床提要

1. 泪溢症 常由泪点变位、泪道因慢性炎症（例如慢性泪囊炎）造成狭窄或阻塞，致使泪液不能流入鼻腔而外溢至面颊。此种情况应进行矫正或进行手术治疗。

2. 角膜干燥 泪腺的分泌受交感神经和副交感神经控制。如果这些神经因外伤或炎症而受损，致使泪腺分泌泪液减少。引起角膜干燥。严重者应进行腮腺管移植。

六、眼肌

眼肌包括眼球外在肌、上睑提肌和眶平滑肌，前二者为随意肌，后者为平滑肌（图6－41）。

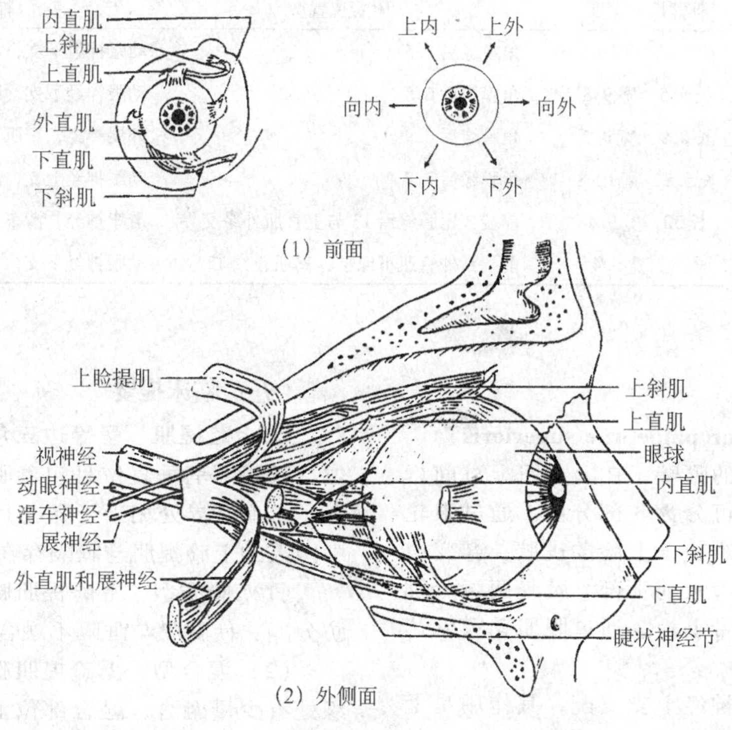

图6－41 眼球外肌（右侧）

（一）眼球的外在肌

眼球的外在肌为运动眼球的肌肉，共有6条，即4条直肌和2条斜肌。4条直肌起于视神经孔周围的总腱环，沿眼球壁向前行，以肌腱分别止于眼球赤道前方的上、下、内、外侧的巩膜上（图6－41）。

1. 上直肌（suporior rectus） 为4条直肌中最长的。从总腱环向前，走在上睑提肌的下方，经过赤道部时它跨过上斜肌，止于角膜上缘后方77mm的巩膜上。上直肌的主要作用是使眼球前极转向上内方。

2. 下直肌（inferior rectus） 为4条直肌中最短的肌肉。从总腱环沿眶下壁行向前外方，附于角膜缘后6.5mm的巩膜上。主要作用使眼球前极转向内下方。

3. 内直肌（medial rectus） 是直肌中力量最强的肌肉。起于眶尖端的总腱环，沿眶内侧壁走行，止于鼻侧角膜缘后方5.5mm的巩膜上。其主要作用使眼球前极内旋（图6－41）。以上3肌受动眼神经支配。

4. 外直肌（lateral rectus） 主要起自总腱环外缘，沿眶外侧壁前行，止于颞侧角膜缘后方6.9mm处，主要作用使眼球前极转向外方。展神经支配该肌。

5. 上斜肌（superior oblique） 起于总腱环的内上部，在上直肌和内直肌间向前行，以细腱绕过眶内上方的滑车后，转向后外，行经上直肌之下方，止于眼球中纬线的后外侧的巩膜上。其作用主要是使眼球转向外下方。该肌受滑车神经支配。

6. 下斜肌（inferior oblique） 起于眶下壁的前内侧，在下直肌与眶底之间行向外上后方，再经外直肌与眼球之间，止于眼球外侧面赤道后方的巩膜上。其作用是使眼球前极转向外上方。该肌由动眼神经下支支配。眼球运动是两眼数条肌肉的共同作用，使眼球作多方向的灵活运动。例如瞳孔向上仰视时，必须两眼的上直肌和下斜肌共同收缩；侧视时，则是一眼的外直肌和另一眼的内直肌同时收缩。当某一运动眼球的肌肉瘫痪引起力量不平衡时，则出现眼球偏斜，临床上称为斜视。

眼肌手术有两个目的，即恢复双眼协视功能及矫正外观缺陷。尤其是对成年人，后者更为重要。因此，了解有关眼肌的长度、附着位置、肌腱长、宽度等基本数据，有临床应用价值，详见表6－3。

表6－3　眼球外在肌的长度、肌腱长度和宽度、附着位置与神经支配点

肌肉名	长度	肌腱长、宽度	附着位置	神经支配点
内直肌	40	长3.7，宽10.3	角膜缘后5.5	动眼神经下支，离肌止26
下直肌	40	长5.5，宽9.8	角膜缘后6.5	动眼神经下支，离肌止26
外直肌	40	长8.9，宽9.2	角膜缘后6.9	外展神经，离肌止26
上直肌	40	长5.8，宽10.8	角膜缘后7.7	动眼神经上支，离肌止26
上斜肌	60	长30，宽9.4	前端：角膜缘后13与上直肌外缘交界	滑车神经，滑车后26
下斜肌	36	长1，宽9.4	前端：外直肌下缘下，离肌止约12	动眼神经下支，下直肌止外侧缘后12

注：数字以mm计算。

（二）上睑提肌

上睑提肌（levator palpebrae superioris）起自视神经孔前上方的眶壁，在上直肌上方前行止于上眼睑。其抵止可分为3部分：①通过眼轮匝肌，并以分散的纤维止于上睑的皮肤；②变成较宽阔的腱膜附着于睑板前下部，腱膜两缘分别附着于睑内、外侧韧带上；③通过眼肌鞘膜到达结膜上穹。

上睑提肌由动眼神经上支支配，其作用是上提上睑、开大眼裂。

（三）眶平滑肌

眶平滑肌称米勒（Müller）肌，上、下眼睑均有。该肌受交感神经支配，此肌收缩可使眼球轻度突出，协助开睑。

（四）眼球外肌的神经支配

眼球外肌由动眼神经、滑车神经和展神经支配；Müller肌由交感神经支配。

上睑提肌和上直肌由动眼神经上支支配；内直肌、下直肌和下斜肌由动眼神经下支支配；上斜肌由滑车神经支配；外直肌由展神经支配。

眼球的运动非常灵活而且比较复杂，两侧眼球的运动必须同时进行。眼球的运动有些是有意识的，有些是反射性的。目前认为两眼的协同运动受大脑皮质眼运动中枢的控制，由此中枢发出纤维至皮质下中枢。皮质下中枢发出纤维至动眼、滑车和展神经核或经内侧纵束与动眼、滑车和展神经核相联系，调控两眼的协同运动。

（五）临床提要

1. 上睑提肌　呈等边三角形，其肌部为水平位，腱膜部呈垂直位且包着眼球前方，呈扇形散开。二者交界处相当于绕过上斜肌返折腱的部分。中国人的上睑提肌与眶隔存在三种关系。

（1）脂肪型　上睑提肌腱膜与眶隔间有眶脂肪分隔，使腱膜与眶隔不融合。此型见于单睑。

（2）混合型　上睑提肌腱膜与眶隔在睑板上缘处有少量融合，融合部位上存在眶脂肪，此型见于单睑和重睑者。

（3）纤维型　上睑提肌腱膜与眶隔在睑板上缘以上发生融合，此型见于重睑者。了解上睑提肌腱膜与眶隔间的关系对眼睑整形术中防止其损伤有特殊意义。

2. 眼肌鞘膜　是指包围在眼肌外面的结缔组织膜。当肌腱贯通眼球筋膜而止于巩膜时，则眼肌鞘膜与眼球筋膜相融合，同时发出系带与周围组织相联系，起到支持的作用。

外直肌鞘膜发出的系带附着于颧骨眶结节上；内直肌的鞘膜系带止于泪骨。内、外两直肌的系带对眼球运动有一定程度的限制作用，故有内、外侧支持带之称。

上直肌鞘膜与上睑提肌相连，下直肌鞘膜与下睑相连。所以，上直肌收缩时，不仅使眼球上转，同时借助于上睑提肌的作用略能上抬上睑；下直肌收缩时，眼球下转，同时也使下睑向下移位，睫毛外翻。

4 条直肌在其前部均有纤维束与结膜相联系，所以当直肌收缩时结膜被牵拉向后作相应的移位，这样结膜不致因直肌的收缩而起皱。

下支持带又称 lock wood 韧带，由下直肌鞘膜，下斜肌鞘膜及下方的眼球筋膜互相融合而成。它的内、外两端分别附着于泪骨和颧骨结节上，形成一个吊床样的宽厚系带，托住眼球下面，有支撑和维持眼球在正常位置的作用。

肌圆锥：即肌漏斗，由直肌及其间的鞘膜从眶尖处总腱环上起始向前呈漏斗状散开而成。眶内肿瘤可因发生在肌锥内、外而性质不同，临床症状亦异。肌锥内肿瘤典型的症状是眼球向正前方突出，眼球运动不受太大影响，但眼底镜检查可见视神经乳头充血、水肿或萎缩，表现为视力早期减退。如果肿瘤发生在肌锥外，其典型症状是眼球突出且向某一方向偏斜，眼球运动早期受累，但是早期视力和眼底甚少改变。肌锥内肿瘤多为良性，血管瘤、视神经胶质瘤、脑膜瘤等；而锥外肿瘤多为恶性，如转移性肿瘤、淋巴组织瘤、各种肉瘤等。

七、眶内结缔组织

眼眶内结缔组织有眼球筋膜、眼肌鞘膜和眶脂体。眼肌鞘膜前已介绍，这里只介绍眼球筋膜和眶脂体。

（一）眼球筋膜

眼球筋膜即**眼球鞘**（**sheath of eyeball**），又称 Tenon 膜或囊（capsule of Tenon），为眼球外面的一层致密的纤维膜，前方起自角膜缘，向后于缘后 1 ~2mm 处与巩膜形成环形融合，再往后与巩膜分离，在眼球鞘与眼球之间形成一腔隙，称为**巩膜外腔**（**episcleral space**），再向后则围绕视神经周围而分散在球后脂肪体内。眼球筋膜向前借疏松结缔组织与球结膜相连。

支配眼球的各神经均通过巩膜外腔后进入眼球。眼球在巩膜外腔内可以灵活转动。临床做眼球摘除时，应保留眼球鞘，以便于放置假眼和防止颅内感染的发生。

（二）眶脂体

眶脂体（**adipose body of orbit**）为眶内的脂肪组织，充填于眶内各结构之间。眶脂体对眶内各结构具有支持和保护作用。

八、眼球

眼球（**eyeball**）为视器的主要部分，位于眶的前部，其后端借视神经连于间脑。周围有眼副器（前已述及）。

（一）眼球的外形

眼球的外形近似球形，前、后面的正中部分为前、后极。平眼球前、后极连线的中点绕眼球表面所作的环行线，称为赤道（中纬线）。连接眼球前、后极的直线称为眼轴（visual axis），长约 2. 4cm。光线进入眼球后，通过瞳孔中央至视网膜中央凹的直线，称视轴（optic axis），眼轴与视轴呈锐角交叉。

（二）眼球的构造

眼球由眼球壁和眼球内容物 2 部分组成（图 6 –41，6 –42）

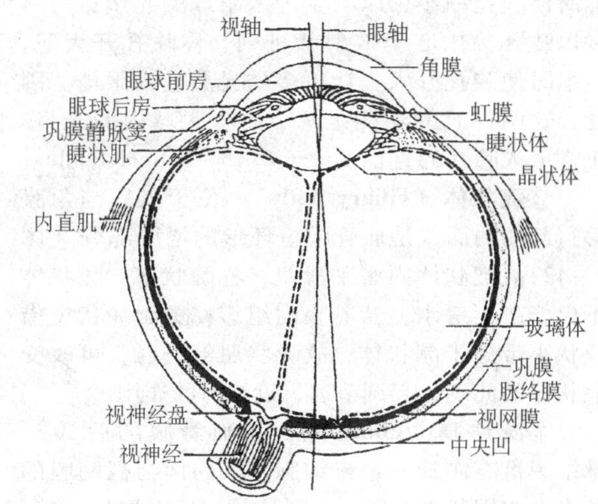

图 6 –42 眼球的构造（矢状切）

1. 眼球壁 由外、中、内三层被膜构成。

（1）**眼球纤维膜**（**fibrous tunic of eyeball**）即**外膜**，位于眼球的最外面，主要由强韧的纤维结缔组织构成，对维持眼球外形和保护眼球内容物起重要作用。包括角膜和巩膜两部分。

①**角膜**（**cornea**）：位于眼球正前方，占纤维膜的前 1/6，无色透明，曲度较大，有折光作用，角膜内无血管，而有大量的感觉神经末梢分布，所以感觉灵敏。当角膜发生病变时，疼痛比较明显。角膜受到刺激后，可立即发生闭眼反应，称**角膜反射**。

②**巩膜**（**sclera**）：占纤维膜的后 5/6，为呈乳白色不透明的纤维膜，厚而坚韧，少血管。小儿巩膜较薄，血管膜的色素可透露出来，故呈蓝白色。老年人的巩膜呈淡黄色。巩膜与角膜交接处的深部有环行的小管，称**巩膜静脉窦**（**sinus venosus sclerae**），也称 Schlemm 管，是房水回流的通道。巩膜后方被视神经的纤维穿通，呈筛状，

称**巩膜筛板**。巩膜在眼球赤道处较薄，为巩膜葡萄肿易发部位。

（2）**眼球血管膜（vascular tunic of eyeball）** 即**中膜**，位于纤维膜内面，含有大量血管和色素细胞，呈黑褐色，有营养眼内组织、调节进入眼球光量和产生房水的作用。血管膜自前向后可分为虹膜、睫状体和脉络膜3部分。

①**虹膜（iris）**：位于血管膜的最前部（图6-42，6-43），虹膜的颜色因含色素的多少和分布的不同而异。中国人的虹膜多呈棕色。虹膜呈圆盘状，中央有一圆孔，称**瞳孔（pupil）**。透过角膜可以看到虹膜和瞳孔。虹膜内有两种平滑肌纤维。一种环绕于瞳孔周围，称**瞳孔括约肌**，收缩时使瞳孔缩小，以减少进入眼球的光量；另一种以瞳孔为中心呈放射状排列，称**瞳孔开大肌**，收缩时使瞳孔开大，让更多的光量进入眼球。因此，这两种肌的功能是调节射入眼球内的光量。正常成人瞳孔的直径变动于0.15～0.8cm之间。

②**睫状体（ciliary body）**：位于巩膜与角膜移行部的内面，是血管膜呈环形的增厚部分（图6-42）。睫状体内有平滑肌，称**睫状肌**。睫状体不仅能产生房水，营养眼内组织；更因睫状突借睫状小带连于晶状体，故睫状肌舒缩时，可改变晶状体的曲度，起调节远、近视力的作用。

③**脉络膜（choroid）**：占血管膜的后2/3。脉络膜富有血管和色素细胞，其内面与视网膜的色素上皮层紧密粘贴，以供应视网膜外层的营养。

（3）**眼球内膜（internal tunic of eyeball）** 即**视网膜（retina）**，紧贴在血管膜的内面，可分为2层。外层为色素部，由单层色素上皮构成。内层为神经部，可分为3部分，即**视部、睫状体部和虹膜部**。后两部贴附在睫状体和虹膜的内面，无感光作用，故称**视网膜盲部**，**视网膜视部（pars optica retinae）**贴附在脉络膜的内面，由神经组织构成，在活体平滑而透明，呈淡紫红色，后部较厚，愈向前愈薄，有感光作用，通常所说的视网膜即指视部而言。视部构造复杂，主要由3层神经细胞组成。其中最外层为接受光刺激的**视（感光）细胞（视杆细胞和视锥细胞）**，是构成视器的最主要部分；中层为传递神经冲动的双极细胞；内层为节细胞（图6-44）。节细胞的轴突在视网膜后部集结成束，并形成呈圆盘状的隆起，称**视神经盘（optic disk，视神经乳头）**，之后在巩膜筛板处穿出眼球后壁，形成**视神经（optic nerve）**。视神经盘在活体上呈淡红色，正常时边缘清楚，有视网膜中央血管于此出眼球，无感光作用，称**生理盲点**。在视神经盘的颞侧约0.35cm处并稍偏下方，有呈黄色的小区，称**黄斑（maculalutea）**。黄斑中央的凹陷，称**中央凹（fovea centralis）**，是视力最敏锐的地方（图6-42，6-45），形成中心视力。视网膜内，外两层之间连结疏松，在病理情况下两层分离，便形成视网膜剥离症。

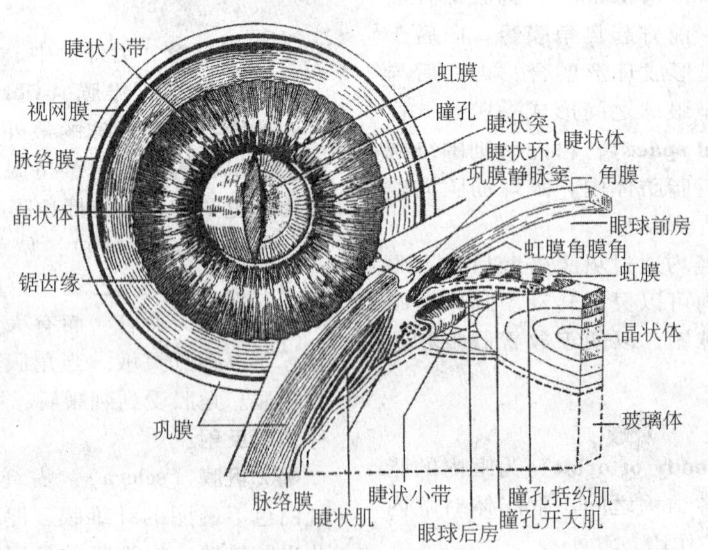

图6-43 虹膜和睫状体（后面和侧面）

2. 眼球的内容物（图6-42） 有房水、晶状体和玻璃体，它们无血管而透明，和角膜一起组成眼球的折光装置，使物体在视网膜上映出清晰的物像，对维持正常视力起重要作用。

（1）眼球房和房水

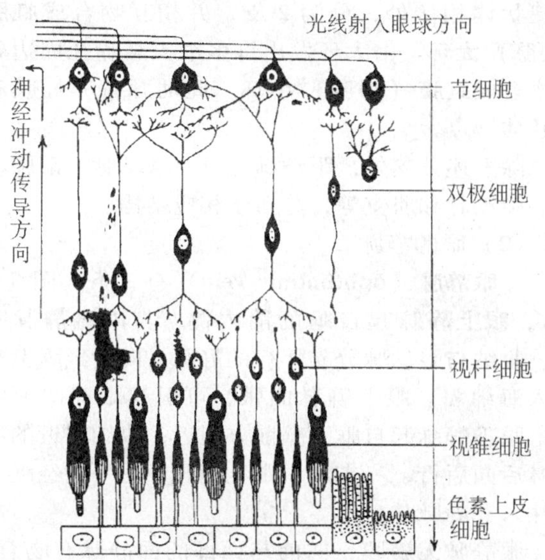

图6-44 视网膜的微细结构示意图

①眼球房（chamber of eyeball）：为位于角膜、晶状体、睫状小带和睫状体之间的空隙，被虹膜分为眼球前房和眼球后房，两房之间借瞳孔相通。眼球房内充满房水。在眼球前房的周边处，由虹膜与角膜相交所成的环形区域，称**虹膜角膜角**（iridocorneal angle），又名**前房角**。虹膜角膜角的前外侧壁是由小梁构成的栅状壁，栅的空隙称作**虹膜角膜角隙**（fontana 腔）。眼球前房房水经虹膜角膜角隙进入巩膜静脉窦。

②**房水**（aqueous humor）：主要由睫状体产生，充满于眼球房内，为无色透明的液体。房水总量约为0.15～0.3ml。房水有折光作用，此外还有营养角膜和晶状体以及维持眼内压作用。

我国成人眼内压正常值为2.26～3.19kPa（17～20mmHg），平均为2.66kPa（20mmHg）。

（2）**晶状体**（lens） 位于虹膜和玻璃体之间，呈双凸透镜状，后面较前面隆凸，透明而富弹性。晶状体由晶状体囊，前上皮层和晶状体纤维构成。

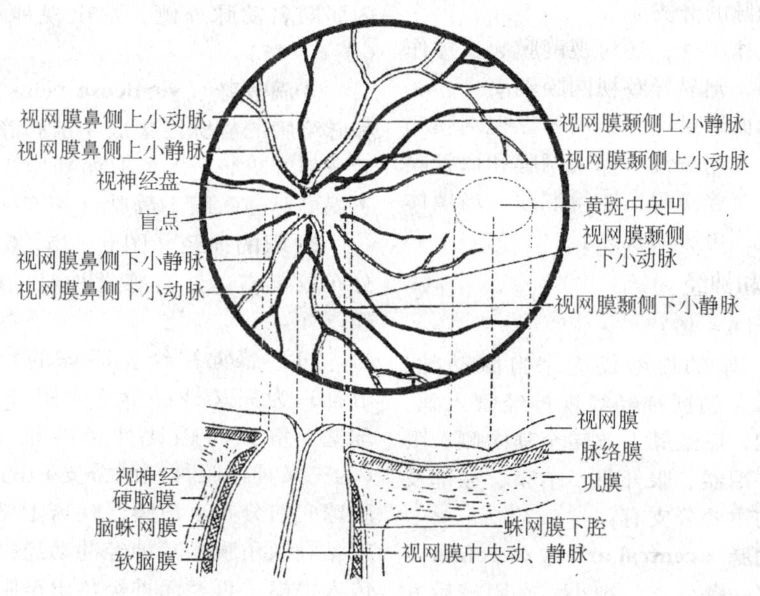

图6-45 眼底像和视神经切面（左侧）

①晶状体囊：为一层透明而富于弹性的被膜，包于晶状体外面，它借**睫状小带**（ciliary zonule）连于睫状体的睫状突上。晶状体囊对化学性和病理性的侵犯有极大的抵抗力。囊的厚度在前面为10～20μm，后方约为5μm，赤道部前后囊均增厚。在睫状小带附着处稍前方（距前极3mm处）囊最厚，为晶状体手术时夹持晶状体囊的部位。老年人的晶状体囊普遍增厚，但弹性下降。

②前上皮层：由胚胎期晶状体泡前壁上皮形成的单层立方形上皮。泡后壁上皮变成纤维，泡后壁增厚闭塞了晶状体泡的腔，故无后上皮层。

③晶状体纤维：是构成晶状体的主要成分。每条纤维作长棱柱状。沿晶状体中轴由前极到后极的纤维，叫中央纤维线。中央纤维变成晶状体核，后来发生的纤维包在核的周围，含水分较多，质软，称为晶状体皮质。不同年龄产生的纤维，性质不

同，形成同心圆样板层。

晶状体的调节与曲度：当视近物时，在瞳孔缩小和两眼会聚的同时，睫状肌收缩、睫状体向前内方移行，使睫状小带松弛，此时晶状体依靠其本身的弹性回缩，曲度增大，折光能力增强，使物像清晰地在视网膜上形成。视远物时，则与上述情况相反。随着年龄增长，一般在40岁以后，晶状体变硬，弹性减退，其调节能力亦随之减弱，看近物时模糊不清，看远物时则清晰，此称“老花眼”。若晶状体由于发育异常、损伤、中毒、代谢障碍或年老等原因，发生混浊，影响视力，称白内障。

（3）**玻璃体（vitreous body）** 为无色透明的半流动的胶状物，充满在晶状体与视网膜之间，体积约为4ml。玻璃体前有一容纳晶状体的窝，称晶状体窝。玻璃体与视网膜粘合较密切之处有二，一是在视神经盘周围，另一处是在锯齿缘稍前方，与睫状体粘合也较紧。当玻璃体在其他处剥离时，此两处也不分离。

玻璃体管（又称cloquet管）向前达晶状体后面，是胚胎期玻璃体动脉的遗迹（胚胎期玻璃体动脉是视网膜中央动脉的分支）。

玻璃体除有折光作用外，还对视网膜起支撑作用。若支撑作用减弱，则易导致视网膜剥离。

玻璃体无神经和血管供应，其营养靠视网膜和血管膜的血管供应，代谢缓慢。当视网膜和血管膜病变时，导致玻璃体营养障碍，变得混浊。玻璃体混浊或炎症形成瘢痕，可影响视力。

（三）眼的血管和神经

1. 眼的血管（图6-46）

（1）眼的动脉 眼的血液供应来自眼动脉。眼动脉起自颈内动脉，随视神经经视神经管入眶，先行于视神经的外侧，后经其上方转至其内侧。眼动脉分支供应眼球、泪器、眼外肌、结膜、额部及眼睑皮肤。眼动脉的主要分支有：

①**视网膜中央动脉（central artery of retina）**：为眼动脉入眶后的第一条分支，细小，在眼球后方1.0~1.5cm处从下面穿入视神经内，在视神经中央前行至视神经盘处分为上、下2支，每支又再分为视网膜颞侧上、下小动脉和视网膜鼻侧上、下小动脉，主要营养视网膜的内层。黄斑的中央凹处无血管分布。临床上可用检眼镜直接观察视网膜中央动脉分支的形态变化，有助于诊断某些疾病。

②**睫后短动脉（short posterior ciliary artery）**：又称**脉络膜动脉**，是许多小支，沿视神经周围向前行，穿巩膜，分布于脉络膜。

③**睫后长动脉（long posterior ciliary artery）**：也称**虹膜动脉**。有2条，分别在视神经的内、外侧，穿巩膜后，在巩膜与脉络膜之间前行，到虹膜与睫状体相接处，分为2支，并相互吻合成**虹膜（动脉）大环**。由大环发出许多细支至瞳孔周边处再吻合成**虹膜（动脉）小环**。此动脉营养虹膜和睫状体。

除上述分支外，眼动脉还分出额动脉，泪腺动脉、筛动脉和肌支等，分布于相应结构。

（2）眼的静脉

①**眼静脉（ophthalmic vein）** 有2条（图6-46），**眼上静脉**起自眶的前内侧，与内眦静脉吻合，收纳与眼动脉分支伴行的静脉，向后经眶上裂注入海绵窦。眼上静脉曲张，可引起眼球向前突出。**眼下静脉**起自眶下壁前方附近，收纳附近的小静脉后向后行，一支注入眼上静脉，另一支经眶下裂注入翼静脉丛。

眼静脉无瓣膜，向前与面部的面静脉有吻合，向后注入海绵窦。因此，面部感染处理不当时，有可能经此径路侵入颅内，导致海绵窦血栓等症。

②**视网膜中央静脉（central vcin of retina）** 收集视网膜的静脉，与同名动脉伴行，在视神经内居同名动脉外侧，穿出视神经后注入眼上静脉（图6-45）。

③**涡静脉（vorticose veins）** 虹膜、睫状体和脉络膜的静脉汇集成4条涡静脉。涡静脉在眼球后方斜穿巩膜，2条上涡静脉注入眼上静脉，2条下涡静脉注入眼下静脉（图6-46）。

2. 眼的神经（图6-25，6-26） 眼的神经分布较丰富，计有感觉神经、运动神经和自主神经。

（1）感觉神经 眼球的感觉神经（痛、温、触觉）为三叉神经第一支眼神经，其分支供应眼球壁。角膜的感觉神经纤维丰富，由鼻睫神经（为三叉神经眼神经的分支）的分支睫状长神经入眼球向前分布至角膜。临床上常用的“角膜反射”就是刺激角膜，其神经冲动经过三叉神经的眼神经传入中枢，再经面神经传出至眼轮匝肌，引起闭眼反应。

（2）运动神经 有动眼神经、滑车神经和展神经，它们穿过海绵窦，经眶上裂入眶，支配眼外肌。滑车神经支配上斜肌。展神经支配外直肌。其余的眼外肌及上睑提肌由动眼神经支配（前已述及）。

（3）眼的自主神经 眼的许多活动，如瞳孔反射、晶状体调节，腺体分泌以及眼的平滑肌的收缩等受自主神经支配。

眼的自主神经包括交感神经和副交感神经（图6-27）。

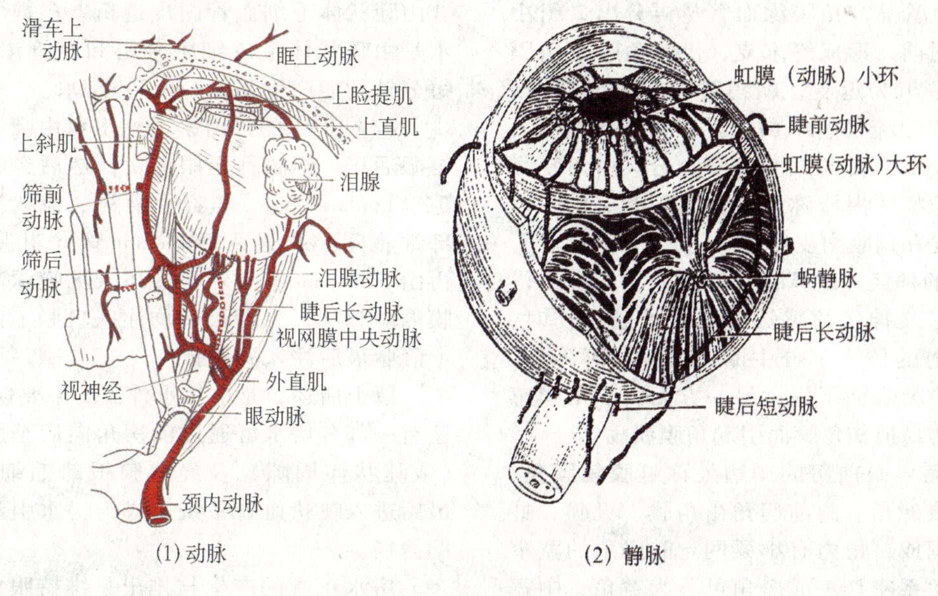

图 6－46 眼的血管

①眼交感神经：其节前神经纤维起源于胸段脊髓侧柱的神经元，随胸神经 1～3 前根出脊髓，形成灰交通支，上行入颈部交感干颈上神经节，换神经元后，由颈上神经节发出颈内动脉神经（交感节前神经纤维）至颈内动脉，组成颈内动脉丛。在海绵窦内，颈内动脉丛发出分支经眶上裂入眶，经睫状神经节进入眼球，分布至瞳孔开大肌和脉络膜等处的血管；进入眼眶的交感神经纤维亦支配上、下睑平滑肌（Müller 肌）。

②眼副交感神经：起于动眼神经副核（Edinger-Westphal 核）的副交感节前神经纤维，随动眼神经走行，入眶后，在睫状神经节内换神经元，由节发出副交感节后神经纤维，随睫状短神经穿入眼球后方的巩膜，向前支配瞳孔括约肌和睫状肌。

（四）临床提要

1. 角膜各径线的曲率半径 大小不一，可导致各径线上屈光力强弱不等，就引起屈光不正或散光。如角膜外伤或发生各种疾病之后，造成屈光面高低不平，致使同一径线上的屈光力不等，可引起散光。

2. 角膜的营养 角膜的结构由外往内分为 5 层：复层扁平上皮、前弹性膜、角膜固有层、后弹性膜和内皮细胞层。角膜内无血管亦无淋巴管，仅靠房水和角膜周围血管丛供给营养。角膜缘血管网（图 6－47）的动脉主要有结膜前动脉（来自睫状前动脉）和结膜后动脉（来自眼睑的边缘动脉弓的分支，沿球结膜向前）。这些血管在巩膜上组织中向前行至球结膜，在角膜缘处吻合，

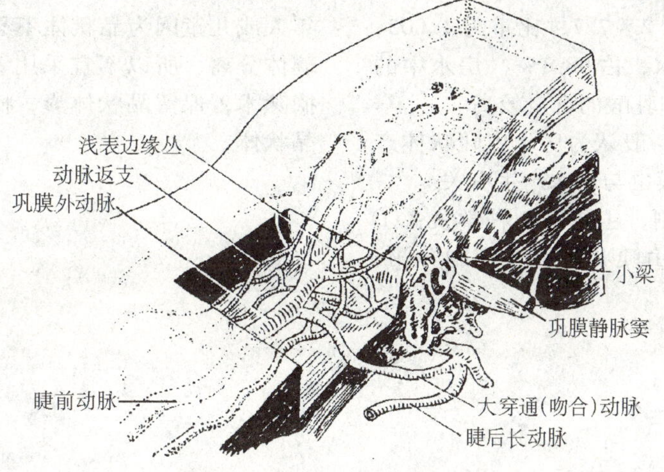

图 6－47 角膜缘血管网

形成角膜缘血管丛。角膜缘血管丛再分出2组小分支，一组向前，形成终末支，供应角膜及角膜缘组织；另一组为返支，朝角膜相反方向后行，在结膜上皮下的疏松组织内，供应角膜缘外3～6mm的结膜组织，并与结膜血管吻合。由角膜缘血管丛渗出的物质慢慢弥散至角膜固有层内，再通过角膜上皮和角膜内皮排出。

3. 角膜的神经 由鼻睫神经的睫状长神经供应角膜。当三叉神经的感觉根或眼神经损伤时，由于泌泪反射的传入部分中断，泪液分泌障碍，导致角膜和结膜表面干燥；另一方面由于角膜感觉丧失，异物易损伤角膜而引起角膜溃疡。

4. 前房角 眼前房的周边处称**虹膜角膜角**，又称**前房角**或滤角。眼前房角由角膜、巩膜、虹膜和睫状体围成，角内有小梁网。前房角的宽窄与房水外流关系密切。前房角可分为宽角、中宽角和窄角3种。

（1）宽角 在检查时，可清楚见到小梁网和较宽的睫状体带。

（2）中宽角 能见到全部小梁网，睫状体带窄。

（3）窄角 只看见小梁网的前1/2或1/3，其余结构均不能见到。

据报道，国人正视眼的前房角宽角者占71.5%，中宽角者占22.8%，窄角者占5.7%。

前房角与青光眼关系密切。青光眼有开角性和闭角性2种。开角性青光眼的前房深度正常，前房角开放，由于小梁病变，阻碍房水进入巩膜静脉窦，造成眼内压升高，发生青光眼。闭角性青光眼的前房浅，前房角窄，阻碍房水外流，致使眼内压升高，发生青光眼。

5. 房水的产生与排出途径 房水主要由睫状体产生，充满于眼房内。房水总量约为0.15～0.3ml，呈弱碱性，pH 7.2～7.7，比重为1.005，略高于水。主要成分是水，占98.1%。房水中的维生素C、碳酸氢钠和和乳酸的含量较高。

（1）房水的产生 一般认为房水由睫状体产生，多数学者还认为虹膜也与房水产生有关。

有关房水产生的机制，主要有3种学说：①由睫状体血管渗出；②由睫状体上皮细胞分泌；③由睫状体毛细血管内皮透析。多数学者认为房水是由睫状体上皮细胞分泌和血管渗透产生的，每分钟约能产生2μl（mm^3）房水。

（2）房水的排出途径 房水由睫状体产生后至眼后房，经瞳孔至眼前房，然后经虹膜角膜角隙（Fontana腔），再经小梁网（梳状韧带）内皮部细胞间小孔进入Schlemm管（巩膜静脉窦），再由Schlemm管经外小管注入巩膜深静脉丛和巩膜内静脉丛，二者最后均注入巩膜上静脉。巩膜上静脉最后注入涡静脉。

以上所述，是前房水外流的主要途径；此外，还有一部分房水可通过前房角向后至脉络膜周隙（或睫状体周隙）及经虹膜根部毛细血管渗透，最后进入睫状血管系统，成为房水引流的一条辅助途径。

房水正常的产生与排出是维持眼内压的必要条件。如果房水产量增加或房水排出受阻，眼房内房水量增加，引起眼内压升高而产生青光眼。视野缺损，视力下降、高眼压、视神经乳头萎缩是本病特点。

6. 晶状体混浊 也称白内障，按其发生的原因可分为发育性、老年性、并发性、外伤性、中毒性及代谢障碍性等等。白内障患者视力受影响的程度取决于晶状体混浊的程度。白内障患者常常需要摘除晶状体，恢复视力，其摘除的方法依年龄而异。这是因为晶状体后面与玻璃体之间有玻璃体囊韧带相连接。在幼儿时还可能残存有玻璃体动脉，向前连接晶状体，向后连接视网膜。晶状体与睫状体之间有睫状小带相连。由于老年人的玻璃体囊韧带退化，晶状体与玻璃体之间的连接松弛；此外，睫状小带也较脆弱，容易与晶状体分开，所以老年人的晶状体摘除应采用囊内摘除术，即将晶状体与晶状体囊一同摘除。在青年人或儿童因为晶状体不易与周围的睫状体及玻璃体分离，所以不宜采用囊内摘除，应采用囊外摘除术，保留晶状体囊，摘除或吸出囊内混浊的晶状体。

（张书琴）

第六节　鼻　区

鼻区是指鼻所在的区域。鼻（nose）由外鼻、鼻腔和鼻旁窦3部分组成。它不仅是呼吸的通道；也是嗅觉器官。鼻腔和鼻旁窦在发音中还起共鸣作用。外鼻呈三边锥体形，突出于面部中央。鼻腔是位于两侧面颅之间的腔隙，在其周围有4对鼻旁窦环绕。鼻腔和鼻旁窦位于颅前窝、颅中窝、口腔及眼眶之间，相互之间，仅隔一层薄骨板，故严重的鼻外伤可伴发周围结构的外伤。它们的疾病也可互相扩散。

一、外鼻

外鼻（**external nose**）是由骨和软骨构成的支架，以及被覆在外的皮肤、皮下组织、肌肉等构成。

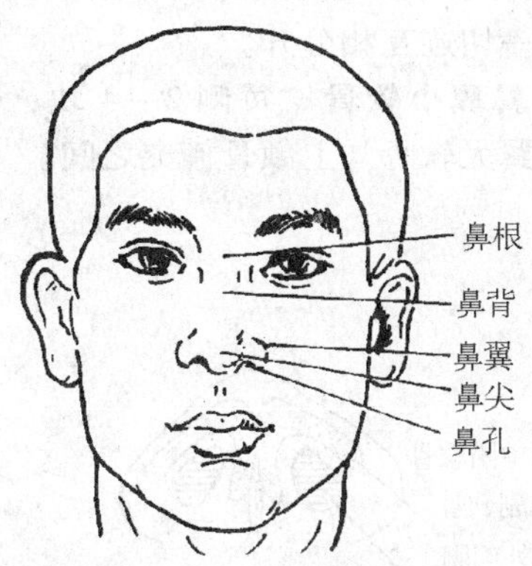

图6－48　鼻的外形

（一）外鼻的形态

外鼻（图6－48）形似一个基底向下的三边锥体，上窄下宽，上端位于两眶之间，连于额部，称**鼻根**（**root of nose**）。下端游离呈隆起状，突向前方称为**鼻尖**（**apex of nose**）。鼻根与鼻尖之间为**鼻梁**（**bridge of nose**），鼻梁两侧为**鼻背**（**back of nose**）。鼻尖两旁的半圆形膨隆部分称**鼻翼**（**alae nose**）。锥体的底部称**鼻底**（**basis of nose**），是外鼻附于颜面的部分。鼻翼外侧至口角外侧的凹陷称**鼻唇沟**（**nasolabial fold**）。正常时两侧鼻唇沟对称，面神经麻痹时，鼻唇沟消失。外鼻下方有一对开口叫**鼻孔**（**nares**），为气体出入的门户；主要由鼻翼和鼻柱围成。**鼻中柱**为鼻中隔前下部的游离缘，又称鼻中隔可动部。外鼻和鼻孔的形状因种族和家族而有不同。鼻尖和鼻背的形态各异，鼻背可呈直线型、隆凸、凹陷和鼻尖呈钩状，分别称为希腊鼻、罗马鼻、狮子鼻和犹太鼻。我国人的鼻背较低，鼻孔一般近似圆形。鼻翼处的鼻宽与鼻长度的比为鼻指数（$\frac{\text{鼻的最大宽度}}{\text{鼻的最大长度}}\times 100$），因人种而不同，白种人鼻指数小（长高鼻），黑种人鼻指数大（短宽鼻），东方人为中间型。中国人鼻长男51.5mm，女47.1mm；鼻高男58mm，女55mm；鼻宽男38.0mm，女34.1mm。男性各项值均略大于女性。鼻指数：男0.74，女0.73。中国人狭鼻型居多。

根据美容学研究的标准，鼻部的长度应占面部长度的1/3（图6－49）。从侧面观鼻尖的高度亦应有鼻长度的1/3。东方民族鼻尖高度男性26～30mm，女性约为23～27mm。两眼间的鼻根高度男性为12～15mm，女性为10～13mm。鼻小柱和上唇人中相交的角度应是90°较为理想，鼻梁的起点东方民族多起于两眼内眦的连线，欧美民族起于两眉连线间。鼻梁与鼻根部的宽度西方民族13～15mm，东方民族10mm。

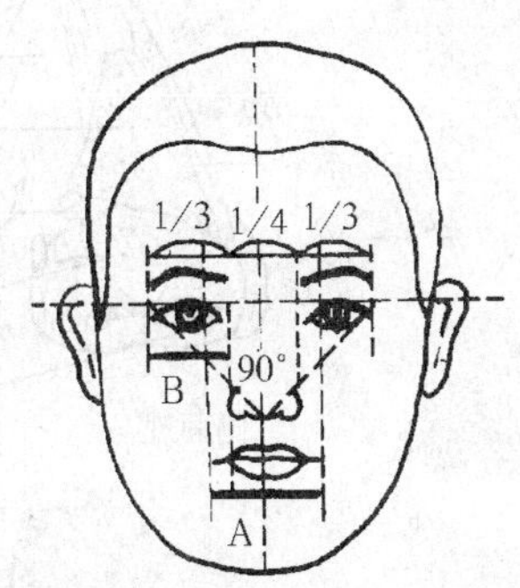

图6－49　正面观鼻的外形
A∶B＝3∶2 鼻长为额面长度的1/3

鼻的外形自鼻根部达鼻尖部，应上细且向下逐渐大而丰满，从侧面看，呈斜行，其斜度与面部中轴相交约25°～30°。如鼻梁塌陷、鼻尖瘦削如钩，鼻背有驼状隆突，鼻翼过于宽大、鼻孔上仰等都影响外鼻的美观。

（二）外鼻的骨

外鼻的骨为外鼻的支架，它决定外鼻的形状。它由骨性部与鼻软骨构成。

1．骨性部　位于外鼻上部，由一对鼻骨和上颌骨额突及额骨鼻部构成。

鼻骨（**nasal bone**）为成对的长方形骨板，

上窄下宽，构成鼻背的基础。男性平均长度为29.3mm，女性为27.5mm。可分为二面及四缘。

外侧面在纵径上凹陷，横径上凸隆，中部有一通过小静脉的鼻骨孔。内面在横径上凹陷。

上缘肥厚，呈锯齿状，与额骨鼻部相接，形成鼻额缝。下缘锐，为鼻背板附着之处，外侧缘接上颌骨额突，形成鼻上颌缝。同侧缘与对侧的同名骨相接、形成鼻骨间缝。

鼻骨上厚下薄，因此，骨折多发生在下1/3部分（图6－50）。

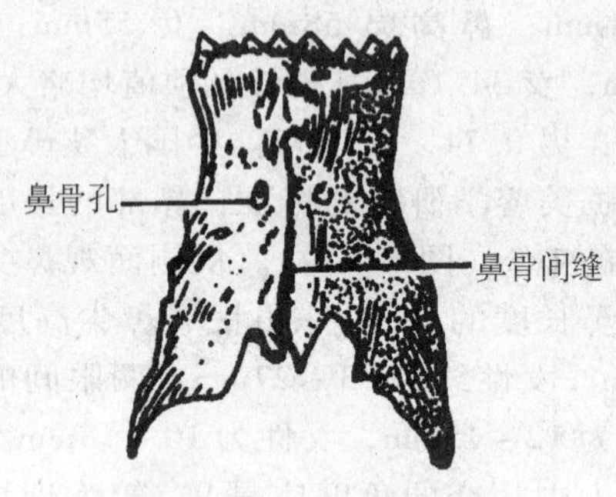

图6－50 鼻骨（前面）

2. 鼻软骨（nasal cartilages） 位于外鼻下部，包括隔背软骨的鼻隔板和鼻背板，以及大翼软骨、小翼软骨、鼻副软骨及犁鼻软骨等，均是透明软骨（图6－51）。

（1）**鼻隔板** 又叫**鼻中隔软骨**，为一不规则四边形的薄软骨板，构成鼻中隔前下部的基础。前上缘与鼻骨间缝后面、鼻背板前缘和大翼软骨相连接，前下缘与大翼软骨相连，后上缘与筛骨垂直板相连接；后下缘与犁骨、上颌骨鼻嵴相连。

（2）**鼻背板** 又叫**鼻外侧软骨**，为成对的三角形软骨，是构成鼻外侧面中部的基础。前缘上部与鼻隔板直接连接。后缘与鼻背和上颌骨额突相连接。下缘与大翼软骨相连。

（3）**鼻翼大软骨** 为成对弯曲的薄软骨板。位于鼻尖两侧，为鼻翼的主要支架，呈"U"形，分内、外两侧脚。内侧脚借结缔组织与对侧同名软骨和鼻隔板前下缘相连，构成鼻尖及鼻柱的前部。外侧脚构成鼻翼的大部。两侧鼻翼大软骨在鼻尖处借一切迹互相分开。

（4）**鼻翼小软骨** 每侧2～4块，位于鼻翼后部、鼻翼大软骨与上颌骨额突之间。

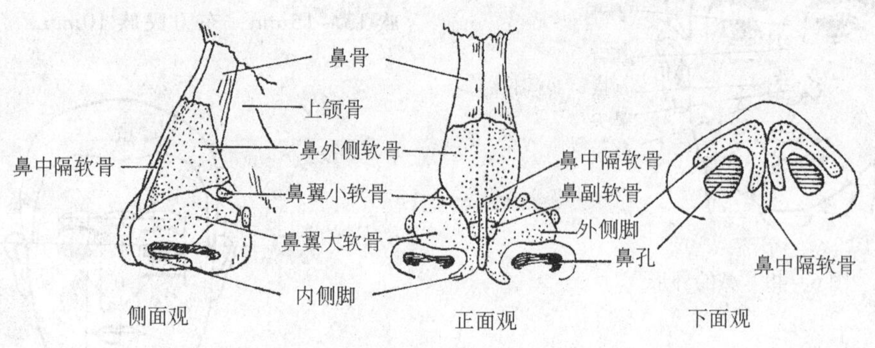

图6－51 鼻软骨

（5）**犁鼻软骨** 位于鼻隔板后下缘下部两侧的狭窄而薄的软骨片。

（三）外鼻的类型

外鼻的形态因民族和生活的地理气候条件不同而不完全相同。如欧美人鼻较大，鼻背长，鼻尖高，鼻翼较宽。非州人鼻背多凹陷，鼻翼宽大，鼻孔大且朝天。现就国人生活中常见的几种鼻型分述如下：

1. 理想鼻型 鼻梁挺拔，鼻尖圆润，鼻翼大小适度。自鼻根部达鼻尖部应上细，向下逐渐大而丰满。其鼻背斜度与面部中轴相交约25°～30°。鼻形与脸型比例比较协调。此型占多数（图6－52，53，54）。

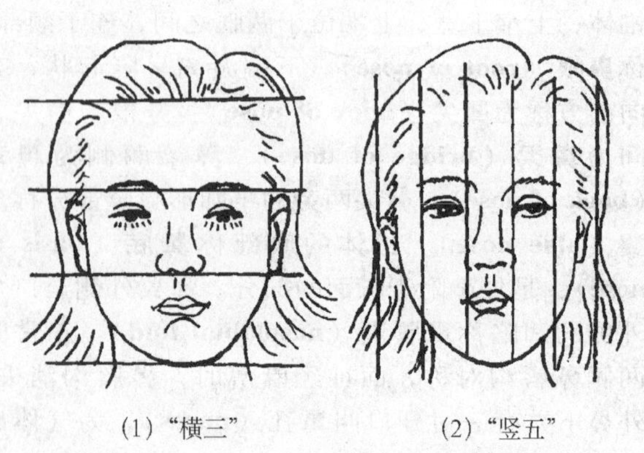

图6－52 理想的外鼻（一）

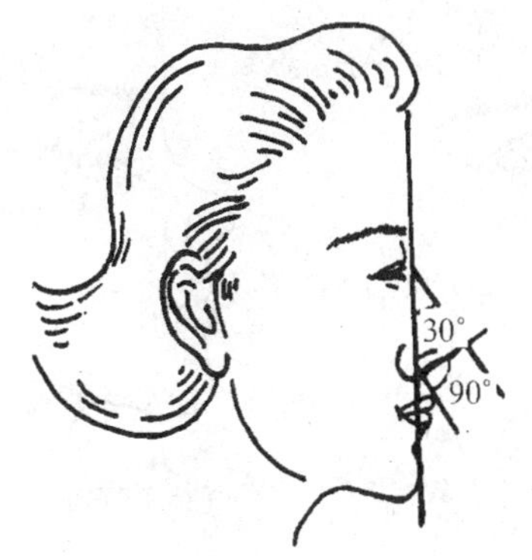

120°
130°

（1）鼻面角为30°，鼻唇角为90°　（2）鼻额角为120°，鼻颏角为130°

图6－53　理想的外鼻（二）

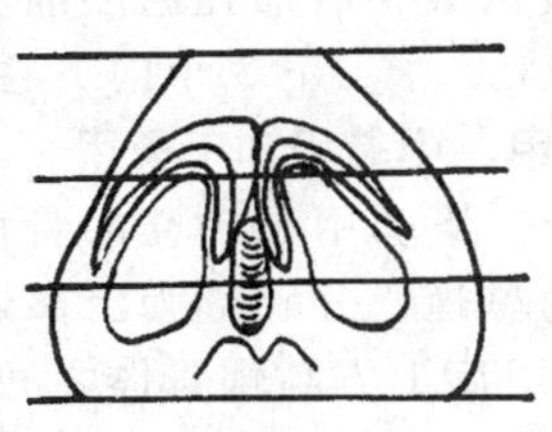

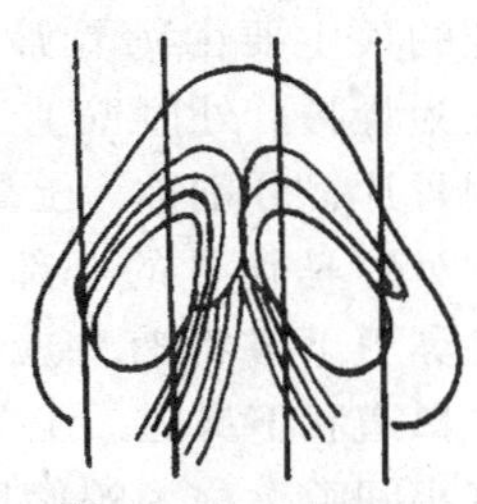

(1)鼻中柱的长度等于鼻底三角的高度的1/3　(2)鼻中柱的宽度等于鼻孔的宽度

图6－54　理想的外鼻（三）

2. 鹰钩鼻　鼻根高，鼻梁上端窄而突起，鼻尖呈尖端状向前方弯曲，呈钩形。整个鼻似鹰嘴（图6－55）。

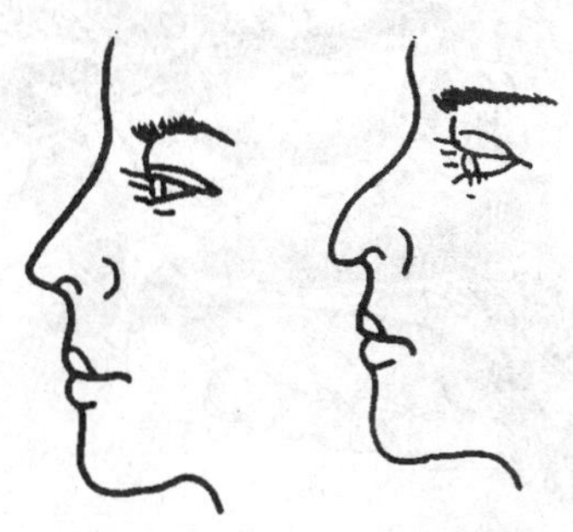

（1）理想鼻型　（2）鹰钩鼻

图6－55　理想的鼻型与鹰钩鼻

3. 蒜头鼻　鼻尖和鼻翼均圆大。呈蒜头形。

4. 朝天鼻　鼻尖位于鼻翼之后，鼻孔朝前上，明显可见。

5. 小翘鼻　鼻根、鼻梁与鼻球相似，略微显低，鼻尖向上隆起。鼻子线条流畅。

6. 小尖鼻　鼻型瘦长，鼻尖单薄，鼻翼依附鼻尖，展开度不大（图6－56）。

7. 狮子鼻　鼻梁扁平，鼻翼及鼻球大而开阔，这种鼻型在我国南方多见（图6－56）。

（四）外鼻的层次结构

1. 皮肤　鼻根及鼻背处皮肤薄而松弛，易于移动。鼻尖及鼻翼处皮肤较厚，富有大量的皮脂腺及汗腺，与深部组织粘着较紧，并以鼻缘向内翻折入鼻前庭，为痤疮、酒糟鼻及鼻疖的好发部位。当发炎时，疼痛剧烈。

2. 皮下组织　外鼻皮下组织的多少随其部位的不同而不同。其中有分布到外鼻的血管、神经、淋巴管走行。鼻的上部和中部皮下组织和脂肪较少，与其下面的鼻骨和软骨连接较疏松，有移动性。在鼻的下部，皮下组织较发达，有少量脂肪，与鼻尖和鼻翼的连结较牢固，无移动性。

3. 鼻肌　鼻肌位于鼻及其周围，不甚发达，肌肉都比较纤细（图6－57）。

（1）**皱眉肌（corrugator supercilii）**　起自额骨鼻部、止于眉部皮肤。此肌收缩牵眉向内下，使鼻根部皮肤产生纵沟。

（2）**降眉间肌（procerus）**　又称鼻根肌，起于鼻根部的皮下，止于鼻侧软骨的上端，有使鼻侧软骨向上活动缩短鼻的长度的功能，产生鼻根部横纹。

（3）**压鼻孔肌（compressor of naris）**　为鼻肌横部，起自上颌骨尖牙及侧切牙的齿槽，肌纤维先斜向上外方，然后绕过鼻翼逐渐增宽，弯向内方，在鼻背与对侧者借腱膜相连。此肌收缩，使鼻孔缩小，故又称鼻孔收缩肌。

（4）**降鼻中隔肌（depressor septi）**　起自上颌骨中切牙的齿槽轭，止于鼻中隔软骨的下面。作用为向下牵引鼻中隔，降低鼻尖。

（5）**鼻孔开大肌（dilator of nose）**　即鼻肌翼部，位于压鼻孔肌下方，起自上颌骨由鼻翼

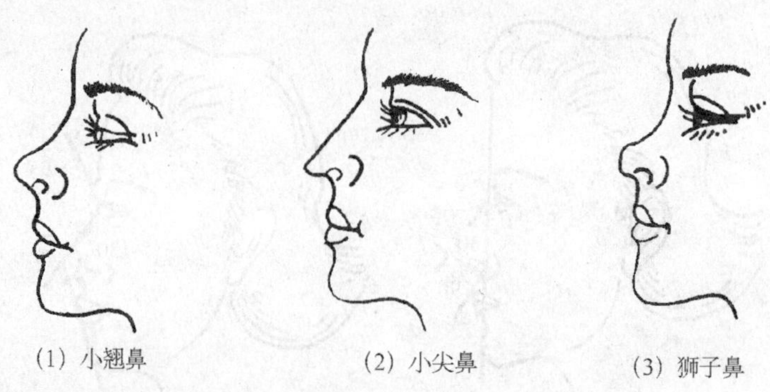

图 6－56 翘鼻、尖鼻和狮子鼻

外侧行向上内，肌纤维向上，止于鼻翼软骨的外侧面。此肌收缩，牵引鼻翼向下外方煽动，使鼻孔扩大。

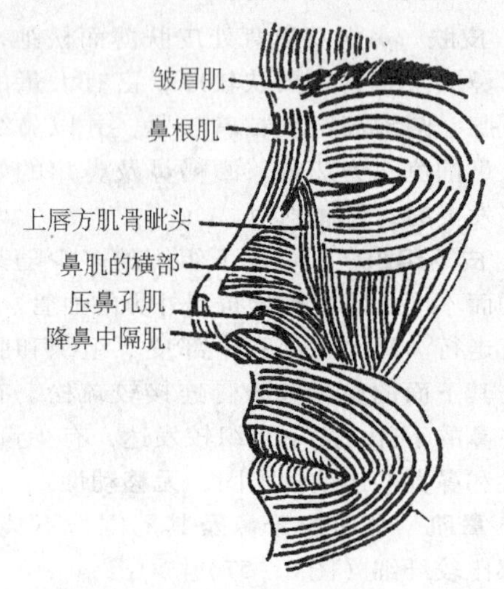

图 6－57 外鼻的肌肉

（6）**降鼻翼肌（depressor alaegue）** 起于尖牙上方的上颌骨，上行止于上翼软骨外侧脚，收缩时降鼻翼。

4. 深筋膜 鼻背深筋膜含有大量胶原纤维，具有韧性和指压能力。深筋膜介于肌肉层与鼻骨膜之间。

5. 鼻骨及鼻软骨（前已述及）。

二、鼻腔

鼻腔（nasal cavity）是由骨和软骨围成的空腔，内衬以黏膜和皮肤，并被鼻中隔分为左、右两个鼻腔。每侧鼻腔向前经鼻孔和外界相通，向后经鼻后孔通咽。

（一）骨性鼻腔

骨性鼻腔为位于面颅中央的一不规则空腔。骨性鼻腔被骨鼻中隔分为左右两半，**骨鼻中隔**呈矢状位，由犁骨和筛骨垂直板共同构成。骨性鼻腔的顶主要由筛骨筛板构成，借筛孔通颅前窝。底为骨腭。外侧壁上有上、中、下 3 个向下卷曲的骨片，分别称为**上鼻甲**、**中鼻甲**和**下鼻甲**。上、中鼻甲是筛骨的一部分，下鼻甲是独立的骨块。各鼻甲下方都有相应的鼻道，分别称为**上鼻道**、**中鼻道**和**下鼻道**。上鼻甲后上方与蝶骨体之间的窄小间隙，称为**蝶筛隐窝**，蝶窦开口于此。下鼻道有鼻泪管的开口（图 6－58）。

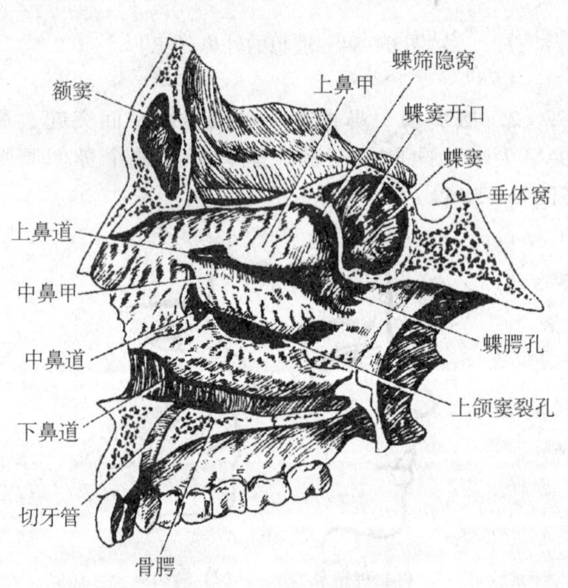

图 6－58 骨性鼻腔外侧壁

（二）鼻腔分部

1. 鼻前庭（nasal vestibule） 为由鼻翼所围成的空腔。鼻前庭上方有一弧形隆起，称**鼻阈**，它作为与固有鼻腔的分界。鼻前庭前部，相当于鼻尖的内面处，呈隐窝状，名**鼻尖隐窝**。鼻前庭内面衬以皮肤，且含有汗腺和皮脂腺，并有坚硬的鼻毛、有过滤灰尘和净化吸入空气的作用。鼻前庭是疖肿的好发部位之一，此处缺乏皮下组织，皮肤直接与软骨膜紧密相连，发生疖肿时疼痛较为剧烈。

2. 固有鼻腔（**proper nasal cavity**） 是鼻腔的主要部分，前至鼻阈，后借鼻后孔通咽。固有鼻腔分为**顶**、**底**、**内侧壁**及**外侧壁**。

顶较狭窄，呈拱形，从前到后由鼻骨、额骨鼻部、筛骨筛板和蝶骨体下面构成。筛板较薄，有嗅神经和血管穿过。颅前窝骨折筛板破裂，脑脊液外漏，可流入鼻腔。

底部较宽，前 3/4 部由上颌骨腭突覆黏膜构成，后部的 1/4 由腭骨的水平板及黏膜构成。

内侧壁由鼻中隔构成。分为骨部、软骨部及皮部。骨部位于后部，由筛骨垂直板和犁骨构成；软骨部，主要由鼻隔板和鼻翼大软骨内侧脚构成，位于前部；皮部位于前下部，由皮肤、皮下组织及降鼻中隔肌组成。鼻中隔很少处于正中，常偏向左侧，异常出现肥厚或棘状突起，轻度偏曲者属正常状态；显著者属病理现象。鼻中隔除皮部外，都衬以黏膜。鼻中隔前下部黏膜内有丰富的毛细血管丛，是鼻出血的好发部位，临床上称为“易出血区”（Little 区）（图 6－59，6－60）。

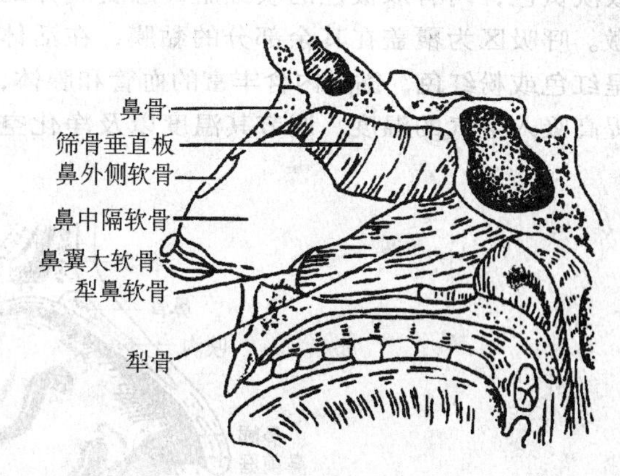

图 6－59 鼻中隔部（鼻软骨）

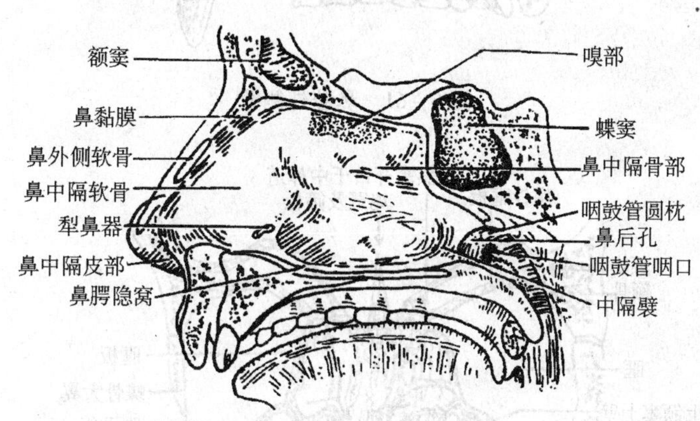

图 6－60 鼻腔内侧壁（鼻中隔）

外侧壁由鼻骨、上颌骨、泪骨、筛骨迷路、腭骨垂直板和蝶骨翼突等构成（图 6－58，6－60）。外侧壁形态结构复杂，有 3 个下缘游离，向外上方卷起的骨性突起，分别称**上**、**中**、**下鼻甲**（**concha**），由上向下呈梯形排列，并递次增大和前移 1/3。各鼻甲的外侧面与鼻腔外侧壁之间的空隙，相应称为**上**、**中**、**下鼻道**（**meatus**）。上鼻甲的后上方有的人具有另一小的鼻甲，称**最上鼻甲**和相应的**最上鼻道**。各鼻甲与鼻中隔之间的空隙称为**总鼻道**。鼻甲和鼻道的形成，不仅缩小了鼻腔的空间，而且加大了鼻腔黏膜与空气接触的面积，特别是在中、下鼻甲的下份和后端，以及鼻中隔下部的黏膜内，有静脉网构成的鼻甲海绵丛和许多的动静脉吻合，静脉管壁富于肌层和弹性组织，其网眼内有大量平滑肌细胞，受自主神经支配，可以反射性地调节和控制鼻腔黏膜下静脉血液回流量，从而影响鼻腔的空间和气流量。

上鼻甲的上后方有小窝，称**蝶筛隐窝**（**sphenoethmoidal recess**），蝶窦开口于此，上鼻道内有后筛窦的开口。中鼻道外侧壁中部有一球状隆起，为**筛骨泡**（**ethmoidal bulla**），主要由中筛窦膨大，表面衬以黏膜所形成，中筛窦开口于筛骨泡处或其稍上方。若将中鼻甲切除，在中鼻道的中部可见凹向上的弧形窄裂名**半月裂孔**（**hiatus semilunaris**），长约 15～20mm，其后部为上颌窦的开口，裂孔前端有一呈漏斗状的管道，称为**筛漏斗**，此处有额窦和前筛窦的开口。半月裂孔的下界为一锐嵴，主要由筛骨钩突衬以黏膜构成。下鼻道前上部，距鼻孔约 3mm 处有鼻泪管的下口，开向内下方。围绕鼻泪管下口的黏膜皱襞，叫**鼻泪管襞**，有助于防止泪道逆行感染。

鼻腔的黏膜分为2部分：嗅区位于上鼻甲内侧面以及与其相对的鼻中隔部分，活体略呈苍白色或淡黄色，内有双极性的嗅细胞，感受气味的刺激。呼吸区为覆盖在其余部分的黏膜，在活体上呈红色或粉红色，黏膜内含丰富的血管和腺体，有提高吸入空气的温度、调节其温度以及净化空气中灰尘和细菌的作用。

三、鼻旁窦

鼻旁窦（**paranasal sinuses**）又称**副鼻窦**，是开口于鼻腔的骨性腔，位于额骨、筛骨、蝶骨、上颌骨内（图6-61）。窦壁内面衬有黏膜，经各窦口移行于鼻腔黏膜。鼻腔发炎时可蔓延到鼻旁窦引起鼻旁窦炎症（图6-62）。

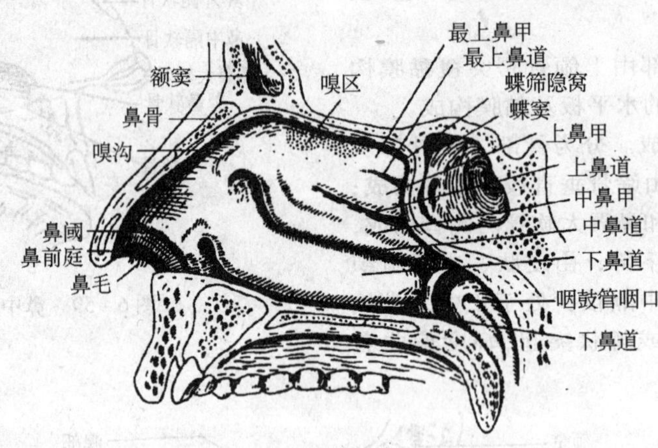

图6-61　鼻腔外侧壁

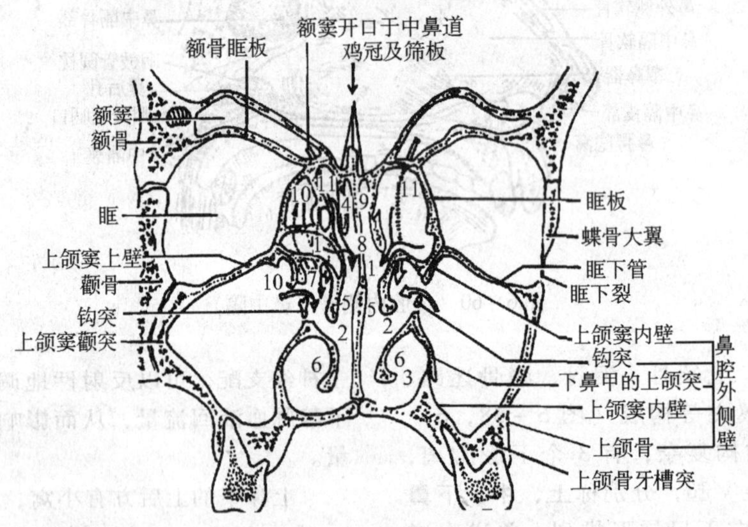

图6-62　鼻旁窦的额状切面

1. 上鼻道　2. 中鼻道　3. 下鼻道　4. 上鼻甲　5. 中鼻甲　6. 下鼻甲　7. 筛窦　8. 筛骨垂直板　9. 嗅裂　10. 前筛窦开口于中鼻道　11. 后筛窦开口于上鼻道

（一）额窦

额窦（**frontal sinus**）位于额鳞的下部内，一般为三角形，有时一侧额窦越过中线与对侧者重叠，有时一侧可见二个额窦，也有时一侧或二侧完全缺乏。额窦内常有中隔，中隔多偏向一侧。额窦的前壁骨质较厚，后壁和底壁较薄。额窦口位于窦底，呈圆形，借鼻额管开口于筛骨漏斗的前上端，有时则直接开口于中鼻道前端。

（二）筛窦

筛窦（**ethmoidal sinus**）为筛骨迷路内呈海绵状小房的总称。一般由数个至10余个小窦组成。筛窦位于鼻腔上部与两眶之间，与眶和颅腔相邻，因此筛窦炎症可传布到眶，引起眶内蜂窝织炎，或视神经炎。按其部位每侧可分为前筛窦、中筛窦及后筛窦。前筛窦位于前部，多开口于筛骨漏斗。中筛窦多开口于中鼻道或筛骨泡的上方。后筛窦位于后部，多开口于上鼻道。后筛窦与视神经孔及视神经关系密切，因此筛窦炎有侵及视神经的危险。

（三）蝶窦

蝶窦（**sphenoidal sinus**）位于蝶骨体内，鼻腔上部的后方，邻近后筛窦。蝶窦常被中隔分为左右二腔，分别开口于同侧鼻腔的蝶筛隐窝。蝶窦顶与视交叉和垂体等相邻近，前壁与筛窦相邻。

（四）上颌窦

上颌窦（**maxillarysinus**）为鼻旁窦中最大者，位于上颌骨体内，居鼻腔的下外方。为近似三角锥体形的腔，以鼻腔外侧壁为基底，顶朝向颧骨突，下壁为上颌骨牙槽突，故牙齿感染和肿瘤可侵犯到上颌窦。上壁是眶的下壁，此壁极薄，因此上颌窦的炎症和肿瘤常侵入眶内。内侧壁是鼻腔外侧壁的一部分，在下鼻道的部分较厚，而在近下鼻甲附着部则很薄，是上颌窦穿刺进针的部位。其内侧壁的后上方有上颌窦口，开口于半月裂孔的后下部，上颌窦开口的后下方常有一副窦口。上颌窦开口的位置较额窦和筛窦口低，后二者炎症时，其分泌物可沿半月裂孔流入上颌窦口，故常伴上颌窦炎。上颌窦开口位置较窦底为高、分泌物不易排出，易发生感染，往往形成慢性上颌窦炎（图6－62，6－63）。

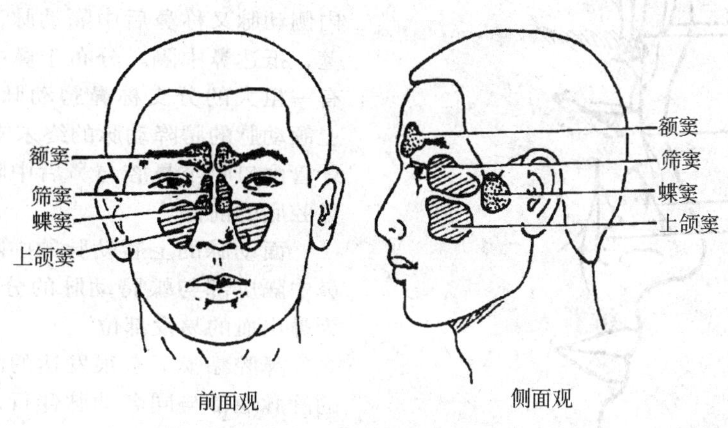

图6－63　鼻旁窦表面投影图

四、鼻部的血管、淋巴管与神经

（一）外鼻的血管、淋巴管及神经

1. 外鼻的血管　鼻根、鼻背及鼻外侧面由眼动脉的鼻背动脉、面动脉鼻外侧支和上颌动脉的眶下动脉分布；鼻翼及鼻中隔下部由面动脉的鼻翼支和鼻中隔支分布。面动脉的内眦动脉与眼动脉的鼻背动脉相吻合（图6－64）。

静脉与动脉伴行，注入面静脉和眼静脉。二者通过内眦静脉相吻合（图6－65）。

2. 外鼻的淋巴管　主要沿面静脉而行，注入下颌下淋巴结。外鼻上部有数条淋巴管，向外侧经上、下眼睑，注入腮腺淋巴结。外鼻的淋巴管与鼻腔的淋巴管相吻合。总之，外鼻血运极为丰富，有利于成形手术；软组织损伤或鼻骨骨折易于愈合。由于眼静脉注入海绵窦，所以外鼻生疖肿时不能挤压，以免炎症蔓延到海绵窦，引起海绵窦血栓。

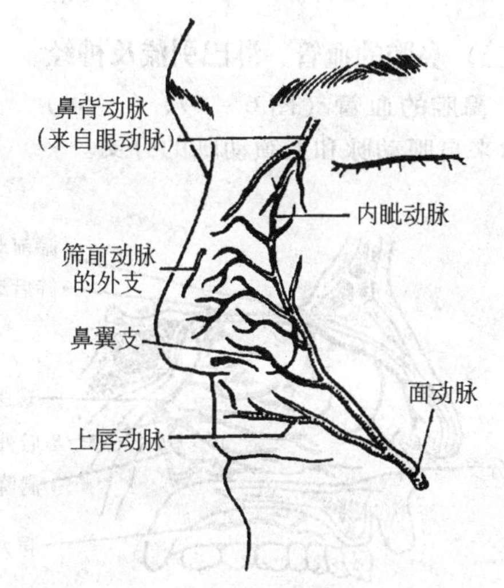

图6－64　外鼻的动脉

3. 外鼻的神经　外鼻的皮肤由三叉神经的眼神经的滑车上、下神经和鼻外侧支，以及上颌神

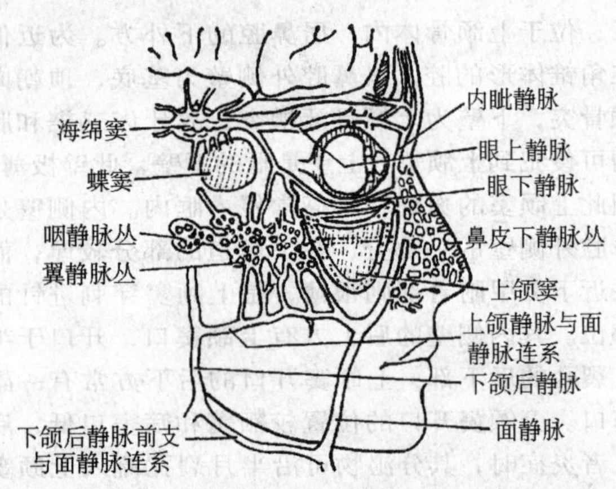

图 6－65　外鼻静脉与深静脉联系示意图

经的眶下神经分布（图 6－66）。

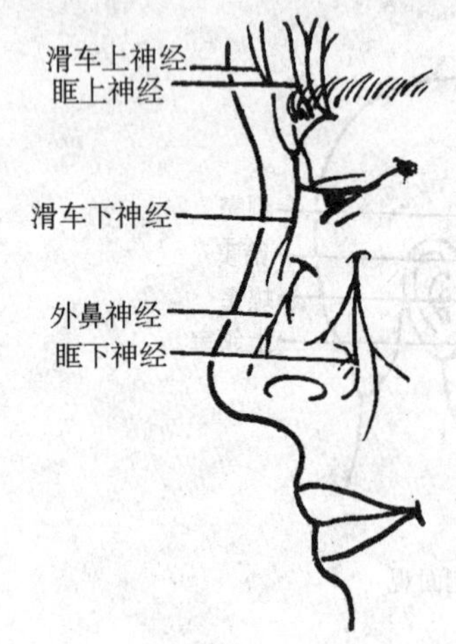

图 6－66　外鼻的神经

（二）鼻腔的血管、淋巴引流及神经

1. 鼻腔的血管（图 6－67，6－68）　鼻腔的动脉来自眼动脉和上颌动脉的分支。

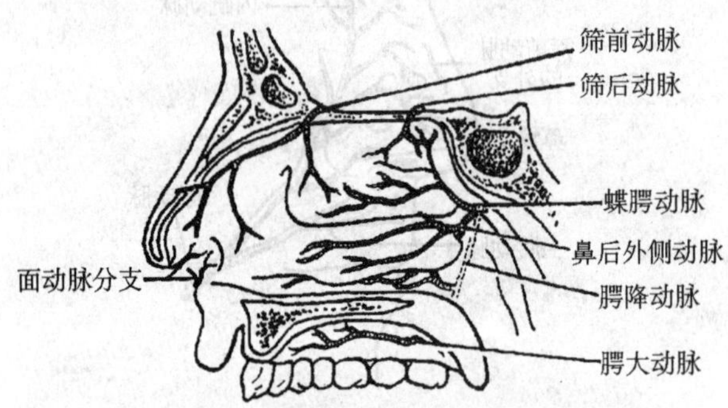

图 6－67　鼻腔外侧壁的动脉

眼动脉在眶内分出筛前和筛后动脉供给鼻腔。筛前动脉穿眶颅管进入颅内，再经鸡冠旁的小孔

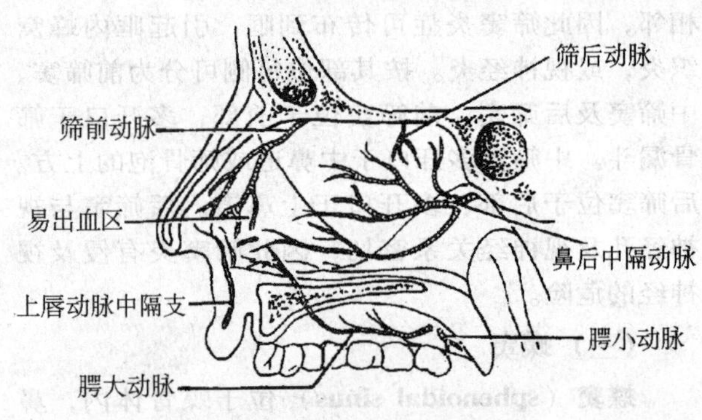

图 6－68　鼻中隔的动脉

进入鼻腔，分布于鼻腔外侧壁和鼻中隔的后上部。

上颌动脉在翼腭窝分出**蝶腭动脉**，穿过鼻腔外侧壁后上部的蝶腭孔进入鼻腔，立即分为 2 支：鼻后外侧动脉分布于鼻腔外侧壁的后下部；鼻后内侧动脉又称鼻后中隔动脉，横过蝶骨体的前下壁，抵达鼻中隔。分布于鼻中隔的后下部，其中有一粗大的分支称鼻腭动脉，抵鼻中隔前下部，上颌动脉的腭降动脉的终末支（腭大动脉）经切牙管由口腔至鼻腔与鼻后中隔动脉吻合，分布于鼻腔底的前部。

面动脉的上唇动脉的中隔支分布于鼻前庭和鼻中隔皮部与蝶腭动脉的分支和筛前动脉吻合，为鼻出血的易发部位。

鼻腔黏膜下有很发达的海绵状静脉丛。鼻腔的静脉通常与同名动脉伴行，分别注入面静脉和眼静脉。向后经蝶腭静脉加入翼丛；向上经筛前和筛后静脉注入眼上静脉；向前借小静脉支与面静脉吻合；也有些小静脉支经过筛骨筛板的筛孔与大脑额叶眶面的静脉相交通。

2. 鼻腔的淋巴引流　鼻腔黏膜下的淋巴管甚为丰富，构成淋巴管丛。嗅区的淋巴管网较丰富而稠密，其淋巴引流向上可经嗅神经周围淋巴间隙入硬膜下和蛛网膜下间隙；向后与咽的淋巴管相交通，入咽后淋巴结。呼吸区前部的淋巴管与鼻前庭的淋巴管吻合，与面部的淋巴管相交通，入下颌下淋巴结；后部和上部者入咽后淋巴结；中部和下部者入颈深上淋巴结。

3. 鼻腔的神经　鼻腔的神经包括嗅神经、三叉神经第一支、第二支的分支和自主神经（图 6－69，6－70，6－71）。

嗅神经起始于嗅区黏膜内的嗅细胞，嗅细胞的中枢突汇集成多条嗅丝（即嗅神经）经筛孔穿过筛板终于嗅球。嗅神经的鞘膜由硬脑膜延续而来，且嗅神经周围的空隙与蛛网膜下腔直接相通。因之，手术损伤嗅区黏膜或继发感染，可进入颅

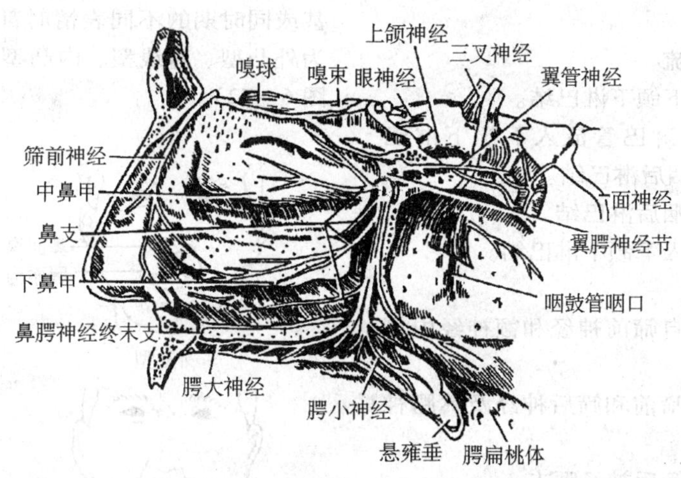

图6－69 鼻腔外侧壁的神经

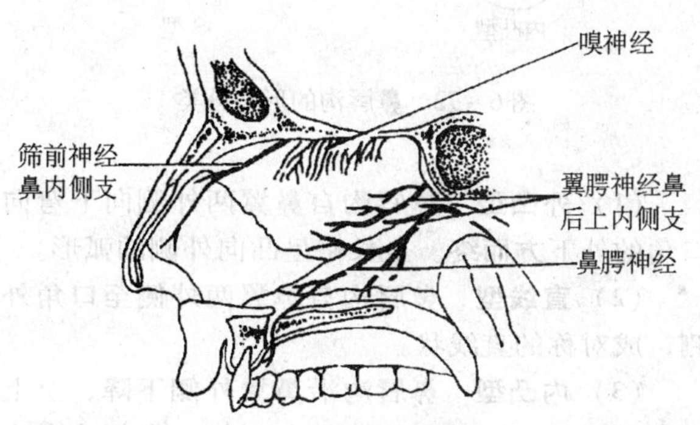

图6－70 鼻中隔的神经

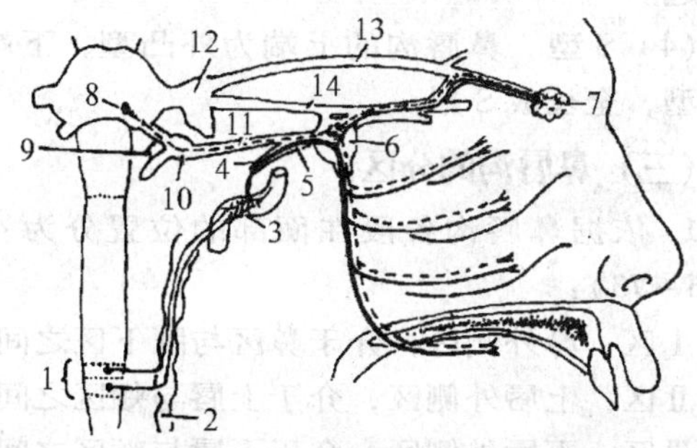

图6－71 鼻腔黏膜的自主神经支配示意图

（实线示交感神经，虚线示副交感神经）

1. 脊髓（1、2胸节） 2. 交感干 3. 颈内动脉丛 4. 岩深神经 5. 翼管神经 6. 翼腭神经节 7. 泪腺 8. 上泌涎核 9. 面神经 10. 膝神经节 11. 岩大神经 12. 三叉神经节 13. 眼神经 14. 上颌神经

腔，引起鼻源性颅内并发症。

（1）三叉神经第一支和第二支的分支　眼神经的鼻睫神经通过筛前孔及筛后孔分出筛前神经及筛后神经进入鼻腔，主要分布于鼻中隔和鼻腔外侧壁的前部及上部的一小部分。

（2）上颌神经分出的翼腭神经的感觉神经纤维　穿过或绕过翼腭神经节，通过蝶腭孔入鼻腔后分为鼻后上外侧支及鼻后上内侧支，分别分布于鼻腔外侧壁的后部、鼻腔顶和鼻中隔。

另从翼腭神经分出腭大神经，在翼腭管内分出鼻后下神经入鼻腔，分布于中鼻道、下鼻甲及下鼻道。上颌神经尚分出上牙槽后支，分布于上颌窦；又分出眶下神经，分布于鼻前庭、上颌窦、鼻腔底及下鼻道前段。

鼻后上内侧支中最大的一支为**鼻腭神经**，沿犁骨下面小沟前行，穿切牙管至腭部。途中发支分布于鼻中隔。

（3）自主神经　主要管理鼻黏膜血管的舒缩和腺体分泌。交感神经及副交感神经的纤维，均经翼腭神经节入鼻腔（图6－71）。

交感神经来自颈内动脉交感神经丛组成的岩深神经；副交感神经来自从面神经分出的岩大神经，二者在翼管内组成翼管神经，到达翼腭神经节后，分支进入鼻腔。在正常情况下，两种神经的作用应保持平衡，交感神经兴奋时鼻黏膜血管收缩；副交感神经兴奋时鼻黏膜血管扩张，腺体分泌增多。

（三）鼻旁窦的血管、淋巴引流及神经

1. 鼻旁窦的血管

（1）额窦主要由眼动脉的眶上和筛前动脉分布。额窦静脉与眶上和眼上诸静脉相交通，并与板障静脉相连接，主要汇入眼上静脉。

（2）筛窦由蝶腭动脉、筛前和筛后动脉分布。静脉随同各动脉汇入眼上静脉。

（3）蝶窦由筛后动脉和上颌动脉的咽支分布。静脉通过筛后静脉入眼上静脉。

（4）上颌窦由面动脉、眶下动脉、腭大动脉及上牙槽前、后动脉的分支分布。静脉回流入蝶

腭静脉。

2. 鼻旁窦的淋巴引流

（1）额窦淋巴流入下颌下淋巴结。

（2）前、中筛窦的淋巴管流入下颌下淋巴结，后筛窦的淋巴流入咽后淋巴结。

（3）蝶窦淋巴流入咽后淋巴结。

（4）上颌窦淋巴流入下颌下淋巴结。

3. 鼻旁窦的神经

（1）额窦的神经来自筛前神经和额神经内侧支。

（2）筛窦神经来自筛前和筛后神经及翼腭神经节的眶支。

（3）蝶窦神经来自筛后神经眶支。

（4）上颌窦神经来自三叉神经第二支的眶下神经及上牙槽前、中、后支。

五、鼻唇沟

鼻唇沟（**nasolabial groove**）是将面颊部与鼻、唇及下颌分开的表面标志，是一个凹陷的皮肤皱褶，同时也是面部老化的标志之一。

通常说的鼻唇沟包括**鼻唇沟**和**鼻唇沟背**两部分，**鼻唇沟**是指颧颊部与上唇之间充当分界线的凹陷性面部**线条**或**褶痕**（**sulcus** 或 **crease**），其外侧为向前下突出的**鼻唇沟背**。

（一）鼻唇沟部层次结构特点

1. 皮肤

（1）表皮　根据个体差异，鼻唇沟的皮肤表面呈深浅不一的折痕或深沟，鼻唇沟背突出于鼻唇沟外上方。

（2）真皮层　真皮浅层可有轻微的断裂现象。

2. 皮下结缔组织

（1）皮下脂肪层　以鼻唇沟为分界线，其外上方的皮下脂肪较多且突出于鼻唇沟外上方，皮下组织内的纤维间隔较少且疏松；鼻唇沟内下方皮下脂肪较少，纤维间隔多且致密。

（2）SMAS层　位于鼻唇沟的深面，有部分纤维到达鼻唇沟，鼻唇沟外上方SMAS包裹浅层提上唇肌群，向内下止于上唇。鼻唇沟的外上方的SMAS与其浅面的颧部脂肪垫及皮下组织连接疏松，内下方的SMAS与上唇皮肤连接紧密。

3. 肌层　颧大肌和提上唇鼻翼肌的部分纤维止于鼻唇沟的真皮层，有时见到从鼻唇沟发出的肌纤维（鼻唇沟肌）止于上唇。

（二）鼻唇沟的形态分类

鼻唇沟的形态，因人或同一个人的不同时期甚或同时期的不同表情时都有差异，其形态可分为外凸型、直线型、内凸型和S型4种类型（见图6－72）。

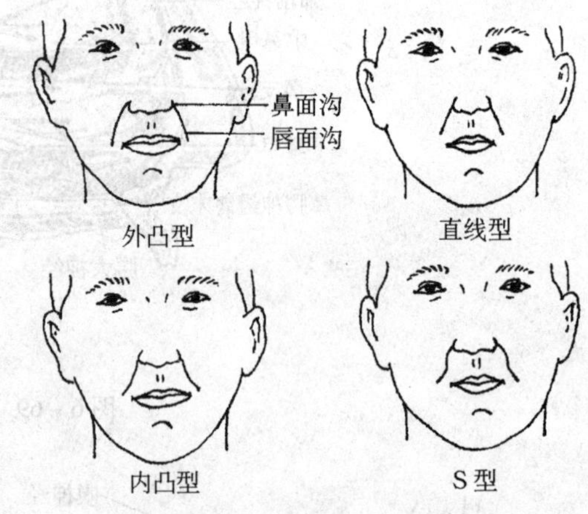

图6－72　鼻唇沟的形态分类

（1）**外凸型**　鼻唇沟自鼻翼两外侧向下弯向口角的外下方而终。全长略呈凸向外侧的弧形。

（2）**直线型**　鼻唇沟自鼻翼两外侧至口角外侧，成对称的直线状。

（3）**内凸型**　鼻唇沟沿鼻翼外侧下降，至上唇时则向外侧扩展，终于口角两侧，全长略向内下凸起。

（4）**S型**　鼻唇沟的上端为外凸型，下端为内凸型，全长成S形。

（三）鼻唇沟的分区

1. 依据鼻唇沟各段在面部的位置分为4区（图6－73）：

Ⅰ区：鼻外侧区，介于鼻区与眶下区之间；

Ⅱ区：上唇外侧区，介于上唇与颊区之间；

Ⅲ区：下唇外侧区，介于下唇与颊区之间；

Ⅳ区：颏外侧区，介于颏部的外侧，一般人不明显。

2. 依据鼻唇沟与深部肌肉的相对应关系分为3区：①上唇提肌区，为鼻唇沟的上1/3段，该区为上唇提肌群（包括提上唇肌、提上唇鼻翼肌、颧小肌和颧大肌）的止点；②蜗轴区：位于口角的外侧，为鼻唇沟的中段，为口周肌群在口角外侧会聚所致，扪之呈结节状团块，故称蜗轴；③颈阔肌区：位于下唇外下方，为鼻唇沟的下段，为颈阔肌中部纤维与口轮匝肌、降下唇肌和降口角肌相融合之处。

（四）鼻唇沟的形成机制

鼻唇沟是一凹陷的皮肤皱褶，其形成机制比

较复杂，与很多因素有关，但主要是面颊部软组织之间相互作用的结果。

（1）口周肌群和纤维结缔组织是形成鼻唇沟的主要因素。鼻唇沟内侧皮肤真皮内的弹性纤维比外侧多，使皮肤富有弹性和延展性，不易出现皱褶；口周呈放射状的肌纤维止于鼻唇沟的皮肤，这些肌纤维既有固定鼻唇沟皮肤的作用，当收缩时又有牵拉皮肤向外周移位而加深鼻唇沟的作用。

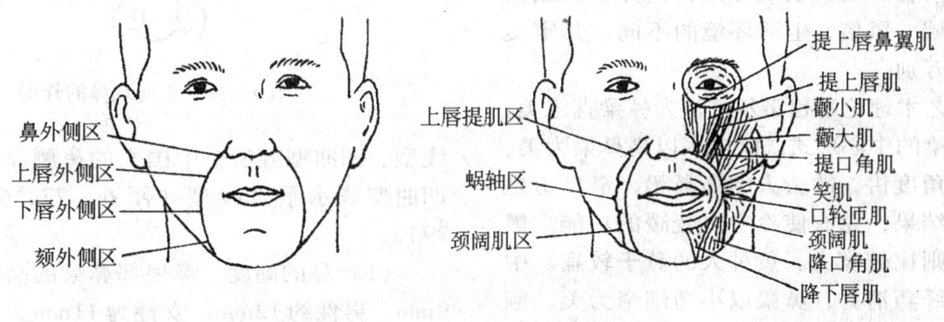

图6－73 鼻唇沟的分区

（2）鼻唇沟外侧的真皮内的弹性纤维较少，皮下脂肪比内侧多，沟上段有脂肪垫充填，致使皮肤向前隆起，加深了鼻唇沟。

鼻唇沟下内方的上唇组织位置比较固定，而沟侧的脂肪垫使皮肤向前方突出；表情肌长期反复的运动，使鼻唇沟部为内下、外上两种质地，结构密度相差较大的组织之间产生相对移动，致使在两种组织之间形成了折痕，即形成了鼻唇沟。

鼻唇沟的长度与深度存在个体差异，而在人的一生中呈现进行性变化，且受多种因素影响。随着年龄的增长，出现皮肤变薄，缺乏弹性，结构松弛等老化现象时，在重力作用下，皮肤等软组织下垂，使鼻唇沟加深。

六、临床提要

（一）鼻常见畸形

鼻的畸形是由于胚胎时期发育障碍而出现的先天性发育畸形。常见畸形如下（图6－74）。

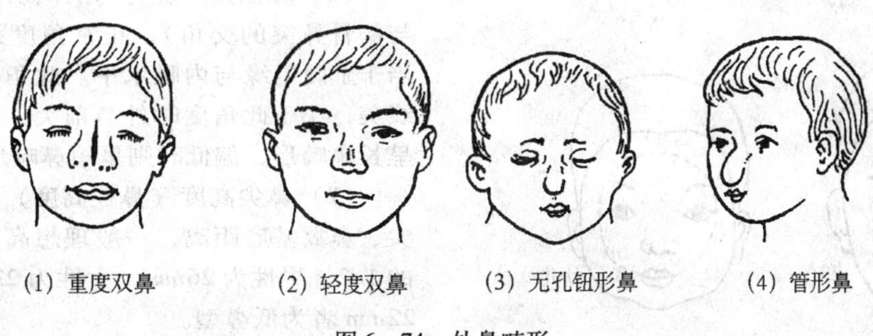

图6－74 外鼻畸形

1. 鼻前孔闭锁或狭窄 是由于胚胎上皮的机化及未吸收所致。

2. 双鼻畸形 可分为鼻尖分叉或全鼻完全分开，是由于两侧鼻突不全或完全不融合所致。

3. 管形鼻 是由于没有鼻窝的鼻突异常生长而致。

4. 鼻部脑膜脑膨出 是脑膜和部分脑组织经过未发育完善或钙化不全的鼻部骨质，疝致颅外而构成的先天性畸形。可能是胚胎对颅面的膜样骨和内软骨样骨连接处骨化不一致，连接较弱，以致脑膜由该处膨出。主要临床表现为新生儿外鼻上方近中线处有一圆形肿块，随年龄而增大，触之柔软，表面光滑，皮肤菲薄，可有皱纹或色素沉着。透光试验多呈阳性。

5. 鼻部神经胶质细胞瘤 与脑膜脑膨出相似，所不同者是颅底脑膜和骨缺损处已在胚胎期自然愈合，以致遗留一部分神经组织于鼻部而构成此病。此病临床表现为在鼻根部有包块，生长较快，呈圆形，表面光滑，无压缩性，无搏动及透光性。鼻内型者，鼻镜检查可见肿瘤，与鼻息肉相似，但触之比息肉坚实。以上畸形多采用手术方法治疗。

（二）鼻的美学观

鼻部位于面部中央，高耸而突出。它的美丑关系到整个面部，它有制约五官作用。由于面貌在一定程度上或至少在表面上代表一个人的气质。鼻对人的性格有一定的表现作用，世界各民族由于人种、地域、风俗、生活环境的不同，其审美标准亦千差万别。

英国的艺术理论家越诺尔兹认为鼻梁直才美，因为直是鼻梁的中心形式。欧美人以高鼻梁为美，从进化论的角度讲，欧美人的高鼻梁，窄鼻道是适应环境的结果，它有使冷空气变暖的功能。黑种人的鼻子则比较宽大。黄种人的鼻子较扁。中国人颜面较纤巧清秀，鼻梁以小巧细窄为美。额骨鼻突至鼻尖，男性近似直线，女性微具凹弧；鼻端微翘较为柔和好看。

重要的是除了鼻子的形态符合本民族的特点外，还要在面部整体形态中比例协调。目前我国学者根据我国民族的特点，研究的鼻学美学参数如下：

1. 鼻的长度 鼻的长度为额面长度的1/3，正常人鼻长一般为6～7.5cm。鞍鼻的鼻长常低于5.8cm。大于额面长度1/3的为长鼻，小于1/3的为短鼻。

2. 鼻在面部的位置 以鼻根为中心，鼻根与外眦的距离为半径画圆，儿童此圆的弧经过口角，成人则经过鼻柱、鼻翼缘（图6－75）。

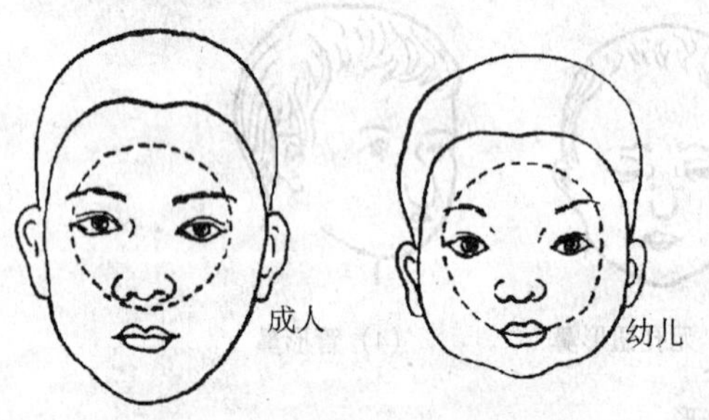

图6－75 鼻在面部的位置

3. 鼻的宽度 为两鼻孔外侧缘之间的距离，一般相当于鼻长度的70%。

4. 正面观鼻的外形 两眉间内端AA′，向鼻根部BB′方向呈漏斗状变细，其移行点在两眼瞳孔水平，BB′部鼻梁已开始形成（图6－76）。

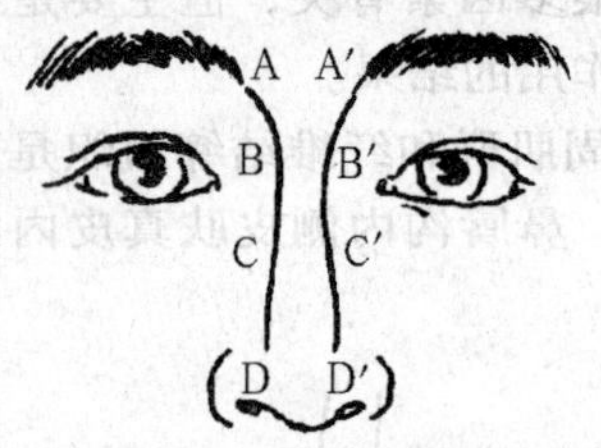

图6－76 正面观鼻的外形

鼻根部宽度大约为1cm左右，B－C间约1cm，CC′以下鼻部皮肤开始增厚，C－D至鼻尖一般大约1.2cm（图6－76）。

5. 鼻侧面观 外鼻可分为3类5型：向上、水平、向下3类；波状型、钩状型、凸曲型、直线型、凹曲型五型。中国人的鼻侧面多数为水平凹曲型或水平直线型（图6－77，6－78，6－79）。

（1）鼻的高度 鼻根部鼻梁的高度不能低于9mm，男性约12mm，女性为11mm。

（2）鼻根部最陷凹点 额鼻尖线与鼻梁线，与前额形成一个三角形，鼻根部的最隐凹点在此三角的顶点。高鼻梁者、三角形的顶点在两眼内眦连线稍上方，低鼻梁者在线下方。多数人的鼻根部最陷凹点，在两眼内眦连线水平处。

（3）鼻背线 一般与耳轮至下颌体连线平行。

（4）鼻面角（鼻倾斜角或称突出角） 前额至切牙线，与鼻背线间夹角，理想者为30°～33°。

（5）鼻唇角 鼻小柱前端至鼻底，与鼻底至上唇红间交角，一般为90°～120°。

（6）鼻额角 鼻背与眉间所形成的角（鼻骨与额骨鼻突的交角），正常角度为120°左右，相当于上睫毛缘与内眦水平。此角关系到鼻形的曲线美，小于此角度时外鼻前突，此角位置较高时呈长鼻畸形，偏低时则呈短鼻畸形。

（7）鼻尖高度（鼻柱高度） 鼻尖高度指鼻尖、鼻翼基底距离，一般理想高度相当于鼻长度的1/2，男性为26mm，女性为23mm左右，低于22mm者为低鼻型。

鼻尖正常形态为半球形体，故又称为“鼻球”。鼻球突起的下缘即为鼻小柱突起部分，正常鼻尖只能从前面看到前鼻孔稍后小柱基部。

上唇长度与鼻锥底比例为1∶1，如上唇长度大于锥底，则鼻尖塌陷，如上唇长度小于锥底，则鼻尖突出或过长。

（8）鼻尖曲率半径 理想的鼻尖曲率半径为8～12mm。

鼻小柱分小叶部、中央部和基底部，小叶部的宽度相当于基底部的75%，中央部最窄，鼻小叶与鼻尖形成外凸的自然角度，鼻小叶约延伸至鼻孔两侧3～5mm处。

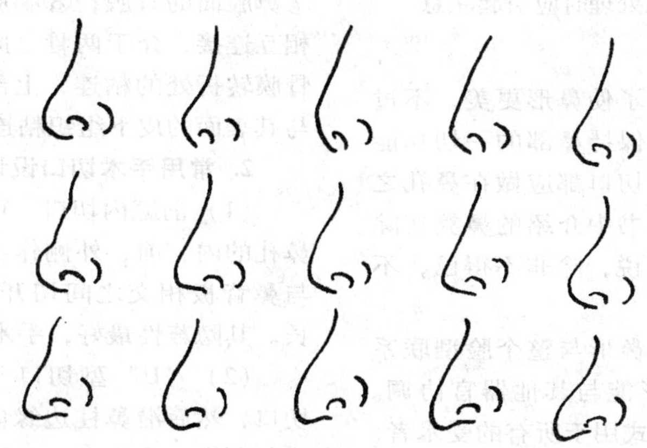

图 6-77 鼻侧面观(一)

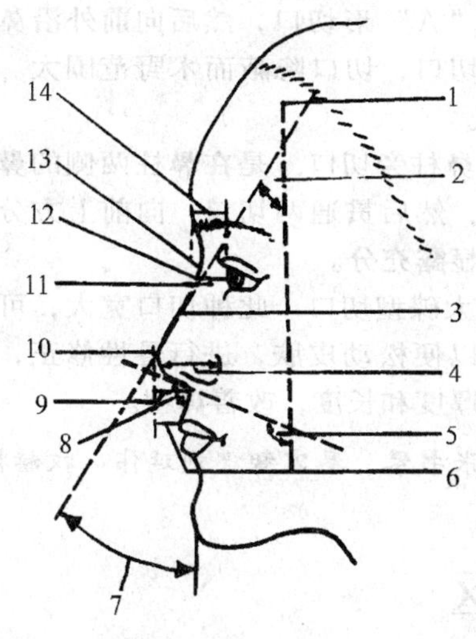

图 6-78 鼻侧面观(二)

1. 垂直线 2. 鼻面角 3. 鼻背线 4. 鼻尖鼻基底距离(23~26mm) 5. 鼻尖上向角(120°左右) 6. 鼻尖口唇高差(11~16mm) 7. 鼻面角(25°~33°) 8. 鼻(柱口)唇角(90°~105°) 9. 鼻柱基部鼻尖距离(14~18mm) 10. 鼻尖曲率(8~12mm) 11. 鼻根高(7~12mm) 12. 鼻起点 13. 前额鼻根高差 14. 前额高

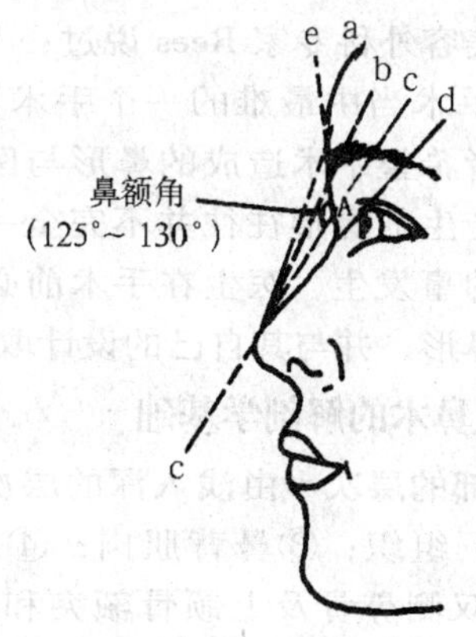

图 6-79 鼻侧面观(三)

a、b、c、d 线为鼻背线位置;
e 为经额骨鼻突线;
∠cAe 为正常鼻额线;
A 点为鼻根部最陷凹点

鼻孔呈卵圆形,直径不超过鼻翼内侧角。鼻翼长度,相当于鼻小柱。两鼻翼缘约相当于内眦的垂线上。

(三)鼻旁窦

不论从局部解剖学或临床角度看,鼻及鼻旁窦似为一整体单位。因此,它们之间的黏膜彼此通连,且又有一定的孔道相通,所有的鼻旁窦均开口于鼻道,因此,凡是鼻腔的炎症均易侵犯鼻旁窦,而且此种炎症也很少局限于某一鼻旁窦。从鼻旁窦的解剖位置来看,各鼻旁窦的发病机会不尽相同,其中以上颌窦发病率最高(因其位置低、筛窦和额窦均易使其并发感染,牙齿的疾患也易波及上颌窦,加上窦口位置较高,一旦炎症形成不易引流);前筛窦、额窦发病次之;后筛窦和蝶窦又次之。且位置靠上的鼻旁窦与颅前窝有着紧密的关系,因此它的炎症也可引起脑膜及脑的并发症。在处理上值得注意。

(四)唇裂与腭裂伴鼻中隔、鼻翼等歪曲

唇裂与腭裂是颌面部较常见的先天性发育畸形,且常伴有鼻中隔、鼻翼歪扭等现象及吮吸、吞咽、呼吸等功能障碍。整形修复时唇、腭、鼻应一并考虑。

(五)鼻腔及鼻旁窦的静脉回流

鼻腔及鼻旁窦之静脉回流;均与眼静脉及颅内海绵窦有联系。因此,鼻腔与鼻旁窦之疾患均有引

起海绵窦血栓的危险。所以在处理时应引起注意。

（六）鼻整形术的目的

鼻整形术的目的都是为了使鼻形更美，不过在达到此目的前提下，必须保持鼻部的一切功能不受损害。另外鼻部的所有切口都应做在鼻孔之内或在可以隐蔽之处。外文书中介绍的鼻翼切除手术，对于我国的受术者来说，除非不得已，不可轻易行之。

鼻部整形手术前，要把鼻形与整个脸型联系起来，务求手术创造的鼻形能与其他器官协调。实际设计时，不可把一个模式用于所有的受术者，让所有人的外鼻都是一个模样。真正理想的整形手术应该运用人体塑形的艺术，保留受术者原有的线条和轮廓，加上一些人工的点缀；使手术有美而真的和谐效果。

著名的美容外科专家 Rees 说过："鼻整形术是所有外科手术当中最难的一个手术"。其重要原因是受术者希望手术造成的鼻形与医生所要产生的或能够产生的鼻形往往并不完全一致。为了避免不愉快的事发生，医生在手术前必须弄清受术者要求的鼻形，并与其自己的设计取得一致。

（七）隆鼻术的解剖学基础

1. 鼻背部的层次 由浅入深的层次分为：①皮肤；②皮下组织；③鼻背肌肉；④鼻背筋膜；⑤骨膜；⑥双侧鼻骨及上颌骨额突和额骨鼻突；⑦鼻腔面的骨膜；⑧黏膜；鼻骨左右成对，以缝相互连接，介于两骨之间的缝为两骨内、外面的骨膜转折处的粘连，上部窄厚下部宽厚，骨膜又与其表面的皮下组织粘连较紧。

2. 常用手术切口设计

（1）前庭内切口　可行单侧或双侧切开。沿鼻孔的内、前、外侧作半环形切口，在大翼软骨与鼻背板相交之间切开粘膜，一般为 0.8 ~ 1cm 长。其隐蔽性最好，手术操作方便，运用较广泛。

（2）"U"型切口　先在鼻柱基底部作一横切口，然后沿鼻柱边缘向前端延长即可。其切口隐蔽而术后瘢痕小。

（3）"V"型切口　也称碟形切口，皮肤有瘢痕，同"U"型切口做法。以上三种切口适用于隆鼻术。

（4）"M"型切口　在鼻柱的中后 1/3 交接处先作一"∧"形切口，然后向前外沿鼻孔边缘作半环形切口，切口隐蔽而术野范围大。适合做全鼻手术。

（5）鼻柱旁切口　是在鼻柱两侧的鼻孔边缘均作切口，然后贯通两切口，向前上方分离，切口隐蔽，显露充分。

（6）大碟型切口　此种切口宽大，可行鼻周广泛剥离以便松动皮肤，进行骨性修正，利于增加鼻背的厚度和长度，改善鼻型。

（张书琴　秦宏智　刘延伟　权赫梅）

第七节　口　　区

口区的表面界限：上界为鼻底，两侧为鼻唇沟，下界为颏唇沟，此区主要结构为口腔。

一、口腔的分部

口腔（oral cavity）的前外侧界是唇和颊，上界是腭，下界是口底黏膜及其所覆盖的下颌舌骨肌，前方借口裂与外界相通，后方借咽峡与咽分界。

口腔被上、下牙弓（包括牙槽突、牙龈和牙列）分为两部（图 6-80）；前外侧部称**口腔前庭**（**oral vestibule**），为一马蹄铁形窄隙，介于唇颊与牙列、牙龈之间，口腔前庭的上下界为唇颊黏膜移行于牙槽粘膜的沟槽，叫**前庭沟**（**vestibular groove**）。前庭沟黏膜下组织松软，是口腔局部麻醉常用的穿刺部位和手术切口区。

牙弓和牙龈后内侧方称**固有口腔**（**oral cavity proper**）。上下牙列咬合时，口腔前庭与固有口腔仍可借最后一个磨牙后方的空隙相通。当牙

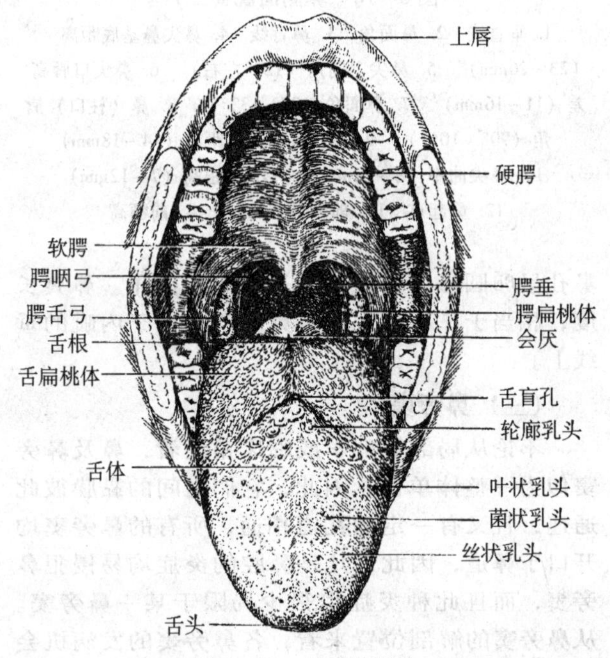

图 6-80　口腔及咽峡

关紧闭不能进食时，可通过此空隙下胃管，为病人提供流质饮食。

口腔是消化管的起始部，具有摄食、咀嚼、吞咽、感觉、发音、表情和维持正常面容等功能。

二、口唇

（一）唇的形态

唇（**oral lip**）的界限与口区表面界限相当。唇以口裂为界分为上唇和下唇，上、下唇在口角处借菲薄的皱襞——唇联合相连，此处是易于损伤的部位。口裂的宽度与瞳孔间距相当。口角一般处在尖牙与第一双尖牙相邻处，施行口角开大或缩小术时，应注意此关系。口裂过宽或过窄分别称巨口或小口畸形，影响美观和功能，需要整形治疗。由于感染、维生素缺乏，口角处常有糜烂、皲裂而出现口角炎。

鼻唇沟（**nasolabial groove**）起于鼻翼，向下外至口角外侧，构成上唇的外侧界，青年人下唇与颊无明显界限，而老年人常借颊唇沟分界，它起于口角或鼻唇沟下端内侧近口角处，然后向下后呈弧形至下颌下腺附近。

上唇正中有一浅行凹陷，叫**人中**（**philtrum**）。人中的两侧各有一条纵行的皮嵴，叫**人中嵴**（**philtral ridges**）。人中嵴是胚胎发育中鼻额突与上颌突融合的界限（图 6－81）。

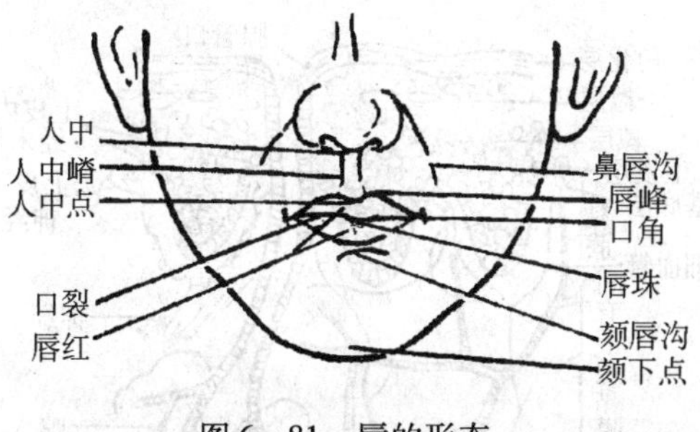

图 6－81　唇的形态

口唇的皮肤终止于隆起的**唇红缘**（**vermilion border**），唇红缘呈弓状又叫**唇弓**，上唇的唇弓与人中嵴交界处最高，此点叫**唇峰**（**labial peak**）。

口唇的皮肤和黏膜移行区，色彩红润叫**唇红**。唇红是人类的特征，其上皮薄而不角化，结缔组织和毛细血管乳头伸入上皮，密集排列，中浅层上皮细胞含有油粒蛋白，它增强了上皮细胞的透明性，故红色的毛细血管乳头可透过上皮而显示出来。因此，贫血、发绀等症状易在唇部表现出来。上唇唇红在中线上突出呈结节状，叫**上唇结节**（**唇珠**）（**tuberele of upper lip**）。

上唇高度、唇厚度及口裂宽度有种族和个体差异。

上唇高度是指上唇皮肤部的高度，一般占面下 1/3 高度（鼻底至颏点）的 1/3。可分为：低唇——上唇高在 12mm 以内；中等唇——上唇高在 12～19mm 之间；高唇——上唇高在 19mm 以上。唇的厚度系指唇轻闭时，上、下唇红部的厚度、通常分为 4 级：①薄唇，厚度小于 4mm；②中唇，厚度为 5～8mm；③厚唇，厚度为 9～12mm；④厚凸唇，厚度超过 12mm，通常是下唇比上唇厚，下唇平均是上唇的 1.5 倍。

唇的美学形态标准（图 6—82）为：上唇红缘似“M”形，如飞燕展翅。下唇的唇红似“W”形，上唇唇红中线高（AE）7～8mm，BB′点比 A 点高出 3～5mm。下唇唇红中央厚 10mm，即下唇比上唇厚，F 点比 DD′点稍高 1～2mm。上下唇最突点一般在 Ricketts 美容线（鼻尖到颏点连线）稍后方。口唇在面部美学上的重要地位仅次于眼，一个樱桃似的小口，常给人以秀丽、高雅之感。

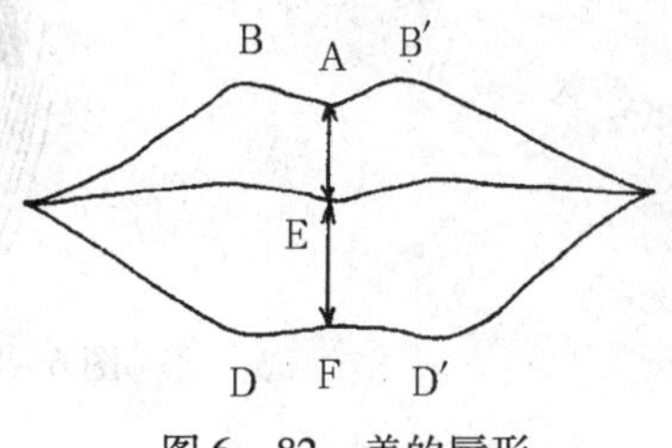

图 6－82　美的唇形

（二）唇的层次结构

唇由浅向深可分为 5 层（图 6－83），即皮肤、皮下组织、肌层、黏膜下层和黏膜。

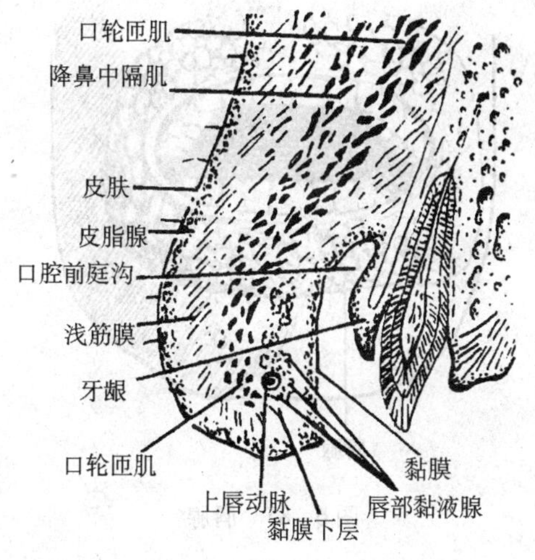

图 6－83　上唇的矢状切面

1. 皮肤　含有毛囊、汗腺和皮脂腺。血运丰富，感觉灵敏，与皮下组织连接较紧密，唇红处只有部分人含有皮脂腺，唇部皮肤是毛囊炎、皮脂腺囊肿和痤疮的好发部位。

2. 皮下组织 又名浅筋膜，较为疏松，与皮肤和口轮匝肌紧密相连，并有部分肌纤维穿过此层，止于皮肤。炎症或过敏时，常出现明显水肿。

3. 肌层 构成唇部的肌肉主要为口轮匝肌。该肌环绕口裂，在前鼻棘和颏上方的中线处有某些骨性附着，纤维环绕唇部，好像袋口的拉绳，使口裂缩小，闭唇，噘嘴，并对前牙施以压力。手术或外伤缝合时，应将其对位缝合，以免愈后形成较宽瘢痕。

口轮匝肌（orbicularis oris） 由深、浅两部分组成，适应口轮匝肌的双重功能。深层的功能与摄食有关，具有括约肌的作用，其纤维主要来源于颊肌和切牙肌，深部纤维的边缘部借外翻的黏膜向外翻卷。在口角处，上、下唇外翻的肌纤维彼此交错，提供一种剪样关闭口角的运动。

口轮匝肌浅部与面部表情有关，由浅表的复杂的肌纤维网所支持。上唇的浅层肌纤维由上、下两束构成。下束（鼻唇束）的纤维来自降口角肌，从口角向中线走行，终止于同侧和对侧人中嵴，在中线纤维左右交叉。上束（鼻束）与颧大肌、提上唇肌、提上唇鼻翼肌、颧小肌的纤维相交织。下唇浅部纤维来自提口角肌和降下唇肌（图6－84）。

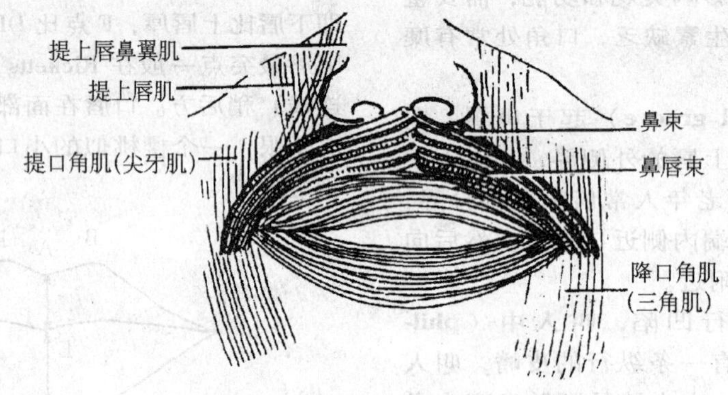

图6－84 口轮匝肌的组成和纤维排列

4. 黏膜下层 由疏松结缔组织和大量唇腺构成（图6－85）。内含上、下唇动脉，在其平唇红缘处形成冠状的动脉环。唇腺为黏液腺，分泌黏液，保护黏膜，一旦阻塞可发生黏液囊肿。

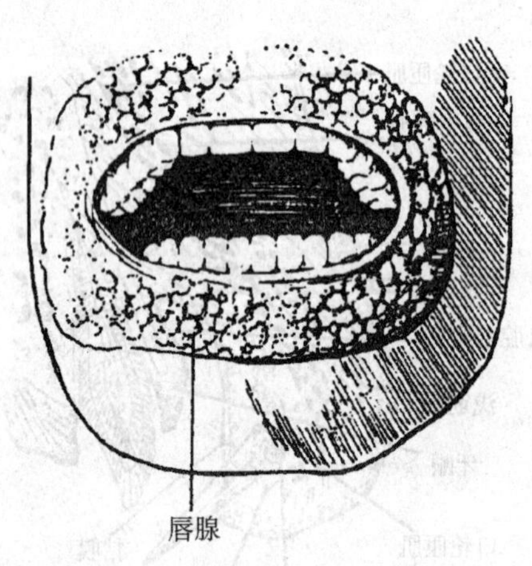

图6－85 唇腺

5. 黏膜 由表面的复层鳞状上皮和深面的固有层组成。固有层为致密的结缔组织，它与上皮相接处参差不齐，上皮伸向结缔组织的突起叫上皮钉突，固有层伸向上皮的突起称为结缔组织乳头（图6－86）。唇黏膜在前庭沟的中线处形成一个扇形黏膜皱襞，叫唇系带。上唇系带较下唇系带更明显，制作义齿时，基托在此处应留有足够的缺隙。儿童上唇系带相当发育，有时可过中切

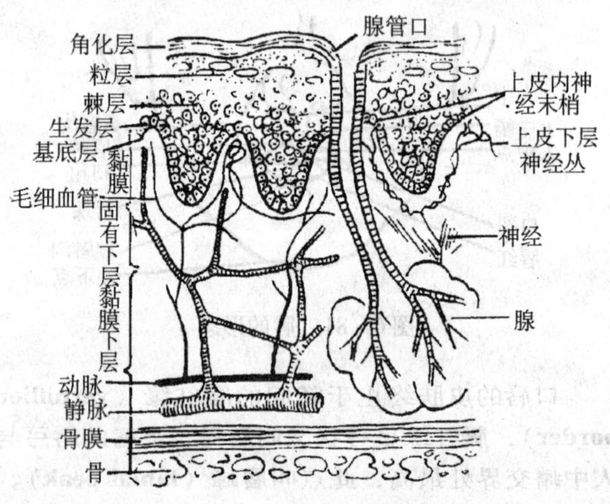

图6－86 口腔黏膜

牙间隙直接连于切牙乳头。随着儿童年龄增加，唇系带逐渐缩小，如果持续不退缩则上中切牙间隙不能自行消失，需要手术治疗。唇黏膜有黏液腺开口，排出黏液，润滑黏膜。唇黏膜可发生疱疹、溃疡。

（三）唇的血管、神经和淋巴引流

1. 唇部的血管

（1）上唇的动脉供应（图 6-87）　正常上唇由**上唇动脉**（**upper labial artery**）及其分支和鼻翼下缘动脉供应。鼻中隔后动脉和筛前动脉及其分支也与上唇动脉网吻合。

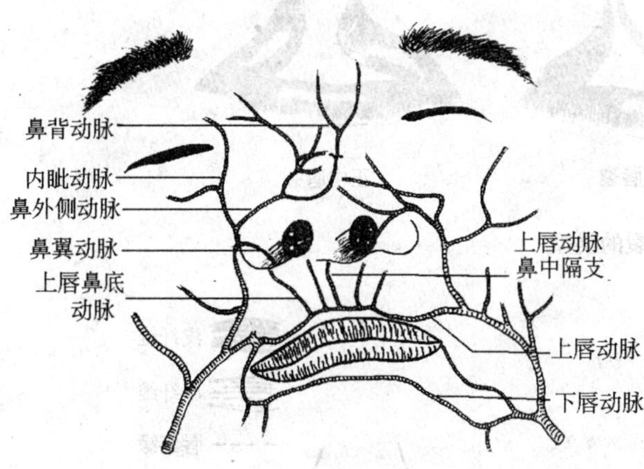

图 6-87　正常人唇鼻动脉

上唇动脉一般在口角水平稍上方起于面动脉，在口轮匝肌深方，唇红缘稍上方向内走行，在中线处与对侧同名动脉吻合。上唇动脉的主要分支有鼻中隔支和鼻底支。上唇动脉鼻中隔支在人中区起自上唇动脉，垂直上行至鼻中隔前下部，一般为单支或双支，供应人中区和鼻中隔前下部，并与鼻中隔后动脉、筛前动脉、鼻翼下缘动脉和腭大动脉（切牙孔处）穿支相吻合（图 6-68）。上唇鼻底动脉垂直上行于人中嵴外侧至鼻底，出现率为 24%。

鼻翼下缘动脉在鼻翼下缘水平、多起于面动脉、向内横行，与上唇鼻底动脉、上唇动脉鼻中隔支相吻合。一侧上唇动脉缺失者，可由对侧上唇动脉，同侧面横动脉、眶下动脉和内眦动脉发支供应上唇。

（2）下唇的动脉供应　**下唇动脉**（**lower labial artery**）在口角的稍下方起于面动脉，纡曲前行于三角肌深面，穿口轮匝肌，沿下唇黏膜下层行至中线，与对侧同名动脉吻合。下牙槽动脉的分支——颏动脉也与下唇动脉吻合，下唇动脉供应下唇的皮肤、肌肉、腺体和黏膜。

左、右侧上、下唇动脉同时出现，并围绕口裂吻合成环行动脉弓者只有 10% 的概率。以手指捏住上唇或下唇的边缘，可扪及唇动脉的搏动。如遇唇部出血，可用拇、食二指夹住口唇暂时止血。

（3）上、下唇静脉　上、下唇静脉与同名动脉伴行，行向外，注入面静脉。

2. 唇部的神经　上唇的感觉神经为**眶下神经**（**infraorbital nerve**），出眶下孔，在上唇方肌的深面行向上唇。下唇的感觉神经为**颏神经**（**mental nerve**），出颏孔行向前内至下唇。上、下唇的感觉神经在正中线上左右有部分交叉和重叠支配。唇部小手术可在眶下孔或颏孔处进行阻滞麻醉。上、下牙槽神经有穿支至唇部，也参与唇部的感觉功能。

上、下唇的运动神经来自面神经的颊支和下颌缘支。面神经的颊支、下颌缘支受损，可导致颊部存留食物或口角向健侧偏歪，患侧鼻唇沟变浅。

3. 唇的淋巴引流（图 6-88）

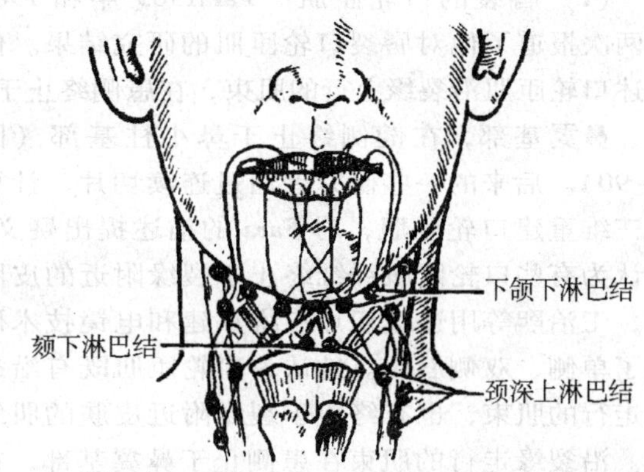

图 6-88　唇的淋巴引流

上唇的淋巴管向外先至颊、颌上和眶下淋巴结，然后转向下至下颌下淋巴结、颈深上淋巴结；下唇外侧的淋巴管注入下颌下淋巴结；有时，也可经颏孔至下颌骨内。下唇中部的淋巴管可直接注入颏下淋巴结。上唇的淋巴引流广泛，下唇中部淋巴管可交叉至对侧的这种解剖特点，对上、下唇癌症的诊治具有临床意义。

（四）临床提要

1. 唇裂的类型　**唇裂**（**cleft lip**）是一种较为常见的先天性疾病，可能与遗传、怀孕期间服用药物或受到放射线辐射有关，其发生率在 0.1% 左右。唇裂最常见的类型为单侧唇裂（图 6-89），单侧唇裂又分为完全性的和不完全性的，伴有或不伴有牙槽突裂。其次是双侧唇裂，最少见的为正中唇裂。

2. 唇裂发生的胚胎学（图6－13） 在胚胎发育的第5周时，在口凹周围出现5个突起，即额鼻隆起、上颌隆起和下颌隆起。额鼻隆起前下方生出嗅窝，最终形成外鼻、鼻中隔、鼻孔、颌前骨（上颌骨前方“V”形骨块，又叫切牙骨）和人中。上颌隆起在额鼻隆起下外方，它与额鼻隆起融合，形成上唇（除人中之外）、颊、上颌（除颌前骨之外）和腭。上颌隆起与额鼻隆起的结合线即是人中嵴所在部位。如果因某种原因不能对接，就形成单侧或双侧唇裂；如果颌前骨下端发育受阻，未能形成人中，则左、右唇和上颌在中间裂开，形成正中唇裂。左、右下颌隆起也在中线相遇融合，形成下唇和下颌。如果下颌隆起在中线不融合，可出现少见的下唇正中裂。

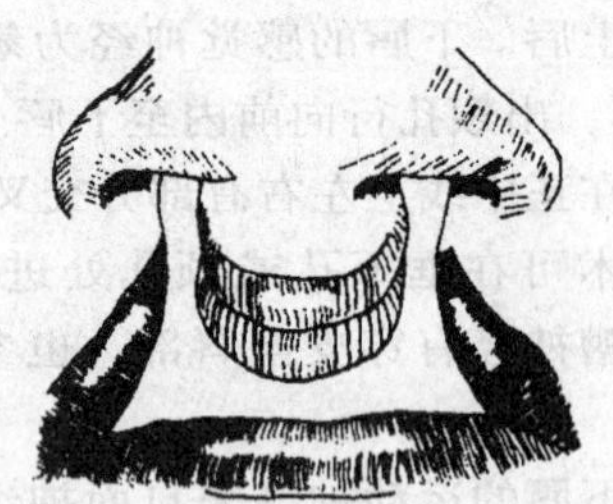
双侧上唇裂

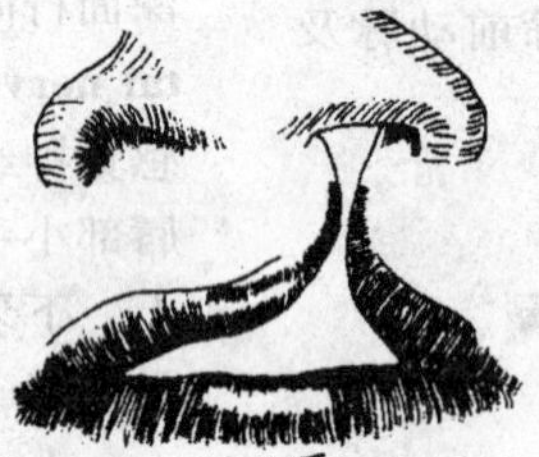
单侧上唇裂

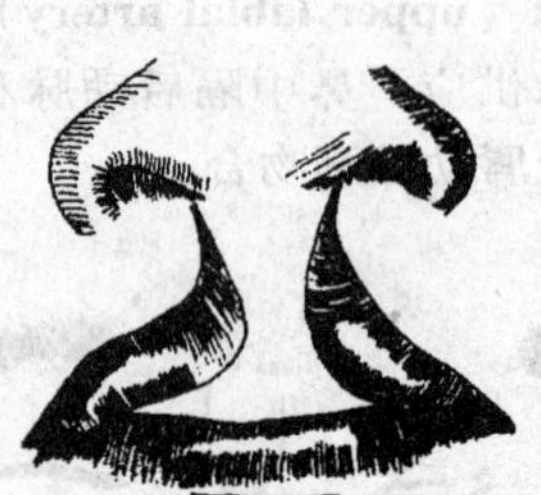
正中唇裂

图6－89 唇裂的类型

3. 唇裂的解剖学基础

（1）唇裂的口轮匝肌 Fara1965 年和 1968 年两次报道了他对唇裂口轮匝肌的研究结果。他描述口轮匝肌沿裂缘上行的肌束，在患侧终止于鼻翼基部，在健侧终止于鼻小柱基部（图6－90）。后来的一些研究者通过连续切片、计算机三维重建口轮匝肌，对 Fara 的描述提出疑义，并认为有些口轮匝肌纤维终止于裂缘附近的皮肤内，王治熙等用连续切片三维重建和电镜技术研究了单侧、双侧唇裂。她认为口轮匝肌既有沿裂缘走行的肌束，也有终止于裂缘附近皮肤的肌纤维。沿裂缘走行的肌束在患侧止于鼻翼基部，在健侧止于鼻小柱。由于患侧鼻翼、健侧鼻小柱肌肉的单侧附着，致使鼻小柱偏向健侧，鼻翼偏向患侧，鼻尖矮钝和鼻翼塌陷（图6－90）。

近年来，临床上提出唇裂功能性整复，主要是恢复和重建口轮匝肌的解剖形态和功能。

在不完全唇裂中，连接处（裂桥）小于唇高的1/3时，裂桥中无肌纤维穿行；而连接处大于唇高的1/3时，裂桥中有横行肌束穿过。

在双侧唇裂中，正中的球状突中无肌纤维，而是由结缔组织和血管组成。在正中唇裂中，肌肉的排列类似于单侧唇裂的患侧部。唇裂中除了有肌肉错位排列和异常附着外，患侧近裂缘处肌肉发育也不健全。据电镜观察，肌纤维内有大量线粒体集聚、膨胀，肌纤维稀疏、细小、深染、发育不成熟。

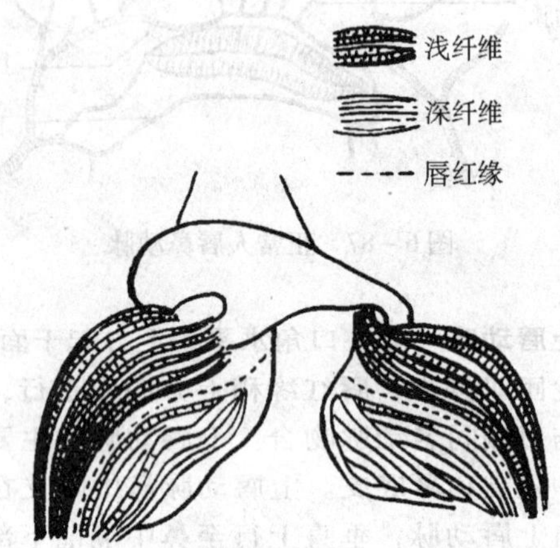

图6－90 单侧唇裂口轮匝肌的排列

（2）唇裂的血管（图6－91，6－92） 单侧完全唇裂，在健侧，上唇动脉沿唇缘、裂缘至鼻小柱基部，与鼻翼下缘动脉、面动脉上唇段共同形成一个动脉环；在患侧，上唇动脉沿唇缘、裂缘呈弓状走行，于鼻翼基部与面动脉吻合成环状（图6－91）。左、右上唇动脉被裂隙隔开。双侧唇裂两外侧部动脉和单侧唇裂患侧部相同，而正中球状突部的动脉来源于鼻中隔后动脉、筛前动脉和鼻翼动脉（图6－92）。完全性正中唇裂缺乏鼻小柱和上唇动脉鼻中隔支，而每侧上唇动脉（图6－93）供应类似单侧完全唇裂的外侧部，但鼻翼下缘动脉是存在的。

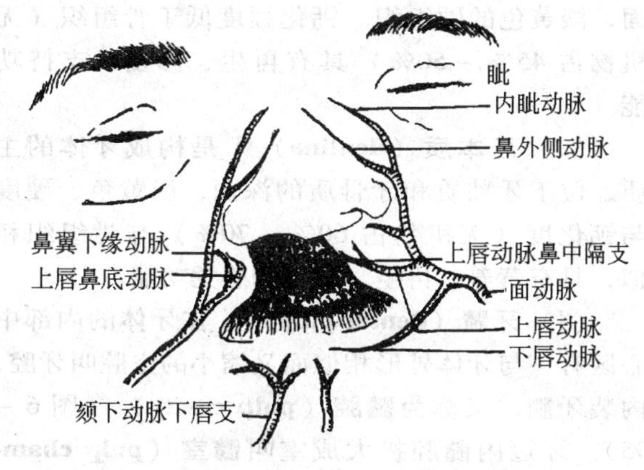

图6-91 单侧完全唇裂唇鼻动脉供应

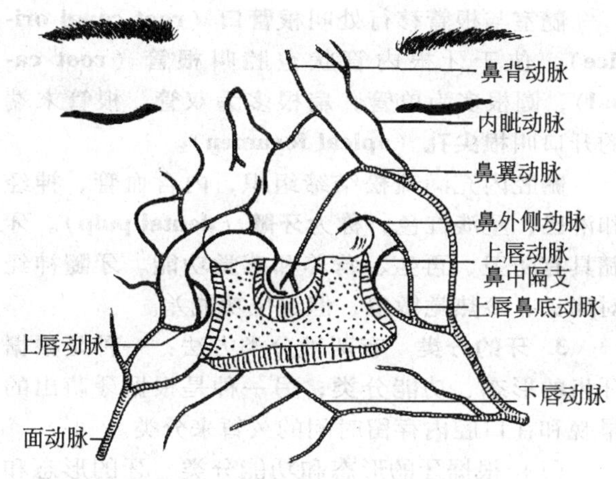

图6-92 双侧完全唇裂唇鼻动脉供应

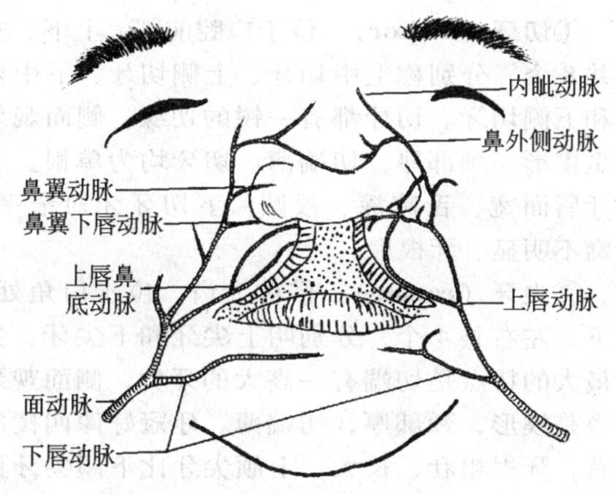

图6-93 正中唇裂唇鼻动脉供应

4. 唇裂修复的几个问题

（1）手术时间 一般认为唇裂手术在小儿生后3～6个月较好，双侧唇裂在生后6个月以后做更为稳妥，但最迟也要在一岁之内完成。

（2）设计定点 唇部的表面形态，如人中、人中嵴、唇弓、唇峰、唇珠、鼻小柱、鼻翼基部、鼻孔和唇红等在面部美学上占有重要地位，在唇裂修复定点设计中具有重要意义。在唇裂修复中尽量保持和恢复这些结构和标志，恢复鼻小柱的正中垂直位，鼻翼、鼻孔的对称性，恢复上唇的高度和外形，使之协调、对称十分重要。

（3）切开 其目的是松弛、延长上唇的高度，剥离皮肤、肌肉和黏膜，以便使错位附着的口轮匝肌复位。不可随意切除组织，健侧唇弓要保留，刀口应设在隐蔽处，切口线应考虑到防止术后愈合线发生疤痕挛缩而引起变形。

（4）缝合 由里向外缝合，严密端端缝合口轮匝肌尤为重要，唇红应行“Z”形缝合。

5. 大小口畸形的矫正

（1）大口畸形矫正术 大口畸形属先天性少见的颌面部畸形。男性多见，多为单侧，也有双侧者。一般裂隙达颊部，严重的形成面斜裂。口裂和唇腭裂畸形一样，也是愈早实行手术效果愈好。早期手术可早期恢复吮吸、泌涎功能，还能预防牙颌畸形，目前主张小儿生后3～6个月可施行手术。

①定点：就是确定口角的正确位置。单侧面横裂的口角位置可用健侧口角作标准；双侧面横裂的口角位置可由口角裂隙向外画一水平线，再由双侧瞳孔向下引垂线，与水平线相交的两点即为预成口角的位置。

②切口及缝合：由口角的外侧端、黏膜和皮肤的交界处边缘切开，切口通过皮肤和肌肉层，但不切开黏膜，以便缝合时将黏膜翻向内作为口腔黏膜。裂隙较短，切开后可将黏膜、肌肉、皮肤直接对应缝合即可。对裂隙较长者，应在裂隙处做两个附加切口，做对偶三角瓣移位交叉缝合。以防愈合后直线瘢痕挛缩。

（2）小口畸形的矫正术 小口畸形可以是先天的，也可由烧伤、感染而引起的口角瘢痕所致。单侧、双侧均可发生。小口畸形的矫正方法有数种，现介绍一种常见的converse的横“Y”形切开法，即先在预定的口角处定点，从此点分别向上下唇红缘各画一线，并沿小口的唇红缘做切口，连成三角形，切除三角区的皮肤瘢痕，保留皮下组织和肌层。将皮下组织和黏膜做横“Y”形剪开，“Y”形的尖端翻向口角外侧，与口角的皮肤缝合，“Y”的上下部黏膜外翻，与切口的皮肤缝合。

6. 面瘫在口部的表现及矫治方法 面部表情肌受面神经支配，面神经损伤可导致它所支配的表情肌瘫痪——面瘫。面瘫可以是先天的，但大多是因中枢性和周围性病变所致，可以是暂时的，也可以是永久性的，多发生在一侧。面部的外伤、手术、腮腺和颅内的肿瘤、中耳炎和脑血管意外等是面瘫的主要原因。面瘫在唇部的主要表现是口角歪斜、人中偏移、鼻唇沟变浅，严重影响面部的美感。对暂时性面瘫采取理疗、针灸和药物等疗法，可望治愈；对外伤、手术等造成的面瘫，应及早进行面神经吻合或神经移植术，对晚期永久性面瘫可采用筋膜悬吊术、游离肌肉移植术、神经移植和移转术。

三、牙

（一）牙的形态、结构、分类和功能

1. 牙的形态

从外部观察　牙体由牙冠、牙根和牙颈组成（图6-94）。

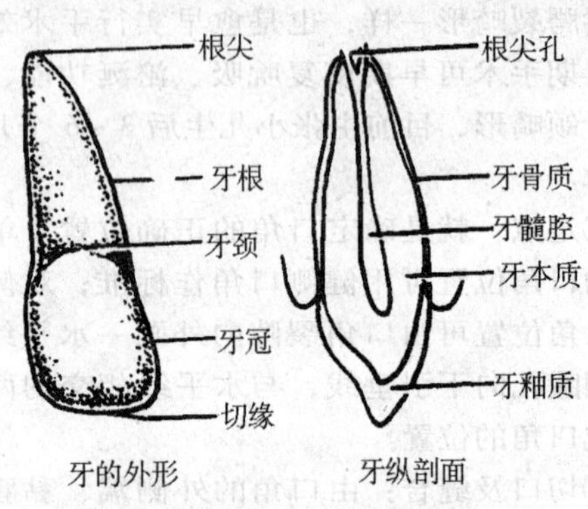

图6-94　牙的形态和结构

①**牙冠**（**croof tooth**）由牙釉质覆盖的牙体部分叫牙冠，这是解剖牙冠，而临床上，将牙齿暴露在口腔内的部分叫临床牙冠。牙冠是牙齿发挥咀嚼功能的主要部分。

②**牙根**（**root of tooth**）由牙骨质覆盖的牙体部分叫牙根，这是解剖牙根。临床上将埋伏于牙槽窝内的牙体部分称为牙根，即临床牙根。牙根是牙齿的支持、固定的部分。

③**牙颈**（**neck of tooth**）牙冠与牙根交界处——牙釉质与牙骨质的交界处，呈一弧形曲线称为牙颈或颈缘。有的人牙釉质和牙骨质结合得不紧密，致使深面的牙本质暴露而发生牙本质过敏。

2. 牙的结构　从剖面观察，可见牙由3种硬组织和一种软组织所组成（图6-94）。

（1）**牙釉质**（**enamel**）　是构成牙冠表层的、半透明的白色硬组织，有一定的光泽度，是人体内钙化程度最高的（无机物占97%）、最硬的组织。牙釉质在牙尖部厚，在牙颈部薄，牙釉质耐磨、抗压。

（2）**牙骨质**（**cementum**）　包绕在牙根表面，淡黄色的硬组织。钙化程度低于骨组织（无机物占45%～50%）具有再生、修复、支持功能。

（3）**牙本质**（**dentine**）　是构成牙体的主质，位于牙釉质和牙骨质的深面，淡黄色、硬度与钙化度（无机物占60%～70%）与骨组织相似，具有营养、再生、防卫和感觉功能。

（4）**牙髓**（**dental pulp**）　在牙体的内部中心区有一与牙体外形相似而又缩小的空腔叫牙腔，内装牙髓，又称为**髓腔**（**pulp cavity**）（图6-95）。牙冠内髓腔扩大成室叫**髓室**（**pulp chamber**）。髓室有6个壁。顶壁，髓室向牙尖部位突出成角状叫**髓角 pulp horn**）。

髓室与根管移行处叫**根管口**（**root canal orifice**）。位于牙根内管状空腔叫**根管**（**root canal**），圆根多为单管，扁根多为双管。根管末端的开口叫**根尖孔**（**apical foramen**）。

髓腔内充满疏松结缔组织，内含血管、神经和淋巴，呈淡红色，称为**牙髓**（**dental pulp**）。牙髓具有防卫、再生、营养和感觉功能。牙髓神经对痛觉、冷热觉敏感，但定位功能差。

3. 牙的分类　有两种分类方法：一种是根据牙齿的形态、功能分类；另一种是根据牙萌出的早晚和在口腔内存留时间的久暂来分类。

（1）根据牙的形态和功能分类　牙的形态和功能相互适应，牙齿以此分为以下4类（图6-96）。

①**切牙**（**incisor**）：位于口腔前部，上下、左右共8个。分别称上中切牙、上侧切牙、下中切牙和下侧切牙。切牙都有一锐的切缘，侧面观牙冠呈楔形，颈部厚，切端薄。切牙均为单根。上切牙唇面宽、舌窝深、根圆；下切牙牙冠窄平、舌窝不明显、牙根扁。

②**尖牙**（**canine**）：俗称犬齿，位于口角处，上下、左右共4个，分别叫上尖牙和下尖牙，尖牙最大的特点是切端有一高大的牙尖，侧面观牙冠也是楔形，颈部厚，切端薄。牙冠好像四棱的匕首，牙根粗壮、长大。上颌尖牙比下颌尖牙更粗壮、长大。尖牙主要功能是咬穿和撕裂食物。

③**前磨牙**（**premolars**）：又称双尖牙（bicuspid），位于尖牙后方，上下、左右共8个，分别称第一前磨牙和第二前磨牙。牙冠呈立方形，𬌗面一般有2个牙尖。上颌双尖牙比下颌双尖牙大，根扁，多为分叉，下颌第二双尖牙𬌗面上有时可有3个牙尖。双尖牙具有协助尖牙撕裂和协助磨牙捣碎食物的作用。

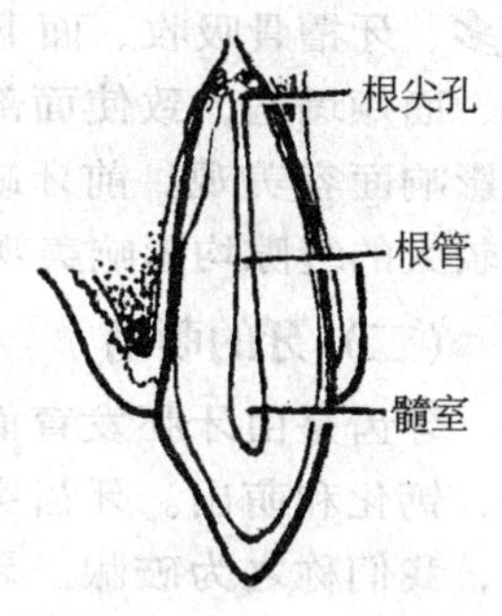

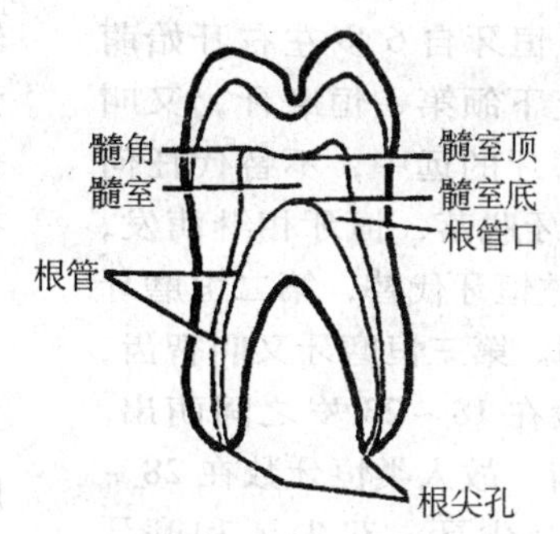

图 6－95 髓腔的形态和结构

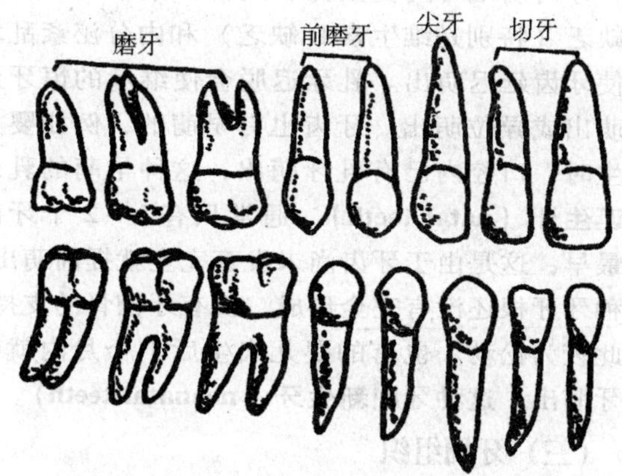

图 6－96 右侧恒牙唇颊面观

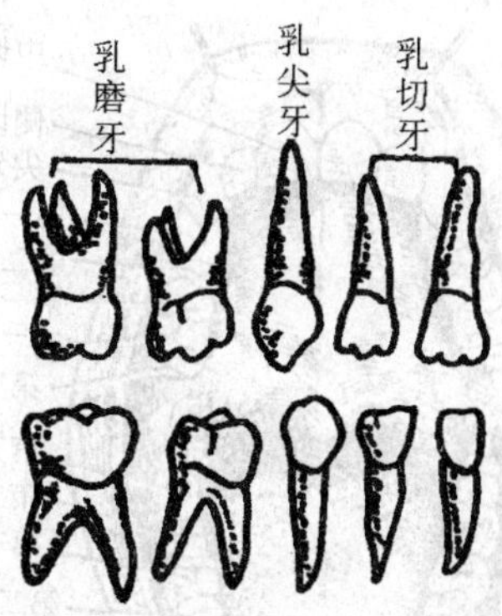

图 6－97 右侧乳牙唇颊面观

④**磨牙**（**molars**）：位于双尖牙后方，上下、左右共 12 个，牙冠呈立方形，𬌗面宽大，有 3～5 个牙尖，2～3 个牙根。上颌磨牙牙冠𬌗面呈斜方形，有 3～4 牙尖，牙根为 3 个；下颌磨牙𬌗面呈长方形，有 4～5 个牙尖，2 个牙根。磨牙的主要功能是嚼碎食物。

切牙和尖牙位于牙弓前方，故称为前牙；双尖牙和磨牙位于牙弓后方，故称后牙。

（2）根据牙齿萌出的早晚及在口腔内存留的久暂分类：

①**乳牙**（**deciduous teeth**）：婴儿出生后，第 6 个月左右开始萌出牙齿，至 2 岁半左右全部萌出（图 6－97）。从 6～7 岁至 12～13 岁乳牙相继脱落，而为恒牙所代替。因此乳牙在口腔内存留的时间为 5～10 年。2.5 岁～6 岁为乳牙𬌗（列）时期；6～12 岁为混合牙列，是替牙𬌗时期；12～13 岁以后，全口均为恒牙，故称为恒牙列时期。

乳牙共 20 个。分为乳切牙、乳尖牙和乳磨牙 3 类（图 6～97、6－98）。乳牙的形态与同名恒牙相似，但牙体要小，颜色较白，钙化程度要低，易发生龋坏。

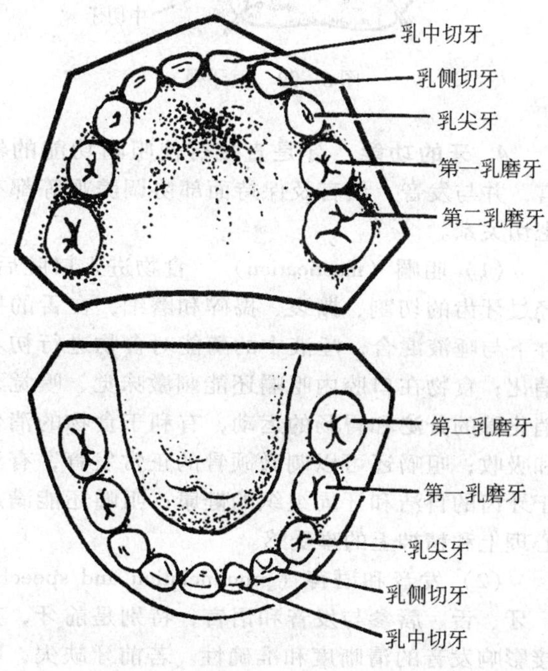

图 6－98 乳牙列

乳牙列时期，正值儿童全身和颌面发育的重要阶段，乳牙列具有咀嚼、刺激颌骨发育和引导恒牙萌出的重要功能。

②**恒牙**（permanent teeth）：是继乳牙脱落后的第二副牙齿，非因外伤、疾患不会自行脱落，

脱落后也再无牙齿替代。恒牙自6岁左右开始萌出，最先萌出的恒牙是上下颌第一恒磨牙，又叫六龄牙，排列在第二乳磨牙的远中，不替代任何乳牙。6岁以后，随着乳牙脱落，恒牙相继萌发，至12~13岁，乳牙全部被恒牙代替，第二恒磨牙萌出，即进入恒牙列时期。第三恒磨牙又叫智齿，现代人有退化趋势，一般在18~23岁之间萌出。有25%的人先天缺失智齿，故人类恒牙数在28~32个之间。恒牙分切牙、尖牙、双尖牙和磨牙（图6-99）。

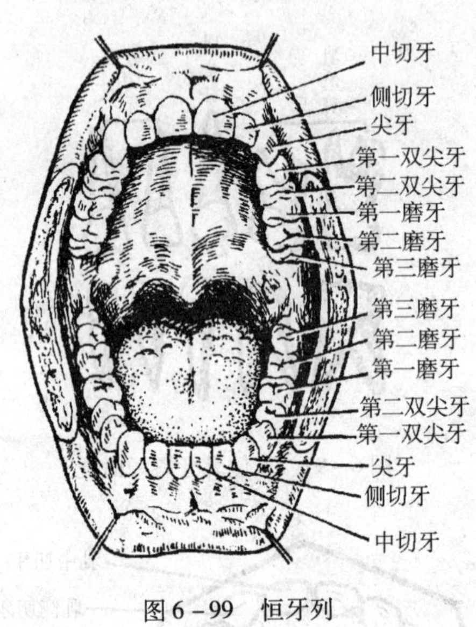

图6-99 恒牙列

4. 牙的功能 牙是直接行使咀嚼功能的器官，并与发音、语言及保持面部协调美观等都有密切关系。

（1）咀嚼（mastication） 食物进入口腔后，经过牙齿的切割、撕裂、捣碎和磨细，在舌的搅拌下与唾液混合，唾液中的酶能对食物进行初步消化；食物在口腔内咀嚼还能刺激味觉、嗅觉及消化腺的分泌和胃肠的运动，有利于食物的消化和吸收；咀嚼还可以刺激颌骨的正常发育，有利于牙齿的自洁和牙周组织的健康；咀嚼还能满足心理上和精神上的享受感。

（2）发音和语言（pronunciation and speech） 牙、舌、唇参与发音和语言，特别是前牙，直接影响发音的清晰度和准确性。若前牙缺失，明显影响齿音、唇齿音和舌齿音的发音。

（3）保持面部的协调美观 由于牙齿排列在牙槽中形成连续的弓状叫牙弓，对面部的软组织有支持作用。正常牙弓和咬合关系的配合，使得面部比例协调，唇颊部丰满，唇部前突和外翘，肌张力适中，表情自然，运动灵活自由。若缺牙较多、牙槽骨吸收、面下1/3变短、唇颊部肌肉松弛、面颊塌陷，致使面部衰老。牙弓和咬合异常也影响面容美观。前牙缺失，变色和排列不齐或有较大的缝隙均影响美观。

（二）牙的萌出

牙齿是由牙胚发育而来。牙齿的发育包括生长、钙化和萌出。牙齿突破口腔粘膜、暴露于口腔，我们称之为破龈。牙齿萌出时间就是破龈时间。牙齿萌出是按一定时间、一定顺序、左右对称、先下后上的规律萌出（表6-4）。

牙齿萌出时间受全身和局部因素影响，若营养缺乏（特别是维生素D缺乏）和内分泌紊乱均可使牙齿延迟萌出。乳牙迟脱会使继承的恒牙延迟萌出或异位萌出。牙齿也有早萌的，例如婴儿出生时，口腔内已有乳牙萌出，这种早萌的乳牙称**诞生牙**（**natal teeth**），通常只有1~2个牙萌出最早，这是由于牙齿尚未发育完全就提前萌出，这种牙牙根还没有完全形成，没有牙槽骨的支持，因此较为松动。也有的婴儿出生后1个月内就有乳牙萌出，这种牙叫**新生牙**（**neonatal teeth**）。

（三）牙周组织

牙周组织位于牙齿周围，它包括牙周膜、牙槽骨和牙龈。其中牙周膜、牙槽骨和牙骨质在功能上是密不可分的，即起到支持作用，称为支持组织。牙龈则具有稳定牙齿、保护牙周膜、牙槽骨、牙骨质的作用。

1. 牙周膜（**periodental membrane**） 牙周膜是介于牙槽骨和牙骨质两种硬组织之间的致密结缔组织（图6-100），为两种硬组织之间的缓冲部分。它能感受和调节牙齿所受的压力和方向，并有固定牙齿于牙槽窝内的作用。由于牙周膜有大量纤维，具有韧带的作用，故又称牙周韧带。牙周膜的X光片，恰位于硬骨板与牙根之间的密度极低的黑线区，叫牙周间隙。临床上可根据硬骨板和牙周间隙的变化，结合临床症状，诊断牙周膜的疾病。

牙周膜除纤维外，还有细胞、神经、血管。因此，它除了有支持、感觉功能外，还有形成或破坏牙槽骨、牙骨质和牙槽纤维的作用。

2. 牙槽骨（**alveolar bone**） 是上下颌骨包绕牙根的马蹄铁形突起，又称**牙槽突**（**alveolar process**）。该突前方窄、后方宽，牙槽突容纳牙根的深窝叫**牙槽窝**（**alveolar sockets**）。牙槽窝的大小、形状、数目、深浅和所容纳的牙根相适应。牙槽窝的游离缘叫**牙槽嵴**（**alveolar ridge**），两牙之间的牙槽骨叫**牙槽间隔**（**interdental septa**）；

多根牙牙根之间的牙槽骨叫**牙根间隔**（**interradicular septa**）（图6-101）。牙槽骨内、外板均由骨密质构成。上颌牙槽突内、外板上有许多小孔，向内通骨松质，因此，上颌牙和牙槽突手术可采用局部浸润麻醉；下颌牙槽突只有切牙区有孔，可采用浸润麻醉，其余部位需做神经干阻滞麻醉。牙槽窝周壁称为固有牙槽骨，包在牙槽窝外围，骨面上有许多小孔，状如筛，因此又叫筛板。又因其骨质致密、X线片上呈现包绕在牙周膜周围的白色线条状影像，故又称硬板。硬板的影像对牙周病的诊断有一定价值。

表6-4　牙齿萌出次序和时间表

牙别	萌出次序	牙齿名称	萌出年龄
乳牙	1	$\frac{\text{I}\mid\text{I}}{\text{I}\mid\text{I}}$	6~8个月
	2	$\frac{\text{II}\mid\text{II}}{\text{II}\mid\text{II}}$	8~9个月
	3	$\frac{\text{IV}\mid\text{IV}}{\text{IV}\mid\text{IV}}$	12~14个月
	4	$\frac{\text{III}\mid\text{III}}{\text{III}\mid\text{III}}$	16~18个月
	5	$\frac{\text{V}\mid\text{V}}{\text{V}\mid\text{V}}$	20~24个月
恒牙	1	$\frac{6\mid 6}{6\mid 6}$　$\frac{\mid}{1\mid 1}$	5~8岁
	2	$\frac{1\mid 1}{\mid}$　$\frac{\mid}{2\mid 2}$	6~9岁
	3	$\frac{2\mid 2}{\mid}$	7~11岁
	4	$\frac{4\mid 4}{4\mid 4}$	9~12岁
	5	$\frac{3\mid 3}{\ }$　$\frac{\mid}{3\mid 3}$	9.5~14岁
	6	$\frac{5\mid 5}{5\mid 5}$	10.5~14.5岁
	7	$\frac{7\mid 7}{7\mid 7}$	11~15岁
	8	$\frac{8\mid 8}{8\mid 8}$	16.5~26岁

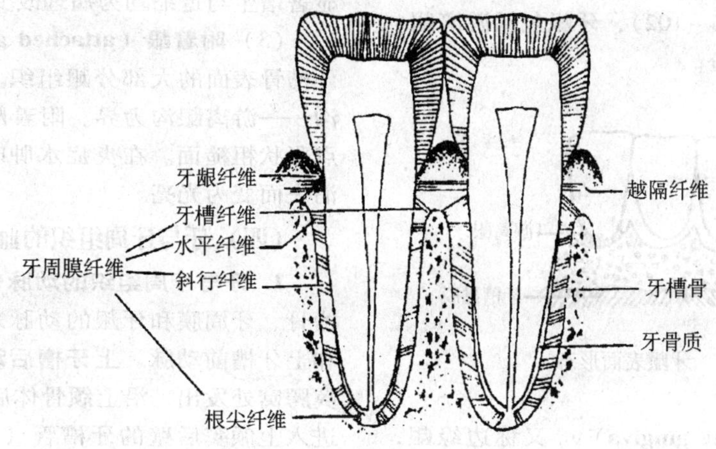

图6-100　牙周膜

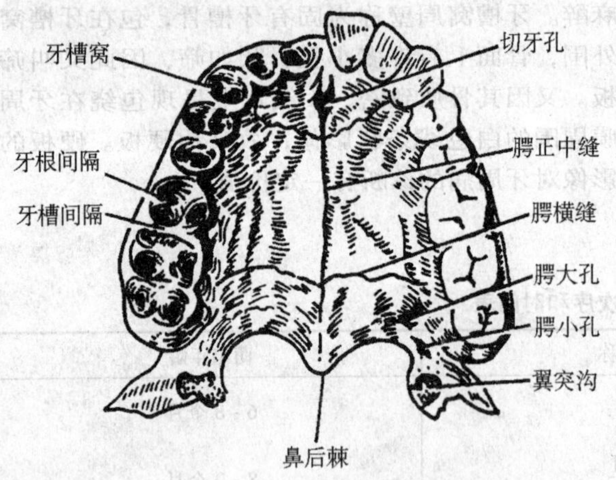

图 6-101　上颌骨牙槽突

上颌牙槽突，唇、颊侧骨板薄；下颌牙槽突切牙区唇侧骨板薄，磨牙区舌侧骨板薄。这对于拔牙脱位运动的方向有指导意义。

在全身骨骼中，牙槽突在一生中变化最为显著。其变化随牙齿的发育、萌出、脱落、咀嚼功能和牙齿的移动而变化。牙槽骨受压的部分吸收，受牵拉的部分增生而不断改建。临床上可根据牙槽骨的这种生物特性，给错位的牙施以适当的矫治力，使其向正常的位置移动，从而达到建立正常咬合和美观的目的。

当牙齿缺失后，咀嚼功能刺激减弱，残存的牙槽骨逐渐吸收、萎缩，失去原来的高度、大小和形状。上颌牙槽骨弓逐渐向上、向内、向后退缩；而下颌牙槽骨弓逐渐向下、向外、向前移动。其结果，上、下颌之间的颌间距离加大。

3. 牙龈（gingiva）　牙龈为覆盖在牙槽骨边缘区和包绕牙颈部的口腔黏膜。牙龈呈粉红色，它与深红的牙槽粘膜相连，形成明显的弧形分界线——膜龈连合（图 6-102），牙龈包括游离龈，龈乳头和附着龈 3 部分。

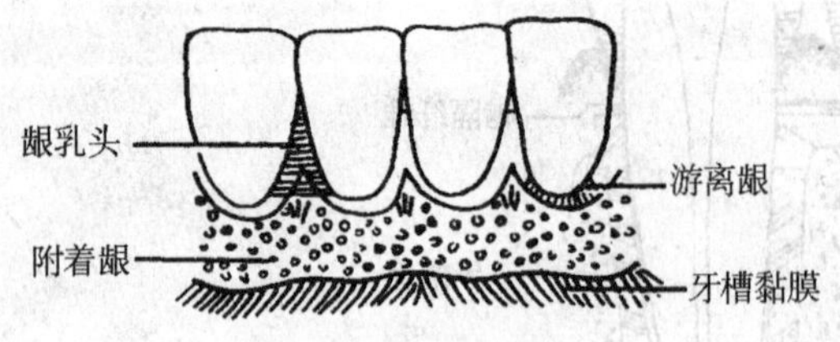

图 6-102　牙龈表面形态

（1）**游离龈（free gingiva）**　又称边缘龈，是不与牙体附着的薄而游离的部分（图 6-103）。游离龈顶缘叫龈缘。游离龈与牙齿之间的空隙叫龈沟，沟深一般为 0. 5～2mm。游离龈较附着龈稍红，表面平滑光亮，质地松软且游离可动，边缘整齐如波浪状，龈缘的位置因年龄和疾病而改变。

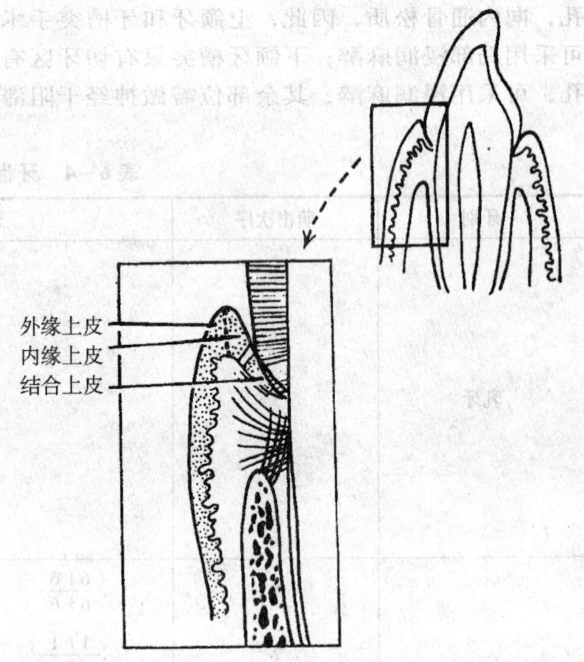

图 6-103　牙龈的结构

龈沟底为牙龈上皮附着于牙体表面的起点。上皮紧密地附着于牙齿，封闭牙周间隙的外口。此点在临床上十分重要。如果这种附着位置向根方移动，逐渐形成牙周袋。因此，在牙齿洁治、刮治和修复时，切勿损伤附着上皮。

（2）**龈乳头（gingiva papilla）**　又称牙间乳头，为牙龈组织突入牙间隙的部分。由颊、舌两个锥状突起和中间凹陷的龈谷所组成，正常青少年龈乳头充满牙间隙，老年人则退缩。龈乳头显著增生与退缩均为病理改变所致。

（3）**附着龈（attached gingiva）**　为附着于牙槽骨表面的大部分龈组织。与游离龈间有一浅沟——游离龈沟为界。附着龈呈粉红色，表面有点彩状粗糙面。在炎症水肿时，牙龈的点彩完全消失而变为光亮。

（四）牙与牙周组织的血管和神经

1. 牙与牙周组织的动脉供应　上颌牙齿、牙槽骨、牙周膜和牙龈的动脉来源于上牙槽后动脉和上牙槽前动脉。**上牙槽后动脉**于上颌动脉进入翼腭窝处发出，沿上颌骨体后面下行，穿牙槽孔，进入上颌窦后壁的牙槽管（牙槽动脉），在各磨牙、双尖牙根方发出分支分别至牙槽间隔、牙根间隔、牙周膜和牙（图 6-104）。**上牙槽前动脉**在眶下管内起于眶下动脉，沿上颌窦前外壁的牙

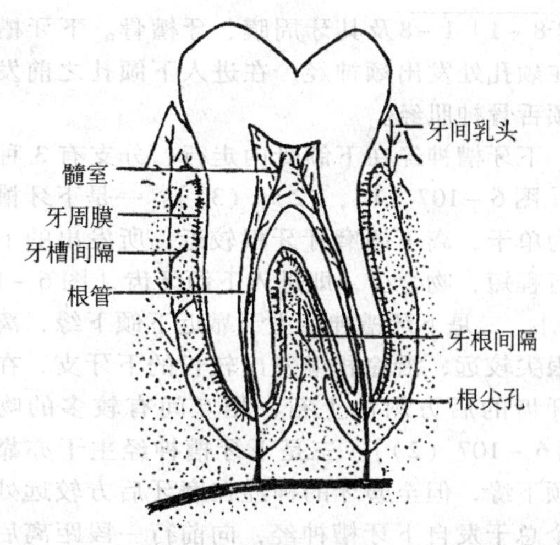

图6－104 牙、牙槽骨、牙周膜和牙龈的动脉供应和神经支配

槽管至牙槽突，供应上颌前牙和牙周组织。上牙槽前、后动脉在上颌窦前后外侧壁相互吻合。牙龈除接受牙槽间隔、牙周膜动脉的穿支之外，也接受唇、颊侧和腭侧黏膜的小动脉供应。

下颌牙齿和牙周组织的动脉主要来自下牙槽动脉。**下牙槽动脉**行于下颌管内，至颏孔处分为颏动脉和切牙动脉。切牙动脉在尖牙和下切牙的根方继续前行至中线处，与对侧同名动脉吻合。下牙槽动脉和切牙动脉在下颌牙根方发出分支至牙槽间隔、牙根间隔、牙周膜和牙。下颌牙龈除了接受牙槽间隔、牙周膜的穿动脉之外，还接受舌下动脉（舌侧牙龈）和颊动脉、上牙槽后动脉的牙龈支和颏动脉的牙龈支。

2. 牙齿和牙龈的神经支配

（1）上颌牙齿、牙龈的神经支配　上颌牙齿、牙龈是由上颌神经的5个分支——上牙槽后神经、上牙槽中神经、上牙槽前神经、鼻腭神经和腭大神经所支配（表6－5，图6－105）。

表6－5 上、下颌神经在口腔的分布

神经名称		分布部分
上颌神经	鼻腭神经	321∣123的腭侧黏骨膜及牙龈和1∣1
	腭大神经	876543∣345678的腭侧黏骨膜及牙龈
	上牙槽后神经	87∣78及6∣6的腭根及远中颊根、牙周膜、牙槽骨、颊侧牙龈
	上牙槽中神经	54∣45及6∣6的近中颊根、牙周膜、牙槽骨、颊侧牙龈
	上牙槽前神经	321∣123及其牙周膜、牙槽骨、唇侧牙
下颌神经	颊神经	8－5∣5－8的颊侧牙龈、颊部的皮肤和黏膜
	舌神经	8－1∣1－8的舌侧牙龈、口底及舌前2/3的黏膜和舌下腺
	下牙槽神经	8－1∣1－8及其牙周膜、牙槽骨
	颏神经	4－1∣1－4的唇颊侧牙龈及下唇黏膜

①**上牙槽后神经**（**posterior superior alveolarnerve**）：2～3支，在上颌神经进入眶下裂之前发出，伴同名血管下行至上颌体后面，分出牙龈支至上颌磨牙颊侧牙龈和黏膜，牙槽支进入上颌牙槽孔，经上颌窦后下壁的牙槽管，布于87∣78及6∣6的腭根、远颊根，并在6∣6的近中颊根与上牙槽中神经相吻合。

②**上牙槽中神经**（**middle superior alveolar nerve**）：在眶下管后段起于眶下神经，经上颌窦前外侧壁的牙槽管下行，布于54∣45及6∣6的近中颊根、牙周膜、牙槽骨和颊侧牙龈，并与上牙槽前、后神经相吻合，组成上牙槽神经丛，据记载，上牙槽中神经常常缺失，而由上牙槽后神经或上牙槽前神经代替（图6－106）。

③**上牙槽前神经**（**anterior superior alveolarnerve**）：在眶下管前段，距眶下孔6～10mm处发自眶下神经，经上颌窦前外侧壁的牙槽管中下行，布于321∣123及其牙周膜、牙槽骨和唇侧牙龈（图6－106）。

上牙槽前、中、后神经在到达分布区以前，先在牙槽突基底部交织成丛，再从丛上发出分支。上牙支：经相应各牙的根尖孔进入牙髓腔，在进入牙髓腔之前，发出牙周膜支（图6－104）；牙间支：穿牙槽间隔，经固有牙槽骨分支至牙周膜，也可从牙槽嵴穿出至牙龈；根间支：穿经牙根间隔，有分支从固有牙槽骨穿出至多根牙相邻牙根的牙周膜（图6－104）。

④**鼻腭神经**（**nasopalatine nerve**）：出翼腭神经节，经蝶腭孔至鼻中隔后上部，经鼻中隔行向前下，经切牙管至腭的前部，分布于

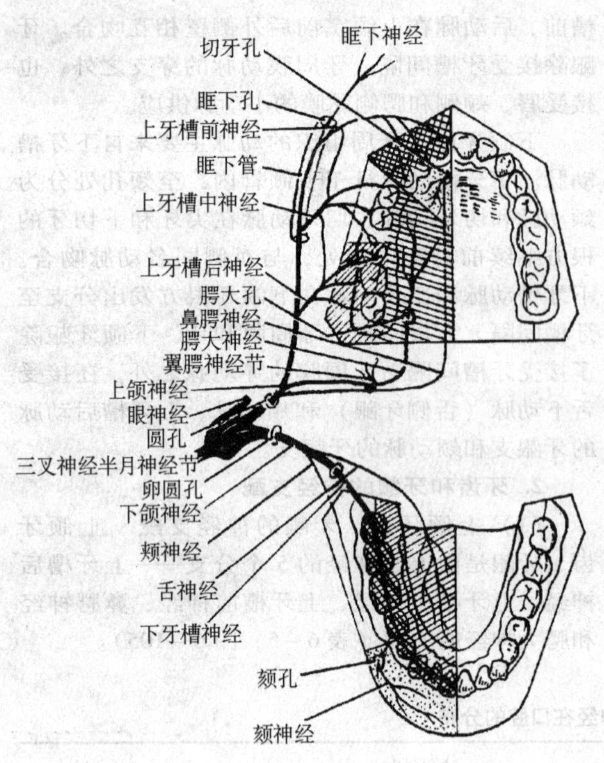

图 6-105　上、下颌神经在口腔的分布

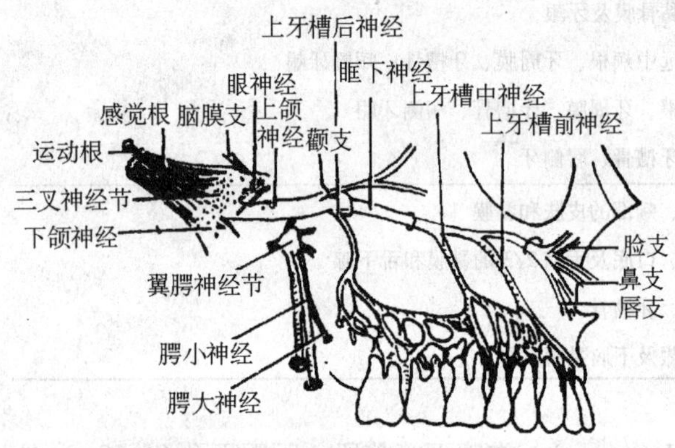

图 6-106　上牙槽神经在上颌牙齿的分布

3-1|1-3腭侧牙龈和黏骨膜。

⑤**腭大神经**（greater palatine nerve）：于翼腭窝内，从翼腭神经节发出，在翼腭管内下行，出腭大孔，在腭沟内前行，分布于8-3|3-8的腭侧牙银和黏骨膜。

（2）下颌牙齿和牙龈的神经支配　下颌牙齿和牙龈由下牙槽神经、舌神经、颊神经和颏神经支配。

①**下牙槽神经**（**inferior alveolar nerve**）：起于下颌神经后干，是下颌神经中最大的发支，经翼外肌深面、翼内肌浅面，入下颌神经沟，再入下颌管前行，沿途分支在牙槽突基部相互吻合成丛，再从牙槽丛上发出下牙支、牙间支和根间支，布于8-1|1-8及其牙周膜、牙槽骨。下牙槽神经在颏孔处发出颏神经；在进入下颌孔之前发出下颌舌骨神肌经。

下牙槽神经在下颌骨内走行，分支有3种形式［图6-107（1），（2），（3）］：一是下牙槽神经为单干，离下颌磨牙牙根较近，所发出的下牙支行程短，吻合少，即进入下颌牙齿［图6-107（1）］。二是下牙槽神经主干靠近下颌下缘，离磨牙根尖较远，沿途相继发出较长的下牙支，在相应牙齿的后方斜向上行，相互间有较多的吻合［图6-107（2）］。三是下牙槽神经主干亦靠近下颌下缘，但至磨牙的神经在磨牙后方较远处以一个总干发自下牙槽神经，向前行一段距离后再陆续分出各磨牙的神经；至双尖牙的神经也在双尖牙后方较远处以一总干起于下牙槽神经，向前行进较长的距离才相继发支，再继续行向前上至所支配的双尖牙［图6-107（3）］。

②**舌神经**（**lingual nerve**）：起于下颌神经后干，在下牙槽神经稍前方，行于翼外肌深面，在翼外肌下缘处它接受鼓索神经，然后行于翼内肌浅面，向前内弓行，至下颌第3磨牙远中舌侧，再经舌骨舌肌和下颌舌骨肌之间，在颌下腺导管的上方，舌骨舌肌前缘处，舌神经与颌下腺导管发生螺旋形交叉，即舌神经先从导管的上方至其外侧，再至导管下方和内侧，沿颏舌肌外侧与舌深动脉伴行至舌尖。故做颌下腺手术时，应熟悉此种解剖关系，以免损伤舌神经。舌神经除支配下颌舌侧牙龈之外，还支配舌前2/3黏膜的一般感觉、味觉、口底黏膜及舌下腺。

③**颊神经**（**buccal nerve**）：为下颌神经前干的重要分支，起始段在翼外肌深面前行，再经翼外肌上、下头之间向外穿出，于喙突内侧、下颌支前缘下行，恰位于颞肌和嚼肌前缘的深面，至颊部后方，发支布于8-5|5-8颊侧牙龈和颊部皮肤及黏膜。

④**颏神经**（**mental nerve**）：在颏孔处由下牙槽神经发出，出颏孔向前内，分为下唇支、颏支和牙龈支，布于同侧下唇、颏部皮肤和4-1|1-4的唇颊侧牙龈。左右颏神经在中线上有吻合，并有分支进入下颌切牙区的牙槽内，参与下切牙的神经支配。

（五）临床提要

1. 牙式　为了简化书写和口述牙齿全名，便于学术交流和输入计算机，常用数学符号——牙式来表示牙齿，目前常用的牙式有3种。

（1）部位记录法（palmer notation system）以“+”符号将上下牙弓分为4个区。符号的水

平线代表咬合面，以区分上、下牙；垂直线代表正中线以区分左右。┘代表右上，└代表左上，┐代表右下，┌代表左下（图6－108，6－109）。这样，上下牙弓被区分为$\frac{\text{右上}|\text{左上}}{\text{右下}|\text{左下}}$4个区，用阿拉伯数字1～8代表恒牙离中线的顺序，1表示离中线最近，是中切牙，8表示离中线最远，从中线向后数第8个牙——第三磨牙，用罗马数字Ⅰ～Ⅴ代表乳牙离中线的顺序。全口恒牙的牙式可书写为：$\frac{87654321|12345678}{87654321|12345678}$

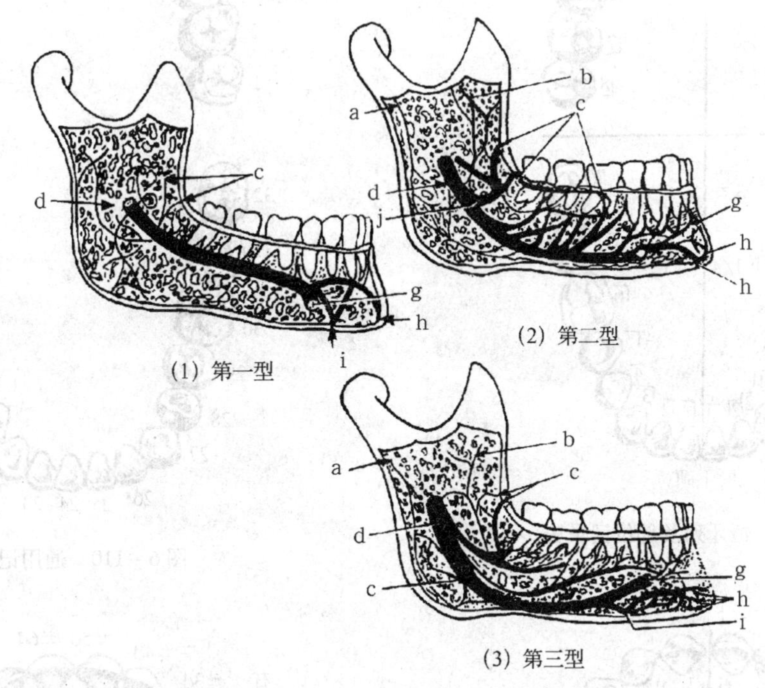

(1) 第一型

(2) 第二型

(3) 第三型

图6－107　下牙槽神经在下颌骨内走行分支类型

a. 连接于下颌支内下牙槽神经丛与翼外肌止点之间的交通支，它由下颌颈处的孔穿出　b. 连接于下颌支内下牙槽神经丛与止于冠突的颞肌止点之间的交通支　c. 穿过磨牙后窝的孔与颞肌下份止点相连的较大交通支　d. 下牙槽神经束的外面观　e. 神经丛与下牙槽神经的连接　g. 从颏孔穿出的颏神经　h 穿过颏棘的神经交通支　i. 穿过下颌骨体内面正对第二双尖牙处与下颌舌骨肌神经相交通支　j. 下牙槽神经至磨牙根的分支，它接受来自磨牙后窝较粗大的交通支

全口乳牙的牙式可书写为：

$\frac{\text{V IV III II I}|\text{I II III IV V}}{\text{V IV III II I}|\text{I II III IV V}}$

5┐代表右下颌第二恒双尖牙，┌Ⅳ代表左下颌第一乳磨牙。此种牙式书写简单，但有时会把左右搞错，这是国内常用的记录方法，但不便于输入计算机。

（2）通用编号系统（universal numbering system）　每一个恒牙都有自己的编号，由右上颌第三磨牙起定为#1，右上颌第二磨牙定为#2。上颌依次由右向左编号，右上颌中切牙定为#8，左上颌中切牙定为#9，左上颌第三磨牙定为#16。下颌牙由左向右编号，左下颌第三磨牙定为#17，依次沿下颌弓向前编号，至右下颌第三磨牙编为#32（图6－110）。此法只用数字便可表示牙的位置和名称。便于输入计算机，但计算机输入或输出某个号码（如#25），需要用“脑子”计算和翻译，才能知道#25是代表右下颌中切牙；反之亦然。乳牙用同法编码之后加“d”，如左上颌乳中切牙用#6d表示（图6－111），右下颌乳尖牙用#18d表示，依此类推。有些教科书用英文字母按顺序代表乳牙。

（3）国际牙科联盟系统（Federation Dentaere International System，FDI）规定每个牙均用2位数表示。10位数表示牙所在的区域或象限，个位数表示牙离中线的序号。10位数上的1、2、3、4分别代表恒牙的右上、左上、左下、右下区（图6－112），10位数上的5、6、7、8分别代表乳牙的右上、左上、左下、右下区（图6－113）。15代表右上颌第二恒双尖牙；65代表左上颌第二乳磨牙。这种牙式便于输入计算机，容易记忆，不易混淆，是很有发展前途的一种记录方式。

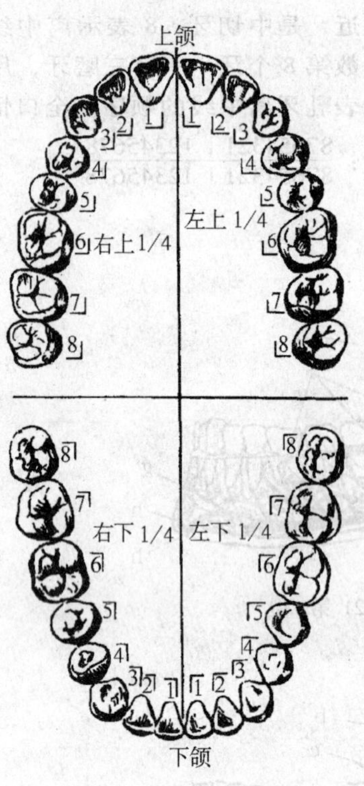

图 6－108　恒牙列及部位记录法

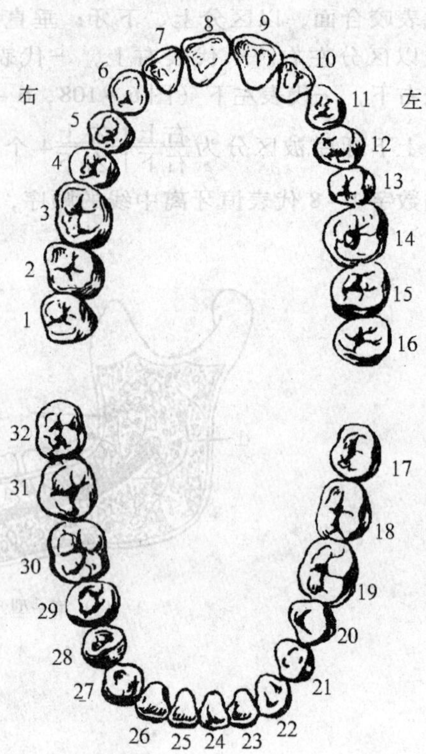

图 6－110　通用记录法

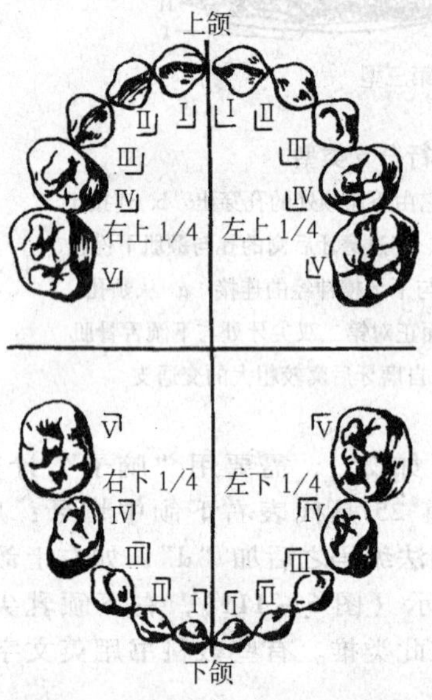

图 6－109　乳牙列及部位记录法

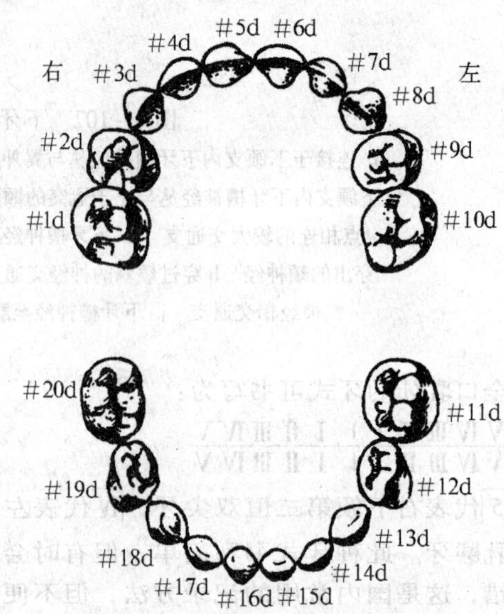

图 6－111　乳牙通用记录法

2. 牙齿神经支配的变异

（1）上牙槽中神经缺失率为 41.3%，也有报道缺失率更高或更低的，缺失的上牙槽中神经由上牙槽后神经或上牙槽前神经代替。因此有人报告上牙槽后神经可支配第一双尖牙以后的上颌牙齿，或上牙槽前神经支配上颌第一磨牙前方的所有上颌牙齿。

（2）上颌中切牙受上牙槽前神经支配，但做了眶下管内阻滞麻醉后，上中切牙仍有痛觉；有人报告鼻腭神经在切牙管上段分支进入上中切牙牙髓。

（3）下颌切牙是否存在周围神经越中支配问题一直有不同看法，而且各自均有可靠的证据。这说明了即有越中的神经支配，也有不越中的神

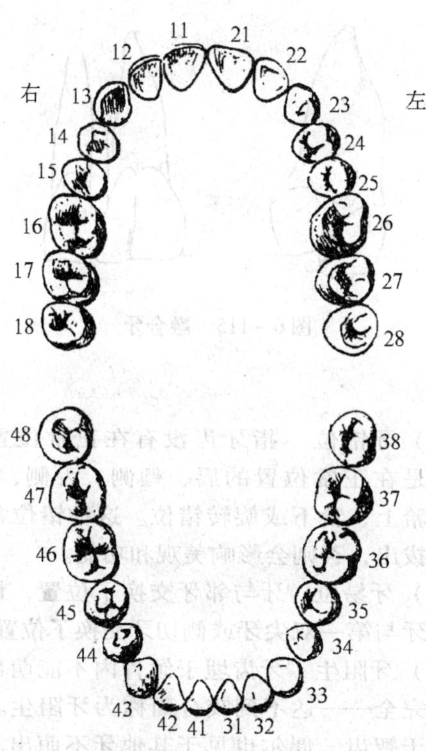

图6－112 国际牙科联盟记录法（恒牙）

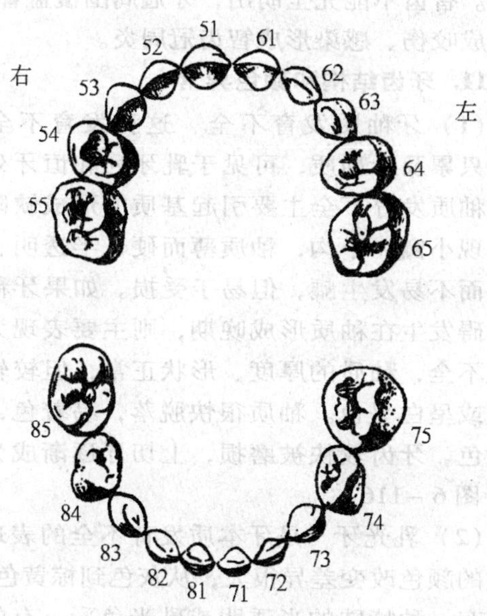

图6－113 国际牙科联盟记录法（乳牙）

经支配。支持越中的神经支配的证据是：左右下牙槽神经在中线上偶有吻合；左右颏神经在中线有吻合并有分支进入切牙区的牙槽骨内；下颌舌骨神经含有感觉神经纤维；并在下颌骨内面中线附近进入下颌正中孔和旁正中孔，参与切牙越中支配。

（4）颊神经在下颌颊侧牙龈的分布上，可前伸至下颌尖牙或只支配下颌后两个磨牙的颊侧牙龈；颊神经可由下牙槽神经发出或被上牙槽后神经所代替；颊神经可参与支配下颌双尖牙或第一磨牙；颊神经有时代替上牙槽后神经的牙龈支。

（5）舌神经在下颌舌侧牙龈的分布有时只至同侧尖牙区，其变异范围由对侧舌神经支配。

（6）颈皮神经上部分支可经双尖牙区舌侧骨孔入下颌，布于双尖牙区，参与该区牙齿神经支配。

（7）咀嚼肌的神经有时可经过磨牙后三角进入下颌，参与磨牙的神经支配。

3. 龋齿（**dental caries**） 是牙齿硬组织的一种慢性破坏性疾病，被世界卫生组织列为危害人类健康的，仅次于心脑血管和癌症的第三大疾病，发病率高达40％～80％。龋齿的发病与牙菌斑、食物、牙齿的形态结构、唾液的质和量有关。龋病的临床特点是牙齿有色、形、质的改变。牙齿的龋坏部分变成白垩色、黄褐色或棕褐色，硬度变软，甚至成为口腔病灶，发展成为牙髓炎、根尖周炎或牙槽脓肿。由于龋齿或继发的疾病而拔出的牙齿，占拔牙总数的第一位。

龋齿的预防措施主要有饮水中加氟或使用含氟牙膏：养成早、晚刷牙、饭后嗽口，并掌握正确的刷牙方法；少吃糖和碳水化合物，定期洁牙。对儿童作预防性沟窝封闭。

4. 牙周病（**pario dentopathy**） 是牙周组织慢性炎症性破坏性疾病。细菌引起龈沟内感染，导致龈沟加深形成牙周袋，牙周膜损伤、变性、牙槽骨吸收，以致牙齿松动、脱落。因牙周病而拔牙的占拔牙总数的1/3。

5. 变色牙 正常牙齿白洁、半透明、略带淡黄。牙变色主要有“四环素牙”、“斑釉牙”、“乳光牙”。牙釉质钙化不全可出现白垩色斑块；牙髓坏死可出现牙齿灰暗，不透明；吸烟、喝茶可在牙面上形成黄褐色烟斑和茶斑等，预防牙变色，可因变色原因而采用不同措施。变色牙，尤其是前牙变色很影响美观。常需要洁治烟斑、茶斑、脱色、光固化修复、树脂贴面修复和烤瓷贴面修复。

6. 牙列不齐 由于各种原因所致的牙列拥挤、牙间出现缝隙、或上下牙咬合错位、开𬌗、反𬌗、深覆盖或深覆𬌗，都影响咬合功能和口面美观。对这类病人，一般需要由专门正畸医生作专门诊治，不适当的正畸治疗可引起颞下颌关节疾病。

7. 牙体缺损 对龋齿、外伤等所致的牙体缺损，应尽量留住牙根，做根管治疗后再做牙冠修复或桩冠修复。对无法保留的牙根可以考虑拔出，但失牙后应早期镶牙。

8. 牙数异常 多于或少于正常牙齿数目者称为牙数异常。

（1）**多生牙（supernumerary teeth）** 指的是牙齿数目多于正常者。多余牙又叫额外牙，最常出现在上颌切牙区，数目为1~3个，形态如锥状，多出现在替牙𬌗时期。因无功能、且影响正常牙的排列和美观，常需要拔出。有的多生牙埋伏于颌骨内，需照X线片才能发现。有的人在第三磨牙远中有第四磨牙。

（2）**先天缺牙** 指的是牙齿数目少于正常。最常见的缺牙是上下颌第三磨牙和上颌侧切牙，偶尔也可出现第一双尖牙缺如。全口部分无牙或全部无牙是罕见的，常伴有外胚叶发育不全——汗腺、毛囊、皮脂腺和指甲发育不良。

9. 牙形异常

（1）锥状侧切牙 牙冠呈锥状或钉状，牙体小、牙根短，常见于上颌侧切牙。

（2）畸形中央尖 在牙冠𬌗面中央，有一锥形牙尖，此处牙釉质薄弱、离髓角最近，易于穿髓、多见于下颌第二双尖牙，有时下颌磨牙也有发生（图6-114）。

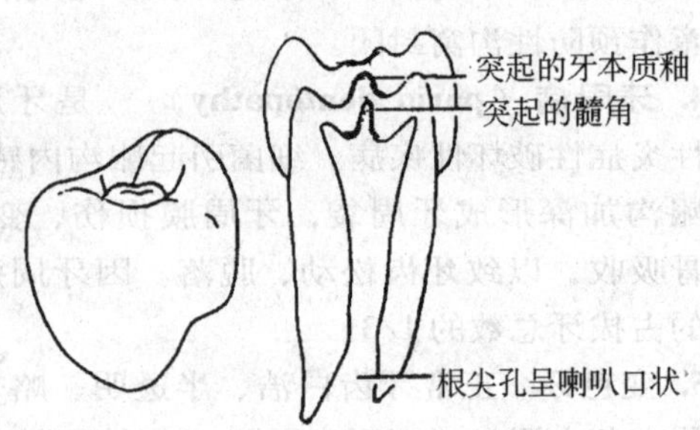

图6-114 畸形中央尖

（3）**融合牙** 两个分离的牙胚在牙齿发育过程中靠近，藉牙釉质或牙釉质、牙骨质连在一起叫**融合牙**，真正融合的牙，牙本质也是相连的。此种牙在乳牙列和恒牙列中均可发生，最常见于切牙间融合或切牙与尖牙的融合（图6-115）

（4）**牙中牙（dens in dente）** 牙釉质从牙齿的舌窝处向牙体内深陷，在牙冠内形成一个短管或囊状腔隙，腔隙的周壁围以牙釉质、开口于舌窝。在X线片上、好像牙中又有一个小牙、故而得名，此种异常多见于上颌切牙。

（5）**釉珠（enamel pearl）** 为白色的珠状牙釉质突起，出现在磨牙的根分叉处的牙骨质表面。

10. 牙位异常 包括牙错位、牙易位和牙阻

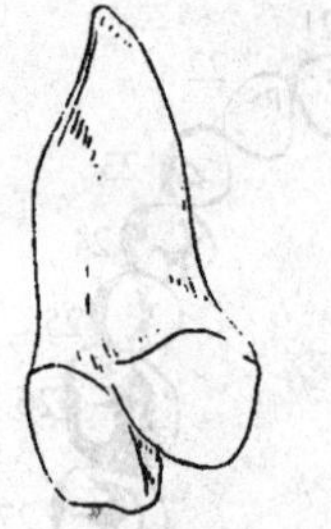
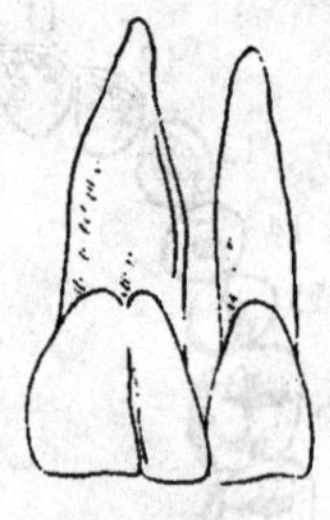

图6-115 融合牙

生。

（1）牙错位 指牙齿没有在正常位置上萌出，而是在正常位置的唇、颊侧、舌侧、近中、远中、𬌗上、𬌗下或旋转错位。这种错位常需要矫治或拔出，否则会影响美观和功能。

（2）牙易位 牙与邻牙交换了位置，最常见的是尖牙与第一双尖牙或侧切牙交换了位置。

（3）牙阻生 牙齿埋于颌骨内不能萌出，或萌出不完全——达不到咬合面称为牙阻生。牙阻生多见于智齿，偶尔也见于其他牙不萌出。阻生牙根据牙冠方向分为垂直阻生、水平阻生和倒位阻生。智齿不能完全萌出，牙冠周围覆盖着龈瓣，易造成咬伤、感染形成智齿冠周炎。

11. 牙齿结构和颜色异常

（1）牙釉质发育不全 这种发育不全较少见，只累及牙釉质，可见于乳牙列和恒牙列，遗传性釉质发育不全主要引起基质的形成缺陷，釉质出现小窝、小沟，釉质薄而硬、半透明、易着色、而不易发生龋，但易于受损。如果牙釉质发育障碍发生在釉质形成晚期，则主要表现为釉质钙化不全，釉质的厚度、形状正常，但较软而不透明或呈白垩色。釉质很快脱落，易着色，一般为黄色。牙齿较快被磨损，上切牙逐渐成为台阶状（图6-116）。

（2）乳光牙 是牙本质发育不全的表现。牙本质的颜色改变差异很大，从灰色到棕黄色不等。均伴有一种特殊的半透明或乳光色彩。有的牙齿切缘和𬌗面的釉质早期就已剥落，切缘和𬌗面磨耗严重，以致牙冠变短。

（3）斑釉症 又叫氟斑牙或黄斑牙。是牙齿发育矿化期间，饮用了含有过量氟的饮水而引起的牙釉质发育不全，系慢性氟中毒的症状之一。斑釉症集中分布于斑釉流行区，此区饮水含氟量超过1mg/L。斑釉牙的特征是同一时期萌出的牙齿釉质呈粉笔样白垩色斑块或黄褐色，甚至暗棕色斑块，重者合并牙釉质的实质缺损。

（4）四环素牙 是在牙齿发育期间，服用了

四环素引起的，孕妇服用四环素，四环素可通过胎盘使胎儿正在发育的牙齿着色；婴幼儿服用四环素（6岁以前），可使恒牙被四环素着色而影响美观。四环素主要与牙本质中的钙结合成稳定的四环素钙复合物，在牙齿上形成灰色或棕色的色素沉着。四环素在牙齿上的着色程度与用药时间的早晚和用药时间的长短有密切关系。在牙本质发育早期长时间服用较大剂量的四环素，四环素在牙齿上的着色就重。

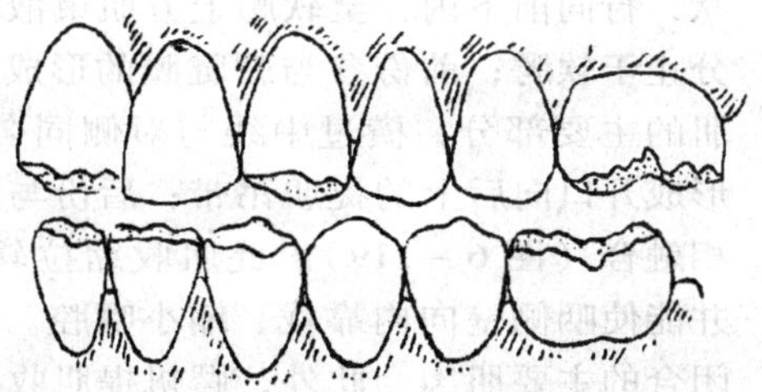

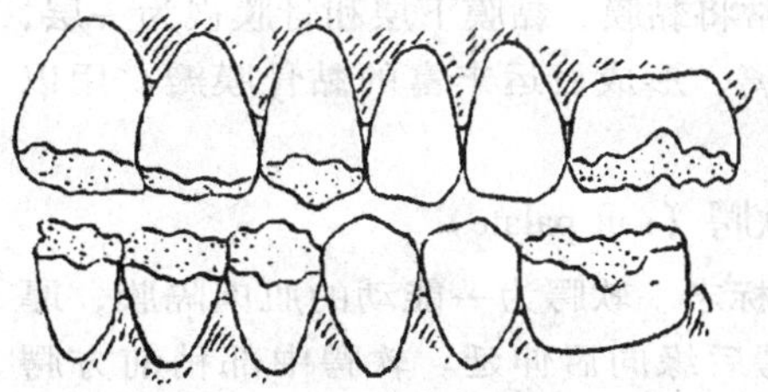

图6－116 牙釉质发育不全

四、腭

（一）腭的分部

腭（**palate**）又名口盖。分隔口腔和鼻腔，参与发音、语言和吞咽等活动。腭前部2/3有骨作支架，不能活动叫硬腭；后1/3由肌肉和黏膜组成，可以活动称软腭。

（二）硬腭（hard palate）

硬腭呈穹窿状，有牙弓围绕，硬腭由上颌骨腭突和腭骨水平板及黏骨膜组成。

1. 硬腭的表面解剖结构 在硬腭的口腔面上，可以看到以下结构：

（1）**腭中缝** 为硬腭中线上纵行的黏膜隆起（图6－117）。

（2）**切牙乳头**（**incisive papilla**） 又称腭乳头。位于腭中缝前端，左右上中切牙的腭侧黏膜隆起（图6－117）。其深面为切牙孔，鼻腭神经和血管由此孔穿出，布于硬腭前部和3－1|1－3腭侧牙龈。因此，切牙乳头是麻醉鼻腭神经的表面标志。由于切牙乳头组织致密，血管、神经丰富，做鼻腭神经阻滞时，常从切牙乳头的一侧刺入。

（3）**腭皱襞**（**transvese palatine folds**） 位于腭前部，腭乳头后方，从腭中缝向两侧放射状排列的黏膜嵴（图6－117）。

（4）**上颌硬区和上颌隆突** 在硬腭中央部，黏膜薄而缺乏弹性，称为上颌硬区。在硬区前部有时可出现不同程度的骨质隆起，即上颌隆突。

（5）**腭大孔**（**greater palatine foramen**） 位于硬腭后缘前方0.5cm，上颌第三磨牙腭侧

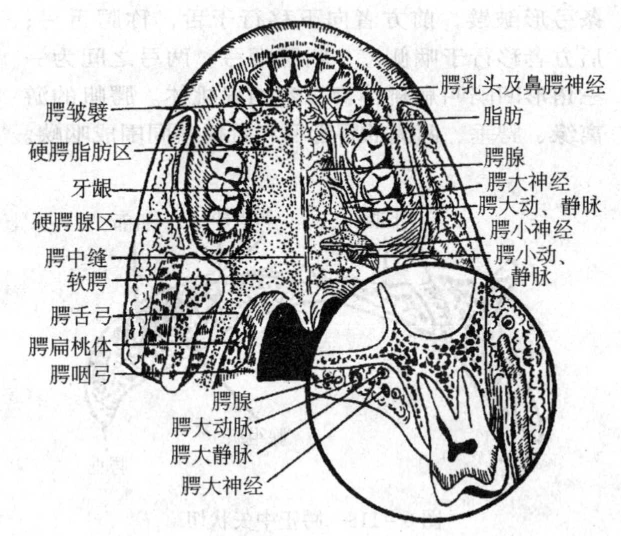

图6－117 腭

（76%），相当于腭中缝至龈缘的中外1/3处。此处黏膜凹陷，其深面为腭大孔。腭大神经和腭大血管从此孔穿出，向前内行，布于硬腭后2/3和8－3|3－8腭侧牙龈。

（6）**翼突钩**（**pterygoid hamulus**） 位于上颌第三磨牙后内侧1～1.5cm处，触摸到此处有一骨质隆起，即翼突钩。腭裂手术时，为了松弛腭部黏骨膜瓣，有时需凿断翼钩。

2. 硬腭层次及结构 硬腭由口腔面向深方依次为黏膜、黏膜下层、骨膜和骨。

（1）黏膜（mucous membrane） 硬腭黏膜属咀嚼黏膜。浅红色，牢固地附于骨膜上，其上皮有较厚的角化层，能耐受较大的咀嚼压力，固有层内有粗大的纤维束，结缔组织乳头较长。

（2）黏膜下层　在腭中缝和腭黏膜外缘区无黏膜下层。而在中线两侧部分，有明显的黏膜下层。黏膜下层在腭前部含有脂肪，在后部含有腺体（图6－117）。

（3）骨膜（periosteum）　硬腭骨膜附于黏膜下层和黏膜较附于骨者更为致密、牢靠。腭裂修复术时，常将黏膜、黏膜下层和骨膜视为一层，从骨面上剥离，形成血运丰富的黏骨膜瓣，用以修复裂隙。

（三）软腭（soft palate）

1. 表面标志　软腭为一能动的肌肉隔膜，厚1cm，从硬腭后缘向后伸延。软腭中部稍前方腭中缝两侧、左右各有一个腭小凹，是腭帆提肌在软腭的止点，可做为总义齿基托后缘的标志。软腭后缘游离、斜向后下，称为腭帆，其中央伸向后方的突起称腭垂。软腭后部两侧形成前、后两条弓形皱襞，前方者向下移行于舌，称腭舌弓；后方者移行于咽侧壁，叫腭咽弓。两弓之间为一三角形凹陷叫扁桃体窝，容纳扁桃体。腭帆的游离缘、腭垂、两侧的腭舌弓和舌根共同围成咽峡。

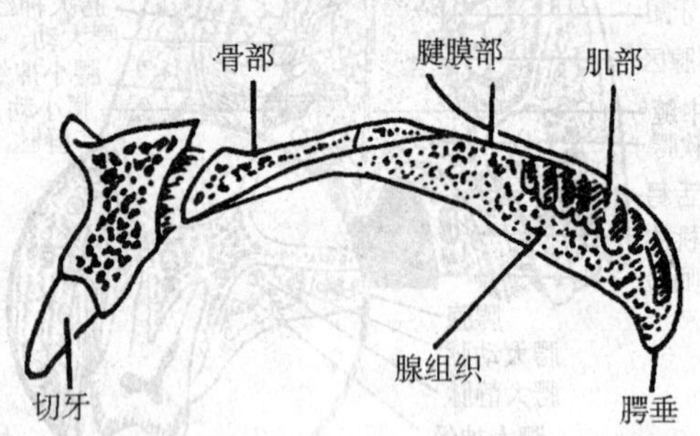

图6－118　腭正中矢状切

2. 层次　软腭主要由黏膜、黏膜下层、腭腱膜和腭肌等构成（图6－118）。此处黏膜与硬腭粘膜相延续，但上皮面无角化，固有层内乳头短而少。黏膜下层含有较多的黏液腺（腭腺）。在腭垂（悬雍垂）、腭舌弓、腭咽弓处黏膜下层特别疏松，炎症时易发生水肿。黏膜下层深面为腭腱膜和腭肌。腭腱膜位于软腭前1/3，构成软腭支架，向前附于硬腭后缘。实际上，腭腱膜是腭帆张肌的腱膜，张于两侧翼突钩和硬腭后缘之间，腭部的其他肌肉也附于其上。腭腱膜前段较厚、后段较薄弱。由于腭腱膜的支托，软腭前部呈水平状。软腭后2/3——腭腱膜后部是由腭肌纤维交织成的肌隔膜。软腭的肌肉有5对。

（1）**腭帆张肌（tensor veli palatini）**　为三角形薄片状肌，起于翼突内侧板基部、咽鼓管软骨的骨面，在翼内肌和翼突内侧板之间、鼻后孔外侧垂直下行、在翼钩上方移行为腱、至翼钩水平成直角转向内、跨过翼钩、水平向中线与对侧腱膜相连，改名为腭腱膜。腭帆张肌收缩可拉紧软腭开放咽鼓管。

（2）**腭帆提肌（levator veli palatini）**　起于颞骨岩部下面、咽鼓管软骨的膜部，纤维成圆柱状，行向前下内，至软腭上方肌束散开，分3部分止于软腭；前份参与腭腱膜的形成；中份为该肌的主要部分，横过中线与对侧同名肌相延续、形成开口向后上的提肌吊带；后份与腭垂肌纤维相融合（图6－119）。此肌收缩拉软腭向上后，并能使咽侧壁向内靠拢、缩小咽腔，是完成腭咽闭合的主要肌肉。此外，腭帆提肌收缩可开放咽鼓管。

（3）**腭咽肌（palatopharyngeus）**　起于甲状软骨后缘及咽侧壁，纤维行向内上，经腭咽弓深面至软腭，在软腭内被腭帆提肌穿过并以此分为前外侧束和后内侧束；前外侧束行于腭帆张肌和腭帆提肌之间，附于硬腭后缘和腭腱膜口腔面，并有部分纤维与对侧同名肌纤维相交织；后内束附于腭腱膜背面（图6－119）。腭咽肌收缩可将咽侧壁拉向上、前、内，紧张腭咽弓，并使紧张的腭帆下降，吞咽时，拉咽喉上升。腭咽肌和腭帆提肌同时收缩，软腭向后运动，有助于腭咽闭合和发音。

（4）**腭舌肌（palatoglossus）**　为一细小肌束，起于舌横肌，经腭舌弓深面，止于腭腱膜口腔面。此肌收缩、拉软腭向下，缩小咽峡；在说话时，腭舌肌在发音需要升起舌后份时起作用，并参与发鼻音。

（5）**腭垂肌（musculus uvulae）**　起自腭骨的鼻后棘和腭腱膜的背、腹两面和中线处，沿腭中线向后下行，为一对圆柱形小肌束，止于腭垂的黏膜下。此肌收缩可上提腭垂，在软腭鼻腔面形成一纵行隆起，它有助于腭咽闭合。

（四）腭的血管、神经和淋巴引流

1. 腭的血管　供应腭部的动脉有5对，它们是腭大、小动脉，咽、腭升动脉和扁桃体动脉。

（1）**腭大动脉（greater palatine artery）**　上颌动脉在翼腭窝内发出的腭降动脉、经翼腭管下行，出腭大孔后，更名为腭大动脉，沿腭沟前行，发出腭内侧动脉和腭外侧动脉（图6－120）。腭内侧动脉供应硬腭的黏骨膜；腭外侧动脉供应上颌8－3|3－8腭侧牙龈；其终支与来自切牙孔的鼻腭动脉相吻合。腭大动脉左右侧有少量微血管吻合。

（2）**腭小动脉（lesser palatine artery）**　也

是腭降动脉的分支、出腭小孔向后内行，供应软腭前部，与腭升动脉腭支有吻合。

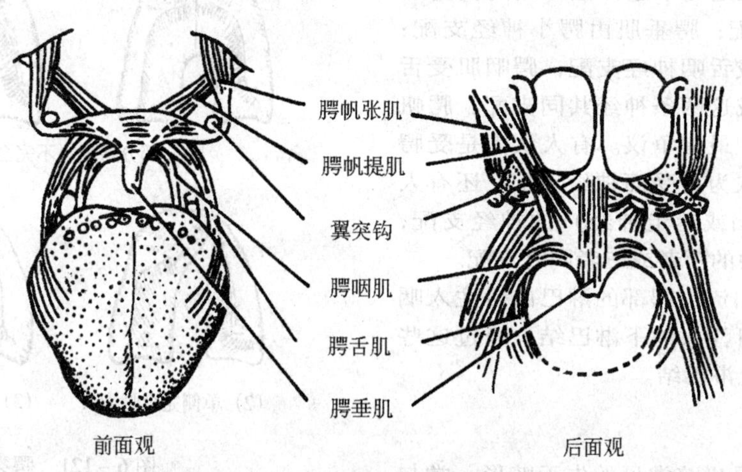

图 6－119 腭肌

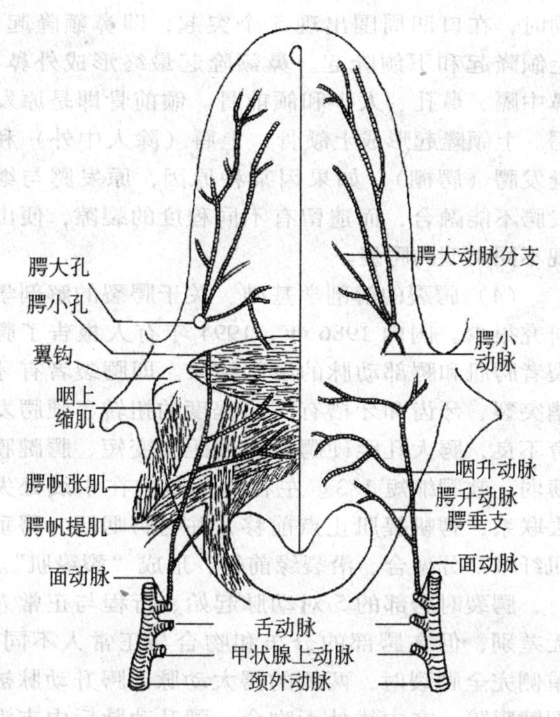

图 6－120 腭部动脉配布

（3）**腭升动脉（ascending palatine artery）** 约 73% 起于面动脉，沿咽的前外侧壁上行于茎突舌肌和茎突咽肌之间，再经咽上缩肌外侧升至该肌上缘，转向腭帆张、提肌之间，发小支至这 2 块肌肉后，分出 2 个较大终支。一支（后支）沿腭帆提肌腹外侧行向前、下、内，伴腭帆提肌穿入软腭，供应腭帆提肌止点以后的软腭，其中可有一明确分支至腭垂，相当于 Girgis 所述的腭垂动脉；另一支（前支）行于腭帆提肌前方，行向前下内，在翼钩后方穿腭腱膜后缘前行，发支供应咽鼓管咽口、软腭前部口腔面的软组织，并与腭小动脉吻合（图 6－120）。

（4）**咽升动脉（ascending pharyngeal artery）** 咽升动脉 68% 起于颈外动脉，23% 起于枕动脉，沿咽侧壁后方上行至颅底时发出腭支，沿腭帆提肌后内侧下降，发支至咽鼓管和软腭后份的鼻腔面。而 Broodhead 和 Chir Dickson 则描述咽升动脉经腭咽肌至软腭。

（5）**扁桃体动脉（tonsillar artery）** 43% 起于腭升动脉，43% 起于面动脉，上升于茎突舌肌浅面（45%）或深面（45%），穿咽上缩肌，从腭扁桃体下方入腭扁桃体。有一分支从腭扁桃体外侧黏膜下，行向前上，经腭舌弓入软腭的口腔面。

腭部的静脉与动脉伴行且同名，主要汇入翼静脉丛和咽丛。一支特大的腭外侧静脉，离开软腭向下前行至扁桃体窝，然后，穿咽上缩肌汇入咽静脉或面静脉。

2. 腭部的神经支配

（1）腭部的感觉神经　硬腭的感觉神经主要为腭大神经和鼻腭神经，在牙齿的神经支配中已有较详细的描述。

软腭的感觉神经主要来自**腭小神经**。腭小神经是三叉神经上颌支在翼腭窝内的分支，经翼腭管下行，出腭小孔至软腭。腭小神经含有普通的内脏感觉纤维和味觉纤维。软腭还接受舌咽神经的支配。有人认为舌咽神经的扁桃腺支可分布至软腭；也可能经其他途径（鼓室丛、岩浅小神经、岩浅大神经）至软腭。

（2）软腭的运动神经支配　关于软腭的运动

神经支配问题，各教科书和研究文献描述不同，一般认为，腭帆张肌是受**下颌神经**发出的**翼内肌神经**的一个分支支配；腭垂肌由腭小神经支配；腭舌肌由舌下神经或舌咽神经支配；腭咽肌受舌咽神经或迷走神经或这两条神经共同支配；腭帆提肌的运动神经支配最有争议。有人认为是受腭小神经支配，有人认为是受面神经支配；还有人认为是受咽丛（舌咽或迷走神经）的神经支配；也有人认为是受其中的两者或三者同时支配。

3. 腭部的淋巴引流 腭部的淋巴向后注入咽后淋巴结，有时也可注入颌下淋巴结。经这些淋巴结再注入颈深上淋巴结。

（五）临床提要

1. 腭裂 腭裂是口腔常见的先天畸形，常与唇裂伴发。腭裂造成口鼻相通，使进食、吮吸和发音皆受到一定障碍；鼻腔失去对尘埃、冷空气的过滤和加湿作用，故病人常发生上呼吸道感染。

（1）腭裂、唇裂的发生率 在我国新生儿唇腭裂的发生率约为1∶1000，即1000个人中，有一个患有先天性唇裂或腭裂或二者伴发。各地区调查统计资料不完全一致。1954年北京地区调查结果是1∶616；上海1976年调查结果为1∶768；1977年武汉地区调查结果为1∶1553。国外调查结果也各不相同。但近年来，各国调查结果表明，唇腭裂发生率有上升的趋势，这可能与环境的污染、接触放射性物质和妊娠期用药有关。我国单纯腭裂的出现率为6%～27.2%（100个唇腭裂病人中，单纯腭裂占6～27.2个），而欧、美地区，单纯腭裂出现率为25%～40%。

（2）腭裂的分类 腭裂在临床上常采用以下分类方法（图6－121）。

①软腭裂：只是软腭裂开，有时只限于腭垂裂开，状如燕尾，一般不伴有唇裂。

②部分腭裂［图6－121（1）］：也叫不完全腭裂，软腭完全裂开，同时伴有部分硬腭裂；有时可伴有单侧不完全唇裂，但牙槽嵴是完好无损的。

③单侧完全腭裂［（图6－121（2）］：裂隙自腭垂至切牙区完全裂开，并斜向外侧，与颌前骨分离。牙槽骨处裂隙有时相接，有时裂隙较宽，常伴发单侧完全唇裂。

④双侧完全腭裂：从口腔面观，左右腭在中线处裂开，不与鼻中隔（犁骨）相连，在硬腭前方也不与颌前骨相连，形成“Y”字形裂隙。常伴发双侧唇裂。此时鼻中隔、颌前骨和前唇弧立于中央［图6－121（3）］。

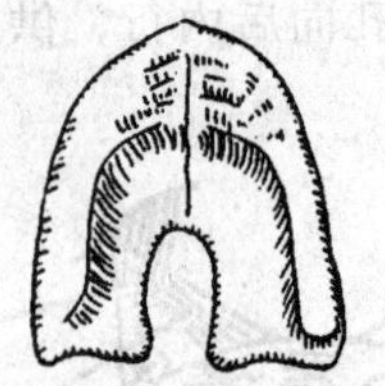
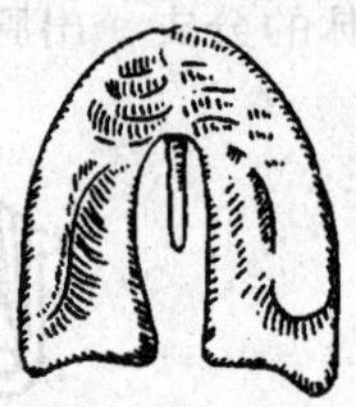

（1）部分腭裂（不完全腭裂）

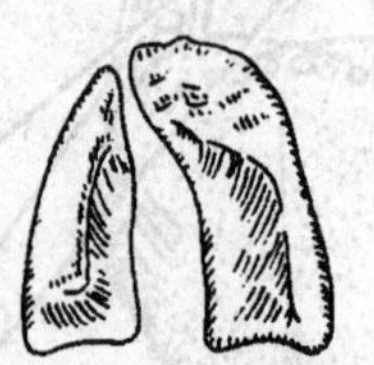
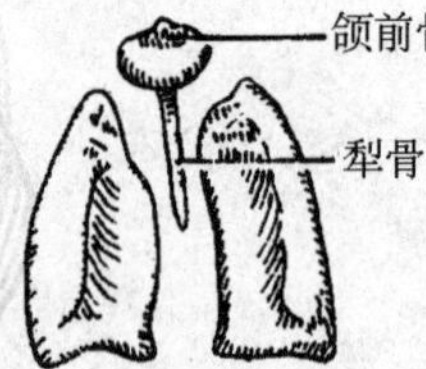

（2）单侧完全腭裂　（3）双侧完全腭裂

图6－121　腭裂类型

（3）腭裂发生的胚胎学 在胚胎发生的第5周时，在口凹周围出现5个突起，即鼻额隆起、上颌隆起和下颌隆起。鼻额隆起最终形成外鼻、鼻中隔、鼻孔、人中和颌前骨。颌前骨即是原发腭。上颌隆起形成上颌骨、上唇（除人中外）和继发腭（腭棚），如果因某种原因，原发腭与继发腭不能融合，而遗留有不同程度的裂隙，便出现不同类型的腭裂。

（4）腭裂的解剖学基础 关于腭裂的解剖学研究很少。国内1986年、1994年有人报告了腭裂者腭肌和腭部动脉的解剖结果。即腭裂者有牙槽突裂、牙齿和牙槽有不同程度的扭转、硬腭发育不良，腭大孔距硬腭后缘的距离变短、腭腱膜薄弱，软腭缩短1/3。左右腭部肌肉在中线处失去联系，腭帆提肌止点前移，并与腭咽肌、腭垂肌纤维部分融合、沿裂缘前行，形成“裂缘肌”。

腭裂时腭部的5对动脉起始、行程与正常人无差别，但在腭部的分布和吻合与正常人不同。单侧完全腭裂时，两侧的腭大动脉、腭升动脉被裂隙阻隔，在中线处无吻合。腭升动脉后内支沿裂缘前行，患侧腭大动脉与鼻腭动脉也不再吻合。在双侧完全腭裂时，腭部动脉与鼻中隔血管失去联系。

（5）唇腭裂的系列治疗 唇腭裂畸形，不仅影响说话、进食、美观、听力，而且给患儿和家长带来很大的心理和精神创伤。其治疗涉及儿科、五官科、口腔正畸科、整形外科、语言训练和心理治疗。国外一些经济发达国家，专门组织（或成立）上述各科专家小组，对唇腭裂患儿进行全面检查，并制定出综合治疗方案和治疗程序时间表，各科互相配合、发挥各自专长，使得唇腭裂治疗获得更加满意的效果。

2. 腭裂的外科整复 腭裂整复术不仅要封闭裂隙，而且要恢复腭咽闭合功能，使发音和语言功能恢复正常。为此，许多作者主张尽量早期修复腭裂，才能保证语言恢复；但过早手术不仅增加了手术的危险性，而且腭部黏骨膜瓣的广泛剥离，会影响颅面的正常发育。国内目前主张腭裂手术在1岁左右时进行。

为了延长软腭和重建腭帆提肌吊带，有人采用倒双“Z”字瓣修复腭裂，有人在术中重建腭帆提肌吊带；有人增加咽瓣以缩小咽腔，有人增加颊黏膜瓣以使软腭充分后退、恢复腭咽闭合功能。在裂隙较宽的腭裂，单纯靠游离腭部黏骨膜瓣拉拢缝合张力过大，有人主张凿断翼钩，松弛腭部，这样易于封闭裂缝；但有人认为凿断翼钩、松弛腭腱膜，会使腭帆张肌、腭帆提肌失去开放咽鼓管的功能，引发渗出性中耳炎，影响听力。

五、舌

舌（**tongue**）是口腔中重要的器官，它在语言、咀嚼、味觉和吞咽功能中发挥重要作用。此外，舌又是观察全身疾病的窗口，中医所谓“辨舌质可知五脏之虚实，验舌苔可断病邪之深浅”。舌的血管神经极为丰富，感觉十分敏锐，不少疾病可以在舌上表现出来。

（一）舌的形态和分部

舌分为上、下两面。上面叫舌背（图6－122），可见“人”字形界沟将舌分为后1/3的舌根和前2/3的舌体，舌体的前端窄小叫舌尖。舌根伸向口咽部。界沟的尖端有一小凹称舌盲孔，是胚胎时期甲状舌管的遗迹。舌的下面正中线上有一口腔黏膜皱襞叫**舌系带**，连于口腔底的前部。舌系带根部两侧各有一个乳头状小隆起叫**舌下阜**，是颌下腺管和舌下腺大管的共同开口处。

（二）舌的层次结构

舌是由上、下黏膜包绕中间的肌肉组成的。

1. 舌黏膜 被覆在舌的上、下面。在舌根部的黏膜内含有淋巴组织聚结成的小结节叫舌扁桃体。舌根部的黏膜中央有一矢状黏膜皱襞连于会厌，称**舌会厌襞**（图6－122），此襞两侧凹陷叫**舌会厌谷**，是鱼刺等异物易于存留的地方。

在舌体的上面——舌背黏膜上可见到许多小的不同形态的突起，叫**舌乳头**。舌乳头有4种。

（1）**轮廓乳头**（**vallate papillae**） 体积较大，排列在界沟前方（图6－122），一般有7～9个，乳头周围有深沟环绕，沟内有**味蕾**（taste buds），司味觉。

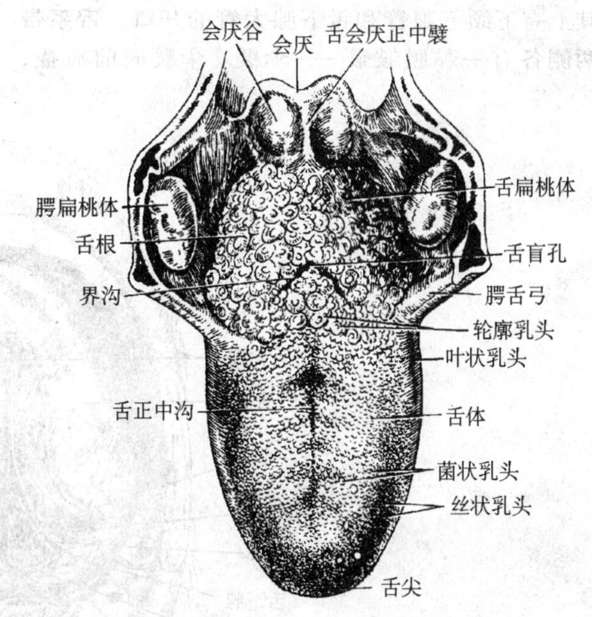

图6－122 舌背面

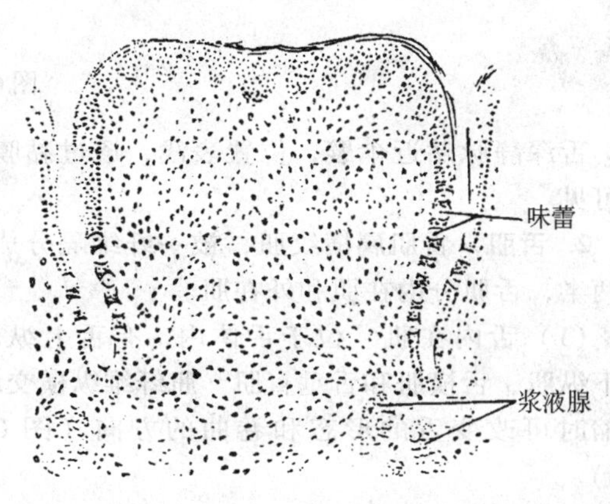

图6－123 味蕾

（2）**菌状乳头**（**fungiform papillae**） 粟粒状，红色，散布于舌背，分散在丝状乳头之中，菌状乳头上也有味蕾，司味觉（图6－123）。

（3）**丝状乳头**（**filiform papillae**） 数量最多，但体积最小，呈天鹅绒状，遍布于舌背，司一般感觉。丝状乳头上皮角化、脱落与细菌、食物残渣存留于舌背处，形成白色舌苔。

（4）**叶状乳头**（**foliate papillae**） 为5～8条并列皱襞，位于舌侧缘后部，含味蕾，司味觉。

舌背黏膜无黏膜下层，舌黏膜的固有层与舌肌紧密相连而不易滑动。

舌下面（舌腹）的黏膜薄而平滑，无乳头。舌腹的黏膜在中线上形成舌系带（图6－124）。舌系带根部两侧各有一个黏膜隆起，称舌下阜，其上有下颌下腺管和舌下腺大管的开口。舌系带两侧各有一黏膜皱襞——伞襞。伞襞向前靠拢，与舌中线构成一个三角形区域，此区内有舌神经、舌深动脉走行。

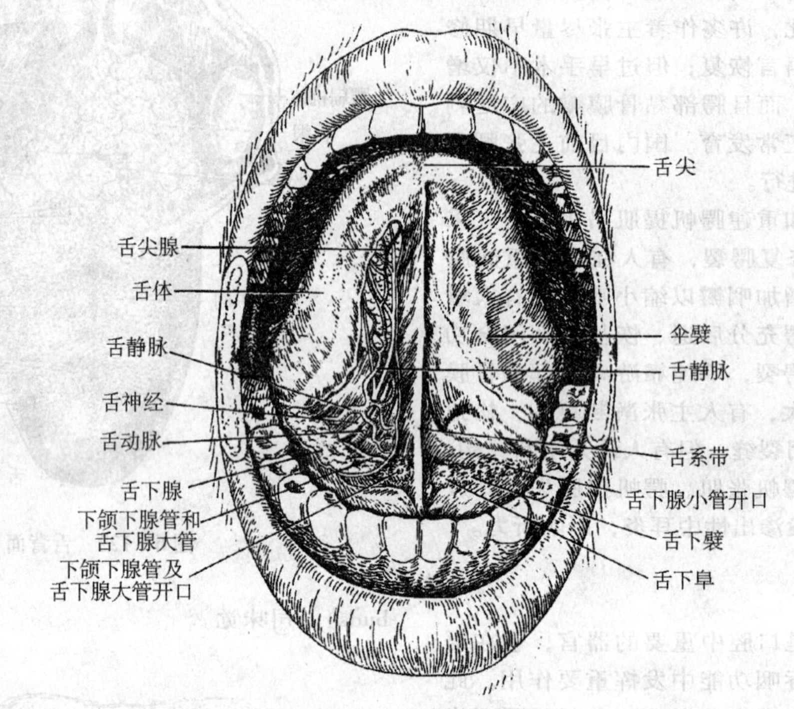

图 6－124　舌下面

舌深静脉贴近伞襞，位置表浅，透过黏膜清晰可见。

2. 舌肌　舌肌属横纹肌，被一纤维隔分成左右两半，舌肌分内在肌和外在肌。

（1）舌内在肌　位于舌体内，有舌上纵肌、舌下纵肌、舌横肌和舌垂直肌。肌纤维纵横交织，收缩时可改变舌的形态和卷曲的方向（图 6－125）。

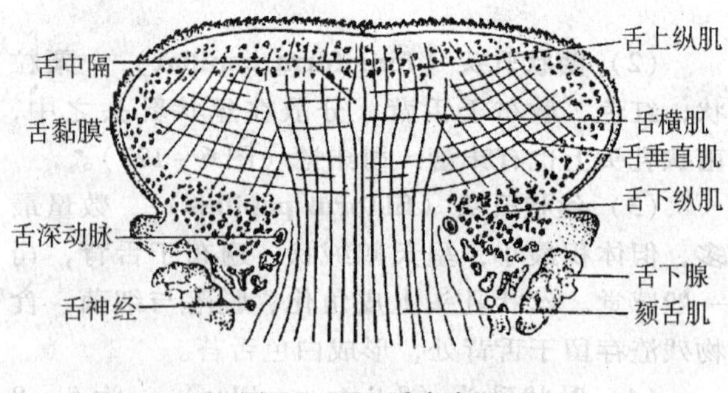

图 6－125　舌内在肌

（2）舌外在肌　舌外在肌起于下颌骨、舌骨、颞骨茎突和软腭，止于舌。舌外在肌有 4 对，它们分别是颏舌肌、茎突舌肌、舌骨舌肌和腭舌肌（图 6－126）。

①颏舌肌（**genioglossus**）：较为强大。它起

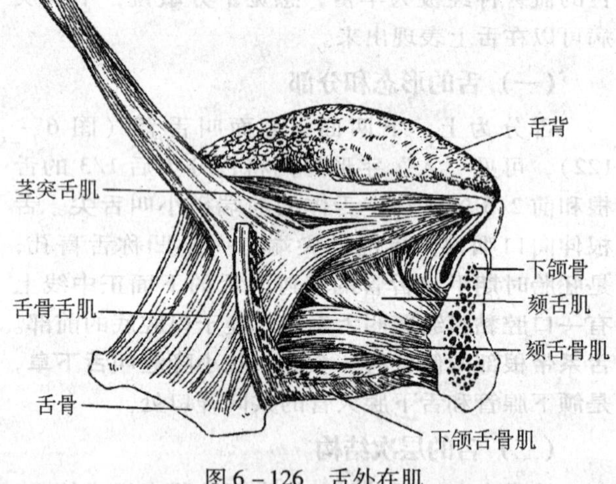

图 6－126　舌外在肌

于下颌体内面的颏棘，向后上扇形放射，止于舌的中线两侧。此肌前份纤维垂直向上，止于舌尖和舌前 1/3；后份纤维水平向后，至舌后 1/3，其最下份纤维水平向后，附于舌骨体。前份纤维收缩，使舌尖向下贴附于口底，后份纤维收缩拉舌向前，使舌伸出口外；一侧颏舌肌收缩，使舌伸向对侧。

②茎突舌肌（**styloglossus**）：起于茎突前面和茎突下颌韧带上份，行向前下内，在舌的中后 1/3 交界处入舌，分为 3 束。第 1 束转向内侧，

参加舌横肌的构成；第2束沿舌侧缘前行，构成舌下纵肌的大部；第3束向下扩散，与舌骨舌肌的垂直纤维相交织。该肌可拉舌向后上。

③舌骨舌肌（**hyoglossus**）：此肌为四方形薄片状肌，起于舌骨大角上缘，舌骨体外侧和舌骨小角，纤维行向前上，与茎突舌肌纤维相交织。此肌收缩可使舌下降。

④腭舌肌（**palaglossus**）：在腭部肌肉中已述及。

（三）舌的血管、神经和淋巴引流

1. 舌的动脉 舌主要由舌动脉（**lingual artery**）供应。舌动脉在舌骨大角水平以单干（67.5%）或以舌面干（29.2%）起于颈外动脉前壁，弓形向上进入舌骨舌肌后缘深面，在舌骨舌肌深面发出2~3支舌背动脉，供应舌根，扁桃体、会厌等处，主干出舌骨舌肌前缘行向前上，更名为舌深动脉（图6-127），行于颏舌肌外侧、舌下腺和舌下纵肌内侧至舌尖。舌动脉在舌骨舌肌前缘处发出舌下动脉，供应口底黏膜、舌下腺、下颌舌侧牙龈，并有分支穿下颌舌骨肌，与颏下动脉吻合。

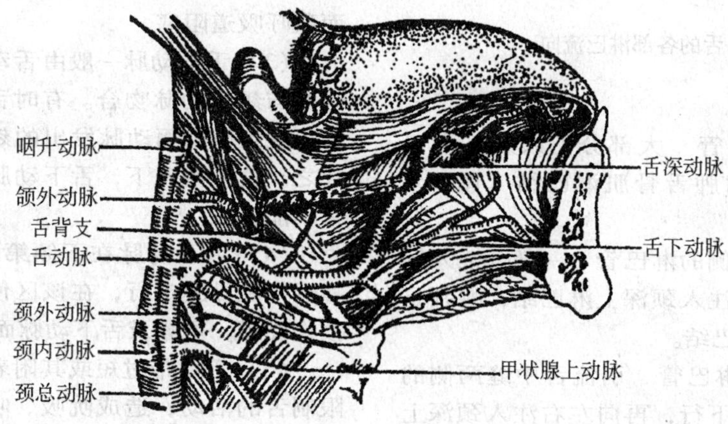

图6-127 舌动脉

两侧舌动脉分支之间，由于舌肌中隔的存在、相互很少有吻合。因此，结扎一侧舌动脉，在结扎侧的舌做手术出血很少。

2. 舌的静脉 舌的静脉借2条途径回流。

（1）舌背静脉 收纳舌背和舌缘的静脉血，向后汇入舌静脉、伴舌动脉行，在舌骨大角处汇入颈内静脉。

（2）舌深静脉 从舌尖开始伴舌深动脉行于舌的下面，在舌骨舌肌前缘处接纳舌下静脉，并更名为舌下神经伴行静脉，伴舌下神经向后行，最后汇入面静脉、舌静脉或颈内静脉。

3. 舌的神经支配 舌前2/3的一般感觉和味觉由**舌神经**支配。味觉是由加入舌神经的**鼓索**（**chorda tympani**）中的味觉神经纤维传导的。舌后1/3的一般感觉和味觉由舌咽神经支配，但舌后1/3正中部由迷走神经所支配，舌后1/3黏膜感觉敏锐，检查咽部用压舌板时，应压在舌体部，以防恶心和呕吐。舌的运动神经为舌下神经，支配除腭舌肌（迷走神经支配）以外的舌内在肌和舌外在肌。

4. 舌的淋巴引流 舌的淋巴管极为丰富，主要位于舌黏膜下层和肌肉内，舌的淋巴最终引流到二腹肌后腹以下、肩胛舌骨肌以上的颈内静脉周围的颈深上淋巴结群。舌的淋巴与颈深上淋巴结群之间有一定规律，即舌尖部的淋巴注入颈深上淋巴结群的下端，而舌根的淋巴注入至颈深上淋巴结群的上端（图6-128）。舌的淋巴管引流可分为4组（图6-129）。

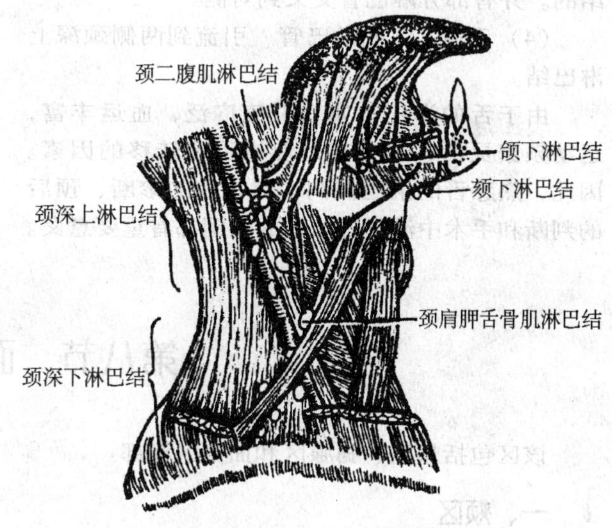

图6-128 舌的淋巴引流

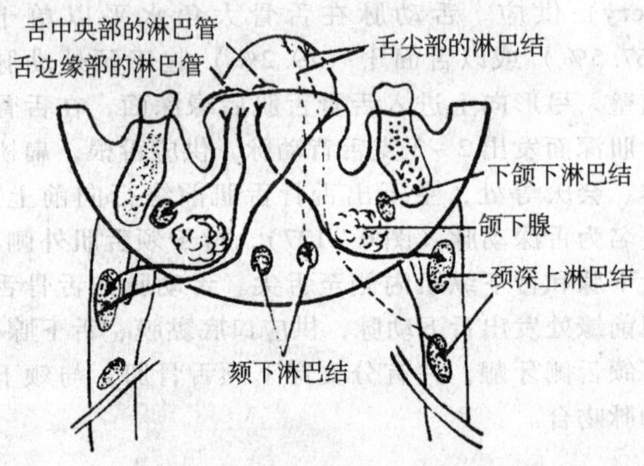

图6－129　舌的各部淋巴流向

(1) 舌尖的淋巴管　大部分汇入颏下淋巴结，另一部分汇入肩胛舌骨肌淋巴结（图6－129）。

(2) 舌前2/3外侧的淋巴管　一部分汇入颌下淋巴结，另一部分注入颈深上淋巴结，特别是颈总动脉分叉处的淋巴结。

(3) 舌中央的淋巴管　引流舌中缝两侧的淋巴，在颏舌肌之间下行，再向左右注入颈深上淋巴结（主要注入颈二腹肌淋巴结和肩胛舌骨肌淋巴结）。也有穿过下颌舌骨肌注入下颌下淋巴结的。并有部分淋巴管交叉到对侧。

(4) 舌后1/3的淋巴管　引流到两侧颈深上淋巴结。

由于舌的淋巴丰富、引流广泛，血运丰富，运动频繁灵活，这些都是促进舌癌转移的因素。因此，熟悉舌的淋巴流向、对舌癌的诊断、预后的判断和手术中清扫淋巴结的范围都有重要意义。

（四）临床提要

(1) 舌肌受舌下神经支配　颌下区、舌下区的手术有时可损伤舌下神经；舌下神经受损后伤侧舌肌萎缩，在口内舌偏向健则，伸舌时，舌偏向伤侧。

(2) 舌癌时　可以从颞浅动脉插管至舌动脉开口处稍下方，灌注化学药物治疗舌癌。但要特别注意有无甲状腺上动脉与舌动脉共干，而共干的甲－舌动脉干又从颈总动脉分叉处发出的情况。如果在这种情况下灌注化疗药物可能进入颈内动脉和甲状腺上动脉，引起颅内并发症或喉头水肿而致呼吸道阻塞。

(3) 舌下动脉一般由舌动脉分出，穿下颌舌骨肌与颏下动脉吻合。有时舌下动脉缺如，舌下和口底组织由面动脉发出的颏下动脉穿入口底而代之。这种情况下，舌下动脉出血，结扎舌动脉常不能止血。

(4) 舌下动脉在下颌第1磨牙和双尖牙区，靠近口腔黏膜走行，在该区使用锐器或砂片不慎损伤黏膜，可累及舌下动脉而导致严重出血。

(5) 舌系带过短或其附着点过于前移，常常限制舌的活动，造成吮吸、咀嚼及语言障碍，需要手术切断治疗。舌系带有时宽大，在做下颌总义齿时，基托的边缘要留有足够的缺隙，以防舌活动时义齿脱位或脱落。

(6) 深度麻醉或失去了意识的病人仰卧时，舌后部可能坠向后方而导致喉阻塞，这种情况可以把病人放侧卧位，去掉枕头，也可以把病人放侧俯卧位，防止口腔分泌物误咽。

（张元鑫　张奎启）

第八节　面　侧　区

该区包括颊区、腮腺区和面侧区深部。

一、颊区

（一）界限

颊区位于面部两则，上为颧骨及颧弓下缘，下为下颌骨下缘，内侧为鼻唇沟，后为咬肌前缘。

（二）层次结构

由浅向深分为5层。

1. 皮肤　薄而柔软，细嫩而有弹性。

2. 浅筋膜　其内有笑肌、颧肌及颈阔肌；其中有腮腺导管、面动脉、面静脉、面神经及三叉神经分支走行。颊脂体覆盖在颊肌表面。颊脂体为脂肪组织，位于颊肌的浅面，小儿的颊脂体较发达，老年人则多消失。

3. 颊肌　为位于上、下颌骨间的方形薄肌。颊肌浅面有颊咽筋膜覆盖。腮腺导管穿过该肌进入口腔（图6－18）。

颊间隙为在咬肌和颊肌之间的间隙，向后通咬肌间隙，向后内上与颞下间隙相通；向后与翼下颌间隙相通。

4. 黏膜下组织 含有许多粘液腺。

5. 黏膜层 在平上颌第2磨牙处，黏膜轻度隆起，为腮腺管的开口处。在小儿腮腺管开口周围出现科氏斑（Koplik's spot）时，是麻疹早期体征之一。

二、腮腺区

(一) 界限

腮腺区的上界为外耳道和颞下颌关节；下界为下颌角和下颌体下缘；前界为咬肌前缘；后界为颞骨乳突和胸锁乳突肌上份前缘；内侧为茎突和咽侧壁。

(二) 层次结构

由浅入深有皮肤、浅筋膜、腮腺咬肌筋膜，腮腺及穿行其间的血管神经、咬肌和下颌支。

(三) 腮腺

1. 位置 腮腺（parotid gland）（图6-48，6-49，6-130，6-131）位于下颌后窝内，上界为外耳道和颧弓，下界至下颌角的后下方，后为颞骨乳突和胸锁乳突肌前缘，前达咬肌前缘。其深面与咽侧壁相邻。腮腺浅面有腮腺淋巴结及耳大神经的分支、腮腺筋膜及皮肤。腮腺深面有起于茎突的肌肉，颈内动脉、颈内静脉和下4对脑神经等结构组成的腮腺床。

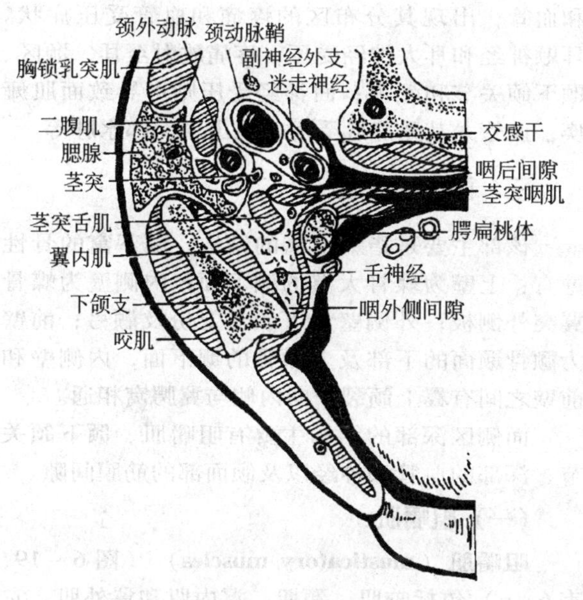

图6-130 腮腺和面侧区水平断面

2. 腮腺的形态与分部

（1）形态 腮腺外观略呈楔形，底向外略呈三角，尖向内对咽侧壁。腮腺质软，色淡黄，外有腮腺鞘包被。

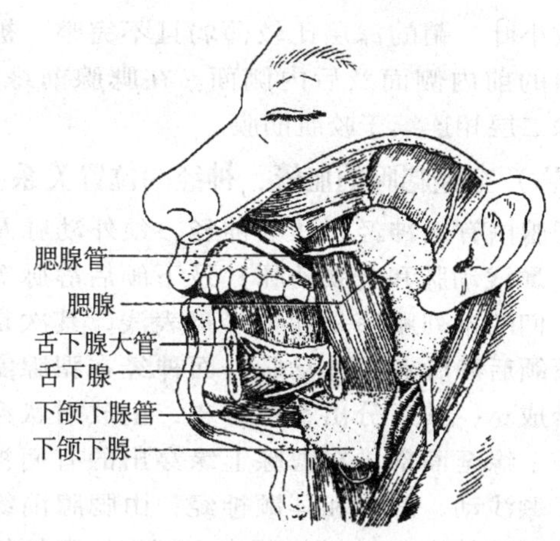

图6-131 面部浅层结构

（2）分部 腮腺分为浅部、深部和峡部。**浅部**形态不一，以尖向下的三角形多见（36.2%）。浅部位于咬肌后部表面的部分，称面突；**深部**位于下颌支后内侧（下颌后窝内），又称**下颌后突**，其突向咽侧壁的部分又称**咽突**。腮腺深部上、下之间的平均距离为43mm（20～60mm）。在下颌支后缘处浅、深二部以峡部相连。

3. 腮腺管（parotid duct） 长约3.5～5cm，管腔直径约为0.3cm，自腮腺前缘发出，在颧弓下方1cm处，横行于咬肌表面的皮下组织中，至咬肌前缘时，呈直角向内穿过颊肌，开口平对上颌第2磨牙的颊黏膜上。在腮腺管上方有面神经的颧支和面横动脉；在其下方有面神经颊支。因此颊部手术切口应与腮腺管平行，忌用垂直切口。腮腺管的弯曲有防止口腔内容物进入其内的作用。在颊区进行手术以及由口腔内用探针探查腮腺管时均应注意此弯曲。副腮腺管汇入腮腺管内。

(四) 副腮腺

副腮腺（图6-131）通常位于腮腺浅部前缘与咬肌前缘之间，在腮腺管后1/3段的上方。男人副腮腺的出现率为35%。副腮腺与腮腺组织完全分开，二者平均距离为6mm。副腮腺多为椭圆形（90%），其导管直接汇入腮腺管。腮腺与副腮腺的组织结构一致，因而在行腮腺肿瘤切除时，应将副腮腺一并切除，避免肿瘤复发。

(五) 腮腺鞘

颈深筋膜至腮腺下缘时，分为浅、深两层，包被腮腺而成腮腺鞘。鞘的浅层又称腮腺咬肌筋膜，致密，向上连于颧弓，向前与咬肌筋膜相连，向后与胸锁乳突肌筋膜相续，该层与腮腺组织紧密相连，并向腺体内发出许多纤维隔，将腺体分成无数小叶。鞘的深层比较薄弱且不完整，被覆于腮腺的前内侧面及后内侧面。在腮腺前缘处，浅、深二层相连续于咬肌筋膜。

（六）穿经腮腺的血管、神经的位置关系

腮腺内有面神经、耳颞神经、颈外动脉及其分支（颞浅动脉和上颌动脉）及下颌后静脉等穿过。它们的排列顺序是面神经最表浅，其次是纵行的下颌后静脉和颈外动脉。面神经在腮腺实质内吻合成丛，其后分出5组分支，呈放射状穿过腮腺前上缘至面部。在腮腺上缘穿出的有面神经颞支，颞浅动、静脉和耳颞神经，由腮腺前缘穿出的有腮腺管和面神经的颧支、颊支、下颌缘支和颈支。当腮腺炎或肿瘤时，耳颞神经受压可产生颞区疼痛，并放射至耳部和颞下颌关节；面神经受压可引起表情肌瘫痪；静脉受压，可出现面部水肿。当腮腺手术时，下颌后静脉是寻找面神经及其分支的重要标志，以便术中保护面神经及其分支。

（七）腮腺的血管、淋巴结及神经

1. 腮腺的血管 腮腺由穿过腮腺的颞浅动脉和面横动脉分支供应，其静脉血回流至下颌后静脉。

2. 腮腺的淋巴结 腮腺表面有腮腺浅淋巴结，在腮腺深部有腮腺深淋巴结。腮腺的淋巴可经腮腺浅淋巴结的输出管回流至腮腺深淋巴结和颈深上淋巴结。

3. 腮腺的神经（图6－20，6－27） 有感觉神经、交感神经和副交感神经。腮腺的感觉神经有耳颞神经和耳大神经。发自颈上交感神经节的交感神经节后纤维支配腮腺，使腮腺分泌少而浓稠的唾液。舌咽神经的副交感节前神经纤维经鼓室神经、岩（浅）小神经至耳神经节，其节后纤维至腮腺，使腮腺分泌多而稀薄的唾液。

（八）临床提要

（1）腮腺由颈深筋膜形成的腮腺鞘包被，浅层厚而致密、深层薄。由于鞘与腺体结合紧密并发出小隔分隔腺体成无数小叶。当腮腺发炎时，因腮腺鞘的伸展性较少，致使鞘内压力增高，疼痛甚剧，但体征不明显。当腮腺化脓时，可使腮腺小叶成为散在的小脓灶。因此在诊断时不能仅仅将波动感作为化脓的指征。腮腺脓肿应早期切开，以免因压力增大造成腺组织坏死或脓液向深部扩散。腮腺脓肿切开引流时，应使用尖血管钳穿破脓腔，避免损伤面神经和形成腮腺瘘。

腮腺紧邻外耳道，所以腮腺脓肿常可蔓延至外耳道和中耳；反之，外耳道感染亦可扩散至腮腺。腮腺肿胀压迫耳垂使其移向外上方，这是腮腺肿胀特有的体征。

（2）腮腺肿瘤多数是良性的混合瘤，一部分是恶性肿瘤。进行腮腺肿瘤切除时，应尽量避免损伤面神经。因为面神经在腮腺实质内形成丛，故临床上通常采用两种方法寻找和保留面神经。一种方法是寻找面神经主干，可从外耳道下方，剥离腮腺鞘直至乳突前方显露面神经主干，然后再向远端分离面神经分支。该种方法特点是，面神经主干在越过茎突根部以前的1～1.5cm长的一段，位于腮腺深面，所以由此处分离面神经分支比较安全且可避免损伤其分支；另一种方法是沿其终支向近端分离寻找面神经主干，具体步骤是在咬肌前缘与下颌体下缘相交处找出面血管，沿下颌体下缘并在面血管浅面，找出面神经的下颌缘支，再沿此支至腮腺深面追寻面神经主干后，再分离其他分支，然后切除肿瘤。腮腺恶性肿瘤，常常累及面神经，导致面神经麻痹，而且应做广泛根治术，所以术中难免损伤或切断面神经分支。如果术中损及面神经应另作处理。

（3）腮腺的感觉神经是耳颞神经和耳大神经。耳颞神经行于腮腺鞘内，与颞浅动脉伴行，由腮腺上缘浅出分布至颅顶。在腮腺上缘处的腺实质内，血管和神经排列由浅向深为面神经的颞面支、颞浅静脉、颞浅动脉和耳颞神经。当腮腺炎症或腮腺肿瘤时，腮腺肿大可压迫上述的神经和血管，出现其分布区的疼痛和血管受压症状。耳颞神经和耳大神经受压，疼痛放射至耳、颞区、颞下颌关节和颅顶；面神经受压则可导致面肌瘫痪；血管尤其是静脉受压，可出现面部水肿等。

三、面侧区深部

该部主要是指颞下窝的结构。颞下窝的骨性壁有：上壁为蝶骨大翼的颞下面；内侧壁为蝶骨翼突外侧板；外侧壁为下颌支上份及颧弓；前壁为颧骨颞面的下部及上颌骨的颞下面，内侧壁和前壁之间有翼上颌裂，向内侧与翼腭窝相通。

面侧区深部的结构主要有咀嚼肌、颞下颌关节、深部的血管和神经以及颌面部的筋膜间隙。

（一）咀嚼肌

咀嚼肌（**masticatory muscles**）（图6－19，表6－6）包括咬肌、颞肌、翼内肌和翼外肌。它们从颅底至下颌，参与咀嚼与吞咽活动。

1. 咬肌（masseter） 位于下颌支浅面，分浅、深两层。浅层起自颧弓下缘前2/3部，深层起自颧弓下缘后1/3部及其深部，肌纤维向后下，止于下颌支的咬肌粗隆。

2. 颞肌（temporalis） 为一扇形扁肌，起于颞上线以下的颞窝骨面及颞筋膜深面，肌纤维向下前汇聚，经颧弓深面移行为腱，止于下颌骨冠突。

3. 翼内肌（medial pterygoid） 位于下颌支深面，其浅头起于上颌结节，深头起于翼窝，肌纤维斜向外下，止于下颌角内面的**翼肌粗隆**。

4. 翼外肌（lateral pterygoid） 位于颞下窝内，大部被颞肌覆盖，有上、下两个头，分别起于蝶骨大翼颞下面和翼突外侧板外面，肌纤维斜向后外方，止于下颌骨髁突的翼肌窝和关节盘。

四对咀嚼肌受下颌神经（三叉神经的第三支分支）的分支支配。咀嚼肌运动颞下颌关节（详见后述），且与面侧区深部血管和神经关系密切。在翼外肌下缘处，在翼内肌浅面，由前向后依次有舌神经、下牙槽神经自翼外肌深面浅出。在翼外肌浅面有上颌动脉主干经过，在肌的深面则有舌神经、下牙槽神经、耳颞神经、鼓索和脑膜中动脉。在翼外肌上缘处有颞深神经及伴行的颞深血管穿出至颞肌。咬肌神经，伴同名血管，越过下颌切迹，进入咬肌深面。发自下颌神经的翼内肌神经和翼外肌神经分别进入两肌的深面。颊神经（下颌神经的分支）及其同名血管自翼外肌两头之间穿出，分布至颊部的皮肤和黏膜。

表 6-6 咀嚼肌的位置、名称、起止点、作用和神经支配

部位		名称	起点	止点	作用	神经支配
面侧区	浅层	颞肌	颞窝 颞筋膜深面	下颌骨冠突	前部：提下颌骨（闭口） 后部：拉下颌骨向后	颞深神经（V_3）
		咬肌	浅层：颧弓前 2/3 深层：颧弓后 1/3	咬肌粗隆	上提下颌骨（闭口）	咬肌神经（V_3）
	深层	翼外肌	颞下面 颞下嵴与翼突外侧板	下颌骨髁突、翼肌凹及关节囊	单侧：使下颌骨向对侧移动 双侧：协助开口	翼外肌神经（V_3）
		翼内肌	翼窝与上颌结节	翼肌粗隆	上提下颌骨，并向前	翼内肌神经（V_3）

（二）颞下颌关节

颞下颌关节（**temporomandibular joint**）（图 6-10，6-132）由下颌骨的下颌头和颞骨的下颌窝及关节结节构成（前已述及）。它是颌面部既较稳定又灵活的联合关节，其运动与咀嚼、吞咽、语言和表情等功能有关。

下颌窝呈横椭圆形，与外耳道和中耳紧密相邻，所以，化脓性中耳炎可直接扩散到关节。下颌头呈横向圆轴形，主要靠协调的咀嚼肌群来维持其正常位置。下颌头移位是颞下颌关节紊乱综合征的常见原因之一。关节囊松弛。关节盘为纤维软骨，其上面前凹后凸，下面凹，与下颌头和下颌窝的解剖形态相适应。关节盘将关节腔分成上、下互不相通的两部分。关节周围有颞下颌韧带、茎突下颌韧带、蝶下颌韧带和翼突下颌韧带（缝）加强，使颞下颌关节的运动正常进行。

关节的运动：两侧颞下颌关节同时运动，可作 3 种不同方向的运动。作张口与闭口运动中，下颌头在下关节腔内，沿着通过两侧下颌头的额状轴进行下颌体的上升、下降运动。作下颌前后运动时，关节盘连同下颌头一起，在上关节腔内，沿通过两侧关节结节的额状轴作前、后滑动。作侧方运动时则是一侧下颌头沿垂直轴，在关节盘下面的关节腔内作原位旋转；而对侧的下颌关节盘连同下颌头，在上关节腔内，向前移动至关节结节的下方。

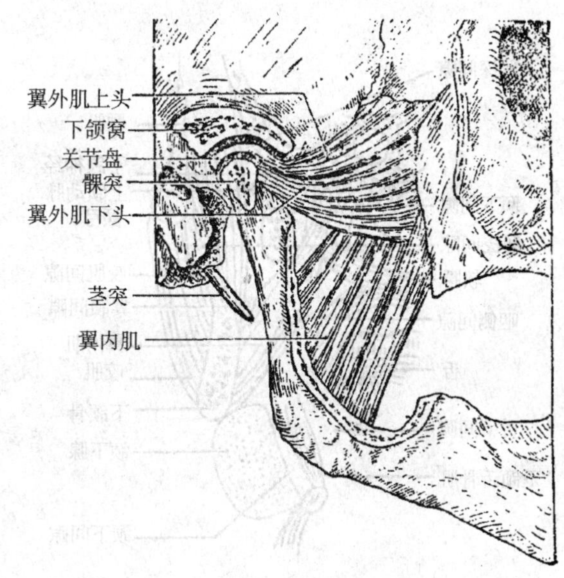

图 6-132 颞下颌关节（冠状切面）

运动颞下颌关节的肌肉主要是咀嚼肌。咀嚼运动是下颌骨的上提、下降、前后运动以及侧向运动。在咀嚼过程中，咬肌、颞肌和翼内肌上

提下颌；张口运动一般是舌骨上肌群的作用。当用力张口及张大口时，两侧翼外肌收缩将下颌关节盘及下颌头拉至关节结节下方，达到充分张口，同时舌骨下肌群参与固定舌骨，以协同舌骨上肌群的张口运动。两侧翼外肌和翼内肌的共同作用前引下颌骨，使下颌切牙移至上颌切牙之前。颞肌后部肌纤维则引下颌向后。下颌骨的侧向运动是一侧翼外肌拉下颌关节盘及下颌头向前，翼内肌使下颌骨移向对侧，而对侧的下颌骨则在原位作垂直轴上的轻度旋转。这样，两侧翼内、外肌的交互配合，完成下颌骨的侧方运动。

颞下颌关节的血管与神经：该关节主要由颞浅动脉和上颌动脉的分支营养。其感觉神经有耳颞神经及至咬肌的神经（本体感觉纤维）。

（二）面侧部的筋膜间隙

面侧部的筋膜间隙有颞间隙、颞下间隙、咬肌间隙、翼颌间隙和颊间隙。这些间隙与咀嚼关系密切。

1. 颞间隙（**temporal space**，图 6－133） 分为颞浅间隙与颞深间隙。颞筋膜与颞肌之间为颞浅间隙；颞肌与颞骨鳞部之间为颞深间隙。

间隙内充满疏松结缔组织，可借助颊脂肪垫及其周围的神经和血管与其邻近的间隙相交通。

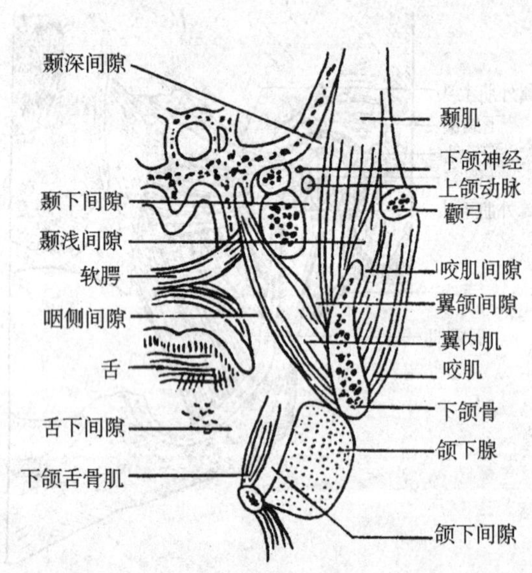

图 6－133　颞间隙与颞下间隙的解部位置

2. 颞下间隙（**infratemporal space**，图 6－133）　位于颧弓内下方的颞下窝内，前界为上颌骨的后外侧面，后界为关节结节、茎突及其附着的肌肉。内侧界为蝶骨翼突外侧板，外侧界为颞肌下份和下颌支上部的内面，上界是蝶骨大翼的颞下面，下界为翼外肌的下缘。该间隙的上部为颞间隙；其下部是翼颌间隙，二者之间以翼外肌下缘为界。颞下间隙内含有翼外肌、上颌动脉及其分支、翼静脉丛和三叉神经第三支。颞下间隙位于颌面部诸间隙的中央，向上与颞间隙、向外下与翼颌间隙相通，向内上方与翼腭窝相通。所以，颞下窝感染易蔓延至周围的间隙，引起继发性的多间隙感染。

3. 咬肌间隙（**masseteric space**，图 6－133）

又称咬肌下颌间隙。位于咬肌与下颌支之间。前界为咬肌前缘，后界为下颌支后缘或腮腺组织。上界为颧弓下缘，下界为下颌骨下缘。咬肌间隙上方可借下颌切迹与翼颌间隙相通。下颌支骨髓炎、翼颌间隙感染或腮腺炎等可蔓延至咬肌间隙。该间隙的感染可向上经颧弓的深面蔓延至颞间隙或侵及颞下颌关节。

4. 翼颌间隙（**pterygomandibular space**，图 6－133，6－134）　又称**翼下颌间隙**，位于下颌支内面与翼内肌外面之间。上界为翼外肌下缘，下界为翼内肌附着处，前界是颊咽筋膜，后界为下颌支后缘和腮腺。间隙内有下牙槽血管、神经、舌神经及翼静脉丛的一部分。

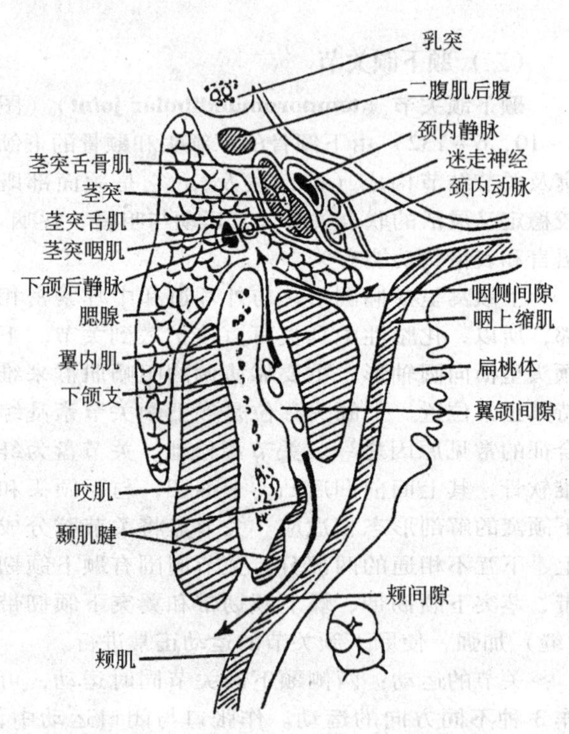

图 6－134　翼颌间隙与咽旁间隙的位置关系

该间隙的特点是位置深在，借结缔组织与上方的颞下间隙、下方的颌下间隙、前方的颊间隙和后内方的咽旁间隙相通。翼颌间隙感染，常来自下颌磨牙炎症。由于该间隙位置深，且四周有骨骼肌围绕，所以发生炎症感染时，常蔓延至邻近间隙，仅出现下颌角处轻度肿胀，很少自行溃破，诊断较难。

5. 颊间隙（buccal space） 位于上、下颌骨之间，相当于颊肌所占范围。上界为颧弓和咬肌起始部，下界为下颌骨下缘，前界为颧大肌和降口角肌，后界为咬肌前缘。间隙的外侧界为皮肤和浅筋膜，内侧为颊肌。间隙内有颊脂体、淋巴结、面神经分支及面动、静脉。

（四）面侧区深部的血管

1. 上颌动脉（maxillary artery）（图6－21）为颈外动脉两终支之一，平下颌颈后方，在腮腺实质内发自颈外动脉，行向前内侧，继经下颌颈深面，茎突下颌韧带浅面，再横过下牙槽神经，舌神经的浅面，行向上内，在翼外肌和颞肌之间，经翼上颌裂，进入翼腭窝。上颌动脉以翼外肌为标志分为3段。

（1）第1段 为由起点至翼外肌下缘的1段。该段动脉经下颌颈深面时，耳颞神经位于其下方且与之平行。行髁突切除术时，应避免损伤此2结构。该段主要分支有：

①**下牙槽动脉（inferior alveolar artery）**：伴同名静脉与神经经下颌孔入下颌管，在管内分支至下颌骨，下颌牙及牙龈；其终支出颏孔名颏动脉（mental artery），分布于颏部及下唇。

②**脑膜中动脉（middle meningeal artery）**：在上颌颈深面分出，在翼外肌的深面上行，穿耳颞神经两根之间，穿棘孔入颅中窝，在硬脑膜内、外层之间，分为前后2支，供应硬脑膜。前支较粗，行经颅骨的翼点内面，该部颅骨骨折损伤该动脉，可导致硬膜外血肿。

③**脑膜（中）副动脉**：其出现率平均为85%，多数为一侧有一条，一侧有两条者甚少。该动脉大多数是在脑膜中动脉进入棘孔前发出，也可直接发自上颌动脉，分布于邻近的肌肉和骨，大部分以其主干进入“翼棘孔”（翼棘韧带与颅底围成的孔）。

（2）第2段 是位于翼外肌浅面或深面的一段，主要分支至咀嚼肌，有**咬肌动脉、翼肌动脉、颞深前动脉和颞深后动脉**，各分支与同名神经和静脉伴行，自肌深面入肌。此外该段尚发出与颊神经伴行的颊动脉，沿颊肌浅面分布于该肌，颊黏膜及上颌牙齿。

（3）第3段 是从翼外肌上缘进入翼腭窝的1段，主要分支如下：

①**上牙槽后动脉**：在上颌动脉将入翼腭窝时发出，沿上颌骨体后面下降，经牙槽孔入牙槽管，分布于上颌前磨牙以后的各牙和上颌窦黏膜，还有些分支分布于牙龈、牙槽骨膜等。

②**眶下动脉**：在翼腭窝处发自上颌动脉，经眶下裂、眶下沟、眶下管、出眶下孔至面部，与眶下神经伴行，分布于邻近结构（前已述及）。在眶下管中发出**上牙槽前动脉**，经上颌窦前壁的牙槽管，供应上颌切牙、尖牙和上颌窦的黏膜。

③**腭降动脉**：在翼腭窝处发出，沿翼腭管下降，分布于鼻咽部、腭部和腭扁桃体（前已述及）。

④**翼腭动脉**：在翼腭窝处发出，经**蝶腭孔**到鼻腔，分布于鼻腔侧壁及鼻中隔（前已述及）。

上颌动脉为颈外动脉的两终支之一，位置深在，分支多，吻合丰富，其分支供应咀嚼肌，上、下颌骨，上颌和下颌牙，上颌和下颌牙龈，口腔，鼻腔及上颌窦黏膜。当进行上颌窦癌根治切除术时，可结扎上颌动脉，用以代替结扎颈外动脉。

2. 翼静脉丛及上颌静脉（图6－16，6－22）

翼静脉丛（pterygoid venous plexus） 位于颞下窝内，在翼内肌、翼外肌和颞肌之间，围绕在上颌动脉的周围，与上颌动脉分支伴行的静脉均参与构成此丛。翼静脉丛与颅内、外静脉之间有较广泛交通，其血液经上颌静脉引流入下颌后静脉；经面深静脉注入面静脉；尚可通过卵圆孔静脉丛及破裂孔静脉丛与海绵窦相通（图6－135）。

上颌静脉（maxillary vein） 起于翼静脉丛，短而粗，行向后下，在下颌支后处，与颞浅静脉汇合成下颌后静脉。下颌后静脉在腮腺下端穿出后，分为前、后支。其前支汇入面静脉，其后支与耳后静脉、枕静脉共同组成颈外静脉（图6－22）。

（五）面侧区深部的神经

该区的神经有三叉神经的上颌神经和下颌神经（图6－25）。

1. 上颌神经（maxillary nerve） 在翼腭窝中发出。

（1）**上牙槽后支** 进入颞下窝向前下穿上颌骨颞下面的牙槽孔，发支至上颌窦的黏膜，并分支组成上牙丛，分布于上颌磨牙。

（2）**眶下神经** 为上颌神经的终支，行经眶下管时发出**上牙槽中神经及前神经**，参加上牙丛。上牙丛位于上颌骨牙槽突基底部，发支支配上颌诸牙及邻近结构。

2. 下颌神经（mandibular nerve） 为混合性神经，经卵圆孔出颅后，下行于翼外肌深面。下颌神经深面与耳神经节相连。下颌神经分为前、后2干（图6－25）。

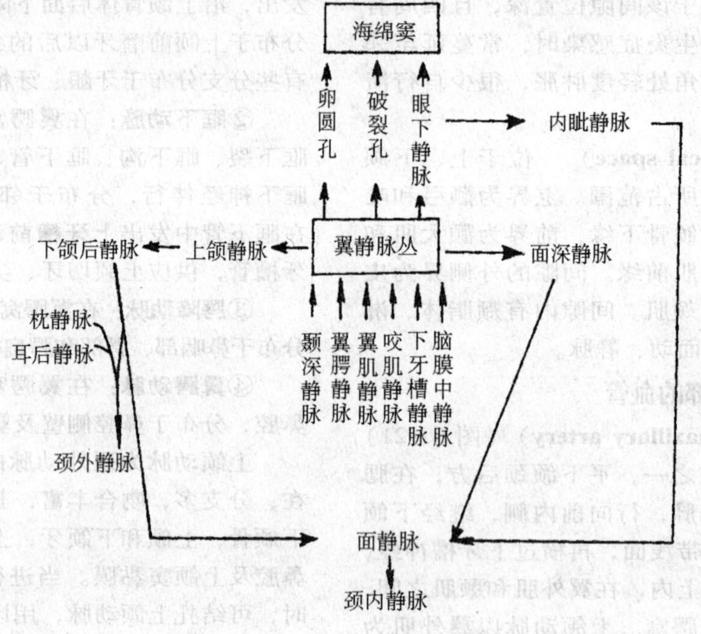

图6-135 翼静脉丛组成及其交通

(1) 前干的分支 前干较细，大部分为运动纤维。前干的分支有颊神经和咀嚼肌的神经。

咀嚼肌的神经有翼内肌神经、咬肌神经、颞深神经和翼外肌神经，分别经各肌深面支配各肌。

(2) 后干的分支 后干较粗大，大部分为感觉纤维，其分支有：

①**耳颞神经**（**auriculotemporal nerve**）：以单根（59%）起自下颌神经，行于脑膜中动脉的浅面（28%）或深面（31%）。以双根（31%）起于下颌神经者，向外包绕脑膜中动脉后合成一干，在翼外肌深面向后行，经下颌内侧至颞下颌关节的后方分支至耳廓前部、外耳道、腮腺及颞下颌关节。耳颞神经的终支行于颞浅动脉后方，分布于颞区皮肤。耳神经节发出的副交感节后神经纤维加入耳颞神经，经腮腺支分布于腮腺，司腮腺分泌唾液。

②**舌神经**（**lingual nerve**）：自下颌神经发出后，在翼外肌深面，接受**鼓索**，在翼外肌下缘浅出，在翼内肌浅面行向前下，至第3磨牙根的内侧仅被覆黏膜，其后在舌骨舌肌浅面和下颌下腺深部上方前行，分支分布于舌前2/3和口底粘膜，司一般躯体感觉。其中来自鼓索的特殊内脏感觉纤维分布于舌前2/3味觉感受器，司味觉。舌神经行于舌骨舌肌浅面时，它先位于下颌下腺管的上方，其后走在下颌下腺管的外侧，再绕经下颌下腺管的下方而至其内侧。

③**下牙槽神经**（**inferior alveolar nerve**）：发出后下行，在舌神经后方，经翼外肌深面下行，出翼外肌下缘后，向前下行于下颌支与翼内肌之间，经下颌孔进入下颌管，在管内分支至下颌的牙，司一般躯体感觉。下牙槽神经穿颏孔后成为**颏神经**，分布于下唇及颏部皮肤。

下牙槽神经在其进入下颌孔之前，还发出**下颌舌骨肌神经**（95%）。下颌舌骨肌神经伴同名血管行于下颌舌骨沟内，分支支配下颌舌骨肌和二腹肌前腹。

下颌下神经节（**submandibular ganglion**）为副交感神经节，节小，约呈梭形，位于舌骨舌肌浅面的上部，在下颌下腺深部的上方，以两根连于舌神经的下方。由鼓索来的副交感节前神经纤维经舌神经进入该节，自节发出的副交感节后神经纤维分布至下颌下腺和舌下腺（图6-25）。

（六）临床提要

1. 颞下颌关节的X线解剖学 X线检查对于探讨颞下颌关节的病因、机制和诊断是不可缺少的方法，因此，了解正常颞下颌关节的X线解剖学数值，有助于解决对该关节的X线诊断问题。

(1) 关节腔 在活体关节腔被关节盘占据，因此，它的变化可反映出关节盘的病变以及关节盘与髁突的关系是否正常。颞下颌关节的关节腔（侧位像）可分为前间隙、上间隙和后间隙。正常人的颞下颌关节在正常验休息位置时，其关节间隙的数值：前间隙一般为1~2mm（93%），最大为4mm，平均为1.78mm；上间隙一般为2~3mm（86%），最大为7mm，平均为2.5mm；后

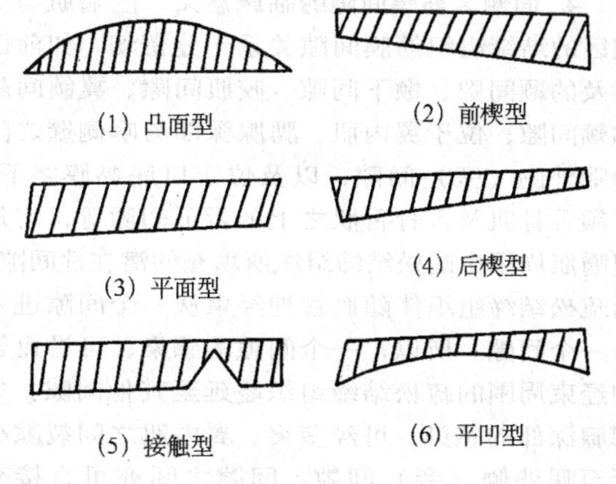

图6－136 颞下颌关节腔示意图

间隙一般为1～2mm（80%），最大为5mm，平均为1.84mm。根据各间隙大小不同，关节腔可被分为6种形态：凸面型即标准型最多，其次分别为前楔型、平面型、后楔型、切线型或接触型，最少见为平凹型或上外型（图6－136）。

（2）髁突及关节窝的形态 髁突在侧位像上有2种类型：双斜形最多，其次为近似圆形或弧形。在侧位断层像上，髁突的平均长为20mm，宽为11mm，长宽之比大约为2∶1。在下颌开口后前位上，髁突内外径平均是21mm，前后径平均为11mm，内外径与前后径之比也约等于2∶1。

关节窝根据其形态可分为圆型、斜型和方型3类：圆型最多见，窝深为3～12mm，平均为7mm。有少数的关节窝与颅中窝之间无明显的致密皮质（断层像上），有的厚仅1.0mm，一般骨质厚度是2～10mm。发育成熟的正常髁突，有一部分突入关节窝内与其相互臼接，臼接体积的最小高径为1.0mm，最大为7mm，平均为4mm；最小宽径是2mm，最大为19mm，一般为8～10mm，平均为9mm。

关节窝被鼓鳞裂分为容纳髁突的前部和被富有神经血管的软组织填充的后部，临床上的髁突外伤性移位，多数是指关节窝后部软组织损伤。

（3）关节结节 在侧位像上呈弧形突起，曲线圆滑。成人结节的高度一般为5～6mm，最小仅2mm，最高为10mm，平均为5mm；结节的宽度最窄仅4mm，最宽为19mm，平均是9mm；结节的平均斜度为54°。个别结节处的骨皮质不连续，有的骨皮质粗糙等。少数可见乳突小房伸延至结节处。

（4）关节窝后壁 即关节后结节，小于前结节。后结节对决定关节窝的深度，大小和形态有着重要的作用。

2. 关节组织与关节改建

（1）关节组织 为覆盖在颞下颌关节面上的组织。成人的关节组织分为3层，由浅入深为关节区、增生区和纤维软骨区。各层组织的结构与功能不同。

①关节区 为关节组织的表层，由纤维结缔组织构成，各部的厚薄不一。该层使关节面光滑，不参与关节的生长与改建，但可随其下方的关节组织的形态改变而改建。

②增生区：为一薄的细胞层，介于关节组织表层与纤维软骨之间。在生长期该层较厚，成熟期仅为一窄的细胞带。该区细胞形态与软骨细胞相似，可因需要发育成纤维细胞或软骨细胞。增生区细胞终生有增生和分裂能力，对关节面起着修复与改建的作用。

③纤维软骨区：该区细胞主要参与软骨基质的形成，并控制钙化的分布。钙化由纤维软骨的深层开始，伸展到关节软骨中，在正常的关节中钙化面是平坦的，且与关节面平行。在老年或者骨关节病的关节中，钙化面表现为不规则。

（2）颞下颌关节的改建 一般在20岁左右，滑膜关节停止生长，但关节组织可以改建，以适应各机械应力的影响和功能上的需要。关节改建的过程可引起形态上的异常而导致关节功能的障碍，甚至引起病理变化发展成骨关节病，较为常见。

一般认为成人关节改建的变化分为3种类型，即进行性改建、退行性改建和周缘性改建。有人主张改建作用与年龄无关，改建的比例和范围取决于功能，而关节改建的部位主要在承受压力区，即髁突的前部、关节盘的中央和关节结节后斜面和嵴。

①进行性改建：增生区细胞增生、肥大、软骨细胞数目增多，基质分泌增多钙化，导致纤维软骨增厚。关节软骨无血管供应，其营养来自滑膜，由表层向深部扩散，只能达到一定深度。在进行性改建中，当关节软骨超过一定厚度时，深层发生营养不良，使软骨的钙化区增宽，从软骨下骨中长入血管，破骨细胞吸收钙化软骨，代之以骨组织，直到纤维软骨恢复到原来厚度，改建活动停止。

②退行性改建：据报道，退行性改建过程是由于钙化软骨与软骨下骨板相连接的部位被破骨细胞吸收，出现空腔，带血管的未分化的间充质长入骨髓腔内，由于关节组织深层及增生区细胞的活动，使未分化的组织分化为与关节组织相同的纤维组织与纤维软骨，使增厚的关节组织减低

厚度直到与原来的厚度相当。据认为退行性改建是由机械因素造成的。

③周缘性改建：发生在软骨边缘，使关节面的直径增加。

进行性与退行性改建通常是在同一关节的不同部位同时进行的，而周缘性改建是在进行性改建的基础上发生的。

关节改建通常局限于关节组织下层的变化，而关节的纤维组织保持完整；但在形态变化比较广泛的关节面上，常伴有骨性关节炎病变的存在，可使得关节面纤维组织遭到破坏，造成纤维断裂和穿孔。

3. 下颌骨结构的临床应用　在下颌体的外面，有一朝向后上外方开口的颏孔，进行颏神经阻滞麻醉时，应注意该孔的方向。

下颌支的内面，略偏后上方处有朝向后上方的下颌孔，其前方有锐薄骨片称为下颌小舌。成人下颌孔约与下颌磨牙的殆平面相当，女性和儿童的位置略低。下牙槽神经和血管自孔的后上方入孔。下牙槽神经阻滞麻醉口内法，应在下颌孔上方 lcm 处进针，将麻醉药注入翼颌间隙内。

4. 面侧区筋膜间隙的临床意义　咀嚼肌与面侧区的结缔组织筋膜间隙关系十分密切，如前已述及的颞间隙、颞下间隙、咬肌间隙、翼颌间隙和颊间隙，位于翼内肌、腮腺深部与咽侧壁之间的咽外侧（旁）间隙，以及位于口底黏膜之下，下颌舌骨肌及舌骨舌肌之上的舌下间隙等，均是咀嚼肌周围由疏松结缔组织所填充的潜在性间隙。而疏松结缔组织伴随血管神经束从一个间隙进入另一个间隙。所以，一个间隙的感染，可沿血管神经束周围的疏松结缔组织蔓延至其他间隙。如腮腺深部的感染，可经茎突、翼内肌之间裂隙蔓延至咽外侧（旁）间隙。间隙之间亦可直接交通，即相邻的间隙之间感染直接扩散。口腔颌面部间隙感染有 3 种扩散方式，即直接蔓延、淋巴性扩散和血源性扩散，其中以直接蔓延为主要扩散方式。因此，熟悉面侧区深部筋膜间隙的局部位置、内容及其相互通连关系，对诊断间隙感染，了解感染的蔓延方向及确定感染的治疗极为重要。

（张书琴　马坚妹　权赫梅）

第九节　耳

耳（ear）由平衡（位）觉器官和听觉器官组成。二者的功能虽不同，但在结构上关系密切。耳分为**外耳**、**中耳**与**内耳**。外耳收集声波，并将其传至鼓膜。中耳是位于鼓膜与内耳之间的狭小鼓室，充满空气并借咽鼓管与鼻咽部相通，从而保持鼓室内与大气压的平衡。鼓室内的三块听小骨连结成链，从鼓膜连至内耳，以传递鼓膜的振动。内耳是颞骨岩部内一系列互相通连的腔与管，由骨迷路和膜迷路组成，是听觉和平衡（位）觉感受器的所在部位。

一、外耳

外耳（external ear）包括耳廓、外耳道和鼓膜 3 部分（图 6－137）。

（一）耳廓

耳廓（auricle）又称耳壳，似漏斗形，由耳廓皮肤、软骨、韧带及耳廓肌构成。

1. 耳廓的形态

（1）前外侧面　周缘卷曲，称为**耳轮**（helix），耳轮在外耳门上缘的连续部，称**耳轮脚**。耳轮下端连于**耳垂**（auricular lobule）。耳轮前方有一与其平行的弧形隆起称**对耳轮**（antihelix）。耳轮和对耳轮之间狭长的凹陷称**耳舟**（scapha）。对耳轮向上、向前又分成上、下二脚，二脚之间的浅窝称**三角窝**。对耳轮向下终于一结节样的隆起，称**对耳屏**（antitragus）。对耳轮和对耳屏之间的切迹，称**耳廓后沟**。对耳屏的对面，外耳门前方的一结节状隆起称**耳屏**（tragus），耳屏和对耳屏之间的切迹，称**屏间切迹**。耳屏常分成上、下两个小结节，两小结节间无明显分界。耳屏与耳轮脚之间有一切迹，称**前切迹或屏上切迹**。耳屏、对耳轮下脚、对耳轮、对耳屏、屏间切迹等所围成的凹陷部，称**耳甲**（auricular concha）。耳甲被耳轮脚分成上、下两部；上部称**耳甲艇**。于此部能触到外耳道上棘。下部称**耳甲腔**，耳甲腔底有**外耳门**（external acoustic pore）。在耳轮游离缘后上部，有时可见一小结节，称**耳廓结节**。

（2）后内侧面　直接与头侧部相接，此面与前外侧面凹凸相应，即对向耳舟、耳甲、三角窝者，分别称**耳舟隆起**、**耳甲隆起**和**三角窝隆起**。对向对耳轮、对耳轮下脚和耳轮脚者，则分别称**对耳轮窝**、**对耳轮横沟**、**耳轮脚沟**。对耳轮横沟和耳轮脚沟被埋入与头侧部相接的部分中（图 6－138）。

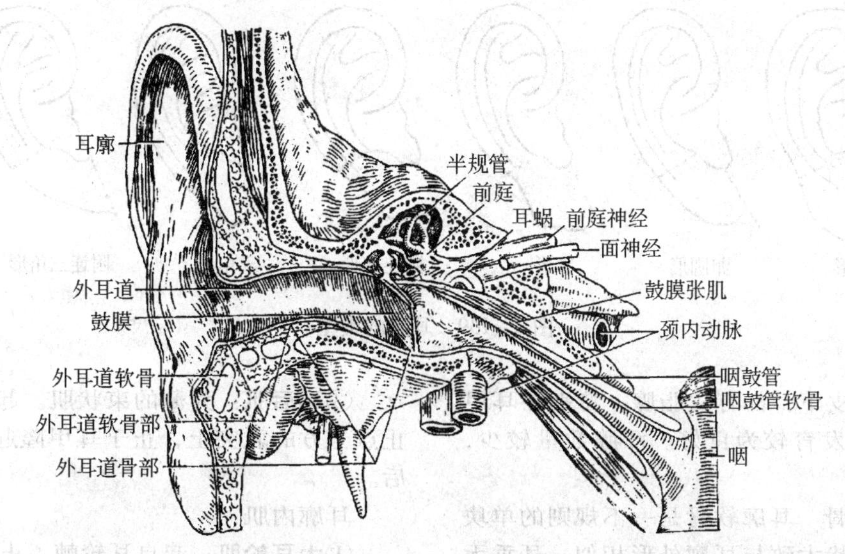

图 6－137　耳的结构（前庭蜗器全况、右侧）

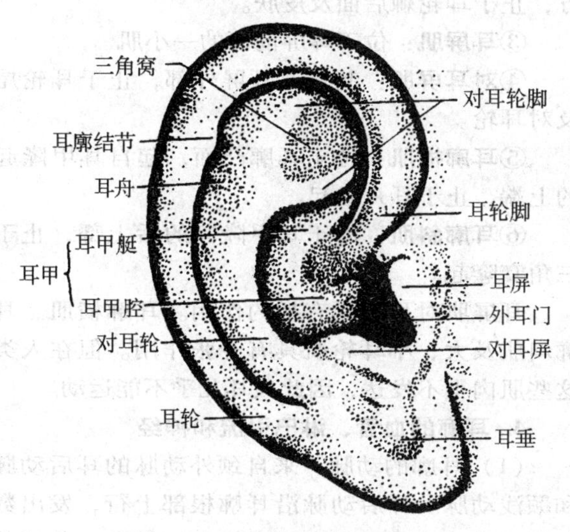

图 6－138　耳廓

2. 耳廓的类型　根据耳廓的层次特点，将耳廓分为上方的软骨部和下方的耳垂。二者在形态分类上各有其特点。

（1）耳廓软骨部的类型（图 3－13）　根据耳廓的形态和耳廓结节的情况，将耳廓软骨部分为 6 种类型：

Ⅰ型：猕猴型，耳廓弯曲度较小，前外侧缘的耳轮不明显，耳舟浅阔；无耳廓结节（达尔文结节），该处耳廓边缘呈锐薄的外展状。

Ⅱ型：长尾猴型，耳轮明显而长，由耳轮脚延伸达耳廓结节处，但耳廓结节不明显，耳廓外侧边缘仍缺乏耳轮。

Ⅲ型：尖耳尖（达尔文结节）型，耳廓结节明显而尖突，耳轮脚完善。

Ⅳ型：圆耳尖型，耳廓结节（达尔文结节）大而圆。

Ⅴ型：耳尖微显型，耳轮清晰，耳廓结节细小。

Ⅵ型：缺耳尖型，耳轮完善，无耳廓结节。

（2）耳垂的类型　耳垂的形态因种族、民族及个体有差异，甚至耳垂缺如，根据耳垂附着面部的情况和耳垂游离情况，分为以下 6 种类型（图 6－139）。

①圆形：耳垂下端呈圆弧下垂状，耳垂大且偏肥厚。

②卵圆形：耳垂下端下垂，呈卵圆形，下端渐小。

③方形：耳垂下缘较横平，其与外侧缘和内侧缘之间均形成较明显的近似直角。

④附连方型：耳垂下缘较横平，与外侧缘之间约呈直角，其内侧则完全附连于面部皮肤。

⑤三角形：呈尖向下的三角形，耳垂小且偏瘦薄。

⑥附连三角形：耳垂内侧完全与面部相连，整个耳垂仍呈三角形，其外侧缘与面部之间呈明显的钝角相连续，耳垂多较瘦弱，脂肪组织不足甚至只是一个皮肤皱襞。

（3）耳廓的临床分型　包括正常型和其他各种异常型。

①正常型：见耳廓的形态。

②异常型：见临床提要中耳廓畸形。

3. 耳廓的层次结构

（1）耳廓皮肤　耳廓皮肤较薄，紧密地附着于软骨，后内侧面的皮肤则稍疏松。皮肤上有细

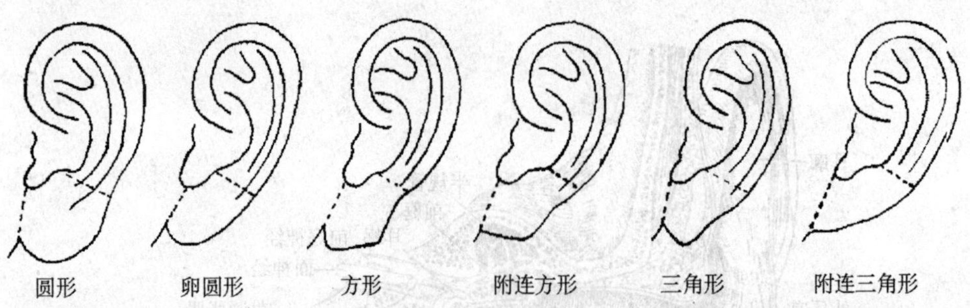

图6－139　耳垂的类型

毛。在耳廓两面皮下，都有皮脂腺，特别在耳甲腔和三角窝处，发育较为良好。汗腺数量较少，散在分布。

（2）耳廓软骨　耳廓软骨是一不规则的单块弹性软骨。其形状大致与耳廓外形相似，耳垂无软骨。在耳轮与耳屏之间有裂隙，由致密结缔组织封闭。在耳轮脚上端有一小的软骨突起，称**耳轮棘**。于耳轮下端发出的小舌状突起，称**耳轮尾**。耳轮尾与对耳轮借对耳屏耳轮裂分开。耳甲隆起二部之间的浅凹沟，称**耳轮脚沟**，它与耳轮脚的位置一致。耳甲隆起与三角窝隆起之间，有一横沟，称**对耳轮横沟**。耳廓软骨与外耳道软骨相接处称**耳界切迹**，此切迹与屏间切迹之间的窄区，称**耳软骨峡**。耳屏的软骨，称**耳屏板**，此板原属外耳道软骨一部（图6－140）。

（3）耳廓的韧带　可分为与颅骨连结的外部韧带和连结软骨本身的内部韧带两种。

外部韧带有3条：

①**耳廓前韧带**：自耳屏、耳轮棘至颞骨颧突的根部

②**耳廓上韧带**：自耳轮棘到骨性外耳道上缘。

③**耳廓后韧带**：自耳甲隆起到乳突。

内部韧带有2条：

①**耳屏耳轮韧带**：为一韧性纤维束，自耳屏到耳轮。

②**对耳轮耳轮尾韧带**：自对耳轮到耳轮尾。

（4）耳廓的肌肉（图6－140）　可分两类，一是起于颅骨或头皮止于耳廓软骨的耳廓外肌；另一是起自耳廓软骨本身的耳廓内肌。人类耳廓肌多已废退。

耳廓外肌：

①**耳前肌**：是三角形的一薄小肌，起自帽状腱膜的外缘，止于耳轮棘。拉耳廓向上向前。

②**耳上肌**：呈扇形的薄肌。起自帽状腱膜，止于耳廓软骨后内侧面的三角窝隆起。可轻提耳廓。

③**耳后肌**：为薄的束状肌。起自胸锁乳突肌止点上方的乳突上，止于耳甲隆起。可拉耳廓向后。

耳廓内肌：

①**大耳轮肌**：起自耳轮棘，止于三角窝隆起

②**小耳轮肌**：呈扇形，起自耳轮脚，向前上方，止于耳轮棘后面及皮肤。

③**耳屏肌**：位于耳屏前面的一小肌。

④**对耳屏肌**：起自对耳屏外部，止于耳轮尾及对耳轮。

⑤**耳廓横肌**：位于耳廓凸面，起自耳甲隆起的上端，止于耳舟隆起。

⑥**耳廓斜肌**：起于耳甲隆起的后上部，止于三角窝隆起。

耳屏肌对耳屏具有括约作用。耳廓横肌、耳廓斜肌及大、小耳轮肌具有开张作用。但在人类这些肌肉很不发达，因此人耳几乎不能运动。

4. 耳廓的血管、淋巴引流和神经

（1）耳廓的动脉　来自颈外动脉的耳后动脉和颞浅动脉。耳后动脉沿耳廓根部上行，发出数条耳后支，分布于耳廓后内侧面，另发一条耳前支分布于耳轮、耳舟、对耳轮等处。颞浅动脉发出的数条耳前支分布于耳前外侧面的前部。此外，分布到耳廓后内侧面的，还有枕动脉的分支，枕动脉分出的耳支至耳廓后面，与耳后动脉吻合（图6－141）。

（2）耳廓的静脉　前外侧面的静脉细小，位于动脉浅面，在三角窝处形成静脉网，最后汇集成数条耳前静脉，注入颞浅静脉。耳轮、对耳轮、耳舟和耳垂的静脉支汇成耳后静脉的耳前支，于对耳轮下端，绕过耳廓软骨下缘至耳廓后内侧面，注入耳后静脉（图6－142）。

（3）耳廓的淋巴引流　从耳中央部来的和从外耳道后面来的淋巴管，集合汇入乳突尖部淋巴结，一部分注入耳后淋巴结。耳廓前外侧面的淋巴管注入耳前淋巴结，少数到腮腺淋巴结，最

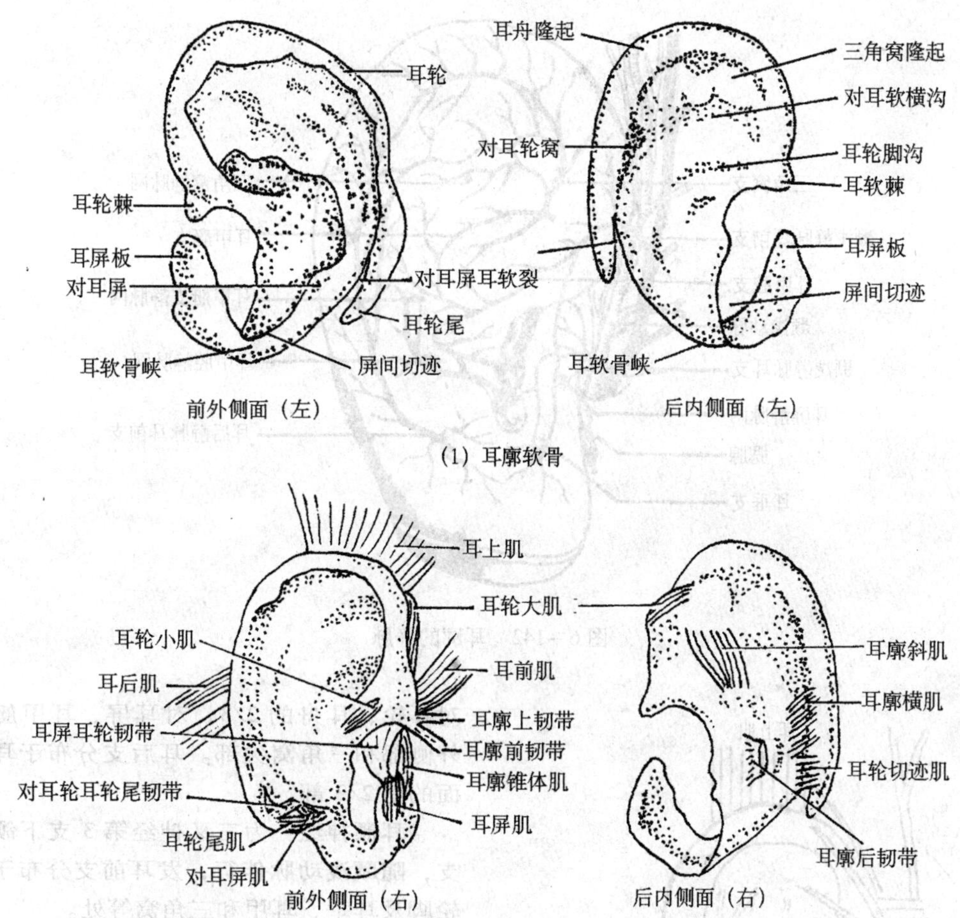

（1）耳廓软骨

（2）耳廓的韧带和肌肉

图 6－140　耳廓软骨、韧带和肌肉

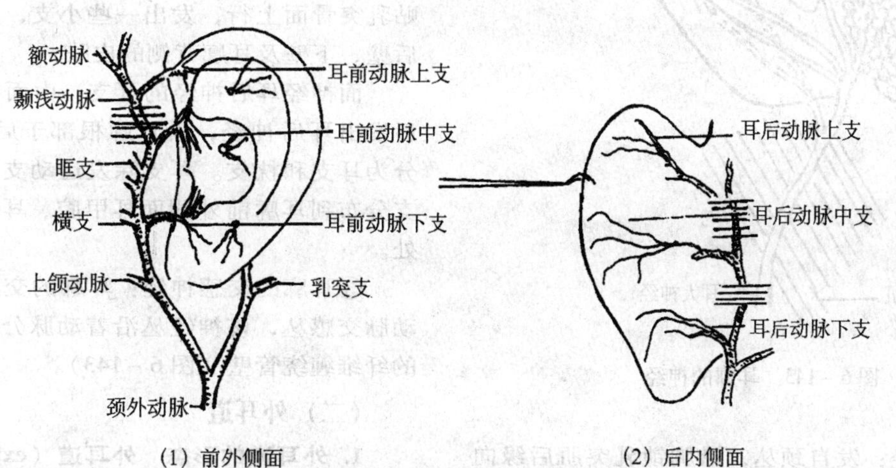

（1）前外侧面　　（2）后内侧面

图 6－141　耳廓的动脉

后注人颈深淋巴结。

（4）耳廓的神经（图 6－143）

①耳廓的运动神经：耳廓外肌的耳前肌、耳上肌由面神经的颞支支配；耳后肌由面神经的耳后神经的耳支支配。耳廓内肌中的大耳轮肌、小耳轮肌、耳屏肌、对耳屏肌由面神经颞支支配；耳廓横肌、耳廓斜肌由面神经的耳后神经的耳支支配。

②耳廓的感觉神经：

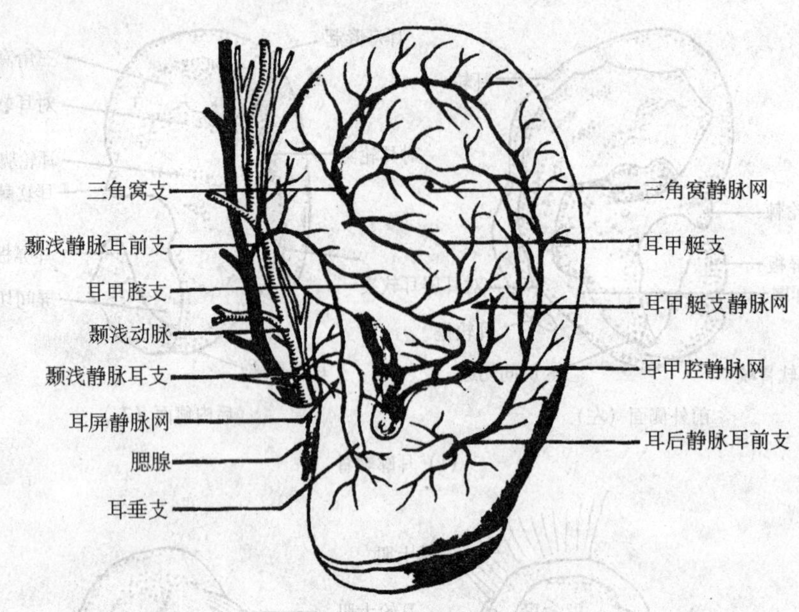

图 6－142 耳廓的静脉

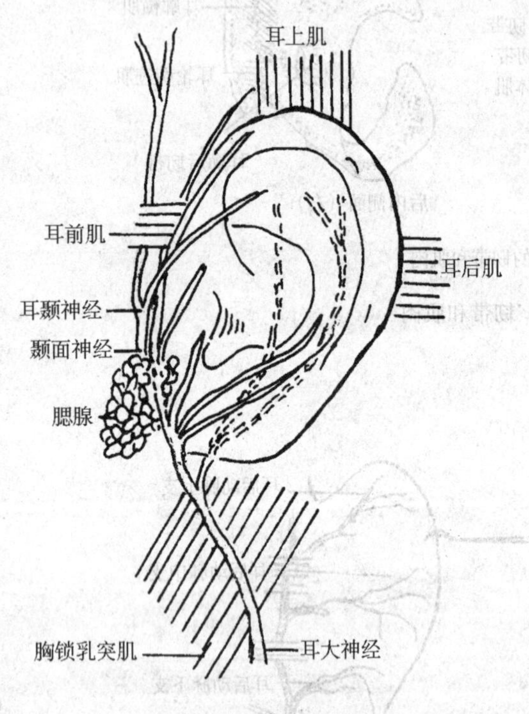

图 6－143 耳廓的神经

枕小神经：发自颈丛，沿胸锁乳突肌后缘向上，发耳前支、耳后支和穿支。耳前支和穿支，分布于耳轮、耳舟的上部，对耳轮上脚和三角窝的一部分。耳后支分布于耳廓后内侧面上 1/3 的皮肤。

耳大神经：发自颈丛，从胸锁乳突肌后缘中点走出，转折向上行于该肌的表面。于耳垂高度发出耳前支和耳后支。耳前支分布于耳垂、耳轮、对耳轮、耳舟的 2/3，对耳屏、耳甲艇、耳甲腔外侧部和三角窝尖部。耳后支分布于耳廓后内侧面的下 2/3 部。

耳颞神经：为三叉神经第 3 支下颌神经的分支，随颞浅动脉伴行，发耳前支分布于耳屏，耳轮脚及耳垂、耳甲和三角窝等处。

迷走神经耳支：发自颈静脉神经节，经颈静脉窝外侧壁，然后进入面神经管中，并入面神经干，出茎乳孔后，离开面神经干，沿耳廓根部，贴乳突骨面上行，发出一些小支，分布于外耳道后壁、下壁及耳廓背侧的皮肤。

面神经耳后神经的耳支：由面神经出茎乳孔后发出耳后神经，沿耳廓根部于后内侧面上行，分为耳支和枕支。耳支除发运动支外，亦发前穿支分布到耳廓前外侧面耳甲腔、耳甲、三角窝等处。

③耳廓的交感神经：耳廓的交感神经来自颈动脉交感丛，该神经丛沿着动脉分布、粗细不等的纤维缠绕管壁（图 6－143）。

（二）外耳道

1. 外耳道的形态　外耳道（**external acoustic meatus**）是由外耳门到鼓膜的管道。其外1/3部为软骨部，内 2/3 部为骨性部。二部相接之处为**外耳道峡**。外耳道大体上前后扁平。由于鼓膜自后外上向前内下方倾斜，故外耳道的下壁和前壁要比上壁和后壁长，外耳道后上壁自外耳门测量为2.5cm。外耳道呈 S 状弯曲，先趋向前内，继转向后内上方，最后向前内下方。临床检查外耳道、鼓膜疾患时，应拉耳廓向后上方。儿童的外耳道较短而平直，检查时应拉耳廓向后下方（图6-137）。

2. 外耳道的层次结构

（1）外耳道皮肤　皮肤薄，含有毛囊、皮脂腺，皮肤与软骨膜和骨膜结合紧密，故外耳道疖肿时疼痛剧烈。软骨部皮肤内有耵聍腺，分泌耵聍，如其干燥凝结成大块可能阻塞外耳道，影响听力。外耳道的皮下组织较少。

（2）外耳道软骨　由弹性软骨所构成，但不成完整的管道，仅于前、下壁有软骨，后、上壁的缺口，代之以纤维的弹性组织。

（3）外耳道骨部　骨部的前壁、下壁和后壁的大部，皆由颞骨鼓部所构成。后上壁由颞骨鳞部所形成。骨壁上被有骨膜。

3. 外耳道的血管、淋巴引流和神经

（1）外耳道的血管　外耳道的动脉来自颞浅动脉的耳前支和由上颌动脉发出的耳深动脉分布。静脉注入颞浅静脉、上颌静脉和翼肌静脉丛。

（2）外耳道淋巴引流　淋巴管注入与耳廓的淋巴管相同

（3）外耳道神经　外耳道的神经来自下颌神经的耳颞神经和迷走神经的耳支。前者支配外耳道的上壁与前壁、后者支配后壁与下壁。

（三）临床提要

1. 耳廓的美学观　美丽的眼睛能引起人们的注意和赞美，而对位于头颅两侧的耳廓，除了明显的畸形外很少引起注意。有关耳廓的美学观，随着时间和地区在不断变化着。在早期文化的艺术品中，耳廓形态常被歪曲或风格化。佛的画像总是大耳朵。在东方民族中，为西方人忌讳的招风耳至今仍被部分人认为是成功、幸福和富裕的象征，我国有人把大耳朵认为是耳大听八方是“福相”。

判断耳廓形态是否正常，是否需要整形，一般从以下几方面考虑：

（1）社会及心理因素　随着社会的开放及西方文化的影响，以前被认为正常甚至有福的轻度招风耳，现在也开始认为是异常而要求整形了。戴眼镜的流行及妇女短发式的增多，使人们对轻度耳廓的变形更为注意，要求耳整形者也增多。

由于心理因素的影响，有些人对耳廓的轻微变异倍加注意，造成很大的精神压力；而有些人对此毫不在意。

（2）耳廓在头颅的位置　正常耳廓位于头颅两侧，其上端与眉上的水平线齐，下端位于经过鼻底的水平线上，两侧对称。耳廓与头颅侧面的夹角约30°，耳甲与耳舟互成直角。从耳后观察，耳甲与颅测壁亦成直角。乳突至耳轮缘的距离约1.8cm。耳廓的长轴与鼻梁并不平行，两者交角为15°。

（3）耳廓本身的大小和形态　耳廓长约6.5cm、宽约3.5cm，耳部过宽一般不影响外形，无需矫正。耳甲深度平均为1.　5cm。在耳廓的不同水平上对耳轮的突出度亦不同，没有所谓的正常形状。任何耳轮的细小变化均不会影响耳廓外形。

（4）耳垂的形态　从对耳屏至耳垂最下端约2cm。耳垂的形态变异较大。耳垂的形状大致可分为6类，其附着于面部皮肤的程度亦不同，从完全游离、部分游离乃至完全粘连。其与面部所成角度的变异也很大。一般认识为只要不影响佩戴耳饰即为正常。

总之，耳廓不但在人群中各异，就是同一人左右也不完全相同。轻度的差异不会引起人们的注意。现有统计资料证实没有标准耳的存在。明显的影响美观的耳廓畸形需手术整形。

2. 耳廓畸形　耳廓发生于第一、二鳃弓，在胚胎第6周时，在第一鳃裂的外侧部分，此二鳃弓呈现6个结节样小突起，逐渐分化结合成耳廓，6个结节中有3个位于下颌弓，3个位于舌骨弓。下颌弓最前面的结节构成耳屏，其余的则退化消失。耳廓的其余部分则由舌骨弓的间质发育而成，耳垂发育最晚。基于发育上的各种变化，耳廓在大小和形态上的变化很大，其中大部分属于正常变异范围，以下是一些明显的畸形，已影响美观。

（1）招风耳　为常见的先天性耳廓畸形，一般认为是由于胚胎期对耳轮形成不全或耳甲软骨过度发育形成的。正常耳廓的耳甲与耳舟成90°角，招风耳者的耳甲与耳舟间的角度增至150°以上，对耳轮上脚扁平。较严重者，其耳甲与耳舟间的角度完全消失（成180°角），对耳轮及其上下脚亦完全消失，整个耳廓与头颅侧面成90°角，极其严重的其耳轮缘亦不卷曲，整个耳廓无卷曲的外形。

（2）大耳症　耳廓过度发育，耳廓比正常人明显大。

（3）小耳　Marx将小耳分为4度：Ⅰ度小于正常耳，形态大致正常；Ⅱ度：耳轮呈纵形发育不全，耳廓外形大致相似；Ⅲ度：耳廓外形与正常无相似之处；Ⅳ：无耳廓。这种畸形常伴有耳道闭锁和中耳畸形，或有颅面、腭、下颌发育异常。

（4）无耳　耳廓完全没有发育，局部没有任何痕迹，极为罕见。

（5）耳廓上部与头皮粘连　正常情况下胚胎第4个月耳廓从后面与头部分离，由于某种原因这种分离不完全。

（6）菜花耳　耳廓受挤压或捻挫等闭合性创伤后，常可导致软骨膜下渗血形成血肿，引起耳软骨缺血坏死。随着血肿机化为结缔组织，纤维结缔组织的增生和收缩，以及软骨的坏死等病理变化，耳廓逐渐增厚而皱缩，表面呈现许多不规则的突起，突起间为深浅不等的皱褶缝隙，类似菜花。各种原因引起的耳软骨感染也可导致此畸形。

（7）杯状耳　杯状耳是一种介于招风耳和小耳之间的先天性畸形，约占各种先天性耳畸形的10%。双侧者较多见，有一定的遗传性。杯状耳主要特征是耳廓卷曲；耳廓前倾，耳舟、三角窝多变窄；耳廓变小，主要是耳廓长度变短，耳廓上部分位置前移；耳廓位置低等。

（8）隐耳　又称埋没耳、袋耳，为耳廓的一种先天性发育畸形。主要为耳廓上半部埋入于颞部头皮的皮下，无明显的耳后沟，如用手指向外牵拉耳廓上部则能露出，但松开后又恢复原形。轻度隐耳仅耳廓上部皮肤短缺，耳轮骨的发育基本上不受影响；重度畸形者，则除皮肤严重短缺外，耳廓上部的软骨也明显发育不良，耳轮部向前卷曲，舟状窝变形，对耳轮亦常屈曲变形等。

（9）耳廓纵裂或横裂　此为第一鳃裂的闭合畸形和第一鳃弓、第二鳃弓融合不全。

（10）猫耳　耳廓似一块头巾遮盖外耳道

（11）耳垂过大、耳垂缺损或粘着、耳垂裂　这是舌骨弓与下颌骨弓构成的耳垂部分融合不全所致。

（12）颊耳畸形　小耳廓向前下方移位，常伴有下颌骨发育不全或低位耳廓

（13）副耳　是比较常见的畸形，常位于耳屏前方上、下，大小不一。副耳是由第一鳃弓发育异常所致，一般有正常耳廓。但如副耳发生在面颊部则常伴有小耳、颊耳畸形或横裂，系第一鳃弓的上颌突与下颌突在连合时发生障碍。

（14）多耳　系一侧出现一个以上的耳廓，偶有副耳彼此簇合成群。

（15）先天性耳前瘘管　为第一、二鳃弓的6个小丘样结节融合不良或第一鳃沟封闭不全形成的盲道。瘘管大多数开口于耳轮脚前，少数开口于耳甲腔。多为单侧性，瘘管深浅不一，长者可伸入外耳道深部或向后达乳突表面，与咽部相通，则成完全性瘘管。管腔内有鳞屑和上皮角化物，偶有白色乳酪样分泌物，内含脱落的角蛋白碎屑。反复感染可形成耳前脓肿。

3. 耳廓外伤　耳廓暴露于头颅两侧，易遭外伤。常见的耳廓外伤有挫伤、切伤、咬伤、撕裂伤、冻伤和烧伤。耳廓外伤如处理不当，易并发感染，发生不同程度的耳廓缺损和畸形，严重者可伴有颞骨骨折和颅脑损伤。

耳廓皮下组织少，血循环差，血肿不易吸收，感染难以控制，因此，对耳廓外伤必须认真对待。耳廓外伤的治疗原则是早期处理血肿、清创缝合和控制感染。如有畸形出现，晚期可手术整形。

二、中耳

中耳（middle ear）包括鼓室、咽鼓管和乳突小房3部分（图6－137）。

（一）鼓室

鼓室（tympanic cavity）是颞骨岩部内形状不规则而具有6个壁的含气小腔，位于鼓膜与内耳外侧壁之间，容积1～2cm³。鼓室内有听小骨、韧带、肌肉和神经。

1. 鼓室的壁

（1）上壁　又称**盖壁**，即颞骨岩部的**鼓室盖**，为分隔鼓室和颅中窝的骨质薄板，中耳疾患可侵犯此壁，是耳源性颅内并发症蔓延途径之一。

（2）下壁　即**颈静脉壁**，分隔鼓室与颈内静脉起始部。

（3）前壁　为**颈动脉壁**，即颈动脉管的后壁，分隔鼓室与颈内动脉。前壁上部为鼓膜张肌半管和咽鼓管的开口。

（4）后壁　为**乳突壁**，上部有乳突窦的开口，鼓室借**乳突窦**向后通入乳突内的**乳突小房**。乳突窦口的内侧壁有**外半规管凸**；乳突窦口的下方有**锥隆起**，内藏镫骨肌。**面神经管**由鼓室内侧壁经锥隆起上方转至后壁内垂直下行，出茎乳孔。在锥隆起后下方有**鼓索**自面神经管穿出，进入鼓室。

（5）内侧壁　为**迷路壁**，是内耳前庭的外侧壁，中部有圆形隆起称**岬**。岬的后上方有一卵圆形小孔称**前庭窗**，有镫骨底及其周边的韧带将窗封闭。岬的后下方有一小孔称**蜗窗**，有第三鼓膜封闭。

（6）外侧壁　大部由**鼓膜**构成，又名**鼓膜壁**。上部则由鼓室上隐窝的侧壁形成（图6－145）。

鼓膜（tympanic membrane）：介于外耳道与鼓室之间，呈椭圆形，周边附于颞骨鼓部和鳞部。居斜位。与外耳道下壁约成40°～50°角。鼓膜由3层结构构成：外层为外耳道皮肤的延续，内层

是鼓室黏膜的延续，中间夹有纤维结缔组织层。活体的鼓膜下部呈银灰色、富有光泽，形似浅漏斗状，凹面向外，其中最内陷的部分称**鼓膜脐**，对锤骨柄的下端，用耳窥镜检查鼓膜时，在鼓膜脐的前下方，可见一反光发亮的三角区，称**光锥**。自鼓膜脐开始，有一条向前上方走行的白线，称**锤纹**，是锤骨柄透过鼓膜于表面所显的映像。锤纹上端向前、向后有**锤骨前、后襞**，将鼓膜分为上方小的松弛部和下方大的紧张部（图6－144）。

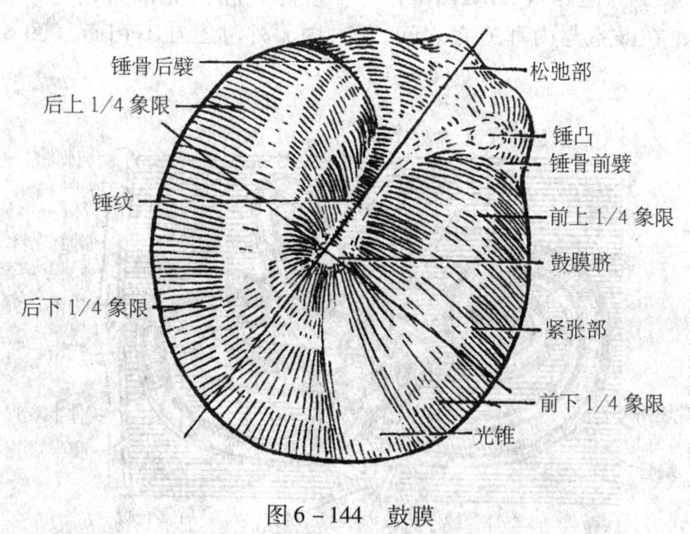

图6－144 鼓膜

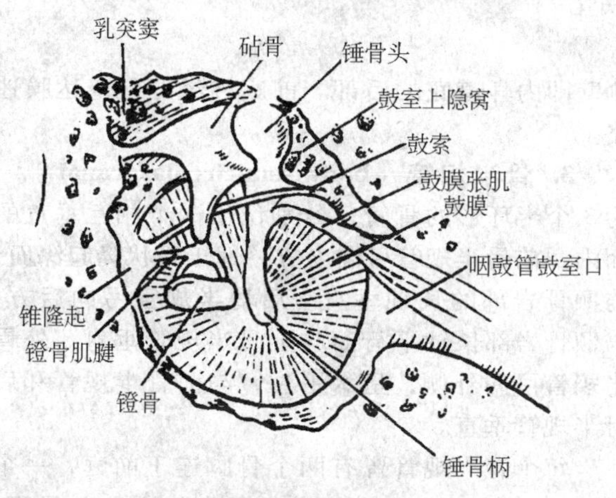

图6－145 鼓室外壁和鼓室上隐窝

2. 听小骨 **听小骨**（**auditory ossicles**）（图6－145） 有3块，即**锤骨**、**砧骨**和**镫骨**。锤骨居外侧，以锤骨柄连接骨膜。镫骨在内侧，以镫骨底和环状韧带封闭前庭窗。砧骨连于锤骨和镫骨之间。3个听小骨借关节相接形成听小骨链，使鼓膜与前庭窗连结起来。当声波振动鼓膜时，3个听小骨成一杠杆串连运动，使镫骨底在前庭窗上来回摆动，将声波的振动传入内耳。

听小骨的运动与鼓室内的鼓膜张肌和镫骨肌的作用相关。**鼓膜张肌**位于鼓膜张肌半管内，止于锤骨柄上端，可调节鼓膜的紧张度和振动幅度。**镫骨肌**位于锥隆起内，止于镫骨，可调节声波对内耳的压力。

（二）咽鼓管

咽鼓管（**pharyngotympanic tube**）为沟通鼓室与鼻咽部的管道，长3.5～4.0cm，可分为**软骨部**和**骨部**，两部相接处为管道的最窄处（图6－137）。骨部为咽鼓管的后外段，占全长的1/3，行向后外上方，开口于鼓室前壁；软骨部为前内段，占全长的2/3，以咽鼓管咽口开口于鼻咽部。咽鼓管咽口和软骨部平时处于关闭状态，当吞咽、哈欠、歌唱时则开放，使空气进入鼓室，以保持鼓膜两侧压力的平衡，维持鼓膜的正常振动。

（三）乳突小房

乳突小房（**mastoid cells**）为颞骨乳突内的许多含气小腔，这些小腔互相连通，向前**乳突窦**与**鼓室**相通。乳突窦是鼓室与乳突小房之间的小腔，向前经乳突窦口通鼓室，向后与乳突小房相通。乳突小房与乳突窦仅以一薄骨板与颅中窝相隔，后内方又与乙状窦及颅后窝毗邻，若乳突小房炎症侵蚀此部骨质时，则可引起颅内感染。

（四）临床提要——急性化脓性中耳炎

急性化脓性中耳炎为细菌或病毒侵入中耳，引起中耳黏膜和黏膜下骨膜组织的化脓性炎症，引起本病的诱因是上呼吸道感染、急性传染病、过敏、外伤、不正确的游泳致污水通过咽鼓管进入中耳、慢性疾病全身抵抗力下降等。病变主要在鼓室，乳突腔、咽鼓管等。其主要症状为耳痛、发热、耳聋、耳鸣、耳漏等，应及早诊治以免形成并发症。

三、内耳

内耳（**internal ear**）又称**迷路**（**labyrinth**），位于颞骨岩部的骨质内，在鼓室与内耳道底之间，由构造复杂的弯曲管腔组成，是听觉和平衡（位）觉感受器的所在部位。内耳可分为**骨迷路**和**膜迷路**两部分。骨迷路由致密骨构成；膜迷路为膜性结构，位于骨迷路内，形状与之相似，小部分附着于骨迷路上，大部分与骨迷路之间形成腔隙，腔内充满外淋巴。膜迷路内含有内淋巴。内、外淋巴互不相通（图6－146）。

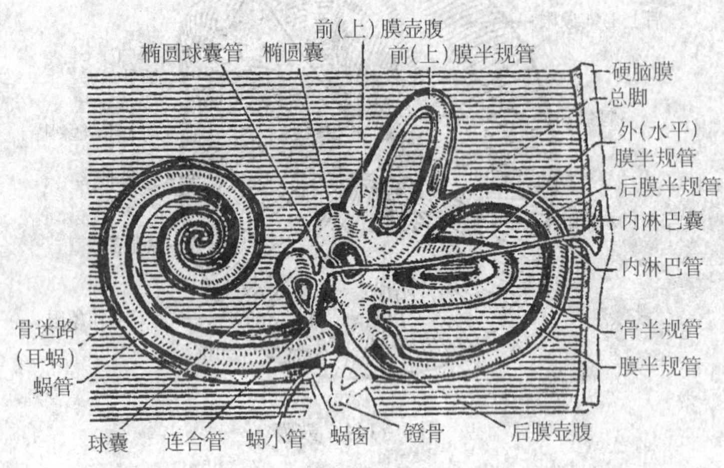

图6－146　内耳

（一）骨迷路

骨迷路（**bony labyrinth**）自前向后分为**耳蜗**、**前庭**和**骨半规管**3部分（图6－147）。

1. 耳蜗（**cochlea**）　形如蜗牛壳，由**蜗螺旋管**环绕呈锥形的**蜗轴**卷曲两圈半构成，位于前庭的前下方。耳蜗的顶端称**蜗顶**，朝向前外。底向后内方为**蜗底**，对向内耳道底。蜗轴为蜗顶和蜗底之间的骨质。居横卧位，剖面呈三角形，由蜗轴伸出一螺旋形的骨板，称**骨螺旋板**，板的基部有**蜗轴螺旋管**，内有**螺旋神经节**，蜗轴内的骨松质内有蜗神经穿过。蜗螺旋管在蜗底处通向前庭，管腔较大，向蜗顶管腔逐渐细小，以盲端终于螺顶，骨螺旋板自蜗轴发出伸入蜗螺旋管内，但不达管的外侧壁，将蜗螺旋管不完全地分为两部。其上部为**前庭阶**，下部为**鼓阶**，两阶的基底段分别通至前庭窗和蜗窗，并充以外淋巴。在蜗螺旋管顶部盲端处，骨螺旋状的末端形成一镰状突起，称螺旋板钩。此钩连接膜螺旋板，与蜗轴之间形成一孔，称为**蜗孔**，前庭阶和鼓阶仅在此处彼此相通（图6－148）。

2. 前庭（**vestibule**）　是骨迷路的中间部分，为一不规则的椭圆形腔，前部有较大的孔通耳蜗，后部有5个小孔通3个半规管。前庭的外侧壁即鼓室的内侧壁，其上有**前庭窗**和**蜗窗**；内侧壁即内耳道底的后部。前庭神经穿此壁达膜迷路。

3. 骨半规管（**bony semicircular canal**）为3个半环形的骨管，分别位于3个相互垂直的面内。**前骨半规管**弓向上方，埋于弓状隆起深面，与颞骨岩部的长轴垂直。**后骨半规管**弓向后方。与颞骨岩部长轴平行而与上骨半规管垂直。**外骨半规管**弓向外侧，呈水平位，与前骨半规管和后骨半规管垂直。

每个骨半规管皆有两个骨脚连于前庭，一个骨脚膨大称**壶腹骨脚**，另一骨脚细小称**单骨脚**。上骨半规管与后骨半规管的单骨脚合并为**总骨脚**，故3个骨半规管有5个骨脚开口于前庭的后上壁。

（二）膜迷路

膜迷路（**membranous labyrinth**）是位于骨迷路内的膜性管和囊，形态基本与骨迷路相似。自前向后可分为**蜗管**、**球囊**、**椭圆囊**和**膜半规管**（图6－147）。

1. 蜗管（**cochlear duct**）　在耳蜗内，起于前庭、终止于蜗顶卷曲两圈半两端均为盲端的管道。可分为3个壁，上壁为**蜗管前庭壁**；外侧壁为**蜗管外壁**。与内淋巴的产生有关。下壁由骨螺旋板和**基底膜**组成。基底膜上有**螺旋器**或称Corti**器**，为听觉感受器。

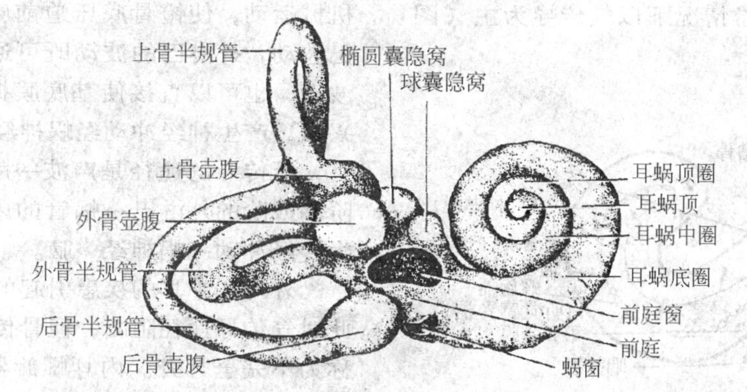

（1）右侧骨迷路前外侧面

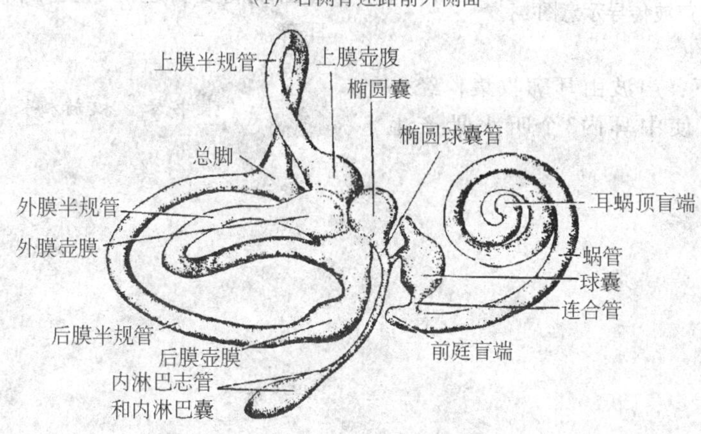

（2）右侧膜迷路前外侧面

图 6－147　骨迷路和膜迷路

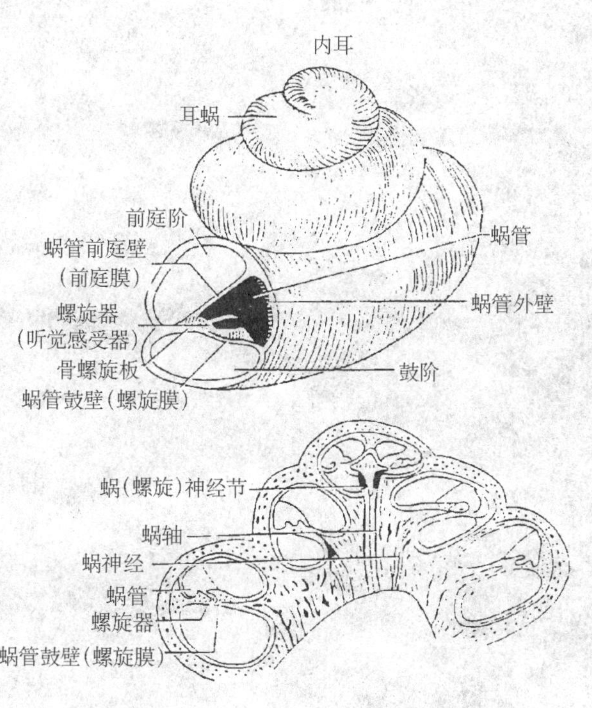

图 6－148　耳蜗和耳蜗切面

2. 球囊（**saccule**）**和椭圆囊**（**utricle**）　位于前庭内，球囊在前下方、椭圆囊在后上方，球囊下端以**连合管**连于蜗管。椭圆囊后壁上有膜半规管的 5 个开口，前壁则以**椭圆球囊管**接球囊，并自此管延伸出内淋巴管和内淋巴囊。球囊和椭圆囊壁上分别有**球囊斑**和**椭圆囊斑**，均为平衡觉感受器，不仅能感受静止时的位置变化，还能感觉直线变速运动时位置变化的刺激。

3. 膜半规管（**semicircular ducts**）　在骨半规管内，形状类似骨半规管，也有 3 个。在骨壶腹内膜半规管相应膨大的部分，称**膜壶腹**，壁上有隆起的**壶腹嵴**，它是平衡觉感受器，能感受旋转变速运动时位置变化的刺激。

（三）内耳道

内耳道（**internal acoustic meatus**）起自内耳门终于内耳道底。内耳道和内耳道底是面神经、前庭神经、蜗神经及迷路血管出入内耳的通道。

（四）声波的传导与耳聋

人的感音过程首先是外耳道的空气振动，通过中耳的机械运动，转换为内耳的淋巴波动，刺激螺旋器产生兴奋，由蜗神经传入中枢神经系，在大脑皮质形成听觉。声波传入内耳的途径有气传导和骨传导。在正常情况下以气传导为主（图6－149）。

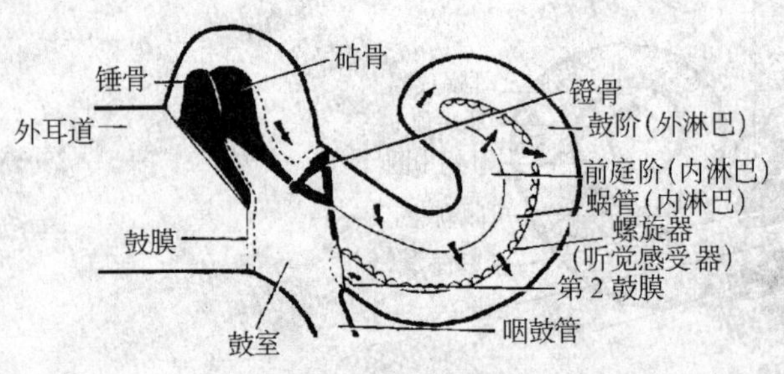

图6－149　声波传导示意图

气传导的途径如下：声波由耳廓收集，经外耳道传入，振动鼓膜，使中耳内3个听小骨产生机械运动，使镫骨底压迫前庭窗，引起前庭外淋巴波动，外淋巴的波动既可通过前庭膜使内淋巴波动，也可以直接使基底膜振动，从而使螺旋器兴奋。产生神经冲动经蜗神经传至听觉中枢。

骨传导的途径是声波→颅骨→骨迷路→前庭阶和鼓阶的外淋巴→蜗管的内淋巴→螺旋器→产生神经冲动→蜗神经→脑。

外耳和中耳的疾患引起的耳聋为传导性耳聋。此时气传导途径阻断，但骨传导可部分予以代偿，称为不完全耳聋。内耳螺旋器、蜗神经和中枢神经出现病变引起的听力下降或消失，称为神经性耳聋。

（张书琴　权赫梅　秦宏智　刘延伟）

第七章 颈部

第一节 概述

颈部（neck）位于头部与胸部和上肢之间，以脊柱颈段做支架，由位于颈部的消化管道、呼吸管道及纵行其两侧的颈部大血管、神经等结构和包裹于上述诸结构周围的筋膜、肌肉、皮下组织及皮肤共同构成。在颈根部，有胸与上肢间往返的大血管。

一、界限

颈部的上界为下颌骨下缘、下颌角、乳突尖、上项线和枕外隆凸的连线，借此线与头部分界；下界为颈静脉切迹、胸锁关节、锁骨上缘、肩峰与第7颈椎棘突的连线，借此线与胸部、上肢和背部分界。

二、分区

颈部通常被分为前、后两部分，即以两侧斜方肌前缘和脊柱颈段前方为界，此界以前的部分称为**固有颈部**，即通常所指的狭义的颈部；此界以后的部分被称为**项部**，通常将其归入脊柱区。颈部（固有颈部，下同）以胸锁乳突肌前、后缘为界，由前向后分为颈前区、胸锁乳突肌区和颈外侧区3部分（图7－1）。

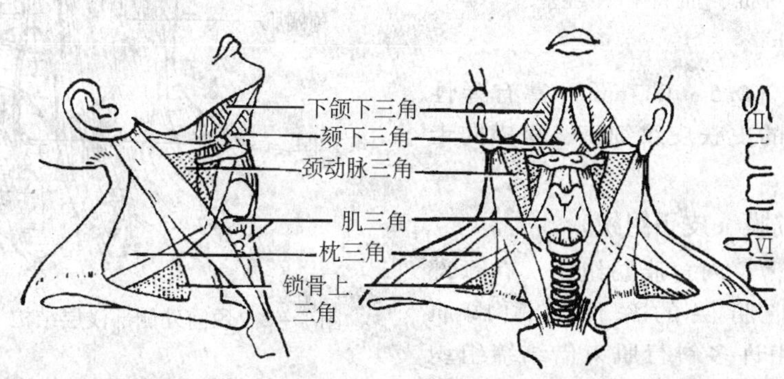

图7－1　颈部分区及体表标志

颈前区又称颈前三角，介于胸锁乳突肌前缘、前正中线和下颌骨下缘之间，此区又被舌骨分为由下颌下三角和颏下三角构成的**舌骨上区**和由颈动脉三角与肌三角构成的**舌骨下区**；**颈外侧区**又称为**颈后三角**，介于胸锁乳突肌后缘、斜方肌前缘与锁骨中1/3上缘之间，此区可分为后上部较大的枕三角和前下部较小的锁骨上三角（又称锁骨上大窝）；**胸锁乳突肌区**即指介于胸锁乳突肌前、后缘之间的区域。

三、体表标志

颈部重要的体表标志有（图7－1）：

1. 舌骨（hyoid bone）　约平第3颈椎高度，舌骨体平颏隆凸。于喉结上方，在口底与颈前皮肤移行处向深部以指尖按压可触及舌骨体，向两侧可触及舌骨大角，是显露舌动脉的标志。

2. 甲状软骨（thyroid cartilage）　约平第4～5颈椎高度，其前上部在舌骨体下方前正中线处向前突出形成**喉结**。甲状软骨上缘平第4颈椎上缘，为颈总动脉分为颈内、外动脉的平面及胸锁乳突肌后缘中点平面。

3. 环状软骨（cricoid cartilage）　约平第6颈椎高度，在前正中线上甲状软骨的下方可触及环状软骨弓，是甲状腺触诊和计数气管环的标志。

喉与气管，咽与食管在该平面高度相互移行。

4. 胸骨上窝（suprasternal fossa） 为位于胸骨颈静脉切迹上方的皮肤凹陷，在此向深部可触及气管颈段下部。

5. 胸锁乳突肌（sternocleidomastoid） 为颈部两侧的重要肌性结构，当颈向一侧倾斜，头向对侧仰伸时，本侧肌前、后缘清晰可见。该肌起始两头之间在胸锁关节的外上方有一皮肤凹陷称锁骨上小窝（lesser supraclavicular fossa）。

6. 锁骨上大窝（greater supraclavicular fossa） 为位于锁骨中1/3上方的皮肤凹陷，于窝底向深部可扪及锁骨下动脉、臂丛和第1肋。

四、颈部主要血管、神经及胸膜顶的体表投影

1. 颈总及颈外动脉的体表投影 自胸锁关节向下颌角至乳突间连线的中点所做的直线，该直线在平甲状软骨上缘以上的部分为颈外动脉的体表投影，以下的部分为颈总动脉的体表投影。

2. 锁骨下动脉的体表投影 自胸锁关节至锁骨下缘中点之间所画的一条凸向上的弧线，线的最高点在锁骨上方约1.2cm处。

3. 锁骨下静脉的体表投影 自胸锁关节至锁骨下缘内、中1/3交点处所做的连线。

4. 颈丛皮支浅出点的体表投影 胸锁乳突肌后缘中点。

5. 臂丛的体表投影 自胸锁乳突肌后缘中、下1/3交点，至锁骨外、中1/3交点稍内侧的连线。

6. 胸膜顶的体表投影 自胸锁关节至锁骨内、中1/3交点所画的一条凸向上的弧线，线的最高点在锁骨上方约2.5cm处。

第二节 颈部的层次结构

一、颈部的浅层结构

颈部的浅层结构包括颈部的皮肤、浅筋膜及分布走行于浅筋膜内的肌、血管和神经。

（一）颈部的皮肤

颈部的皮肤较薄（0.5～0.7mm）富有弹性且移动度较大。颈部的皮肤皮纹细密，呈横向走行。

（二）颈部的浅筋膜（皮下组织）

颈部的浅筋膜较薄，内含脂肪组织。在颈部浅筋膜前外侧部脂肪层的深面有颈阔肌（platysma），该肌是由许多斜行肌束借结缔组织膜相互连接成的菲薄皮肌。该肌肌纤维起自胸大肌和三角肌前部的表层筋膜，向内上方越过锁骨和下颌骨下缘，止于腮腺咬肌筋膜、口角和面部的皮肤。该肌前部肌纤维附于下颌骨下缘，部分肌纤维在颈前正中线的上部左右交织。在颈阔肌的深面走行有颈部的浅静脉、颈丛皮支和面神经颈支（图7－2）。

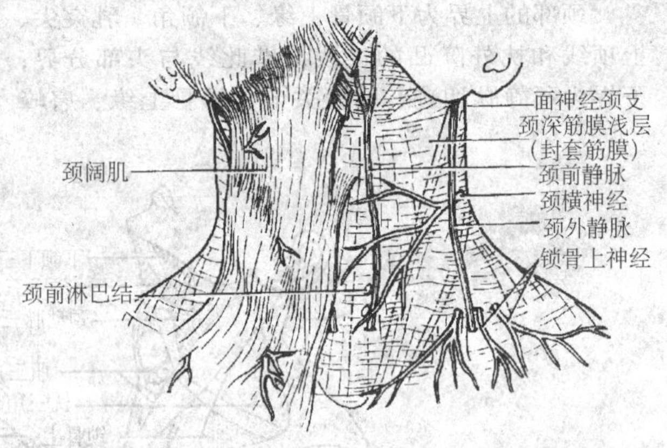

图7－2 颈前外侧部浅层结构（右侧颈阔肌已切除）

1. 颈部浅静脉及淋巴结（图7－2）

（1）**颈前静脉（anterior jugular vein）及颈前浅淋巴结（superficial anterior cervical nodes）** 颈前静脉起自颏下部浅静脉，沿颈前正中线两侧下行，于近胸锁乳突肌下部前缘处穿深筋膜入胸骨上间隙，在间隙内分为外侧和内侧两支。其外侧支行经胸锁乳突肌下部的深面，横行向外侧，汇入颈外静脉的末段；内侧支在胸骨上间隙内与对侧者吻合形成**颈静脉弓（jugular venous arch）**。颈前静脉形态的个体差异很大。

沿颈前静脉常排列有少量颈前浅淋巴结，收纳颈前部浅层结构的淋巴，其输出管沿颈前静脉下行流入颈外侧下深淋巴结或锁骨上淋巴结。

（2）**颈外静脉（lateral jugular vein）及颈外侧浅淋巴结（superficial lateral cervical nodes）** 颈外静脉是颈部最粗的浅静脉，通常由下颌后静脉的后支与耳后静脉在下颌角附近汇合而成。颈外静脉沿胸锁乳突肌浅面下行，越过该肌后缘后，于锁骨中点上方穿深筋膜汇入锁骨下静脉或颈内静脉。由于该静脉位置表浅并缺乏静脉瓣，不能阻止血液逆流，当静脉血回流心脏受阻致腔

静脉压增高时，可导致该静脉怒张，临床上可以判断右心衰竭的程度，并常在此作静脉穿刺。

沿颈外静脉常排列有颈外侧浅淋巴结，收纳颈部浅层结构的淋巴，并汇集枕淋巴结、乳突淋巴结和腮腺淋巴结的输出淋巴管，注入颈外侧深淋巴结。

2. 颈部浅神经

（1）颈丛皮支　由颈丛发出，通常经胸锁乳突肌后缘中点处穿深筋膜浅出至皮下浅层。颈丛皮支有4条神经（图7－2，7－3）。

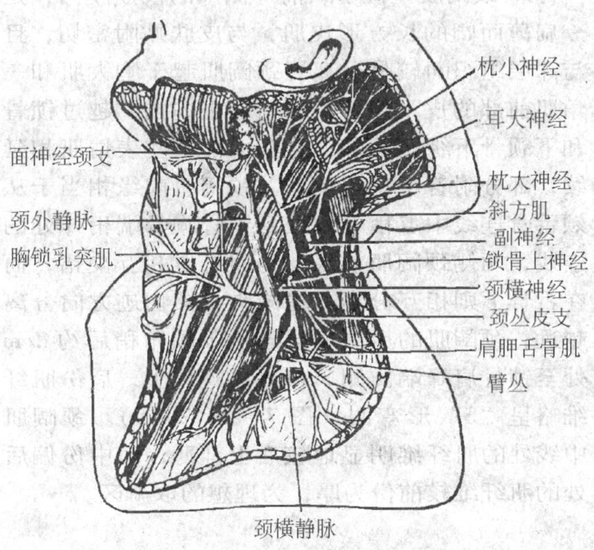

图7－3　颈丛的分支

①**枕小神经（lesser occipital nerve，$C_{2\sim3}$）**：沿胸锁乳突肌后缘行向后上，分支分布于枕部皮肤。

②**耳大神经（greater auricular nerve，$C_{2\sim3}$）**：沿胸锁乳突肌浅面伴颈外静脉上行，分支分布于耳廓及腮腺区域的皮肤。

③**颈横神经（transverse nerve of neck，$C_{3\sim4}$）**：越过胸锁乳突肌中份的浅面，横行向前内侧，穿颈阔肌后分支分布于颈前区皮肤。

④**锁骨上神经（supraclavicular nerves，$C_{3\sim4}$）**：通常分为3支，分别行向内下方、下方和外下方，分支分布于第2肋以上胸部、颈前外侧部和肩部等处皮肤。

（2）**面神经颈支（cervical branch of facial nerve）**　由面神经颅外段在腮腺深面发出，经腮腺下端穿出行向前下方至颈阔肌的深面，分支支配该肌。

二、颈部的筋膜及筋膜间隙

颈部的深筋膜又称**颈筋膜（cervical fascia）**，位于颈部浅层结构的深面，围绕于颈、颈部诸肌及颈部的器官和血管神经束的周围，形成一些筋膜鞘及筋膜间隙。

（一）颈筋膜

颈筋膜各部薄厚不一，分层排布，大体上可分为浅、中、深3层（图7－4）。

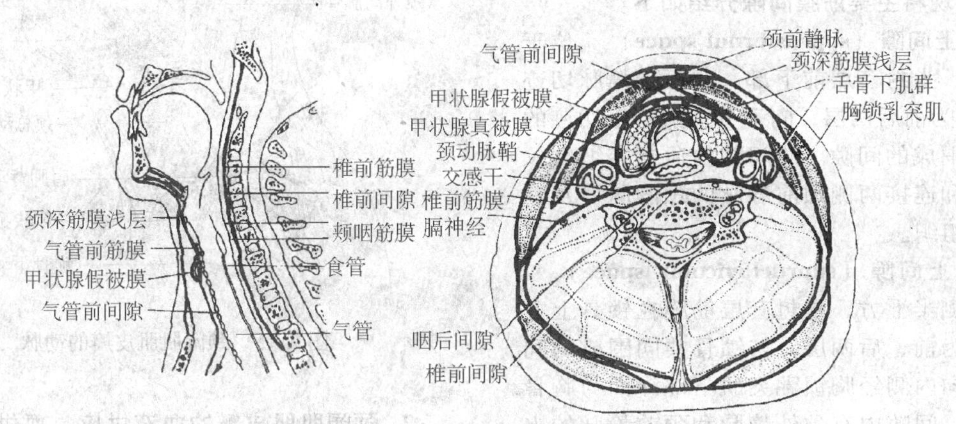

图7－4　颈筋膜及筋膜间隙

1. 颈筋膜浅层　在3层中居最浅面，包绕整个颈部又称**封套层（investing layer）**。该层筋膜上方附于颈部上界各骨面并延入面部腮腺咬肌区附于颧弓和颅底，下方附于颈部下界各骨面，前方于前正中线处左、右侧者相互延续，后方附于项韧带及第7颈椎棘突，对颈项部深层结构形成封套式包裹。此层筋膜在胸锁乳突肌和斜方肌处分为两层，分别包绕二肌形成两个肌鞘；在下颌下三角和腮腺咬肌区分为两层，分别包绕下颌下腺和腮腺形成两个腺鞘。

2. 颈筋膜中层 又称**气管前层**（**pretracheal layer**），位于舌骨下肌群深面与喉和气管之间，其上部附于舌骨和喉，下部向下续于纤维性心包，两侧于胸锁乳突肌深面与该肌肌鞘的深层筋膜相连，整体呈梯形。此筋膜前下部位于气管前方，称为**气管前筋膜**（**pretracheal fascia**）；在甲状腺侧叶处分为两层包裹甲状腺，形成**甲状腺鞘**（**thyroid sheath**）。此筋膜的两侧部在胸锁乳突肌深面包裹颈总动脉、颈内动脉 、颈内静脉和迷走神经，形成**颈动脉鞘**（**carotid sheath**）；筋膜的后上部覆盖咽缩肌和颊肌，称**颊咽筋膜**（**buccopharyngeal fascia**）。由于此层筋膜包绕许多颈部脏器，又称**颈脏筋膜**（**visceral fascia**）。

3. 颈筋膜深层 又称**椎前筋膜**（**prevertebral fascia**）。该层筋膜位于颈深肌群和脊柱颈段的前方，咽、食管和颈动脉鞘的后方，向上附着于颅底、向下与胸内筋膜相互延续，向两侧覆盖于斜角肌、肩胛提肌、臂丛、膈神经、颈交感干和锁骨下血管的前面，并随臂丛和锁骨下血管延入腋腔，包裹神经和血管形成**腋鞘**（**axillary sheath**）或称**颈腋鞘**（**cervicoaxillary sheath**）。

（二）颈筋膜间隙

颈筋膜分层次配布，各层筋膜之间及筋膜与颈部脏器和结构之间常形成一些筋膜间隙，有的筋膜在局部分为两层，也形成了一些筋膜间隙（图7－4）。现将主要筋膜间隙介绍如下。

1. 胸骨上间隙（**suprasternal space**） 位于胸骨柄上方，为封套层前下部。在距颈静脉切迹3～5cm处分为前后两层，向下分别附着于切迹的前、后缘所围成的间隙。此间隙内通常容纳有颈前静脉末段和连接两侧颈前静脉的颈静脉弓及一些疏松结缔组织。

2. 锁骨上间隙（**supraclavicular space**） 位于锁骨内侧半上方，是封套层筋膜在锁骨上方的部分。分为前、后两层，与锁骨共同围成的间隙。此间隙向内侧经胸锁乳突肌下部深面与胸骨上间隙相通，间隙内有颈外静脉和颈前静脉的末段及一些疏松结缔组织。

3. 气管前间隙（**pretracheal space**） 位于气管与气管前筋膜之间，上至甲状软骨水平，下达上纵隔，内有甲状腺下静脉、甲状腺奇静脉丛、甲状腺最下动脉和气管前淋巴结等结构。

4. 咽后间隙（**retropharyngeal space**） 位于椎前筋膜与颊咽筋膜之间，上达颅底，下至后纵隔，两侧与位于咽侧壁与翼肌和腮腺鞘之间的**咽侧间隙**（**lateral pharyngeal space**）相交通。上述两间隙内均有一些疏松结缔组织。

5. 椎前间隙（**prevertebral space**） 位于脊柱颈部与椎前筋膜之间，向上可达颅底，向下可达胸腔后纵隔，向两侧经腋鞘可与腋腔相交通。

三、颈阔肌肌皮瓣和颈外侧皮瓣的应用解剖

（一）颈阔肌肌皮瓣的应用解剖

1. 颈阔肌 位于颈前外侧部的浅筋膜内，是一扁薄而阔的长方形皮肌，与皮肤贴附密切，且与深层组织间较易分离。颈阔肌起于胸大肌和三角肌前部的皮下组织，斜行向上向内，越过锁骨和下颌骨下缘至面部，且和面部某些表情肌相延续，部分附着于口角皮肤。颈阔肌前缘相当于从颏舌骨连线中点稍下方处到锁骨胸骨端稍外处的连线，两侧颈阔肌前缘上份肌纤维相互交错，而在舌骨下则相互分离，越向胸骨锁切迹方向分离越远；颈阔肌的后缘相当于从下颌角稍后约2cm处至锁骨肩峰端内侧3cm处的连线上，后份肌纤维略呈“S”形弯曲（图7－2，7－5）。颈阔肌中线处的肌纤维明显地较后上部薄，而中份偏后处的肌纤维较前份为厚，为理想的取瓣区。

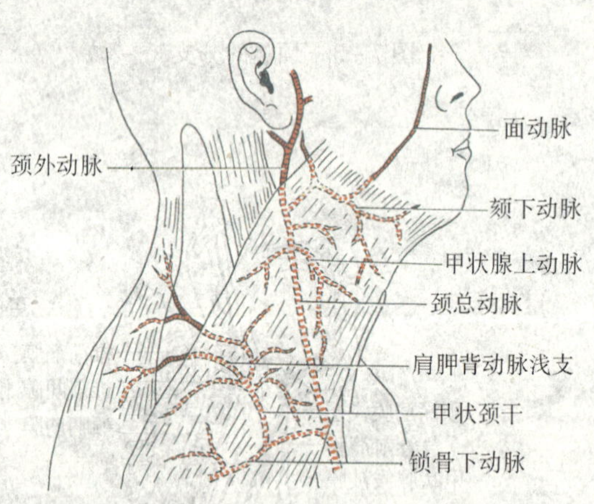

图7－5 颈阔肌肌皮瓣的动脉

2. 颈阔肌肌皮瓣的血液供应 血供丰富，出现率较高的有肩胛背动脉的颈阔肌支、甲状腺上动脉颈阔肌支、面动脉颈阔肌支和颏下动脉（图7－5），另外耳后动脉、肩胛上动脉和枕动脉等也有小分支进入。临床上可用以上的动脉做成蒂形肌皮瓣，上部血管蒂可用颏下动脉，下部血管蒂可用颈横动脉及其肌支。

颈阔肌肌皮瓣区主要通过颈前静脉和颈外静脉回流，另外颏下静脉、面静脉和舌下静脉等也

接受一些细小的静脉注入，因此静脉回流也是多通道的。

3. 颈阔肌肌皮瓣的神经 颈阔肌的运动神经为面神经颈支，肌皮瓣区的感觉神经为颈横神经，在手术时要主要保护好这些神经（图7－2，7－3）。

4. 颈阔肌肌皮瓣的临床应用 颈阔肌肌皮瓣位置表浅，而且其浅面皮肤色泽和面部相似，肌肉菲薄而宽阔，其厚度及弹性与口腔黏膜相近，可供面积大，肌蒂薄而柔软，供区易制备，是修复颊面组织和口腔软组织较理想的供区之一。

（二）颈外侧皮瓣的应用解剖

1. 颈外侧皮瓣的血液供应 颈外侧部后份皮下多已不含有颈阔肌纤维，其浅面皮肤血供主要来自颈横动脉发出的颈浅动脉的皮支，有1～3支不等；回流静脉为各动脉的伴行静脉，以颈横动脉的伴行静脉为主要回流静脉。

2. 颈外侧皮瓣的神经 该部位主要受副神经（图7－3）和C_3、C_4神经的支配。

3. 颈外侧皮瓣的临床应用 临床上可以取颈浅动脉为蒂，设计成单侧或双侧的转移瓣，修复颈前部烧伤后的瘢痕挛缩或颏胸粘连等畸形。

四、临床提要

（一）颏下脂肪袋的美容整形

颏下脂肪袋又称“双下巴”、“重下颏”等，通常是由于颏下皮下脂肪堆积过多引起。在老年患者，可因皮肤松弛而呈皱褶状下垂，在外观上酷似“水牛颈”。

颏下脂肪袋的美容整形，可根据颏下脂肪堆积和皮肤松弛的程度，以颏下正中线为轴，在其两侧画出顶角对立的两个三角形。在局麻下切开皮肤，去除多余的皮下组织和皮肤，将两个三角形皮瓣易位行“Z”成形术。如患者以颏脂肪堆积为主，皮肤松弛不明显，也可做与颈部皮纹平行的梭形切口，尔后行缝合成形术。对单纯颏下脂肪堆积而皮肤较紧张的年轻患者，可考虑行局部脂肪抽吸术。

（二）蹼颈的美容整形

蹼颈为颈部少见的先天畸形，多见于女性，双侧居多，偶见单侧。蹼颈临床表现为出生后，乳突与肩峰间的皮肤和皮下组织呈蹼状皱襞，颈项粗短。蹼颈的美容整形，通常小儿在基础麻醉或氯胺酮分离麻醉下，采用以蹼的游离缘为纵轴的单一或连续的“Z”成形术来完成。

第三节 颈前区

颈前区又称颈前三角（anterior triangle of neck），是由颈前正中线、胸锁乳突肌前缘和下颌骨下缘围成的三角形区域。此区以舌骨为界，分为舌骨上区和舌骨下区两部分。

一、舌骨上区

舌骨上区含有两侧的下颌下三角及其间的颏下三角，以及舌骨上肌群（表7－1）。

表7－1 舌骨上肌群的位置、名称、起止点、作用和神经支配

位置	名称	起点	止点	作用	神经支配
舌骨上区	下颌舌骨肌	下颌骨内面颌舌线	下颌舌骨肌缝、舌骨体	拉舌骨向前上	下颌舌骨肌神经（三叉神经）
	二腹肌{前腹 后腹	二腹肌窝 乳突内侧	前、后腹连于中间腱，并借筋膜连于舌骨体	降下颌骨 上提舌骨	前腹（三叉神经下颌支）后腹（面神经）
	茎突舌骨肌	茎突根部	舌骨体	拉舌骨向后上	面神经
	颏舌骨肌	下颌骨颏棘	舌骨体	上提舌骨	舌下神经 （第1颈神经的纤维）

（一）舌骨上肌群

舌骨上肌群位于舌骨与下颌骨及颅底之间，每侧有4块肌肉（图7－7、7－9，表7－1）

1. 二腹肌（digastric） 位于下颌骨的下

方，有前、后二腹。前腹起自下颌骨的二腹肌窝，斜向后下方；后腹起自乳突的后内侧，斜向前下方；两个肌腹以中间腱相连，中间腱借筋膜形成的滑车连于舌骨。

2. 下颌舌骨肌（mylohyoid） 位于二腹肌前腹的深部，起自下颌骨体的内面，止于舌骨，并与对侧的同名肌会合于正中线，构成口腔底。

3. 茎突舌骨肌（stylohyoid） 起自颞骨茎突，止于舌骨体。该肌与二腹肌后腹伴行。

4. 颏舌骨肌（geniohyoid） 位于下颌舌骨肌的深面，中线两侧。起自下颌骨颏棘，止于舌骨体。

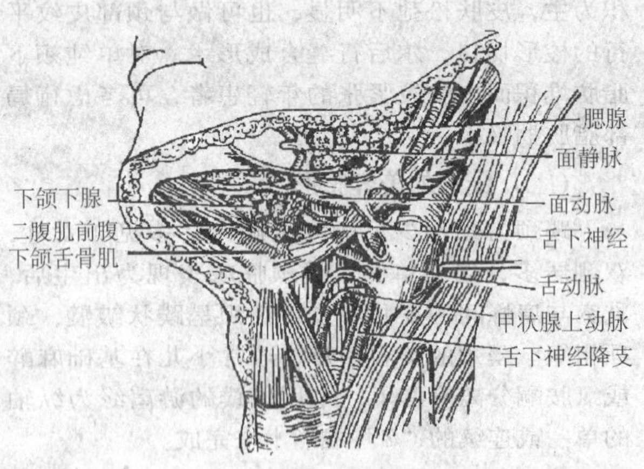

图7-6 下颌下三角

下颌下腺（submandibular gland） 位于下颌下三角内，被下颌下腺鞘包裹，其大部分位于下颌舌骨肌浅面，小部分绕肌的后缘至其深面，其腺的导管在肌的深面前行，开口于口底黏膜的舌下阜。

下颌下腺浅面为皮肤、浅筋膜、颈阔肌和颈筋膜浅层所覆盖，面静脉紧贴腺实质浅面向后下方走行。**面动脉（facial artery）** 经二腹肌后腹的深面进入三角，经腺体深面至咬肌止点前缘处绕过下颌体下缘到面部。**舌下神经（hypoglossal nerve）** 在下颌下腺的内下方前行于舌骨舌肌的浅面。**舌动脉（lingual artery）** 及伴行静脉，在舌骨大角与舌下神经之间前行进入舌骨舌肌的深面。在下颌下腺内上方，**舌神经（lingual nerve）** 经下颌骨内面与舌骨舌肌之间前行入舌。**下颌下神经节（submandibular ganglion）** 位于舌神经与下颌下腺之间，借神经支向上连于舌神经，向下发支到下颌下腺。此外，在下颌下腺鞘内腺体的周围，还分布有下颌下淋巴结，此群淋巴结收集颏下淋巴结与面、颊、上唇、下唇外侧、舌及上、下颌牙齿等处的淋巴（图7-6，7-7）。

舌骨上肌群的作用主要是上提舌骨，协助吞咽；舌骨固定时，能拉下颌骨向下（表7-1）。

（二）下颌下三角

下颌下三角（submandibular triangle） 为下颌骨下缘与二腹肌前、后腹围成的三角形区域。三角的顶由颈筋膜浅层构成，其浅面有皮肤、浅筋膜、颈阔肌等结构；底由前向后依次由下颌舌骨肌、舌骨舌肌和咽中缩肌及其筋膜构成。下颌下三角内主要容纳有下颌下腺及其周围的血管、神经和淋巴结等结构（图7-6，7-7）。

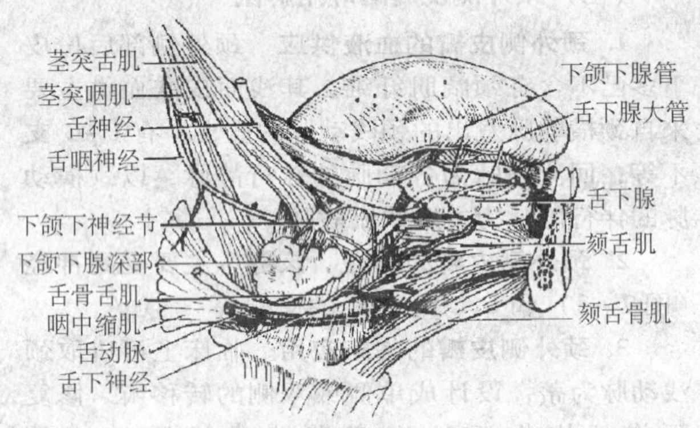

图7-7 下颌下三角的内容（颌骨右半和部分下颌下腺已切除）

（三）颏下三角

颏下三角（submental triangle） 为两侧二腹肌前腹与舌骨体围成的三角形区域。三角的顶由颈筋膜浅层构成，浅面有皮肤、浅筋膜、颈阔肌等被覆；底由下颌舌骨肌及其筋膜构成。三角内容纳有颏下淋巴结，收纳下唇、颏部、口底、舌尖及下颌切牙的淋巴。

二、舌骨下区

舌骨下区由两侧的颈动脉三角和肌三角共同构成。

（一）颈动脉三角

颈动脉三角（carotid triangle） 是由胸锁乳突肌上份的前缘、肩胛舌骨肌的上腹和二腹肌的后腹共同围成的三角形区域。三角的顶由颈筋膜浅层构成，其浅面有皮肤、浅筋膜、颈阔肌及颈横神经等结构。三角的底为椎前筋膜，内侧为咽侧壁及其筋膜。

颈动脉三角内主要容纳有颈内静脉及其部分

属支的末段、颈总动脉及其部分分支的起始段、舌下神经、迷走神经和颈深淋巴结等结构（图7-8）。

1. 颈内静脉（internal jugular vein） 大部分为胸锁乳突肌前缘所掩盖，小部分在三角内显现，位于颈总动脉的前外侧。在三角内由上向下依次有面总静脉、舌静脉和甲状腺上静脉汇入，甲状腺中静脉汇入点较低，通常为胸锁乳突肌所掩盖。

2. 颈总动脉（common carotid artery） 位于颈内静脉的后内侧，平甲状软骨上缘处分为颈内、外动脉。颈总动脉末端和颈内动脉起始部膨大，称**颈动脉窦（carotid sinus）**，窦壁内有压力感受器。在颈总动脉分叉处后上方血管外膜下，有一扁椭圆形的**颈动脉小球（carotid glomus）**，为血液化学感受器。在三角内，颈外动脉自前壁由上而下依次发出面动脉、舌动脉和甲状腺上动脉；自后壁发出枕动脉和耳后动脉；自内侧壁发出咽升动脉。

3. 舌下神经（hypoglossal nerve） 从二腹肌后腹中份深面进入该三角，向前下弓形绕过颈内、外动脉的浅面，经二腹肌后腹前端深面离开该三角进入下颌下三角。舌下神经弓形部向下发出颈袢上根，在颈总动脉表面下降与来自颈丛的颈袢下根吻合成颈袢（图7-8）。

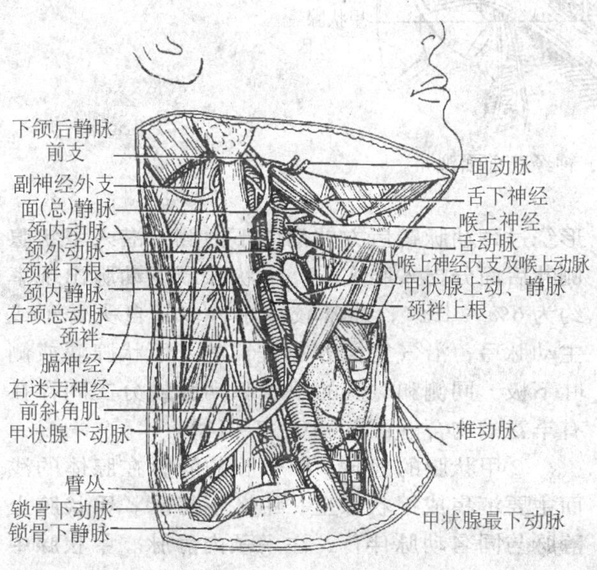

图7-8　颈前外侧部深层结构

4. 迷走神经（vagus nerve） 位于颈动脉鞘内，伴行于颈内静脉与颈内动脉和颈总动脉之间的后方。该神经在该三角内的分支有喉上神经的喉内支和喉外支，前者穿甲状舌骨膜入喉，司声门裂以上的喉黏膜感觉；后者向前下与甲状腺上动脉伴行，至甲状腺侧叶上极的上方1cm处与动脉分开，至环甲肌，司其运动。

（二）肌三角

肌三角（muscular triangle）是由前正中线、肩胛舌骨肌上腹和胸锁乳突肌前缘共同围成的三角形区域。三角的顶由颈筋膜浅层构成，其浅面有皮肤、浅筋膜、颈前静脉等结构；底由椎前筋膜构成。

肌三角内容纳有舌骨下肌群、气管前筋膜、甲状腺及其血管、气管颈部、食管颈部等器官和结构。

1. 舌骨下肌群（infrahyoid muscles） 为位于胸骨与舌骨之间，颈前正中线两侧，喉与气管和甲状腺的前外方的4对条带状扁肌，共同参与肌三角顶的构成。此群肌分浅、深两层配布（图7-9，表7-2）。

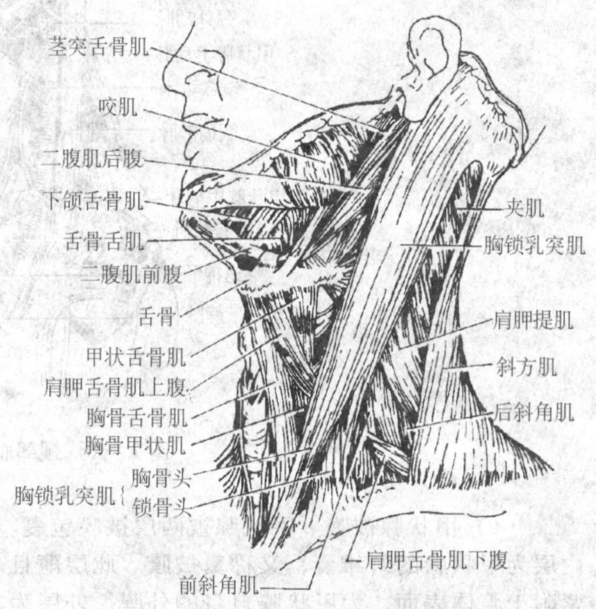

图7-9　颈肌

（1）**胸骨舌骨肌（sternohyoid muscle）** 位于浅层前正中线两侧，起始于胸骨柄的后面及锁骨内侧端的后面，止于舌骨体。

（2）**肩胛舌骨肌（omohyoid muscle）** 位于浅层，是扁带状的二腹肌，其上腹位于胸骨舌骨肌的外侧，止于舌骨体的外侧半；上腹借中间腱与下腹相连；下腹向后外侧，经胸锁乳突肌下部深面，起于肩胛骨上缘及肩胛横韧带。

（3）**胸骨甲状肌和甲状舌骨肌（sternothyroid and thyrohyoid muscles）** 位于深层。前者起始

于胸骨柄后面，经胸骨舌骨肌深面向上止于甲状软骨的斜线；后者起于斜线，止于舌骨体外侧部。

舌骨下肌群与舌骨上肌群（下颌舌骨肌、二腹肌等）配合，有固定舌骨和喉，使之上、下移动，配合吞咽和发声等作用。

2. 甲状腺（thyroid gland） 为体内重要的内分泌腺，一般分为左、右两侧叶及连结于侧叶之间的峡。有些峡部可向上延伸一锥状叶，向上可达甲状软骨。甲状腺位于喉和气管颈部的前外侧，侧叶平对第5~7颈椎高，侧叶上极平甲状软骨中点，下极平第6气管软骨。峡部位于2~4气管软骨的前方（图7-10）。

表7-2 舌骨下肌群的位置、名称、起止点、作用和神经支配

位置		名称	起点	止点	作用	神经支配
舌骨下区	浅层	胸骨舌骨肌	胸骨柄及锁骨内侧端后面	舌骨体内侧半	下拉舌骨	颈袢（$C_{1\sim3}$）
		肩胛舌骨肌	肩胛骨上缘肩胛横韧带	舌骨体外侧半	下拉舌骨	颈袢（$C_{1\sim3}$）
	深层	胸骨甲状肌	胸骨柄、第1肋后面	甲状软骨板斜线	下拉甲状软骨	颈袢（$C_{1\sim3}$）
		甲状舌骨肌	甲状软骨板斜线	舌骨体与大角交界处	下拉舌骨	舌下神经（第1颈神经的纤维）

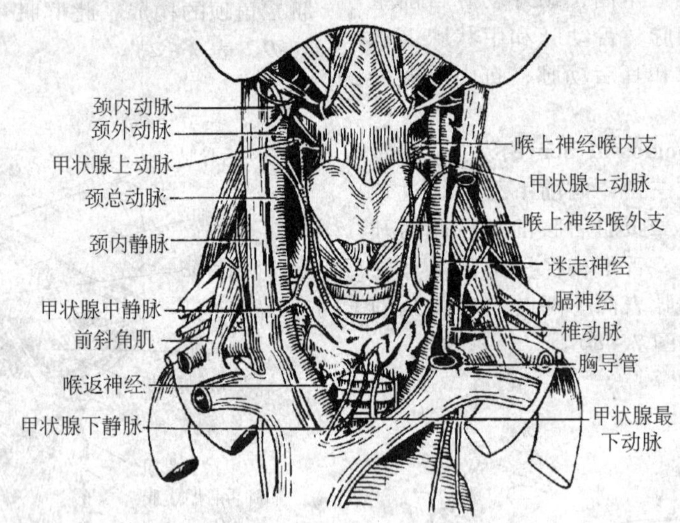

图7-10 颈部血管、神经（前面观）

（1）甲状腺被膜 甲状腺被两层被膜包裹。内层为甲状腺的**纤维囊**，又称**真被膜**。此层薄且紧附于腺体表面，为甲状腺自身的外膜。外层为**甲状腺鞘**，由气管前筋膜包裹甲状腺形成，又称**假被膜**。在甲状腺两侧叶的内侧部和峡的后面，假被膜增厚并将甲状腺连于喉软骨和上位气管软骨上，形成**甲状腺悬韧带**。因此，甲状腺可随喉的活动而上、下移动。

（2）甲状腺的血管

①甲状腺的动脉（图7-11）：**甲状腺上动脉（superior thyroid artery）**起自颈外动脉起始部，沿颈总动脉和喉之间向前下走行，于甲状腺侧叶上极分为前、后两支入甲状腺前、后面。**甲状腺下动脉（inferior thyroid artery）**起自锁骨下动脉的甲状颈干，发出后上行至第6颈椎平面呈弓形绕过颈动脉鞘后方转而向下内侧，潜入甲状腺侧叶后面分支入腺实质。甲状腺最下动脉出现率约为6%~13%，通常较细小，多起自头臂干或主动脉弓，沿气管前方上升，进入甲状腺峡或侧叶下极。同侧和对侧的甲状腺动脉的分支间存在有丰富的吻合（图7-10，7-11）。

②甲状腺的静脉：甲状腺的静脉在腺体的浅面主要汇集成甲状腺上、中、下静脉。**甲状腺上静脉**与同名动脉伴行，注入颈内静脉。**甲状腺中静脉**向外侧越过颈总动脉前方，汇入颈内静脉。**甲状腺下静脉**向下汇入头臂静脉，或在峡部下方、气管前方形成**甲状腺奇静脉丛**转而注入头臂静脉（图7-10）。

（3）甲状腺的神经

①交感神经纤维：来自颈上和颈中交感神经

节，纤维在甲状腺上、下动脉周围形成神经丛，随血管进入腺体，这些纤维主要是调节血管收缩的。有些纤维虽然终止于滤泡的周围和滤泡细胞，但它们可能并不直接调节腺体分泌，一般认为只是通过调节血液供应间接地影响分泌。②副交感神经纤维：来自迷走神经，经喉返神经及喉上神经入腺体，腺内神经反复分支在滤泡周围形成网状结构。

（4）喉上神经和喉返神经与甲状腺动脉的关系（图7－10） 喉上神经的喉外支在至环甲肌前伴行于甲状腺上动脉的后内侧，两者在甲状腺侧叶上极的上方1cm处分开，喉外支转向内侧走行至环甲肌，支配该肌。行甲状腺手术需结扎甲状腺上动脉时，应尽量靠近甲状腺侧叶的上极进行，以免损伤喉上神经喉外支。

喉返神经与甲状腺、甲状腺下动脉的关系在甲状腺外科上最为重要。右侧者在锁骨下动脉前方水平自迷走神经出发，然后向下、向后钩绕此动脉向内上斜行，至侧叶的后面；左侧者自主动脉弓水平出发，绕过此弓的下面及后方而向上行于侧叶的后面。两侧喉返神经通常均位于食管气管间沟中。但也常有变异，可居于沟的外侧，尤以右喉返神经，有时可远离气管1cm，喉返神经至甲状腺侧叶后方时与甲状腺下动脉交叉，神经由动脉的浅面、深面或在两分支之间经过。在此水平用血管钳止血，常有伤及神经的可能。

3. 甲状旁腺（parathyroid gland） 为两对扁圆形小体，直径6～8mm，呈棕黄或淡粉色，通常位于甲状腺侧叶后面真、假被膜之间的结缔组织中。一般情况下，上、下甲状旁腺分别位于甲状腺侧叶后面的上、中1/3和下1/3部。

4. 气管颈部 位于颈部正中，其上端于第6颈椎下缘高度与环状软骨相连接，于胸骨颈静脉切迹水平与气管胸部相延续，长约6.5cm，由6～8个气管软骨环相互连结组成。

气管颈部的前面有胸骨舌骨肌覆盖，甲状腺峡横过2～4气管环的前方。其下部前方有甲状腺下静脉、甲状腺奇静脉丛，有时有甲状腺最下动脉经过。在小儿因胸腺、头臂静脉和主动脉弓等结构位置较高，也可达气管颈部下段的前方，在小儿行低位气管切开术时应注意避免损伤上述结构。

气管颈部周围有疏松结缔组织，因此气管颈部有一定的移动度，当头转向一侧时气管颈部也随之移位。正常情况下气管颈部上段距体表较近而下段位置较深，距表皮约4cm，故常规气管切开时应保持正中头位并尽量后仰，以使气管接近体表便于操作。

5. 食管颈部 位于气管颈部的后方与椎前筋膜之间，于第6颈椎下缘水平与咽相接，于颈静脉切迹水平续于食管胸部。食管颈部位置略偏左侧。

食管颈部的前方贴邻气管颈部，二者之间两侧的气管食管间沟内有喉返神经上行（图7－10）。食管后面贴邻椎前筋膜，隔筋膜与脊柱颈段和颈长肌相邻。食管颈部的两侧与甲状腺侧叶、颈动脉鞘及其包裹的颈内静脉、颈总动脉和迷走神经相邻。

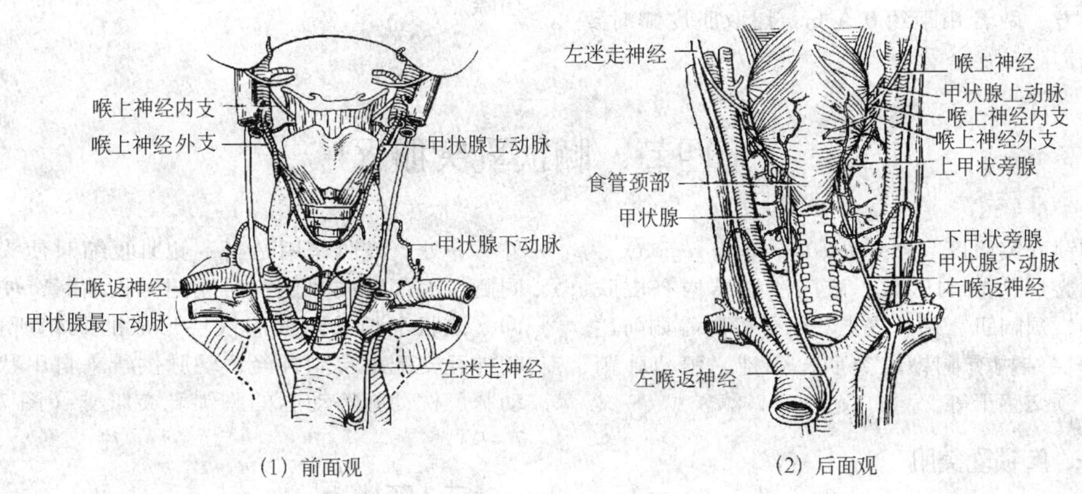

图7－11 甲状腺的动脉和神经

气管颈部和食管颈部的动脉供给均来自甲状腺下动脉的分支，静脉回流也主要经由甲状腺下静脉，淋巴回流则主要注入气管旁淋巴结，其输出管汇入支气管纵隔干。

三、舌骨下肌群肌皮瓣的应用解剖

舌骨下肌群肌皮瓣包括舌骨下的 4 对肌群，即颈前正中区浅面的胸骨舌骨肌，深面的胸骨甲状肌和甲状舌骨肌，以及稍外侧的肩胛舌骨肌的上腹。因这 4 块肌肉均属于带状的扁薄肌，又称带状肌，故该肌肌皮瓣又称带状肌肌皮瓣。

1. 舌骨下肌群肌皮瓣的血液供应 主要是甲状腺上动脉，该动脉在舌骨大角尖或其稍上方的部位，起于颈外动脉起始处或颈总动脉末端的前壁上，呈弓形向前下方至甲状腺上极，沿途发出许多分支分布于舌骨下肌群及其附近的皮肤，其皮肤分布范围上至舌骨平面，下至胸骨柄上缘（图 7－10，7－11）。

甲状腺及舌骨下肌群等部位的小静脉汇合后在甲状腺上动脉浅面形成甲状腺上静脉，与同名动脉伴行后分为 2 支：一支直接汇入颈内静脉，另一支可与面总静脉汇合后在较高的平面汇入颈内静脉。

2. 舌骨下肌群的运动神经 来自第 1、2、3 颈神经前支形成的颈袢（图 7－8），自舌下神经分出的颈袢上根，为来自第 1 颈神经前支的纤维，沿着颈内动脉、颈总动脉下降，支配肩胛舌骨肌上腹和胸骨甲状肌；由颈丛的第 2、3 颈神经前支纤维组成的颈袢下根，在颈内静脉内侧下行，并在颈内静脉的后内侧或前外侧与上根联合，并向下分支分布至肩胛舌骨肌的下腹、胸骨甲状肌和胸骨舌骨肌的下部。神经主干行于甲状腺上动脉干的后方，两者相距约 0.5cm，切取肌皮瓣时要注意保护。

3. 舌骨下肌群肌皮瓣的临床应用 舌骨下肌群肌皮瓣的血管蒂较长，血供丰富，可保存舌骨下肌群的运动神经，而且肤色、厚度与口腔、颌面部相似且距离较近，转移后能保证肌皮瓣的存活及适量的运动功能，是修复口腔内和面颊下份等部位缺损的理想供区之一，而且对吞咽和语言功能的恢复十分有利。

四、临床提要——甲状腺舌管囊肿和甲状舌管瘘

甲状腺舌管囊肿是一种与甲状腺发育有关的的先天性畸形。胎儿发育过程中，甲状腺是由口底向颈部伸展的甲状腺舌管的下端发生的，以后甲状腺舌管自行退化闭锁，其上端残留为舌根部的盲孔。如果甲状腺舌管退化不全，即可在颈前正中线上形成先天性甲状腺舌管囊肿，囊肿有时因发生感染而破溃或被切开，就成为甲状舌骨瘘。

本病多见于青少年及儿童，亦可见于成年人。甲状舌骨囊肿多表现为颈前区中部及颏下无痛性肿块，边界清楚，表面光滑，大小不等，生长缓慢，质地软，有波动感，无压痛，基底部有条索状粘连，可随吞咽动作或伸舌、缩舌运动而上、下活动。囊肿可多年不发生变化和不引起症状，但如继发感染，局部即出现红、肿、热、痛，并可有全身感染症状。感染性囊肿破溃后，形成时溃时闭、经久不愈的瘘管。

治疗应采用手术治疗。为了彻底切除囊壁或瘘道，应切除一段舌骨，并向上分离至舌根部，才能将囊肿或瘘管完全切除，否则容易复发。并发急性化脓性感染者，应先控制感染，再行手术切除。

第四节 胸锁乳突肌区

胸锁乳突肌区（sternocledomastoid region）为胸锁乳突肌所在的区域。该区浅层结构有皮肤、浅筋膜、颈阔肌、颈丛皮支、颈外静脉等如前述。该区深层结构有胸锁乳突肌、颈袢、颈动脉鞘、颈丛、颈交感干等。

一、胸锁乳突肌

胸锁乳突肌（sternocledomastoid muscle）为一对位于颈部前外侧较粗大的肌肉，该肌分别以锁骨头和胸骨头起始于锁骨内侧部上缘和胸骨柄，两头汇合后向后上方，止于乳突外侧面和上项线外 1/3 处，该肌作用是当一侧肌收缩时使头屈向同侧，面部转向对侧；两侧同时收缩时，使头后仰。该肌全长被颈筋膜浅层形成的肌鞘所包裹，其神经支配来自副神经，动脉供给来自甲状腺上动脉、枕动脉等动脉的胸锁乳突肌支（图 7－3，7－9）。

二、颈袢

颈袢（ansa cervicalis）为位于颈动脉鞘浅面的神经袢。该神经袢分别由舌下神经发出的颈袢上根（C_1）和由颈丛发出的颈袢下根（$C_{2,3}$）在

平环状软骨弓水平颈动脉鞘浅面吻合成。该袢发支支配舌骨下肌群（图7－8）。

三、颈动脉鞘

颈动脉鞘（carotid sheath） 纵行于胸锁乳突肌深面，由颈筋膜中层包裹颈总动脉、颈内动脉、颈内静脉和迷走神经构成。在颈动脉鞘内，颈总动脉和颈内动脉位于后内侧，颈内静脉位于前外侧，迷走神经位于动、静脉之间的后方。

颈动脉鞘的浅面与胸锁乳突肌、肩胛舌骨肌和颈袢贴邻，鞘的后方隔椎前筋膜与颈交感干和椎前肌相邻，鞘的内侧邻咽和食管、喉和气管及甲状腺等结构（图7－4，7－8，7－11）。

四、颈外侧深淋巴结

颈外侧深淋巴结（deep lateral cervical lymph nodes） 位于胸乳突肌的深面，沿颈内静脉排列，上自颅底下至颈根部，以肩胛舌骨肌与颈内静脉相交处为界，将其分为颈外侧上深淋巴结和颈外侧下深淋巴结，各淋巴结间借淋巴管相连。

颈外侧上深淋巴结（superior deep lateral cervical lymph nodes） 位于颈内静脉上段周围，接受颈外浅淋巴结，腮腺、颏下、下颌下淋巴结群的输出管，以及咽、喉、气管和食管颈段、甲状腺上部等处淋巴管，其输出管注入颈外侧下深淋巴结或颈淋巴干。

颈外侧下深淋巴结（inferior deep lateral cervical lymph nodes） 位于颈内静脉下段的周围，并且一部分沿锁骨下动脉和臂丛排列，称为**锁骨上淋巴结（supraclvicular lymph nodes）**。胃癌或食管癌的癌细胞，可转移至锁骨上淋巴结。

颈外侧下深淋巴结直接或间接受头颈部、胸壁上部和乳腺上部的淋巴管，其输出管汇合成颈干，左侧的注入胸导管，右侧的注入右淋巴导管（图7－11）。

五、颈交感干

颈交感干（cervical sympathetic trunk） 位于脊柱颈部两侧，椎前筋膜的后方或位于筋膜鞘内及筋膜的前方。颈交感干由3对颈交感神经节及节间支共同构成。颈上神经节最大，呈梭形，长约2～3cm，位于第2～3颈椎横突的前方。颈中神经节较小且不恒定出现，通常位于第6颈椎横突前方。颈下神经节多与第1胸节融合为颈胸（星状神经）节，位于第1肋颈的前方。

颈部交感干神经节发出的节后神经纤维分布如下：颈上、中、下神经节发出心支下行到胸腔参与心丛的构成；经灰交通支加入颈神经，随颈丛和臂丛分支分布；由节发出分支至附近的动脉，形成颈内动脉丛、颈外动脉丛和锁骨下动脉丛，随动脉的分支分布至头颈部、上肢的血管、腺体和平滑肌。

六、胸锁乳突肌肌皮瓣的应用解剖

1. 胸锁乳突肌 斜位于颈部两侧，大部分为颈阔肌所覆盖，是一对强有力的肌，于体表可见其轮廓。该肌以两个头分别起自胸骨柄前面和锁骨的胸骨端，两头汇合后斜向后上方，止于颞骨乳突和枕部上项线的外侧部。胸骨头起始部多为腱性，一般在胸骨柄和锁骨内侧端上缘处移行为肌性；锁骨头为肌性，可带锁骨做成骨肌皮瓣。在该肌中、下部两头易于分开，其分离长度在成人约7.5cm左右，因而有利于做成单头肌瓣应用。

2. 胸锁乳突肌的血液供应 胸锁乳突肌的血液供应是多源性的，出现率较高的是枕动脉、甲状腺上动脉和颈外动脉，另外肩胛上动脉、耳后动脉和颈横动脉等也有分支进入该肌，这些血管在肌肉内互相吻合，并形成真皮血管网（图7－12）。胸锁乳突肌各支动脉均有1～2支伴行静脉，这些静脉多比相应的动脉要细，分别汇入附近的静脉，如颈外静脉、甲状腺上静脉和颈内静脉等。由于静脉细小，故取肌皮瓣时可考虑将颈外静脉包含在皮瓣内。

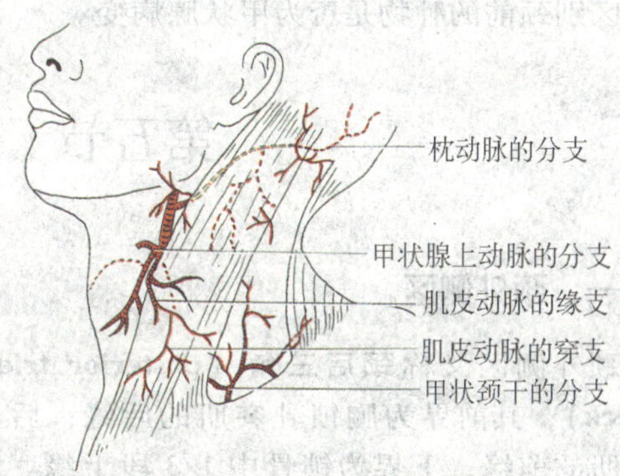

图7－12　胸锁乳突肌肌皮瓣的动脉

3. 胸锁乳突肌肌皮瓣的神经 其运动神经主要来自副神经的外支，其先在颈内静脉前外侧下降，继而转向后下方穿入胸锁乳突肌，主干自胸锁乳突肌后缘中点附近潜出，继续向外下行进入斜方肌深面，分支支配此二肌。另外也有来自颈丛的分支，如颈前皮神经和锁骨上皮神经，但这些神经以感觉为主，切取肌皮瓣时要注意这些神经的解剖关系。

4. 胸锁乳突肌肌皮瓣的临床应用

（1）胸锁乳突肌肌皮瓣宽约6～7cm，长度20～24cm，血管蒂来自枕动脉分支，中下部还有甲状脉上动脉、颈横动脉等的分支，血供丰富。

（2）该肌皮瓣位置表浅，与口腔、颌面部较近，取材简便，操作容易，是修复口腔底、舌、下颌骨及颌面部缺损的常用供区之一。

七、临床提要

（一）先天性肌性斜颈的美容整形

先天性肌性斜颈（congenital myogenic torticollis）又称原发性斜颈，主要是由产伤等原因引起的胸锁乳突肌挛缩所致。主要表现为头颅向患侧倾斜，颏部向健侧上移，头面部向健侧仰伸，患侧肩较正常偏高。斜颈较重或早期非手术治疗无效者可采用手术治疗。

手术常采用肌腱切断术，即在病人患侧锁骨上缘做横行切口，切开并分离皮肤、皮下组织、颈阔肌等，分离、找出并切断胸锁乳突肌的锁骨头和胸骨头，严重者可在乳突部再做切口，将该肌的乳突头切断，甚至可切除一部分肌肉，使头部在无张力情况下转至正中。术中应避免损伤局部的重要神经、血管和淋巴。

（二）甲状腺与临床

（1）做吞咽动作时，甲状腺随着喉结、甲状软骨上、下移动，临床上常用此种物理检查的方法来区别颈前的肿物是否为甲状腺病变。

（2）甲状腺肿大后，可压迫其相邻器官。如压迫气管时可出现呼吸困难；压迫食管时可出现吞咽困难；推挤颈总动脉使之向外移位。甲状腺恶性肿瘤或炎症，除了容易引起上述压迫症状外，还可累及其他毗邻器官，如累及喉返神经时可出现发声嘶哑；累及颈交感神经时可出现Horner综合征。

（3）甲状腺上动脉的后支与喉上神经的外支相接近，因而在结扎此动脉的后支时，如不注意，即有将喉上神经同时结扎的可能，而引起声音嘶哑。

（4）甲状腺最下动脉细小，向上经气管前面至甲状腺峡部。在行低位气管切开术或甲状腺手术时，应考虑到此点。

（5）喉返神经至甲状腺侧叶后方时与甲状腺下动脉交叉，故一般主张结扎甲状腺下动脉时，应在离开甲状腺处进行，以免伤及此神经。喉返神经位于甲状腺下动脉浅面的患者，神经与甲状腺相接近。当剥离或翻转甲状腺侧叶时神经必随同被膜向前牵拉而受损伤。喉返神经在气管外方走行者，与甲状腺侧叶接触紧密，在相当于甲状腺中1/3水平，此神经可与甲状腺后面紧密接触，或自甲状腺与气管的附着部通过，或直接进入甲状腺内。因此，在甲状腺次全切除术或自甲状腺后面切除肿瘤时，易将喉返神经向前牵拉而受损伤，或误将其切断。在少数病例中，喉返神经可在未进入喉头之前即分支。由于分支的损伤，可引起术后声带发生不同程度的麻痹。

第五节　颈外侧区与颈根部

一、颈外侧区

颈外侧区又称**颈后三角**（**posterior triangle of neck**），其前界为胸锁乳突肌的后缘；后界为斜方肌的前缘；下界为锁骨中1/3段上缘。此区内因有肩胛舌骨肌下腹斜过，故又分为上方较大的**枕三角**和下方较小的**锁骨上三角**（图7－1）。

（一）枕三角

枕三角（**occipital triangle**）又称**肩胛舌骨肌斜方肌三角**（图7－11），由胸锁乳突肌后缘、斜方肌前缘和肩胛舌骨肌下腹的上缘共同围成。三角的顶为颈筋膜浅层，其浅面为皮肤、浅筋膜、颈阔肌等覆盖。三角的底为椎前筋膜构成，其深面有头夹肌、肩胛提肌和斜角肌等结构。三角内主要容纳有副神经、颈丛和臂丛的分支等结构（图7－3）。

副神经（**accessory nerve**）（图7－3，7－7）出颅后经二腹肌后腹深面，颈内静脉的前外侧，行向后下方穿胸锁乳突肌上部深面并发支至该肌。其主干经胸锁乳突肌后缘上、中1/3交点处进入枕三角，经颈筋膜浅层与椎前筋膜之间行向下外方，于斜方肌前缘中、下1/3交点处进入该肌。

颈丛和臂丛在枕三角内主要发出一些肌支，分支支配肩胛提肌、椎前肌、菱形肌、冈上肌和冈下肌等。

（二）锁骨上三角

锁骨上三角（**supraclavicular triangle**）又称**肩胛舌骨肌锁骨三角**，是由胸锁乳突肌后缘、肩胛舌骨肌下腹和锁骨中部上缘共同围成。其顶为颈筋膜浅层，其浅面有皮肤、浅筋膜、颈阔肌等覆盖。颈外静脉末端于此三角穿颈筋膜汇入锁骨下静脉。三角的底为椎前筋膜，其深面为斜角肌及通过斜角肌间隙的臂丛和锁骨下血管。此三角区域浅层的皮肤表面明显凹陷，称**锁骨上大窝**。

二、颈根部

（一）颈根部

颈根部（root of neck）是颈胸区与颈腋区即胸锁乳突肌区和颈外侧区的下部，及出入胸廓上口诸结构的统称。**胸廓上口**由胸骨柄上缘、第1对肋和第1胸椎体围成。出入胸廓上口的主要结构有胸膜顶和肺尖、锁骨下动脉和静脉、颈总动脉起始部和颈内静脉末段、迷走神经、膈神经、胸导管等。臂丛伴锁骨下动脉自斜角肌间隙穿出至腋腔。**斜角肌间隙**由前、中斜角肌和第1肋的上面共同围成（图7－13）。

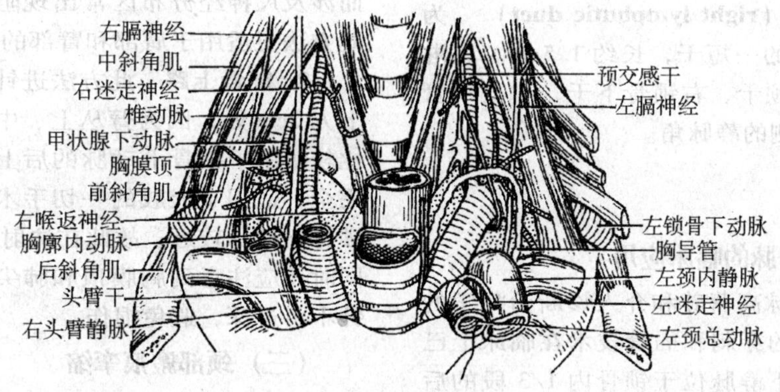

图7－13 颈根部的结构

（二）胸膜顶和肺尖

胸膜顶和肺尖（cupula of pleura and apex of lung）经胸廓上口向上突出到颈根部、其体表投影为一高出锁骨内1/3段上缘2～3cm的弧形线。有一起自第7颈椎横突、第1肋颈及第2胸椎体前面至胸膜顶表层的筋膜称**胸膜上膜（suprapleural membrane）**，又称Sibson**筋膜**，对胸膜顶有悬吊固定作用。胸膜顶和肺尖的前方邻锁骨下血管、膈神经和迷走神经；外侧邻斜角肌群；后方邻交感干和第1胸神前支；内侧左侧者邻左锁骨下动脉和左头臂静脉，右侧者邻头臂干、右头臂静脉和气管。

（三）锁骨下动脉

锁骨下动脉（subclavian artery）左侧者直接起自主动脉弓，右侧者在右胸锁关节后方起自头臂干，两者均呈弓形绕过胸膜顶前上方，向外侧穿斜角肌间隙至第1肋外缘移行为腋动脉。

以前斜角肌为标志，锁骨下动脉可分为3段：

第1段位于前斜角肌内侧，胸膜顶的前方，右侧者有迷走神经从其前方跨过，左侧者有膈神经和胸导管跨过其前方。第1段的分支如下。

1. 椎动脉（vertebral artery） 自第1段上壁发出后上行，进入第6颈椎横突孔。

2. 胸廓内动脉（internal thoracic artery） 与椎动脉对应发自第1段下壁，经锁骨下静脉后方下行降入胸廓内。

3. 甲状颈干（thyrocervical trunk） 起自第1段上壁，沿前斜角肌内侧缘上升，分出甲状腺下动脉等分支。

4. 肋颈干（costocervical trunk） 自第1段后壁发出，经胸膜顶上方向后行至第1肋颈处分为颈深动脉和最上肋间动脉，分支到颈深肌和第1、2肋间。

第2段位于前斜角肌的后方，其上方紧邻臂丛各干，下方越胸膜顶前上部。肋颈干有时可发自该段。

第3段位于前斜角肌的外侧缘至第1肋的外侧缘之间，其上方邻臂丛；下方邻第1肋；前下方邻锁骨下静脉。

（四）锁骨下静脉

锁骨下静脉（subclavian vein）在第1肋外侧缘处，由腋静脉延续而成。该静脉向内侧呈弓形绕过第1肋上面，内侧端于胸锁关节后外方与颈内静脉汇合为头臂静脉。于两静脉汇合处所成向外上方开放的夹角即称为**静脉角**。

（五）臂丛

臂丛（brachial plexus）由颈5～8神经前支和第1胸神经前支的大部分纤维组成，以上、中、下干穿过斜角肌间隙至颈根部。臂丛在该部伴行于锁骨下动脉的上方，经锁骨中点的深面向下进入腋腔。

（六）胸导管与右淋巴导管

1. 胸导管颈段（cervical part of thoracic duct） 为胸导管于胸廓上口以上的部分，该部于食管颈部左侧上行，平第7颈椎高度向左呈弓形跨过胸膜顶形成胸导管弓（arch of thoracic duct），经颈动脉鞘后方，椎血管和交感干的前方弯行向下注入左静脉角。左颈干、左锁骨下干、左支气管纵隔干通常直接注入胸导管的末端。

2. 右淋巴导管（right lymphatic duct） 为位于右侧静脉角内的一短干，长约1.5cm。该淋巴导管在接纳了右颈干、右锁骨下干、右支气管纵隔干之后注入右侧的静脉角。

三、临床提要

（一）锁骨下静脉的临床应用

随着近年来静脉高营养和介入诊断治疗学的发展，锁骨下静脉的穿刺和插管技术在临床上已被广泛应用。锁骨下静脉位于锁骨内1/3段的后方，其前方贴邻锁骨和锁骨下肌；下方贴邻肋骨；后方及后上方由内侧端向外侧端分别与胸膜顶和肺尖、前斜角肌和膈神经、锁骨下动脉和臂丛相邻。其外侧端投影于锁骨下缘内、中1/3交点处；内侧端投影于胸锁关节外侧3cm左、右的锁骨后方，两点距体表均约为2cm。故此锁骨下静脉穿刺常以锁骨下缘内、中1/3交点处至同侧胸锁关节上缘之间的边线作为进针方向的标志，穿刺中可见到气胸、出血、臂丛损伤等并发症。

（二）臂丛阻滞麻醉

臂丛由颈5～8神经前支和部分第1胸神经前支纤维组成，各部纤维出椎间孔后组成上、中、下干，向下外侧经斜角肌间隙至颈根部，复分为6股又合为内侧、外侧和后束，经锁骨中点深面向外下进入腋腔。

臂丛发出许多分支，主要支配和管理肩部和上肢的肌肉运动及皮肤的感觉，故此行肩部和上肢的美容整形及其他手术常采用臂丛阻滞麻醉。

臂丛阻滞麻醉常用进针入路有两种：

1. 颈路（斜角肌间隙入路） 此方法以第6颈椎横突作为标志，注射麻醉药于斜角肌间隙内，对臂丛的上、中、下干进行阻滞麻醉。由于臂丛下干的位置较低，故药液常常仅阻滞了上、中干，而涉及尺神经分布区常出现阻滞不全的现象，故此方法更适用于肩部和臂部的手术操作。

2. 锁骨上路 此方法进针点通常取锁骨中点上方2cm处，因为臂丛上、中、下干在这一部位比较集中于锁骨下动脉的后上方，故阻滞效果较完全，适用于上肢的一切手术。由于此部臂丛距锁骨下动脉较近，故此在注射进针时勿损伤血管，同时还应注意到胸膜顶和肺尖在颈根的位置，进针不可过深，避免损伤。

（三）颈部瘢痕挛缩

颈部软组织瘢痕挛缩畸形多源于烧伤，少量为爆炸伤、感染等所致。挛缩瘢痕不仅局限于皮肤，绝大多数可累及深层肌肉，从而使颈部的运动受限，语言、咀嚼和吞咽等功能受影响。颈部瘢痕挛缩的分类方法很多，以瘢痕所在的部位，可分为颈前区全部瘢痕挛缩和颈前区部分瘢痕挛缩两大类；以瘢痕的形状，可分为蹼状、片状和条索状瘢痕挛缩；另外还有其他分类方法。外科手术是目前修复颈部瘢痕挛缩畸形的惟一治疗方法，小儿病例因为可能会影响发育，可酌情考虑提前施行手术。

（倪衡建　张一模　董玉林）

第八章 胸部

第一节 胸廓

一、胸廓的组成

胸廓（thoracic cage）（图 8－1）是胸部的骨性支架，由 1 块胸骨、12 对肋骨、肋软骨、12 块胸椎及其间的骨连结而成。

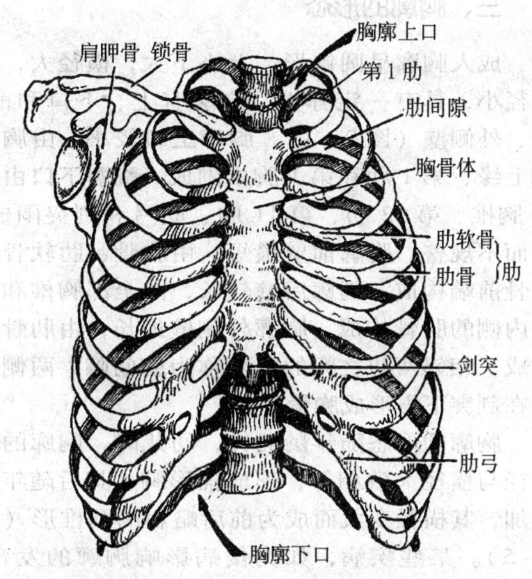

图 8－1 胸廓

（一）胸骨

胸骨（sternum）位于胸前壁正中，长而扁，分为**胸骨柄、胸骨体和剑突** 3 部分（图 8－1，8－2）。胸骨柄略成四边形，其上缘的中份有**颈静脉切迹**，其两侧为**锁切迹**，与锁骨相关节；柄外侧缘上份接第 1 肋。胸骨体两侧有肋切迹，与上位第 2～7 对肋软骨相接。柄和体交接处，形成略向前凸的**胸骨角（sternal angle）**。

（二）肋

肋（ribs）包括 12 对肋骨和肋软骨（图 8－3）。肋骨前端接肋软骨。上 7 对肋骨称**真肋**，其前端借肋软骨与胸骨相连。下 5 对肋骨称**假肋**，其前端不与胸骨直接相连，其中第 8～10 对肋骨前端借肋软骨连于上位的肋软骨，形成**肋弓（costal arch）**；第 11～12 对肋前端游离，称**浮肋**。

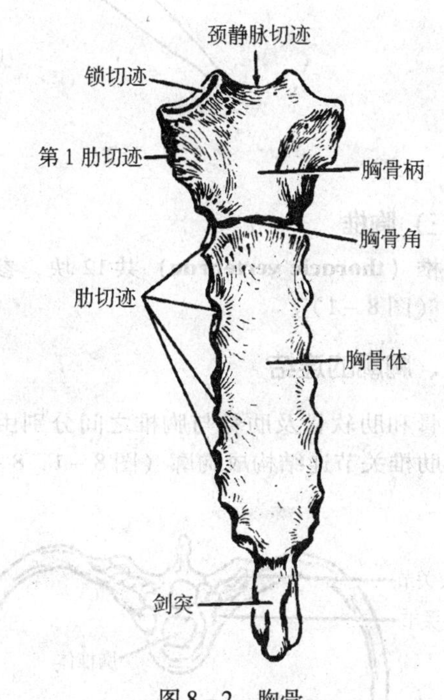

图 8－2 胸骨

肋骨（costal bone）共 12 对，细长弓形，无髓腔，为扁骨。典型肋骨分为前、后端和体。肋骨后端膨大为**肋头**，与相应胸椎的上下肋凹相关节。肋头外侧较细的部分为**肋颈**。介于肋结节与肋前端之间的部分为**肋体**。肋体扁而长，分为内、外侧面和上、下两缘。内侧面下缘处有**肋沟**，有肋间神经和肋间后血管经过。在肋体与肋颈交接处，有朝向后方的**肋结节**，与相应胸椎横突的肋凹相关节。在体后份急转弯处称**肋角**。

第 1 肋短而上下面宽扁，无肋沟和肋角。

上面内缘处有一**前斜角肌结节**，为前斜角肌的附着处。肋软骨有12对，为透明软骨。上7对肋软骨与胸骨相连；第8～10对肋软骨依次连于上位肋软骨形成**肋弓**；第11、12对肋软骨末端游离于腹壁肌中（图8－1）。

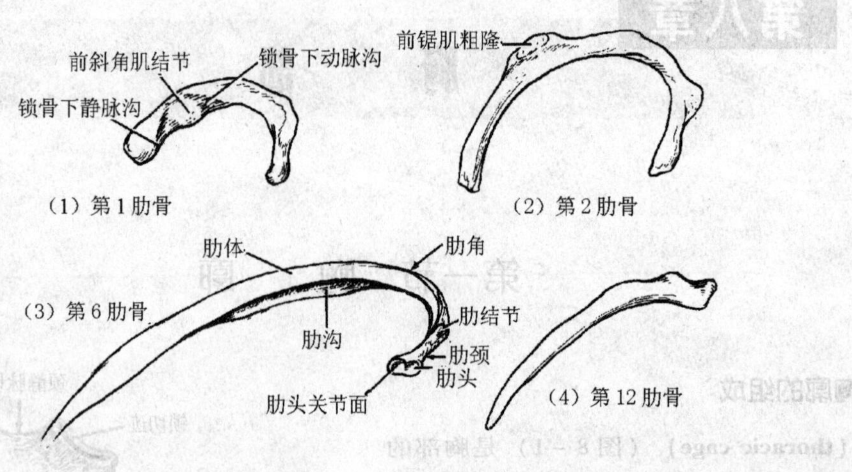

图8－3　肋骨

（三）胸椎

胸椎（thoracic vertebrae）共12块，参与构成胸廓（图8－1）。

二、胸廓的连结

胸骨和肋软骨及肋骨与胸椎之间分别由胸肋关节及肋椎关节连结构成胸廓（图8－1，8－4）。

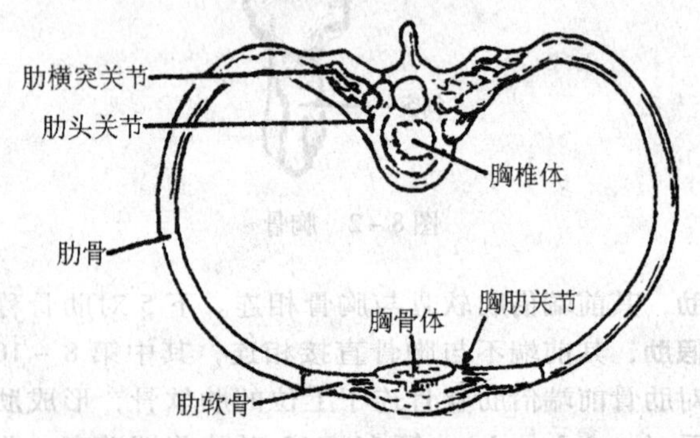

图8－4　胸廓的连结

（一）胸肋关节

胸肋关节（sternocostal joints）由第2～7肋软骨与胸骨体相应的肋切迹连结而成，第1肋软骨与胸骨柄之间借软骨直接连结。

（二）肋椎关节

肋椎关节（costvertebral joints）包括肋头关节和肋横突关节。**肋头关节**由肋头关节面与胸椎肋凹及椎间盘连结而成。**肋横突关节**由肋结节关节面与横突肋凹连结而成。

三、胸廓的形态

成人胸廓呈圆锥形，上小下大，横径大，前后径小，具有一定弹性。胸廓有上、下口和前、后、外侧壁（图8－1）。**胸廓上口**较小，由胸骨柄上缘、第1肋和第1胸椎围成。**胸廓下口**由第12胸椎、第12肋、第11肋、肋弓和剑突围成，宽而不规整。胸廓前壁最短，由胸骨、肋软骨及肋骨前端构成。胸廓后壁较长，由全部胸椎和肋角内侧的肋骨构成。胸廓外侧壁最长，由肋骨体构成。相邻两肋之间的间隙称为**肋间隙**。两侧肋弓在剑突下方形成**胸骨下角**。

胸廓的形态随年龄而异，幼儿时，胸廓的前后径与横径大致相等，形成桶形胸；其后随年龄增加，其横径变大而成为前后略扁的圆椎形（图8－5）。某些疾病，如佝偻病影响胸廓的发育，形成特殊的鸡胸。

胸廓具有保护和支持的功能，并参与呼吸运动。

四、临床提要

（一）胸廓畸形

影响骨生长发育的因素很多。其中因缺钙和维生素D引起的佝偻病，病变累及胸廓，使胸骨和肋软骨前突，而各肋于肋软骨结合处向内凹陷，形成特殊的鸡胸。严重者各肋软骨结合处可肿大呈念珠状，称为佝偻病串珠。哮喘病患者的胸廓可形成桶形胸，有别于正常健美的胸廓。此外，哮喘和慢性支气管炎的老年人的胸廓成桶状，称为桶状胸，这是因长期咳嗽气喘，胸廓各径增大所致。

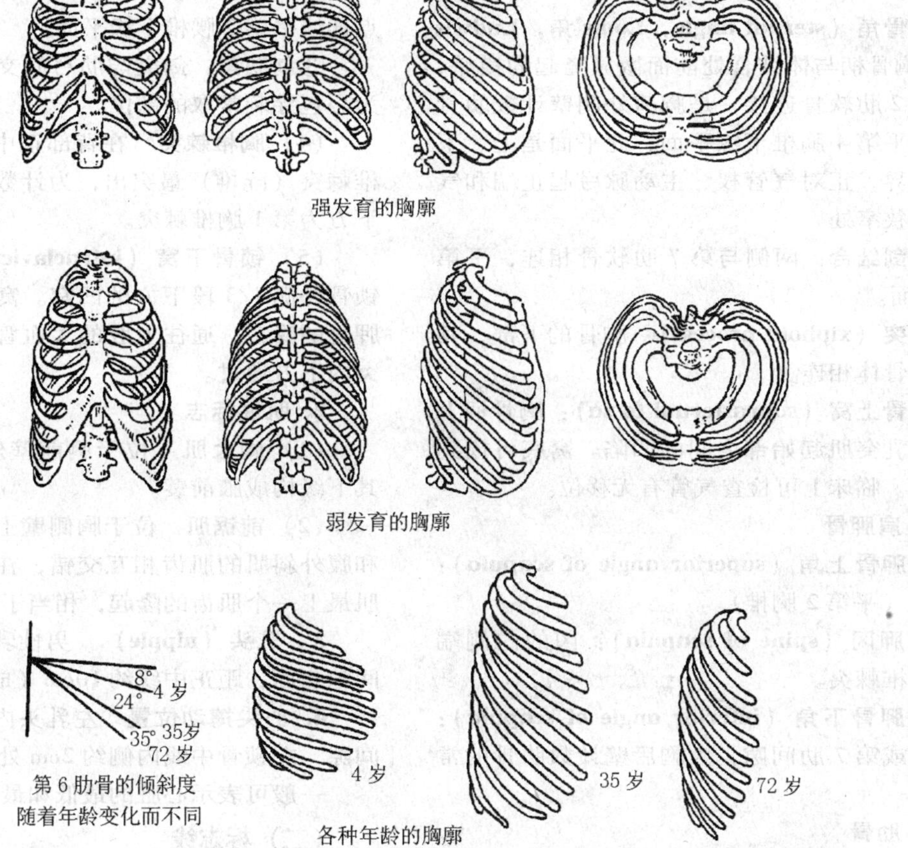

图 8－5　胸廓的类型

（二）胸骨

胸骨为扁骨，位于皮下，内含红骨髓，是临床上穿刺抽取骨髓的部位，方便易行。穿刺针应与胸骨柄平行，经骨皮质进入骨松质抽取骨髓，避免穿刺过深。

在胚胎发育过程中，胸骨由左、右胸骨原基在正中线愈合而成。如果没有愈合或愈合不全，就会出现不同程度的胸骨裂。轻度表现为胸骨穿孔，严重者胸骨下部大部分或整个胸骨分裂，造成胸腺和心包直接位于皮下。

第二节　概　述

一、境界和分区

广义的胸部指颈部以下，腹部以上，包括前、后、侧 3 部，后胸通常称为背部，侧胸为腋窝部，狭义的胸部只指前胸。

上界：胸骨柄上缘向两侧沿锁骨上缘至肩峰，再由肩峰至第 7 颈椎棘突尖端的连线。

下界：相当于胸廓下口，由剑突向两侧沿肋弓、第 11 和第 12 肋的前端到第 12 胸椎棘突的连线。

两侧的外上方以三角肌前、后缘上份和腋前、后襞下端连线中点的连线与上肢分界。

二、体表标志及标志线

（一）体表标志

1. 骨性标志

（1）胸骨

①**颈静脉切迹（jugular notch，suprasternal notch）**，胸骨上切迹、胸骨柄上缘）：位于胸骨柄上缘，浅而宽的切迹，平第 2 胸椎下缘平面。

②**胸骨柄**：相当于第 3、4 胸椎平面，覆于主动脉弓的前方。

③**胸骨体**：相当于第5~8胸椎平面，覆于心脏的前方。

④**胸骨角（sternal angle，Louis角，Ludwis角）**：为胸骨柄与体结合处前面微显隆起的横嵴，两侧与第2肋软骨连接，是胸前外侧壁计数肋骨的标志，平第4胸椎下缘平面，此平面是上、下纵隔的分界，正对气管杈、主动脉弓起止端和气管的第2狭窄处。

⑤**胸剑结合**：两侧与第7肋软骨相连，平第9胸椎平面。

⑥**剑突（xiphoid process）**：胸骨的下部，其上端与胸骨体相连。

⑦**胸骨上窝（suprasternal fossa）**：胸骨柄上缘与胸锁乳突肌起始部之间的凹陷。窝底可摸到气管颈段。临床上可检查气管有无移位。

（2）**肩胛骨**

①**肩胛骨上角（superior angle of scapula）**：对第2肋（平第2胸椎）。

②**肩胛冈（spine of scapula）**：冈的内侧端平第3胸椎棘突。

③**肩胛骨下角（inferior angle of scapula）**：对第7肋或第7肋间隙，为胸后壁计数肋骨的常用标志。

（3）**肋骨**

①**肋骨**：第2肋相当于胸骨角平面，第7肋相当于肩胛骨下角平面，第4肋间隙相当于男性乳头平面。

②**肋弓**：由第8~10肋软骨连接而成，最低点连线平第2腰椎下缘平面。

③**剑肋角**：剑突与肋弓间交角，左侧剑肋角为心包穿刺常取的部位。

（4）**胸椎棘突**　在背部正中线上，以第7颈椎棘突（隆椎）最突出，为计数棘突的基准。其下方为第1胸椎棘突。

（5）**锁骨下窝（infraclavicular fossa）**　为锁骨外侧1/3段下方的凹窝。窝的外侧可扪及肩胛骨的喙突，通往上肢的大血管和神经束均从喙突内下方通过。

2. 肌性标志

（1）**胸大肌**　位于胸前壁外上部，较膨隆，其下缘构成腋前襞。

（2）**前锯肌**　位于胸侧壁上，可看到前锯肌和腹外斜肌的肌齿相互交错，在体表看到的前锯肌最上一个肌齿的隆起，相当于第6肋。

3. 乳头（nipple）　男性乳头常位于第4肋间隙表面，距正中线约10cm（成人）。

4. 心尖搏动位置　左乳头内下方，平第5肋间隙，左锁骨中线内侧约2cm处。

一般可表示心脏的最低和最外侧部位。

（二）标志线

各标志线如图8-6所示。

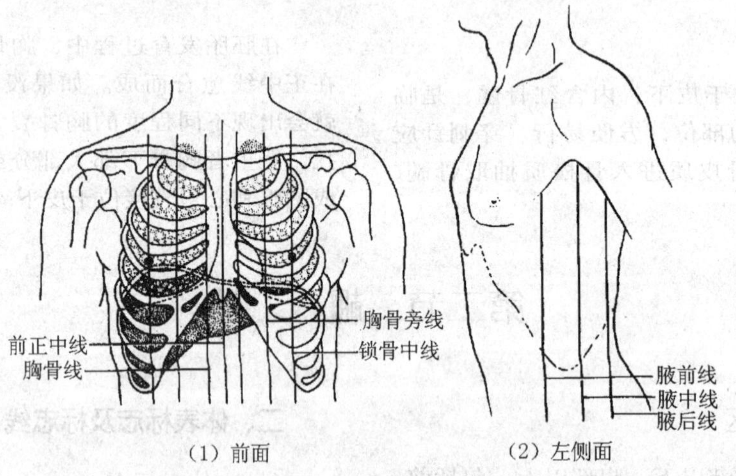

图8-6　胸部标志线

1. 前正中线　通过胸骨正中的垂线。

2. 胸骨线　沿胸骨最宽处外侧缘所引的垂线。

3. 锁骨中线（乳头线）　通过锁骨中点的垂线，亦通过男性乳头。

4. 胸骨旁线　沿胸骨线与锁骨中线之间的中点所引的垂线。

5. 腋前线　通过腋前襞（anterior axillary fold）所引的垂线。

6. 腋中线　通过腋窝（axillary fossa）最高点所引的垂线。

7. 腋后线　通过腋后襞（posterior axillary

fold）所引的垂线，为胸前外侧壁和胸后壁分界的标志线。

8. 肩胛线　上臂依附体侧时，通过肩胛骨下角所引的垂线。

9. 后正中线　沿各胸椎棘突尖所连的垂线。

10. 脊柱旁线　沿各胸椎两侧横突外端所做的略向内凸的连线。

三、胸壁、胸腔与胸膜腔

（一）胸壁

胸壁（thoracic wall）由胸廓及附着于其上的皮肤、筋膜、肌肉、血管、神经及胸内筋膜等软组织构成。胸壁以腋后线为界分为胸前外侧壁和胸后壁，胸后壁即脊柱区的背部。

胸壁外被皮肤，内衬胸内筋膜（位于胸膜外）。相邻二肋之间有两层薄肌，分别称为肋间外肌和肋间内肌；肋间动脉、静脉和肋间神经大部分行于肋间内肌内。肋间外肌收缩时，上提肋骨以吸气；肋间内肌收缩时，降肋以呼气。肋间血管和神经大部分自后向前行于肋间内肌之内。其排列关系自上而下为静脉、动脉和神经。肋间血管和神经在胸后壁走在肋骨的肋沟中，而在胸前壁，肋间血管在近肋角处分出一副支，沿下一肋的上缘前行，二支均与胸廓内动脉和肌膈动脉的肋间支吻合，此点在临床上行胸膜腔穿刺时，角度须做调整。

（二）胸腔

胸腔（thoracic cavity）是由胸壁和膈围成的腔。上方借胸廓上口与颈部为界，下方借膈与腹腔分隔。胸腔分为两个外侧部和一个中间部。外侧部即左、右胸膜腔及肺，中间部是纵膈。

膈（diaphragm）是位于胸、腹腔之间的一穹窿形阔肌，中心部成自腱膜叫中心腱，周缘部成自肌质，叫肌性部。

（三）胸膜腔

胸膜腔（pleural cavity）是由壁胸膜和脏胸膜在肺根处相互移行而形成的潜在间隙。脏胸膜贴于肺及肺根的表面。壁胸膜贴于膈上面、纵隔侧面及胸壁的内面，由于覆盖部位不同可分为**膈胸膜（diaphragmatic pleura）**、**纵隔胸膜（mediastinal pleura）**、**肋胸膜（costal pleura）**以及在胸廓上口形成圆顶状隆起的**颈胸膜（ccrvical plcura）**，**胸膜顶（cupula of pleura）**。胸膜腔位于胸腔内，左、右各一，内含少量浆液，为负压。

四、纵隔

纵隔（mediastinum）是位于左、右胸膜腔之间的全部器官、结构和结缔组织的总称（图8－7）。其前界为胸骨，后界为脊柱胸段，两侧为纵隔胸膜，上达胸廓上口，下至膈。纵隔并非位于胸部正中，而是明显偏左，且下部较宽大。通过胸骨角至第4胸椎下缘平面将纵隔分为上、下两部，分别称上、下纵隔。下纵隔又以心包为界分为前、中、后3部分。即胸骨和心包之间的部分称前纵隔，心包与脊柱胸段之间的部分为后纵隔，心包、心脏及相连的大血管部分为中纵隔。上纵隔内有胸腺，出入心脏的大血管（头臂静脉、上腔静脉、主动脉弓及其分支）、迷走神经、膈神经、气管（esophagus）、胸导管（thoracic duct）及淋巴结等；前纵隔内有少量淋巴结和疏松结缔组织；中纵隔有心包、心脏及出入心脏的大血管根部等；后纵隔内有胸主动脉、奇静脉、半奇静脉、副半奇静脉、主支气管、食管、迷走神经、胸交感干（thoracic sympathitic trunk）、胸导管（thoracic duct）及一些淋巴结（图8－8）。

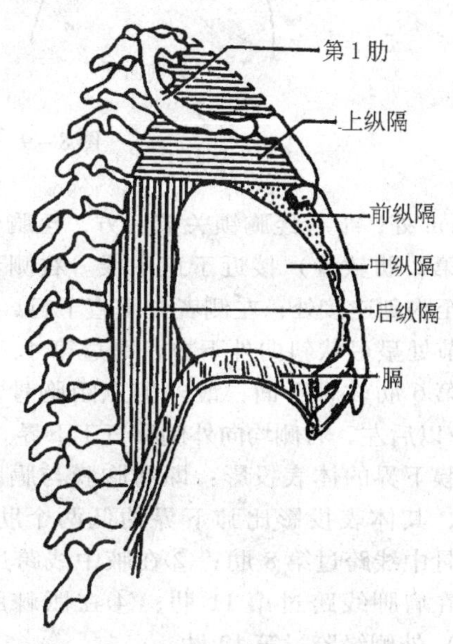

图8－7　纵隔的分部

五、胸膜、肺和心脏的体表投影

（一）胸膜的体表投影

胸膜的体表投影是显示出壁胸膜各部之间的反折线在体表的位置（图8－9）。

胸膜前界的体表投影是肋胸膜与纵隔胸膜之间的反折线。两侧均起自锁骨内侧1/3上方的胸膜顶，两侧胸膜的前缘上端起自锁骨内侧1/3的上

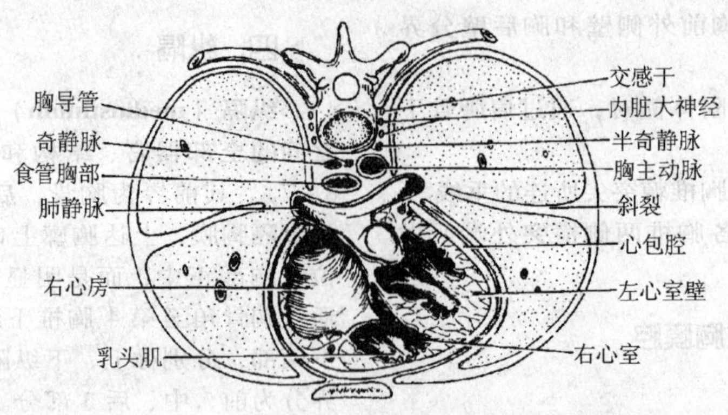

图 8－8　平第 8 胸椎横断面，自上而下观察下纵隔结构

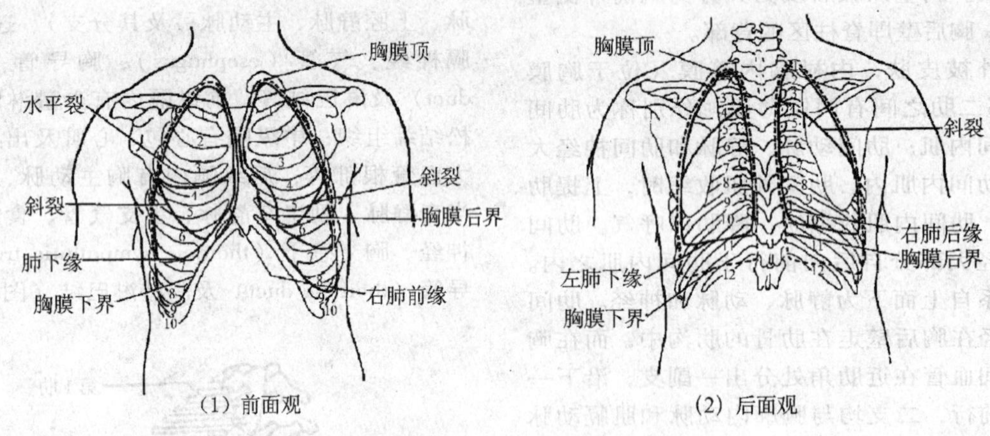

图 8－9　肺和胸膜的体表投影（前面）

方 2～3cm 处，下行经胸锁关节后方，至胸骨角平面（对第 2 肋软骨）接近于正中线。右侧者垂直下行直至胸剑连接处；左侧者先垂直下行，至第 4 胸肋关节处呈弓状斜向外下方，跨过第 4、5 肋间隙，至第 6 肋软骨平面，最外侧点距胸骨左缘约 2.5cm。以后左、右侧均向外侧移行于下界。

胸膜下界的体表投影：即肋胸膜与膈胸膜的反折线，其体表投影比肺下界约低两个肋间隙。①在锁骨中线跨过第 8 肋；②在腋中线跨过第 10 肋；③在肩胛线跨过第 11 肋；④在骶棘肌（竖躯干肌）外侧缘跨过第 12 肋。

（二）肺的体表投影

肺的体表投影略小于上述的胸膜体表投影。肺尖紧贴于胸膜顶，故其表线与胸膜顶表线一致。右肺前缘的体表标志与右胸膜前缘的体表标志一致。左肺前缘有一个明显凹向左侧的心切迹，此切迹跨过左侧第 5、6 肋软骨和第 4、5 肋间隙。肺的体表投影可随呼吸发生一定的变化。在呼气与吸气之间的中间位上，肺下界在锁骨中线跨过第 6 肋，在腋中线跨过第 8 肋，在后方接近脊柱处，跨过第 10 肋；在深呼吸时，肺下界在体表的投影可变动 5～8cm。

（三）心的体表投影

心的体表投影（图 8－10），可用一不规则的四边形表示，此四边形可由下列 4 点绘出。

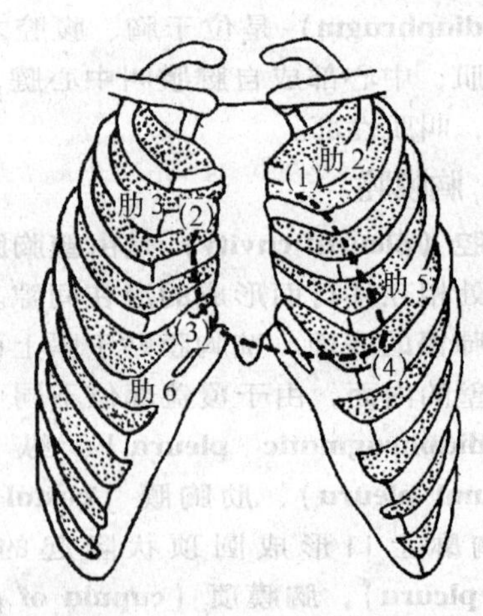

图 8－10　心的体表投影

1. **左上点** 在左侧第2肋软骨下缘，距胸骨外侧缘1.2cm处。

2. **右上点** 在右侧第3肋软骨上缘，距胸骨外侧缘1.2cm处。

3. **右下点** 在右侧第6胸肋关节处。

4. **左下点** 在左侧第5肋间隙，距正中线9cm处（相当于心尖搏动的地方）。

心左界由左上、下点间作一微凸向左的弧线表示，基本上由左心室形成；心下界由左、右下点间作一直线代表，相当于右心室和左心室的心尖部；心右界由右上、下点间作一稍微凸向右的弧线表示，由右心房形成；心上界由左、右上点间作一直线表示。

六、胸部的美学测量

通常对人的体型的美学分型是以体型指数为标准，将之分为瘦长、中间和矮胖型。而体型指数即是身高与体重、胸围的比例关系，所以胸部形态在评定人的体型美程度上占重要地位。

（一）胸部形态分型

胸部形态的基础是骨性胸廓，表层形态则由肌肉来体现，丰满而富有弹性的胸部可显示健美体型的曲线美。胸部形态一般可通过胸廓前后径和横径来分型。通常分为：正常、扁平、桶形、鸡胸、漏斗胸、不对称胸等。正常胸的前后径与横径二者之比为3:4。二者之比低于此者为扁平；二者之比相等者为桶形；比例颠倒为鸡胸；胸骨部凹陷成漏斗形为漏斗胸；两侧不一致为不对称胸。民间以正常为美。

胸部的形状和大小也随年龄、性别、胸廓内各器官的发育以及身体姿势等的不同而异。如新生儿呈桶状，幼儿时横径渐增大。13～15岁时开始出现性别差异，至成年，男性各径都较大，上窄下宽，近似前后扁的圆锥形，而女性则较短而钝圆，各径都小于男性。老人因弹性下降，运动减少，而致胸廓下塌，进一步变扁变长。

（二）测量点

胸部美学测量常用的测量点有：

1. **胸上点（SST）** 胸骨上缘的颈静脉切迹与正中矢状面的交点（即胸骨柄上缘与前正中线的交点）。

2. **胸中点（MST）** 左右第4胸肋关节上缘的连线与正中矢状面的交点（即左右第4胸肋关节上缘的连线与前正中线的交点）。

3. **胸下点（SUST）** 胸骨体下缘与正中矢状面的交点（即胸剑结合与前正中线的交点）。

4. **乳头点（TH）** 两侧乳头连线的中心点。

（三）测量项目

1. 胸宽

（1）在胸中点的平面上，胸廓两侧最向外侧突出点之间的横向直线距离。

（2）在乳头点的平面上，胸廓两侧最向外侧突出点之间的横向直线距离。

（3）在胸下点的平面上，胸廓两侧最向外侧突出点之间的横向直线距离为下胸宽。

2. **胸厚** 在乳头点的位置，胸部前后最突出部位之间于矢状面上的水平直线距离。

3. 胸围

（1）胸围Ⅰ 即上胸围，背部一侧的肩胛骨下角下缘，经腋窝转向胸前，越乳头上缘部中央，再越另一侧乳头上缘，经腋窝转向背部另一侧的肩胛骨下角下缘，回至起点，绕胸一周。

（2）胸围Ⅱ 经胸中点的胸部水平围长。

（3）经乳头点的胸部水平围长。

第三节 胸 壁

一、胸壁层次

胸壁可分为浅、深两层结构（图8－11，8－12）

（一）浅层结构

1. **皮肤** 胸部皮肤前外侧壁较薄，乳头区最薄，后壁较厚。胸骨区皮肤移动性较小，其他区皮肤移动性较大。胸后壁上部皮肤富含皮脂腺易发生皮脂腺囊肿。

2. **浅筋膜** 含有血管、浅淋巴管、皮神经和女性乳腺。

（二）深层结构

包括深筋膜、附着于胸廓浅面的胸上肢肌、背肌、腹肌、胸廓及肋间隙内的肋间肌、血管、神经，以及附着于胸廓内面的胸横肌、胸内筋膜及胸廓内血管等（图8－13）。

1. **深筋膜** 分为浅、深两层，浅层覆盖胸大肌和前锯肌，向上附着于锁骨，向下移行于腹前外侧壁，向内至胸骨表面与骨膜融合，后方与胸背区的深筋膜相续。深层在上方包裹锁骨下肌，向下在喙突、锁骨下肌和胸大肌之间形成胸锁筋膜（clavipectoral fascia），进而包裹胸小肌，在胸小肌下缘处与浅层汇合延至腋腔底与腋筋膜相续。

2. 肌层 胸前外侧壁有胸上肢肌和部分腹肌。浅层肌有胸大肌、腹直肌和腹外斜肌的上部；深层肌有锁骨下肌、胸小肌及前锯肌。胸前外侧壁内面有胸横肌。胸后壁有背阔肌、斜方肌、肩胛提肌、大菱形肌、小菱形肌、上后锯肌、下后锯肌及背肌的深层（图8－11，图8－12，表8－1）。

3. 肋间隙（intercostal space） 12对肋之间形成11对肋间隙，肋间隙内有肋间肌、肋间后血管和肋间神经（图8－14），肋间肌有肋间外肌、肋间内肌和肋间最内肌。

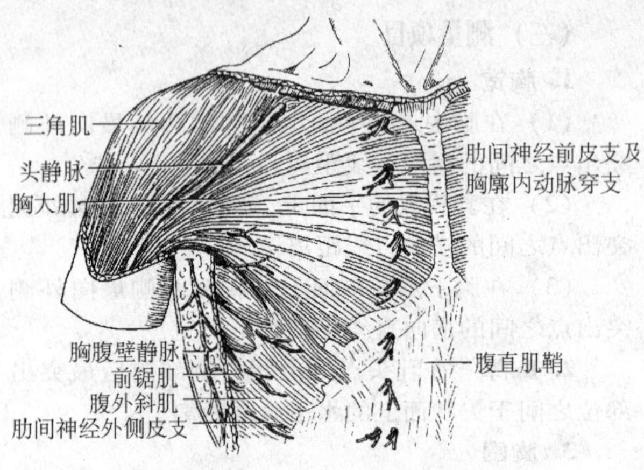

图8－11 胸前外侧壁浅层

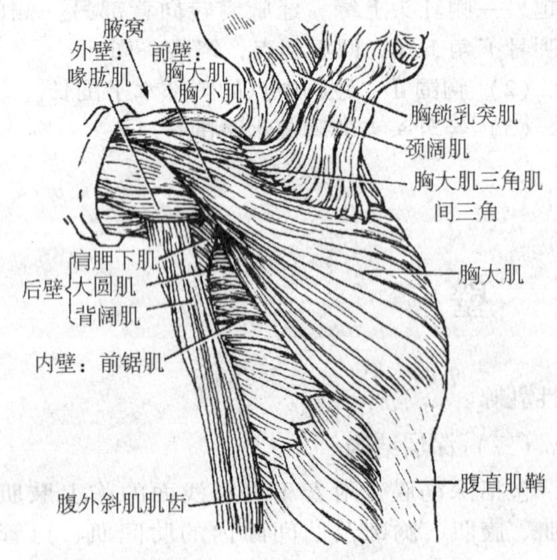

图8－12 胸上肢肌侧面观

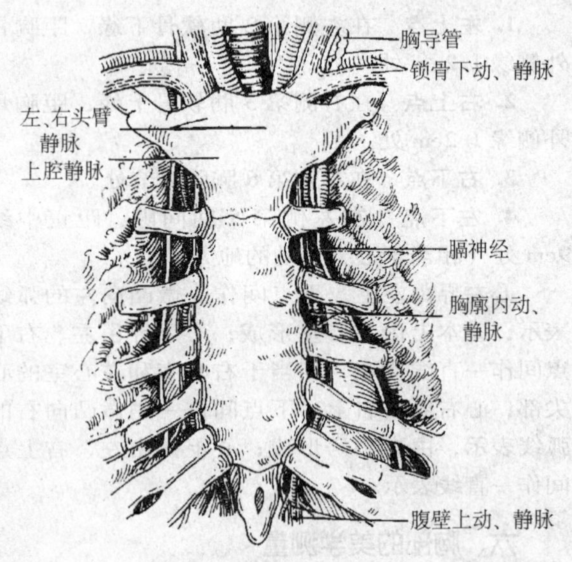

图8－13 胸廓内血管

（1）**肋间外肌（intercostales externi）** 肌纤维方向自后上斜向前下方，至肋软骨处向前移行为肋间外膜。

（2）**肋间内肌（intercostales interni）** 其肌纤维方向与肋间外肌相反，从后下方斜向前上方，自肋角向后移行为肋间内膜。

（3）**肋间最内肌（intercostales intimi）** 位于肋间隙中份，肋间内肌的深面，肌纤维方向与肋间内肌的一致。肋间内肌和肋间最内肌之间有肋间后血管和肋间神经通过（图8－14）。

肋间外肌的作用为提肋，助吸气；而肋间内肌的作用为降肋、助呼气。

胸部肋间肌的起止，作用与神经支配见表8－1

4. 胸横肌与胸内筋膜

（1）胸横肌（transversus thoracis） 位于胸骨体和肋软骨的后面，起于胸骨体下部，肌束呈扇形向上，外止于第3～6肋软骨内面。该肌由肋间神经支配，可降肋助吸气。

（2）胸内筋膜（endothoracic fascia） 是衬覆于胸壁内面的一层薄而致密的结缔组织膜，贴附于肋间最内肌、肋骨及肋软骨的内面，以及胸椎体前面和膈的上面，不同部位厚薄不一，脊柱两侧与壁层胸膜之间有较发达的疏松结缔组织，手术时宜于此处分离。

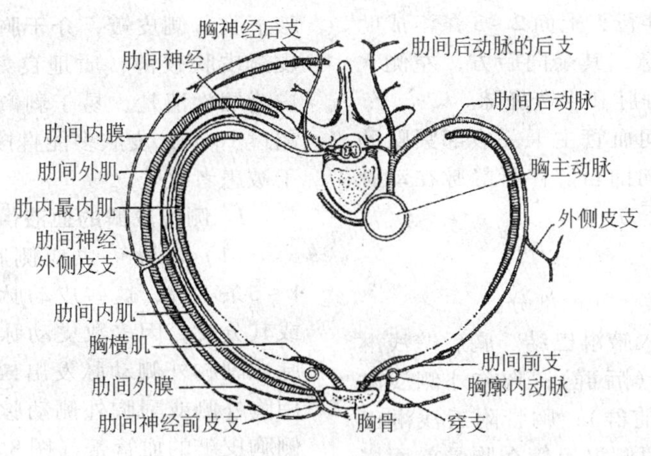

图 8－14　肋间隙的神经、血管

表 8－1　胸肌的位置、名称、起止点、作用和神经支配

肌　群		名　称	起　点	止　点	作　用	神经支配
胸上肢肌	浅层	胸大肌	锁骨内侧半、胸骨和第1～6肋软骨	肱骨大结节嵴	使肱骨内收、旋内和前屈	胸内、外侧神经（$C_5 \sim T_1$）
	深层	锁骨下肌	第1肋软骨	锁骨肩峰端	拉锁骨向内下	锁骨下神经（$C_{4\sim6}$）
		胸小肌	第3～5肋骨	肩胛骨喙突	拉肩胛骨向前下	胸内、外侧神经（$C_{7\sim T1}$）
		前锯肌	上8个肋骨外面	肩胛骨内侧缘	固定肩胛骨于胸廓	胸长神经（$C_{5\sim8}$）
胸固有肌	浅层	肋间外肌	上位肋骨下缘	下位肋骨上缘	提肋助呼气	肋间神经（$T_{1\sim11}$）
	深层	肋间内肌	下位肋骨上缘	上位肋骨下缘	降肋助吸气	肋间神经（$T_{1\sim11}$）
		肋间最内肌	下位肋中部上缘	上位肋中部下缘	降肋助吸气	肋间神经（$T_{1\sim11}$）
		胸横肌	剑突、胸骨体内面	第3～6肋软骨	降肋助吸气	肋间神经（$T_{3\sim6}$）

二、胸壁的血管、淋巴和神经

（一）血管

1. 浅血管　胸骨旁线处有胸廓内动脉的穿支，分布于胸前外侧壁的浅筋膜和皮肤。胸廓内动脉的第3～6穿支和第2、3、4肋间后动脉的外侧皮支供应乳房。胸肩峰动脉的终支及在腋中线处肋间后动脉的外侧皮支和背侧支分布于胸前外侧壁和胸后壁的浅筋膜及皮肤（图8－13）。

浅筋膜内的浅静脉相互吻合成静脉网，汇集成胸腹壁静脉，下起脐周围静脉网，向上沿腹前外侧壁至胸前外侧壁，经胸外侧静脉注入腋静脉。

2. 深血管

（1）胸廓内血管（乳房内血管）　胸廓内动脉（internal thoracic artery）在椎动脉起始处的相对侧由锁骨下动脉发出，是锁骨下动脉第1段的分支，向下入胸腔，在胸骨旁线上沿1～6肋软骨的后面下降（图8－13）。沿途分支营养胸前外侧壁内侧部分的浅筋膜、皮肤及女性乳房，同时营养心包、膈。末端于第6、7肋软骨后面分为外侧的肌膈动脉和内侧的腹壁上动脉两终支，前者沿膈附着缘向外行，于肋弓的后面分支营养胸、腹前外侧壁肌及膈前份，后者下行穿膈的胸肋两部起点之间入腹直肌鞘，继而进入腹直肌内与起自髂外动脉的腹壁下动脉吻合。

胸廓内动脉有两条伴行同名静脉。右侧汇入右头臂静脉与上腔静脉交角处，左侧汇入左头臂静脉。

（2）肋间后血管（图8－14）　肋间后动脉共12对，其中1、2对来自锁骨下动脉肋颈干发出的肋间最上动脉，其余9对及肋下动脉均起自胸主动脉。末端则分出侧副支。主干和侧副支均于肋间隙前部与胸廓内动脉及其分支肌膈动脉发出的肋间前支吻合，形成动脉环，营养胸壁皮肤、肌肉及女性乳房。

肋间后静脉与动脉伴行，上面2～3条汇成肋间最上静脉，入头臂静脉，其余向后方，左侧入奇静脉，右侧入副半奇静脉和半奇静脉。

在肋角外侧，各肋间血管主干一般都紧贴肋骨的内面，并靠近下缘向前行。伴行静脉在动脉上方，肋间神经在动脉下方。

（二）淋巴

胸壁的淋巴系统分浅、深两部分。

1. 浅淋巴　主要汇入腋淋巴结。胸后壁浅淋巴管汇入肩胛下淋巴结（后群）；胸前外侧浅淋巴管汇入胸肌淋巴结（前群）；胸骨附近浅淋巴管汇入胸骨旁淋巴结；两侧淋巴管在胸骨前面横向交通；胸前外侧壁上部少数浅淋巴管向上跨过锁骨汇入锁骨上淋巴结。

2. 深淋巴　汇入到胸骨旁淋巴结和肋间淋巴结。胸骨旁淋巴结有6～8个，沿胸廓内动脉排列，其中第2肋间处较大，主要收集双侧乳房内侧部和胸前壁深部的淋巴。此外，还收集肝上面和脐以上腹前壁的淋巴，输出管多合成左、右乳房内干，左侧者入胸导管，右侧者入右淋巴导管，但它们也可入支气管纵隔干。肋间淋巴结位于胸后壁肋小头附近，收集胸后壁深部淋巴。

（三）神经

1. 皮神经　胸前壁第2肋以上的皮肤由锁骨上神经分布，其余部分由胸神经的后支，肋间神经的外侧皮支和前皮支分布，具明显的节段性。第2肋间神经分布平胸骨角，第3～6对肋间神经分布于乳房，其中第4肋间神经平男性乳头，第6肋间神经平胸剑结合，第8肋间神经平肋弓。相邻神经的分布互有重叠（图8－11）。

2. 肋间神经　是胸神经的前支，共12对，其中第1～11对行于肋间隙中，称肋间神经，第12对行于第12肋的下方称肋下神经。其中，第1胸神经前支的大部分尚参与臂丛的组成，仅小部分行于第1肋间隙；而第12胸神经前支也有小部分参与了腰丛的组成。肋间神经兼含运动和感觉纤维，支配肋间肌及腹壁肌和胸、腹壁皮肤及胸、腹膜壁层的感觉（图8－14）。

第1～6对肋间神经分布于胸壁皮肤、浅筋膜、肋间肌、胸横肌和胸膜壁层。第7～11对肋间神经和肋下神经除分布于胸壁外，还分布于腹壁皮肤、浅筋膜、肌肉和壁层腹膜。

三、胸部皮瓣、肌皮瓣的应用解剖

（一）侧胸皮瓣的应用解剖

侧胸皮瓣（lateral thoracic skin flap）亦称腋下胸背侧皮瓣，介于胸大肌和背阔肌之间。该皮瓣皮肤较薄，质地良好，无毛发，血管蒂长，皮瓣层次清楚，易于剥离和切取，如切取宽度不超过10cm，皮肤多能直接缝合，且部位隐蔽，易于被患者接受。

1. 侧胸皮瓣的血液供应

（1）动脉　供应侧胸和腋下皮瓣的皮动脉1～6条不等，这些皮动脉来源于腋动脉，肱动脉或其分支，因多数皮动脉由胸背动脉和胸外侧动脉或副胸外侧动脉发出，为便于血管吻合，常选用胸外侧或副胸外侧动脉，或用胸背动脉皮支作侧胸皮瓣的血管蒂（图8－15）。

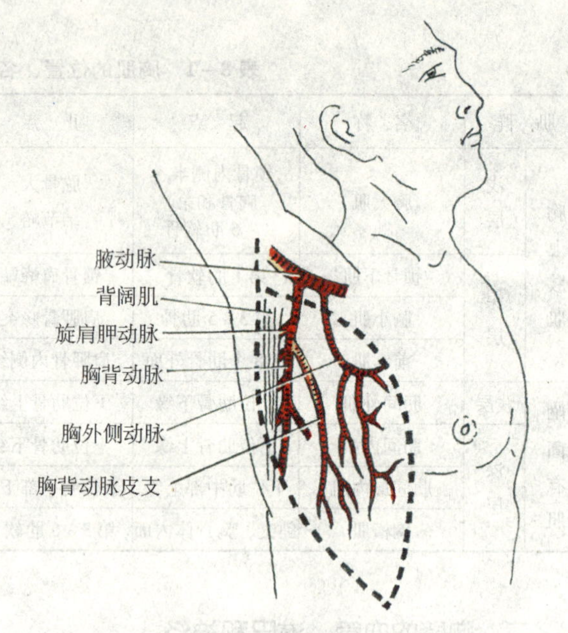

图8－15　侧胸皮瓣的动脉

侧胸皮瓣的皮动脉的来源及分布如下。

① 胸外侧皮动脉：84%起自胸外侧动脉，向下分布于侧胸部，可达第6～7肋间区皮肤。血管外径为1.1mm，长46.7mm。

② 胸背皮动脉：起自胸背动脉，行向下或向前，分布于侧胸部皮肤。血管外径为1.0mm，长约39.7mm。

③ 肱胸皮动脉：起自肱动脉，经腋窝底部至侧胸部，分布至腋中线第4～5肋间部位的皮肤。血管外径1.2mm，长53.3mm。

④ 肩胛下皮动脉：始自肩胛下动脉干或胸背动脉，行向腋中线下方，分布至第7肋间隙的皮肤。

⑤ 腋胸皮动脉（副胸外侧动脉）：分布于侧胸部。副胸外侧动脉是胸前外侧皮瓣的动脉蒂，

外径为1.1（0.6～1.5）mm，长35～114mm。

⑥ 胸肩峰皮动脉：起自胸肩峰动脉胸肌支或胸肩峰动脉干，下行进入胸侧皮瓣区域，分布至腋前线第5肋间隙。血管外径为1.1mm，长39.0mm。

（2）静脉　皮瓣区的静脉回流：

① 胸腹壁静脉：在皮瓣区内多数汇入胸外侧静脉，并与同名动脉伴行者，注入腋静脉；胸腹壁静脉少数入颈前静脉、头静脉等处的静脉最终归入上腔静脉系。

② 侧胸皮瓣内的皮静脉：多数与皮动脉伴行，而后分别汇入腋静脉。伴行静脉多为1条，少数是2条，它们的长度都与相伴行的动脉相应，外径略粗于动脉。

2. 侧胸皮瓣的神经　侧胸皮瓣无单一的皮神经。

3. 侧胸皮瓣的临床应用

（1）皮瓣范围　上界为腋动脉的搏动处，下界为第8肋间隙，前界为胸大肌的外侧缘，后界为背阔肌前缘。

（2）体表投影　胸外侧动脉可沿腋前线与腋中线之间，向下行至第6～7肋间隙。副胸外侧动脉（腋胸皮动脉）沿腋中线或此线略前向下行，可达第4肋间隙。胸背动脉皮支沿腋后线或此线稍前向下行，至第6～7肋间隙。

（3）应用方式　可作为岛状皮瓣转移，适用于前胸、肩部、上臂和肘部较大组织缺损的修复。由于血管蒂较长，故有较大的旋转弧度；也可作为游离皮瓣供区，在接近腋动脉处截取，此处血管口径较粗，吻合易于成功。

（二）胸三角皮瓣的应用解剖

胸三角皮瓣（deltopectoral skin flap）又称胸廓内动脉前穿支皮瓣。该皮瓣从胸大肌浅面向外延伸至肩部三角区，亦可至上臂肌的浅面。

1. 胸三角皮瓣的血液供应

（1）动脉　胸三角皮瓣主要由胸廓内动脉前穿支及胸肩峰动脉供应。

① 胸廓内动脉　发自锁骨下动脉第一段，下行经过肋间隙发出肋间前支和前穿支。前穿支自胸骨外缘约1 cm处穿出肋间隙，经胸大肌入皮下组织。前穿支数目在每个肋间隙内1或2条不等。皮瓣内含有第1～4肋前穿支，其出现率依次为68%、78%、98%、76%。前穿支一般以第2前穿支的外径最粗，为0.78mm（有报道为1.1mm），蒂长约23.2mm；第3前穿支为0.75mm；第一前穿支为0.68mm；第4前穿支最细，为0.61mm。前穿支有性别的差异，男性第1前穿支是主要的，而女性第2前穿支是主要的。

② 胸肩峰动脉　起自腋动脉，其皮动脉平均外径为0.8mm。

此外还有颈横动脉和肩胛上动脉的皮支分布于胸三角皮瓣内。

（2）静脉　皮下有浅静脉网，其余的与同名动脉伴行。

2. 胸三角皮瓣的神经　该皮瓣由肋间神经的皮支和锁骨上神经支配。

3. 胸三角皮瓣的临床应用

（1）皮瓣范围　上界为锁骨下缘，下界至第5肋，内侧为前正中线，外侧至肩峰。皮瓣蒂位于胸骨外缘第2、3肋间处。一般皮瓣长20～22cm，宽10～12cm。

（2）体表投影　胸廓内动脉第1～4前穿支自胸骨外侧约1cm处穿出肋间隙，穿胸大肌进入皮下组织，向外与皮肤平行走行，终于胸肩峰内侧。

（3）应用方式　常以带蒂皮瓣或岛状皮瓣形式修复面颈部缺损及行咽和食管再造，也可以吻合血管游离皮瓣形式修复躯干及四肢软组织缺损。

（三）胸大肌肌皮瓣的应用解剖

胸大肌肌皮瓣（pectoralis major myocutaneous flap）包括胸大肌及其表面的皮肤和皮下组织。

胸大肌起自锁骨内侧半，胸骨和上位肋软骨及腹直肌鞘前层，三部肌纤维向外汇集成一扁腱，止于肱骨大结节嵴。

1. 胸大肌肌皮瓣的血液供应

（1）动脉　主要有胸肩峰动脉、胸廓内动脉的穿支、胸外侧动脉等（图8－16）。

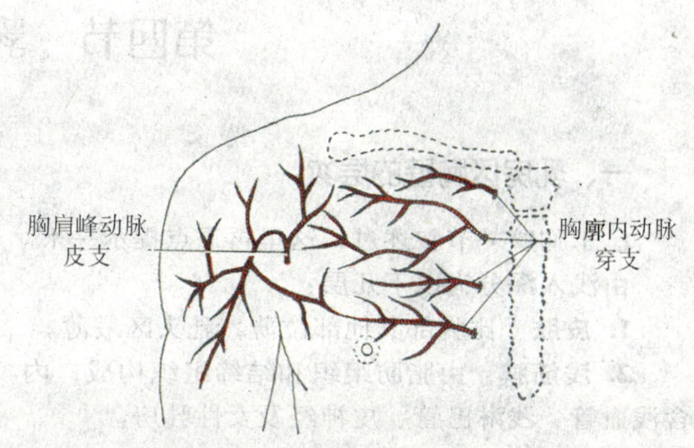

图8－16　胸三角皮瓣的动脉

① 胸肩峰动脉：由腋动脉第1段（64.53%）或第2段（35.46）发出，穿过胸锁筋膜后，即在胸小肌上缘处分为三角肌支、肩峰支、胸肌支

及锁骨支。胸肌支长约123mm，外径为1.7mm，可游离长度为37mm，在胸大肌和胸小肌之间行向下内方，该支沿途发出2～8条小支进入胸大肌，在胸大肌胸肋部的中部，供养胸大肌外侧2/3部。三角肌支外径为2.1mm，长约48mm，亦分布至胸大肌外侧部。锁骨支外径为1.2mm，长约13.5mm，分布到胸大肌锁骨部的内侧部。

② 胸廓内动脉穿支分布至胸大肌的胸肋部内侧部。此外，胸外侧动脉或腋动脉也有分支至胸大肌的腹部（图8－13）。

（2）静脉　胸大肌的主要静脉与胸肩峰动脉分支伴行且同名，通常是1支，少数为2支。肌皮瓣移植较常用的静脉有：三角肌支静脉，外径为2.4mm，长34.3mm；锁骨支静脉，外径为1.6mm，长13.5mm；2条静脉均汇入头静脉或腋静脉；胸肌支静脉外径为1.7～2.6mm，长约37.3mm，86.5%汇入腋静脉，还有13.5%汇入头静脉。此外，尚有胸廓内静脉属支（穿支）与胸上动脉伴行静脉等发生联系，都能协助肌皮瓣的静脉回流。

2. 胸大肌肌皮瓣的神经　胸大肌皮瓣的主要神经为胸外侧神经、臂丛内、外侧束分别发出胸内侧神经和胸外侧神经，分支支配胸大肌和胸小肌。

3. 胸大肌肌皮瓣的临床应用

（1）胸大肌肌皮瓣切取范围上界为锁骨，内侧至胸骨外缘，外侧至腋前线，下界达剑突平面。

（2）胸肩峰动脉的体表投影：自肩峰至剑突做一连线，该线的中1/3即为胸肩峰动脉肌支（上胸肌支）的体表投影。肩峰至乳头连线的下1/2为胸廓内动脉肌支的体表投影。

（3）胸大肌肌皮瓣的应用方式：胸大肌肌皮瓣的皮肤色泽质地好，血管走行、分布较恒定，血运丰富，带蒂移植可旋转范围大，既是头颈部创伤、肿瘤切除及感染创面修复的良好供区，也可用作咽与颈部食管再造手术。根据缺损部位的大小，可选择上胸肌支或下胸肌支为血管蒂，也可2分支全包括在皮瓣范围内。如向颈、肩部转移，可行带蒂岛状转移。如缺损部位较远，可以胸肩峰动脉为蒂行游离肌皮瓣移植。

四、临床提要

（一）皮肤供区

胸壁前外侧壁皮肤较薄，且质地较好，是面部植皮手术的理想供区，特别是锁骨上下部位。多取全厚皮片，供皮区遗留创面可拉拢缝合，或另取中厚皮片或受区的瘢痕皮片移植。缺点是该区遗留丑陋的手术痕迹。

（二）胸膜腔穿刺及引流

胸膜腔有液体或脓液积聚时，可于腋后线第7、8肋间隙，靠近肋骨上缘穿刺吸液；也可于腋后线第8肋间隙沿肋骨上缘切开，插入套管作胸膜腔闭式引流。临床上也常于锁骨中线第2或第3肋间隙中部穿刺，进行人工气胸治疗，或当外伤、炎症等时出现气胸时，于此处穿刺置管接水封瓶，行闭式气胸引流。

（三）心包穿刺

临床上出现心包积液时，可于左侧剑肋角穿刺吸液。

第四节　乳　房（腺）

一、乳房区胸壁的层次

已于胸壁一节叙述过，这里再重点提示一下。由浅入深分为以下几层：

1. 皮肤　比胸部其他部位薄，乳头区最薄。

2. 浅筋膜　由脂肪组织和结缔组织构成，内含浅血管、浅淋巴管、皮神经及女性乳房。

3. 深筋膜　分浅、深两层。

浅层覆盖胸大肌、前锯肌，其上缘附于锁骨，向下移行于腹壁深筋膜。

深层包被锁骨下肌和胸小肌。在胸小肌下缘处与浅层融合为一层至腋腔底，与腋筋膜相续。位于喙突、锁骨下肌和胸小肌上缘之间的深筋膜称为锁胸筋膜。

4. 肌层　胸前外侧壁浅层有胸大肌，深面有胸小肌。

胸前外侧壁外侧部有前锯肌和腹外斜肌。

5. 肋间隙　12对肋之间形成11对肋间隙。上位肋间隙较下位宽，前部较后部宽。肋间隙被**肋间外肌**、**肋间内肌**、**肋间最内肌**所封闭，其间自上而下走行着肋间静脉、动脉和神经。

6. 胸内筋膜　已于前述。

二、乳房的位置、形态及结构

1. 位置　成年女性乳房（未产妇）位于胸前外侧壁，基底部上缘平第2或第3肋，下缘平第

6或第7肋，内侧缘可达胸骨线，外侧缘可达腋中线，有的乳房腺体向腋部突出部分，称外侧突（腋突）。男性乳头位置相当于锁骨中线上第4肋间。

2. 形态（图8－17）　成年女性乳房多呈半球型隆起，紧张而有弹性，皮肤柔软而薄，乳房中央有**乳头（mammary papilla）**，表面有12～15个输乳管开口。乳头周围皮肤有色素沉着，呈环状，名**乳晕（areola of mamma）**。乳晕部皮肤有若干呈小圆形隆起的**乳晕腺**，分泌脂类物质润滑乳头。乳房外形与年龄、发育及妊娠密切相关。青春发育期前，发育小；成年后多呈半球型，妊娠哺乳期明显增大，停止哺乳后会萎缩变小；老年后更小且皮肤松弛，乳房下垂。

3. 乳房的类型　成年女性乳房一般分为4型，即圆盘型、半球型、圆锥型和轻垂型（图8－18）。

如以腋前线至乳头平面的垂直距离为“高”，乳房基底内、外侧缘间距离在乳头平面的投影线为“径”，则“高”达“径”之半者为半球型，低者为圆盘型，超越者为圆锥型，乳头位下垂但未超过乳下皱褶水平者为轻垂型。

也有用乳房角度来定型者，即乳头至乳房上下缘间连线的交角，成直角者为半球型，锐角者为圆锥型，钝角者为圆盘型（图8－19）。

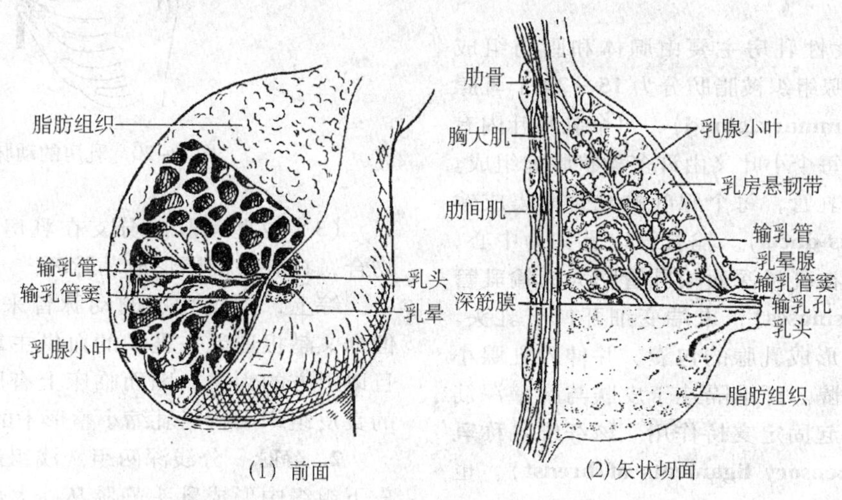

图8－17　女性乳房

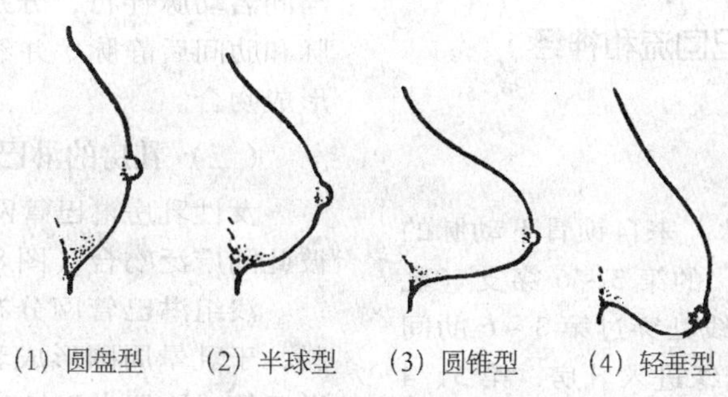

图8－18　乳房分型（以“高”和“径”定型）

一般未婚少女多为半球型，已婚特别是已育妇女，由于妊娠、哺乳等活动，乳房多有变形及不同程度的松弛下垂。

侯在恩等曾对我国北方3城市已育健康妇女964名的乳房形态做了调查，该组年龄在21～50岁，身高150～173cm，体重45～65kg，哺乳期限0～30个月。结果：半球形432例，点总数44.8%；圆盘型332例，占总数34.3%；圆锥型26例，占总数2.8%；轻垂型174例，占总数18.1%。仍以半球型居多。经相关因素分析，发现年龄做为单一因素对形态无大影响；哺乳对形态影响很大，未哺乳组形态大部分集中于半球型

(76%)，而哺乳各组随哺乳期限的增长，半球型所占比例逐减，而轻垂型比例渐增。

男性因乳腺退化，除于第4肋间可见乳头及乳晕外，腺体膨隆的现象不明显。

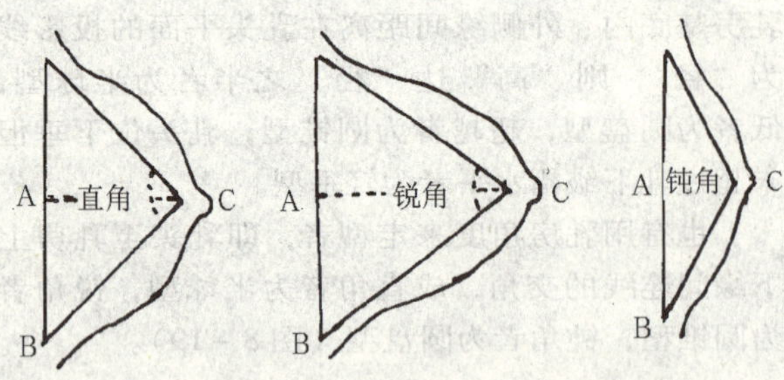

图8-19　乳房分型（以角度定型）

4. 结构　女性乳房主要由腺体和脂肪组成（图**8-17**）。乳腺组织被脂肪分为**15~20个乳腺叶（lobes of mammary gland）**，每个乳腺叶内有许多乳腺小叶，每个小叶又由许多囊状腺泡组成。若干腺泡连结于乳管，每个腺叶的乳管汇集成**输乳管（lactiferous ducts）**。输乳管以乳头为中心，呈放射状排列，在乳晕深面输乳管膨大为**输乳管窦（lactiferous sinuses）**，末端变细开口于乳头。浅筋膜包裹乳腺形成乳腺的包囊，并伸入乳腺小叶之间形成纤维隔。纤维隔连于皮肤与胸壁深筋膜之间，对乳房起固定支持作用。该纤维隔称**乳房悬韧带（suspensory ligaments of breast）**。也称Cooper韧带。

男性乳房仅有若干缺乏腺泡的小管，以纤维组织和脂肪为支架。

三、乳房的血管、淋巴回流和神经

（一）乳房的血管

1. 动脉（图8-20）

（1）乳房内侧部的动脉　来自锁骨下动脉的胸廓内动脉（乳房内动脉）的第3~6穿支（乳房支）。这些穿支于胸骨旁线处穿过第3~6肋间隙后，经胸大肌沿乳房内侧缘进入乳房，第3、4穿支是最大的。

（2）乳房外侧部的动脉

①来自腋动脉的胸外侧动脉（lateral thoracic artery）：沿胸大肌外侧缘发出乳房的外侧支，分布到乳房外侧部。

②来自腋动脉的胸肩峰动脉（thoracoacromial artery）：穿胸小肌和胸大肌的分支分布到乳房深部。

③第2、3、4肋间后动脉（posterior intercostal arteries）：外侧皮支也分布到乳房的外侧部。其中第2肋间后动脉来自锁骨下动脉的肋颈干发出的肋间最上动脉，第3、4肋间后动脉来自胸主动脉。

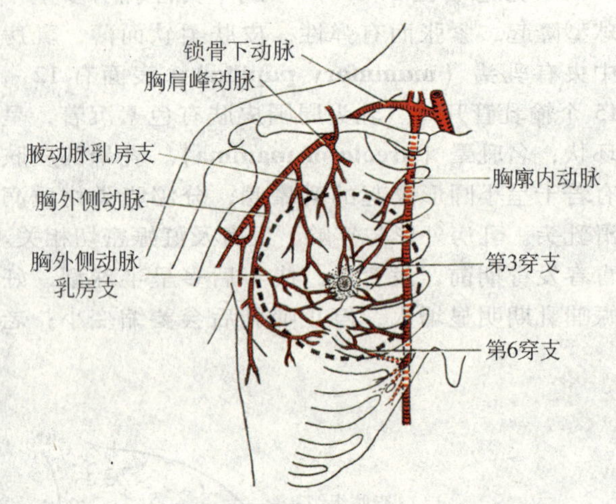

图8-20　乳房的动脉

（3）这些动脉的分支在乳房内形成3~4层吻合，在乳头周围形成动脉环。

综上，供应乳房的动脉皆来自上方和两侧，但据文献报道乳头乳晕的血供主靠真皮血管网而且以下方的为主，因而临床上有用保留蒂于下方的真皮组织瓣行巨乳缩小整形术的报道。

2. 静脉　分浅深两组。浅组静脉在乳头周围皮下组织中形成乳头静脉丛，大部分汇集至胸骨两侧，穿过胸壁注入本侧胸廓内静脉，少部分浅静脉与对侧吻合或向上汇入颈前静脉。深组静脉与同名动脉伴行，分别回流至胸廓内静脉、腋静脉和肋间后静脉。并经肋间后静脉与椎外静脉丛形成吻合。

（二）乳房的淋巴回流

女性乳房淋巴管网极丰富，可分浅、深两组，彼此间广泛吻合（图8-21）。

浅组淋巴管网分布于皮内和皮下组织，无瓣膜，于乳晕周围形成乳晕下淋巴管网，注入深部淋巴管或胸肌淋巴结。

深组淋巴管网范围大、管径粗、有瓣膜，分布于乳腺小叶周围的间隙和输乳管壁内。

乳房各部淋巴主要回流途径如下。

1. 外侧部和上部大部分淋巴管　沿腋血管的分支经胸大肌外侧缘，注入腋淋巴结前群；有的注入外侧群再至中央群，最后至尖群。

2. 内侧部淋巴管　沿胸廓内血管的分支穿过胸大肌，经过肋间隙到达沿胸廓内动脉排列的胸

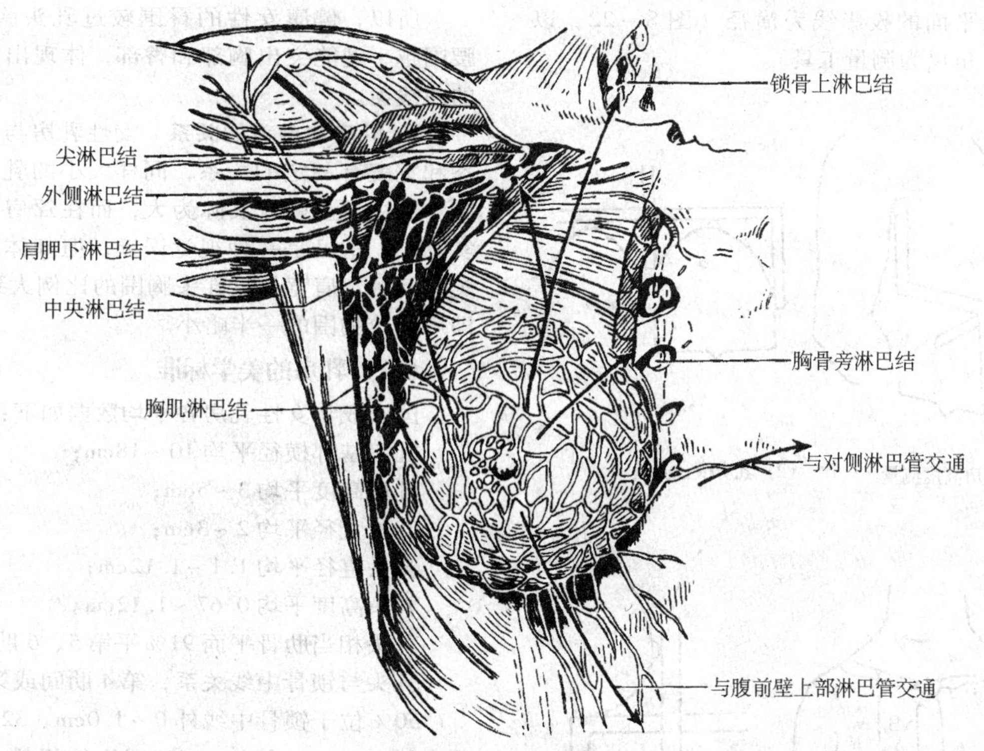

图 8－21　乳房的淋巴回流

骨旁淋巴结（parasternal lymph nodes）。这些淋巴结还接受沿肋间血管外侧穿支走行的淋巴管。其输出管注入纵隔前淋巴结或锁骨上淋巴结。此外，尚与对侧有吻合。

3. 下侧部淋巴管　与腹前壁和膈的淋巴管相交通，并可与肝脏的淋巴管相吻合。

4. 深部的淋巴管　汇集成 2 ~3 条较粗的淋巴管穿过胸大、小肌直接注入尖群。

腋淋巴结（axillary lymph nodes）：共有 20 ~30个，除接受乳房的淋巴管外，还接爱胸壁、腹壁上部和上肢的淋巴管。腋淋巴结排列成 5 群。

乳腺癌主要沿淋巴途径转移，可侵犯腋淋巴结和胸骨旁淋巴结。如果淋巴回流受阻，癌细胞可转移至对侧乳房或肝。

（三）乳房的神经

乳房的神经主要由第 4 ~6 肋间神经的外侧皮支的乳房外侧支及第 2 ~4 肋间神经前皮支的乳房内侧支支配，此外，于浅筋膜内胸前壁第 2 肋以上的皮肤由颈丛的锁骨上神经分布。交感神经纤维沿胸外侧动脉和肋间后动脉的分支进入乳房，分布于乳房的皮肤、血管、乳头和乳晕的平滑肌及腺组织，故乳头如受刺激可引起勃起。乳头、乳晕的感觉神经主要来自从腋中线穿出的第 4 肋间神经分支，损伤该神经导致乳头、乳晕感觉永久丧失。

四、临床提要

（一）乳房的形态学测量（国人）

临床上对乳房的形态学测量主要为定型。既往多着眼于体积的测定，用石膏塑形、排水量测定法（乳房杯）、圆锥形装置等测量以及阿基米德定律估算和方程式计算，但体积只能是一间接指标，不能直接确定乳房的形态。而临床上急需的不是即有乳房的现状，而是随着乳房成形术的兴起，推导一个可做塑形参考的量值指标。侯在恩等提出用身高、体重确定乳头位置高度并进而确定乳房形态的设想，即以身高、体重这两个客观易测的相关因素引入公式求得正常的锁乳线和胸乳线长度，其二线之端点相交处即乳头的正常位置。在此位置上将有解剖标志可循的乳房基底横径引入公式，可预测出乳房高度的正常值（即乳头点的高度），这样，既有了定位高点，又有基底横径，于是乳房的拱隆体态可确定。

公式如下：

锁乳线长度 =22. 757 －0. 068 身高 +0. 150 体重

胸乳线长度 =23. 745 －0. 075 身高 +0. 147 体重

乳房高度 =1. 367 +0. 186 横径

注：锁乳线即锁骨中点至乳头中央的距离：胸乳线即胸骨上切迹中点至乳头中央的距离；乳房基底内外侧缘间（多数为腋中线至胸骨线间）

距离至乳头平面的投影线为横径（图 8－22，以一直尺和一角尺为测量工具）。

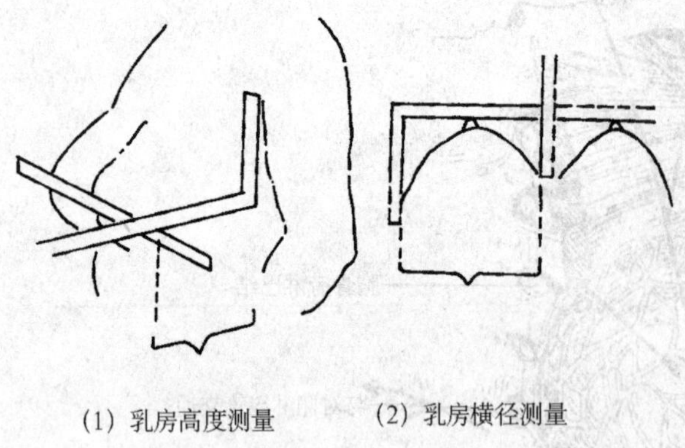

（1）乳房高度测量　（2）乳房横径测量

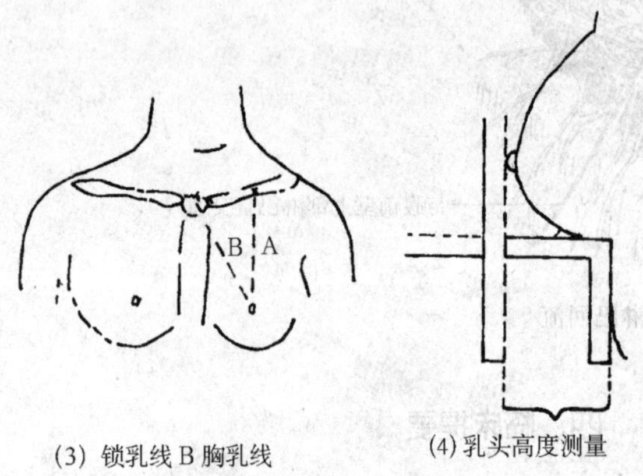

（3）锁乳线 B 胸乳线　（4）乳头高度测量

图 8－22　乳房测量

排水量测定法：用一个直径稍大于乳房基底的充满水的玻璃缸，并将其置入更大的空盆中，然后令患者俯身将乳房置入玻璃缸中，直至乳房基底贴近缸缘，再用量杯测出所排出的水的体积，便可得到较为准确的乳房体积。

（二）乳房与身体的均衡关系

人们以丰满的乳房和突出的胸部线条为美，一对优美的乳房应该是大小适中、质地柔韧、形态挺拔、肤色健康。发育不良的乳房固然不美，过于肥大的乳房同样也破坏了乳房的美观，同时还对人体的健康带来种种危害。所以乳房与身体的均衡关系也十分重要。

1. 乳房与身高的关系　过乳头的胸围与身高之间存在一定的比例，普通乳房的比例在 0.5～0.54，即普通乳房的过乳头胸围是身高的一半或稍大。中国女性乳房胸围与身高的关系大致如下：<0.5，乳房过小；0.5～0.54，普通乳房；0.54～0.56，丰满有魅力；>0.56，乳房过大。

2. 乳房与腰围的关系　过乳头胸围与通过脐腰部腰围、臀围之间的关系如下：胸围，1；腰围，0.72～0.73；臀围，1.1。

所以，健康女性的臀围较过乳头胸围稍大。腰围越小越能突出胸部和臀部，体现出女性形体的曲线美。

3. 乳房与肩宽的关系　女性乳房与肩部的形态和宽度有一定的关系，同样大小的乳房，在柳肩女性视觉上就较实际为大，而在耸肩女性则较实际小，这虽是一种视觉误差，但却体现了身材美的问题。肩宽与过乳头胸围的比例大致为 0.4，即肩宽较胸围的一半略小。

（三）乳房的美学标准

国人成年女性乳房各平均数据如下：

乳房基部横径平均 10～18cm；

乳房高度平均 3～5cm；

乳晕直径平均 2～3cm；

乳头直径平均 1.1～1.12cm；

乳头高度平均 0.67～1.12cm。

乳头相当肋骨平面 91% 平第 5、6 肋水平。

乳头与锁骨中线关系，第 4 肋间或第 5 肋间。50% 位于锁骨中线外 0～1.0cm。32% 位于锁骨中线外 1.1～2.0cm。13.8% 位于锁骨中线外 2.1～3.0 cm。

乳房体积：标准乳房体积与身高、体重、胸围等因素密切相关。乔群等根据对我国 125 名青年女性乳房研究结果，认为我国青年女性乳房标准体积在 250～350ml 之间。

乳房美学标准：依种族、民族不同而不同，乳房形态还需与体形相协调，乳房高度不超过乳房基底横径 1/3，以半球形、富有弹性、挺拔、伴有乳沟的乳房为美。

（四）乳房的变异与畸形

1. 变异

（1）不对称乳房　多为不等大。有先天因素，也有后天因睡眠姿态、体育锻炼、哺乳不均或外伤、炎症、肿瘤等原因而致。

（2）乳腺缺如　一侧或两侧，偶有先天因素，多为后天手术切除所致。

（3）乳房下垂　有先天因素，主要为后天因肥大而下垂或减肥后松弛而下垂及老年性腺体萎缩而下垂。

下垂分 3 度，乳头平乳下皱褶为Ⅰ°；低于此线为Ⅱ°；乳头于乳房最低位处为Ⅲ°（图 8－23）。

2. 畸形

（1）小乳症　多为先天性乳腺发育不全，后天者多为内分泌紊乱或手术等所致。

（2）巨乳症　多为先天性因素，严重的乳房

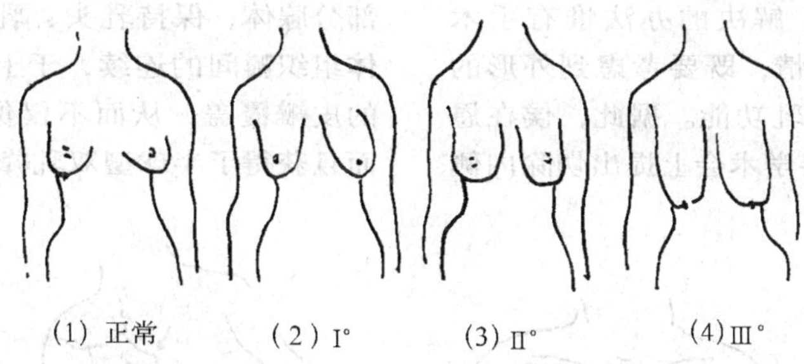

图 8－23　乳房下垂分度

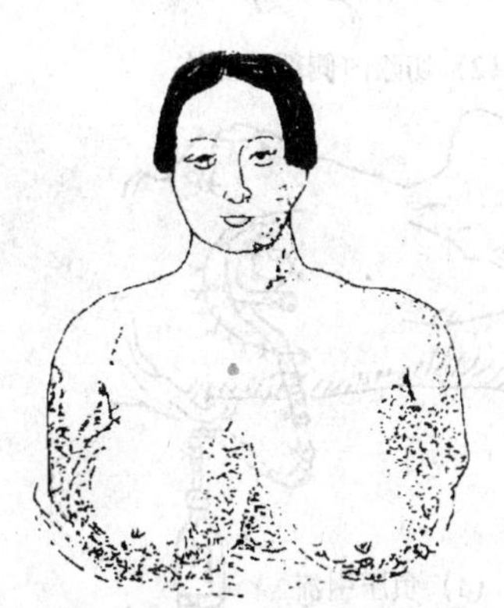

图 8－24　巨乳症

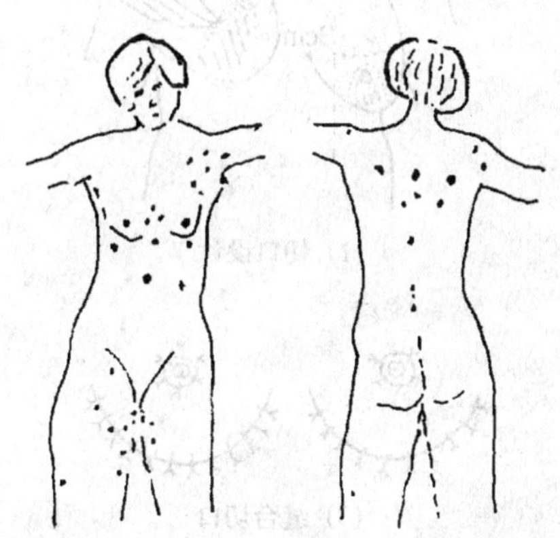

图 8－25　宾克斯副乳腺分布图

肥大可为腺体、脂肪、皮肤组织均过度发育，也可仅为脂肪过多，而腺体并不增大（图 8－24）。

（3）锥状乳　先天性因素。呈圆锥形乳房，且乳头乳晕呈球形隆起，状如牛的乳房。被认为是返祖现象。

（4）副乳　先天性。常常除有一对左右对称的正常乳房外，在腋前线至股三角内缘的连线上出现一个或多个副乳房，其形状只有乳头，有时易与痣混淆。宾克斯报道副乳尚可广泛地分布于人体。据日本人统计，10 个人中就有一个生有副乳（图 8－25）。

（5）乳头内陷　先天性因素。主为乳头、乳晕平滑肌发育不良或乳腺发育较短且乳晕臃肿松弛，致乳头不能突出。继发性乳头内陷常见于乳腺癌、外伤或炎症后。

（6）男子女性型乳房　属后天性因素。男性乳房增生似女性，偶有乳汁样分泌物，原因不明，少数人与内分泌失调有关。

（五）隆乳术（augmentation mammoplasty）

乳房是女性形体美的特征，一个女性的形体美是由流畅优美的曲线构成，而乳房曲线具有独特的魅力，部分女性由于乳房发育不良而胸部平坦，由此产生自卑感。隆乳术可以帮助他们消除自卑，增强自信。

隆乳术方法很多，但目前以假体植入式隆乳最为安全、常用，其切口与假体放置如下。

1. 切口　常用的有三种，即腋窝切口、乳晕边缘切口、乳房下皱襞切口。三种切口各有特点及不足。腋窝切口最为隐蔽及术后瘢痕不明显。但自切口经皮下进入胸大肌后，距离最长，需采用特殊器械进行剥离。乳晕边缘切口因乳晕皮肤颜色呈深褐色而相对隐蔽，因距离近，可直接剥离，但易损伤乳腺组织。乳房下皱襞切口较隐蔽，且距离近，亦能直接剥离，暴露较好，手术操作方便。但易产生瘢痕增生。

2. 假体放置的层次　乳房假体可放置乳房后间隙或胸大肌后间隙。

（1）乳房后间隙　位于包绕乳房基底部的胸浅筋膜深层与胸大肌表面的胸深筋膜之间的疏松结缔组织间隙；乳房假体置入此间隙，手术简单，损伤小，乳房位置、外观形态自然；但包膜挛缩发生率较高。

（2）胸大肌后间隙　位于胸大肌与胸小肌之间，乳房假体置入此间隙，可减少包膜挛缩的机会，但手术损伤大、出血较多。此方法目前应用最多。

（六）巨乳缩小整形术

巨乳症不仅影响容貌，而且引起背痛、乳下

皮肤糜烂甚至乳腺肿瘤。解决的办法惟有手术（图 8－26）。根据我国国情，既要考虑到外形的缩小，又要尽可能保留泌乳功能。据此，侯在恩于 1988 年在中日整形外科学术会上提出切除内侧部分腺体，保持乳头、乳晕与蒂在下方的真皮腺体组织瓣间的连续，于上提塑形后，取蒂在上方的皮瓣覆盖，从而不仅保留了术后的泌乳功能，而且获得了半球型双乳峰前耸的东方淑女形象。

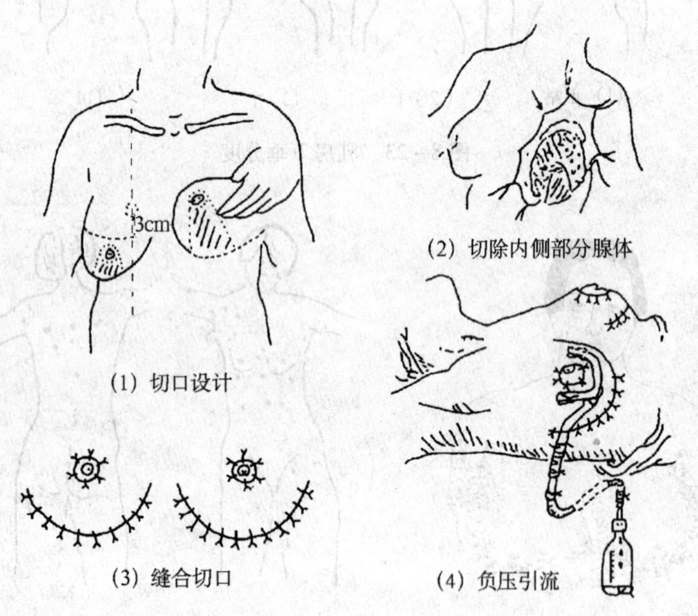

图 8－26　巨乳缩小整形术示意图

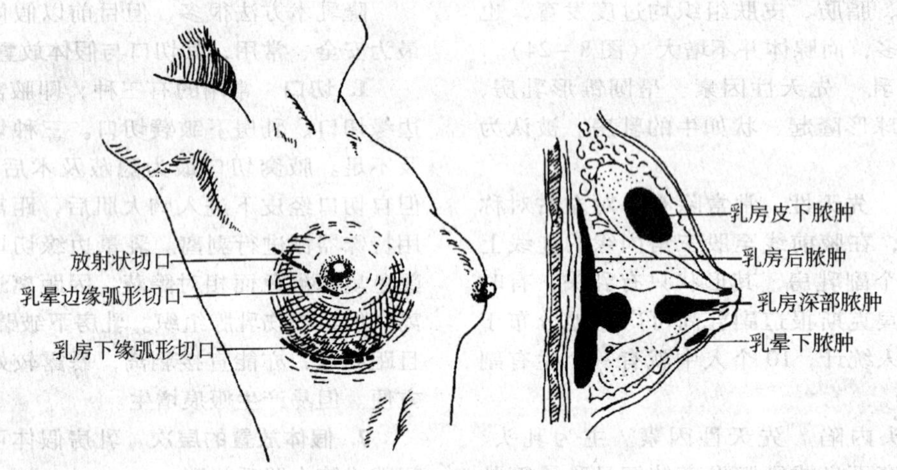

图 8－27　乳房脓肿的切开引流

（七）乳头内陷整复术

乳头内陷不仅影响外形而且经常发炎，特别是影响到产后的哺乳活动，因此需予矫正。轻度者可通过经常用手提拉乳头，使其突起。重度者须手术整复。术中注意勿损伤输乳管窦。

（八）乳房再造术

纯以美容为目的，只能成形，不能恢复泌乳功能。可用假体充填。如皮肤也缺（如乳癌术后）可取带蒂背阔肌皮瓣、腹直肌皮瓣等转移塑形。乳头、乳晕部分可取带色素皮片（如小阴唇）移植并塑形。

（九）乳腺纤维腺瘤切除术

切口应为弧形（顺皮纹），但腺体部分切口应为放射形，以免损伤输乳管。

（十）乳腺脓肿切开引流

除按外科常规行低位切开外，尚应根据乳腺的结构特点，在乳晕部位切口应为半环形，乳下皱褶处为横弧形，其余部位可取放射形，但要慎用，因术后切口痕迹过显，影响美感。切开皮肤后应注意将乳腺叶间隔分离开，否则引流不畅。（图 8－27）。

（十一）乳腺癌根治术

除将乳房切除，胸肌酌情切除外，尚须根据乳腺淋巴引流的规律，切除相应的淋巴结，并应全部送病理。

（十二）男子女性型乳房（男性乳腺增生症）

除青春期外，因有部分可诱发癌变，所以主张早期手术。切除时要注意保留乳头、乳晕。

（侯在恩　顾　威　孙　延）

第九章 腹 部

第一节 概 述

一、境界

上以胸骨剑突、肋弓与胸部分界；下以耻骨联合上缘、耻骨结节、腹股沟、髂前上棘及髂嵴与下肢分界；两侧以腋后线的延长线与腹后壁分界。

腹部的外形和腹腔内器官的位置，随体型、体位、年龄、性别和个体的肌肉、脂肪的发育程度以及胃肠道的充盈程度而有所不同。矮胖型者，膈、肝、阑尾等位置较高，瘦长型者则相反。中年人和老年人，因脂肪明显增多，腹壁变厚，腹肌松弛，腹部膨隆。

二、体表标志

（一）骨性标志

在腹前外侧壁上方可触到剑突、肋弓、下方可触到髂前上棘、髂嵴、耻骨结节、耻骨嵴及耻骨联合等。

1. 剑突（kiphoid process） 其上端与胸骨体相连接，称剑胸结合，该结合两侧与第7肋软骨相连。

2. 肋弓（costal arch） 由第8－10肋软骨连接而成，其最低点连线平对第2、3腰椎体之间；剑突与肋弓间的夹角称剑肋角。

3. 髂前上棘（anterior superior iliac spine） 为髂嵴前端的突起。用手指沿腹股沟向外上触摸，首先遇到的骨点就是髂前上棘。

4. 耻骨结节（pubic tubercle） 位于腹股沟的内侧端，自此向内侧延伸的隆起为耻骨嵴。

（二）软组织的标志

腹白线位于前正中线的深面。腹前正中线的两侧是腹直肌，肌的外侧缘为半月线。

1. 腹白线（linea alba） 见本章第二节。

2. 脐（umbilicus） 位于腹正中线中点的稍下方，其平面相当于第3～4腰椎之间。脐为腹壁薄弱处之一，是疝的好发部位。

3. 腹股沟 位于髂前上棘与耻骨结节之间，是腹部与股部在体表的分界标志，其深面为腹股沟韧带。

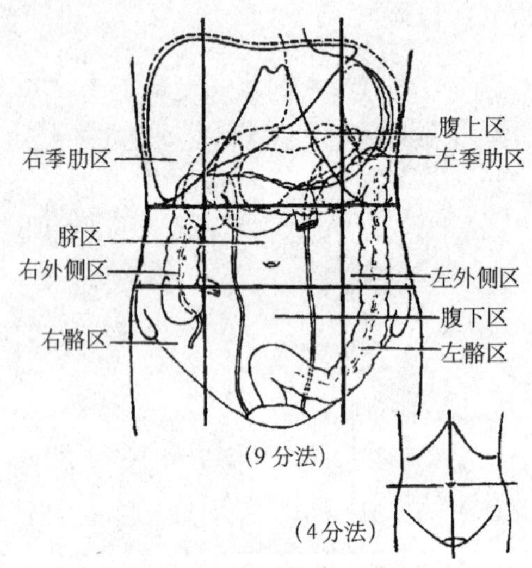

图9－1 腹部的分区

三、腹部的分区

为了便于描述和确定腹腔脏器的位置，临床通常用两条水平线及两条纵线将腹部划分为3部、9区（九分法）。上水平线为通过两侧肋弓最低点（相当于第10肋）的连线，下水平线为通过两侧髂结节的连线，这两条水平线将腹部分为上腹、中腹和下腹3部；两条纵线为两侧腹股沟中点的垂直线，这两条纵线又将上腹、中腹和下腹3部分为9区，即上腹部分成左、右季肋区和中间的腹上区，中腹部分成左、右外侧（腰）区和介于其间的脐区，下腹部分成左、右髂（腹股沟）区和中间的耻（腹下）区。此外，尚有通过脐的纵、横两线将腹部划分为左、右上腹区和左、右下腹区的4分法（图9－1）。

第二节　腹前外侧壁

一、腹部的测量点和活体测量

（一）腹部的主要测量点

1. 脐点　脐中央之点。

2. 耻骨联合点　耻骨联合上缘与正中矢状面相交之点。可用手指按摸以寻得此点。

3. 髂前上棘点　髂前上棘最向前突出之点。可用手指沿着髂嵴向前摸得此点。

4. 髂嵴点　髂嵴最向外侧突出之点。

（二）腹部的活体测量

1. 脐高　脐点到地面的垂直距离。

2. 耻骨联合上缘高　耻骨联合点到地面的垂直距离。

3. 髂嵴点高　髂嵴点到地面的垂直距离。

4. 髂前上棘间宽　两侧髂前上棘点间的距离。

5. 腰围　经过脐的中心，水平地围绕腰部的长度。

二、腹前外侧壁的层次

腹前外侧壁由浅入深分6层：即皮肤、浅筋膜、肌层、腹横筋膜、腹膜外脂肪及腹膜壁层。腹壁厚薄因人而异。

（一）皮肤

薄而富有弹性，除在腹正中线和脐等处与腹白线连接紧密外，其余部分与浅筋膜连接疏松，易于分离，因此，外科经常在该区切取皮片或皮瓣，修复皮肤缺损。

（二）浅筋膜

浅筋膜一般较厚，由疏松结缔组织和脂肪构成。腹壁脂肪除腹正中线处较少外，其余部分较厚，尤以女性明显，中年以后逐渐增厚。在脐以下，浅筋膜分为两层，浅层为脂肪层，称为康伯（Camper）筋膜，向下与股部的浅筋膜相续；深层为膜性层，称为史卡芭（Scarpa）筋膜，为富有弹性纤维的膜样层，在腹正中线处附着于腹白线，其两侧则向下于腹股沟韧带下方约一横指处与大腿的阔筋膜相愈着，但在耻骨联合与耻骨结节之间的区域并不附着于深层结构，而是继续向下与阴囊肉膜、阴茎浅筋膜及会阴浅筋膜（Colles筋膜）相连续。因此，Scarpa筋膜与腹前外侧壁肌层之间的间隙与会阴浅间隙（会阴浅筋膜与尿生殖膈下筋膜之间）相交通。所以，当尿道球部断裂引起尿液外渗时，尿液可沿会阴浅间隙向上扩散到同侧的腹前外侧壁，但不能越过中线至对侧，亦不能向下至股部。

浅筋膜内含有腹壁浅动脉和浅静脉、浅淋巴管、皮神经。腹前外侧壁上半部的浅动脉为肋间后动脉的细小分支；脐以下有较大的腹壁浅动脉和旋髂浅动脉。

（三）肌层

腹前外侧壁的肌肉包括位于正中线两侧的腹直肌以及外侧的3块扁肌，即腹外斜肌、腹内斜肌和腹横肌（图9－2，表9－1）。

表9－1　腹前外侧壁肌肉的名称、起止点、作用和神经支配

名称	起点	止点	作用	神经支配
腹直肌	耻骨联合与耻骨结节之间	第5～7肋软骨外面及剑突前面	前屈脊柱，降胸廓，增加腹压	第5～11肋间神经及肋下神经
腹外斜肌	下8个肋骨外面	借腱膜止于（腹）白线并形成腹股沟韧带、髂嵴前部	增加腹压，前屈、侧屈并旋转脊柱	第5～11肋间神经、肋下神经、髂腹股沟神经、髂腹下神经
腹内斜肌	胸腰筋膜、髂嵴、腹股沟韧带外侧1/2	借腱膜止于（腹）白线、下位3肋		
腹横肌	胸腰筋膜、髂嵴、腹股沟韧带外侧1/3	（腹）白线，下部肌束参与形成提睾肌		

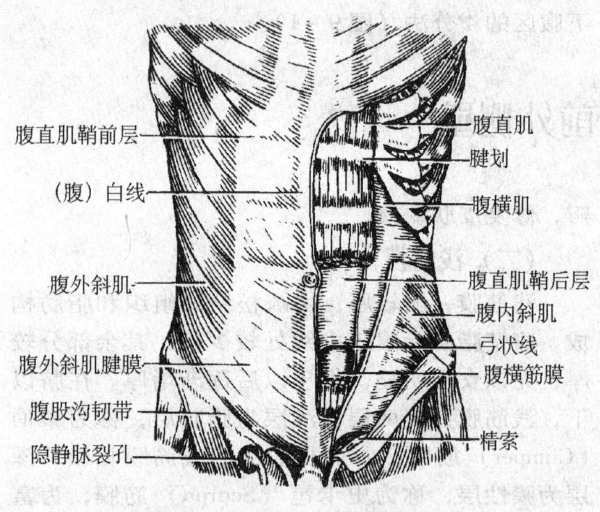

图9-2 腹前外侧壁的肌肉

1. 腹直肌及腹直肌鞘（图9-3）

腹直肌（retus abdomis） 位于腹正中线两侧，被包在腹直肌鞘内，为上宽下窄的带形多腹肌，腹直肌上有3~4条横行的腱划，腱划仅与腹直肌鞘的前壁紧密愈着，但与腹直肌鞘后壁并不愈着。

腹直肌鞘（sheath of rectus abdominis） 由3块扁肌的腱膜构成。分前、后两层，两层在腹直肌外侧缘外侧相结合后呈半月形，称半月线（semilunar line）。腹直肌鞘前层由腹外斜肌腱膜和腹内斜肌腱膜的前层组成，后层由腹内斜肌腱膜的后层和腹横肌腱膜组成。腹直肌鞘后层在脐下4~5cm处呈凸向上方的弓形游离下缘，称弓状线或半环线。在弓状线以下，3块扁肌的腱膜均移行为腹直肌鞘的前层，自弓状线以下腹直肌鞘后层缺如，此处为增厚的腹横筋膜，故腹直肌后面直接与腹横筋膜相贴（图9-3）。

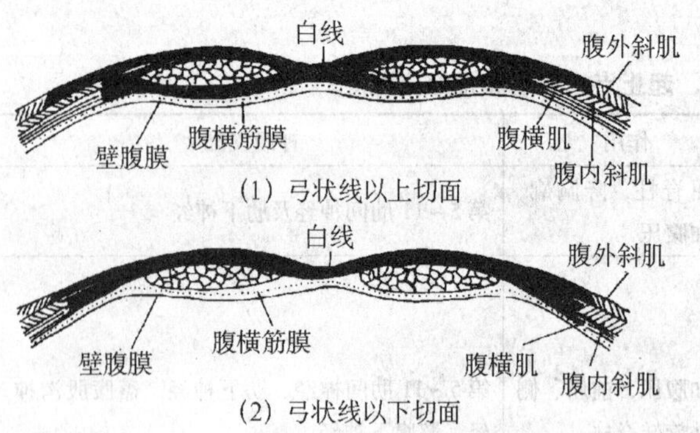

图9-3 腹肌横切面（示腹直肌鞘）

（腹）（白线 linea alba）：位于腹前正中线上，由两侧腹直肌鞘纤维交织而成。上宽下窄，脐以上宽约1cm，坚韧而少血管；当上腹部手术经正中切口进入腹腔时，可因供血不足而影响切口愈合；在脐以下因两侧腹直肌彼此靠近而明显变窄，因有肌肉加强与血供较充分，较少发生切口疝或创口裂开。

2. 扁肌 由浅入深依次为腹外斜肌、腹内斜肌和腹横肌。3块扁肌的肌纤维走向各异，互相交叉排列，有加固腹前外侧壁、保护内脏、增加腹压、辅助呼吸、维持脏器位置及参与脊柱运动的作用。

（1）腹外斜肌（obliquus externus abdominis）

肌纤维自外上向内下方斜行，在脐与髂前上棘连线以下则完全移行为腱膜，其下缘的腱纤维附于髂前上棘与耻骨结节之间，并向后上反折增厚形成腹股沟韧带（inguinal ligament）。

（2）腹内斜肌（obliquus internus abdominis）

肌纤维自外下向内上方斜行，而下部的肌束近于水平，在腹直肌外缘处移行为腱膜。

（3）腹横肌（transversus abdominis） 为腹前外侧壁最深层的扁肌，肌纤维自后向前内横行，腹横肌较薄，至腹直肌外侧缘移行为腱膜。与腹内斜肌之间有下6对胸神经和第1腰神经前支及伴行的血管经过。

在腹肌表面虽有深筋膜，但很薄弱。

（四）腹横筋膜（transverse fascia）

为一层纤维性薄膜，衬于腹横肌和腹直肌鞘的深面，与腹横肌结合疏松，而与腹直肌鞘后壁紧密愈着。

（五）腹膜外筋膜（extraperitoneal fascia）

为腹横筋膜与壁层腹膜之间的疏松结缔组织，以下腹部及腹后壁较为发达。由于有大量脂肪的存在，使得壁层腹膜与腹横筋膜分离，形成腹膜外间隙，有利于在腹膜外施行肾、膀胱等手术。

（六）壁腹膜（parietal peritoneum）

为腹前外侧壁的最内层，在上腹部腹膜壁层、腹横筋膜和腹直肌鞘后层紧密相贴，手术时可作为一层切开。腹膜壁层由 $T_{7\sim12}$ 及 L_1 脊神经分布，反应敏锐，疼痛定位准确，当腹膜或腹腔内脏器炎症，刺激壁腹膜时可引起剧烈疼痛，并反射性引起腹肌强直。

三、腹前外侧壁的血管、神经和淋巴

（一）动脉

动脉有浅、深2组（图9-4）。

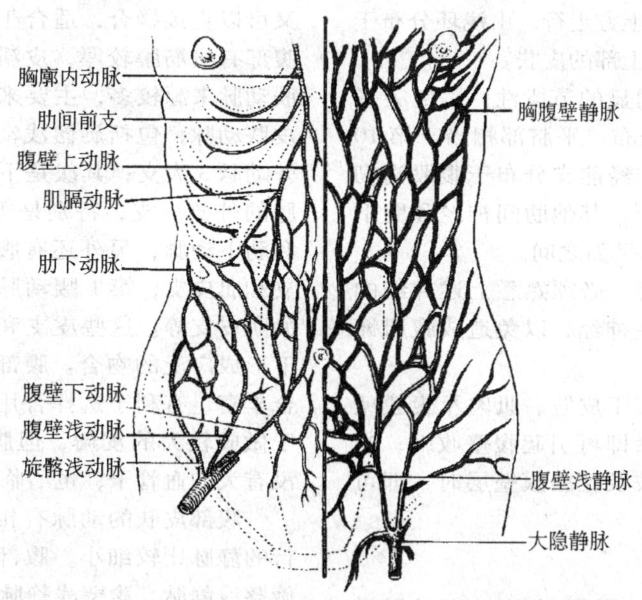

图9－4 腹前壁的血管

1. 浅组动脉

（1）**腹壁浅动脉（superficial epigastric artery）** 起自股动脉，其外径约为1mm，常在腹股沟韧带中点下方2.5cm附近穿筛筋膜浅出，越过腹股沟韧带的中、内1/3交界处，几乎垂直上行于浅筋膜深、浅两层之间，末梢可达脐平面以上。腹壁浅动脉的体表投影为：自腹股沟韧带中点下方2.5cm向上做一垂线，线的内侧为腹壁浅动脉的内侧支，线的外侧为该动脉的外侧支。

（2）**旋髂浅动脉（superficial iliac circumflex artery）** 自腹股韧带中点下方1.5cm附近处起自股动脉外侧壁，有时与腹壁浅动脉共干起自股动脉，其外径约为1.2mm，行于浅筋膜的浅、深两层之间，走向髂前上棘，分布于腹前外侧壁的下外侧份。其体表投影为：自腹股沟韧带中点下方1.5cm处向髂前上棘作一连线，此线上、下1cm范围内为该动脉的体表投影区。

2. 深组动脉

（1）**腹壁上动脉（superior epigastric artery）** 为胸廓内动脉的直接延续，穿胸肋三角至腹直肌鞘内，沿腹直肌后面下降，至脐部与腹壁下动脉吻合，沿途分支至腹直肌、膈肌和腹膜。

（2）**腹壁下动脉（inferior epigastric artery）** 发自髂外动脉，在腹横筋膜与壁腹膜之间经腹股沟管深环内侧行向上内方（脐的方向），于腹直肌鞘后层的弓状线附近进入腹直肌鞘内，在腹直肌后面与腹壁上动脉吻合。作腹直肌切口时，最易损伤此二动脉。

（3）第7～11对肋间后动脉及肋下动脉的前端离开肋间隙，在腹内斜肌和腹横肌之间斜向前进入腹直肌鞘。

（二）静脉

腹前外侧壁内有较丰富的浅、深静脉（图9－4）。彼此吻合成网，浅静脉多位于浅筋膜浅层内，在脐区更多。脐以上的浅静脉汇成胸腹壁静脉，经胸外侧静脉向上注入腋静脉，或经深部的腹壁上静脉和胸廓内静脉注入头臂静脉；脐以下的浅静脉经腹壁浅静脉注入大隐静脉或经深部腹壁下静脉汇入髂外静脉，从而构成上、下腔静脉系统之间的交通。在脐区的浅静脉与肝门静脉系的附脐静脉相吻合，所以在肝门静脉高压症时，血流可经脐周静脉网与体循环的静脉相交通，形成脐周静脉怒张，称“海蛇头”。

（三）神经

腹壁由第6～11对肋间神经、肋下神经、髂腹下神经及髂腹股沟神经分布（图9－5）。

第6～11对肋间神经及肋下神经，自肋弓处斜向内下，在腹内斜肌和腹横肌之间行向前下方，穿过腹直肌鞘外侧缘，到达腹直肌后面，在腹白线附近穿过腹直肌及腹直肌鞘前壁移行为前皮支，分布于皮下组织和皮肤。肋间神经也分布于腹壁肌肉和壁腹膜。

髂腹下神经和髂腹股沟神经均发自腰丛。髂腹下神经在髂前上棘内侧约2.5cm处穿出腹内斜肌，在腹内斜肌与腹外斜肌之间行向下内，在腹股沟管浅环上方约2.5cm处穿过腹外斜肌腱膜，分布于耻骨联合上方的皮肤。髂腹股沟神经在髂腹下神经下方约一横指处，沿精索前上方走行，出浅环分布于男性的阴囊或女性大阴唇上部的皮肤。

腹壁皮神经分布有明显的节段性，平剑突平面相当于第7肋间神经分布，平脐部相当于第10肋间神经分布，第1腰神经前支分布于腹股沟韧带和耻骨联合上方的平面。其他肋间神经和肋下神经按顺序分布于这3个平面之间。

在作腹部手术切口时，必须熟悉上述神经的走行方向，避免损伤这些神经，以免造成腹肌瘫痪，发生术后腹壁疝。

由于腹壁的神经分布于皮肤、肌肉及腹膜壁层，所以腹部的轻微刺激即可引起腹壁收缩；当腹腔内脏器炎症或损伤波及到腹膜壁层时，即可引起腹壁肌的紧张强直。

(四) 淋巴

浅筋膜中的浅淋巴管，脐平面以上的注入腋淋巴结，脐平面以下的注入腹股沟浅淋巴结。肝脏的淋巴管有的可沿肝圆韧带与脐的淋巴管相交通。

四、腹部的皮瓣和肌皮瓣的应用解剖

腹部皮肤可供利用的面积较大，供区隐蔽，又可以直接缝合，适合于做较大面积的皮瓣，但腹部有浅筋膜较厚，皮瓣易臃肿的缺点。腹部皮肤动脉来源较多，主要来源于股动脉的粗大直接皮肤动脉，包括旋髂浅动脉、腹壁浅动脉、阴部外动脉3大支；其次是下位肋间后动脉和肋下动脉的外侧皮支，特别是第10、第11肋间后动脉和肋下动脉；另外还有腹壁上、下动脉的直接皮支和肌皮支，第1腰动脉的末支以及旋髂深动脉的肌皮支等。这些皮支和肌支还在腹前外侧部皮下形成广泛的吻合。腹部皮肤的血供来源多、吻合丰富，有利于选择合用的皮瓣血管蒂，也有利于做成较大的皮瓣，但腹部皮肤动脉变异较多、没有大的血管干，也给临床应用带来一定困难。

腹部皮肤的动脉有相应的静脉相伴行，但伴行的静脉比较细小，腹部皮肤的静脉主要回流至旋髂浅静脉，腹壁浅静脉和阴部外静脉。

腹部可利用的皮瓣主要有季肋部皮瓣、腹股沟皮瓣、腹下部皮瓣、外阴部皮瓣等。

(一) 腹前外侧壁皮瓣的应用解剖

1. 季肋部皮瓣的应用解剖 季肋部皮瓣位于腹上外上部（图9-4，9-5）。

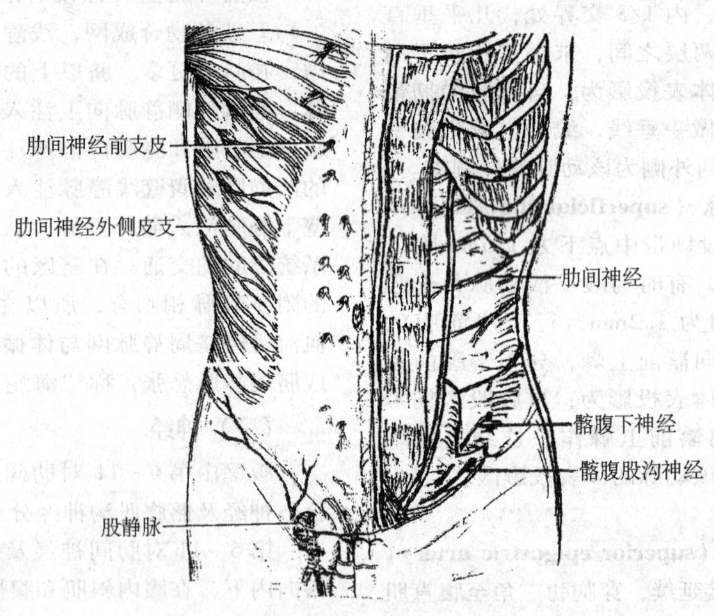

图9-5 腹前外侧壁的神经

（1）季肋部皮瓣的血液供应 其动脉蒂为第10、第11肋间后动脉和肋下动脉外侧皮支的前支；静脉与相应的动脉伴行，且同名。

（2）季肋部皮瓣的神经 肋间神经外侧皮支的前支与相应血管伴行。

（3）季肋部皮瓣的临床应用 在肋沟处形成血管神经束，三者由上而下是静脉、动脉、神经，在肋间肌之间行走，至腋中线附近发出外侧皮支，外侧皮支由肋骨下缘穿出肋间外肌，再分为前支和后支，外侧皮支的前支在背阔肌前缘穿出深筋膜，贴在腹外斜肌及其腱膜的表面斜向前下行走，因此切取皮瓣时宜将肌表面的筋膜与皮瓣一同翻起。在背阔肌前缘处动脉肌支外径平均为0.9mm，静脉前支外径平均为1.0 mm，神经前支横径平均为1.2mm。

季肋部皮瓣可以同时带上第10、第11肋间和肋下3个血管神经束，也可以仅以行程较长、分布范围较广的第10肋间血管神经束为蒂。

2. 腹股沟部皮瓣的应用解剖 腹股沟部皮瓣位于腹股沟的上、下，稍偏外侧。

（1）腹股沟部皮瓣的血液供应（图9－4，9－6） 其动脉蒂为旋髂浅动脉，旋髂浅动脉的体表投影为腹股沟韧带下1.5cm股动脉搏动处与髂前上棘的连线，切取面积为（10cm×18cm）～（26cm×8cm），静脉除相应的伴行静脉外，还有浅层的旋髂浅静脉（图9－5）。

旋髂浅动脉可分为浅、深2主支：浅主支平均外径为0.8mm，浅主支的行程是在股动脉起点下方1.5cm处与髂前上棘的连线上，浅主支多位于此连线上、下各1cm的范围内，主要分布于腹股沟区外侧半。深主支外径平均为1.0 mm，深主支在深筋膜深面，沿腹股沟韧带下方行走。深主支的行程是在腹股沟韧带下1.5cm处与腹股沟韧带的平行线上，深主支多位于此线上、下各1.0cm的范围内，深主支主要分布于股外侧部上份及臀部。

（2）腹股沟部皮瓣的神经 该处的神经以髂腹下神经、髂腹沟神经为主，还有肋下神经前支的外侧皮支。

（3）腹股沟部皮瓣的临床应用 在采用旋髂浅动脉皮瓣时，若能兼顾旋髂浅动脉的两主支，就可以扩大皮瓣的切取范围。大多数旋髂浅静脉汇入大隐静脉或其股部属支，汇入处平均外径为2.1mm。切取腹股沟部皮瓣时宜选旋髂浅静脉为静脉蒂。旋髂浅静脉中约有半数全程位于腹股沟韧带下方，切取皮瓣时宜加以注意。

3. 腹下部皮瓣的应用解剖 腹下部皮瓣位于脐以下的左或右下腹部（图9－6）。

（1）腹下部皮瓣的血液供应 其动脉蒂为腹壁浅动脉，静脉即为相伴行静脉。腹壁浅动脉可分为内、外侧2主支：内侧主支外径平均为1.0mm。内主支的行程位于股动脉起点内侧1.0cm的垂线上，多数内侧主支位于此线内、外侧各1.0 cm的范围内。内侧主支主要分布本侧下腹部的内侧半。外侧主支外径平均为0.9mm，外侧主支的行程在股动脉起点外侧1.0cm处的垂线上，外侧主支多半位于此线内、外侧各1.0 cm范围内。外侧主支主要分布于本侧下腹部的外侧半。

（2）腹下部皮瓣的神经 该处皮瓣的神经以第10、11肋间神经与肋下神经的外侧皮支与前皮支为主。

（3）腹下部皮瓣的临床应用 由于2主支走行在浅筋膜深部，采取皮瓣时不宜过薄，以切到腹外斜肌腱膜表面为宜。腹壁浅动脉起源变化较大，建议手术时在腹股沟韧带浅面、股动脉起点内侧或外侧1.0cm处寻找内、外侧主支。

腹壁浅静脉大多都汇入大隐静脉或其股部属支，汇入处平均外径为2.1mm。切取腹下部皮瓣时宜选腹壁浅静脉为蒂。

4. 外阴部皮瓣的应用解剖 外阴部皮瓣位于耻骨上区、耻骨前区并包括大腿内侧上区（图9－5，9－6）。

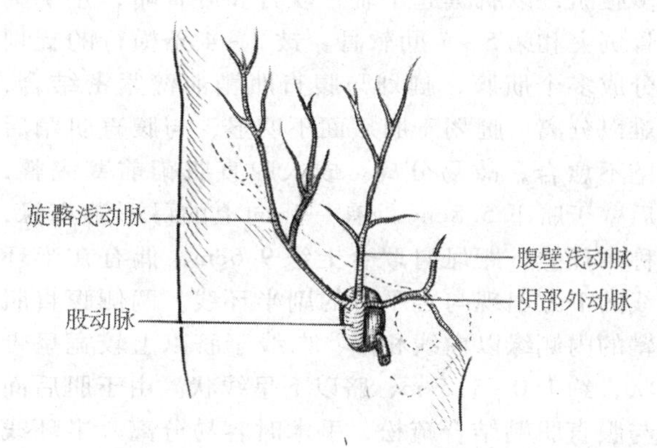

图9－6 腹下部皮瓣的动脉

（1）外阴部皮瓣的血液供应 其动脉蒂为阴部外动脉，静脉主要是浅层的阴部外静脉。

阴部外动脉常分为上、下2主支：上主支外径平均为1.0mm，上主支的行程多在股动脉起点之下5.0 cm处与耻骨结节的连线上，多数上主支位于此线两侧各1.0cm的范围内。上主支分布于外阴部，腹股沟区内侧份和耻骨上区，因而上主支可作为有毛皮瓣的血管蒂。

下主支外径平均为1.1mm，下主支的行程在股动脉起点下方5.0cm处与耻骨嵴平行线上，下主支多数行于此线上、下各1.0cm的范围内。下主支主要分布于股内侧部上份，末支皆进入外阴部，分布于阴囊或阴唇。

阴部外静脉主要汇入大隐静脉，汇入处外径平均为2.0mm，宜用作外阴部皮瓣的静脉蒂。

（2）外阴部皮瓣的神经 该处皮瓣的神经以髂腹下神经、髂腹沟神经与生殖股神经的股支为主。

（3）外阴部皮瓣的临床应用 腹壁3支浅动脉干和主支有的具有独立的起源，有的与其他动脉共干，有的缺如，从而组成起源不同的组合形式。这些组合形式可归纳为下列5种分支：旋髂浅动脉、旋髂腹壁浅动脉干、腹壁浅动脉、腹壁阴部外浅动脉干和阴部外浅动脉。这5种浅动脉的外径依次平均为1.3mm、1.5mm、1.3mm、1.8mm和1.5mm。总之，共干动脉大于单起的动脉。

（二）腹直肌肌皮瓣的应用解剖

腹直肌肌皮瓣的血供主要来自腹壁上、下动脉，神经是由胸$_6$～腰$_1$脊神经前支支配（图9－4，9－6）。

1. 腹直肌的形态 腹直肌位于腹前壁正中线两旁，被包于腹直肌鞘内，为一上宽下窄的带形多腹肌，以肌腱起于耻骨联合和耻骨嵴，止于胸骨剑突和第5～7肋软骨。被3～4条横行的腱划分成多个肌腹，腱划与腹直肌鞘前壁紧密结合，难以分离，腱划于肌后面不明显，与腹直肌鞘后壁不愈合，故易分离。成人腹直肌鞘前壁完整，后壁于脐下5.8cm处有一凸向上的弓形游离缘，称半环线，距耻骨联合上缘9.6cm，偶有在半环线的下方出现与之平行的副半环线。两侧腹直肌鞘的内侧缘以白线相隔，白线于脐以上较宽呈带状，约1.0～1.5cm，脐以下呈线状。由于肌后面与腹直肌鞘结合疏松，手术时容易分离，半环线以下已不存在腹直肌鞘后壁，手术时应慎重。

腹直肌全长35cm，上1/3宽6cm，厚0.5cm；中1/3宽5.5cm，厚0.6cm；下1/3宽5.4cm，厚0.6 cm。脐以上腱划为2个或3个；脐以下有3～4个腱划可横过腹直肌宽度的全部（88.2%）或部分（11.8%）。

2. 腹直肌的血液供应（图9－4）

（1）主要营养血管 腹壁上、下动脉，另外尚有次要的节段性肋间后动脉。

①腹壁上血管：腹直肌上部的血供来自腹壁上动脉，腹壁上动脉为胸廓内动脉的直接延续，经剑突尖与肋弓之间，在腹直肌的后面进入肌肉，于脐附近与腹壁下动脉的分支吻合。腹壁上动脉与肌膈动脉的分叉处，平对第5、6、7肋软骨平面或平对第5、6、7肋间隙平面，动脉起点至肌门的血管长度为4.6cm；动脉起始处外径为2.1mm；肌门处的动脉外径为1.9mm。伴行静脉多数为两条，位于动脉外侧的静脉外径为1.4mm，内侧的静脉外径为2.2mm。

②腹壁下血管：腹直肌下部的血供来自腹壁下动脉。此动脉在腹股沟中点处起自髂外动脉，斜向上内，行径腹直肌的外侧缘走向肌的后面，于半环线下缘处进入腹直肌。腹壁下动脉自起点到肌门的血管长为9.0cm，起点处外径为2.5mm，肌门处外径为2mm。动脉起点与耻骨结节的距离为4.5cm，入肌处（肌门）与耻骨结节之间的距离为9.6cm。肌门距前正中线为3.4cm，肌门的高度均在半环线以上。

腹壁下静脉与动脉伴行，多为2支，占94%，分别位于动脉的内侧和外侧，内侧支较粗，外侧支较细，两支外径在注入处分别为3.6mm和2.7mm，两支多汇成静脉干，干长约0.7cm，注入髂外静脉前外径为5.0mm。

（2）其他营养血管 除腹壁上、下动脉外，尚有第7以下肋间后动脉和第1腰动脉前支，均有小的分支从外后方进入腹直肌内。这些血管细小，对腹直肌的血供并不重要。

3. 肌浅面皮肤的血液供应（图9－4，9－6）

上部皮肤有腹壁上动脉的肌皮动脉穿支，第7以下肋间后动脉前皮支；下部皮肤有腹壁下动脉的肌皮动脉穿支，腹壁浅动脉，下位肋间后动脉和第1腰动脉的前皮支。这些细小分支之间在脐周围有广泛的吻合。

4. 腹直肌的神经 支配腹直肌的神经为第6～12胸神经及第1腰神经前支，这些神经在腹外侧壁中行于腹内斜肌与腹横肌之间，在腹直肌外侧缘后方入肌。进入腹直肌的神经也呈节段性分布。

5. 腹直肌皮瓣的临床应用 （1）腹直肌皮瓣利用腹壁上血管或腹壁下血管为蒂，可带蒂转移或吻合血管游离移植。但由于支配腹直肌的节段性脊神经前支细小，不宜作功能重建使用。

（2）在切取下腹壁肌皮瓣时，要注意保护半环线以下的没有腹直肌鞘的肌后腹壁。

五、临床提要

（一）腹前外侧壁常用的手术切口（图9－7）

1. 正中切口 沿腹前正中线所作的纵切口，有脐上、下部正中切口。该切口依次切开皮肤、浅筋膜、腹白线、腹横筋膜、腹膜外筋膜和壁层腹膜进入腹（膜）腔。腹白线处无大血管和神经，因此该切口不损伤肌肉、神经和血管，出血少，操作方便。下腹部正中切口，是妇产科和泌尿外科常用的切口，因两侧腹直肌靠近，血液供应较好，故切口愈合较牢固。

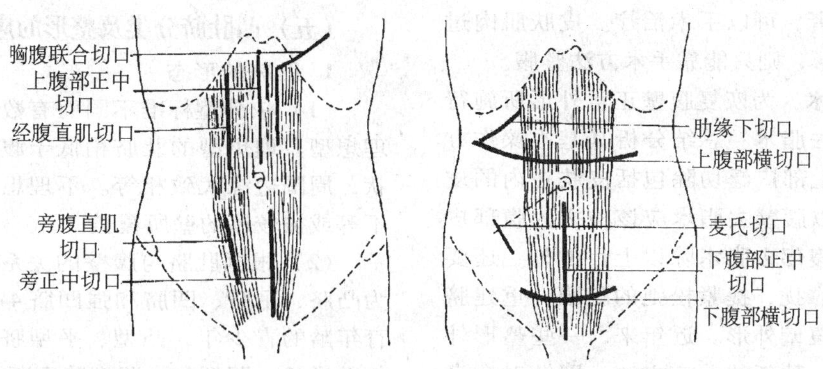

图 9－7　腹前外侧壁手术切口示意图

2. 旁正中切口　在腹正中线旁约 2cm 纵行切开皮肤、浅筋膜、腹直肌鞘前壁、腹直肌（游离其内侧缘后拉向外侧），切开腹直肌鞘后壁、腹横筋膜、腹膜外筋膜及壁层腹膜，进入腹（膜）腔。该切口的优点是很少伤及腹壁的血管和神经，且能保持腹直肌的完整，切口血液供应好，且有肌肉保护，愈合较牢固。上腹部手术常采用此切口。

3. 腹直肌切口　在腹直肌中间作与腹正中线平行的切口，与旁正中切口的层次相同，但要切开腹直肌。该切口的缺点是对腹壁的血管和神经损伤较多。

4. 麦氏切口　为阑尾手术的常用切口。在右髂前上棘至脐连线的中、外 1/3 交界处，作一与此线垂直的斜切口，可依次切开皮肤、浅筋膜、腹外斜肌腱膜，按肌纤维方向分开腹内斜肌和腹横肌，再切开腹横筋膜、腹膜外筋膜及壁层腹膜进入腹（膜）腔。

（二）腹前外侧壁皮肤张力线

腹前外侧壁皮肤真皮层中胶原纤维按张力方向排列形成的平行束，为皮肤张力线，亦称 Langer 皮肤分裂线。人体各部此张力线的行向不同，于腹前外侧壁皮肤张力线是斜向前下方，在婴儿期即已形成，作皮肤切口时，若切口方向同皮肤张力线行向一致，切开后皮肤不致裂开，缝合中可准确对合，愈合后瘢痕也较纤细美观。反之，与皮肤张力线行向相交叉的切口，因切断了甚多的结缔组织束，切口不仅有较大的哆开，切缘皮肤还将出现卷边现象，既不利于对齐缝合，愈合后的瘢痕亦将粗厚显眼，有碍美观，婴儿手术中，尤其应当处理好这一点。

（三）腹前外侧壁的浅筋膜层

在脐平面以上的浅筋膜层结构单一，与胸部浅筋膜层连续。脐平面以下的浅筋膜层分浅、深层，胖者尤其明显，两层间有浅组血管、神经和淋巴管通行。

浅筋膜的浅层是脂肪层，又名 Camper 筋膜，厚而疏松，含有大量脂肪（皮下脂肪），是人体仅次于臀区和躯干侧部的第 3 大脂肪储库，肥胖者可厚达数厘米。脂肪量男性以脐上区较多，女性主要在脐周和腹下部；中线处脂肪量略少，脐处则全无脂肪。脂肪层同深层组织疏松相连，与之易于分离；用手指捏持腹前外侧壁时，脂肪层可随同皮肤被捏在手指之间，由此可估计皮下脂肪的厚度。脂肪层向上方、向两侧与胸部和腹后壁的浅筋膜相移行，向下与股部和会阴部的浅筋膜层及坐骨直肠窝脂体相延续。

浅筋膜的深层呈膜状，称膜性层，又名 Scarpa 筋膜。膜性层薄而含弹力纤维，即疏松组织连于深筋膜层，有支持腹内脏器的作用。

（四）腹壁多脂和腹壁松垂与腹壁去脂术

腹壁多脂和腹壁松垂是中年以后常见的疾患。腹壁可因脂肪增厚，或因腹壁肌肉过度松弛，以致出现腹部臃肿坠积变形，称为腹壁多脂症。主要以下腹部为主，其次为上腹或全腹部，腹部脂肪过多的原因，可能是全身肥胖在腹壁的表现。腹壁肌肉松弛的原因，常由于多次妊娠、腹直肌分离、腹壁疝、脐疝、肥胖体型者体重突然锐减，以及手术时损伤神经引起腹肌萎缩等原因所致，称为腹壁松弛症。身体所有部位的脂肪堆积均较多，即肥胖症也可引起腹壁脂肪堆积过多。肥胖症的原因，目前尚不清楚，但可以肯定是由于体内脂肪代谢异常所造成，与内分泌及年龄因素有关。

腹壁多脂症不但影响体态，且因腹部膨隆、坠积不适、行走不便，甚至影响日常生活和工作，腹壁皱壁常发生浸渍糜烂。治疗首先应进行饮食控制，并增强体育锻炼，以减肥。如病情严重或减肥无明显效果者，可以手术治疗。皮肤肌肉过度松弛，腹壁变形，则只能靠手术方法整腹。

1. 腹壁去脂术 为恢复腹壁正常外形所施行的手术称为腹壁去脂术。总结分析其基本操作方法是在腹直肌鞘上部广泛切除包括皮肤在内的皮下脂肪组织，所以腹壁去脂术应该称之为腹部皮肤脂肪切除术。腹部去脂术除以上目的外，还要使分离的腹直肌靠拢，提紧松弛的腱膜，重建脐部，恢复正常的腹壁外形。近年来，一些整形外科医生又在探索一种新的治疗方法，即针对全身肥胖症而实施的小肠旁路分流术，其治疗机制在于减少肠管吸收营养物质的数量，以达到减肥的目的。

2. 抽吸去脂术 抽吸去脂术系指在皮肤上切一小口，插入一吸管，吸管末端接一负压源，借负压将身体皮下过多之脂肪吸除，以改善人体的外形，这是一种新的体形整容术。Ollouz 提出用低渗盐水注射后的所谓“脂肪溶解抽吸术”亦称湿性法。1983 年 Fournid 又提出了不注射任何药物的所谓干性法吸脂术。还有人提出在局麻药内加入适量肾上腺素和透明脂酸酶，可用于止血和增加药穿透力，以助抽吸。近年来国内上海、北京、济南、杭州、青岛等地已相继开展了这种手术。

本术适应于肥胖患者，术后病人皮肤可以自动回缩。若伴有皮肤松弛者，可同时行皮肤脂肪切除术，或面部除皱术。本手术可应用于人体从面部到踝部，全身各部皮下脂肪积聚部位，如腹部、额部、腰部、大腿内侧和外侧、臀部、乳房、颏部、面颈等部位，凡局部脂肪堆积，或以局部脂肪堆积为主的轻，中度肥胖者为最佳适应证。周身弥漫性单纯肥胖伴有弯腰、下蹲、步行困难者，可经此手术得到改善，并能改善其外形，但未婚的未生育妇女，不宜做此手术。

术后可并发创面出血、血肿、局部感染、感觉丧失、皮肤瘀斑、抽吸部位高低不平，肺脂肪栓塞等。

脂肪抽吸术是当前国际上流行的一种体形整容术，操作比较简单，比脂肪切除术创伤小、痛苦少，术后瘢痕不明显。因具有这些优点，易被患者接受，但它仍不能替代传统的脂肪切除术。如多部位的广泛多脂肪伴有皮肤松垂者以及境界清楚的脂肪瘤等，仍以手术切除术为宜。本术并发肺脂肪栓塞是比较严重的后果，甚至可并发死亡。所以术中要提高警惕，不可轻视，本术应视为一种大手术，国内已报告数百例，仅有一例死亡。

（五）凸肚脐分类及整形的应用解剖

1. 肚脐的形态

（1）依分型标准不同而有数种：理想型和不理想型。理想型的肚脐稍低于腹壁平面，呈凹陷状，周围边缘大致相等。不理想型，主要是周缘不等或被较厚的壁所覆盖。

（2）根据肚脐与腹壁的关系将其按侧面缘分为凸脐、平脐、凹脐和强凹脐 4 种类型。处于发育年龄的青少年，凸型、平型脐比较多见，随着年龄增长，凹型和强凹型脐逐渐增多。

（3）根据肚脐表面皱纹的分型方法，将其分为菊花型、车轮型、同心圆型、螺旋型、树枝型、无构造型、星艺型、线条型和圆孔型，其中以星艺型脐为最常见。

2. 凸肚脐的分类 凸肚脐主要可分为 5 种类型：

Ⅰ型：为单纯的脐凸出，脐周无脐沟，凸脐的中央没有凹陷。

Ⅱ型：脐突出，脐周有较浅的脐沟，脐中央无凹陷。

Ⅲ型：脐凸出，脐周围有较深的脐沟，凸脐中央呈尖状。

Ⅳ型：脐凸出，周围有脐沟，凸脐的中央有凹陷。

Ⅴ型：脐凸出，周围无脐沟，凸脐中央有较深的凹陷。

凸肚脐在年青人中特别是青少年中并不少见，只要不出现脐疝，一般不属外科治疗范围。但是，许多人认为的凸脐可能是人们嘲笑的对象，而感到羞耻，特别是女青年因此而不愿在体检、公共浴室或游泳场暴露自己的肚脐。据流行病学调查，男性凸肚脐要多于女性。

凸肚脐主要是采用外科手术进行矫正。如遇有脐疝时，可先进行脐疝修补。

对于无脐疝的凸肚脐，可从脐底有火山丘处对突出的部分实施切除术。如果脐窝较浅，也可参照对有脐疝的凸肚脐的治疗方法。

对凸肚脐进行治疗时应注意以下几个问题：

（1）脐的大小　整形术后如果脐较小，则会因瘢痕收缩而很快收缩变小。

（2）皮瓣的固定与脐底的深度　凸肚脐的治疗，实际就是制作一个凹陷的脐底。脐部瘢痕组织较易增大，有时也易形成瘢痕，因此，应对皮下瘢痕作充分的切除，并将皮瓣固定在腹直肌前鞘。较瘦的人皮下脂肪也较少，不可能制作出较深的脐窝，所以，应将脐皮瓣固定于腹直肌之间，以便于制作脐底。

第三节　腹股沟区

腹股沟区（髂区）为腹直肌外侧缘、髂前上棘至腹直肌外侧缘的水平线和腹股沟韧带所围成的三角形区域。

一、腹股沟区的层次

腹股沟区由浅入深依次分为皮肤、浅筋膜、腹外斜肌腱膜、腹内斜肌和腹横肌、腹横筋膜、腹膜外筋膜和壁腹膜。

皮肤及浅筋膜的结构已在腹前外侧壁中描述。

（一）腹外斜肌腱膜

腹外斜肌腱膜（aponeurosis of obliquus externus abdominis） 此腱膜的纤维走向与肌纤维走向相同，在耻骨嵴外上方形成一个三角形裂隙，为腹股沟管浅（皮下）环（图9－8）。男性有精索，女性有子宫圆韧带通过。此裂隙外下部的纤维称为**外侧脚（lateral crus）**，止于耻骨结节；内上部的纤维称为**内侧脚（medial crus）**，止于耻骨联合，在腹股沟管浅环外上方连结两脚之间的纤维束称**脚间纤维（intercrural fibers）**，有增强两脚防止分离的作用（图9－6）。外侧脚处有部分纤维经精索、内侧脚的深面向内上方反折至腹白线，并与对侧的纤维连接，称**反转韧带（reflected ligament）**。由内、外侧脚、脚间纤维与反转韧带共同围成腹股沟管浅环。正常人的腹股沟管浅环可容纳一小指尖。

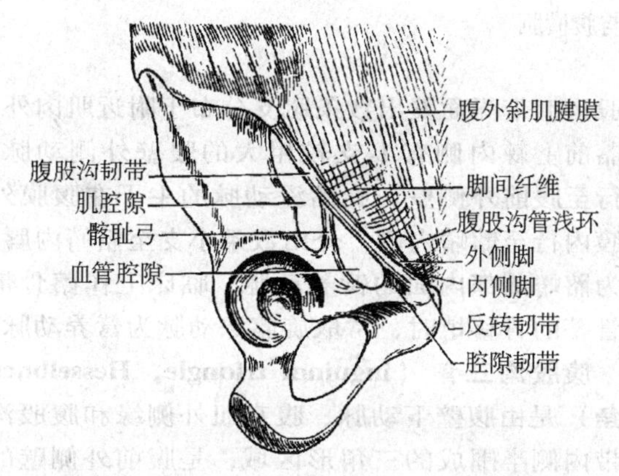

图9－8　腹外斜肌腱膜及腹股沟管浅环

腹股沟韧带内侧端有小部分纤维，在耻骨结节处继续向下后外转折而形成腔隙（陷窝）韧带（lacunar ligament）。腔隙韧带向外侧延续，附于耻骨梳构成**耻骨梳韧带（pectineal ligament，又称 Cooper）**。

（二）腹内斜肌和腹横肌

腹内斜肌下部肌纤维起自腹股沟韧带外侧1/2或2/3处，腹横肌下部纤维起自腹股沟韧带外侧1/3处，两肌下缘肌纤维均呈弓状，越过精索上方走向内侧，在腹直肌外侧缘附近呈腱性融合，构成**腹股沟镰（inguinal falx）**或**联合腱（conjoint tendon）**部分人以两肌结合而不形成腱性融合，称结合肌（图9－9，9－10），再经精索背侧，向下行走，止于耻骨梳内侧份。两肌下缘的部分纤维还沿精索向下延伸，构成菲薄的**提睾肌（cremaster）**。

在此层有以下神经走行：

1. 髂腹下神经（iliohypogastric nerve）　来自第12胸神经及第1腰神经的前支，从腰大肌外侧缘走出，经肾后面和腰方肌前面行向外下，先在髂嵴上方穿过腹横肌，再在髂前上棘内侧2.5cm附近穿过腹内斜肌，在腹外斜肌深面向内下行，至腹股沟管浅环上方约2cm附近穿过腹外斜肌腱膜。此神经以感觉纤维为主，其皮支分布于耻骨联合上方及腹股沟区的皮肤，肌支支配腹前外侧壁下部的肌肉。

2. 髂腹股沟神经（ilioinguinal nerve）　来自第1腰神经前支，在髂腹下神经的下方与其平行，先在髂前上棘处穿腹横肌，再向内侧行于腹外斜肌腱膜的深面，进入腹股沟管后，行于精索的前上方，与精索同出腹股沟管浅环至阴囊或大阴唇皮下。此神经以运动纤维为主，肌支支配腹肌腹前外侧群的下部，皮支分布于腹肌沟区及阴囊（或大阴唇）的皮肤。

髂腹下神经和髂腹股沟神经是腹股沟区的重要神经，在腹股沟疝修补术时，应避免损伤此二神经。

3. 生殖股神经生殖支　沿精索内侧走行，分布于提睾肌和阴囊肉膜。

（三）腹横筋膜

位于腹横肌深面，在此区内增厚，参与形成腹股沟管后壁，约在腹股沟韧带中点上方一横指处，胚胎时期睾丸下降顶突筋膜形成的孔称为腹股沟管深（腹）环。在腹股沟管深环内侧，腹横筋膜增厚形成凹间韧带（图9－10）。当腹横肌收缩时，此韧带有上提和缩小腹股沟管深环的作用。

腹股沟管深环的内侧有腹壁下动脉经过。

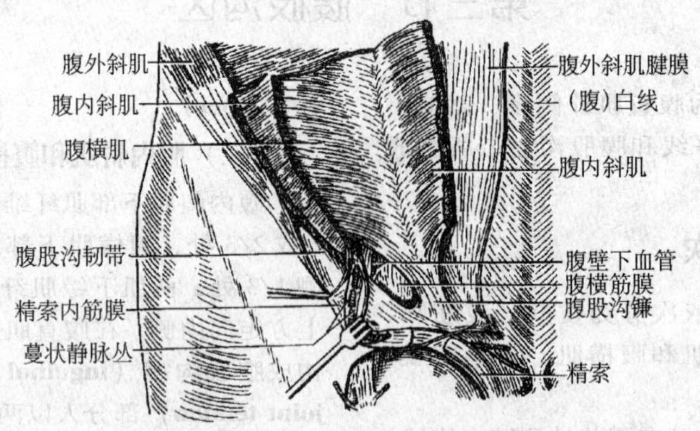

图 9-9　腹股沟管的深层结构

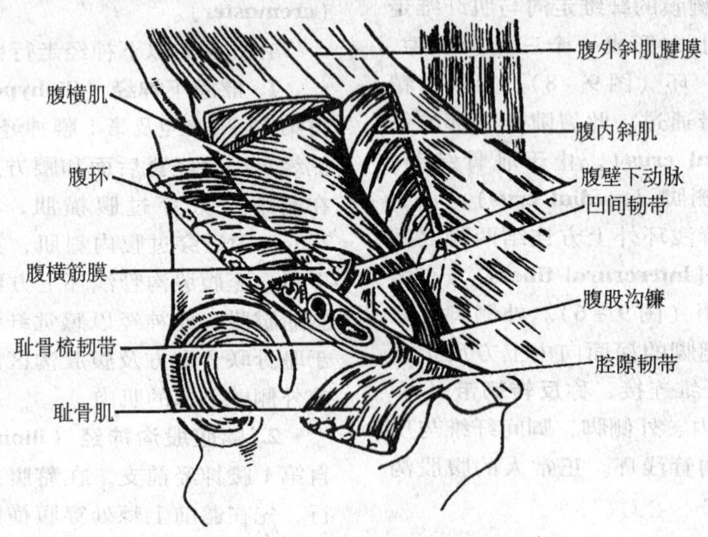

图 9-10　腹内斜肌与腹横肌

（四）腹膜外筋膜（腹膜外脂肪）

此筋膜位于腹横筋膜与壁腹膜之间，在腹股沟区脂肪组织沉积较多，与腹膜后间隙的脂肪组织相连续，其内有髂外动脉分出的腹壁下动脉和旋髂深动脉走行。

1. 腹壁下动脉（inferior epigastric artery）　在近腹股沟韧带处起自髂外动脉，经腹股沟管深环内侧向内上方（脐的方向）斜行，于腹直肌鞘后层的弓状线附近进入腹直肌鞘。有两条同名静脉伴行。

2. 旋髂深动脉（deep circumflex iliac artery）　约与腹壁下动脉同一水平起自髂外动脉，沿腹股沟韧带外侧面的深面行向外上方至髂前上棘的稍内侧，再行向髂嵴前部的上缘。除在腹股沟韧带深面发出数条肌支分布于附近肌肉外，于髂前上棘内侧有 1 支较粗大的腹壁外侧动脉，上行至腹前外侧壁。旋髂深动脉的主干在腹膜外筋膜内行至髂嵴内侧，分出数条小支至髂嵴内唇，成为髂嵴前部内面的营养动脉，临床上作髂骨带血管蒂的骨移植时，常取旋髂深动脉为营养动脉。

腹股沟三角（inguinal triangle，Hesselbach 三角）是由腹壁下动脉、腹直肌外侧缘和腹股沟韧带内侧半围成的三角形区域，是腹前外侧壁的薄弱区。

（五）壁腹膜

在脐以下形成 5 条皱襞。脐正中襞位于中线上，由脐至膀胱尖，内有脐尿管索，是胚胎时期脐尿管闭锁的遗迹。位于脐正中襞外侧的为脐内侧襞，内有脐动脉索，是脐动脉闭锁的遗迹。最外侧的皱襞为脐外侧襞（腹壁下动脉襞），内有腹壁下血管。

二、腹股沟管

腹股沟管（inguinal canal）位于腹股沟韧带内侧半的上方，是由外上方向内下方斜行的肌肉筋膜间的裂隙，长约4～5cm，管内男性有精索，女性有子宫圆韧带通过。腹股沟管有两环和4壁：两环即腹股沟管浅（皮下）环和深（腹）环，前者位于耻骨嵴外上方，由腹外斜肌腱膜裂开形成（图9－8），后者位于腹股沟韧带中点上方一横指处，由腹横筋膜向外突出形成的腹股沟管深环。前壁为腹外斜肌腱膜及腹内斜肌；上壁是由腹内斜肌和腹横肌下缘纤维共同形成的弓状下缘（图9－9）；后壁为腹横筋膜，内侧1/3有腹股沟镰（联合腱）加强；下壁为腹股沟韧带。

男性腹股沟管内有精索、髂腹股沟神经及生殖股神经的生殖支。精索由输精管、睾丸动脉和蔓状静脉丛、淋巴管、神经以及腹膜鞘突的残余的部分所组成。这些成份从外向内由精索外筋膜（由腹外斜肌腱膜及其筋膜延伸而成）、提睾肌（是腹内斜肌和腹横肌一部分肌纤维的延续）、精索内筋膜（由腹横筋膜延伸而成）包裹在一起。

三、临床提要

（一）腹股沟斜疝和直疝

腹股沟斜疝是腹腔内容物从位于腹壁下血管外侧的腹股沟管的深环突出，沿腹股沟管出腹股沟管浅环后进入阴囊。而直疝为腹腔内容物从位于腹壁下血管内侧的腹股沟三角突出，有时可经腹股沟管浅环进入阴囊。

（二）睾丸下降与腹股沟疝的关系

胚胎早期睾丸位于脊柱两侧、腹横筋膜与壁腹膜之间，胚胎第2个月末，睾丸沿体壁的背侧向下伸展。至第3个月末达髂窝，第4至第7个月时，下降至腹股沟管腹环处。腹膜向前推移形成腹膜鞘状突，于出生前1个月左右，睾丸在腹环处连带腹膜鞘状突进入腹股沟管，一般于出生前降入阴囊内。足月儿在生后第6周内、早产儿在生后3个月内，若睾丸未降入阴囊，则一般以后就不再降入。如于出生后睾丸仍停留于腹后壁、腹腔、腹股管沟内口、管内或外口处均称为隐睾。因腹腔内温度较高，不适于精子发育，可引起不孕。若两侧睾丸均未下降，由于精子发生受阻，成为男性不育症。未降睾丸尽可能用手术将睾丸拉下，固定于阴囊内，这手术在6岁前做效果较好。睾丸在温度较高的腹内，1/20可恶变为肿瘤，且多为恶性肿瘤。正常情况下，睾丸降入阴囊后，鞘突与体腔相通部分闭锁，形成鞘韧带。鞘突下部围绕睾丸形成睾丸的固有鞘膜，残留的腔隙则形成一个独立的鞘膜腔。如果鞘突闭锁不全，可形成先天性的腹股沟斜疝或交通性鞘膜积液。由于右侧睾丸下降的速度慢于左侧，鞘状突闭合的时间也较晚，故右侧斜疝多于左侧。

（孙　威　孙文琢）

第十章 会阴部与外生殖器

会阴（perineum）是指盆膈以下封闭骨盆下口的全部软组织，即广义会阴。临床上，狭义的会阴是指外生殖器和肛管之间狭窄区域的软组织而言。在男性系指阴囊根部至肛门之间的软组织；在女性则指肛门与阴道口之间的软组织。

会阴的境界与骨盆下口一致，呈菱形。前为耻骨联合下缘；后为尾骨尖；前外侧为耻骨下支及坐骨支，以会阴股沟与股部分界；后外侧为骶结节韧带，以臀大肌下缘与臀部分界；两侧为坐骨结节。左、右两坐骨结节间的连线，将会阴分为前、后两个三角区。前方为尿生殖区（尿生殖三角），男性有尿道通过，女性有尿道和阴道通过，后方为肛区（肛门三角），有直肠通过（图10－1）。

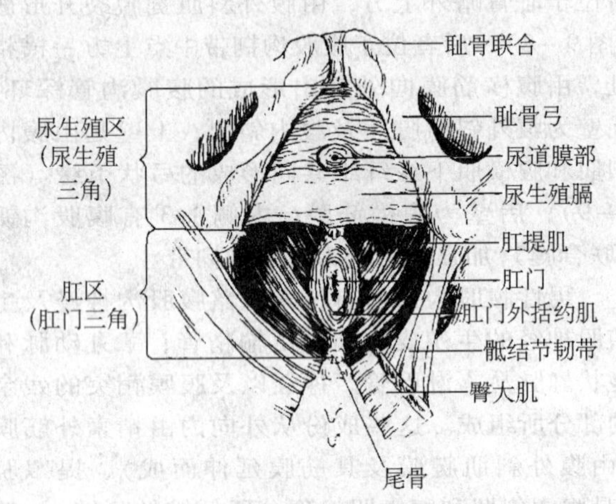

图10－1 会阴境界与分部

第一节 会阴部

一、体表标志

1. 耻骨联合（symphyseos） 前已述及。

2. 坐骨结节（ischial tuberosity） 坐位时坐骨结节是支持体重的骨点，位于皮下，易于摸到。

3. 阴阜（mons pubis） 为女性外生殖器，位于耻骨联合前面的皮肤隆起，性成熟期后长有阴毛。

4. 会阴缝（raphe perinei） 为男性会阴正中纵走的隆线，色略深，与阴囊缝相延续。

二、尿生殖区（尿生殖三角）的层次

男、女性外生殖器官不同，因此尿生殖三角内女性不仅有尿道通过，尚有阴道通过。

（一）皮肤

位于耻骨联合前面的皮肤长有阴毛，富有汗腺和皮脂腺。男性会阴正中线上有一纵行的会阴缝，向前与阴囊缝相续。

（二）浅筋膜

浅筋膜即会阴浅筋膜深层，称浅会阴筋膜（colles筋膜），可分浅、深两层。浅层称脂肪膜，含有少量脂肪，向前与腹前外侧壁浅筋膜浅层（camper筋膜）相连续；深层向前与腹前外侧壁浅筋膜深层（scarpa筋膜）相续，在男性还与阴囊肉膜及浅阴茎筋膜相续。

（三）深筋膜

深筋膜可分为尿生殖膈下筋膜及尿生殖膈上筋膜，浅会阴筋膜、尿生殖膈上、下筋膜的侧缘均附着于耻骨弓，而在尿生殖三角的后缘，3层彼此愈合，从而在3层筋膜之间形成两个筋膜间隙，即会阴浅间隙与会阴深间隙。

1. 会阴的筋膜间隙

（1）会阴浅间隙（superficial perineal space） 位于浅会阴筋膜与尿生殖膈下筋膜之

间。开口向前上方与阴囊肉膜下间隙和阴茎浅筋膜下间隙相续。在男性，浅间隙内有会阴浅横肌、阴茎脚、坐骨海绵体肌、尿道球、尿道海绵体及球海绵体肌。在女性会阴浅间隙内有会阴浅横肌、两侧有阴蒂脚及坐骨海绵体肌、前庭大腺、前庭球及球海绵体肌。会阴血管（阴部内血管的分支）与会阴神经（阴部神经分支）穿经浅间隙分支供应会阴、阴囊皮肤及会阴浅间隙内的肌肉（图 10－2）。

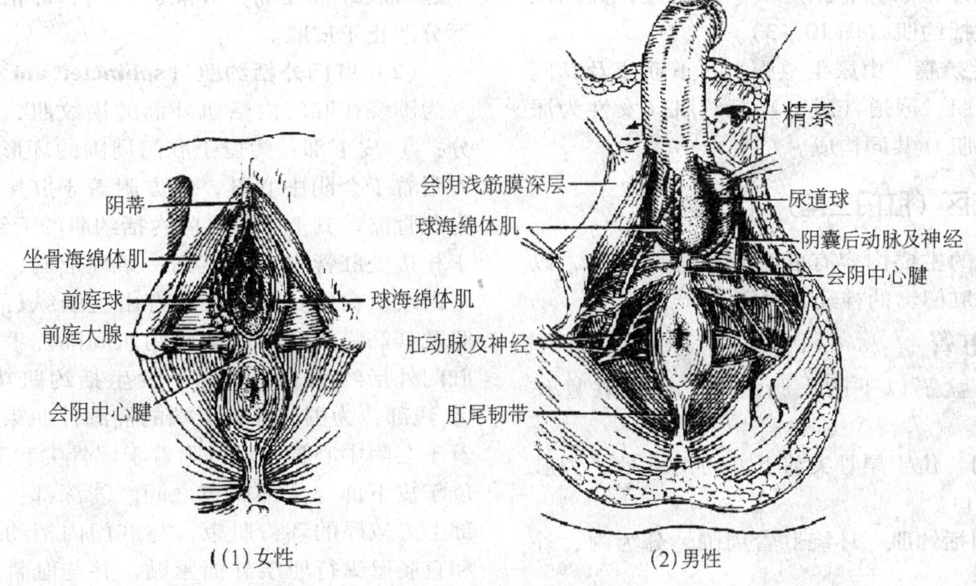

图 10－2　会阴浅间隙及其内容

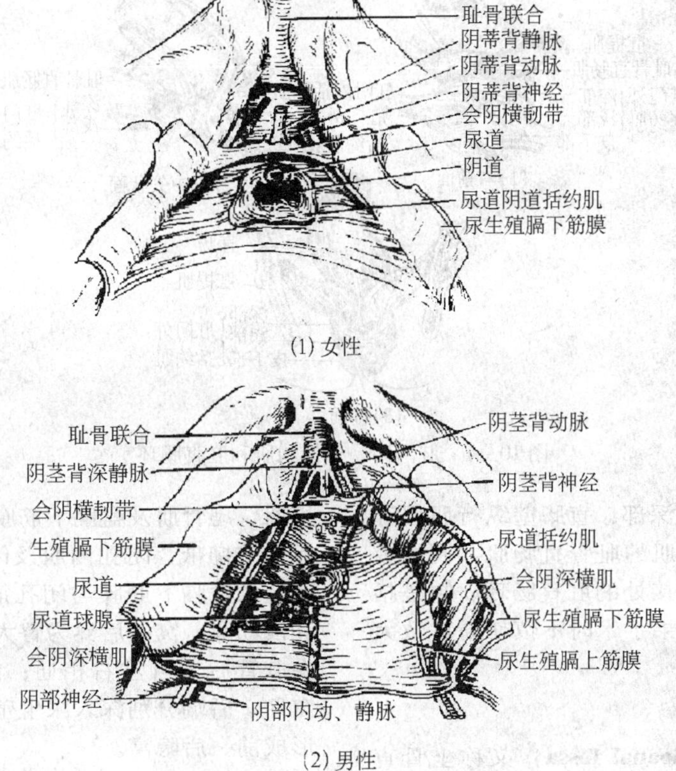

图 10－3　会阴深间隙及其内容

（2）**会阴深间隙（deep perineal space）** 位于尿生殖膈上、下筋膜之间，为一个四边封闭的间隙。会阴深间隙内男性有尿道球腺、会阴深横肌、尿道膜部及其周围的尿道膜部括约肌；在女性有会阴深横肌，有尿道及阴道通过，其周围有尿道阴道括约肌（图10－3）。

2. 尿生殖膈 由尿生殖膈上、下筋膜及其间的会阴深横肌、尿道（膜部）括约肌（女性为尿道阴道括约肌）共同构成。

三、肛区（肛门三角）

肛区内的主要内容有肛管及坐骨肛门窝，以及经过坐骨肛门窝的神经和血管。

（一）肛管

为位于盆膈以下的大肠终段，成人肛管长3～4cm。

1. 肛门 位于尾骨尖前下方约4cm处，为肛管终端的开口。

2. 肛门括约肌 环绕肛管周围，分为内、外两种。

（1）**肛门内括约肌（sphincter ani internus）** 直肠壁的平滑肌分内、外两层，外层为纵行肌，内层为环行肌。在肛管周围的环行肌增厚形成肛门内括约肌，此肌为平滑肌，有协助排便的作用，但对控制排便作用不大。直肠的纵行肌与肛提肌一起形成纤维性隔，分隔肛门内、外括约肌，向下分散止于皮肤。

（2）**肛门外括约肌（sphincter ani externus）** 为围绕在肛门内括肌外面的横纹肌，分为三部分：① 皮下部：为位于肛门周围的环形肌束，前方附着于会阴中心腱，后方附着于肛尾韧带，不附着骨骼。其上缘与肛门内括约肌的下缘相邻接，于相接处肛管皮下可摸到一条环形沟，相当于肛管白线所在处。两者之间有由直肠纵行肌和肛提肌及其筋膜共同形成的肛门肌间隔。手术时切断肛门外括约肌的皮下部不发生括约肌功能障碍。② 浅部：为围绕肛管下端的椭圆性肌束，前方附着于会阴中心腱，后方附着于尾骨尖和肛尾韧带，位于皮下部与深部肌束之间。③深部：为位于浅部上方较厚的环行肌束，与肛门内括约肌最深部和直肠壁纵行肌层外面紧贴，并与耻骨直肠肌相愈合（图10－4）。

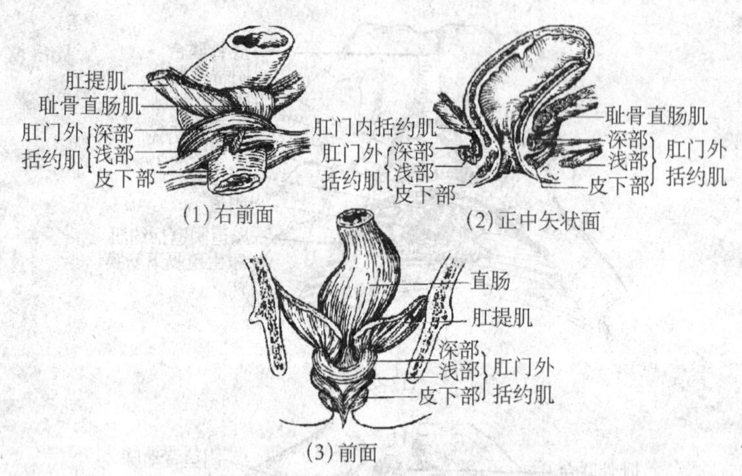

图10－4 肛门内、外括约肌和肛直肠环

肛门外括约肌浅、深部，直肠壁纵行肌层和肛门内括约肌以及肛提肌的耻骨直肠肌共同构成一围绕于直肠与肛管交接处的肛直肠环。它是括约肛门的主要结构，如果手术时不慎切断可致大便失禁。

（二）坐骨肛门窝

坐骨肛门窝（ischioanal fossa） 又称坐骨直肠窝，位于肛管和坐骨之间，为一对呈楔形的腔隙。其额状切面呈三角形（图10－5）。尖向上，底朝下，窝的内侧壁为肛门、肛门外括约肌、肛提肌、尾骨肌及盆膈下筋膜；外侧壁为坐骨结节、骶结节韧带、闭孔内肌及闭孔筋膜；顶为内、外侧壁的盆膈下筋膜与闭孔筋膜相交处；底为皮肤和浅筋膜。窝的后界为臀大肌及部分骶结节韧带，在肛管后方可左右相通；前界为尿生殖膈后缘。窝前、后端分别深入尿生殖膈上方和臀大肌深面，形成前、后隐窝。

在坐骨直肠窝的外侧壁上，于闭孔内肌表面的筋膜内，有一矢状位的管状裂隙，称**阴部管（pudendal canal）**，亦称Alcock管，其中有阴部内动、静脉及阴部神经通过（图10－5）。

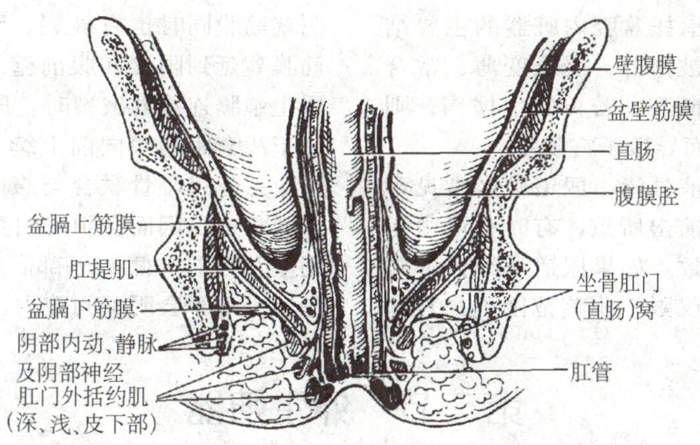

图 10-5　通过直肠肛管的骨盆腔额状切面

坐骨肛门窝内充填大量脂肪，称坐骨肛门窝脂体，起弹性垫的作用，使肛管在排便时能充分扩张。坐骨肛门窝为脓肿的好发部位，因坐骨肛门窝下方的肛周隙内有较多的纤维膈，因此此处发炎肿胀时，各间隔内张力增加，会引起剧烈疼痛。

四、会阴的血管、神经和淋巴

阴部内动脉经梨状肌下孔出盆腔后，绕坐骨棘，再经坐骨小孔进入坐骨肛门窝，在窝侧壁的阴部管内前行途中，分出 2~3 支肛动脉，穿窝内脂体分布于肛周皮肤及肛管。阴部内动脉行于尿生殖膈后缘处分出会阴动脉和阴茎动脉（或阴蒂动脉），会阴动脉分布于会阴部肌肉和皮肤（阴囊或大阴唇）。阴茎动脉发出后穿入尿生殖膈，向前内方斜行，沿途分支至尿道、尿道球（女子至前庭球），再分为阴茎（蒂）背动脉及阴茎

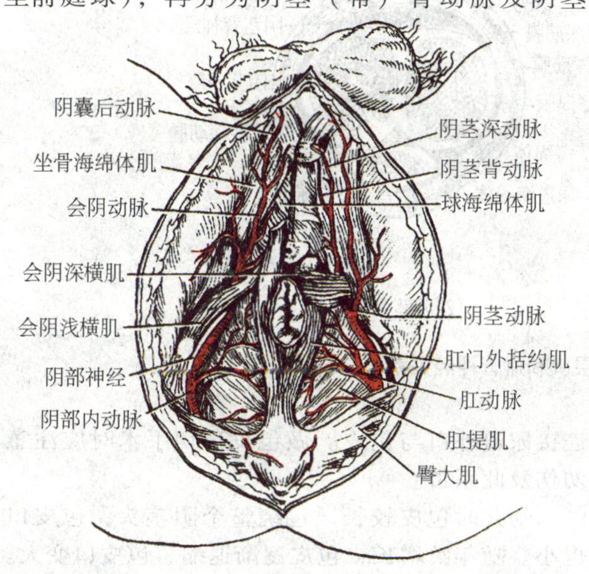

图 10-6　阴部内动脉及其分支

（蒂）深动脉（图 10-6）。阴部内动脉全程均有同名静脉伴行。

在齿状线以下，肛管黏膜下及肛门周围的直肠肛管下静脉丛汇集成肛静脉，注入阴部内静脉，最后汇入髂内静脉。

肛管齿状线以下和肛周皮肤的淋巴回流至腹股沟浅淋巴结。

阴部神经起自第 2~4 骶神经前支，经梨状肌下孔出盆腔后伴行于阴部内动脉的内侧，再经坐骨小孔进入坐骨肛门窝，在侧壁的阴部管内前行，而后分为肛神经、会阴神经及阴茎（蒂）背神经 3 支。肛神经与同名血管伴行，横过坐骨肛门窝至肛管，管理肛门外括约肌的运动及肛管齿状线以下和肛周皮肤的感觉。

五、临床提要

（1）坐骨肛门（直肠）窝内含有大量脂肪块，两侧的坐骨直肠窝经肛管后方可互相交通，所以一侧感染易于蔓延到对侧，形成马蹄形脓肿。

会阴皮肤的疖或擦伤、直肠和肛管内的感染、突破肛提肌的盆腔感染或罕见的血行感染等，均可扩散到坐骨直肠窝内。坐骨直肠窝内大部分区域都没有重要结构，切开方便，但应注意避免损伤窝外侧壁在阴部管内走行的阴部内血管和阴部神经。坐骨直肠窝内的脓肿一旦形成即应及时切口引流，不然脓肿可能穿破肛提肌向上蔓延至骨盆腔内的腹膜外间隙，形成盆腔内脓肿。也可能穿破肛管壁，形成肛瘘。

（2）在女性外阴部施行手术时，可于两侧的阴部管内注射麻醉剂，阻滞麻醉阴部神经，以达到有效的局部麻醉。

（3）盆底肌肉，有肛提肌和尾骨肌。它们及其上、下方分别覆盖的盆膈上、下筋膜构成盆膈。

盆膈是封闭骨盆下口、承托盆腔内脏器的主要结构。女性盆底在分娩时被撑开，受压变薄，常合并程度不同的纤维离开断裂，若再发生损伤，则可使盆底失去承托作用而导致子宫脱垂。

（4）尿道破裂与尿液外渗，尿道破裂常见于骑跨姿势时，会阴部受撞击所致，有时也可由粗暴地置入器械或战伤所致。如果尿道海绵体部破裂时，外渗的尿液一般仅限于阴茎范围内；若深阴茎筋膜同时也有破裂，则外渗尿液可随浅阴茎筋膜蔓延到阴囊和腹前壁。尿道球部或尿道球与尿生殖膈连接处破裂时，尿液可渗入会阴浅隙内，由于浅会阴筋膜向前上续于阴囊肉膜、阴茎浅筋膜，并越过耻骨联合与腹前外侧壁下部的浅筋膜深层相连，因而会阴浅间隙内的尿液可渗入阴囊、阴茎及腹前外侧壁下部。尿道膜部破裂时，外渗尿液只限于会阴深间隙内。

第二节　外生殖器

一、男性外生殖器

（一）阴茎（penis）

1. 阴茎的形态　分为头、体、根三部分。国人阴茎平均长度为 6.55 ±1.02cm，横径为 2.57 ±0.26cm，阴茎中部周径为 8.22 ±0.60cm，阴茎冠部周径为 8.50 ±0.64cm。阴茎根借阴茎脚及尿道球分别固定在耻骨弓及尿生殖膈下筋膜上。阴茎中部为**阴茎体**，借阴茎悬韧带悬于耻骨联合的前下方，为可动部。阴茎前端膨大为**阴茎头**，又称龟头，头前端中央有矢状位的尿道外口，头后稍变细的部分为**阴茎颈**（图 10 –7）。

阴茎由两个阴茎海绵体和一个尿道海绵体构成，外面包以筋膜和皮肤。阴茎海绵体为两端尖细的圆柱体，左、右各一，位于阴茎的背侧，其前端嵌入阴茎头底面的凹陷内，其后端分离叫阴茎脚，分别附于两侧的耻骨下支和坐骨支。**尿道海绵体**位于阴茎海绵体的腹侧；其前端膨大为阴茎头，后端膨大为尿道球固定于尿生殖膈下筋膜上，尿道贯穿其全长。

2. 阴茎的层次　由浅入深依次为皮肤、阴茎浅、深筋膜及海绵体白膜等。神经和血管穿行于各层次之间（图 10 –7）。

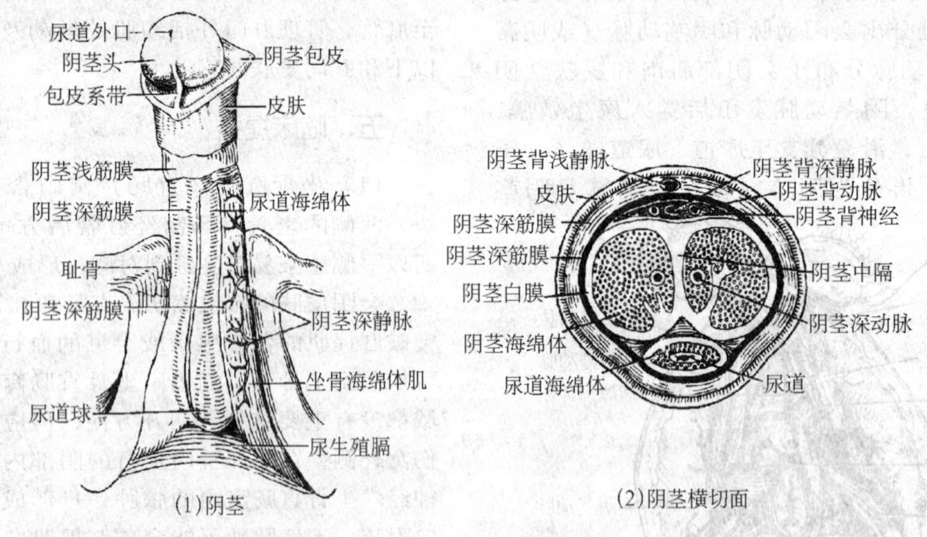

图 10 –7　阴茎及其被膜层次和血管神经关系

（1）阴茎的皮肤　薄而柔软，富伸展性。在阴茎颈处向前，皮肤形成包绕阴茎头的环形双层皱襞，称阴茎包皮。包皮内、外两层反折的游离缘围成包皮口，包皮与阴茎头之间称为包皮腔。在阴茎头腹侧中线上有一皮肤皱襞称为包皮系带，连接尿道外口与包皮。做包皮环切手术时应注意勿伤及此系带。

幼儿时包皮较长，包绕整个阴茎头，包皮口也小。随年龄增长，包皮逐渐退缩，包皮口变大。如若包皮盖住尿道外口，但能翻转向上露出阴茎头及尿道外口，称包皮过长。若包皮过长和狭窄包着阴茎头而不能向上翻转至阴茎体时称为包茎。

（2）阴茎浅筋膜　为皮下疏松结缔组织，缺少脂肪，易于滑动，与浅会阴筋膜（Colles 筋膜）相续。

（3）阴茎深筋膜　又称 Buck 筋膜，包绕 3 条海绵体，其后端附于耻骨联合前面，称阴茎悬韧带。

（4）白膜　分别包绕 3 条海绵体，并于两阴茎海绵体之间形成阴茎中隔。

3. 阴茎的血管、神经和淋巴　阴茎血管特别丰富，主要有阴茎背动脉和阴茎深动脉（图 10－7），二者均为阴部内动脉在会阴深间隙内分成的终支。阴茎背动脉在阴茎脚和耻骨联合之间穿尿生殖膈下筋膜后，经阴茎悬韧带至背侧的深阴茎筋膜与白膜之间，前行至阴茎头，分支供应阴茎皮肤及被膜。阴茎深动脉发出后穿尿生殖膈下筋膜，进入阴茎脚及阴茎海绵体。静脉有阴茎背浅静脉及阴茎背深静脉各一条，分别走在阴茎背侧的深阴茎筋膜的浅面及深面。阴茎背浅静脉汇入阴部外静脉；阴茎背深静脉进入盆腔后注入前列腺静脉丛。

阴茎血管神经排列在阴茎背侧正中，于深阴茎筋膜深面有阴茎背深静脉，其两侧有阴茎背动脉，动脉外侧为阴茎背神经。阴茎深动脉位于阴茎海绵体中。行包皮或阴茎手术时，可于阴茎背面两侧的深筋膜深面进行阻滞麻醉。

阴茎的神经：来自阴部神经，与阴茎动脉伴行分布。阴茎的勃起神经来自盆丛的副交感神经，随血管分支分布至阴茎。

阴茎淋巴：皮肤及浅阴茎筋膜淋巴管注入腹股沟浅淋巴结。海绵体的淋巴管注入腹股沟深淋巴结。还有部分淋巴管注入髂内淋巴结。

（二）男性尿道（male urethra）

成人男性尿道为排尿及排精液的管道，全长 16～20cm。从内口到外口可分为 3 部（图 10－8）。

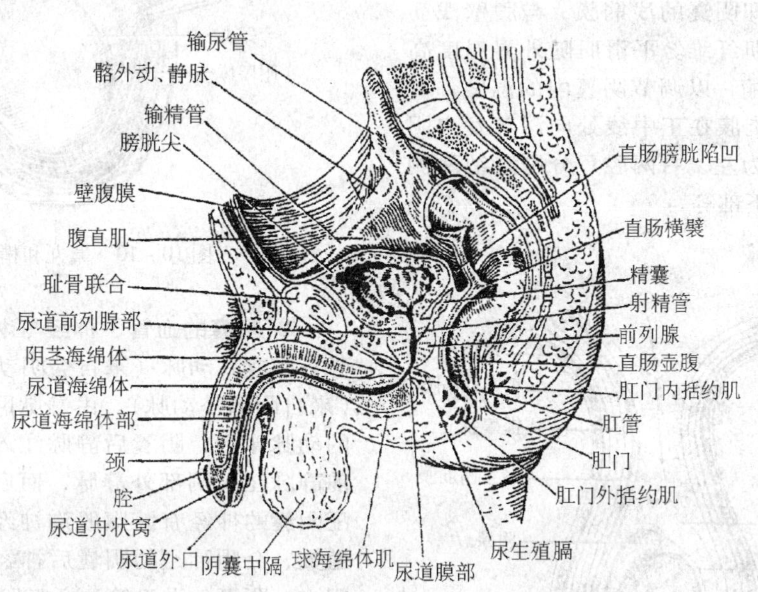

图 10－8　男性盆部正中矢状切面

1. 前列腺部（prostatic part）　自尿道内口穿过前列腺达尿生殖膈上筋膜处，长约 2.5cm，管腔比较粗大。其后壁上有一纺锤状凸起，称精阜。精阜正中有一隐窝叫前列腺小囊，在其两侧有射精管的开口。

2. 膜部（membranous part）　斜行穿过尿生殖膈，是经过会阴深间隙较固定的一段，长 1～2cm，被**尿道膜部括约肌**（又称**尿道外括约肌**）所围绕。此肌为横纹肌，在神经支配下可有意识的控制排尿。

3. 海绵体部（cavernous part）　也称阴茎部。为穿行于尿道海绵体内的一段，自尿生殖膈下筋膜至尿道外口，长 12～15cm，此段与膜部相连的起始部管腔扩大，称尿道球部或尿道壶腹，有尿道球腺的导管开口于此。在接近尿道外口处，管腔再扩大，称尿道舟状窝。此段尿道的粘膜下层内有许多尿道腺（Littre 腺）。临床上将尿道前列腺部和膜部称为后尿道，海绵体部称为前尿道。

阴茎松弛时，尿道全程有两个弯曲，称耻骨下弯和耻骨前弯。前者在膜部，位于耻骨下方，凹向前上方，弯曲固定不能改变；后者在耻骨联合前方，凹向后下方，当阴茎朝前提向腹前壁时，弯曲即消失。因此在导尿插管或置入器械时，应提起阴茎并顺耻骨下弯轻轻插入，并需用手指在阴囊根部后方进行诱导，切忌粗暴以免损伤尿道，尤其是尿道膜部。

尿道有三个膨大部，即舟状窝、尿道球部及前列腺部。膨大部为尿道结石易停留之处。尿道还有3个狭窄处，即尿道外口、膜部及内口。成人尿道外口的纵裂口约长6mm，正常情况下可通过直径10mm的器械。

（三）阴囊（scrotum）

1. 阴囊的层次结构 阴囊是位于阴茎后下方的囊袋状结构。阴囊壁是由皮肤和肉膜组成（图10－9）。阴囊皮肤呈黑褐色薄而柔软，与腹壁皮肤相续，富有伸缩性，含有大量皮脂腺和汗腺。阴囊皮肤正中有一条纵行的阴囊缝，与内部的阴囊中隔相对。肉膜即阴囊的浅筋膜，与腹壁浅筋膜相续，含有平滑肌纤维。平滑肌随外界温度高低而反射性的舒与缩，以调节阴囊内的温度，有利于精子的发育。肉膜在正中线处向深部发出阴囊中隔，将阴囊分为左、右两腔，分别容纳两侧睾丸、附睾及精索下部等。

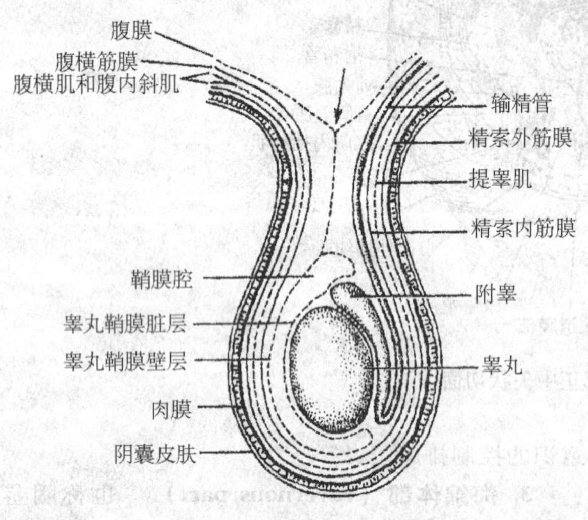

图10－9 阴囊的层次结构

睾丸与精索的被膜：肉膜深面有3层被膜（图10－10）。最外层为**精索外筋膜**（或称**提睾筋膜**），为腹外斜肌腱膜的直接延续。中层是**提睾肌**，为来自腹内斜肌和腹横肌的肌束。最内层为**精索内筋膜**，（或称睾丸精索鞘膜），是腹横筋膜的延续。这3层膜共同包被睾丸、附睾和精索，但睾丸在上述3层被膜的内面还有睾丸鞘膜包裹。**睾丸鞘膜**由胚胎时期的腹膜鞘突发育而成。鞘突的上部闭塞，只保留终端部在阴囊内形成睾丸鞘膜。鞘膜分壁层和脏层。脏层紧密包裹睾丸和附睾，壁层则贴在精索内筋膜内面。脏、壁两层在睾丸后缘处相互连续。脏、壁两层之间的腔隙称**鞘膜腔**，腔内有少量浆液。炎症时液体增多，即形成鞘膜积液。如果腹膜鞘突上部不闭塞，则鞘膜腔与腹膜腔相通。腹腔脏器（常为肠管）如经未闭塞的腹膜鞘突进入阴囊的鞘膜腔，则成为先天性腹股沟斜疝。

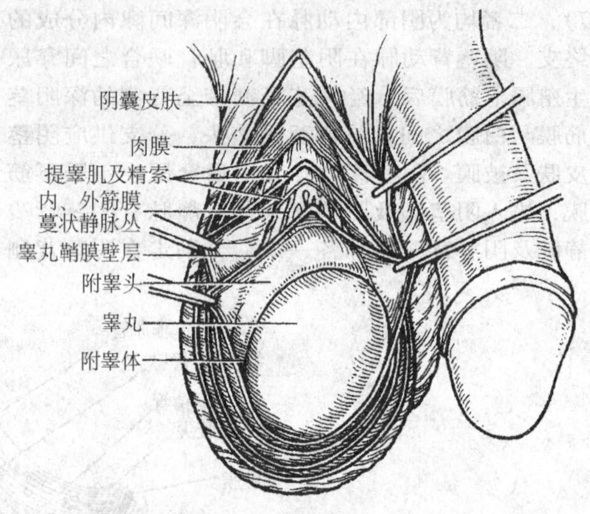

图10－10 睾丸和精索的被膜

2. 阴囊的血管、神经与淋巴 营养阴囊的动脉有阴囊后动脉（来自会阴动脉）和阴囊前动脉（来自阴部外动脉）。由静脉网汇成的静脉与同名的动脉伴行，阴囊后静脉注入阴部内静脉，阴囊前静脉注入阴部外静脉，而后注入大隐静脉。支配阴囊的神经有髂腹股沟神经、生殖股神经的生殖支、会阴神经的阴囊后神经和股后皮神经的会阴支。阴囊的淋巴管注入腹股沟下浅淋巴结。

二、女性外生殖器与阴道

（一）女性外生殖器

1. 女性外生殖器 又称女阴，包括下列结构（图10－11）。

（1）**阴阜（mons pubis）** 为位于耻骨联合前面的皮肤隆起，生有阴毛，含有皮脂腺，皮下有丰富的脂肪组织。

（2）**大阴唇（greater lip of pudendum）** 为一对纵长隆起的皮肤皱襞。其前端联合成阴唇前联合，向上移行于阴阜，其后端联合成阴唇后联合，与会阴（狭义）相连。大阴唇之间的裂隙称阴裂。

（3）**小阴唇（lesser lip of pudendum）** 位于大阴唇内侧，是一对较薄的皮肤皱襞，表面光滑无毛。小阴唇的前端形成两个皱襞，两外侧者会合形成阴蒂包皮，两内侧者会合向上连于阴蒂，形成阴蒂系带。两小阴唇的后端彼此会合形成阴唇系带。

（4）**阴道前庭（vaginal vestibale）** 是位于两侧小阴唇之间的裂隙。前端至阴蒂，后端至阴唇系带。阴道前庭前部有尿道口，后部有阴道口。

（5）**处女膜（hymen）** 位于阴道口周围，由含微细血管的薄层结缔组织与黏膜构成，并含神经末梢。处女膜中间有孔，但孔的形状、大小及膜的厚薄因人而异。处女膜一般为半月形或环状形，也有呈筛状、伞状或其他形状者（图 10－11）。一般厚约 2mm。如膜厚而坚实，封闭阴道口者称处女膜闭锁或无孔处女膜，需手术治疗。

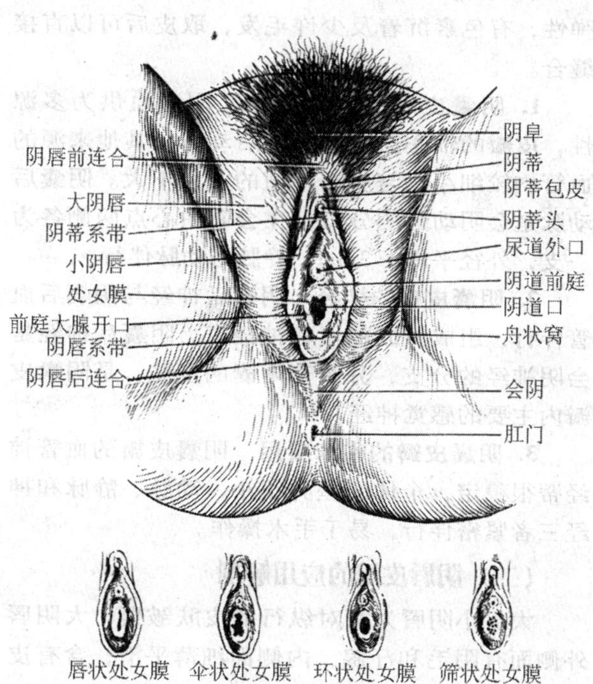

图 10－11　女性外生殖器及处女膜

（6）**前庭球与前庭大腺（bulb of restibule and greater restibular gland）** 前庭球相当于男性的尿道海绵体，位于阴道口和尿道口两侧，在球海绵体肌（阴道括约肌）深面。呈蹄铁形，分中间部和两个外侧部。外侧部较大，前端细小，后端钝园，位于大阴唇皮下，中间部细小与对侧相连，位于尿道外口与阴蒂体之间的皮下（图 10－12）。

前庭大腺又称 Bartholin 腺，与男性的尿道球腺相当，约黄豆大小，位于阴道口两侧，阴道括约肌深方，前庭球外侧部的后方，腺管开口于阴道口的两侧（图 10－12），分泌少量液体有润滑阴道的作用。

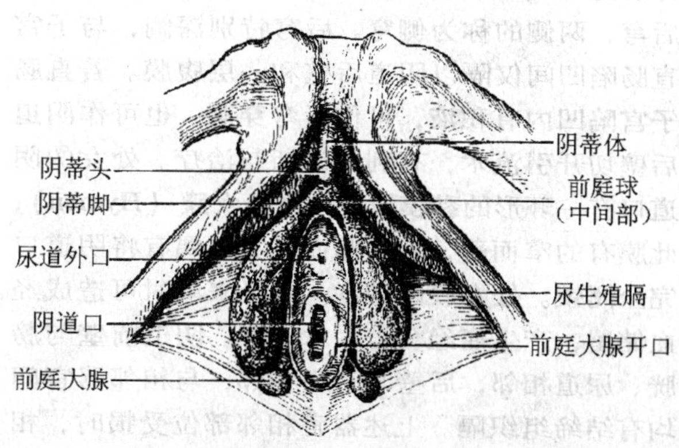

图 10－12　阴蒂、前庭球及前庭大腺

（7）**阴蒂（clitoris）** 相当于男性的阴茎，但甚小。阴蒂由两个阴蒂海绵体（相当于男性的阴茎海绵体）组成，也能勃起。左、右两侧阴蒂海绵体向前合成阴蒂体，表面盖以阴蒂包皮，露出阴蒂包皮外面的部分，称阴蒂头，富有感觉神经末梢，感觉敏感。

2. 女性外生殖器的血管、淋巴与神经 女性会阴及外生殖器由阴部外动脉的阴唇前动脉和阴部内动脉的阴唇后动脉、前庭球动脉、阴蒂深动脉及阴蒂背动脉的分支分布。该部的静脉大部分入阴部内静脉，少部分入阴部外静脉。该部主要由与动脉伴行的阴部神经的分支分布。阴蒂由阴部神经的阴蒂背神经（属躯体神经）和盆神经丛的阴蒂海绵体神经（属内脏运动神经）分布。大、小阴唇，会阴淋巴绝大多数至浅和深腹股沟淋巴结；阴蒂淋巴可直接从耻骨联合上、下方淋巴干到盆腔淋巴结。

阴道的淋巴引流途径根据阴道部位而不同。阴道上部的淋巴汇集到骨盆侧壁的髂内及髂外淋巴结。阴道中部的淋巴汇集到髂外淋巴结；阴道下部的淋巴汇集到腹股沟下浅淋巴结，或与前庭淋巴管吻合后流入股三角。阴道前壁淋巴汇入骨盆侧和膀胱旁，阴道后壁淋巴汇入骨盆深部淋巴结。

（二）阴道

1. 阴道（Vagina） 是由黏膜、肌层和外膜构成前后扁形的肌形管道，前壁较短，长约 6cm，后壁较长约 7.5cm。富于伸展性，平时前后壁相贴，阴道上端较宽大，围绕子宫颈，阴道下端续于外生殖器，是女子的性交接器官，也是导入精液、排出月经和娩出胎儿的通道（图 10－13）。阴道下部较狭窄，以**阴道口**开口于阴道前庭。其上端包绕子宫颈下部，与阴道壁之间的环状凹陷，称**阴道穹（fornix vagina）**。阴道穹可分为前穹、后穹，两侧的称为侧穹。后穹特别深阔，与子宫直肠陷凹间仅隔以阴道后壁和一层腹膜。若直肠子宫陷凹内有积液，可作后穹穿刺，也可作阴道后壁切开引流术，有利于诊断与治疗。处女的阴道口有一环形的黏膜皱襞，称**处女膜（Hymen）**，此膜有的窄而薄，有的厚而宽大，偶有将阴道口完全闭锁。处女膜闭锁者，月经来潮时可造成经血储留，产生痛经，需手术切开。阴道前壁与膀胱、尿道相邻，后壁与直肠相邻，与相邻器官间均有结缔组织隔。上述器官相邻部位受损时，相邻器官间可发生瘘管，致使尿液或粪便进入阴道。阴道位于盆腔中央，子宫的下方，大部在尿生殖膈以上，小部在会阴部。

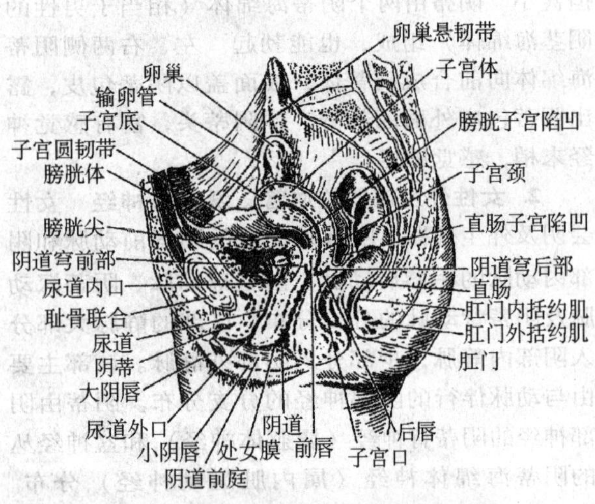

图 10－13　女性盆部正中矢状切面

新生儿及幼儿阴道壁与子宫比较，相对较长，黏膜皱襞高而密称阴道皱襞。随年龄增长阴道明显变长，阴道上部皱襞亦消失。经产妇的阴道腔变宽，皱襞亦较为平坦。临床偶见阴道闭锁者，属阴道畸形。

2. 阴道的血管、神经与淋巴：

（1）动脉　阴道上部由子宫动脉的阴道支和子宫颈支供血，中部由膀胱下动脉的阴道支，下部由肛门动脉及直肠下动脉的分支分布。各支在阴道壁互相吻合。

（2）静脉　阴道两侧有丰富的静脉丛，参与子宫阴道静脉丛的构成，经子宫静脉汇入髂内静脉。

（3）神经　阴道的神经来自于子宫阴道丛，来自盆内脏神经的付交感纤维较多，交感纤维来自上腹下丛与交感干骶部。

（4）淋巴　阴道上部的淋巴管及子宫颈的淋巴管与子宫动脉伴行，注入髂内或髂外淋巴结；中部注入髂外淋巴结；下部注入腹股沟下浅淋巴结。

三、会阴部皮瓣的应用解剖

会阴部皮瓣不属于常规供皮区，只在一些特殊情况下才考虑使用，例如：男性的阴囊皮瓣，仅在大面积烧伤，患者体无完肤，而阴囊部皮肤又能保存的情况下，可以选为皮瓣移植的供区，或在修补尿道下裂时，作为带蒂移位应用；女性的阴唇瓣只在乳头再造需要色素沉着的小阴唇游离移植材料或移位作为阴道成形之用。

（一）阴囊皮瓣的应用解剖

阴囊部皮肤薄而柔软，皮下组织松弛，富有弹性，有色素沉着及少许毛发，取皮后可以直接缝合。

1. 阴囊皮瓣的血液供应　阴囊血供为多源性，皮瓣的轴心血管是阴囊后动脉。其他来源的血管均较细小，与皮瓣移植的关系不大。阴囊后动脉是会阴动脉的分支，在会阴中心点两侧各为一支，外径平均 1.3mm。静脉与动脉伴行。

2. 阴囊皮瓣的神经　阴囊后神经与阴囊后血管伴行，组成共同的血管神经束。阴囊后神经是会阴神经的分支，分布于阴囊的皮肤，是阴囊皮瓣内主要的感觉神经。

3. 阴囊皮瓣的临床应用　阴囊皮瓣的血管神经蒂很稳定，个体间差异很小，动脉、静脉和神经三者紧密伴行，易于手术操作。

（二）阴唇皮瓣的应用解剖

大、小阴唇为两对纵行的皮肤皱襞，大阴唇外侧面有阴毛和汗腺，内侧面细薄平滑，含有皮脂腺，色泽较深。

1. 阴唇皮瓣的血液供应　大、小阴唇动脉主要来自阴唇动脉和阴部外浅动脉，两者吻合成动脉弓，少数有旋股内侧动脉分支参与（26.3%），偶见腹壁浅动脉或子宫圆韧带动脉分支与动脉弓吻合（各 3%）。

2. 阴唇皮瓣神经　阴唇的感觉神经为阴唇后神经，多数为 2 支（83.3%），外侧支分布于大阴唇，内侧支经阴唇间沟进入小阴唇，其中有一细小分支向前直至阴蒂部。

3. 阴唇皮瓣的临床应用　血管与神经不完全

伴行，供应阴唇的动脉是由外侧向内侧分支分布，且互相吻合成弓；神经是由后向前分布于阴唇。利用阴唇皮瓣或加部分植皮处理，可用以修复阴道缺损。

四、临床提要

男性或女性的外生殖器均可能发生先天性畸形，最常见的如男性的尿道下裂、女性的阴道闭锁等。

（一）尿道下裂

尿道异位开口于阴茎的腹侧叫尿道下裂。尿道下裂开口可发生于会阴部至阴茎头部间任何部位。尿道下裂是泌尿生殖系一个常见的先天畸形，文献报道的发病率颇不一致，约在125～250新生男婴中有一例，亦可发生在女性，但极为少见。女性尿道下裂临床上多无症状，毋须处理。

尿道下裂无真的遗传特性而有潜隐的倾向，妊娠期加用求偶素与服用其他激素可增加尿道下裂的发病率。在胚胎期，尿道沟的正常发育受垂体和睾丸激素的影响，在腹侧从后向前闭合，如在发育过程中有障碍，则尿道沟不能完全闭合到阴茎头的尖端部而形成尿道下裂。故在没有形成正常尿道部分则变成纤维带，牵阴茎头引起不同程度的阴茎弯曲。在发育畸形严重的病例，还有假两性畸形的表现如阴囊分裂、前列腺囊变深而形似阴道、性功能减退、阴茎短小向腹侧弯曲、睾丸未下降等。

尿道下裂可分为4类（图10－14）：

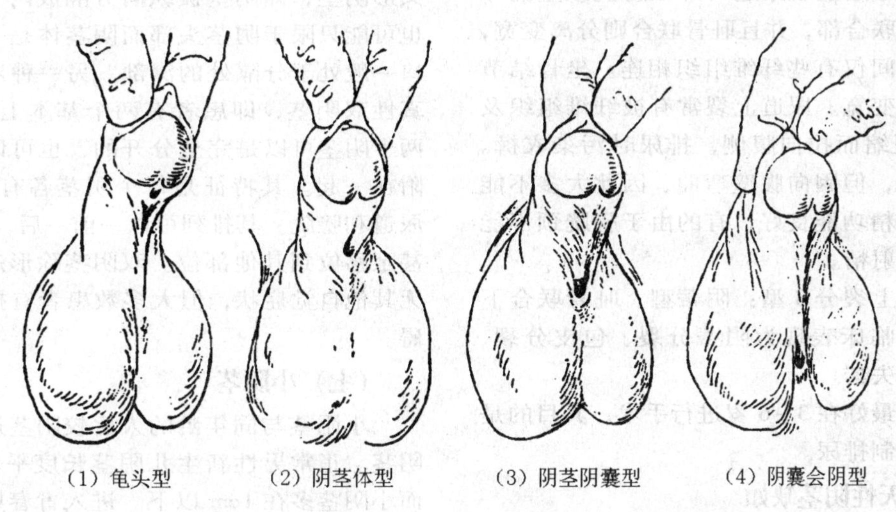

图10－14 尿道下裂分类

（1）阴茎头型 尿道口位于冠状沟部，占40%～50%。

（2）阴茎型 尿道口位于阴茎冠状沟与阴茎根部之间的任何点上，占25%～30%。

（3）阴茎阴囊型 尿道外口位于阴茎根部与阴囊交界处。

（4）阴囊会阴型 尿道口位于阴囊中线上或在阴囊基部后方的会阴部。

尿道下裂主要有3个特殊症状：即阴茎弯曲、尿道部分缺失及尿道口异位。阴茎弯曲的原因是由于在尿道先天性缺失的一段阴茎上，尿道海绵体发育不全而被纤维结缔组织形成的束条状瘢痕所代替，且将阴茎向腹侧拉紧，成弓弦状弯曲。尿道口愈移向后端，弯曲就愈严重。异位的尿道口可因下裂的不同程度而出现从冠状沟直至阴囊、会阴间的任何位置上。阴茎头型：阴茎包皮系带缺如，尿道口呈裂隙状，阴茎头扁平，向腹侧弯曲。阴茎型：阴茎弯曲，异位的自然口位置愈靠后，阴茎弯曲愈严重。严重者阴茎勃起呈钩状，影响性交。排尿时若将阴茎提起，尿液仍可呈线状排出，包皮与阴茎头型一致。阴茎阴囊型：常有阴囊分裂，阴茎弯曲严重，需蹲位排尿。射精时排出体外，不能生育。有的阴茎很小，扁而宽，有的有隐睾或睾丸发育不全。阴囊会阴型：阴囊分裂，发育不全常合并隐睾，发育不全的阴茎为头巾样包皮和分裂的阴囊遮盖，阴茎高度弯曲，尿道口在肛门之前如漏斗而敞开，没有生殖能力。

女性尿道下裂是一种比较少见的先天性畸形。尿道开口于阴道前壁，在正常尿道口与膀胱颈之间。尿道口常有狭窄和梗阻情况。如尿道口位于膀胱颈，则有尿失禁。

尿道下裂用手术矫正阴茎下弯，使阴道口尽

量接近正常位置，控制排尿，使患者有生育能力。

（二）尿道上裂

尿道上裂远较尿道下裂为少，其发生率约为30000∶1，男性较女性多4倍。

男性尿道上裂分为阴茎头型、阴茎体型和完全型尿道上裂。

尿道上裂中，主要症状是尿道缺损。其表现为尿道上壁部分或全部缺如，常与膀胱外翻并发、单独尿道上裂罕见。尿道上裂患者阴茎短而粗，上翘，阴茎头呈裂开状或呈扁平状，尿道外口开口于阴茎背侧，被覆黏膜，与尿道黏膜相连续，当尿道深部亦有缺损时，则可发生尿失禁。严重时甚至可以用手指探入膀胱中。最重者则合并出现膀胱外翻畸形。仅在阴茎背部裂开者常无小便失禁。完全性尿道上裂尿道口即在膀胱颈呈漏斗状，位于耻骨联合部，并且耻骨联合则分离变宽，左、右耻骨之间仅有些纤维组织相连。坐骨结节之间的距离亦变宽。尿道上裂常有被纤维组织及阴茎悬韧带短缩而拉向腹侧，排尿时污染衣裤。阴茎可以勃起，但因向腹壁弯曲，因此大多不能性交。有的射精功能良好，有的由于膀胱颈不能关闭而发生逆射精。

女性尿道上裂分3型：阴蒂型、耻骨联合下型、完全型。临床表现为阴蒂分裂、包皮分裂、耻骨分离和尿失禁。

尿道上裂最好在3~6岁进行手术，其目的是重建尿道和控制排尿。

（三）先天性阴茎缺如

先天性阴茎缺如是一种十分罕见的先天性畸形。大约为200万个新生男孩中有1例，常合并有其他泌尿生殖系统异常。病儿多在出生后即刻或不久死亡。幸存者也往往因尿道出口在会阴部及直肠内引起泌尿系感染而死亡。对于出生后存活的病婴最好的治疗方法是早期转变为女性作为女婴抚养，这是合理的和容易做到的治疗措施。

（四）隐匿阴茎

隐匿阴茎多见于肥胖体形的病儿。由于耻骨前皮下脂肪丰富，阴茎皮肤不像正常人那样附着于阴茎体，使阴茎被埋没于包皮及耻骨区皮下组织内，以致从外表看阴茎体干短小，酷似小阴茎，如用手将皮肤和皮下组织向后推，就可露出正常大小的阴茎。此种病儿常同时有包茎，也可伴尿道上裂，但其阴囊和睾丸发育正常。隐匿阴茎患儿因尿道屈曲而致尿线不能前射，有的可引起尿潴留，部分儿童有自卑感，在成年人常不能性交。

治疗上首先应控制饮食，加强锻炼以减轻肥胖。对新生儿，家长可每日数次将其阴囊向后推，使阴茎头进入包皮腔内，以延长阴茎皮肤及包皮腔。对阴茎发育不良者、阴茎皮肤发育不良者及包皮口狭窄等可行手术。

（五）阴茎海绵体发育不全畸形

阴茎海绵体发育不全畸形是很少见的一种畸形，阴茎一侧海绵体因先天性原因发育不全，成年后当阴茎勃起时患侧海绵体无勃起能力，而健侧功能正常，使阴茎向患侧偏斜，造成性交不能。

（六）双阴茎

双阴茎国外估计约550万个新生儿中可有1例。双阴茎常合并重复尿道和重复膀胱及其他严重畸形，如泄殖腔外翻、尿道上裂。

临床上常将双阴茎分为两种类型：一种是分叉形阴茎，即阴茎被纵向分隔成两个阴茎，分隔也可能只限于阴茎头部而阴茎体是一个。尿道开口一般处于分隔处的深部。另一种双阴茎异常是真性双阴茎，即患者有两个基本上完整的阴茎，两个阴茎可以是完全分开的，也可以两者相互依附在一起。其特征是每个阴茎各有自己的阴囊、尿道和膀胱。其排列可以一前一后，亦可以左右，甚至移位到其他部位。双阴茎除形态异常外，可无其他自觉症状，但大多数患者有排尿和性交障碍。

（七）小阴茎

小阴茎与同年龄的人比较阴茎过小者称为小阴茎。正常男性新生儿阴茎长度平均为3.75cm，而小阴茎多在1cm以下。进入青春期，患者的小阴茎呈儿童型。青春期或成年期均小于5cm，横径亦小。阴茎勃起无力或不能勃起，绝大部分不能性交，常并发双侧隐睾，睾丸、阴囊及前列腺发育不全，垂体功能减退及肥胖等，第二性征不发育，严重者可出现排尿困难，但此症应与隐匿阴茎相鉴别。

小阴茎的形成主要是因雄性激素不足所致，亦可见于染色体缺陷，如Klinefelter综合征、真两性畸形或正常XY核型的男性特发性小阴茎。因此雄性激素的补充是主要治疗措施。

（八）蹼状阴茎

蹼状阴茎患者的阴囊皮肤向阴茎腹侧延伸，使整个阴茎体干皮肤与阴囊相连，形成蹼状。一般无症状，但若蹼状皮肤延伸至阴茎龟头者，则在成人时可能造成性交困难，可做V-Y成形缝合。

（九）先天性阴茎弯曲

先天性阴茎弯曲是指不伴有尿道下裂的阴茎

向腹侧弯曲。患者尿道口虽然开口于阴茎头部，但由于尿道海绵体变短，使阴茎举向腹侧。1973年Devine等将先天性阴茎弯曲分为3型：第1型是全部尿道只是在皮下的黏膜管道，无尿道海绵体，这种阴茎弯曲最为严重。第2型是尿道被海绵体包裹，但Buck筋膜和肉膜发育不良。第3型是尿道海绵体和Buck筋膜正常，肉膜发育不良而使阴茎弯曲，此型弯曲最轻。

此病的主要表现是阴茎弯曲外，尚有排尿及性交障碍。排尿线常向后、向下，多采取蹲位排尿，阴茎呈弓状勃起并常有痛性勃起。

目前多采用手术疗法矫正阴茎弯曲。

（十）阴茎阴囊转位

阴茎阴囊转位是指阴茎移位于阴囊后方的异常。可能源于生殖结节与生殖突位置关系缺陷。此患者多并发有其他严重的泌尿生殖系畸形，常于出生后不久死亡。此症应与阴囊分裂型的尿道下裂相区别，前者阴茎发育正常，不伴有阴茎弯曲和尿道口移位。

治疗是作整形手术。部分阴茎阴囊转位常伴发于尿道下裂畸形，行尿道下裂成形术时可同期或分期矫正阴茎阴囊转位。

（十一）阴茎扭转

阴茎扭转是一种少见的先天性畸形。阴茎可沿纵轴向左或向右扭转，扭转一般少于90°角，极少有达180°角者。皮肤的中间缝随扭转而移位，阴茎腹侧皮肤发育不良，是由于阴茎海绵体发育不平衡所致。尿道口与系带向上或向外。本症除表现阴茎扭转、排尿方向不正常外，多无明显自觉症状，部分患者可有阴茎痛性勃起，严重者可表现排尿和性交困难。本症常伴发尿道下裂。单纯性阴茎扭转无症状者可不需手术治疗，如有痛性勃起或合并尿道下裂者应行矫形手术。

（十二）包茎与嵌顿包茎

包茎和包皮过长是临床上最多见的先天性畸形。包茎约占男性4%～7%，包皮过长约占21%，包皮过长是指包皮虽然盖住阴茎头，但能被翻向后方而露出阴茎头，若包皮口狭小，或包皮与阴茎头粘连，紧包着阴茎头，不能向上翻转显露阴茎头时称为包茎，包茎分为先天性和后天性两类。

小儿出生时包皮与阴茎头间都有粘连称先天性包茎。在生后3～4年内由于阴茎生长及勃起，粘连逐渐吸收，包皮自行退缩露出阴茎头，但并不都能自愈。先天性包茎可分为两种：①萎缩性包茎：包皮紧包阴茎头并与其粘连在一起，阴茎头发育不良、变形，并可引起阴茎痛性勃起和性交障碍，包皮口严重狭窄可引起排尿困难。②肥大性包茎：包皮肥厚过长，若包皮口过度狭窄，排尿时包皮囊先被尿液充满而呈球状，然后排出尿液，因此患儿排尿费力，尿线旋流，甚至排尿困难。后天包茎是继发于阴茎头包皮炎、包皮口形成瘢痕性挛缩，并常伴尿道口狭窄，无自愈者。

包茎的并发症有包皮炎、包皮结石、阴茎头及包皮白斑病、尖锐湿疣和阴茎癌等。长期排尿困难可引起脱肛、痔疮、腹股沟斜疝，严重者可致尿潴留、肾积水、肾功能衰竭。

对先天性包茎和包皮过长的治疗原则是施行包皮环切术。因为包皮内垢长期慢性刺激与成人阴茎癌的发生有密切关系，但有的包皮虽长而覆盖在阴茎头很松弛，如能经常翻转、清洗不伴其他病变可暂不处理。

嵌顿包茎是当包皮被向上翻至阴茎头上方后未复位，以致阻塞循环使阴茎头及包皮水肿，包皮水肿发生后，包皮狭窄环越来越紧，可致坏死、脱落。嵌顿包茎的治疗原则上应尽早采用手法复位即先用手紧握阴茎头逐渐加压使水肿消退，然后用两拇指抵压阴茎头，同时用食、中指向下推拉包皮以复位。有时用粗针多处穿刺包皮，挤出水液也有助于复位。如手法复位失败，应做包皮背侧切开术，其要点是切开狭窄环，纵切横缝，使包皮复位，日后须行包皮环切术。

（十三）包皮过短症

包皮过短症多由于包皮环切术时包皮切除过多的后遗症。包皮过短常引起阴茎勃起疼痛、弯曲以及性交不能等症状。纠正这种功能障碍时须补充阴茎皮肤。皮肤来源包括游离植皮及阴囊皮瓣移植，而以后者效果较好。

（十四）阴囊裂

阴囊裂是某些先天性异常的一种表现，多见于两性畸形，严重的尿道下裂等。阴囊向两侧分开，无阴囊缝，囊内有睾丸，其中间为尿道。单纯性阴囊裂可无需治疗，亦可作阴囊整形术将分隔的阴囊融为一体。因多与其他畸形并存，故以治疗原发病为主，必要时可改变其性别。

（十五）阴囊转位

阴囊转位又称阴囊后阴茎，表现为阴囊转于阴茎之前，多为分裂性下垂。阴囊可能触及睾丸，阴茎多不能自动伸出，也不能直立排尿，且尿线经常向会阴后方散射。本症常合并尿道下裂及其他严重的先天畸形，常于生后不久死亡。治疗可于治疗尿道下裂同时或分期矫形复位，以便不影响尿线前射与性交。

（十六）阴囊移位

阴囊移位即阴囊组织从正常位置完全移至身体其他部位，如腹股沟、大腿内侧及腹壁。其治疗方法为早期移植移位的阴囊，使游离的睾丸复位，否则可将移位的阴囊和萎缩的睾丸一并切除。

（十七）无睾症

睾丸缺如十分罕见，约占0.4%，也可伴有附睾、精索及输精管的部分或全部缺如。其病因尚未肯定，可能在胚胎期性腺发育障碍睾丸被毒素破坏或某种因素使睾丸血液供应受阻及出生前或后不久睾丸扭转致使睾丸萎缩。单侧无睾多发生于右侧并常伴对侧隐睾。双侧无睾因体内缺乏分泌雄性激素的间质细胞常导致性别异常及合并类宦官症。

无睾症需与隐睾相鉴别，尤其是双侧无睾者，双侧无睾一般性功能亦缺乏，而隐睾仍可保持男性性功能。

（十八）多睾症

多睾症也称重复睾丸，为极罕见的先天性异常，阴囊内除有两个正常睾丸外，在一侧阴囊内还有一个额外睾丸。这是由于生殖嵴内上皮细胞群分裂的结果。一般认为不超过3个睾丸，左侧多于右侧。

多余的睾丸极少能正常发育，长期异位存在并萎缩的睾丸有发生恶变的可能，因此应将多余的睾丸尽早手术切除。切除时应注意勿伤及同侧正常睾丸的输精管。

（十九）融睾症

融睾症是两个睾丸相互融合为一体，极罕见。融合睾可位于阴囊内或腹腔内，其所属的附睾和输精管各自分开。融睾症常伴有严重的泌尿生殖系器官异常，如融合肾、马蹄肾、脑积水、脑脊膜膨出和脊柱侧突等，发育至成人者甚少。

（二十）睾丸变向

在正常情况，睾丸门的方向向后；若睾丸门向前，称之为睾丸前变向；若睾丸上下极倒置，称之为睾丸极变向，这些都是极少的畸形。

（二十一）先天性无阴道

先天性无阴道是由于双侧副中肾管会合后，未能向尾端伸展形成管道所致的一种畸形。常合并先天性无子宫或痕迹子宫，卵巢一般正常。

主要表现：①成年女子原发性闭经；②新婚妇女不能过性生活；③青春期后有周期性下腹痛（病人子宫发育正常者）；④无阴道开口，或仅有一浅凹；⑤病人第二性征正常。

对于子宫发育正常的病人，应在月经初潮年龄时行手术治疗，以防发生经血潴留。如无子宫，可在婚前或婚后行手术治疗。

（二十二）阴道闭锁或狭窄

在胚胎发育过程中，由于会合后的副中肾管最末端未贯通或仅部分贯通所致。前者称阴道闭锁，后者为阴道狭窄。

阴道闭锁者如果子宫发育正常，于青春期后多以原发性闭经及周期性下腹痛来就诊，阴道闭锁多在阴道下段，由于经血潴留，常伴有排尿不适或者排尿困难。

根据病情如阴道先天性闭锁同时伴有子宫发育不全，且于阴道前庭部有一浅凹者，可采用非手术疗法即用模具推压扩展法。

如伴有经血潴留者应采取手术疗法尽早切开闭锁阴道，排净积血后，将创面以外阴皮肤或羊膜覆盖，术后还需定期扩展阴道；如果阴道闭锁范围较大，也可采取乙状结肠阴道成形术。阴道狭窄者可根据情况，按其狭窄程度进行阴道扩张或阴道成形术。

（二十三）阴道横隔

阴道横隔为双侧副中肾管会合的的尾端与泌尿生殖窦相连处未贯通或部分贯通所致。隔可发生于阴道任何段，但多位于上⅓与下⅔的交界处，厚度为1～1.5cm不等的膜样组织。

阴道横隔又分完全性和不完全性两种，又可因横隔部位的高低不同而临床表现亦有所不同。

1. 完全性阴道横隔 无论位于何段，均因月经初潮后经血被潴留于横隔上方，而表现为原发性闭经，伴周期性下腹痛等症状，由于经血潴留随着子宫增大，产生腹部不适或下腹胀痛包块而就医，如不能及时就诊，潴留之经血逆流经输卵管至腹腔。

2. 不完全性阴道横隔 此类常见，于横隔中央或侧方有1～2个小孔，故不影响经血外流，如果隔的位置较高，病人多无症状，一般多由于不孕或做妇产科检查时发现，或者在分娩时阴道检查时发现。临床检查内诊时在与宫颈之间有一层膜状物相隔，多数横隔在阴道中段，窥镜下见不到宫颈即可诊断。

如有经血潴留，影响性生活，影响受孕、分娩时影响胎先露下降者，应根据情况及时手术。

（二十四）阴道纵隔

阴道纵隔因两侧副中肾管下段融合后，其中隔未消失或未完全消失所致。

又因其中隔消失程度不同而分为完全性阴道纵隔（即双阴道）和部分阴道纵隔。完全性阴道纵隔常合并有双子宫、双宫颈并存。很少有性交困难，对分娩多无影响。不完全性阴道纵隔，少部分病人是因婚后性交困难才被发现，另一部分病人可直至分娩时因纵隔的位置、厚薄和韧度不同阻碍胎头下降时才确诊。合并子宫颈畸形及子宫发育不良者，常伴有原发性不孕。完全性阴道纵隔可将阴道分为两个孔道，一般一侧宽大，一侧较小。不完全性阴道纵隔多发生在阴道下⅓以上部分，也有发生在阴道中央段的。

于非孕期发现纵隔，可将纵隔切除，创面以0～1号铬制肠线缝合，以防粘连。如在分娩时发现纵隔，可将纵隔剪开，待胎儿娩出后再将多余黏膜瓣切除，并缝合黏膜创缘止血。

（二十五）前庭肛门

前庭肛门系原始泄殖腔在分隔直肠与泌尿生殖窦时产生的异常，致使女性胎儿的肛门开口于阴道前庭。一般位于阴道后壁下⅓处，产后可见胎便经阴道排出，会阴正常，肛门闭锁，该处常有一皮肤色泽稍深的浅窝。

如婴儿无排便困难，应推迟手术至成年后进行。

（二十六）处女膜闭锁

处女膜闭锁又称“无孔处女膜”，是女性生殖器官发育异常中较常见的一种。

因尿生殖窦的阴道芽状突起处未被贯通所致。也有因处女膜褶发育旺盛所致之说法。

青春期前一般无症状。青春期时可表现为少女无经血来潮，并在青春期后出现周期性下腹部疼痛，或经血潴留的症状，长期不被发现可能造成子宫积血及输卵管积血，甚至经血可经输卵管伞端开口处流入腹腔。

青春期前很难得出论断。偶尔阴道分泌液积聚，造成阴道积液，形成肿块阻塞泌尿道，出现尿潴留。青春期后，少女原发性闭经，但出现逐渐加重的周期性下腹痛，经血潴留，时间久可形成阴道积血和子宫积血，还可通过输卵管伞端逆流至盆腔，加重腹痛、腹胀等症状。

在青春发育期前如有尿潴留，阴道口处见到囊状块物膨出，应将处女膜切开。青春期后由于经血积聚造成症状，必须及时手术。

（二十七）尿－直肠隔发育不全

尿－直肠隔发育不全是泄殖腔分隔前的发育异常，这是女性外生殖器发育异常的一种，此类异常罕见。

因尿生殖隔发育受阻停滞而泄殖腔继续存在，尿道、阴道和直肠均开口一共同的空腔。

亦可能尿道－阴道隔发育正常，尿道和阴道开口正常，而肛门开口则异常，即肛门异位。这类畸形往往在相当于正常肛门处有一微凹陷的痕迹，而直肠开口于阴道，称为阴道肛门；有的开口于处女膜后，形成处女膜后肛门；有的则开口于舟状窝，形成前庭肛门，有的甚至开口于会阴部，称为会阴肛门。

异位肛门的括约肌功能多正常，不需特殊处理。对于异位肛门可进行复位手术或修补异常的瘘孔。

（二十八）尿道－阴道隔发育不全

尿道－阴道隔发育不全是尿生殖窦的发育异常。此种畸形极为罕见。

尿生殖窦呈管状、尿道及阴道皆开口于此管。有人报道一例双子宫，宫颈发育不良，无阴道，月经血是通过宫颈－尿道间通道，经尿道向外排出。这一情况说明此患者两侧副中肾管未融合，下段未发育，尿生殖窦阴道芽状突起，位置异常高位而形成宫颈尿道间通道。

局部外观似尿道短，如同开口于阴道内，亦无典型的尿道隆突，往往被误认为尿道下裂。一般无特殊排尿影响。

注意事项：①尿道较短开口于阴道前壁最下段者无特殊症状，亦不需处理。②如尿生殖窦管道较细，开口于阴蒂下方者则需手术矫形。③须注意保持外阴清洁，极少因尿道短缺较显著而行尿道成形术。

（二十九）外阴畸形

是指阴蒂过长和阴唇肥大而言，是另一类发育异常，较多见。常发生在肾上腺增生病人。常表现为阴蒂肥大和两侧阴唇之间有程度不等的融合。

如果此类畸形不影响生殖功能，可不予以处理。如肥大的阴蒂或阴唇影响行动，因摩擦而引起疼痛、不适感，可行部分切除术。如此类畸形为两性畸形的表现之一，则应根据性别要求修整。

（三十）女性假两性畸形

此类患者体内只有卵巢，但外生殖器具有男性化表现，即女性男性化，其性染色体为 XX，是两性畸形中假两性畸形的一种。

此病与下列因素有关：

（1）继发于先天性肾上腺皮质增生，大多数女性假两性畸形属于这一种。常有家族史，为一种常染色体隐性遗传性疾病，是导致女性假两性畸形最常见的原因。

（2）继发于使用雄激素过多，妇女在妊娠期使用过多雄激素或具有雄激素作用的人工合成孕激素类药物，有可能引起女性胎儿男性化，即所谓女性假两性畸形。

（3）原发性女性假两性畸形，很少见。病因不明。

外表呈男性，出生时即有外生殖器畸形，阴蒂增大甚至类似小阴茎，大阴唇融合而类似男孩的阴囊。阴毛出现早，尿道类似男性尿道下裂，甚至尿道和阴道有一共同开口，即泌尿生殖窦开口。子宫、输卵管、阴道均呈幼稚型。卵巢于幼儿时结构尚正常，青春期时不发育，乳房不发育，无月经来潮，无女性第二性征，但有多毛、痤疮、音哑等男性化表现。由于雄激素大量分泌，加速骨发育且使肌肉发达，青春期前较正常同龄儿童高大，但由于骨骺愈合早，青春期后反矮于一般身材。此外除男性化症状外，常在出生后数日或数周内发生电解质失调——低钠高钾、酸中毒、低血糖及高血压等，甚至休克造成新生儿早期死亡。

注意询问孕期是否服用男性激素或某些人工合成孕激素如炔诺酮病史等，以排除外源性雄激素所致之女性假两性畸形。男性还要询问家族中有无类似畸形病史。

病因为先天性肾上腺皮质增生者，应早期作出诊断，早期治疗，并终生使用氢化可的松治疗。

因在孕期使用了过多的雄激素类药物者，胎儿出生后不再有雄激素影响，不需用替代性雌激素治疗，青春期发育会自然沿女性方向发展，其外生殖器畸形可能与先天性肾上腺皮质增生者相同。

（三十一）男性假两性畸形

此类患者体内只有睾丸，但外生殖器且有女性化表现，即男性女性化。其性染色体为XY，是两性畸形中假两性畸形的另一种。

（1）完全性雄激素不敏感综合征，亦称睾丸女性化综合征，是最常见的男性假两性畸形，本病为X-伴性隐性遗传，具家族遗传特性。

（2）不完全性雄激素不敏感综合征，又称不完全型睾丸女性化，也是X-伴性隐性遗传。细胞的雄激素受体仅部分缺乏，故雄激素部分不敏感，临床表现与完全性者相似。

（3）睾酮合成酶缺乏症，属常染色体隐性遗传病。由于酶缺陷，导致肾上腺皮质和睾丸产生睾酮能力严重受损，而外生殖器向女性化方向发展。

（4）假阴道会阴阴囊尿道下裂，本病为常染色体隐性男性限性遗传。

外表呈女性，外生殖器呈女性型。于青春期出现女性第二性征，乳房发育，但乳房组织少，乳头稍小，乳晕淡，阴毛、腋毛稀少，子宫及输卵管未形成，阴道呈盲端或短浅，原发性不孕、闭经。睾丸常未下降，仍在腹腔中或不完全下降，则位于大阴唇或腹股沟处。睾丸外观尚正常，但青春期后不再成熟，呈幼稚型，曲细精管减少，无精子生成。

临床上以睾丸女性化综合征为多见。多为睾丸女性化者，其内生殖器常发育不全而外生殖器呈女性。睾丸常位于阴唇或腹股沟处或在腹腔中，此种患者不育，可手术切除睾丸后辅以雌激素治疗。如阴道短浅或呈盲端，则在结婚前后行阴道成形术，睾丸应在青春期前切除，因发育不全睾丸在青春期后易恶变。

（三十二）真两性畸形

此类患者体内同时具有卵巢和睾丸两种性腺，极罕见。

其发病机制不明。此类患者染色体合型46，XX最常见，约占一半。46，XY及其嵌合体如46，XY/45，X和46，XX/46，XY约占一半。体内有两套性腺和内生殖器，但并不完整，可有下列3种情况：①一侧为卵巢，另一侧为睾丸。②每一侧均为卵睾，既有卵巢组织，又有睾丸组织。③一侧为卵睾，另一侧为卵巢和睾丸。

卵巢常位于正常位置，卵睾则往往在睾丸下降的位置上。卵巢旁有输卵管，睾丸旁有输精管，卵睾旁常有输卵管，偶尔输卵管和输精管同时存在。大部分病例有子宫，但往往发育不全或有畸形。

外生殖器混乱，可能表现为女性型或男性型，或男女混合型。但大部分似男性外生殖器，以男性型多见，新生儿期多作为男性抚养，但有隐睾或尿道下裂。外生殖器女性型者常伴有阴蒂肥大。大部分患者于青春期有女性乳房，大部分有子宫，但多发育不全或伴有畸形，约一半以上患者有月经或周期性血尿，但并非都是排卵性月经。

外生殖器混乱，单凭外阴部来判定性别是很困难的。通过详细询问病史、临床表现、检查内外生殖器官，或进行染色体核型检查，也是难以诊断的，必须经活体组织病理检查同时见到卵巢和睾丸组织方可确诊。

治疗可根据患者外生殖器表现和其抚养性别而定。

（1）患者外生殖器接近女性且按女性抚养

者，可将其男性结构切除，必需时，辅以雌激素促第二性征发育。如无阴道或阴道短浅，可在结婚前行阴道成形术。如外生殖器不能经手术建成足以性交的阴茎时，则以切除其男性器官，并助其向女性方向发展为宜。

（2）患者外生殖器接近男性且已按男性抚养者，可将女性结构切除。必要时，辅以雄激素治疗，并做相应的外生殖器修建术，如尿道下裂修补术。

（孙　威　孙文琢　殷桂芳）

第十一章 脊柱区

脊柱区是指脊柱及其后方和两侧的软组织所配布的区域。在脊柱前方分别与间隙等结构相对应。在颈椎处与椎前间隙相对。在胸椎处与纵隔相对，并构成纵隔后壁。在腰椎处与腹膜后间隙相对。在骶骨处与骶前间隙相对。

第一节 脊 柱

一、脊柱的组成

脊柱（vertebral column）构成人体的中轴，其作用是支持体重，参与构成胸腔、腹腔和盆腔，并保护各腔内的器官，还保护脊髓和脊神经。同时也是一些骨骼肌的附着部位。脊柱由7个颈椎、12个胸椎、5个腰椎、1个骶骨和1个尾骨均借助椎间盘、关节及韧带互相连结而成（图11-1）。颈椎、胸椎和腰椎可以活动，故称为可动椎；骶椎和尾椎，在婴儿时期由韧带和软骨互相连结，随着年龄发育成长至一定时期，骶椎和尾椎即分别愈合成骶骨和尾骨，不能活动，所以叫作不动椎。

二、椎骨的形态结构

（一）椎骨的一般形态

椎骨（vertebral）由位于前方的**椎体（vertebral body）**和位于后方的**椎弓（vertebral arch）**结合而成（图11-5）。椎体和椎弓围成**椎孔（vertebral foramina）**。全部椎骨的椎孔连接成**椎管（vertebral canal）**，椎管内容纳脊髓及其被膜、神经根和马尾。

椎体呈圆柱状，上、下面平坦。椎弓前部较窄的部分为**椎弓根（pedicle of vertebral arch）**，后部较宽的部分为**椎弓板**。由椎弓向上、下方各发出一对**上关节突**和**下关节突（superior and inferior articular process）**；向两侧发出一对**横突（transverse process）**。由椎弓后面正中向后或后下方发出一个**棘突（spinous process）**。椎弓根的上、下缘凹陷，分别形成**椎上切迹**和**椎下切迹**。相邻的椎骨的上、下两个切迹，围成**椎间孔（inter vertebral foramina）**，有脊神经通过。

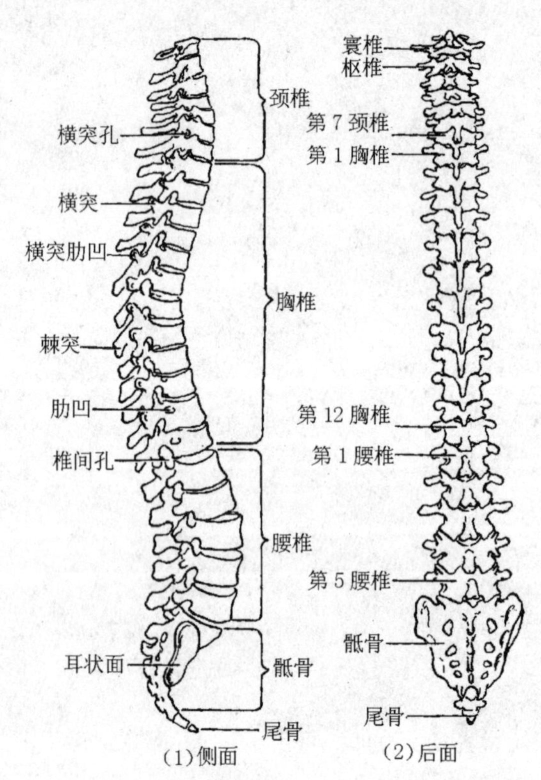

图11-1 脊柱

（二）各部椎骨的特征

各部椎骨的形态虽然基本相似，但由于所处的部位不同，承受的压力以及邻近的结构不完全一样，因此各部位椎骨有各异的形态特征。

1. 颈椎（cervical vertebrae） 颈椎中，第1、第2颈椎及第7颈椎形态特殊，故属于特殊椎骨，其余4个为普通颈椎（图11－2，11－3，11－4）。

颈椎的椎体较小，椎孔较大，横突短而宽，根部有一呈圆形的横突孔，内有椎动、静脉通过，横突末端分裂成前、后结节，前结节为肋骨的遗迹。棘突的末端亦分叉。由于颈椎上、下关节突的关节面近似水平。故当其遭受斜向或横向暴力打击时，不易发生骨折而易发生脱位，并且常合并脊髓损伤。

第1颈椎呈不规则的环形．又叫**寰椎（atlas）**，由侧块及前弓、后弓构成，无椎体、棘突和关节突（图11－2）。前弓短，其后面正中有一小关节面，称齿突凹，与第2颈椎的齿突相关节；侧块介于两弓的侧方，左右各一。每个侧块的上面皆有一个卵圆形的上关节面，与枕髁相关节；其下面有一个圆形关节面，与第2颈椎的上关节面相关节。后弓较长，在上关节面的后方，后弓上面有椎动脉沟。

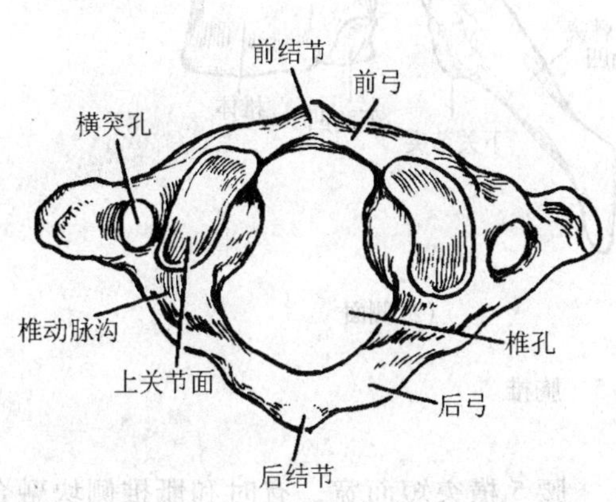

(1)上面

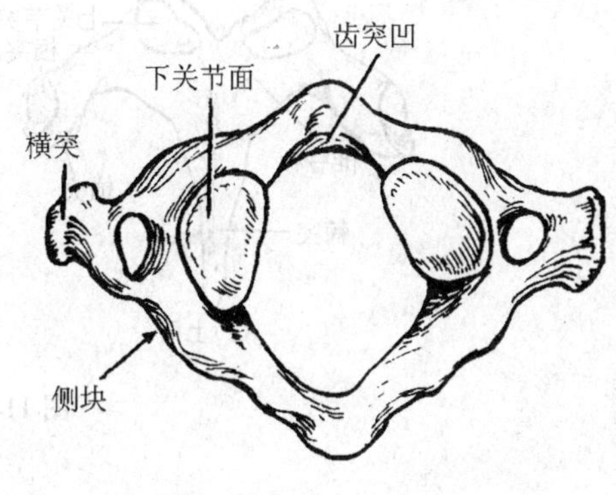

(2)下面

图11－2 寰椎

第2颈椎，又叫**枢椎（axis）**，与其他颈椎的形态相似，但自椎体的上面、向上发出一个指状突起叫**齿突**，向上插入寰椎前弓的后面，并由两侧块之间的寰椎横韧带限制其向后运动（图11－3）。

第7颈椎（图11－4）的形状和大小与上部胸椎相似，但棘突特长而粗大，呈水平位，末端不分叉而呈结节状，所以又叫**隆椎（vertebral prommens）**，常作为临床辨认椎骨序数的标志。

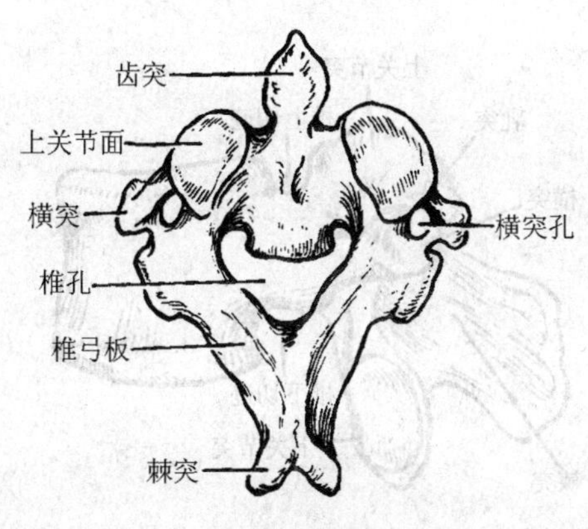

图11－3 枢椎（上面）

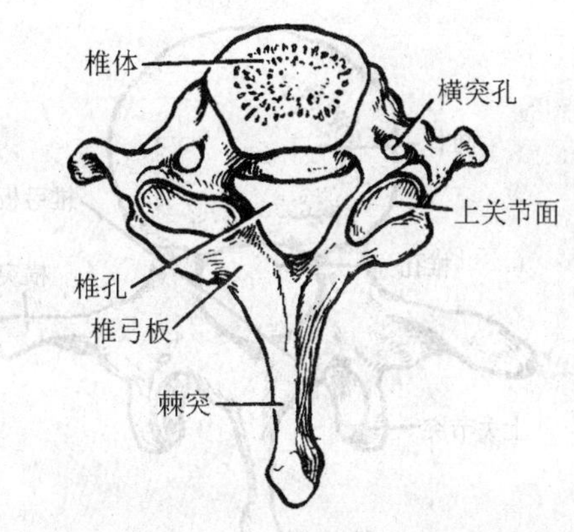

图11－4 第7颈椎

第3～7颈椎体上面侧缘各有一向上呈峙状的突起，为**椎体钩（uncus of vertebral body）**，又称钩突，下面侧缘的相应部位有斜坡样的唇缘，两者参与组成**钩椎关节（Luschka关节）**。

2. 胸椎（thoracic vertebrae） 椎体自上而下逐渐增大，其横切面略呈心形，其前后径和左右径大致相等，但都比颈椎长得多（图11－5）。胸椎椎体侧面，都有和肋骨相对应的关节面称肋凹。中部胸椎椎体后部较前部厚，因此全体形成一个向后的凸度。横突远端前面有和肋结节相关节的横突肋凹，而胸$_{11-12}$横突上没有关节面。此特点可作为术中定位参考。横突伸向后外。棘突细长几乎垂直下行，似瓦片状重叠排列，不利于胸椎穿刺。在12个棘突中，上4个在心包之上。中4个在心包之后。下4个在心包之下。胸椎上、下关节突的关节面近似额状位，上关节面的方向朝后外，下关节面朝前内。

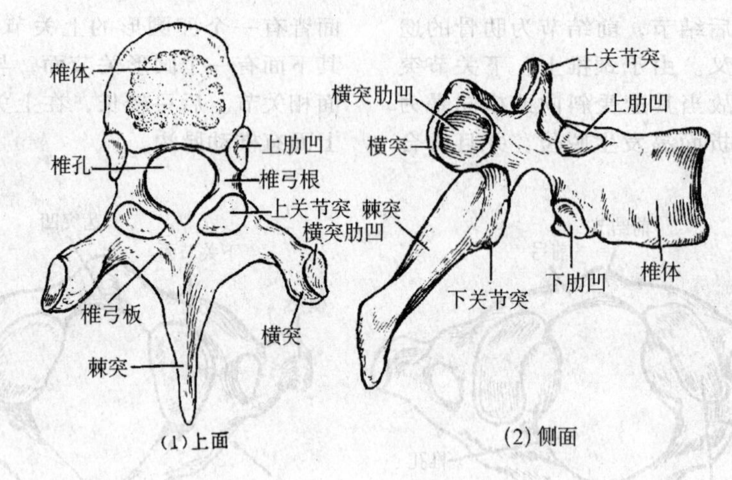

图11－5　胸椎

3. 腰椎（lumbar vertebrae）　椎体因为负重关系，在所有的椎骨中，椎体高而大，体积最大，呈肾形，上下扁平（图11－6）。因为腰椎曲度向前凸起，第1腰椎体的后侧较厚，第3腰椎体前侧厚，第4腰椎一般是前侧厚，而第5腰椎椎体的前侧是所有腰椎中最厚者。腰椎的椎弓根向后外，它上面的切迹较小，椎板厚。横突由椎弓根与椎板会合处向外突出，薄而长，其从腰1至腰3逐渐增长，其中以腰3最大，腰4横突短，腰5横突短而宽，有时和骶椎侧块融合或形成关节。棘突呈长方形的扁板，呈水平位伸向后方，有利于腰椎穿刺。棘突之末端膨大，下方如梨状，为多裂肌腱的附着处。腰椎之棘突具有杠杆作用，肌肉韧带附着其上更增加脊椎之坚固及保持椎体之稳定。腰椎关节突的关节面呈矢状位，且上、下关节突的位置又是内外侧关系，因此不易发生单纯脱位，若脱位时，往往合并一侧关节突骨折。

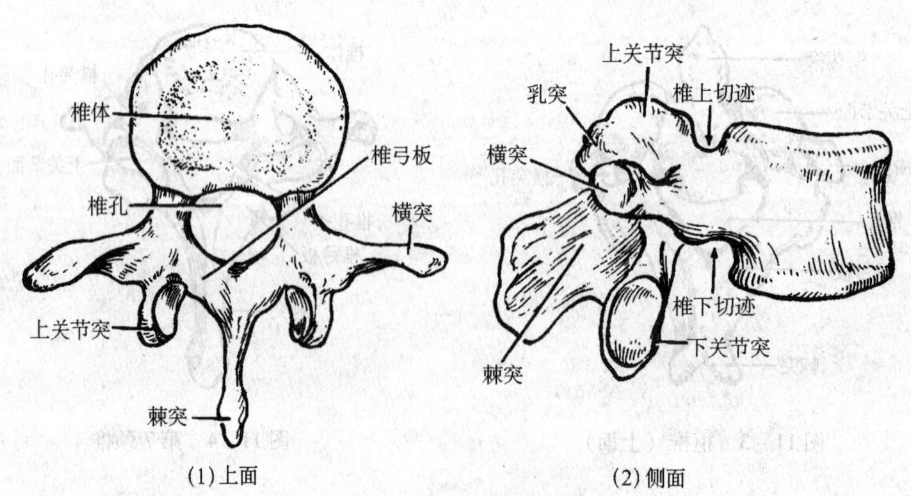

图11－6　腰椎

4. 骶骨和尾骨　骶骨（sacrum）由5个骶椎愈合而成，三角形底朝上，尖朝下，有上、下、前、后、两侧共6面。骶骨的底宽大，呈椭圆形，和第5腰椎相接，向前凸出，成为**骶岬**。骶骨的骨盆面有8个**骶前孔**，内有骶神经前支及血管通过；骶骨的背面有5条纵嵴，沿正中线的一条称骶正中嵴，其两侧各有一条不甚明显的**骶中间嵴**，其下端突出为**骶角**（**sacral cornu**）。两骶角之间有一缺口称**骶管裂孔**（**sacral hiatus**），是骶管的下口，临床上可经此孔作骶神经阻滞麻醉，裂孔下部两侧有骶角，体表易于触及，是骶管裂孔定位的标志。骶中间嵴的外侧有骶后孔，有骶神经后支和血管通过。骶后孔的外侧有**骶外侧嵴**。在骶椎两侧的上三节有一个耳状面，与髂骨的耳状面形成骶髂关节（图11－7，11－8）。

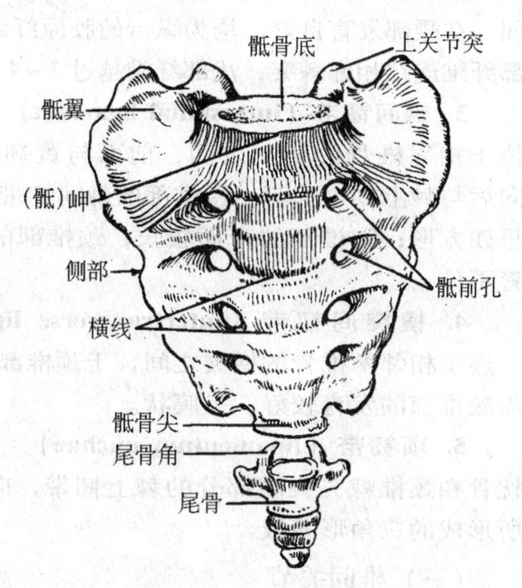

图11－7　骶骨和尾骨（前面）

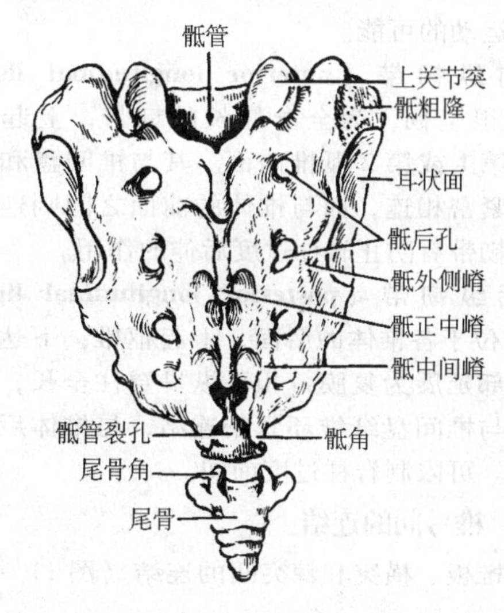

图11－8　骶骨和尾骨（后面）

尾骨（**coccyx**）由4个尾椎愈合组成。在人类系退化后结构，在生理上不起重要作用。尾骨骨折后，多向前移位，侧位X片有助诊断（图11－7，11－8）。

三、椎骨间的连结

椎骨间的连结有3种形式，第1种为韧带连结，如黄韧带、棘间韧带、横突间韧带、棘上韧带、项韧带、前纵韧带和后纵韧带。第2种为滑膜关节，如各相邻椎骨上、下关节突的关节面之间形成的椎间关节。第3种为椎体间的椎间盘，它介于第1种和第2种连结之间的过渡型的连结形式。

（一）椎体间的连结

相邻各椎体之间借椎间盘、前纵韧带和后纵韧带相连结（图11－9）。

1. 椎间盘（**intervertebral discs**）　位于相邻两个椎骨的椎体之间，是连结相邻两个椎体的纤维软骨盘，其形状在横断面上与其所连结的椎体形状一致。其厚薄各个部位不同，在颈和上胸部较薄，而在中胸部都显得最薄，腰部较厚，每个椎间盘的前后部的厚度也不一致，颈部和腰部的前部厚，后部较薄，椎间盘的厚薄、大小可随年龄不同而有改变。

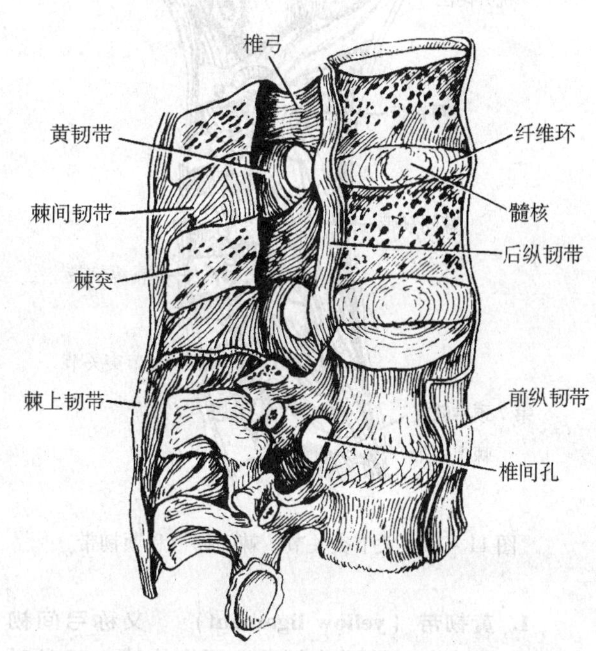

图11－9　椎骨间的连结

椎间盘的周围部由**纤维环**（**anulus fibrosus**）构成。纤维环为主要维持负重的组织，多层按同心圆排列，各纤维的方向彼此交错。成人纤维环由一系列板层构成，形成不完全的环，每个板层之纤维在两椎体间斜行，越过邻近板层之纤维，它牢固地连结相邻椎体，使脊柱在运动时作为统一整体，保持脊柱之稳定性。纤维环的中央部是富有弹韧性半液体的胶状物质，称为**髓核**（**nucleus pulposus**）。它可随外界之压力变化而改变其位置，是胚胎时脊索的残留物。椎间盘具有缓冲作用，髓核位置居中央偏后，并使脊柱具有屈伸和侧屈运动的可能。

2. 前纵韧带（anterior longitudinal ligament） 很坚韧，为全身最长的韧带，上起枕骨，下达第1或第2骶椎前面。其与椎间盘和椎体的边缘紧密相连，而与椎体的前面之间则连结疏松。此韧带有防止脊柱过度后伸的作用。

3. 后纵韧带（posterior longitudinal ligament） 位于各椎体的后面，上起枢椎，下达骶椎。最上部延展为复膜，几乎纵贯脊柱全长，细而坚韧，与椎间盘纤维环紧密连结，与椎体后面连结疏松。可限制脊柱过度前屈。

（二）椎弓间的连结

包括椎板、横突和棘突间的连结（图11－9，11－10）。

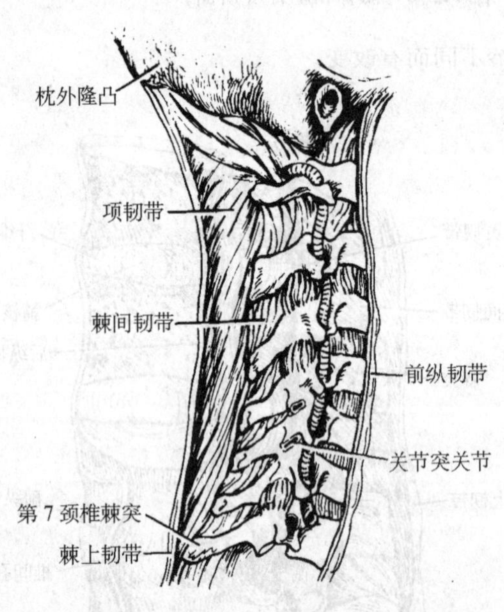

图11－10 关节突关节、棘间韧带和项韧带

1. 黄韧带（yellow ligament） 又称**弓间韧带**，由一对薄而坚的黄色弹性纤维构成，正常时厚度约为2～4mm，其厚度由上向下逐渐增加，纤维方向近乎垂直。位于相邻两椎板之间，在上附着于上一椎板下缘的前面，向外至其下关节突的根部，止于横突根部，在下附着于下一椎板上缘的后面及上关节突和关节囊，犹如屋瓦互相叠盖。其厚薄和宽窄各部分不全相同，颈椎的黄韧带薄而宽；胸椎间的窄而稍厚；腰椎部的最厚，此韧带参与围成椎管，有限制脊柱过度前屈及维持脊柱于直立位姿势的作用。

2. 棘上韧带（supraspinal ligament） 起自第7颈椎棘突，向上移行为项韧带，向下沿椎骨的棘突尖部止于骶中嵴。此韧带可限制脊柱过度前屈。在腰部发育良好，均为纵行的胶原纤维。其深部纤维连结相邻棘突，浅部纤维越过3～4节。

3. 棘间韧带（interspinal ligament） 较薄，位于相邻椎骨的棘突之间，前面与黄韧带相接，向后与棘上韧带移行。腰椎部的棘间韧带宽而厚，呈四方形；胸椎部的窄而较长；颈椎部的往往发育不佳。

4. 横突间韧带（intertransverse ligament） 连于相邻两椎骨的横突之间，于颈椎部常缺如，而腰椎部的发育较好，呈膜状。

5. 项韧带（ligamentum nuchae） 附着于枕骨和颈椎棘突尖端部分的棘上韧带，向后伸延所形成的三角形薄板。

（三）椎间关节

椎间关节（intervertebral joint） 由上、下位椎骨的上、下关节突的关节面组成。关节面覆盖一层透明软骨，关节囊附着于关节软骨的周围。颈椎部的关节囊松弛，关节面几乎近似水平位，故颈椎易出现脱位；而胸腰部的椎间关节，其关节囊紧张而较厚，关节面又分别为额状位和矢状位，故在胸腰部不易发生单纯脱位。

（四）寰椎与枕骨及枢椎的关节

椎骨与枕骨的连结包括寰枕关节和寰枢关节两个部分。

1. 寰枕关节（atlantooccipital joint） 枕骨髁与寰椎上关节面相连结的关节，关节囊松弛，其内侧部薄弱，外侧部和后部较肥厚，其可使头作屈（俯）、伸（仰）和侧屈运动。

2. 寰枢关节（atlantoaxial joint） 由寰椎的齿突凹与枢椎的齿突相关节构成的，允许寰椎连同颅一起围绕枢椎的齿突作旋转运动。

四、脊柱的整体观

脊柱（图11－1）位于躯干背侧部，成人脊柱长约70cm，女性和老年略短，其长度可因姿势不同而略有差异。如长期静卧与站立相比，可长出2～3cm，这是由于站立时椎间盘被压缩所致。从前面、后面和侧面观各有特点。

（一）前面观

从前面观察脊柱，可见到椎体从第2颈椎向下逐渐增大，直到第2骶椎，这与椎体负重作用的逐渐增加有关。而在骶骨耳状面以下，因承重骤减，致使椎体的体积也急剧缩小。

（二）后面观

从后面观察脊柱，可见所有椎骨棘突连贯而形成纵嵴，位于背部正中线上。颈椎棘突短而分叉，近水平位；上部胸椎的棘突，斜向下方；中胸部者较长，几乎呈垂直位排列，互相重叠；下部胸椎和腰椎的棘突，逐渐变为水平位向后并分开排列。故在施行脊椎穿刺或麻醉时，应注意棘突的方向。棘突纵嵴的两侧，各有一条纵行浅沟，叫脊柱沟。此沟在颈部和腰部较浅，沟底由椎板及关节突构成；胸部此沟宽而深，由椎板及横突构成，背部深层的肌肉位于此沟内。

（三）侧面观

从侧面观察脊柱，可见脊柱有颈、胸、腰、骶4个生理性弯曲，颈曲和腰曲凸向前方，胸曲和骶曲凸向后方。后二者在胚胎时即已出现，出生后保持不变。颈曲于胚胎晚期出现，但不明显，出生后4～5个月时，由于抬头及坐起动作而形成一个向前凸出之曲度。腰曲起始于第12胸椎中部止于骶岬附近，此曲于新生儿不明显，当至8～10个月小儿练习站立和行走时，髋关节开始伸直，由于髂腰肌将腰椎向前牵拉，就形成了腰椎向前凸出之曲度。

维持脊柱正常曲度之因素：维持正常脊柱排列之因素甚为复杂，主要有：不同躯干肌之作用，躯干肌指所有作用于躯干并与姿势有关的肌肉，分为脊柱肌和脊柱外肌2种：脊柱肌有浅纵行肌群，主要作用为后伸，较少为侧屈；深斜行及横行肌群主要作用为旋转，其次为侧屈。脊柱外肌有腹肌、腰方肌、腰大肌、肋间肌、菱形肌、斜方肌及背阔肌，这些肌肉均与维持姿势有关。其次有脊椎骨的形状、韧带之附着、大小及方向和椎间盘之固有坚固性。在成人，即使有广泛肌肉瘫痪，肌肉不平衡并不一定引起严重畸形，但在儿童，因骨骼较软，具可塑性，韧带具有弹力，椎间盘比较不坚固，因此患者愈年轻，肌肉瘫痪后愈容易引起畸形，而且畸形发生后，生长之继发紊乱可更加重畸形。

脊柱曲度的生理意义：脊柱曲度的存在使脊柱像一个大弹簧，增加了脊柱缓冲震荡的能力，生理曲度还扩大了躯干重心基底的面积，加强直立姿势的稳定性，腰椎生理曲度朝前凸出，对负重及维持腰部稳定甚为重要。有曲度的脊柱比没有曲度的笔直的脊柱稳定，胸曲和骶曲向后凸可增加胸、盆腔的容积，其内部脏器可有伸缩余地。脊柱的曲度是不固定的，事实上许多人在胸腰部有很轻微的侧凸，可能与使用左右手的习惯有关。脊柱曲度随年龄而有所改变，老年人因椎间盘退变、胸椎后凸的曲度显著增加，其脊柱曲度有趋向于简单化或胚胎化的现象。长期卧床患病的幼儿和青年由于脊柱骨发育过快，脊柱肌肉未能相应迅速配合生长，韧带牵引增加可引起脊柱曲度的改变。因姿势关系腰的曲度可变平，其上部胸曲的曲度也可能同时变平，结果整个腰背部完全扁平。

五、脊柱的运动与功能

（一）脊柱的运动

脊柱除支持身体，保护脊髓和内脏外，还有很大的运动性。在相邻两椎骨之间活动虽然有限，但整个脊柱的活动范围则较大。分析起来，脊柱可以沿3个轴运动，在额状轴上的屈伸运动是脊柱所有运动中最灵活者，屈曲程度尤大；在矢状轴上可以作侧屈运动，亦即由正中面外展；沿纵轴所作的运动是回旋运动，上述各运动联合起来即为环行运动。除此以外，脊柱尚能作弹拨运动，如跳跃时。在运动过程中，椎间盘可以减少冲击和震荡，构成坚固而又富于弹性的连接体，椎间盘越厚，脊柱的运动越大。椎骨间的关节突间的关节可限制在所有方向过度运动。黄韧带、棘间韧带、棘上韧带及后纵韧带在脊柱用力前屈时紧张，借助其弹性也可以使脊柱伸直。前纵韧带可以防止过伸，横突间韧带在脊柱向侧方运动时也起同样作用。

在整个脊柱中，颈部和上腰部运动范围最大。颈部的运动可分为前屈、后伸、左右侧屈和旋转运动，屈伸动作在寰枕关节，而旋转运动则主要在寰枢关节。颈部向后为项半棘肌和多裂肌的作用。颈部前屈和左右侧屈主要是斜角肌的作用，如果两侧一同收缩，可以发生前屈，如仅一侧收缩，则仅发生侧屈，在这个动作中，斜方肌可起协助作用，斜角肌与胸锁乳突肌一道作用可使下部颈椎发生旋转。在寰枢椎间发生的旋转运动系由一侧夹肌、下斜肌和对侧胸锁乳突肌一同收缩的结果。在颈部后伸、侧屈和旋转都能作相当大范围的运动。其中尤以后伸的活动范围最大。胸部运动，第1～10胸椎的活动范围极小，略有伸屈、旋转的活动，而第11～12胸椎的活动范围与腰椎活动相似，仅次于颈椎，它的主要作用是背伸、前屈和侧弯。

腰部脊柱的运动有前屈、后伸和侧屈运动，范围均极大，屈伸运动经过椎间盘横轴发生，前屈时，棘突间的距离加大。在腰部因关节突间关节的关节面方向和旋转运动的方向成直角。所以，这部分的旋转运动很受限制。腰部脊柱前屈是腹直肌和腰大肌的作用，可因腹直肌作用防止腰部脊柱过份前凸。当髋关节伸直时，由于腰大肌紧张，可以加大腰椎的曲度，平卧使下肢伸直时，则腰椎的曲度将会加大。腰部脊柱的侧屈是由腰方肌、腹外斜肌和髂肋肌共同作用。

在各种运动中，前屈为各种运动中最大者，屈脊柱的肌肉有腹直肌和腰大、小肌等；后伸的限度小，伸脊柱的肌肉主要有竖脊肌各肌柱；脊柱侧屈肌主要为竖脊肌、半棘肌、腰方肌和腰大肌。

腰部脊柱前屈或后伸时，脊髓及马尾活动自如，离枕骨大孔越远，相对之运动越大，马尾在硬脊膜内极度松弛，即使在极度前屈时，神经根亦不显紧张。腰椎部之硬脊膜后面松弛，即使在全屈时，椎孔后面增长，硬脊膜亦不会显出过份紧张，腰椎部硬脊膜前面虽然紧靠椎体后面，其间无疏松组织，借各个腰神经根维持固定，但此处因靠运动轴较近，由全伸至全屈时，椎管前部增长，硬脊膜亦不至于过分紧张。

脊柱轻微的侧屈，如行走时，可以使身体的重量加于某一肢，在这个运动中，骨盆向对侧倾斜向上，身体的重量因而转移，由于在骨盆提高的一侧腰椎发生侧凸，因此躯干的上部仍可维持一定的平衡，这种侧屈的改变可以使身体之重心随时得到矫正并适应。

在颈胸交界处、胸腰交界处和腰骶交界处活动的范围最大，外伤骨折多发生于此处。

检查脊柱 3 个方向的活动包括屈伸、侧屈和旋转，是诊断脊柱疾患的重要步骤。

（二）脊柱的功能

脊柱是身体的支柱。由于脊柱有曲度的关系，在额状面上力线并非垂直通过脊柱，在上部通过齿突，至骨盆则落于骶岬之前，向下经髋关节之后，膝关节和踝关节之前。脊柱直接或间接支持上、下肢。上肢借助于锁骨、胸骨和肋骨与脊柱相连，下肢借骨盆与脊柱相连，这样在工作时可以保持全身平衡。一侧上肢可持重百余斤，而身体仍能维持稳定，这主要是靠脊柱平衡的作用。椎骨间的椎间盘尚可以吸收震荡，在跳跃和剧烈运动时，可以防止颅骨和脑受伤。

除此之外，脊柱可以容纳、支持及保护脏器，胸、腹、盆腔内的呼吸、循环、消化和泌尿系统器官都附着或悬挂于脊柱的前侧。脊柱畸形或脊柱部分缺如，这些系统的功能就要发生障碍。

脊髓和部分周围神经亦受脊柱保护，脊髓是比较脆弱的组织，脊柱在各种运动中仍能保持脊髓的完整，免受损害。

六、临床提要

（一）脊柱后凸

由于各种因素引起椎体改变，失去正常的高度致使生理性弯曲发生变化，导致脊柱后凸；椎骨骨折的患者，因椎体前部压缩，脊柱多向后突出形成驼背，棘突亦显得特别向后突出。在椎体因结核病变发生破坏及变形后，也常呈脊柱后凸，胸部的病理性后凸可与生理性后凸重合，因而胸部脊柱形成的后凸最大；于腰、颈部，因病理性脊柱后凸为生理性的脊柱前凸所代偿，故脊柱弯曲很小。

在上部胸椎发生脊柱后凸时，则肋骨下降，胸廓前后方向扁平，胸骨接近脊柱；下部胸椎发生脊柱后凸时则肋骨上举，胸廓被压向前成球形，胸骨离开脊柱而与脊柱构成角度。下部腰椎及上部骶椎之脊柱后凸如发生于儿童时期，则形成漏斗状脊柱后凸性骨盆，如为女性可妨碍分娩。如先天性椎体缺损可发生脊柱后凸畸形。

在儿童时期，如脊椎骨椎体之原发成骨中心发生无菌性坏死，可发生椎体软骨病亦称椎体骨软骨炎，此病常发生于下部胸椎段，临床表现颇似脊椎结核。患处可有局限性驼背及肌紧张。佝偻病性脊柱后凸呈圆形，与结核性脊柱成角后凸不同，前者表现很明显，但在俯卧时消失，此种后凸系因骨中钙质含量不足骨软化所致。

在老年人因骨质疏松亦可发生脊柱后凸，此时躯干向前，可达到相当严重的程度。

（二）脊柱前凸

在先天性髋关节脱位者，由于骨盆前倾，腰部脊柱的前凸增加，在脊椎滑脱症亦可引起同样畸形，腰部脊柱前凸，胸部脊柱代偿性后凸。

（三）脊柱侧凸

正常脊柱在矢状面上有 4 个生理曲度，但在额状面上则无任何弧度，若脊柱的某一节段偏离身体中线，称之为脊柱侧凸。有 3 种类型：

1. 先天性脊柱侧凸 如先天性半椎体，楔形椎体等先天性畸形均可引起脊椎侧凸。

2. 后天性脊柱侧凸 包括：①姿态性的：是由于某种不正确的姿势引起，常发生于学龄儿童，畸形不严重，只是一种暂时性的，易于主动矫正；②代偿性的：如椎间盘突出，一侧肢体短缩；③神经源性的由于脊髓灰质炎后遗症两侧肌力不平衡引起的；④胸源性的出现于胸廓成形术后；⑤瘢痕性的由于胸背烧伤，一侧瘢痕挛缩等。

3. 特发性脊柱侧凸 原因不明，约占脊柱侧凸的80%左右。

不论哪种脊柱侧凸，而其病理变化相似。脊柱侧凸多发生于脊柱胸段和胸腰段，大都凸向右侧，凸向左侧者少。

（四）椎间盘与椎间盘突出症

在成人椎间盘本身缺乏血运而发生退变。过度劳损可引起纤维环破裂，使纤维环或髓核向椎管内或椎间孔处突出，压迫脊髓、脊神经根或马尾神经，此即为椎间盘突出症。由于纤维环的前部厚而后外侧部较薄，后方中央有后纵韧带增强，又加之髓核位于纤维环的中央偏后，故髓核经常对着椎间孔向后外侧突出，压迫脊神经根，单侧多见，引起患侧肢体疼痛、肌力减退和肌萎缩、皮肤感觉障碍等。临床上以第4~5腰椎间的椎间盘突出较为多见。随着年龄的增长，颈部的椎间盘容易出现退变，同时椎体钩突骨质增生向后外方或外方扩展，致使椎间孔变窄等，压迫脊髓、脊神经根或影响椎动脉的供血，而引起一系列症状，称为颈椎病。由于椎间盘退变或慢性损伤，引起黄韧带增厚，失去其正常柔软和能褶起的特性，变为坚厚的纤维组织，有时可厚到8~16mm。连续的外伤是引起黄韧带改变的原因，黄韧带如过度增厚，可出现神经根的被压迫症状，通常易发生在第4、5腰椎椎板之间，使该部马尾神经和神经根受到压迫，同时毗邻之椎板亦往往增厚。因第5椎间孔较小而神经根较粗大，此处黄韧带过分增厚，该处神经根极易受到压迫。

（五）腰椎骶化和骶椎腰化

脊椎之间发生先天性相互移行是常见的脊柱发育异常，包括胸椎腰化、腰椎胸化、腰椎骶化、骶椎腰化、骶椎尾化等，其中以腰椎和骶椎之间的相互移行最为常见。第5腰椎有时与第1骶椎愈合，称为腰椎骶化；成年人的第1及第2骶椎有时不愈合，前者变为类似第6腰椎，称为骶椎腰化。二者常可引起慢性腰痛。

（六）第三腰椎横突综合征

第三腰椎位于腰部5个脊椎的中心，活动度较大，其两侧横突亦较粗长。横突上有腰大肌和腰方肌的起点，并有腹横肌、背阔肌的深部筋膜附着于其上，还有一些局部的小肌肉附着于横突之间和横突于棘突之间。腰部和腹部肌肉强力收缩时，此处受力最大，易自附着点撕裂致伤。肌肉损伤后的无菌性炎症使邻近的脊神经受刺激，久后可发生神经纤维变性，故亦称为第三腰椎横突炎。

第二节　脊柱区的概述

一、境界与分区

脊柱区是指脊柱及其后方和两侧软组织所配布的区域，上起枕外隆凸和上项线，下至尾骨尖，两侧界为自斜方肌前缘，三角肌后缘上份，腋后线垂直向下至髂嵴以及髂后上棘至尾骨尖的连线。

脊柱区分为项部、背部、腰部和骶尾部。项部上界即为脊柱区的上界；下界为第7颈椎棘突至肩峰的连线；第12肋则为背、腰部的分界；腰部的下界为两侧髂嵴后份及两侧髂后上棘的连线；骶尾部为两侧髂后上棘与尾骨尖三点连线所围成的三角区。

二、体表标志

（一）骨性标志

1. 枕外隆凸（external occipital protuberance） 位于枕骨外面正中向后的最突出的隆起，其内面是窦汇。

2. 上项线（superior nuchal line） 为枕外隆凸向外侧至乳突的骨嵴，与其内面的横窦相对应，有斜方肌及胸锁乳突肌附着。

3. 第7颈椎棘突 棘突细长，末端不分叉，活体易触及，常作计数椎骨序数的标志。

4. 肩胛冈（spine of scapula） 肩胛骨背侧面的横嵴，在皮下可以清楚触及。

5. 肩胛骨下角（inferior angle of scapular） 对第7肋或第7肋间隙，为胸后壁计数肋骨的常用标志。

6. 髂嵴（iliac crest） 为髂骨翼上缘肥厚略呈长S形，在皮下可清楚触及。也是测量骨盆径线的重要标志之一。

7. 髂后上棘（posterior superior iliac spine） 为髂嵴后端突向后下方，有韧带和肌肉附着。

8. 骶管裂孔（sacral hiatus） 骶管上连椎管，下端的裂孔称之为骶管裂孔，形状不一，可分为三角形、尖长形、方形、长方形和不规则形。

9. 骶角（sacral cornu） 为骶管裂孔两侧向突出的结构。骶管麻醉常以骶角作为标志。

10. 尾骨（coccyx） 位于骶骨下方，肛门后方，由4块退化的尾椎融合而成。

（二）背部（后胸部）的标志线

背部（后胸部）的标志线有后正中线、肩胛线及腋后线（见胸部标志线）。

（三）背腰部的水平定位线

即两侧肩胛冈内侧端的连线，通过第3胸椎棘突；肩胛骨下角适对第7肋骨（可作为背部计数肋骨的标志），其两侧的连线横过第7胸椎的棘突；两侧髂嵴最高点的连线，经过第4腰椎的棘突（常作为腰穿定位的标志）。两髂后上棘的连线，通过第2骶椎的中部（图11－11）。

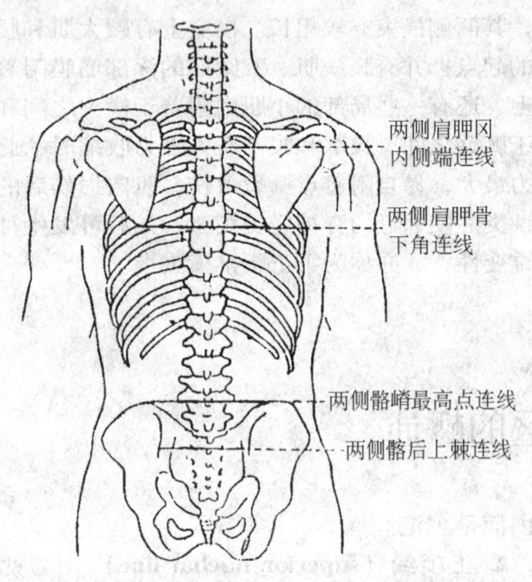

图11－11　背腰部水平定位线示意图

（四）肾角的体表定位

为第12肋下缘与竖脊肌外侧缘的交角处称之为肋肌角 costomuscular angle（或肾角）。肾位于该角深部，肾有疾患时，该区常有叩击痛，也是肾囊封闭常用的进针部位，也是经腰部的肾手术切口处。

（五）骶管裂孔的体表定位

除了以骶角作为骶管裂孔定位标志外，还可以下述办法进行定位，即以左、右髂后上棘分别定位A点和B点，左右坐骨结节定为C点和D点。AD点连线与BC点连线的交点处，即为该裂孔的体表定位点。

（六）骶后孔的体表定位

第2骶后孔位于髂后上棘内下方约1～1.5cm处。

第1骶后孔在第2骶后孔定位点上2.5cm处，距正中线3cm处。

第3骶后孔在第2骶后孔定位点下方2.5cm处。

第4骶后孔在第3骶后孔定位点下方2cm处。

三、脊柱区软组织的层次

脊柱区软组织由浅入深为皮肤、浅筋膜、深筋膜、肌层以及血管和神经。

（一）皮肤

1. 项部 项部的皮肤较厚，有丰富的毛囊和皮脂腺，是疖和痈好发部位。

2. 背部 背部皮肤厚度为2.0～2.5mm，且致密，借若干纤维与深筋膜相连，不易移动。由于皮肤粗糙和毛孔粗大，故极少用背部皮肤移植来修复面部缺损。

3. 腰部 皮肤较厚，活动度较差。

（二）浅筋膜

位于皮下，又称皮下组织或皮下脂肪，是由含有脂肪的疏松结缔组织构成，配布于全身，在不同部位，厚、薄差别很大。

1. 项部浅筋膜 致密，脂肪组织中有许多纤维隔。向上与颅顶的皮下浅筋膜移行，并有纤维束与深筋膜相连。

项部主要的皮神经有**枕大神经（greater occipital nerve）**是第2颈神经后支的皮支，约在上项线水平处，穿出斜方肌的附着点及深筋膜，在枕动脉的内侧伴行，在枕外隆凸外侧2～3cm，分支到颅顶后部的皮肤，并有小支与枕小神经和耳大神经相交通。**第3枕神经（thrid occipital nerve）**是第3颈神经后支的皮支，穿出斜方肌后，在枕大神经的下方，分布项部和枕外隆凸附近的皮肤。

2. 背部浅筋膜 在背部浅筋膜中脂肪堆积常位于两肩胛区和侧胸壁。所以，在进行脂肪抽吸术时，切口可选腋后线的适当位置，向上可抽吸肩胛区，向下可抽吸背腰部，向前可抽吸侧胸壁。

背部的皮神经在距正中线约3cm处穿出深筋膜。背上部的为上6对胸神经的后支，呈水平方向行向外侧；背下部的为下6对胸神经的后支，它们从深筋膜穿出后斜向下外，与对侧呈“∧”形排列。

3. 腰部浅筋膜 含脂肪较多，呈蜂窝状脂肪组织。于竖脊肌外侧缘处有丰富的疏松结缔组织。行经腰部的第1~3腰神经后支外侧支的皮支，穿胸腰筋膜浅出，越过髂嵴分布到臀部皮下，称为臀上皮神经（superior clunial nerves）。该神经在髂嵴上缘腰部区域浅出处，有一比较集中通过的部位，此部位在竖脊肌外侧缘内，外侧2cm范围内。当腰部扭转时，在上述部位此神经易被拉伤，是导致腰腿痛的原因之一。

（三）深筋膜

深筋膜分为浅、深两层。项区深筋膜浅层覆盖在斜方肌表面；深层在该肌的深面，称项筋膜。胸背区和腰区的深筋膜浅层薄弱，位于斜方肌和背阔肌的表面；深层较厚，称胸腰筋膜。骶尾区的深筋膜较薄弱，与骶骨背面的骨膜相愈着。

1. 项筋膜（nuchal fascia） 位于斜方肌深面，包裹夹肌和半棘肌，内侧附于项韧带，上方附于上项线，向下移行为胸腰筋膜后层。

2. 胸腰筋膜（thoracolumbar fascia） 包裹在竖脊肌的周围，在胸背区较薄弱，腰区显著增厚，可分为浅、中、深3层。浅层最厚，覆于竖脊肌的表面，与背阔肌、下后锯肌的起始腱融合，向上与项区深筋膜（项筋膜）相延续，向下附于髂嵴和骶外侧嵴，内侧附于腰椎棘突和棘上韧带，外侧在竖脊肌外侧缘与中层愈合，形成竖脊肌鞘。中层位于竖脊肌与腰方肌之间，内侧附于腰椎横突尖和横突间韧带，外侧在腰方肌外侧缘与深层愈合，形成**腰方肌鞘**，并作为腹横肌和腹内斜肌起始部的腱膜，向上附于第12肋下缘，向下附于髂嵴。中层上部张于第12肋与第1腰椎横突之间的部分，增厚形成**腰肋韧带（lumbocostal ligament）**。肾手术时，切断此韧带可加大第12肋的活动度，便于显露肾。深层薄，位于腰方肌前面，又称**腰方肌筋膜**，内侧附于腰椎横突尖，向下附于髂腰韧带和髂嵴后份，上部增厚形成内、外侧弓状韧带（图11－12）。

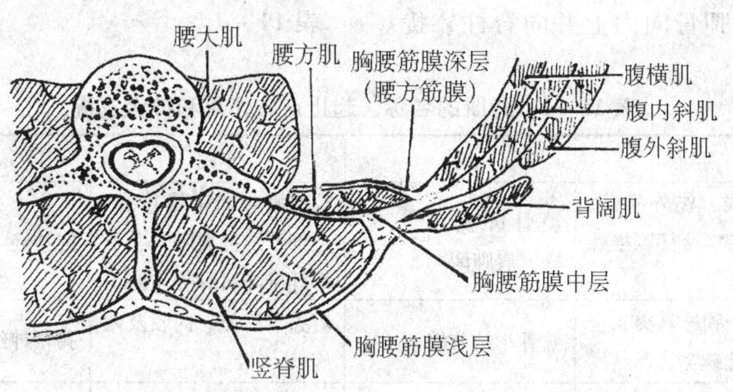

图11－12 胸腰（腰背）筋膜（横断面）

由于项部和腰部活动度大，在剧烈活动中，项筋膜和胸腰筋膜均可被扭伤，尤以腰部的胸腰筋膜损伤更为多见，是腰腿痛的原因之一。

（四）肌层

脊柱区的肌层为背肌，是躯干肌之一部，分为背浅肌和背深肌（图11－13）。

1. 背浅肌 背浅肌分为两层，均起自脊柱的不同部位，止于上肢带骨或者上肢骨。浅层主要有斜方肌和背阔肌，浅层下有肩胛提肌和菱形肌。

（1）**斜方肌（trapezius）** 位于项部和背上部的浅层，为三角形的阔肌，左右两侧合在一起呈斜方形，故而得名。该肌起自上项线、枕外隆凸、项韧带、第7颈椎和全部胸椎的棘突，上部的肌束斜向外下方，中部的平行向外，下部的斜向外上方，止于锁骨的外侧1/3部分、肩峰和肩胛冈。作用：使肩胛骨向脊柱靠拢，上部肌束可上提肩胛骨，下部肌束使肩胛骨下降。如果肩胛骨固定，一侧肌收缩使颈向同侧屈、脸转向对侧，两侧同时收缩可使头后仰。

（2）**背阔肌（latissimus dorsi）** 为全身最大的扁肌，位于背的下半部及胸的后外侧，以腱膜起自下6个胸椎的棘突、全部腰椎的棘突、骶正中嵴及髂嵴后部等处，肌束向外上方集中，经腋窝后壁，肱骨内侧以扁腱止于肱骨小结节嵴。作用：使肱骨内收、旋内和后伸。当上肢上举固定时，可引体向上。

临床上常利用背阔肌制作肌皮瓣或肌瓣修复大面积缺损，此时不会对正常功能产生严重影响。

（3）**肩胛提肌（levator scapulae）** 项部两侧、斜方肌的深面，起自上4个颈椎的横突，止于肩胛骨的上角。作用：上提肩胛骨，并使肩胛骨下角转向内，如肩胛骨固定，可使颈向同侧屈曲。

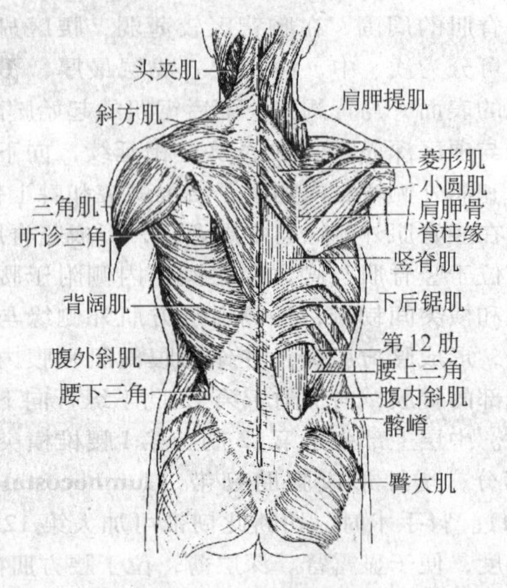

图 11－13　背肌

（4）**菱形肌（rhomboideus）**　位于斜方肌的深面，为菱形的扁肌，起自第 6、7 颈椎和第 1～4胸椎的棘突，纤维行向下外，止于肩胛骨的内侧缘。作用：牵引肩胛骨向内上并向脊柱靠拢。

2. 背深肌　背深肌在脊柱两侧排列，分为长肌和短肌。长肌位置较浅，主要有竖脊肌和夹肌；短肌位于深部，种类较多而复杂，有**枕下肌**、**棘间肌**、**横突间肌**、**肋提肌**等。它们都是从肌节演变而来，短肌仍保留明显的分节特征，长肌是肌节在不同程度上融合后形成的。背深部的长、短肌对维持人体直立姿式起重要作用，短肌还与脊柱的韧带一起保持各椎骨之间的稳固连接。

（1）**竖脊肌（骶棘肌）（erector spinae）**　为背肌中最长、最大的肌，纵列于躯干的背面，脊柱两侧的沟内，起自骶骨背面和髂嵴的后部，向上分出三群肌束，沿途止于椎骨和肋骨，向上可达到颞骨乳突。作用：使脊柱后伸和仰头，一侧收缩使脊柱侧屈。

（2）**夹肌（splenius）**　位于斜方肌、菱形肌的深面，起自项韧带下部、第 7 颈椎棘突和上部胸椎，向上外止于颞骨乳突和第 1～3 颈椎横突。作用：此肌如单侧收缩，使头转向同侧，两侧收缩，使头后仰。背肌的作用和神经支配见表 11－1。

表 11－1　背肌的名称、起止点、作用和神经支配

肌群	肌名	起点	止点	作用	神经支配
背浅肌	斜方肌	上项线、枕外隆凸、项韧带、全部胸椎棘突	锁骨外侧 1/3、肩峰、肩胛冈	拉肩胛骨向中线靠拢、上部纤维提肩胛骨、下部纤维降肩胛骨	副神经
	背阔肌	下 6 个胸椎棘突、全部腰椎棘突、髂嵴	肱骨小结节嵴	肩关节后伸、内收及内旋	胸背神经（$C_{6\sim8}$）
	肩胛提肌	上 4 个颈椎横突	肩胛骨内侧角	上提肩胛骨	肩胛背神经（$C_{4\sim6}$）
	菱形肌	第 6～7 颈椎和第 1～4胸椎棘突	肩胛骨内侧缘	上提和内牵肩胛骨背	
背深肌	竖脊肌	骶骨后面及其附近、下位椎骨的棘突、横突、肋骨等	上位椎骨的棘突、横突、肋骨及枕骨	伸脊柱、仰头	脊神经后支
	夹肌	项韧带下部、第 7 颈椎棘突和上部胸椎	颞骨乳突和第 1～3 颈椎横突	单侧收缩：头转向同侧。两侧收缩：使头后仰	颈神经后支

（五）脊柱区的三角

1. 枕下三角　枕下三角（suboccipital triangle，图 11－14）位于枕下，项上部深层，是由枕下肌围成的三角。其上内界为头后大直肌，上外界为头上斜肌，下外侧界为头下斜肌。头半棘肌掩盖三角的内侧，头最长肌上端斜行于三角的外侧；三角的底由寰枕后膜及寰椎后弓所构成。

椎动脉由外侧向内侧横行于三角内，动脉的下方有枕下神经浅出。头部过度旋转或枕下肌痉挛可压迫椎动脉，使脑供血不足（图 11－14）。

2. 听诊三角　听诊三角（triangle of auscultation，图 11－13）位于肩胛骨下角的内侧。其下界为背阔肌上缘，内上界为斜方肌的外下缘，外侧界为肩胛骨脊柱缘。三角底为薄层脂肪组织、筋膜和肋间隙，表面覆以皮肤和筋膜，是背部听诊呼吸音最清楚的部位。当肩胛骨向前外移位时，该三角范围扩大。

3. 腰上三角　腰上三角（superior lumbar triangle）位于第 12 肋的下方。三角的内侧界为竖脊肌外侧缘，外下界为腹内斜肌，上界为下后锯肌。若下后锯肌与腹内斜肌在第12肋的附着处互不接触，第12肋亦参与构成一个边，共同围成一不等四边形的间隙。三角的底为腹横肌起始部的腱膜，腱膜深面有3条与第12肋平行排列的神经，从上而下为肋下神经、髂腹下神经和髂腹股沟神经。由于该区较薄弱，不仅是腰疝的好发区，也是腹膜后间隙脓肿穿破部位（图11－13）。故肾脏手术腹膜外入路必经此三角，切腱膜要注意保护上述3神经。

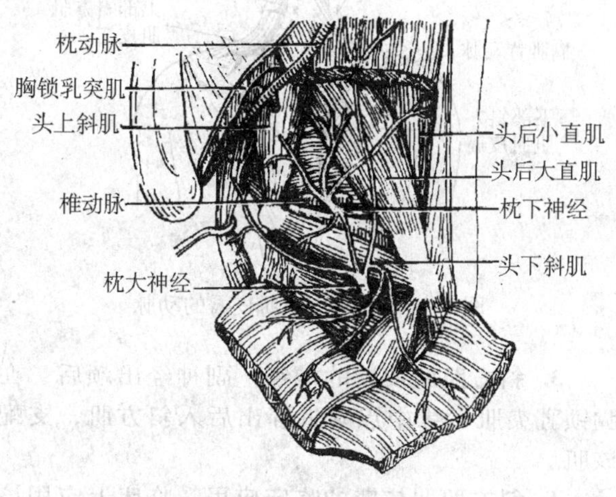

图11－14 枕下三角

4. 腰下三角 腰下三角（inferior lumbar triangle）位于腹外斜肌后缘、背阔肌起始部前缘和髂嵴之间。该区表面无肌层覆盖，为腹后壁薄弱区，腹膜后间隙发生的脓肿亦可以从此处穿破。右腰下三角前方与阑尾、盲肠相对应，故盲肠后位阑尾炎时，在此三角区可有明显压痛（图11－13）。

（六）血管和神经

1. 动脉 项区主要由枕动脉、肩胛背动脉和椎动脉等供血；胸背区由肋间后动脉、胸背动脉和肩胛背动脉等供血；腰区由腰动脉和肋下动脉等供血；骶尾区由臀上、下动脉等供血。

（1）**枕动脉（occipital artery）** 起自颈外动脉的后壁，向后上经颞骨乳突根部内侧进入项区，在夹肌深面、半棘肌外侧缘处，越过枕下三角分出数支。本干行至上项线高度在斜方肌与胸锁乳突肌止点之间穿出，与枕大神经伴行，分布至枕部和项区诸肌，并与椎动脉和肩胛背动脉等分支相互吻合，形成动脉网（图6－21）。

（2）**肩胛背动脉（dorsal scapular artery）** 起自锁骨下动脉或甲状颈干，向外侧穿过或越过臂丛，经中斜角肌前方至肩胛提肌深面，与同名神经伴行转向内下，在菱形肌深面而下行，分布至项背肌和肩带肌，并参与形成肩胛动脉网（图12－18）。

（3）**椎动脉（vertebral artery）** 起自锁骨下动脉第1段，沿前斜角肌内侧上行，穿第6～1颈椎横突孔，至枕下三角经枕骨大孔入颅腔。按其行程可分为四段：第一段自起始处至入第6颈椎横突孔以前；第二段穿经上6个颈椎横突孔；第三段经枕下三角和枕骨大孔入颅；第四段为颅内段（图7－13）。

椎动脉在颅外分出肌支和脊支，前者支配颈深肌，后者经椎间孔入椎管，分布于颈椎、脊髓及其被膜。

椎动脉旁有丰富的交感神经丛。当颈椎钩椎关节、横突孔增生导致第二段椎动脉受压迫，引起颅内供血不足，即所谓椎动脉型颈椎病。椎动脉周围有静脉丛，向下汇成椎静脉。

（4）**肋间后动脉（posterior intercostals arteries）** 胸主动脉发出第3～11肋间后动脉及肋下动脉。肋间后动脉横行向外，进入肋间隙，至肋角处分为上、下2支，分别沿上位肋骨的肋沟内和下位肋骨上缘走行，至胸前壁，两支末端与肋间前支（胸廓内动脉或肌膈动脉的分支）吻合。肋下动脉沿12肋下缘走行。肋间后动脉和肋下动脉分布于第3肋间以下的胸壁和腹前外侧壁上部，在起始部发出分支供应背部和脊髓。锁骨下动脉的肋颈干发出肋间最上动脉，分布于第1～2肋间隙。

2. 静脉 脊柱区的深部静脉与动脉伴行。项区的静脉汇入椎静脉、颈内静脉或锁骨下静脉；胸背区的静脉经肋间后静脉汇入奇静脉，部分汇入锁骨下静脉或腋静脉；腰区的静脉经腰静脉汇入下腔静脉；骶尾区的静脉经臀区的静脉汇入髂内静脉。

脊柱区的深静脉可通过椎静脉丛，与椎管内外、颅内以及盆部等处的深部静脉相交通。

3. 神经 脊柱区的神经支来自31对脊神经后支、副神经、胸背神经和肩胛背神经。

（1）**脊神经后支（posterior rami of spinal nerves）** 自椎间孔处由脊神经分出后，绕上关节突外侧向后行，至相邻横突间分为内侧支（后内侧支）和外侧支（后外侧支）。颈神经后支分布至项区皮肤和深层肌；胸神经后支分布至胸背区皮肤和深层肌；腰神经后支分布至腰区、臀区的皮肤和深层肌；骶、尾神经后支分布至骶骨背面和臀区的皮肤。脊神经后支呈明显的节段性分布，故手术中横断背深肌时，不会引起肌肉瘫痪。

腰神经后支的损伤较为多见，是导致腰腿痛的常见原因之一，这与该神经行程中所经过的结构有关。腰神经后支分出后向后行，经骨纤维孔至横突间肌内侧缘分为内侧支（也称后内侧支）和外侧支（也称后外侧支）。后内侧支在下位椎骨上关节突根部的外侧斜向后下，经骨纤维管至椎弓板后面转向下行，分布至背深肌和脊柱的关节突关节等。第5腰神经后内侧支经腰椎下关节突的下方，向内下行；后外侧支在下位横突背面进入竖脊肌，然后在肌的不同部位穿胸腰筋膜浅出，斜向外下行。

（2）**副神经（accessory nerve）** 出颅腔后，自胸锁乳突肌后缘中、上1/3交点处斜向外下，经枕三角至斜方肌前缘中、下1/3交点处（或斜方肌前缘附着锁骨处以上2横指）深面进入该肌，分支支配胸锁乳突肌和斜方肌。

（3）**胸背神经（thoracodorsal nerve）** 发自臂丛后束，与同名动脉伴行，沿肩胛骨外侧缘下行，支配背阔肌。

（4）**肩胛背神经（dorsal scapular nerve）** 发自臂丛锁骨上部，穿中斜角肌，斜向外下至肩胛提肌深面，沿肩胛骨内侧缘下行，与肩胛背动脉伴行，支配肩胛提肌和菱形肌。

四、项背部皮（肌）瓣的应用解剖

（一）斜方肌肌皮瓣的应用解剖

斜方肌肌皮瓣（trapezius myocutaneous） 是带血管的复合组织瓣，用斜方肌的上部和后内侧部作蒂，其端部携带一取自肩部的皮瓣。

1. 斜方肌的位置与形态 斜方肌为项背部的浅层肌，位于项部和背上部皮下，为三角形阔肌，底向脊柱，尖向肩峰，左、右侧合在一起呈斜方形。在斜方肌深面，颈上部有头夹肌，颈下部有肩胛提肌，在肩胛冈的上、下分别有冈上肌和冈下肌。

2. 斜方肌肌皮瓣的血液供应 供应斜方肌肌皮瓣的动脉有肩胛背动脉、肩胛上动脉、颈浅动脉和枕动脉，以肩胛背动脉为主（图11-15）。

（1）**肩胛背动脉** 多起自锁骨下动脉，在锁骨上窝横行向外，穿越臂丛，经肩胛舌骨肌深面至斜方肌前缘深面，分为升支和降支，供应该肌。肩胛背动脉多数经臂丛前方（占68.26%），也有穿过臂丛（占28.16%）或经过臂丛的后方（占3.58%）。肩胛背动脉细小或有变异时，其营养范围由颈浅动脉的分支供应。

（2）**颈浅动脉** 起点不恒定，经胸锁乳突肌的深面，达斜方肌前缘分为升支和降支。升支分支至斜方肌，降支沿脊柱缘下行至肩胛骨下角。

（3）**枕动脉** 发自颈外动脉，经二腹肌后腹深面向后上行，在乳突根部内侧向后，在斜方肌和胸锁乳突肌止点之间潜出至枕部皮下，分支供应项部肌。供应该肌皮瓣的动脉均有静脉伴行。

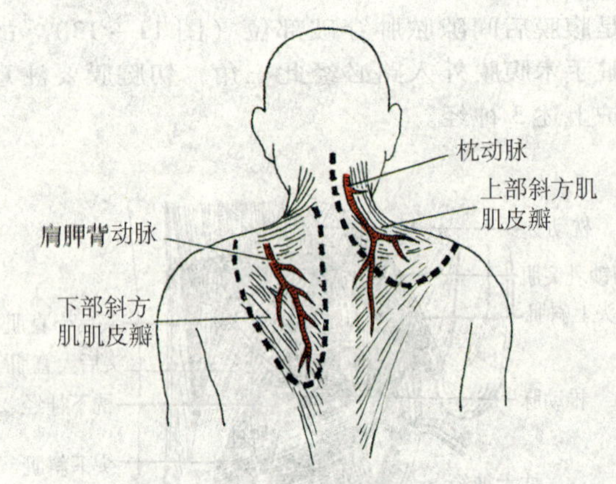

图11-15　斜方肌肌皮瓣的动脉

3. 斜方肌肌皮瓣的神经 副神经出颅后，在胸锁乳突肌后缘中点附近穿出后入斜方肌，支配该肌。

4. 斜方肌肌皮瓣的临床应用 临床上应用该肌皮瓣修复面颈部、肩部及乳突部的皮肤缺损或口咽部黏膜软组织缺损，保护颈部动脉和治疗因放射治疗后导致的慢性溃疡。

（二）背阔肌肌皮瓣的应用解剖

1. 背阔肌的位置与形态 背阔肌位于腰背部和胸部外侧的皮下，为全身最大的阔肌，呈直角三角形。在背部，此肌的上内侧被斜方肌覆盖。

2. 背阔肌肌皮瓣的血液供应 供应该肌肌皮瓣的动脉有肩胛下动脉的分支——胸背动脉及第9、10、11肋间后动脉的穿支（图11-16）。

肩胛下动脉系一粗大的短干，直径4～5mm，于胸小肌之外侧起至腋动脉第三段，发出后向内下方，主要分为旋肩胛动脉和胸背动脉。旋肩胛动脉在距肩胛下动脉起始部位2.5～3.7cm处发出，弯向后行，营养该处诸肌。胸背动脉是肩胛下动脉的直接延续，与同名静脉和胸背神经伴行，在背阔肌和前锯肌之间的缝隙中下行。胸背动脉除了供应背阔肌以外，又分支向内到胸肌，向后到大圆肌，并分出胸外侧支。胸背动脉在背阔肌上、中三分之一交界处穿入该肌。肩胛下动脉－胸背动脉蒂从该动脉自腋动脉发出开始，到穿入背阔肌为止，长约8～12cm。胸背动脉进入背阔肌后，立即呈树枝状分布。但是，在背阔肌前缘之后约2.5cm处有一个大支沿背阔肌下降。静脉与同名动脉伴行。

3. 背阔肌肌皮瓣的神经 胸背神经在离开腋动脉平面2cm后，即与血管蒂伴行，并且沿着血管的行径穿入肌。

4. 背阔肌肌皮瓣的临床应用 背阔肌肌皮瓣是利用该肌胸部的背外侧部分形成的一复合组织瓣。包括背阔肌及其表面的皮肤和皮下组织。应用于乳房的再造，也应用于面颈部、修复舌、口底、下颌部以及颞部缺损。

五、临床提要

（一）脊柱骨折与脱位

脊柱在全身骨骼中占主要地位，四肢与头颅均直接或间接的附着在脊柱上，任何部分的负重，受冲击或受压迫，其作用力均可传达到脊柱，脊柱是许多主要内脏的附着点，并具有保护作用。椎管腔包围着整个脊髓。脊椎骨折和脱位时可以造成脊髓损伤，重者可以引起截瘫甚至死亡。脊柱骨折和脱位的病理变化与脊柱的解剖、生理和受伤时患者所处的体位以及暴力的性质有密切关系。脊柱的运动功能各部不同，骶椎根本无活动力；颈、腰椎活动度大，胸椎活动度小，多数脊柱骨折发生在活动范围大，或活动度大与活动度小的交界部位。所以，第1～2颈椎（头颅代表不活动部分），第5～7颈椎，第10～12胸椎，第1～2腰椎和第4～5腰椎等部位，所产生的骨折和脱位，占脊椎骨折和脱位的90%。

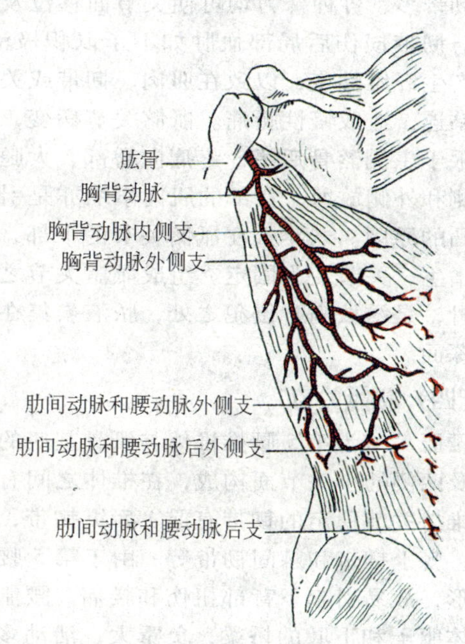

图11－16 背阔肌肌皮瓣的动脉

脊柱骨折后由于骨折血肿刺激椎体前交感神经，常发生急性外科腹部症状，很可能认为兼有腹部内脏损伤。

暴力性质不同也可以影响骨折和脱位的部位，由高处下坠或滑倒坐地，其冲击力，由下向上传达到脊柱，所以骨折和脱位多发生在腰椎或胸椎的下部；重物由高处落下，冲击患者头部、肩部或背部，其暴力传达由上而下，所以，骨折或脱位多发生在颈椎或胸椎的上部。暴力的方向和脊柱本身形成的角度，也能影响骨折和脱位的变化。

椎骨由椎体、椎弓和突起组成。由于脊柱解剖构造较为复杂，当遭受严重的暴力后，各种病理变化在临床上很少单独出现，除椎体骨折外，常伴有椎板、横突骨折以及韧带断裂等联合损伤，因此脊柱稳定性受到破坏。当关节突完全脱位时，下关节突移到下一椎骨的上关节突的前方，相互阻挡，称为关节突交锁。

（二）腰痛与腰骶部解剖特点

在临床上常见腰背痛的患者，病因复杂，牵涉面也广，现仅从解剖观点看，腰骶部结构有下列特点。

（1）腰骶部正位于活动度较大的腰椎与甚少活动之骨盆交接处，也是处于腰椎生理前凸与骶椎生理后凸之交界处，杠杆作用特别大，容易受到损伤。

（2）腰骶部关节经常处于运动状态，不论行走、站立或坐位时均在负重，维持关节稳定之因素和关节囊、韧带稍有损伤或关节面稍有不对称或不吻合情况时，即可发生疼痛。骶髂关节是脊柱与下肢间重要的缓冲部，抬重物时，背伸肌与**腘绳肌**（大腿后肌群）同时紧张，该关节易受到劳损。

（3）腰骶部之软组织结构亦较复杂，肌肉过度收缩时，常使骶棘肌或臀大肌之起始部发生撕裂，该部可以出血、肿胀、肌肉痉挛。当暴力作用腰骶部，肌肉未作预防性收缩或不能制止，以致超过正常活动范围时，韧带可发生扭伤并发生肌肉痉挛，韧带受伤后之出血及机化可使其失去正常张力及韧性，造成关节松弛。

（4）骨纤维孔及骨纤维管

骨纤维孔：又称腰神经后支骨纤维孔。该孔位于椎间孔的后外方，开口向后，与椎间孔的方向垂直。其周界为：上外侧界为横突间韧带的内侧缘，下界为下位椎骨横突的上缘，内侧界为下位椎骨上关节突的外侧缘。骨纤维孔的体表投影相当于同序数腰椎棘突外侧的下述两点的连线上：即上位点在第1腰椎平面后正中线外侧2.3cm，下位点在第 5 腰椎平面后正中线外侧 3.2cm。骨纤维孔内有腰神经后支通过。

骨纤维管：又称腰神经后内侧支骨纤维管。该管位于腰椎乳突与副突间的骨沟处，自外上斜向内下，有前、后、上、下四壁。前壁为乳突副突间沟，后壁为上关节突副突韧带，上壁为乳突，下壁为副突。管的前、上、下壁为骨质，后壁为韧带，故称为骨纤维管。但有时后壁韧带骨化，则形成完全的骨管。骨纤维管的体表投影在同序数腰椎棘突下外方的两点连线上：上位点在第 1 腰椎平面后正中线外侧约 2.1cm，下位点在第 5 腰椎平面后正中线外侧约 2.5cm。骨纤维管内有腰神经后内侧支通过。

综上可见，腰神经后支及其分出的后内侧支和后外侧支在各自的行程中，都分别经过骨纤维孔、骨纤维管或穿胸腰筋膜裂隙。在正常情况下，这些孔、管或裂隙有保护通过其内的血管、神经的作用。但由于腰神经根径路甚长，孔道细小，而神经根相对粗大，周围结构坚韧而缺乏弹性，且腰部活动度大，故在病理情况下，这些孔道会变形、变窄，压迫通过的血管和神经，而导致腰腿痛。常见者如椎间盘突出、黄韧带肥厚或一个椎间孔通过两个神经根均可引起疼痛。

(5) 腰骶部的先天性畸形多见，这些畸形常使下背部力量不平衡，引起创伤性关节炎，或使韧带肌肉附着部分减弱，一旦成人从事较多体力劳动时，往往使症状更明显。

(6) 姿势不良常引起慢性劳损，具瘦长体型者，脊柱细长，活动范围大，胸椎后凸及腰椎前凸常增大，腰骶部棘突互相抵触；具短粗体型者，因体重较重，关节突呈半月形，运动受限，腰椎前凸亦增加。身体其他部分畸形如胸椎后凸、脊柱侧凸、一侧下肢短缩、扁平足、婴儿瘫痪均能引起代偿性腰骶部慢性劳损。

腰骶部各组织中，如果末稍神经受到刺激而发生疼痛，一般为局限性，如同时产生下肢疼痛，可能为放射性，由于病变直接压迫神经所致；亦可能为牵扯性的，由于某一神经末稍将刺激传至脊髓中枢后使其同一神经根所分布区域感到疼痛。腰痛最常见原因为腰椎韧带，关节囊劳损与扭伤。腰部脊柱用力前屈时，可引起椎体前部或后部组织、筋膜、韧带、关节囊以及椎板损伤，有时两者同时受伤，其损伤轻重视暴力大小、方向、组织结构情况及受伤时之姿势而定。腰部脊柱过度前屈时，骨折多发生于胸腰之间，很少在下部腰椎，原因是胸腰椎间的前后活动范围较大，而下部腰椎与不活动骨盆相连又有韧带连结，故活动范围较小，同时腰部脊柱之前凸又可抵抗前屈之损伤，腰椎前屈受伤时，后部韧带往往先断裂，然后发生椎体前缘骨折。在相当大的外力下，腰骶关节附近的棘上韧带、棘间韧带，有时后纵韧带及纤维环后部能发生破裂，黄韧带因有弹性并不破裂，如腰椎 5 部分或全部腰椎骶化，该椎体具有相当稳定性，韧带破裂则发生于腰椎 4 及腰椎 5 之间，如腰椎 5 横突小，骶椎 1 棘突发育不佳，或有脊柱裂，该处韧带组织薄弱，易于受伤。

有些情况也可以引起慢性腰痛，如椎体间不稳定而有移动，小关节退变，脊椎退变和腰部陈旧性扭伤等因素。

(三) 骶髂关节

骶髂关节由骶骨和髂骨的耳状面构成，骶骨的耳状面在上 3 骶节的侧部，向外向后，其前面较后面为宽，髂骨的耳状面向前向内，整个的关节显得向后向内，关节面与关节面之间只有很窄的间隙，虽然两个关节面大部分平滑，但有甚多隆起与凹陷部分，这样的构造使得两个相当的关节面互相密切相嵌，更可增加关节的稳定性，因此骶髂关节脱位甚为少见。骶髂骨关节面均覆被一层透明软骨。维持关节稳定的组织有：骶髂骨间韧带、骶髂前、后韧带、骶结节韧带、骶棘韧带和紧张的关节囊。在不良的体位和肌肉不平衡的情况下，身体的负重会引起骶髂关节的扭伤，亦可使韧带松弛，损伤的机会增多。这种扭伤亦可发生在腰骶关节，由于骶髂关节面凹凸不平，周围韧带多，各种暴力均可使关节面移位及韧带损伤。韧带损伤后局部血肿如不予以积极治疗，则可产生纤维性变，以致在肌肉、韧带或关节中发生粘连，造成慢性腰痛。骶髂关节病变，压痛点多限于患侧髂骨后缘，疼痛向臀部、大腿、小腿后侧和外侧放射。背部的肌肉挛缩亦是引起脊柱侧凸的原因。老年人在骶髂关节的下部，常有骨质增生，关节变为固定。组成骶髂关节之骨为松质骨，是结核病常侵犯之处，脓液聚集在髂腰韧带深面。

(四) 腰骶关节

腰骶关节为第 5 腰椎椎体与骶骨基底的关节区以及两侧的小关节面构成，在椎体之间有椎间盘，维持关节稳定的韧带有前、后纵韧带，髂腰韧带，棘上韧带和棘间韧带等。由于第 5 腰椎常有畸形，故易引起下背部扭伤和腰痛。腰骶关节为人体躯干和下肢的桥梁，负重大，活动多，遭受外伤机会较多，有时可发生关节突骨折。腰部急性损伤包括肌肉、韧带扭伤，多数发生于腰骶关节。腰骶关节有病变时，立、坐位及仰卧时均疼痛。

（五）腰椎峡部不连及腰椎滑脱症

腰椎峡部不连是指腰椎椎弓根部与椎板相连处或腰椎上关节突与下关节突交界处骨质失去连续性，常见于第 5 腰椎，其次为第 4 腰椎。其原因是由于先天性发育缺陷和后天性外伤或劳累损伤形成的疲劳性骨折所致，常造成腰椎不同程度地向前滑脱而引起腰痛，重者压迫神经根和马尾引起坐骨神经痛等症状。轻者可采取非手术治疗，重者需手术治疗。

第三节 椎管及其内容物

一、椎管的结构

椎管（vertebral canal）是由各部椎骨的椎孔和骶管连结而成。上端与枕骨大孔相接通至颅腔，向下终于骶管裂孔。椎管的前壁由椎骨体的后面，椎间盘及其表面的后纵韧带构成。其后壁由椎弓及其间的黄韧带组成，在两侧黄韧带之间有小裂隙；两侧为椎弓根和通向 24 对椎间孔、骶前孔和骶后孔，是脊神经进出椎管的通路。椎管的上端接近圆形，椎管的颈段和腰段，适应脊髓的颈、腰膨大而相应的增大略呈三角形。胸段的椎管容积较小，呈圆柱形，骶管变为宽大而扁平。由于椎管的胸段一般较窄，所以，此部的椎体结核或椎管内肿物以及脊柱骨析等，容易挤压脊髓和神经根而发生截瘫。

二、脊髓的被膜及其腔隙

脊髓的被膜，由外向内分为 3 层（图 11 - 17）：

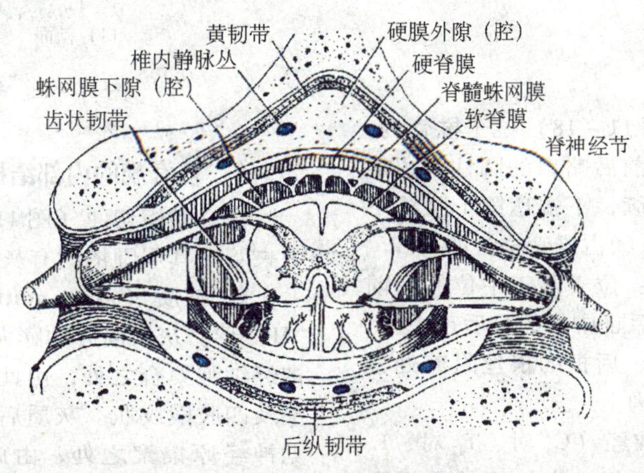

图 11 - 17 脊髓的被膜

（一）硬脊膜

硬脊膜（spinal dura mater）相当于硬脑膜。包裹脊髓及其他 2 层脊膜，并且发出延长部，包裹脊神经根，一道由椎间孔穿出。在枕骨大孔处与枕骨紧密相连。硬脊膜囊向下至第 2 骶椎水平，构成一条细的纤维索包绕在终丝周围。终丝向下延伸至尾骨背面与骨膜和后纵韧带的纤维融合。硬脊膜与椎骨骨膜之间的间隙为**硬膜外腔（epidural space）**，其中充满富有脂肪的疏松结缔组织，椎内静脉丛位于此腔内。椎内静脉丛可分为前、后 2 丛，各由 2 条纵行静脉其间的吻合支组成。前丛位于椎体、椎间盘和后纵韧带的两侧；后丛位于椎弓、黄韧带的前面和中线的两侧。椎内静脉丛接受椎骨和脊髓回流的血液，最后汇入椎间静脉。并有小支与椎外静脉相吻合。椎间静脉在颈部则流入椎静脉，在腰部汇入腰静脉，在胸部则流入奇静脉和半奇静脉，因此，椎内静脉丛是上、下腔静脉间侧支循环的途径之一。由于奇静脉和半奇静脉内呈负压，故手术时损伤胸上部的椎间静脉，有发生空气栓塞的危险。此外，椎内静脉丛的静脉无瓣膜，向上可与颅内静脉相通，所以腹、盆部的感染或肿瘤，偶可不经肺循环而直接播散或转移至颅内。

（二）蛛网膜

脊髓蛛网膜（spinal arachnoid mater）甚薄、柔软、无血管、呈蛛网状，位于硬脊膜囊的内面，向上与脑的同名膜相延续。蛛网膜与硬脊膜之间有潜在的硬脊膜下腔。蛛网膜与软脊膜之间为较大的**蛛网膜下腔（subarachnoid space）**，腔内充满脑脊液。蛛网膜下腔向上与颅内的同腔相交通，向下扩大形成终池。池的下端终止于第2骶椎水平。终池内无脊髓，只有腰、骶、尾神经根形成的马尾，故作腰椎穿刺和腰麻常经此腔进行。

（三）软脊膜

软脊膜（spinal pia mater）紧贴在脊髓的表面，并深入脊髓的沟、裂之中，柔软而富于血管。软脊膜在脊髓两侧的脊神经前、后根之间向外突出形成三角形的**齿状韧带**，韧带的尖端向外附着于硬脊膜。脊髓为齿状韧带和脊神经所固定，并悬浮于脑脊液中，故一般震荡，脊髓不易受损伤。

三、脊髓及脊神经根

（一）脊髓的外形

脊髓（spinal cord，图11－18）位于椎管内，并被3层被膜包绕。它呈前后略扁的圆柱形，上端在枕骨大孔处与延髓相续，下端达第1腰椎下缘平面，全长45cm左右，约占椎管全长的2/3。

脊髓表面的数条纵沟：位于前正中位的为前正中裂，深而明显；位于后正中位的是后正中沟，较浅；在两侧，脊神经前、后根的根丝附着处分别称为前外侧沟和后外侧沟。

脊髓两侧与31对脊神经（C_8对、T_{12}对、L_5对、S_5对及C_{o1}对）相连。每一脊神经的前根和后根，均借一些根丝，分别连于脊髓的前外侧沟和后外侧沟。通常将与每对脊神经相连的一段脊髓称为1个**脊髓节**。因此，脊髓共有31节，即颈髓8节，胸髓12节，腰髓5节，骶髓5节和尾髓1节（图11－19）。

脊髓全长粗细不匀，呈现两个膨大。上位者为**颈膨大**，位于颈髓第4节至胸髓第1节；下位者为**腰骶膨大**，位于腰髓第2节至骶髓第3节。脊髓下端迅速变细呈圆锥状，称为**脊髓圆锥**。脊髓圆锥向下续连由软脊膜构成的银灰色细丝，称为**终丝**，终于尾骨背面。脊髓膨大的形成与四肢的发达有关，因各该节内的细胞和纤维数量增多所致。

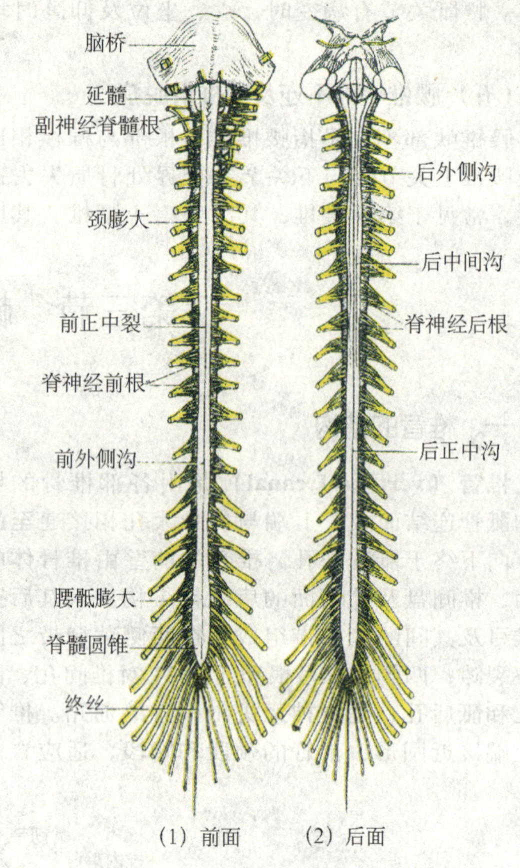

图11－18　脊髓的外形

（二）脊髓的内部结构

在脊髓横切面（图11－19，11－20）中央有中央管，其周围依次有灰质和白质。

1. 灰质（grey matter）　在横切面略呈“H”形。灰质前方的膨大部分称为**前角**，是运动神经细胞集合之处，由此发出前根纤维，支配躯干及四肢横纹肌。灰质后端有细长的**后角**，是感觉神经原集聚之处，由此发出上行感觉传导束——脊髓丘脑束，司躯干的浅感觉。在脊髓胸$_1$（或颈$_8$）～腰$_3$（或腰$_2$）节处，在前角与后角之间有向侧方突出的侧角，是交感神经在脊髓的中枢。

2. 白质（white matter）　位于灰质之周围，是传导束通过之处。每侧脊髓的白质由前、后根出进脊髓的纤维分为前索、侧索和后索。

前索中的主要下行传导束是皮质脊髓前束，由小部分未在延髓交叉的椎体束纤维组成，下行到同侧前索的正中裂两侧，止于双侧的脊髓前角细胞。此束下行不超过胸段，支配对侧的前角细胞，传导大脑皮质的运动冲动。主要的上行传导束为脊髓丘脑前束，其纤维由对侧后角经中央管前方交叉而来，传导部分触觉。

侧索中的主要下行传导束是皮质脊髓侧束，由大部分已在延髓交叉的椎体束纤维组成。下行到相应节段后支配前角细胞，传导大脑皮质的运动冲动。主要的上行传导束，是脊髓丘脑侧束，其纤维来自对侧后角，经中央管前方交叉而来，传导痛、温觉。

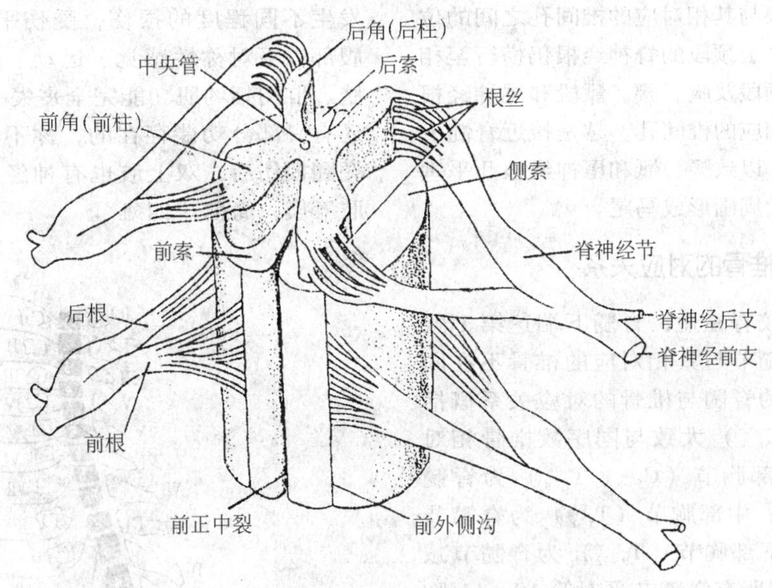

图 11－19　脊髓的结构立体示意图

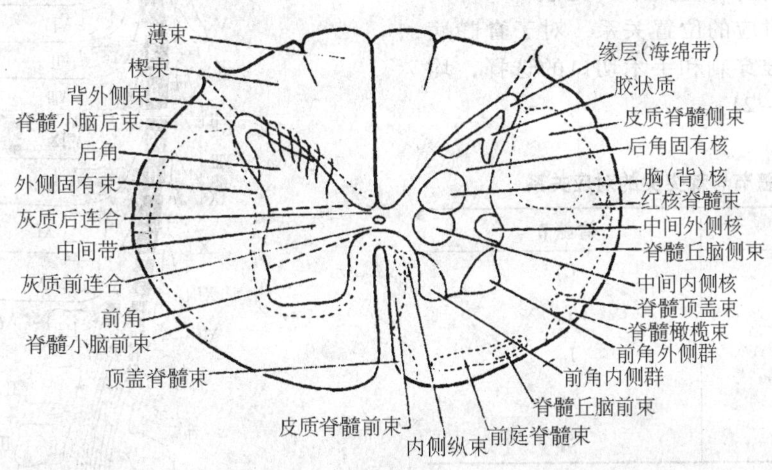

图 11－20　脊髓内部结构（横切面）

后索中，内侧为薄束、外侧为楔束。纤维来自同侧后根，在同侧后索上行，传导深感觉及部分触觉。

（三）脊神经根

每一脊神经有前根和后根，除颈$_1$脊神经后根可发育不良或甚至缺如外，其他脊神经之前根均较后根为大。前根为运动根自灰质的前角细胞发出，后根为感觉根，依次在脊髓的后外侧沟进入脊髓。每个后根有一脊神经节，骶尾神经节位于椎管内，其余的神经节均位于椎间孔内。

（四）脊神经和脊髓被膜的关系

脊神经前、后根走出椎管时进入一特殊之硬脊膜蛛网膜鞘，后者由脊髓之硬脊膜及蛛网膜囊突出，但硬脊膜则包裹其全部。在蛛网膜下腔中的脊神经根完全浸于脑脊液中，其在蛛网膜下腔以外之一段由硬脊膜形成的鞘包裹，此鞘并包裹后根的脊神经节。脊神经前、后根在脊神经节远侧会合，由于脊神经节总是位于椎间孔水平，脊神经根之长度因而有变异。脊神经根与椎间孔的关系：在胚胎3个月时，脊髓与椎管的长度几乎相等，因此，全部脊神经根均横行至相应的椎间孔而走出椎管。于胚胎第4个月以后脊髓的生长速度渐慢于脊柱，脊髓下端相应逐渐上升。出生时，脊髓下端只达第3腰椎下缘，成人平第1腰椎下缘。因此各脊神经根与其相对应的椎间孔之间的位置关系发生了变化。上颈段的脊神经根仍横行至相应的椎间孔，而下颈段及胸、腰、骶段和尾神经根则斜向外下方行至相应的椎间孔。越是接近脊髓下端神经根斜度越大，以致腰、骶和尾神经根几乎垂直下行，围绕在终丝周围形成马尾。

四、脊髓节与椎骨的对应关系

成人的脊髓远较脊柱短，脊髓下端达第1腰椎下缘，因此，脊髓节与其相对应的椎骨不在同一水平面上。成人的脊髓与椎骨的对应关系概括如下：上部颈节（$C_{1\sim4}$）大致与同序数椎骨相对应；下位颈节和上部胸节（$C_{5\sim8}$、$T_{1\sim4}$）为脊髓节减一等于椎骨数；中部胸节（$T_{5\sim8}$）为脊髓节减2等于椎骨数；下部胸节（$T_{9\sim12}$）为脊髓节减3等于椎骨数；腰部所有脊髓节平对第10、11胸椎；骶、尾部全部脊髓节平对12胸椎和第1腰椎。脊髓节与棘突尖的对应关系（见表11－2）。掌握脊髓节与椎骨对应的位置关系，对于脊髓病变的定位诊断，腰椎穿刺和手术切口的选择，均有实用价值（图11－21）。

表11－2　脊髓节与棘突尖的对应关系

棘突尖	脊髓节
C_6	C_7
T_4	T_6
T_{10}	L_1
T_{11}	L_3
T_{12}	S_1

五、临床提要

（一）脊髓损伤

在研究脊髓损伤之前，了解一下脊髓的功能，脊髓在结构上和功能上都比脑原始。其功能有二：一是传导功能，脊髓白质是传导功能的主要结构，它使身体周围部分与脑的各部联系起来。躯体（除头、面部外）的各种浅、深感觉和内脏感觉冲动，借上行（感觉）传导束，经过脊髓传到大脑和小脑；二是反射功能，完成脊髓反射活动的结构为脊髓的固有装置，包括脊髓灰质。固有束和脊神经的前、后根等。脊髓是反射中枢，能完成各种反射活动，例如腱反射、屈肌反射、排尿和排便反射等。在正常情况下，脊髓的反射活动始终在脑的控制下进行。当椎骨骨折、移位的椎体或突入椎管的骨片，可压迫脊髓或马尾，使之发生不同程度的损伤，受伤平面以下，双侧胸、腹部以下对称性感觉、运动、反射完全消失和膀胱、肛门括约肌功能完全丧失的，称完全性截瘫，还有一部分功能存在的，称不完全性截瘫。颈段脊髓损伤后，双上肢也有神经功能障碍者，为四肢瘫痪，简称“四瘫”。

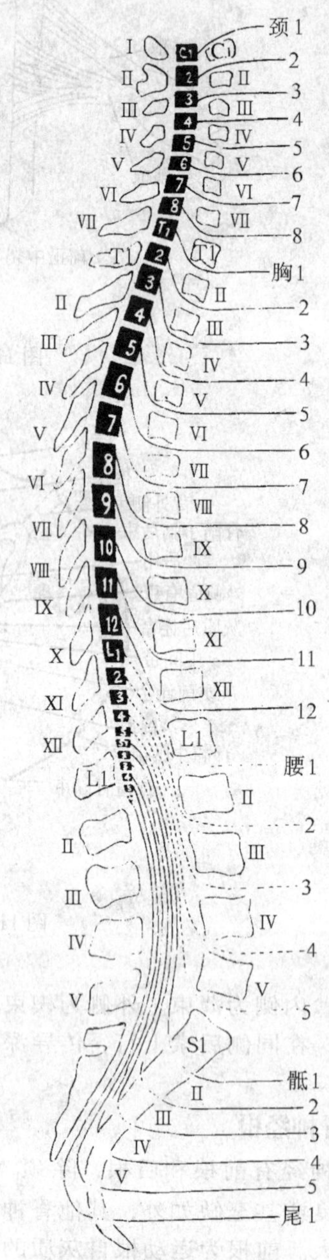

图11－21　脊髓的节段与椎骨的对应关系

（二）脊柱裂

脊柱裂为另一类神经轴先天畸形，与颅裂的发生情况完全相同，主要是在胚胎期的神经管闭合时，中胚叶发育发生障碍所致。关键在于椎管闭合不全。最常见的形式是棘突及椎板缺如，椎管向背侧开放；而椎体裂开、椎管向腹侧开放者，和一侧椎板缺如、椎管向一侧开放者实属罕见。病变可涉及一个或多个椎骨。有的同时发生脊柱弯曲和足部畸形。脊柱裂常与脊髓或脊神经发育畸形或其他畸形伴发。临床表现有显性脊柱裂者含有脊膜膨出，脊髓脊膜膨出和脊髓膨出；隐性脊柱裂最常见于腰骶部，常累及第5腰椎和第1骶椎。有椎板缺损，局部无囊状突出者较多见。

（三）腰椎管狭窄症

腰椎管狭窄症是导致腰、腿痛常见的病症之一。有人认为椎管狭窄是由于椎管结构异常所致的局限性椎管狭小，而又有人则认为椎管狭窄是骨性腰椎椎管的前后径和横径较正常狭窄或伴有椎管横断面的形态异常。后来认为椎管狭窄是指各种形式的椎管、神经根管以及椎间孔的狭窄，包括软组织引起椎管容积改变及硬膜囊本身的狭窄。脊柱疾病专题学术会议总结并提出了此症的定义，是指腰椎管腔因某些原因发生骨性或纤维性结构异常，导致一个或多个平面的一处或多处管腔变窄，压迫马尾或神经根而引起症状。

（四）硬膜外腔的应用解剖

硬膜外腔阻滞麻醉进行穿刺时，由外入内可经皮肤、浅筋膜、棘上韧带、棘间韧带、黄韧带达硬膜外腔。该腔通常为负压。

骶段硬膜外腔上宽下小，前宽后窄，硬脊膜紧靠椎管后壁，间距为0.1～0.15cm，因此骶管麻醉时应注意刺针的角度。硬脊膜囊平第2骶椎高度变细，裹以终丝，其前、后方有纤维索把它连于骶管前、后壁上，结合较紧，似有中隔作用，这可能是骶管麻醉亦会出现单侧麻醉的因素。

骶管内骶神经根排列于硬膜外腔内，外包以硬脊膜延伸的神经鞘。第1～3骶神经鞘较厚，周围脂肪较多，可能是上位骶神经麻醉不全的因素。骶管裂孔至终池下端的距离平均为5.7cm。

过去认为，硬膜外腔是一完整的两侧互相连通的单一的腔隙，但据国内外资料，该腔可以脊神经根为界划分为两个腔隙，即椎管前壁后方的前腔，椎管后壁前方的后腔。两腔间被一层较厚的栅栏状结构所分隔，该结构位于相邻脊神经间，连于硬脊膜外侧缘与椎管侧壁内面。此外，还有人提出在中线上前腔被结缔组织小梁分隔为左、右2部，后腔被束状纤维性中隔分隔为左、右2部。硬膜外腔被上述的栅栏状结构、结缔组织小梁和束状纤维性中隔分隔为4个部分。这些结构的存在部位有个体差异，以颈段和上胸段者出现率较高，且较致密，最低可达第12胸椎或第1腰椎。根据这些结构的致密程度，使硬膜外腔在上述部位被划分为基本互不相通或部分相通的4部。这一结构特点可能是导致硬膜外麻醉出现单侧麻醉或麻醉不全的解剖学因素。

（陈克功　李艳君）

第十二章　上　肢

第一节　概　述

上肢借肩部与颈部、胸部相连。其形态结构特征是：骨骼轻巧，关节形式多样，肌形细长、数目多，排列复杂，运动灵活。

一、境界与分区

（一）境界

上以锁骨及肩峰至第 7 颈椎棘突的连线与颈部为界；前、后分别以三角肌前、后缘和腋前、后襞下缘中点的连线，与胸部为界。

（二）分区

上肢可分为肩、臂、肘、前臂和手部。各部又可分为若干区。

二、表面解剖

（一）体表标志

1. 肩峰（acromion）　位于三角肌隆起和肩关节上方，是肩部最高的骨点，向内下续肩胛冈。

2. 喙突（coracoid process）　位于锁骨外侧 1/3 段下方的锁骨下窝内，在锁骨中、外 1/3 交界处下方约 2.5cm 处可触及，其内下方有腋血管和臂丛经过。

3. 腋前、后襞（线）[anterior and posterior axillary folds（lines）]　当上肢外展时，臂上部与胸侧壁间下面的锥形凹窝称腋窝。其前界的皮肤皱襞称腋前襞，深面由胸大肌下缘构成后界的皮肤皱襞为腋后襞，深面由大圆肌和背阔肌下缘构成。

4. 肱骨内、外上髁（medial and lateral epicondyles of humerus）　是肘部内、外侧最突出的骨性突起。

5. 肱二头肌（biceps brachii）　位于臂前区，在体表形成纵形隆起，其内、外侧各有一条沟，分别称肱二头肌内、外侧沟。

6. 三角肌粗隆（deltord tuberosity）　位于肱骨中份外侧，三角肌止于此。

7. 鹰嘴（olecranon）　是肘后方最显著的骨隆起，肱三头肌止于此。

8. 桡、尺骨茎突（styloid process of radius and ulna）　桡、尺骨下端的外、内侧分别向下的骨性突起。

9. 桡骨背侧结节　又称 lister 结节，位于腕后区，桡骨下端背面。桡骨骨折行内固定时，穿髓内针常以此结节为进针标志。

（二）上肢轴线及提携角

上肢轴线是经肱骨头－肱骨小头－尺骨头中心的连线。臂轴是经过肱骨纵轴的线。前臂轴与尺骨长轴一致。在正常情况下，臂轴与前臂轴的延长线构成向外开放的 165°～170°角，其补角称**提携角**，亦称**肘外偏角**，为 10°～15°。此角大于 20°为肘外翻；小于 0°～－10°为肘内翻；0°～10°为直肘。

三、基本结构

上肢的基本结构分为浅层结构和深层结构。

（一）浅层结构

浅层结构包括皮肤、浅筋膜以及浅血管、浅淋巴管和皮神经等。

1. 皮肤　上肢各部的皮肤厚薄不一，臂、肘、前臂前区的皮肤薄，弹性良好；手掌的皮肤厚而紧张；肩胛区、三角肌区和臂后区的皮肤较厚，肘后区皮肤厚且移动性大；前臂后区皮肤较前区稍厚；手背皮肤薄而柔软，移动性较大。

2. 浅筋膜　上肢各部的浅筋膜厚薄不一，其内有浅血管、浅淋巴管和皮神经等。

（1）浅静脉　皮肤的静脉吻合成皮下静脉网，注入浅静脉干，后者居浅筋膜中，在皮神经

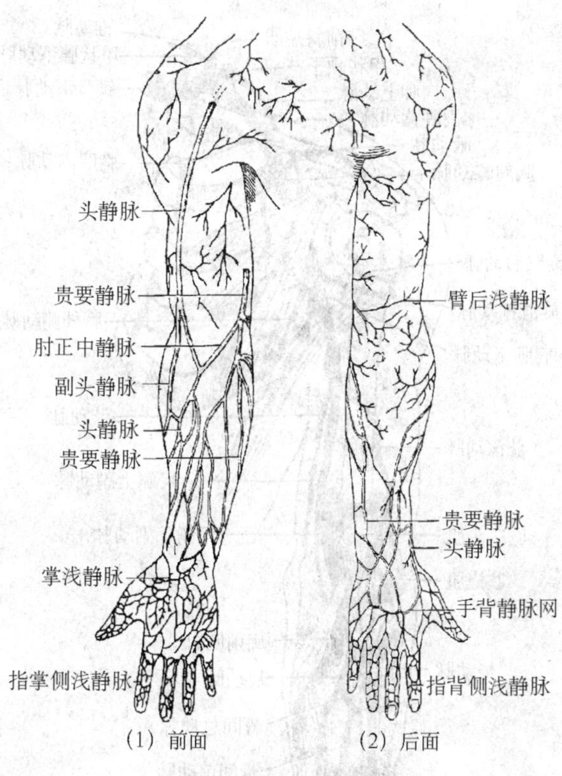

图 12-1 上肢浅静脉

干的深面。上肢浅静脉干主要为头静脉与贵要静脉，分别起自手背静脉网（或弓）的桡侧与尺侧，经前臂的桡侧和尺侧至肘窝，以多种型式彼此吻合，并与深静脉有交通支。**贵要静脉**经肱二头肌内侧沟于臂中份穿深筋膜注入肱静脉或腋静脉；**头静脉**经肱二头肌外侧沟在三角肌胸大肌间沟入深筋膜，至锁骨下窝处穿锁胸筋膜注入**腋静脉**。当腋、肱静脉血回流受阻时，头静脉是上肢深静脉血经浅静脉回流的重要侧支循环途径，又是暴露腋动脉第 1 段的标志（图 12-1）。贵要静脉临床常用以测量中心静脉压，在臂下份作贵要静脉切口，向上插入导管约 40～45cm，进入上腔静脉，测量静脉压。

（2）浅淋巴管　上肢的浅淋巴管位于浅筋膜内，引流皮肤、皮下组织的淋巴，一般与浅静脉伴行。尺侧半的淋巴管伴贵要静脉上行，汇入肘浅淋巴结，桡侧半的淋巴管与头静脉伴行，汇入**腋淋巴结**。当上肢浅静脉血回流受阻时，浅淋巴管可部分代偿体液的回流。

（3）皮神经　上肢的皮神经按一定的节段分布于上肢各部皮肤（图 12-2）。上肢的皮肤除肩部上份由颈丛的**锁骨上神经**（$C_{3,4}$）和臂部上段内侧份小部分皮肤由**肋间臂神经**（$T_{2,3}$）分布外，其余大部均由臂丛各皮支分布。臂、前臂及手的桡侧半，由近及远为颈神经$_{5\sim7}$前支；其尺侧半，由远到近分别为颈$_{8}$、胸$_{1\sim2}$前支分布。相邻的皮神经的分布区有一定程度的重叠，因而一支皮神经损伤后，它表现的感觉丧失区域常较其实际分布区域小。

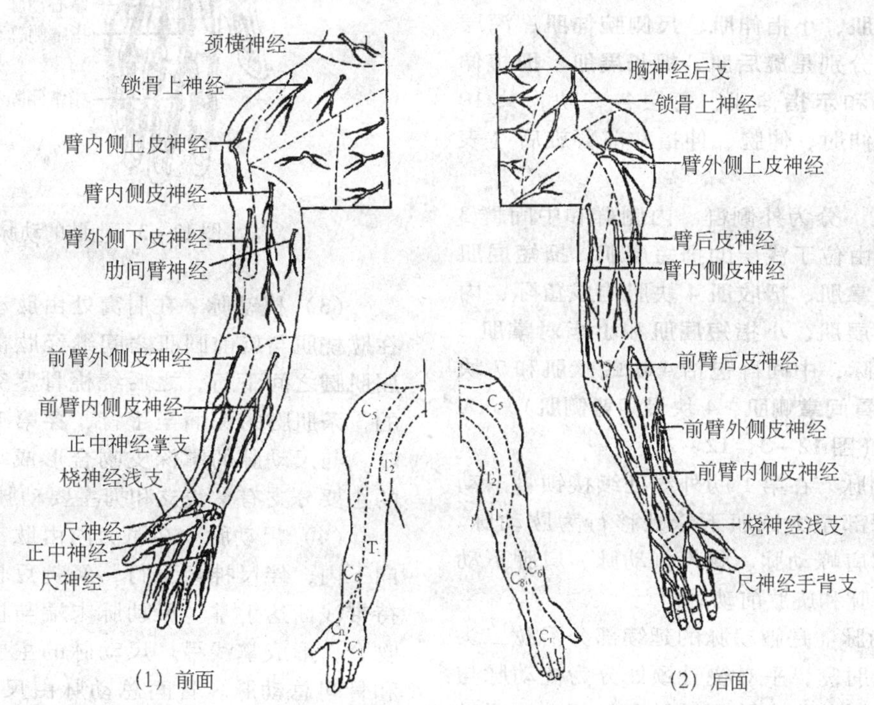

图 12-2 上肢皮神经及节段分布（右侧）

（二）深层结构

深层结构包括深筋膜、肌肉、血管、神经、淋巴、骨和关节等。

1. 深筋膜 上肢各部的深筋膜厚薄不一，但均较坚韧。深筋膜除包裹肌肉外，并向深面发出肌间隔与骨膜愈着，形成**骨筋膜鞘**，分隔肌群，并对肌肉和肌群起支持和保护作用。神经、血管被筋膜鞘包绕，形成神经、血管鞘，行进于肌肉之间。

2. 肌肉

（1）肩部肌 肩部肌（上肢带肌）均位于肩关节周围，起于肩胛骨，止于肱骨，运动肩关节，使肩关节旋转和内收、外展。其包括使肩部呈现圆隆外观的**三角肌**、位于肩胛骨前后面的**冈上、下肌**，**大、小圆肌**和**肩胛下肌**（表 12－1）。

（2）臂部肌 包括臂前群肌和后群肌。前群肌包括位于臂浅面的**肱二头肌**和位于其深面的**喙肱肌**、**肱肌**。后群肌包括**肱三头肌**和**肘肌**（其起止、作用见表 12－2）。

（3）前臂肌 包括位于桡、尺骨前面的前群肌和位于桡、尺骨后面的后群肌。前群肌分为浅层的**肱桡肌**、**旋前圆肌**、**桡侧腕屈肌**、**掌长肌**、**尺侧腕屈肌**；中层的**指浅屈肌**和深层的**拇长屈肌**、**指长屈肌**和**旋前方肌**，共 9 块，其作用是屈肘、屈腕、屈指和前臂旋前；后群肌分浅、深两层，浅层由桡侧向尺侧分别是**桡侧腕长伸肌**、**桡侧腕短伸肌**、**指伸肌**、**小指伸肌**、**尺侧腕伸肌**；深层由外上向内下分别是**旋后肌**、**拇长展肌**、**拇短伸肌**、**拇长伸肌**和**示指伸肌**，每层各 5 块，共 10 块，其作用是伸肘、伸腕、伸指和前臂旋后（表 12－4）。

（4）手肌 分为外侧群、内侧群和中间群 3 部分。外侧群由位于浅层的**拇短展肌**、**拇短屈肌**和深层的**拇对掌肌**、**拇收肌** 4 块肌构成鱼际；内侧群包括**小指展肌**、**小指短屈肌**和**小指对掌肌** 3 块肌构成小鱼际；中间群包括 4 块**蚓状肌**和 7 块**骨间肌**（3 块**骨间掌侧肌**，4 块**骨间背侧肌**）。

3. 动脉（图 12－3，12－22）

（1）腋动脉 在第 1 肋外缘处续接锁骨下动脉，经腋腔深部至大圆肌下缘处移行为肱动脉。主要分支有胸肩峰动脉、胸外侧动脉、肩胛下动脉、旋肱后动脉和旋肱前动脉。

（2）肱动脉 是腋动脉的延续部分沿肱二头肌内侧下行入肘窝，平对桡骨颈处分为桡动脉与尺动脉。其主要分支有肱深动脉和尺侧上、下动脉。

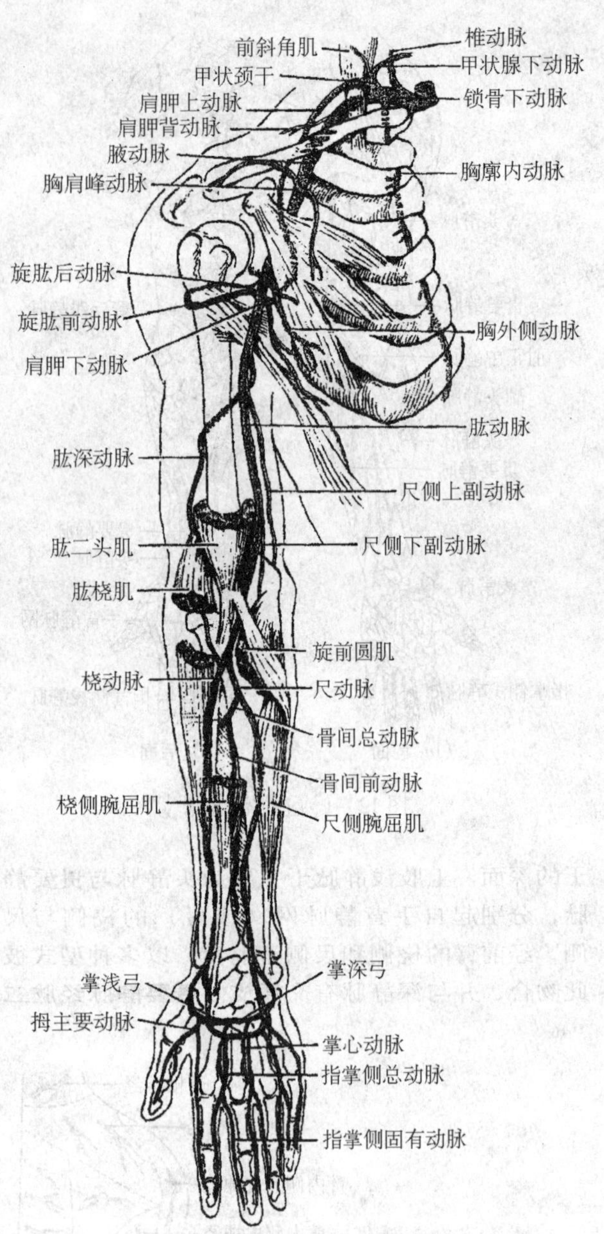

图 12－3 上肢的动脉

（3）桡动脉 在肘窝处由肱动脉分出后，先在肱桡肌与旋前圆肌之间继经肱桡肌腱与桡侧腕屈肌腱之间下行，之后绕桡骨茎突，经过至拇指的 3 条肌腱的深面至手背，穿第 1 掌骨间隙入手掌，与尺动脉的掌深支吻合形成掌深弓。桡动脉的主要分支有掌浅支和拇主要动脉。

（4）尺动脉 在肘窝内由肱动脉发出后，斜向下内，伴尺神经下行，经豌豆骨外侧，屈肌支持带浅面达手掌。尺动脉末端与桡动脉的掌浅支吻合，形成掌浅弓。尺动脉的主要分支有掌深支和骨间总动脉。骨间总动脉由尺动脉上端发出，立即分为骨间前动脉和骨间后动脉 2 终支。

（5）掌浅弓与掌深弓 掌浅弓由尺动脉末端

与桡动脉的掌浅支吻合而成，位于指深屈肌腱浅面，由弓上发出3条分支称指掌侧总动脉和1条小指固有动脉，分布到第2~5指。

掌深弓由桡动脉的末端和尺动脉的掌深支吻合而成，位于指深屈肌腱深面，由掌深弓发出3条掌心动脉，至掌指关节附近，分别与指掌侧总动脉末端吻合。

4. 静脉　上肢的静脉有浅、深静脉两组，其间有较多交通。

（1）上肢的浅静脉　前臂和臂部的浅静脉主要有头静脉、贵要静脉和肘正中静脉（见浅层结构）。

（2）上肢的深静脉　与同名动脉伴行，手掌、前臂和臂部的深静脉均为两条，沿同名动脉两侧上行，最后汇合成一条腋静脉。腋静脉走在腋动脉的前内侧，至第1肋外缘处延续为锁骨下静脉。

5. 神经　到上肢的神经均是臂丛的分支，其分支和分布（图12－22，12－23，12－24，12－26，12－27）：

（1）胸长神经　分布于前锯肌和乳房。

（2）胸背神经　分布于背阔肌。

（3）腋神经　穿过四边孔，肌支支配三角肌和小圆肌；皮支称为臂外侧上皮神经，分布于肩部、臂外侧区上部的皮肤。

（4）肌皮神经　斜穿喙肱肌，肌支支配喙肱肌、肱二头肌和肱肌，终支称为前臂外侧皮神经，分布于前臂外侧皮肤。

（5）正中神经　在肘部和前臂发出肌支，支配除肱桡肌、尺侧腕屈肌和指深屈肌尺侧半以外的所有前臂前群肌。在手掌支配拇收肌以外的鱼际肌和第1、2蚓状肌。其皮支支配手掌桡侧2/3的皮肤、桡侧3个半指的掌面皮肤，以及其背面中节和远节的皮肤。

（6）尺神经　在前臂发出肌支，支配尺侧腕屈肌和指深屈肌尺侧半；深支支配小鱼际肌、拇收肌、全部骨间肌及第3、4蚓状肌；浅支分布于小鱼际的皮肤和尺侧一个半指皮肤（第3、4指相邻侧只分布于近节背面的皮肤）。

（7）桡神经　在肱骨外上髁前方分为浅、深两终支。浅支分布于手背桡侧半和桡侧2个半手指近节背面的皮肤；深支支配肱三头肌、肱桡肌和前臂后群肌。

6. 淋巴管和淋巴结

（1）上肢的淋巴管　上肢的浅淋巴管多伴随浅静脉走行，深淋巴管与上肢深部的血管伴行。浅、深淋巴管都直接或间接注入腋淋巴结。

（2）腋淋巴结　位于腋动、静脉及其分支的周围，有20个左右，可分为外侧淋巴结、胸肌淋巴结、肩胛下淋巴结、中央淋巴结和肩淋巴结5群。

第二节　上肢骨及骨连结

一、上肢骨

上肢骨包括上肢带骨和自由上肢骨。肢带骨有肩胛骨和锁骨；自由上肢骨有臂部的肱骨、前臂部的桡骨和尺骨，手部的腕骨、掌骨和指骨。

（一）上肢带骨

1. 锁骨（clavicle）　全长位于皮下，居第1肋上方（图12－4）。全长呈“S”形弯曲，外1/3凸向后，内2/3凸向前。锁骨内侧端粗大与胸骨相连，称**胸骨端**；外侧端扁平，称**肩峰端**，与肩胛骨的肩峰相关节。锁骨上面光滑，下面粗糙。锁骨支撑肩胛骨向外，使肩关节与胸廓保持一定距离，从而保证上肢的灵活运动。由于锁骨是肩带与躯干连系的惟一骨性桥梁，且其干又细而弯曲，故骨折较为常见，约占全身骨折的5%。

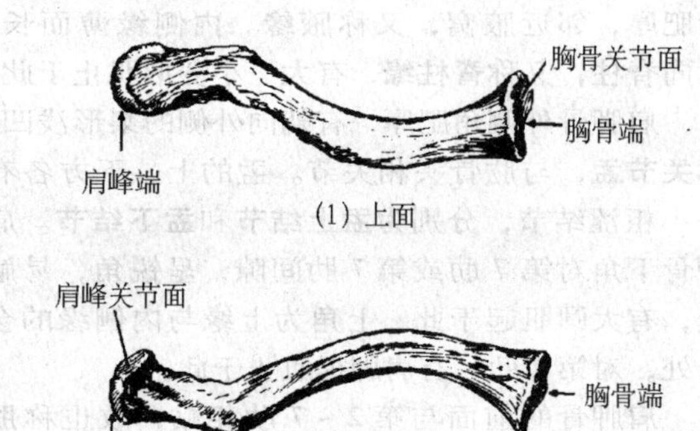

图12－4　锁骨

2. 肩胛骨（scapula）　是三角形扁骨，位于胸廓后外侧上部，介于第2到第7肋骨之间。可分为3个缘、3个角和前、后2面（图12－5，12－6）。

上缘短而薄，靠外侧有一切迹，称**肩胛切迹**，由**肩胛上横韧带**与之成孔，有肿肩上神经通过。切迹外侧有一弯曲的指状突起，称**喙突**，有胸小肌附着，为喙肱肌、肱二头肌短头起始处。外侧

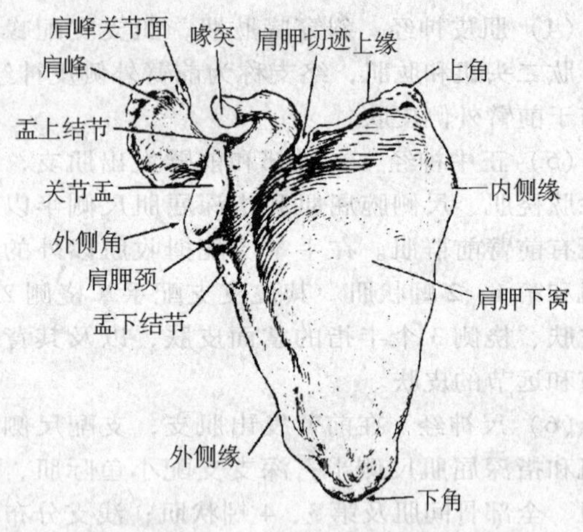

图 12-5　肩胛骨（前面）

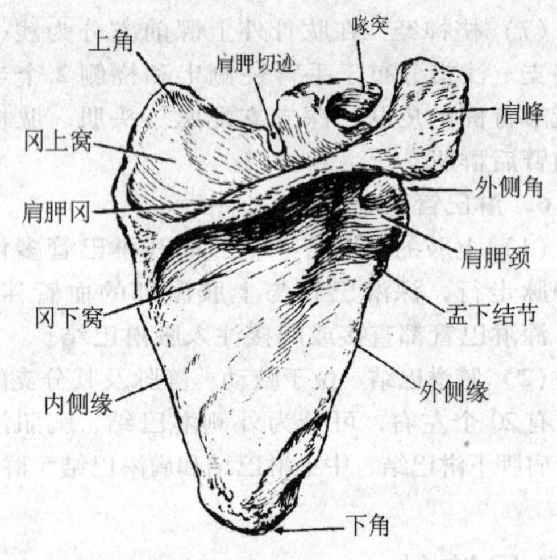

图 12-6　肩胛骨（后面）

缘肥厚，邻近腋窝，又称**腋缘**。内侧缘薄而长，对向脊柱，又称**脊柱缘**，有大、小菱形肌止于此。

肩胛骨外侧角肥厚，有朝向外侧的梨形浅凹，称**关节盂**，与肱骨头相关节。盂的上、下方各有一小粗涩结节，分别为**盂上结节**和**盂下结节**。肩胛骨下角对第 7 肋或第 7 肋间隙，呈锐角，易触摸，有大圆肌起于此。上角为上缘与内侧缘的会合处，对第 2 肋，有肩胛提肌止于此。

肩胛骨的前面与第 2～7 肋相贴，故也称**肋面**，形呈浅窝，称**肩胛下窝**。后面有一横位的骨嵴，称**肩胛冈**（**spine of scapula**），此冈将肩胛骨后面分为上、下两个窝，分别称**冈上窝**和**冈下窝**。肩胛冈的外侧端向前外伸展，成为**肩峰**（**acromion**），位于肩关节上方，为肩部最高点，是肩关节脱位，测量上肢及确定肩宽的标志。肩峰末端有朝向内侧、小而平坦的关节面，与锁骨相关节。

（二）自由上肢骨

1. 肱骨（humerus）　是上肢最粗大的管状骨，相当于身长的 1/5，可分为膨大的上端，前后扁的下端，以及二者间的体（图 12-7）。

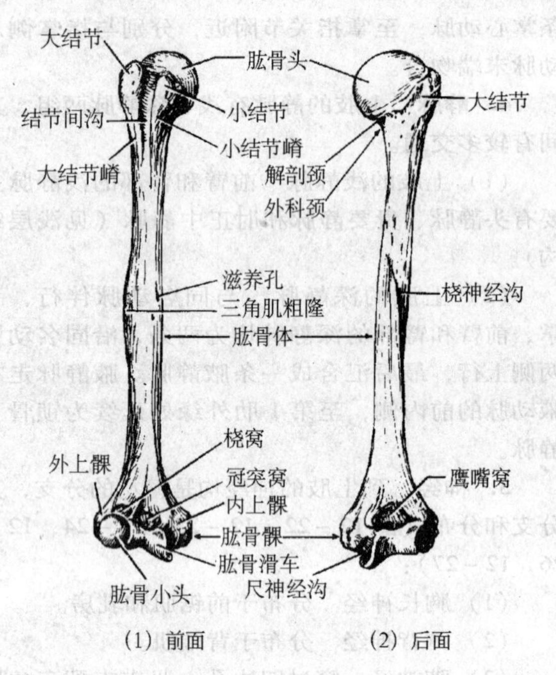

图 12-7　肱骨

上端有朝向上后内方呈半球形的**肱骨头**（**head of humerus**），覆盖有关节软骨，与肩胛骨的关节盂相关节。头的周围缩窄，称**解剖颈**。颈的外侧和前方，各有一骨性隆起，分别称为**大结节**（**greater tubercle**）和**小结节**（**lesser tubercle**）。大结节由上往下依次有冈上肌、冈下肌和小圆肌附着，小结节有肩胛下肌附着。二结之间有**结节间沟**，沟内有肱二头肌长头腱通过。大结节向下延伸为**大结节嵴**；小结节向下延伸为**小结节嵴**。肱骨上端与体交界处稍细，称为**肱骨外科颈**（**surgical neck**），是骨折好发部位。

肱骨体的上段呈圆柱形，下段呈三棱形。其中部外侧有粗糙的**三角肌粗隆**。肱骨体的后面中份有由上内向外下斜行的**桡神经沟**（**sulcus for radial nerve**），为桡神经和肱深血管经过处。

肱骨下端膨大，前后扁。外侧份有呈半球形的关节面，称**肱骨小头**，与桡骨头凹相关节。内侧份有呈滑车状的关节面，称**肱骨滑车**，与尺骨的滑车切迹相关节。下端前面，在肱骨小头和滑车上方，各有一浅窝，分别称**桡窝**和**冠突窝**；下端后面，在肱骨滑车上方，有一深窝，称**鹰嘴窝**；小头的外侧和滑车的内侧各有一突起，分别称**外上髁**和**内上髁**。内上髁的后下方有一纵行浅沟，称尺神经沟（**sulcus for ulnar nerve**），有尺神经通过，内上髁骨折常易累及。

2. 桡骨（radius）　位于前臂外侧，稍短于尺骨，分为体和两端（图12－8）。上端细小，其顶端稍膨大，称**桡骨头（head of radius）**。上面有**关节凹**与**肱骨小头**相关节；头周围有环状关节面与尺骨桡切迹相关节。头下方缩窄部分，称**桡骨颈**，有环状韧带附着。桡骨体呈三棱柱形，略弯向外侧，内侧缘较薄锐为**骨间缘**。在体的上端，颈之内下，有一卵圆形的隆起，称**桡骨粗隆**，有肱二头肌腱止于此。桡骨下端宽厚，其外缘下突称**桡骨茎突**。下端的内侧面有关节面，称**尺切迹**，与尺骨头相关节。下面有呈不规则的四边形的**腕关节面**，与腕骨相关节。

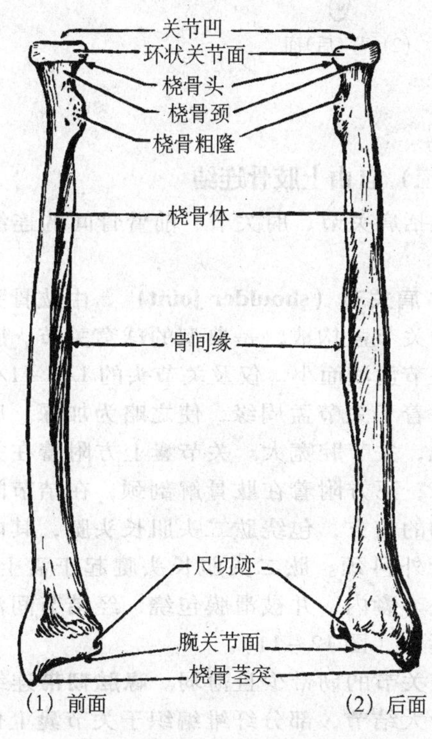

图12－8　桡骨

3. 尺骨（ulna）　位于前臂内侧，分为体和两端（图12－9）。上端较粗大，有两个突起，后上较大的称**鹰嘴（olecranun）**，前下较小的，称**冠突**。二者之间的切迹，称**滑车切迹**，与肱骨滑车相关节。冠突外侧面有微凹的关节面，称**桡切迹**，与桡骨头相关节。冠突下方粗糙的骨隆起，称**尺骨粗隆**，有肱肌附着。尺骨体上段较粗，呈三角棱形，下段较细呈圆柱形，外侧缘锐利，称**骨间缘**，有前臂骨间膜附着。尺骨下端呈球形称**尺骨头（head of ulna）**，其前、外、后3面有环状关节面，与桡骨的尺切迹相关节。头的后内侧

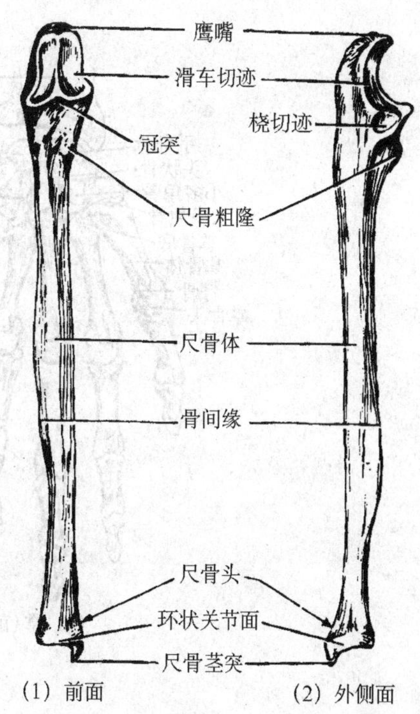

图12－9　尺骨

有向下骨突起，称**尺骨茎突（styloid process of ulna）**，活体易触到。

4. 手骨　包括腕骨、掌骨和指骨3部分（图12－10）。

(1) 腕骨（carpal bones）　为8块小短骨，于腕部排列成近侧和远侧两列，每列4块。近侧列由桡侧向尺侧依次为**手舟骨（scaphoid bone）**、**月骨（lunate bone）**、**三角骨（triguetral bone）**和**腕豆骨（pisiform bone）**；远侧列为**大多角骨（trapezium bone）**、**小多角骨（trapezoid bone）**、**头状骨（capitate bone）**和**钩骨（hamate bone）**。8块腕骨借关节和韧带互相连结成为一体，背侧面隆突，而掌侧面凹陷，形成**腕骨沟（carpal groove）**。

(2) 掌骨（metacarpal bones）　为小型长骨，共5块。掌骨近侧端为**底**，远侧端端为**掌骨头**；头底之间为**体**。第1掌骨粗短，其底有鞍状关节面，与大多角骨构成关节。

(3) 指骨（phalanges of fingers）　为小型长骨，除拇指两节外，其他各指均是3节，由近侧至远侧依次为近节指骨、中节指骨和远节指骨。每节指骨都分为**底**、**体**和**滑车**3部分，远节指骨远侧端掌面膨大粗糙，称为**远节指骨粗隆**。

二、上肢骨的连结

上肢骨的连结分为上肢带骨的连结和游离上肢骨的连结两部分。

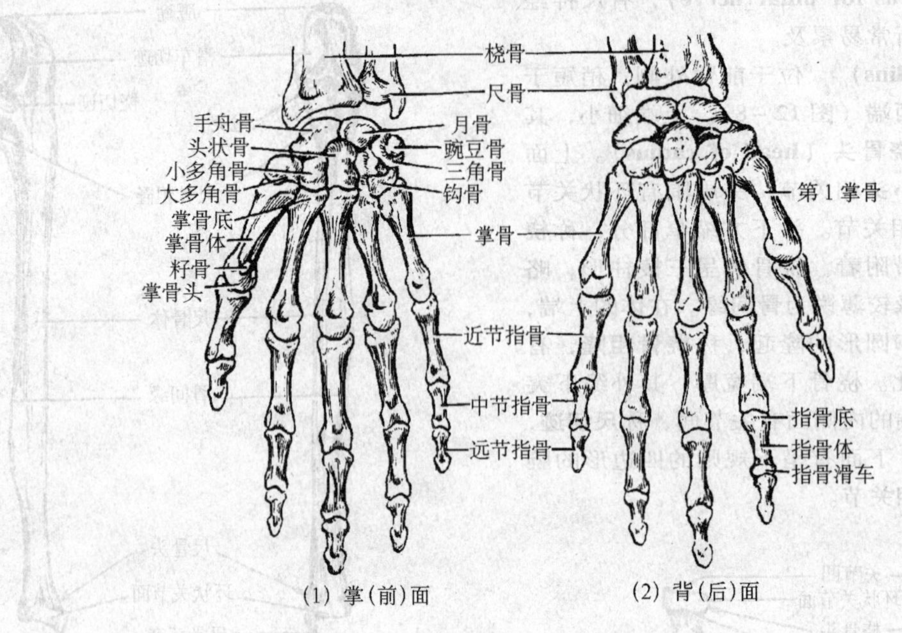

图12－10　手骨

（一）上肢带骨的连结

包括胸锁关节和肩锁关节（图8－1）。

1. 胸锁关节（sternoclavicular joint）　是上肢骨与躯干骨连结的惟一关节，由锁骨的胸骨端与胸骨的锁切迹及第1肋软骨上面共同构成，属鞍状关节。关节囊的上下、前后都有韧带增强。**胸锁前、后韧带**都从锁骨内侧端斜往下面，到达胸骨柄，可防止关节前、后脱位以及锁骨过度上举的作用。上方有较长的**锁骨间韧带**横过中线，连结两侧锁骨，有防止锁骨外侧端过度下降的作用。**肋锁韧带**起自第1肋骨及肋软骨，向上止于锁骨下面，加固关节囊下方。关节囊内有关节盘将关节腔分成内、外两部分。关节盘使关节头和关节窝更为适应。由于关节盘下端附着于第1肋软骨上面，故能防止锁骨向上方脱位。

胸锁关节的活动度虽小，但由于锁骨支撑肩部向后外，大大扩大了上肢的活动范围。胸锁关节能使锁骨向前、后、上、下、旋转以及环转运动。

2. 肩锁关节　由锁骨外侧端和肩峰的关节面构成，关节结构简单，活动范围小（图12－11）。

3. 连接锁骨和肩胛骨之间的韧带　喙肩韧带为三角形的扁韧带，连于肩胛骨的喙突与肩峰之间，形成“缘肩弓”，架于肩关节上方，可防止肱骨头向上方脱位。**喙锁韧带**连结喙突和锁骨的下面，甚坚强，可防止肩胛骨内移和下降。

（二）自由上肢骨连结

包括肩关节、肘关节、前臂骨间的连结和手关节。

1. 肩关节（shoulder joint）　由肱骨头与肩胛骨的关节盂构成，是典型的球窝关节。肱骨头大，关节盂浅而小，仅及关节头的1/3～1/4，有盂唇附着于关节盂周缘，使之略为加深。肩关节囊松弛，关节腔宽大。关节囊上方附着在关节盂的周缘，下方附着在肱骨解剖颈，在结节间沟处横跨沟的前方，包绕肱二头肌长头腱，其内侧可达肱骨外科颈。肱二头肌长头腱起于盂上结节，行于关节囊内，并被滑膜包绕，经结节间沟走出关节囊外（图12－11）。

肩关节的韧带少且薄弱。**喙肱韧带**连结喙突至肱骨大结节，部分纤维编织于关节囊上份。**盂肱韧带**自关节盂周缘经关节囊前壁内面到达肱骨小结节及解剖颈的下份。

肩关节为全身最灵活的关节，可作屈、伸、收、展、旋内、旋外以及环转运动。肩关节的稳固性在很大程度上取决于关节周围肌肉的支持，但关节的下方缺乏肌肉保护，成为关节囊的薄弱点，常在此处发生肩关节脱位。

2. 肘关节（elbow joint）　是个复关节，包括3个关节：①由肱骨滑车和尺骨滑车切迹连结构成的**肱尺关节**；②由肱骨小头和桡骨头关节凹构成的**肱桡关节**；③由桡骨头环状关节面与尺骨桡切迹连结构成的**桡尺近侧关节**（图12－12）。

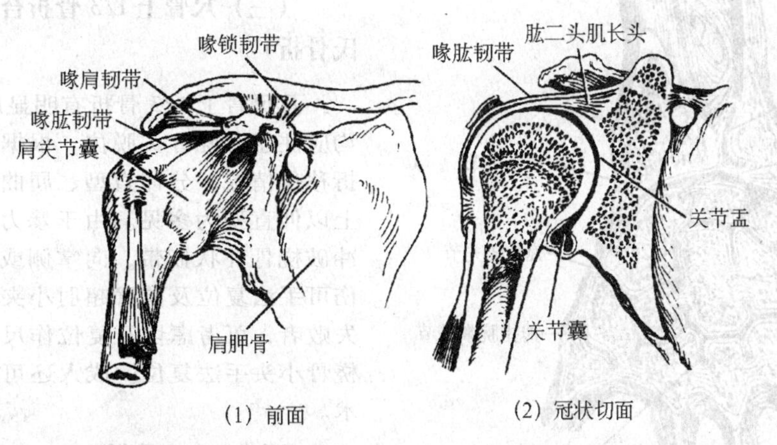

(1) 前面　(2) 冠状切面

图 12-11 肩关节

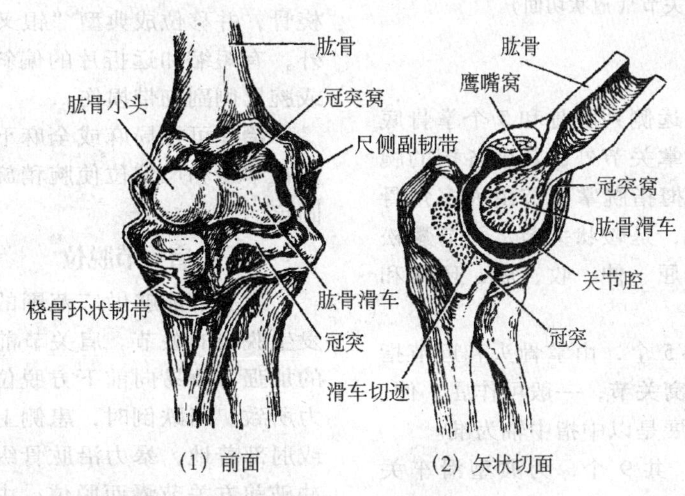

(1) 前面　(2) 矢状切面

图 12-12 肘关节

上述 3 个关节包在一个关节囊内，囊的前、后壁薄弱，两侧有韧带加强。**桡侧副韧带**位于桡侧，自肱骨外上髁向下附于桡骨环状韧带。**尺侧副韧带**由肱骨内上髁向下呈扇形止于尺骨滑车切迹内侧缘。**桡骨环状韧带**两端附于尺骨桡切迹的前、后缘，与尺骨桡切迹共同构成一个完整的骨纤维环，容纳桡骨小头，故小头可在环内沿垂直轴作旋转运动。

肘关节运动主要是屈、伸运动，一般屈可达 140°；而过伸则 10°～20°。此外，桡尺近侧关节连同桡尺远侧关节，可使前臂进行旋前和旋后运动（图 12-12）。

3. 前臂骨的连结　包括桡尺近侧关节、桡尺远侧关节和前臂骨间膜的连结。

（1）**桡尺近侧关节**　见肘关节。

（2）**前臂骨间膜**　为一坚韧的纤维膜，连结桡、尺两骨的骨间缘。当前臂处于中间位时，骨间膜最紧张。

（3）**桡尺远侧关节**　由尺骨头的环状关节面与桡骨尺切迹连结构成。从桡骨的尺切迹下缘至尺骨茎突根部有一三角形的关节盘，与切迹共同构成关节窝，并将尺骨头与腕骨隔开。桡尺远侧关节的关节囊松弛，附于关节面和关节盘周缘（图 12-13）。

4. 手关节（joints of hand）　包括桡腕关节、腕骨间关节、腕掌关节、掌骨间关节、掌指关节和指骨间关节（图 12-13）。

（1）**桡腕关节（radiocarpal joint）**　又称**腕关节**，是典型的椭圆关节，由桡骨的腕关节面和尺骨头下方的关节盘形成的关节窝和由舟、月、三角骨组成的关节头共同连结构成。关节囊松弛，周围有韧带加强。关节可作屈、伸、收、展和环转运动。

（2）**腕骨间关节**　为相邻各腕骨之间构成的

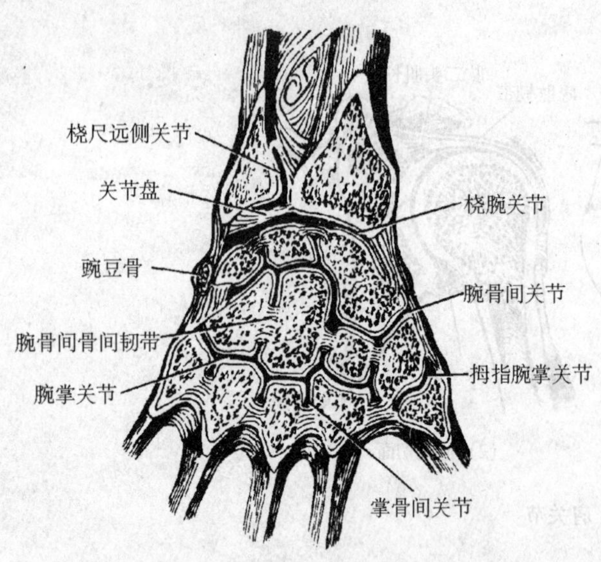

图 12－13　手关节（冠状切面）

关节，属微动关节。

(3) **腕掌关节**　是远侧列腕骨和 5 个掌骨底构成的关节，除拇指腕掌关节外，其余各指的腕掌关节运动范围较小。拇指腕掌关节由大多角骨和第 1 掌骨底连结构成，是鞍状关节，关节囊松弛。拇指腕掌关节可作屈、伸、收、展、环转和对掌运动。

(4) **掌指关节**　共 5 个，由掌骨头和近节指骨底连结而成，近似球窝关节，一般可作屈、伸、收、展运动，手指的收展是以中指中轴为准。

(5) **指骨间关节**　共 9 个，为典型滑车关节，关节囊松弛，两侧有韧带加强。这些关节只能作屈、伸运动。

三、临床提要

（一）锁骨骨折

锁骨骨折好发生在中外 1/3 交界处，多由间接暴力引起，常见为短斜型。骨折后，近段因受胸锁乳突肌的牵拉，向上后方移位；远段因受上肢重量影响和胸大肌、斜方肌、背阔肌等牵拉向下前内移位，使断端重叠。

（二）肱骨外科颈骨折

肱骨外科颈位于解剖颈以下 2～3cm，相当于大、小结节下缘与肱骨干之交界处，为松、密质骨相邻之部，常因跌倒时肘部或手掌着地，易发生此种骨折。根据外伤时上肢体位，可发生无移位骨折、外展型骨折和内收型骨折。外展型和内收型骨折均有断端移位，如果两断端错位严重，易损伤腋神经和旋肱后血管。

（三）尺骨上 1/3 骨折合并桡骨头脱位（孟氏骨折）

凡尺骨上 1/3 骨折有明显成角或重叠移位者，均应注意有桡骨头脱位。根据暴力作用方向及骨折移位情况，分伸直型、屈曲型及内收型。临床上以伸直型为多见。由于暴力作用，迫使桡骨头冲破桡骨环状韧带，向掌侧或背侧脱出。新鲜外伤可手法复位及前臂超肘小夹板固定。手法复位失败者，可考虑切开复位作尺骨髓内针固定术及桡骨小头手法复位。成人还可考虑做桡骨头切除术。

（四）Colles 骨折

Colles 骨折是腕附近最常见的骨折。通常由于手伸展位摔倒引起。摔倒的作用力折断远端的桡骨，并移位成典型“银叉”状。除向背侧成角外，有短缩和远折片的偏斜。一般伴有尺骨茎突或腕尺侧副韧带损伤。

治疗可在局麻或全麻下行手法复位，将手固定在掌屈和尺偏位使腕稍旋前，夹板或石膏管型固定。

（五）肩关节脱位

肩关节能够做广范围的运动，也是人体最常发生脱位的关节。肩关节前下方缺少韧带和肌腱的加强，故易向前下方脱位。前脱位多由间接暴力所致。当跌倒时，患侧上肢内旋、后伸、手掌或肘部着地，暴力沿肱骨纵轴向前冲击，肱骨头冲破前方关节囊而脱位。由于受胸大肌、肩胛下肌等的牵拉，肱骨头可移位于喙突下方。

肩关节脱位时与关节囊相连的冈上肌、冈下肌、小圆肌、肩胛下肌或肱二头肌长头可能被撕裂，腋神经亦常被拉伤。偶有臂丛挫伤者。

（六）冻结肩（肩关节周围炎，又名粘连性关节囊炎）

冻结肩是以不知不觉发病、运动疼痛和功能受限为主要特征的退行性疾病（多发病于 50 岁左右故又名五十肩），是肩周肌肉、肌腱、滑膜囊和关节囊等软组织的慢性炎症。其结果为关节内外粘连，阻碍肩关节活动。临床特征为肩痛、活动受限和肩周肌肉萎缩。大多数病人通过止痛、镇静、休息、局部湿热敷和理疗，运动功能可以完全恢复。

（七）网球肘

网球肘是“过度使用综合征”的一大组内外髁肌肉骨骼疾患之一。网球肘是一种以外上髁伸肌或内上髁屈肌的起点疼痛为突出特点的炎症疾患。这种疾病常见于需要前臂屈肌或伸肌反复活动作用时，常累及外侧，其肌肉、肌腱附着常常有微小的撕裂。治疗最重要的是休息，局部热敷或理疗，亦可结合局部封闭等疗法，一般大多可治愈。

第三节　肩　部

肩部分为腋区、三角肌区和肩胛区。

一、腋区

腋区位于肩关节下方，臂和胸上部之间。当上肢外展时，向上呈穹窿状凹陷，称**腋窝**（**fossa axillaris**）。前界为**腋前襞**（**plica axillaris anterior**），为胸大肌下缘所成。后界**腋后襞**（**plica axillaris posterior**），为大圆肌及背阔肌下缘构成；此二襞外侧端在臂部的连线为腋窝的外界；二襞的内侧端在胸壁的连线为其内界。腋窝深部（上方）呈四棱锥体形腔隙，称为**腋腔**（**cavum axillaris**），内有腋淋巴结，又是颈、胸部与上肢间血管、神经的通路。

（一）腋腔构成

分顶、底和四壁（图 12－14）。

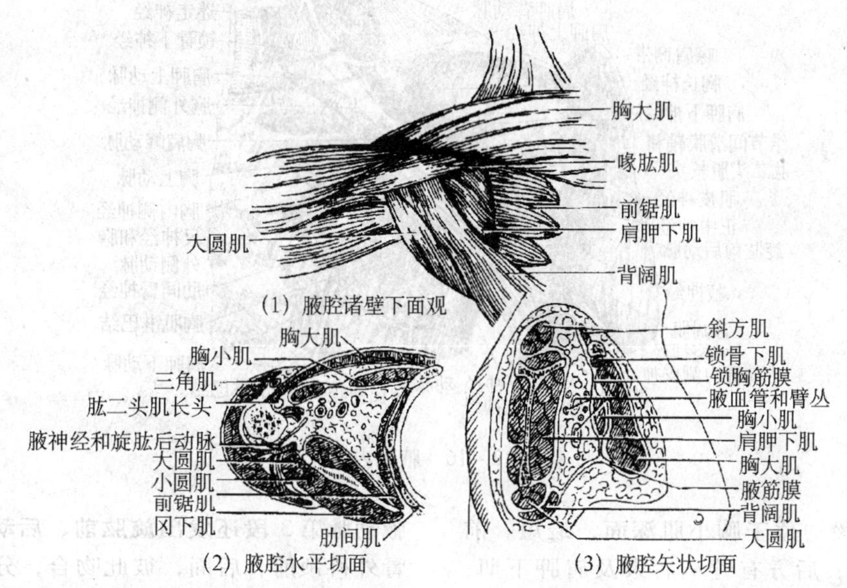

图 12－14　右侧腋腔的构成

1. 顶　由锁骨中 1/3、第 1 肋外缘和肩胛骨上缘围成，是腋腔的上口，与颈根相交通。

2. 底　由腋窝皮肤、浅筋膜及腋筋膜构成。皮肤较薄，成人生有腋毛，并有大量皮脂腺及大汗腺。有些人由于汗腺变异，分泌具有臭味的汗液，称为腋臭。皮肤借纤维隔与腋筋膜相连；浅筋膜内有数个腋浅淋巴结，收纳上肢、胸壁及乳房的淋巴，其输出管穿腋筋膜注入腋深淋巴结。**腋筋膜**（**fascia axillaris**）与腋腔各壁的筋膜相延续，其中央部薄弱，且有皮神经、浅血管及淋巴管穿过，而呈筛状，故名**筛状筋膜**。

3. 四壁　分为前、外侧、内侧及后壁。

（1）前壁　与胸前区相当，由胸大、小肌，锁骨下肌及锁胸筋膜构成。**锁胸筋膜**（**fascia clavipectoralis**）呈三角形，位于锁骨下肌、胸小肌和喙突之间。有头静脉、胸肩峰动脉、静脉和胸外侧神经穿过。

（2）外侧壁　为肱骨结节间沟，其前内侧有肱二头肌和喙肱肌。

（3）内侧壁　由前锯肌及其深面的上 4 个肋骨及其间的肋间肌构成。有胸外侧血管和胸长神经，分别沿腋中线前、后走行，并支配该肌。

（4）后壁　由肩胛下肌、大圆肌、背阔肌及肩胛骨构成。由于肱三头肌长头穿过大圆肌和肩胛下肌、小圆肌之间，肱三头肌长头内侧为**三边孔**（**trilateral foramen**），有旋肩胛血管通过。肱三头肌长头与肱骨外科颈之间为**四边孔**（**quadrilateral foramen**），有腋神经及旋肱后血管通过（图 12－15）。

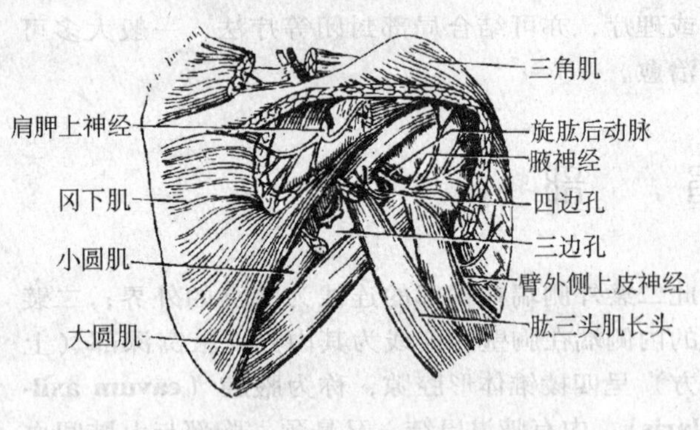

图 12－15　三角肌区和肩胛区结构

（二）腋腔内容

主要有臂丛锁骨下部及其分支、腋动脉及其分支、腋静脉及其属支、腋淋巴结和疏松结缔组织等（图 12－16）。

1. 腋动脉（axillary artery）　以胸小肌为标志，将腋动脉划分为 3 段，各段主要毗邻关系及其分支如下。

（1）第 1 段　位置最深，位于第 1 肋外缘与胸小肌上缘之间。前方有胸大肌、锁骨下肌及锁胸筋膜，后方有臂丛内侧束和胸长神经，外侧有臂丛外侧束和后束，内侧有腋静脉及尖淋巴结。此段发出胸上动脉走向内侧，分布于 1、2 肋间隙前部。

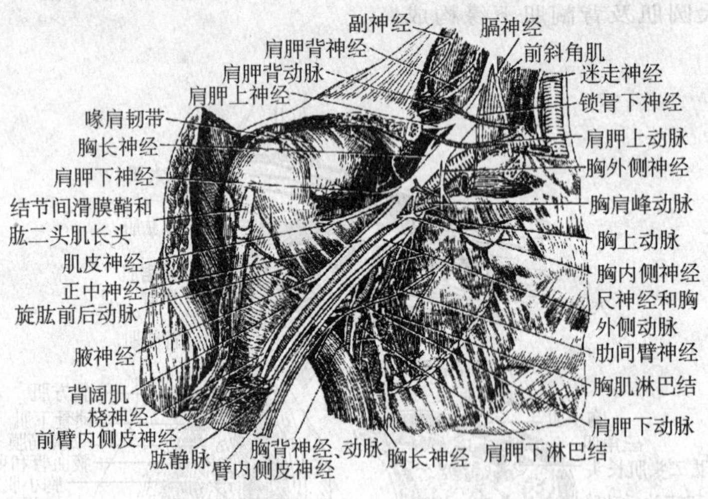

图 12－16　腋腔内容

（2）第 2 段　位于胸小肌深面，最短。前方有胸大、小肌，后方有臂丛后束及肩胛下肌，外侧有臂丛外侧束，内侧有腋静脉和臂丛内侧束。此段发出胸肩峰动脉和胸外侧动脉。**胸肩峰动脉（thoracoacromial artery）**穿锁胸筋膜之后分为胸肌支、三角肌支和肩峰支，分布于胸大肌、胸小肌、三角肌和肩峰等处。**胸外侧动脉（lateral thoracic artery）**沿胸小肌下缘走向前下方，分支分布于胸大肌、胸小肌、前锯肌和乳房等处。

（3）第 3 段　位于胸小肌下缘与大圆肌下缘之间。前方有正中神经内侧根，后方有桡神经、腋神经和旋肱后动、静脉，外侧有肌皮神经、正中神经外侧根和正中神经，内侧有尺神经、腋静脉和前臂内侧皮神经。此段发出**肩胛下动脉（subscapular artery）**。此动脉沿肩胛下肌下缘向后下方走行 2～3cm，分为**旋肩胛动脉和胸背动脉**。旋肩胛动脉经三边孔至冈下窝。胸背动脉沿肩胛下肌下缘下行，分布于背阔肌和前锯肌等。腋动脉第 3 段还发出**旋肱前、后动脉**，分别绕肱骨外科颈前、后面，彼此吻合，分支分布于肩关节及邻近诸肌。旋肱后动脉较粗大，与腋神经伴行，穿经四边孔。

腋动脉第 3 段末端位置较浅，仅覆以皮肤和浅、深筋膜，是临床上显露腋动脉最方便之处。

2. 腋静脉（axillary vein）　位于腋动脉的前内侧并将其部分覆盖，上肢外展时腋静脉紧贴于动脉前方。由于腋动、静脉被紧密包绕在腋鞘内，故外伤时易发生动静脉瘘。腋动脉各分支的伴行静脉均为腋静脉的属支，头静脉亦常注入腋静脉。

3. 臂丛（brachial plexus）　由颈$_{5-8}$及胸$_1$脊神经前支组成（图 12－20）。颈$_{5-6}$脊神经前支合为上干，颈$_7$为中干，颈$_8$和胸$_1$合成下干；三干均分成前、后股。入腋腔后为臂丛的锁骨下部。3 个后股合成后束，上、中干的前股合成外侧束，下干的前股延为内侧束。3 束位于腋动脉第 1 段的后外侧；继而排列于腋动脉第2段的周围，然后围绕腋动脉第3段分为5大终支，至上肢各部。主要分支有：外侧束（颈$_{5-7}$）发出的肌皮神经和胸外侧神经；内侧束（颈$_8$～胸$_1$）发出的尺神经、胸内侧神经、前臂内侧皮神经和臂内侧皮神经；内、外侧束分别发出内、外侧根组成正中神经；后束（颈$_5$～胸$_1$）发出的桡神经、腋神经、肩胛下神经和胸背神经等。

腋腔内腋动脉和臂丛及腋静脉毗邻关系因所在部位而不同，在腋腔顶部，腋动脉（第1段）的前内侧为腋静脉，其后外侧为臂丛；在腋腔中部，腋动脉（第2段）位于胸大、小肌及其筋膜深面，其内、外、后方分别为臂丛内、外、后束包绕，腋静脉位于动脉之内侧；在腋腔下部，腋动脉位置表浅，其上半前方被胸大肌覆盖，下半仅被皮肤和筋膜遮盖。其前方有正中神经内侧头，后方有桡神经和腋神经，外侧有肌皮神经，内侧有尺神经和腋静脉。

腋鞘（axillary sheath），亦称**颈腋管**，由颈部的颈（深）筋膜椎前层向下外方延续包绕腋血管和臂丛构成。临床上锁骨下部臂丛麻醉即将麻醉剂注入此鞘内。

4. 腋淋巴结（axillary lymph nodes）　约20～30个，按存在部位，可将腋淋巴结分为互相连续的5群。收纳乳房、胸壁、脐以上腹壁和上肢等处来的淋巴管（图8－21）。

（1）前群（胸肌淋巴结）　存在于胸大肌深面、胸小肌下缘处的前锯肌表面，沿胸外侧血管排列，收纳乳房大部、上肢、胸前外侧壁和脐以上腹壁的淋巴管。

（2）外侧群（外侧淋巴结）　沿腋静脉远侧段排列，收纳上肢的浅、深淋巴管。

（3）后群（肩胛下淋巴结）　沿肩胛下血管和胸背神经排列，收纳肩胛区和胸后壁的的淋巴管。

（4）中央群（中央淋巴结）　是最大的一群，位于腋腔中央，腋筋膜深面，各神经、血管之间的疏松结缔组织中，收纳上述三群淋巴结的输出管，此群淋巴结的输出管则注入尖淋巴结。

（5）内侧群或尖群（尖淋巴结）　位于胸小肌上部和锁胸筋膜深面，沿腋静脉近侧段排列，收纳其他各群淋巴结的输出管和乳房上部的淋巴管，其输出管汇合成锁骨下干，右侧者多注入右淋巴导管，左侧者多注入胸导管。

二、三角肌区及肩胛区

（一）三角肌区

三角肌区系指该肌范围内的浅、深层结构的总称。此区的皮肤较厚，浅筋膜较致密，有腋神经皮支分布。三角肌包绕肩关节分前、中、后三部分，使该部呈圆隆外观。该肌及其筋膜的深面有腋神经的后支支配三角肌后部和小圆肌；其前支支配三角肌前、中部。旋肱后血管与腋神经伴行穿四边孔，平肩峰下5cm处绕肱骨外科颈，向前与旋肱前血管相吻合，肱骨外科颈骨折可累及腋神经，致三角肌麻痹（图12－15）。

（二）肩胛区

肩胛区位于肩胛骨后面。此区皮肤厚，浅筋膜致密，深筋膜在冈下部很坚厚，成为腱质性。肌层由浅入深有斜方肌，背阔肌，冈上、下肌及小、大圆肌。

肩胛上神经起自臂丛锁骨上部和肩胛上血管分别经肩胛上横韧带的深面和浅面，分布于冈上、下肌（图12－15）。

（三）肌腱袖

肌腱袖又称**肩袖**或**旋转袖**，由冈上肌、冈下肌、小圆肌及肩胛下肌的腱在肩关节囊周围连成腱板，围绕肩关节的上、后和前方，分别止于肱骨大、小结节，并与关节囊愈着，对肩关节起稳定作用。如肩关节扭伤或脱位可致肩袖撕裂或肱骨大结节骨折（表12－1，图12－17）。

表12－1　肩部肌的名称、起止点、作用和神经支配

肌名	起点	止点	作用	神经支配
三角肌	锁骨外侧段、肩峰、肩胛冈	肱骨三角肌粗隆	肩关节外展	腋神经
冈上肌	冈上窝	肱骨大结节上部	肩关节外展	肩胛上神经
冈下肌	冈下窝	肱骨大结节中部	肩关节旋外肩	
小圆肌	肩胛骨外侧缘上2/3	肱骨大结节下部	肩关节旋外	腋神经
大圆肌	肩胛骨下角背面	肱骨小结节嵴	肩关节旋内、内收	肩胛下神经
肩胛下肌	肩胛下窝	肱骨小结节	肩关节旋内、内收	

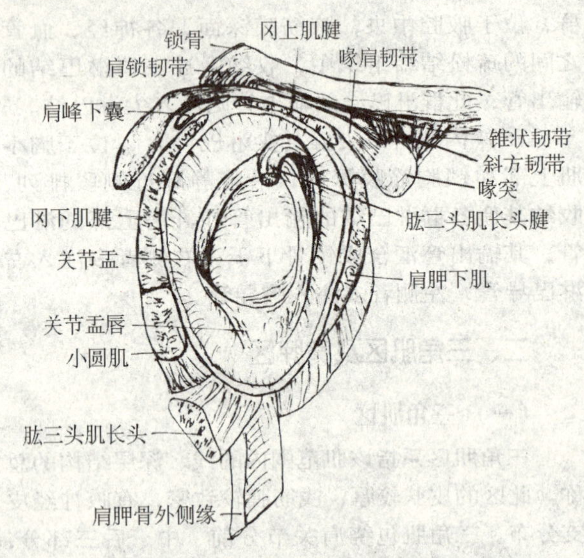

图 12－17　肌肩袖

（四）肩胛动脉网

肩胛动脉网位于肩胛骨的周围。**肩胛上动脉**来自锁骨下动脉第 1 段的甲状颈干，经肩胛上横韧带上方达冈上窝。**肩胛背动脉**的降支，沿肩胛骨内侧缘下降。**旋肩胛动脉**来自腋动脉第 3 段的**肩胛下动脉**，穿三边孔达冈下窝。三者相互吻合成肩胛动脉网，是肩部的侧支循环途径。如果腋动脉血流受阻时，仍可保证上肢的血运（图 12－18）。

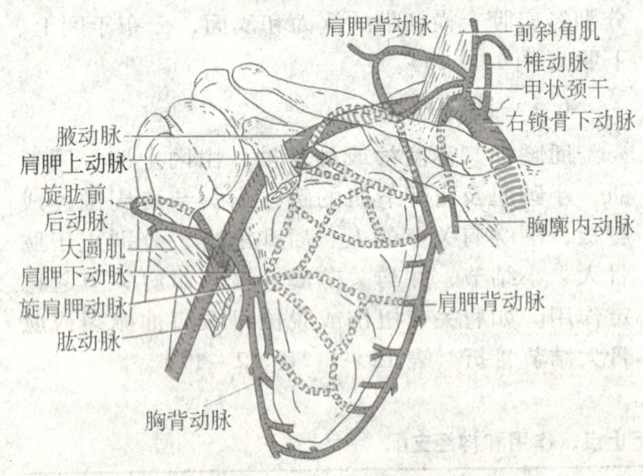

图 12－18　肩胛动脉网

三、肩部皮瓣的应用解剖

（一）肩胛区皮瓣的应用解剖

肩胛区皮瓣（scapular skin flap）是以旋肩胛血管为蒂的一种轴型皮瓣。皮瓣皮下组织少，皮瓣薄，皮肤厚，耐磨，血管分布较恒定，动静脉直径在 2.0mm 以上，蒂长 4cm 以上，供区隐蔽，皮瓣宽度在 8cm 以内时，可直接拉拢缝合，因此认为是一个比较理想的皮瓣。

1. 肩胛区皮瓣的血液供应　肩胛区皮瓣位于肩胛骨背部，其由旋肩胛动脉及其分支血管营养。旋肩胛动脉是肩胛下动脉一个较大的分支，有 1～2 条比较恒定的静脉伴行（图 12－14）。旋肩胛动脉长约 4～6cm，平均血管外径动脉约 2.6mm，静脉外径约 3.7mm，其穿出三边孔后十分恒定地向内后侧走行于大、小圆肌之间，至肩胛骨腋缘稍外侧处分为肩胛下支和下降支，肩胛下支营养肌肉，下降支发出皮动脉，延伸 1.5～2cm 后穿深筋膜至皮下，分布于肩胛区皮肤。这些皮动脉与肩胛上动脉、颈横动脉、肋间后动脉穿支及胸背动脉等发出的皮支构成丰富的血管网（图 12－19）。

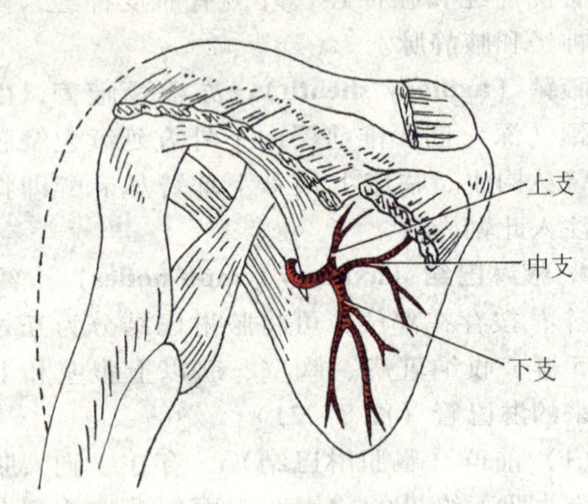

图 12－19　肩胛区皮瓣的动脉

2. 肩胛区皮瓣的神经　锁骨上神经由颈丛分出，分布于肩胛区的皮肤。

3. 肩胛区皮瓣的临床应用

（1）三边孔为血管蒂的起点，也是皮瓣的上界。如从起点向脊柱的水平线为皮瓣轴，为横行皮瓣；如从起点至肩胛下角的连线为皮瓣轴，为纵行皮瓣。

（2）肩胛区皮瓣应用广泛，带血管蒂皮瓣转移可修复腋部和上臂部缺损；游离皮瓣移植可用于上臂、前臂包括手背及下肢包括足部的皮肤撕脱、烧伤、皮肤缺损及瘢痕挛缩的修复；也可用于下肢慢性骨髓炎扩创后的死腔充填及下肢慢性溃疡的修复。

（二）三角肌前区皮瓣的应用解剖

1. 三角肌前区皮瓣的血液供应　三角肌前区皮瓣距头颈较近，皮肤颜色相似，适宜于修复颜面和颈部缺损。该皮瓣血供主要是胸肩峰皮动脉分布于锁骨下窝三角肌前部皮肤。胸肩峰皮动脉主要发自胸肩峰动脉的三角肌支（图 12-3），其平均直径为 1.0mm。该动脉自胸肌三角肌间沟的内侧半浅出深筋膜，行向肩峰外下方约 3.5cm 处，在皮下全长平均为 9.1cm（图 8-16）。

胸肩峰皮静脉与动脉伴行，平均外径为 1.2mm，主要汇入头静脉和三角肌支静脉。

2. 三角肌前区皮瓣的神经　感觉神经为锁骨上神经中间支，从锁骨的中、外 1/3 交界处越过，沿三角肌前缘行向外下，主要分布于锁骨下窝和三角肌前部的皮肤，平均横径为 2.0mm。

3. 三角肌前区皮瓣的临床应用　三角肌前区皮瓣距头颈较近，皮肤颜色相似，适宜于修复颜面和颈部缺损。

四、临床提要

（一）腋部瘢痕挛缩畸形

腋部瘢痕挛缩将造成肩关节不同程度的功能障碍，严重病例可使上臂与胸壁完全粘连，使肩关节功能完全丧失。该瘢痕挛缩畸形常发生于腋前、后皱襞的深度烧伤，其烧伤范围又常与胸部或背部烧伤同时存在，因而在愈合后，常受到胸背部瘢痕挛缩的牵拉，使肩部运动受到限制。

畸形的主要修复方法是根据畸形的严重程度及对功能影响的大小分为两类：一类轻度，临床特点是腋部及其周围为萎缩性蹼状瘢痕，有部分健康皮肤，肩关节活动轻度受限。一般仅作局部皮瓣或“Z”成形术，不需植皮，即可达到满意疗效。另一类为重度，腋部前、后缘为增生性瘢痕，多数病人同时存在胸背部瘢痕，肩关节活动明显受限，甚至完全丧失。这种情况的治疗，应行腋部瘢痕彻底切除松解，再行植皮或局部皮瓣转移。

（二）腋臭区皮下注射治疗腋臭

腋臭是位于皮下组织内和真皮下的大汗腺很发达所致。严重腋臭的传统治疗方法为手术切除带大汗腺的皮肤，但由于此部位活动多，易摩擦，故术后常留下瘢痕；天气炎热时，手术后还易发生感染。近年来，将药物注射于腋臭区皮下大汗腺处收到较好效果，使受术者免除了开刀之苦。其方法是：将 95% 乙醇 65ml、2% 普鲁卡因溶液 30ml、2% 利多卡因 5ml 混合，每次注射一侧，每侧腋窝注射 8～16ml。待一侧腋臭治愈后，再注射另一侧。

（三）肩袖破裂

肩袖破裂常由于退行性变的病理基础加上外力引起，可部分或完全撕裂。患者多有手外展摔倒或用力抬高重物的病史。冈上肌腱是最常见的被撕裂肌腱，如果撕裂靠前可达肩胛下肌。在肩部可感到突然响声，伤后即有疼痛且逐渐加重，肩部不能外展和屈曲。主动展臂不能超过 45°～50°，在大结节和横行的喙肩韧带之间可有肿胀组织的挤压痛。常常表现肩袖肌萎缩，“落臂”试验阳性。一般肩袖部分撕裂可采用保守治疗，完全性肩袖撕裂需手术修补。

第四节　臂部、肘部、前臂部

一、臂部

臂部界于肩部与肘部之间。上界为腋前、后襞外侧端在臂部的连线，下界为通过肱骨内、外上髁近侧二横指的环行线。又可借通过肱骨内、外上髁的垂线，划分为臂前区和臂后区。

（一）臂前区

1. 浅层结构　臂前区的皮肤薄且有移动性，浅筋膜薄而疏松。于臂外侧上部有**臂外侧上皮神经**（腋神经分支），下部有**臂外侧下皮神经**（桡神经的分支）；臂内侧下部有**臂内侧皮神经**，上部有**肋间臂神经**（来自第 2 肋间神经）分布。肱二头肌外侧沟下部，有头静脉及前臂外侧皮神经；肱二头肌内侧沟下部，有贵要静脉及前臂内侧皮神经走行，它们在臂的中点平面出入深筋膜，贵要静脉注入肱静脉或直接续腋静脉（图 12-20）。

2. 深层结构

（1）深筋膜　臂前区的深筋膜较薄，多为环行纤维，覆盖肱二头肌。约在臂中份，臂筋膜发出**臂内、外侧肌间隔**，分别从臂内、外侧伸入到臂肌前、后群之间，附着于肱骨干和内、外上髁。臂筋膜、内侧和外侧肌间隔、肱骨和骨膜一起共同构成臂前、后两个骨筋膜鞘。臂前骨筋膜鞘内含有肱二头肌、喙肱肌和肱肌、肱血管、肌皮神经、正中神经以及尺神经和桡神经的一段。

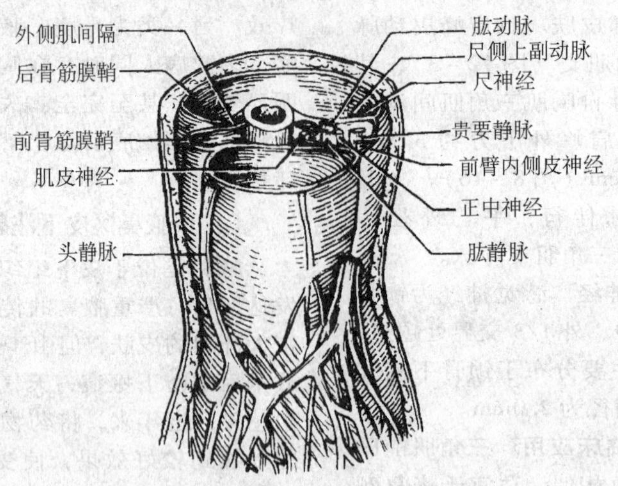

(1) 臂部骨筋膜鞘

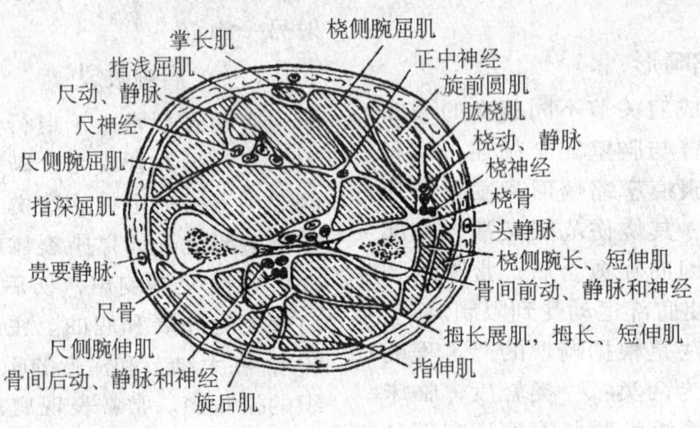

(2) 前臂骨筋膜鞘

图 12-20 臂部和前臂部的骨筋膜鞘

(2) 肌肉和局部记载

①臂肌前群（图 12-21，12-22）分浅、深两层。浅层为**肱二头肌**，其长头以细长的腱起自肩胛骨盂上结节，沿结节间沟下行；短头起自肩胛骨喙突，两头汇合成肌腹，并以肱二头肌腱止于桡骨粗隆。深层有喙肱肌和肱肌。**肱肌（brachialis）**位于肱二头肌深面，起自肱骨下段前面，向下止于尺骨粗隆。**喙肱肌**位于肱二头肌短头的后内方，起自肩胛骨喙突，止于肱骨中份内侧（表 12-2）。

②**三角肌粗隆（deltoid tuberosity）**位于肱骨干中份外侧，其尖适平肱骨中点；肱骨内侧中点为喙肱肌止点。这二点的平面标志其前方为肱肌起点的上缘，内侧有肱骨滋养血管出入孔；后方是桡神经沟，有桡神经和肱深血管绕行，又是内、外侧肌间隔的上缘（表 12-2）。

(3) 血管和神经　包括肱血管、正中神经、肌皮神经、尺神经等。

①**肱动脉（brachial artery）**是臂部的动脉主干，平大圆肌下缘处接续腋动脉，然后沿肱二头肌内侧沟下行，至肘窝上部，约在桡骨颈平面分为桡、尺二动脉。在臂上部，肱动脉居肱骨内侧，后方有桡神经和肱三头肌长头，前外侧有正中神经，内侧有尺神经，两侧有同名静脉伴行。肱动脉在行程中除发出肌支至邻近各肌外，尚有下述分支：

肱深动脉（deep brachial artery）起自肱动脉上端，与桡神经伴行，于臂上、中 1/3 交界平面（即大圆肌下缘与肱骨交角处）入肱骨肌（桡神经）管，至臂后区。

尺侧上副动脉（superior ulnar collateral artery）平肱肌起点处发出后，即与尺神经伴行穿内侧肌间隔，达臂后区。

尺侧下副动脉（inferior ulnar collateral artery）平肱骨内上髁的上方约 5cm 处，发自肱动脉，分为前、后两支，分别与尺前、后返动脉吻合。

表 12－2 臂部肌的名称、起止点、作用和神经支配

肌群	名称	起点	止点	作用	神经及节段
前（屈肌）群	肱二头肌	长头：肩胛骨盂上粗隆 短头：肩胛骨喙突	桡骨粗隆	屈肘，前臂旋后	肌皮神经（$C_{5\sim7}$）
	喙肱肌	肩胛骨喙突	肱骨中份内侧	肩关节内收，前屈	
	肱肌	肱骨前面下半	尺骨粗隆	屈肘	
后（伸肌）群	肱三头肌	长头：肩胛骨盂下粗隆 内侧头：肱骨后面 （桡神经沟以下） 外侧头：肱肌后面 （桡神经沟以上）	尺骨鹰嘴	伸肘	桡神经（$C_{5\sim8}$）
	肘肌	肱骨外上髁	鹰嘴、尺骨后面上 1/4 部		

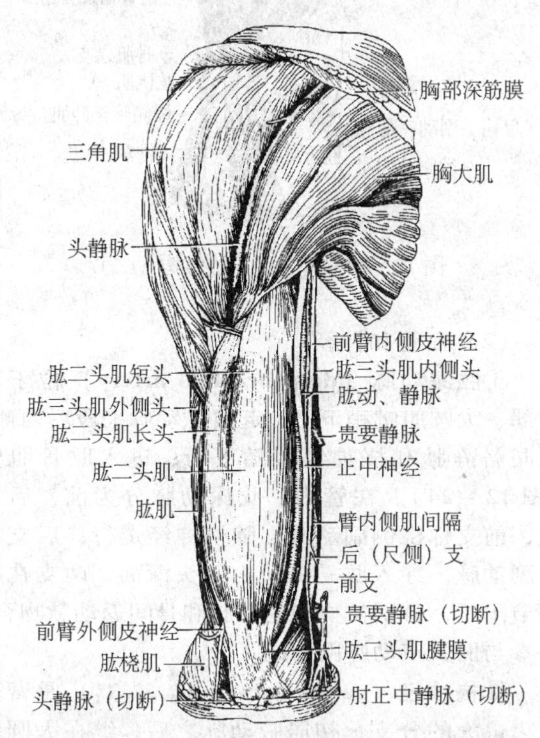

图 12－21 臂前区深层结构（一）

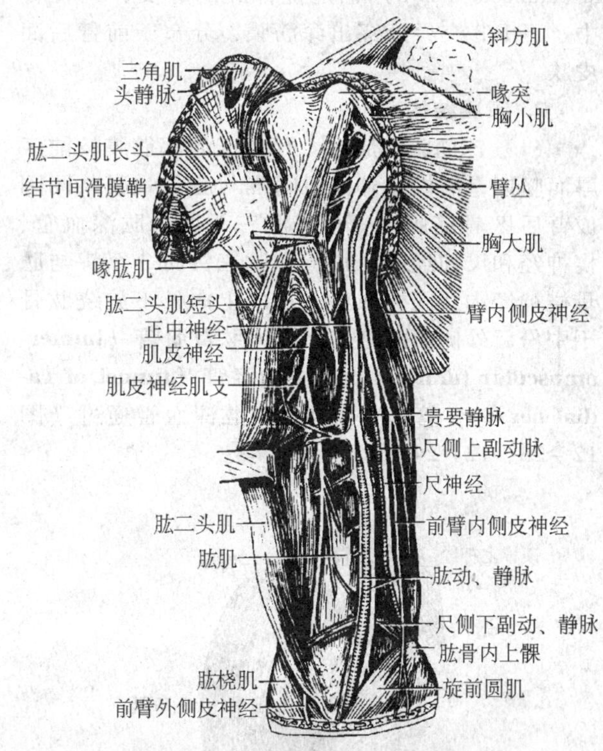

图 12－22 臂前区深层结构（二）

肱骨滋养动脉较细小，通常起自三角肌止端附近的肱动脉，约在臂中份经滋养孔进入肱骨。肱骨骨折若损伤此动脉将会延迟骨的愈合。

肱动脉在臂上部与三大神经伴行。尺神经、桡神经于臂中点上方入臂后区；正中神经在臂上部位于肱动脉的外侧，至臂中点跨越动脉的前方（或后方），向下行于肱动脉的内侧。

② **肌皮神经（musculocutaneous nerve，$C_{5\sim7}$）**于胸小肌下缘处自臂丛外侧束发出，居正中神经外侧根的外侧、喙肱肌与腋动脉之间，行向外下方，穿过喙肱肌至肱二头肌与肱肌之间，沿途分支至臂肌前群诸肌。在肘窝外上方，肱二头肌腱外侧缘处穿出深筋膜，改名为**前臂外侧皮神经**，分布于前臂外侧部皮肤（图 12－22）。

③**正中神经（median nerve，$C_{5\sim8}$、T_1）**以内、外侧根分别起自臂丛内、外侧束。两根在胸小肌下缘处、腋动脉前或外侧合成一干。在臂上部，正中神经初居肱动脉外侧或前外侧，与动脉一同沿肱二头肌内侧沟下行。约在臂中分，正中神经渐斜过动脉前（偶尔在后方）至其内侧，下行至肘窝。正神经在臂部一般不分支。

④**尺神经（ulnar nerve，$C_{7,8}$、T_1）**起自臂

丛内侧束，在腋动、静脉之间下行。于臂上半部，尺神经位于肱动脉后内侧。约在臂中份，尺神经与尺侧上副动脉一同穿过臂内侧肌间隔至臂后区。尺神经在臂前区一般无分支，亦不支配臂部肌肉。

（二）臂后区

1. 浅层结构 臂后区皮肤厚，移动性较大。浅筋膜比前区致密，有3条皮神经分布。①臂外侧上皮神经（superior lateral brachial cutaneous nerve）是腋神经的分支，于三角肌后缘中点下方穿出深筋膜，布于三角肌区及臂外侧区皮肤。②臂外侧下皮神经（inferior lateral brachial cutaneous nerve）平三角肌粗隆起自桡神经，分布于相应部位的皮肤。③前臂后皮神经（posterior antebrachial cutaneous nerve）也是桡神经的分支，约在臂中、下1/3交界处穿出深筋膜，分布于前臂后面皮肤。

2. 深层结构

（1）深筋膜与肌肉 臂后区的深筋膜较前区厚而坚韧，借内、外侧肌间隔与肱骨骨膜共同围成臂后区骨筋膜鞘，包绕肱三头肌、肱深血管、桡神经和尺神经的一段。由肱三头肌3个头与肱骨桡神经沟共同构成一个自内上向外下旋绕肱骨干中份后外侧面的管道，称为**肱骨肌管（humeromuscular tunnel）**或称**桡神经管（tunnel of radial nerve）**，管内有桡神经、肱深血管通过（图12－23，12－24）。

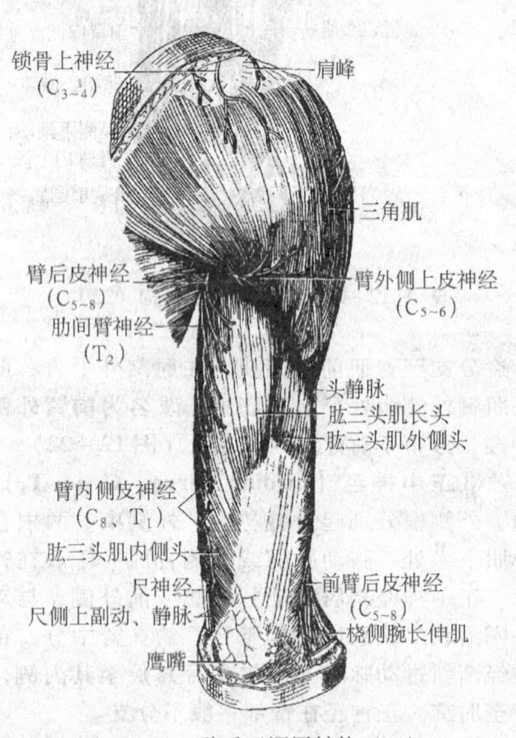

图12－23 臂后区深层结构（一）

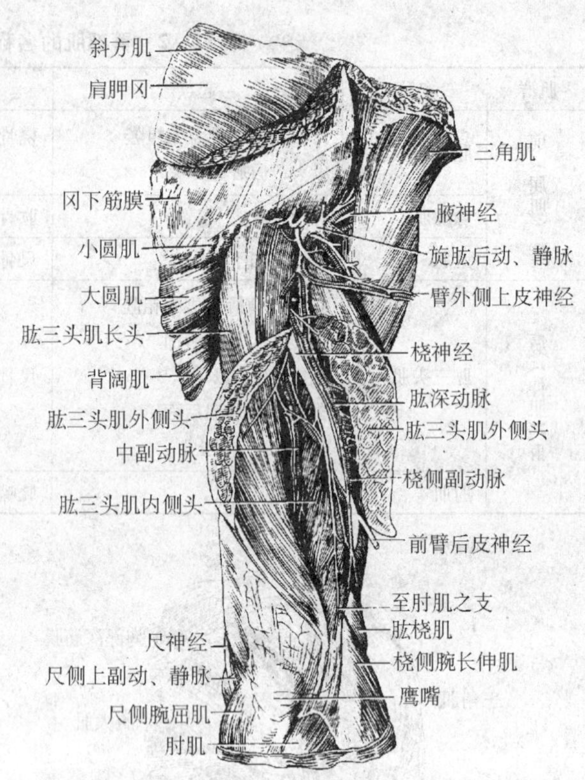

图12－24 臂后区深层结构（二）

（2）血管和神经

①**肱深动脉（deep brachial artery）**位于臂上部、大圆肌腱稍下方，起自肱动脉上段后内侧，与同名静脉和桡神经伴随下行，进入肱骨肌管（图12－24）。在管内、肱深动脉分为前、后二支，前支称**桡侧副动脉**，随桡神经走行；后支称**中副动脉**，穿入肱三头肌内侧头深面。两支在肘关节附近，分别与桡侧返动脉和骨间返动脉吻合，并参与肘关节动脉网构成。

②**桡神经（radial nerve，$C_{5\sim8}$、T_1）**是臂丛后束最大的分支，初居腋动脉之后，继在大圆肌上缘与肱骨交角处，伴肱深血管进入肱骨肌管。在管内、桡神经紧贴肱骨干中段后面的桡神经沟，旋转向外下，至臂中、下1/3交界处，桡神经与桡侧副动脉一起穿臂部外侧肌间隔，达肘窝外侧，行于肱肌和肱桡肌之间（图12－24，12－26）。

③**尺神经（ulnar nerve，$C_{7\sim8}$、T_1）**与尺侧上副动脉伴行，于臂中份下行于内侧肌间隔后方，经尺神经沟（肘后内侧沟）入前臂（图12－22）。

二、肘部

肘部界于臂与前臂之间，其上、下界为通过肱骨内、外上髁上、下各两横指的环行线，又以通过两上髁的垂线，划分为肘前区与肘后区。

（一）肘前区

肘前区可见3个肌隆起，上为肱二头肌，下外侧为肱桡肌及桡侧腕伸肌，下内侧为旋前圆肌及屈腕肌，肱二头肌腱及其腱膜是肘前区的重要肌性标志。

1. 浅层结构 肘前区皮肤薄而柔软，浅筋膜疏松，浅静脉粗大，位于皮下，**头静脉（cephalic vein）**与前臂外侧皮神经伴行于肘窝外侧；**贵要静脉（basilic vein）**与前臂内侧皮神经行于肘窝内侧。**肘正中静脉（median cubital vein）**一般从头静脉斜向上内连于贵要静脉，或由**前臂正中静脉**至肘前分为**头正中静脉**与**贵要正中静脉**，二支分别注入头、贵要静脉。吻合处的深面常有一恒定的交通支与肘深静脉相连。由于这些静脉管径粗大，位置表浅，比较固定，其深面又有肱二头肌腱膜与深层血管、神经隔开，因此，是临床作静脉穿刺常用的部位。

肘浅淋巴结（superficial cubital lymph nodes）位于肱骨内上髁上方贵要静脉附近，又名**滑车上淋巴结（supratrochlear lymph nodes）**，收纳手与前臂尺侧半的浅淋巴，其输出管注入腋淋巴结外侧群。

2. 深层结构

（1）**深筋膜** 肘前区深筋膜上与臂筋膜相连，下与前臂筋膜相续。**肱二头肌腱膜（bicipital aponeurosis）**是由肱二头肌腱内侧缘向下内止于前臂筋膜的内侧份，并有前臂屈肌起于其深面，腱膜上缘与肱二头肌腱交角处是触及肱动脉搏动和测量血压的听诊部位。该腱膜下缘与腱交角处的深面为肱动脉的末端。此腱膜挛缩时，可压迫肱动脉末端，导致缺血性挛缩。

（2）**肘窝（cubital fossa）** 是肘前区三角形浅窝，上界为肱骨内、外上髁的连线，下外侧界为肱桡肌，下内侧界为旋前圆肌。窝顶为肘前筋膜及肱二头肌腱膜；窝底由肱肌与旋后肌组成。

肘窝内容：肱二头肌腱是肘窝的重要标志，腱的内侧有肱动脉及两条伴行静脉；肱血管内侧为正中神经。肱二头肌腱的外侧有前臂外侧皮神经，穿出深筋膜后与头静脉伴行，布于前臂外侧皮肤。桡神经与桡侧副动脉伴行，界于肱肌与肱桡肌之间，平肱骨外上髁处，桡神经分为浅支和深支。在肱动脉分叉处有1～4个肘深淋巴结，收纳手和前臂深部的部分淋巴，输出管注入腋淋巴结的外侧群。

（二）肘后区

肘后区皮肤较厚而松弛，移动度很大，浅筋膜疏松不甚发达，在皮肤与尺骨鹰嘴之间，常有鹰嘴皮下囊。深筋膜是臂后区深筋膜延续，在肱骨内、外上髁，鹰嘴及尺骨后缘处与骨膜紧密结合。肱三头肌腱止于鹰嘴。肱骨内上髁与鹰嘴间有尺神经通过，肘关节脱位或内上髁骨折等，可伤及此神经。

1. 肘后三角 肘后三角是指正常肘关节在屈肘呈直角时，肱骨内、外上髁与尺骨鹰嘴三点成一尖向远侧的等腰三角形；伸肘时三点成一直线。当肘关节脱位或骨折时，上述关系即发生改变。

2. 肘外侧三角 肘外侧三角是指屈肘90°时，肱骨外上髁、桡骨头与鹰嘴尖端，3点成一尖向前的三角形。其中央点是肘关节穿刺的进针部位。伸肘时，在鹰嘴、桡骨头及肱骨小头间所成的凹陷称为肘后窝，于此处可以触及桡骨头，也是肘关节穿刺的部位。

（三）肘关节动脉网

肘关节周围的动脉网，由肱动脉、尺动脉及桡动脉的九条分支在肘关节前后吻合而成。①尺侧下副动脉的前支与尺侧返动脉前支吻合；②尺侧下副动脉后支、尺侧上副动脉与尺侧返动脉后支吻合；③桡侧副动脉与桡侧返动脉吻合；④中副动脉与骨间返动脉吻合，构成肘关节周围丰富的动脉吻合（图12－25）。在肱深动脉发出点以下结扎肱动脉时，肘关节动脉网可起到侧副循环的作用。

三、前臂部

前臂部界于肘部与手部之间，上界为肘部的下界，下界为尺、桡骨茎突近侧两横指的环行线。又可通过尺、桡骨茎突向肱骨内、外上髁作的两条引线，划分为前臂前区及前臂后区。

（一）前臂前区

1. 浅层结构 前臂前区的皮肤薄而细腻，弹性好。沿桡动脉和尺动脉分布区的皮肤，血运丰富，可切取带蒂皮瓣。浅筋膜疏松，浅筋膜中尺侧有贵要静脉及前臂内侧皮神经、桡侧有头静脉和前臂外侧皮神经。在近腕前区有正中神经掌支浅出，有的人在浅筋膜正中线上有前臂正中静脉上行。

2. 深层结构

（1）**深筋膜** 前臂前区的深筋膜，近肘部不仅有肱二头肌腱膜加强，并有前臂屈肌浅层诸肌起自其深面，故该处很强厚。远侧的环行纤维增厚，包绕着诸屈肌腱形成**腕掌侧韧带**。前臂深筋膜也发出**前臂内、外侧肌间隔**，分别从前臂内、外侧缘伸入前臂肌前、后群之间，附着于尺骨

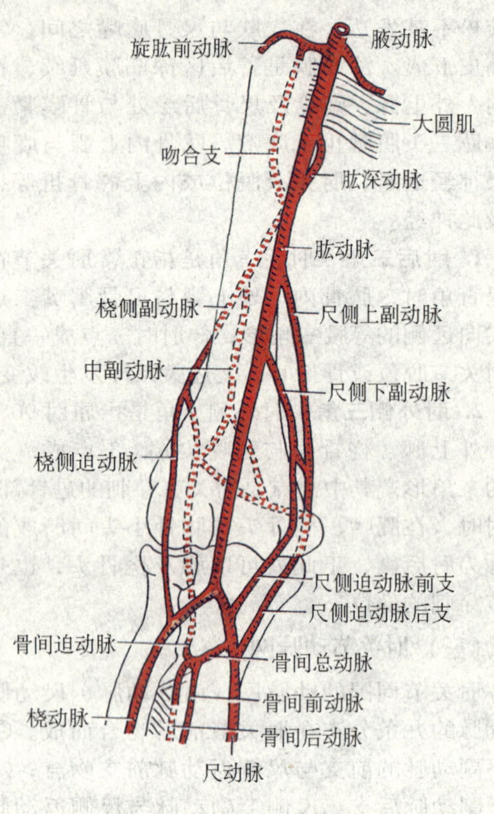

图 12－25　肘关节动脉网

（鹰嘴与后缘）和桡骨，并与前臂骨间膜一起构成前臂前、后两个骨筋膜鞘。**前骨筋膜鞘内含有前臂前群肌**，桡、尺侧血管神经束，骨间前血管神经束和正中神经等。

（2）肌肉和局部记载

①前臂肌前群　分 3 层：浅层从桡侧到尺侧依次为**肱桡肌、旋前圆肌、桡侧腕屈肌、掌长肌及尺侧腕屈肌；**

中层为指浅屈肌。

深层为**拇长屈肌与指深屈肌**，二肌远侧深面为**旋前方肌**（表 12－3，图 12－26、27、28）。浅层各肌除肱桡肌起于肱骨外上髁上方以外，其余 4 块肌以总腱共同起自肱骨内上髁。旋前圆肌 pronator teres 除一头起自肱骨内上髁总腱外，还有一较小的尺头起自尺骨冠突。各肌的起止、作用和神经支配见表 12－3。

②前臂屈肌后间隙　在前臂远侧 1/4 段的掌侧，指深屈肌腱和拇长屈肌腱深面与旋前方肌浅面之间，有一潜在的疏松结缔组织间隙，称为前臂屈肌后间隙，其内、外侧界分别为尺、桡侧腕屈肌和前臂筋膜。此间隙向远侧经腕管与手掌的掌中间隙相交通。

表 12－3　前臂前区肌的名称、起止点、作用及神经支配

层次	名　称	起　点	止　点	作　用	神经支配
浅层	肱桡肌	肱骨外上髁上方	桡骨茎突	屈肘，前臂旋前	桡神经（$C_{5,6}$）
	旋前圆肌	肱骨内上髁，前臂筋膜	桡骨中部外、后面		正中神经（$C_{6,7}$）
	桡侧腕屈肌		第二掌骨底前面	屈肘、屈腕手外展	
	掌长肌		掌腱膜	屈腕、紧张掌腱膜	
	尺侧腕屈肌		豌豆骨	屈腕、手内收	尺神经（$C_{7,8}$，T_1）
中层	指浅屈肌		第 2～5 指中节指骨底	屈：近侧指骨间关节、掌指关节、腕	正中神经（$C_{7,8}$，T_1）（指深屈肌内侧半尺神经）
深层	拇长屈肌	桡骨中 1/3、骨间膜前面	拇指远节指骨底	屈拇指	
	指深屈肌	尺骨及骨间膜前面	第 2～5 指远节指骨底	屈：远侧指骨间关节、掌指关节、腕	
	旋前方肌	尺骨远侧 1/4 前面	桡骨远侧 1/4 前面	前臂旋前	

（3）血管和神经

①**桡动脉（radial artery）**：于桡骨颈平面起自肱动脉，有两条伴行静脉，沿肱桡肌内侧下行。至前臂远侧 1/3 段位于肱桡肌与桡侧腕屈肌之间，此处位置表浅，仅覆以皮肤和筋膜，是触摸脉搏和动脉输血穿刺处。

桡动脉在行程中除发出肌支和皮支至邻近肌肉和前臂桡侧皮肤外，尚有下述分支（图 12－27，12－28）：

桡侧返动脉：于桡动脉起始端不远处发出，行向外上，分支分布于附近肌肉，并与肱深动脉分出的桡侧副动脉吻合。

在腕部，桡动脉发出掌浅支，第一掌背动脉、拇主要动脉和腕背支。

掌浅支：于腕前区发自桡动脉，向下经鱼际肌表面或其内部至手掌。

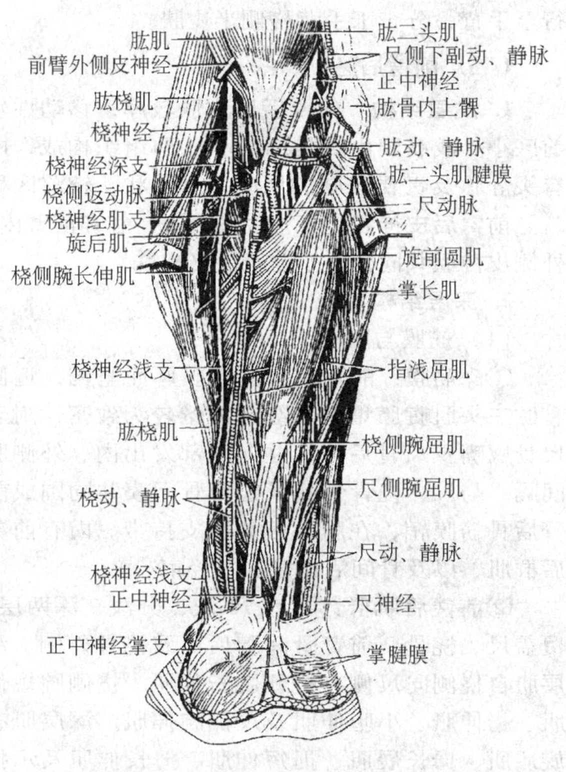

图 12-26　前臂前区深层结构（一）

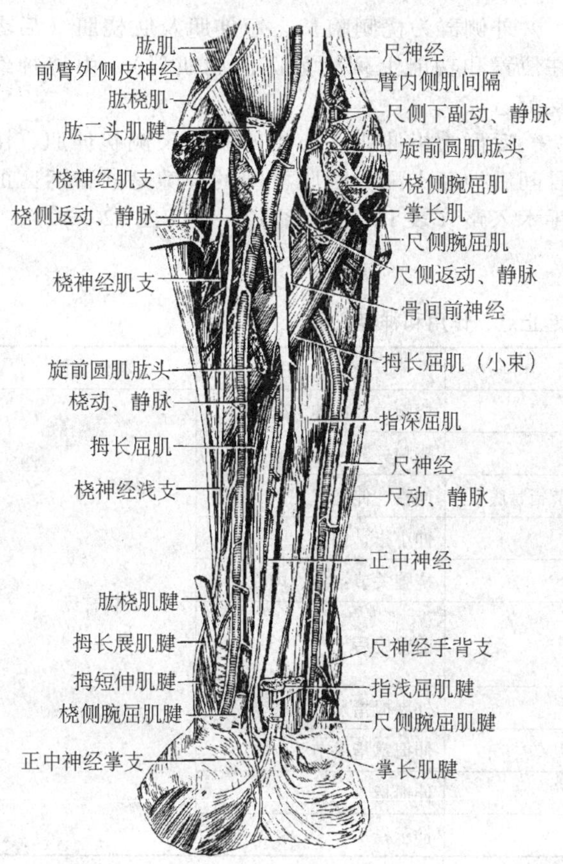

图 12-27　前臂前区深层结构（二）

②**尺动脉（ulnar artery）**：自肱动脉分出后，经旋前圆肌尺头深面走向内下，与正中神经一起穿指浅屈肌两头之间，在前臂近侧 1/3 位于指浅屈肌深面斜向内下。于前臂远侧 2/3 位于尺侧腕屈肌与指浅屈肌之间，并与尺神经伴行。至腕前区，经腕掌侧韧带深面、豌豆骨桡侧入手掌。

尺动脉在下降过程中发支至邻近各肌和尺侧部皮肤外，尚发出以下分支。

尺侧返动脉：于尺动脉近端发出，走向内上，与肱动脉的分支尺侧上、下副动脉吻合，并参与肘关节动脉网的构成。

骨间总动脉（common interosseous artery）在尺动脉近侧端 2.5cm 范围内发出，该动脉是一短干，几乎立即分为**骨间前动脉（anterior interosseous artery）**，在拇长屈肌和指深屈肌间，与骨间前神经伴行，沿前臂骨间膜前面下行，直至旋前方肌深面，分支至邻近各肌（图 12-28）。**骨间后动脉（posterior interosseous artery）**发出后，即穿骨间膜上端的孔，进入前臂后区。

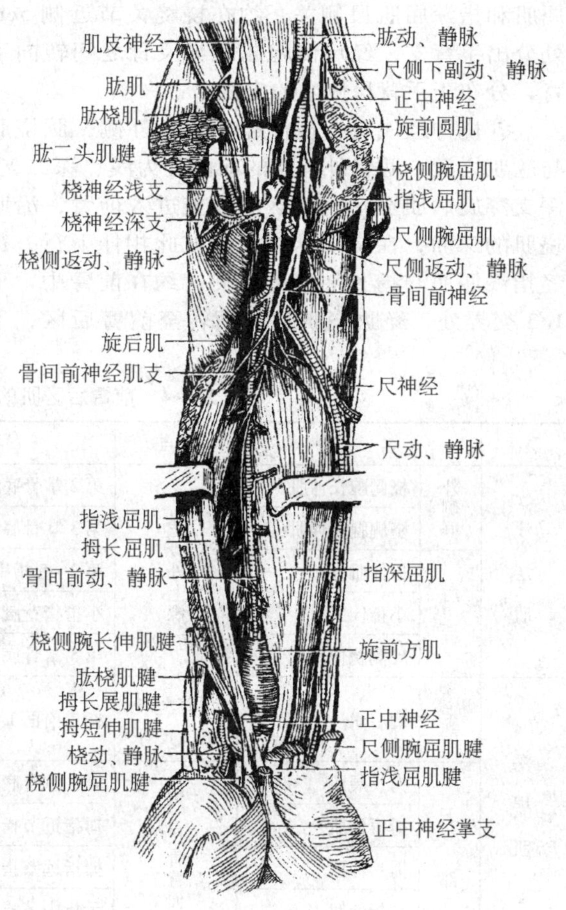

图 12-28　前臂前区深层结构（三）

③正中神经（median nerve）于尺动脉前方，穿旋前圆肌二头之间，经指浅屈肌腱弓深面，在前臂中1/3位于指浅、深屈肌与间，远侧1/3位于桡侧腕屈肌与掌长肌腱之间，手术中应注意与

掌长肌腱相鉴别。正中神经在前臂发出分支支配旋前圆肌、桡侧腕屈肌、掌长肌和指浅屈肌，并发出掌支，分布于手掌近侧部皮肤。正中神经伴行动脉是骨间前动脉分支。

正中神经穿过旋前圆肌时，由神经干背侧发出**骨间前神经（anterior interosseous nerve）**，与同名血管伴行，于骨间膜前面、拇长屈肌与指深屈肌间下降，至旋前方肌深面，分支支配指深屈肌桡侧半，拇长屈肌及旋前方肌（图12－28）。

④尺神经（ulnar nerve）于肘后区的尺神经沟下行，穿尺侧腕屈肌两头之间至前臂，在尺侧腕屈肌和指深屈肌之间下行。在前臂近侧1/3段，尺神经与尺血管相距较远，在前臂远侧2/3段，尺神经走在血管尺侧，两者伴行，直至腕前区（图12－27）。

尺神经在肘关节附近，发出肌支支配尺侧腕屈肌和指深屈肌尺侧关，约在桡腕关节近侧5cm处分出手背支，经尺侧腕屈肌与尺骨之间转向手背，分布于手背尺侧半的皮肤。

⑤桡神经浅支：桡神经在肘窝外侧，肱桡肌与肱肌之间、肱骨外上髁的前面分为浅、深二支。深支穿旋后肌至前臂后区。浅支进入前臂，沿肱桡肌的深面，在桡动脉的桡侧彼此相伴下行，行经指浅屈肌与拇长屈肌的掌侧。约在前臂中、下1/3交界处，经肱桡肌腱深面转至前臂后区，下行至手背，分布于手背桡侧半皮肤。

（二）前臂后区

1. 浅层结构 前臂后区皮肤较厚，移动性较前区小。浅筋膜由疏松组织和脂肪组织构成，内有头静脉及贵要静脉的属支，呈网状，较前区稀疏。**前臂后皮神经**是桡神经的分支，它和前臂内、外侧皮神经共同分布于前臂后区皮肤。

2. 深层结构

（1）筋膜与肌肉

①深筋膜：前臂后区深筋膜厚而坚韧，近侧有肱三头肌腱膜增强，纵行纤维较为致密，附于尺骨鹰嘴及尺骨后缘；并向深部发出内、外侧肌间隔，与尺、桡骨骨膜及前臂骨间膜共同围成前臂后骨筋膜鞘，在腕部续伸肌支持带。内有前臂后群肌、以及骨间后血管和神经束。

②前臂后肌群：共有10块，分浅、深两层，覆盖尺、桡骨、前臂骨间膜后面及桡骨外侧。浅层肌自桡侧向尺侧有桡侧腕长伸肌、桡侧腕短伸肌、指伸肌、小脂伸肌及尺侧腕伸肌。深层肌有旋后肌、拇长展肌、拇短伸肌、拇长伸肌及示指伸肌。由于伸、展拇指的三块肌肉从深层浅出，故将浅层肌又划分为外侧群及后群。

外侧群为桡侧腕长、短伸肌及肱桡肌（后者在位置和功能上列为前区的屈肌群），由桡神经支配。

后群为指伸肌、小指伸肌和尺侧腕伸肌，由骨间后神经支配。两肌群间的缝隙是前臂后区的手术入路（表12－4，图12－29，图12－30）。

表12－4 前臂后区肌的名称、起止点、作用和神经支配

层次	名称		起点	止点	作用	神经支配
浅层肌	外侧群	桡侧腕长伸肌	肱骨外上髁	第2掌骨底背面	桡腕关节：伸、外展	桡神经（$C_{6\sim8}$）
		桡侧腕短伸肌		第3掌骨底背面	桡腕关节：伸	
	后群	指伸肌		第2～5指中节和远节指骨底	伸指、伸腕	
		小指伸肌		小指指背腱膜	伸小指、伸腕	
		尺侧腕伸肌		第5掌骨底	桡腕关节：伸、内收	
深层肌	上部	旋后肌	肱骨外上髁、尺骨	桡骨前面1/3	前臂旋后	
	下部	拇长展肌	桡、尺骨背面	第1掌骨底	外展拇指及桡腕关节	
		拇短伸肌		拇指近节指骨底	伸拇掌指关节	
		拇长伸肌		拇指远节指骨底	伸拇指	
		示指伸肌		示指中节指骨底	伸示指	

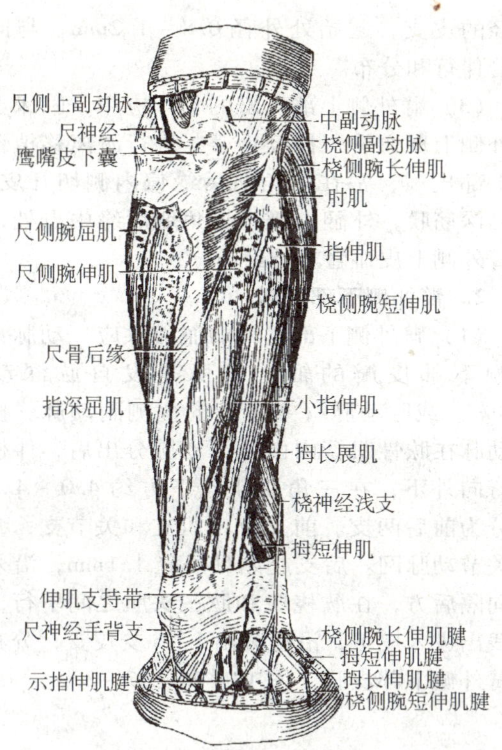

图 12－29 前臂后区深层结构（一）

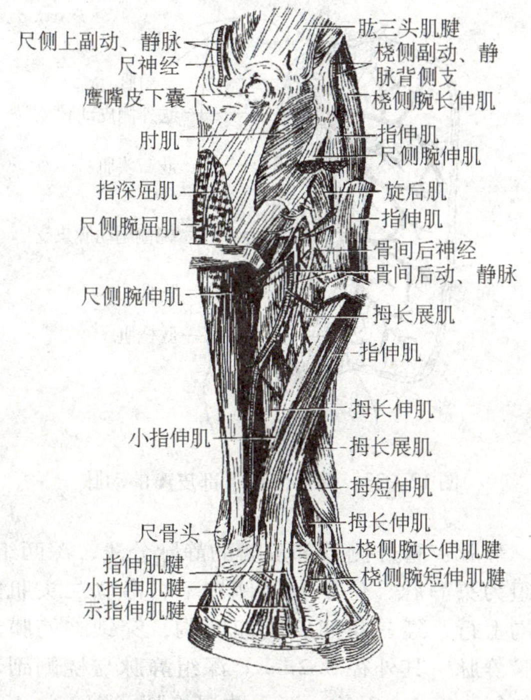

图 12－30 前壁后区深层结构（二）

（2）血管、神经

①骨间后动脉：是骨间总动脉的分支，有两条同名静脉伴行，经前臂骨间膜上缘上方，进入前臂后区，经旋后肌深面，从该肌下缘与拇长展肌起始部上缘之间穿出，进入前臂后群浅、深层肌之间下行，渐与同名神经伴行，分支分布于后群诸肌（图 12－30）。

②骨间后神经：桡神经深支穿旋后肌浅头与深头之前，发肌支至桡侧腕长、短伸肌及肱桡肌。于桡骨头下 5～7cm 附近，穿旋后肌后即改名为骨间后神经（posterior interosseous nerve），下行于前臂肌后群浅、深层之间，与骨间后血管伴行，分支至指伸肌、小指伸肌、

尺侧腕伸肌、拇长展肌、拇短伸肌、拇长伸肌、示指伸肌。

四、臂部、前臂部皮瓣的应用解剖

（一）臂内侧皮瓣的应用解剖

1. 臂内侧皮瓣的血液供应 臂内侧皮瓣的动脉有数条，其皮动脉可来自尺侧上副动脉、尺侧下副动脉、肱深动脉、腋动脉、肱动脉、肩胛下动脉和旋肱后动脉等（图 12－31），各来源动脉的皮支在皮下相互吻合成臂内侧皮瓣的微血管网。

尺侧上副动脉多数人在胸大肌下缘下方 6.0cm 处，起自肱动脉。尺侧上副动脉在肱动脉起始处的外径 1.7（1～3）mm，血管蒂长 5.0～14.0cm。起始后伴尺神经行向内下，穿臂内侧肌间隔下行，多数（87%）发 1～4 条皮支，参加臂内侧皮瓣的血管网（图 12－31）。

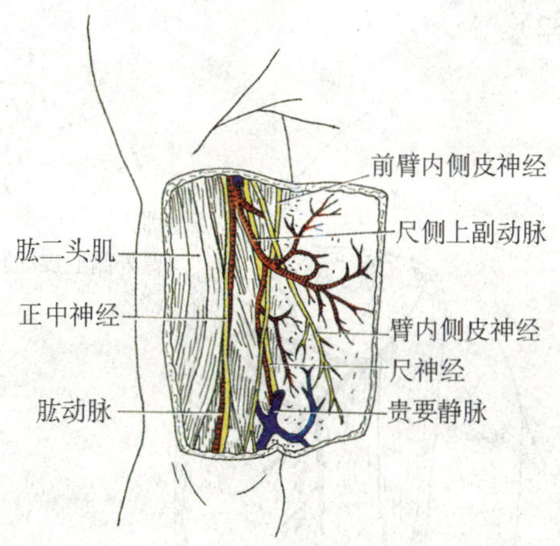

图 12－31 臂内侧皮瓣的动脉

皮瓣的皮动脉常有两条伴行静脉，这些静脉在不同部位注入位于皮瓣浅层的贵要静脉。贵要静脉沿肱二头肌内侧缘上行，于臂中、下 1/3 交界处穿深筋膜注入肱静脉，注入处外径 4.8mm。

2. 臂内侧皮瓣的神经 臂内侧皮神经：发自臂丛内侧束（C_8、T_1），为供区的主要皮神经（横径 1.6mm），至臂中部穿深筋膜，分支分布于臂内侧中、下部皮肤。

3. 臂内侧皮瓣的临床应用

（1）臂内侧皮肤的血供丰富，吻合多，而且部位隐蔽，质地柔软，富于弹性，色泽适中，光滑无毛，是一个理想的供皮区。可作为颌面部、手部或前臂部的皮瓣供区。

（2）尺侧上副动脉位置较恒定，口径较粗，且血管蒂长，吻合丰富，滋养范围广。以尺侧上副动脉为血管蒂，以臂内侧皮神经为神经蒂的上臂内侧皮瓣为理想的皮瓣。

（二）臂外侧皮瓣的应用解剖

臂外侧皮瓣的皮肤质量好，皮色及厚度适宜，可包含一些皮神经，切取容易；在三角肌部的皮肤虽厚一些，适用于四肢皮肤缺损的修复，更宜用于修复手部及跟部的皮肤缺损。其分为臂外侧上部皮瓣和臂外侧下部皮瓣。

1. 臂外侧上部皮瓣 臂外侧上部皮瓣位于臂外侧上部即三角肌外侧中下部。

（1）臂外侧上部皮瓣的血液供应

①动脉：臂外侧上皮动脉是臂外侧上部皮瓣的轴心动脉，发自旋肱后动脉。旋肱后动脉多数起自腋动脉，与腋神经伴行，穿过四边孔，进入三角肌深面，分出许多肌支与腋神经肌支一起进入三角肌，其终末支即为臂外侧上皮动脉，起始处外径0.9mm，在三角肌后缘中点处伴臂外侧上皮神经穿出深筋膜，分布于臂外侧上部皮肤（图12－32）。

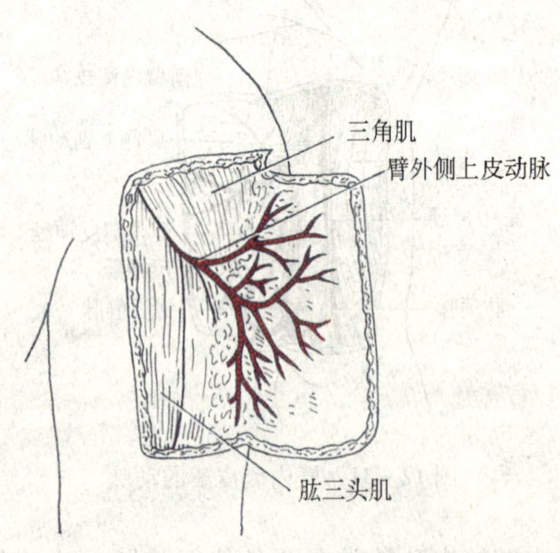

图12－32 臂外侧上部皮瓣的动脉

②静脉：臂外侧上部皮瓣的静脉有两条，系同名动脉的伴行静脉，外径略粗于动脉，汇入旋肱后静脉。

（2）臂外侧上部皮瓣的神经 分布于臂外侧上部皮瓣的神经为臂外侧上皮神经，该神经为腋神经的皮支，起始处外径0.8～1.2mm，与同名血管伴行和分布。

（3）臂外侧上部皮瓣的临床应用 临床上以臂外侧上皮血管、神经为蒂，进行游离移植臂外侧上部皮瓣，常在三角肌后缘偏内侧切开皮肤、浅、深筋膜，外翻皮瓣于三角肌后缘中点处，寻找臂外侧上皮血管及神经。

2. 臂外侧下部皮瓣

（1）臂外侧下部皮瓣的血液供应 动脉：臂外侧下部皮瓣的轴心动脉是发自肱深动脉（60%）或肱动脉（40%）的桡侧副动脉。桡侧副动脉在肱骨肌管内由肱深动脉分出后，伴桡神经行向外下，在三角肌止点下方约4.0～4.5cm处分为前后两支。前支分出肌支和关节支，参与肘关节动脉网。后支起始处外径1.1mm，沿外侧肌向隔后方，在肱桡肌和肱三头肌之间下行，逐渐浅出进入皮下，沿途分出1～6支皮支，分布于上臂外侧下部皮肤（图12－24，12－33）。

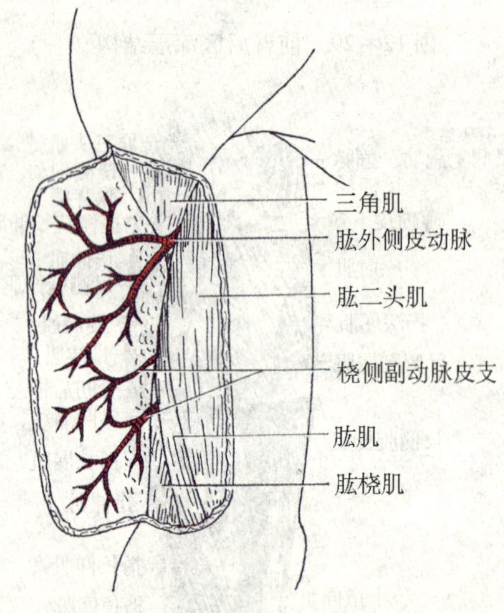

图12－33 臂外侧中下部皮瓣的动脉

静脉：臂外侧下部皮瓣的静脉分浅、深两组。浅组为头静脉，位于臂外侧皮下，沿肱二头肌内侧沟上行，经三角肌胸大肌间沟，穿锁胸筋膜注入腋静脉，其外径3.2mm。深组静脉与桡侧副动脉伴行，有1～2条，汇入肱深静脉（图12－1）。

（2）臂外侧下部皮瓣的神经 分布于该区的皮神经均是发自桡神经的臂外侧下皮神经和前臂外侧皮神经（图12－2）。臂外侧下皮神经的横径约2.0mm，前臂后皮神经横径约2.5mm。

（3）臂外侧下部皮瓣的临床应用 臂外侧下部皮瓣的血管神经蒂位于臂外侧肌间隔内，且有一段较长的行程，也是手术分离的一个标志、操作便利的结构条件。桡侧副动脉是肱深动脉的终支之一，故手术方案需要较长的血管蒂时，可循臂外侧肌间隔向上分离，截取肱深动脉为蒂。桡神经干先后发出两支皮神经，即外径较细的臂外侧下皮神经和外径较粗的前臂后皮神经。前臂后皮神经不分布于臂外侧下部皮区，而是分布至前臂后部皮区。以往施术者容易出现的操作偏差，就是将横径粗大的前臂后皮神经保留，而摒弃了横径较细的分布至皮瓣供区的臂外侧下皮神经。

（三）臂后部皮瓣的应用解剖

1. 臂后部皮瓣的血液供应　臂后部皮瓣轴心动脉为臂后皮动脉，直接发自腋动脉或其肱三头肌支。在腋后襞处出腋窝，伴随桡神经发出的臂后皮神经，经过肱三头肌长头的上后方，分布至臂后部皮区（图 12－23）。臂后皮动脉起始处外径约 1.5mm，伴行静脉两条，外径略粗于动脉。

2. 臂后部皮瓣的神经　臂后皮神经横径约 1.5mm，由桡神经发出，约在臂后上点处穿深筋膜入皮下组织内（图 12－34）。

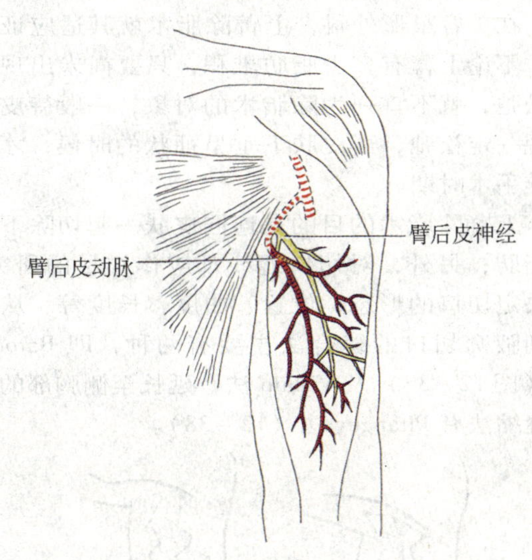

图 12－34　臂后部皮瓣的动脉和神经

3. 臂后部皮瓣的临床应用　臂后部皮瓣的血管神经蒂经过腋后襞根部的位置恒定，施术时进入腋窝后下部的组织较疏松，容易加以分离。寻找进入肱三头肌长头的桡神经肌支和血管肌支，据此较易找到与肌支共干的皮瓣血管神经束。

（四）前臂桡侧皮瓣的应用解剖

1. 前臂桡侧皮瓣的血液供应　桡动脉在前臂下 2/5 位置浅表（图 12－26，12－27，12－35），位于桡侧腕屈肌与肱桡肌之间，平均有 10 支分支进入皮下，是皮瓣主要血供来源。桡动脉在前臂的长度为 21.5cm，外径在 2.0mm 以上。桡动脉通过腕部动脉网、掌浅弓、掌深弓与尺动脉相吻合，有时还同骨间掌侧及骨间背侧动脉吻合，并可双向流动。

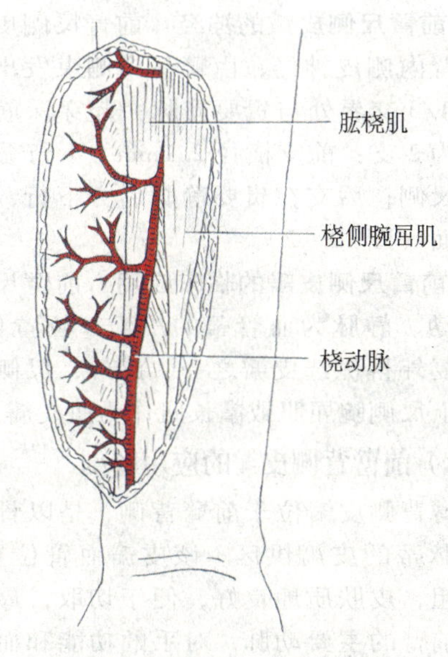

图 12－35　前臂桡侧皮瓣的动脉

桡动脉有两条伴行静脉，互相间有许多吻合并与头静脉有吻合，也可逆向反流，所以前臂皮瓣即可游离移植，也可制成逆行岛状皮瓣而无静脉回流受阻。

前臂头静脉是皮瓣游离移植的主要吻合静脉之一，外径在 2.5mm 以上。

2. 前臂桡侧皮瓣的神经　神经是前臂外侧皮神经，来自肌皮神经，在肘肱二头肌腱膜外侧穿出，于头静脉深面下行，分布于前臂外侧皮肤。

3. 前臂桡侧皮瓣的临床应用　皮瓣特点：皮肤薄，容易塑形，血管口径粗，在 2.0mm 以上，分布恒定，有皮神经，属感觉皮瓣。前臂桡侧皮瓣做游离移植时，以桡动脉、头静脉、前臂外侧皮神经为蒂，形成带血管神经蒂的皮瓣。由于皮下的桡动脉皮支与尺动脉皮支之间形成丰富的吻合网，故可根据需要切取皮瓣。切取范围几乎可达整个前臂，还可制成骨皮瓣，是当前用途最广的皮瓣。

（五）前臂尺侧皮瓣的应用解剖

1. 前臂尺侧皮瓣的血液供应　前臂尺侧皮瓣的动脉主要来自尺动脉（图 12－27，12－28），尺动脉依其是否被旋前圆肌、指浅屈肌掩盖，可分为掩盖部和非掩盖部，分别长为10.8cm和10.9cm。尺动脉外径在起始处平均为3.9mm，在中部为2.7mm，下部（茎突平面）为2.3mm。

皮瓣的静脉有浅组的贵要静脉和深组的尺静脉作为静脉血的回流通路。贵要静脉在尺动脉中点处外径为2.8mm。尺静脉有内、外侧两条，内侧和外侧静脉外径分别是1.1mm和1.2mm。

2. 前臂尺侧皮瓣的神经 前臂尺侧皮瓣的神经为前臂内侧皮神经，由臂丛内侧束发出，于臂中、下1/3交界处与贵要静脉一起穿深筋膜至皮下，分为2支：前支横径2.1mm，下行分布至前臂前面尺侧；后支在贵要静脉后方下行，至前臂尺侧后面（图12-2）。

3. 前臂尺侧皮瓣的临床应用 前臂尺侧皮瓣是以尺动、静脉为血管蒂的皮瓣，位置偏尺侧，亦是整复外科优选皮瓣之一。此外，尺侧皮瓣还可以带上尺侧腕屈肌或掌长肌作为肌皮瓣。

（六）前臂背侧皮瓣的应用解剖

前臂背侧皮瓣位于前臂背侧，是以骨间后动脉为动脉蒂的皮瓣供区。该皮瓣血管位置恒定，口径较粗，皮肤质地良好，便于切取，最大优点是保留前臂的主要动脉，对手的功能和血供无影响，是一较为理想的皮瓣供区。

1. 前臂背侧皮瓣的血液供应 骨间后动脉发自骨间总动脉（图12-30，12-36），穿骨间膜上缘，经旋后肌和拇长展肌之间在前臂深、浅层伸肌间下行。在前臂下段行于小指伸肌与尺侧腕伸肌之间。动脉长约13±0.8cm，外径2.2mm。动脉在走行中发出13~19条肌支营养前臂伸肌；发出5~13条皮支营养前臂背侧皮肤。皮支以上段较多，约3~9条，长而粗，下段少而细。

皮瓣的回流静脉主要依靠骨间后动脉的两条伴行静脉，近端外径约1.2mm，远端外径约0.5mm。伴行静脉汇入骨间总静脉。此外，在浅筋膜中尚有头静脉和贵要静脉的属支。

2. 前臂背侧皮瓣的神经 前臂背侧皮瓣的神经为前臂后皮神经（图12-2，12-23），是桡神经的分支，走行与骨间后动脉方向一致。在上段外径为0.6mm，与受区神经吻合可恢复皮瓣感觉。

3. 前臂背侧皮瓣的临床应用 临床上目前最常应用的是以骨间后血管为蒂的逆行岛状皮瓣，用于修复手部皮肤缺损，也可顺行岛状皮瓣修复肘部皮肤缺损。骨间后动脉与骨间后神经（运动性）伴行，术中分离血管蒂时，应保护好该神经，避免引起伸腕、伸指肌功能障碍。

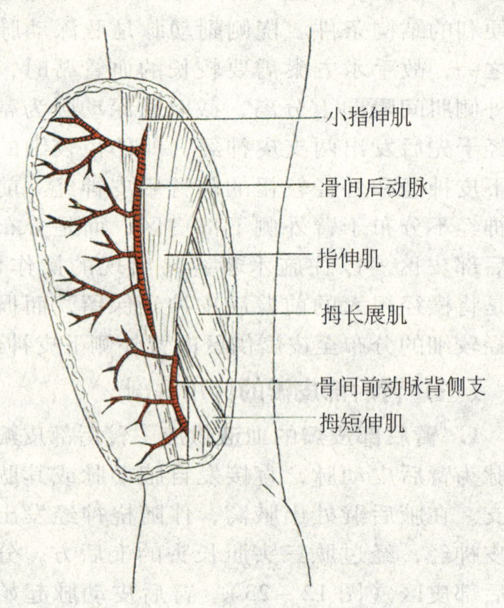

图12-36 前臂背侧皮瓣的动脉

五、临床提要

（一）上臂除脂术

在美容整形外科，上臂除脂术就其适应证而言，不论上臂有多少脂肪堆积，只要尚未出现皮肤松弛，就不宜列为除脂术的对象，一般待皮肤出现一定松弛，当皮肤下垂呈袖状的时候，才是最佳手术时期。

上臂除脂术的目的是连同皮肤一起切除下垂的脂肪；另外，对切口缝线都应作详尽的研究，以决定切口的形态、位置、曲度、长度等。从上臂到腋窝切口的缝合法主要有两种，即Baroudi法（图12-37）及Villain法。延长至侧胸部的切除缝缩法有Pltanguy法（12-38）。

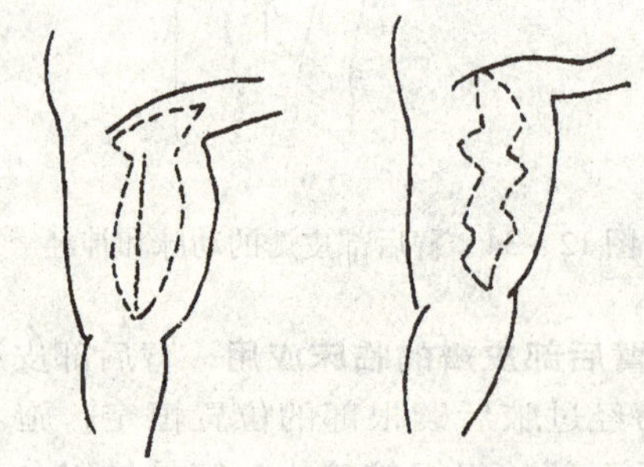

图12-37 Baroudi法

（二）上肢神经嵌压综合征

1. 骨间后神经嵌压症 桡神经在肘窝外侧，肱桡肌与肱肌间，肱骨外上髁的前面分为浅、深

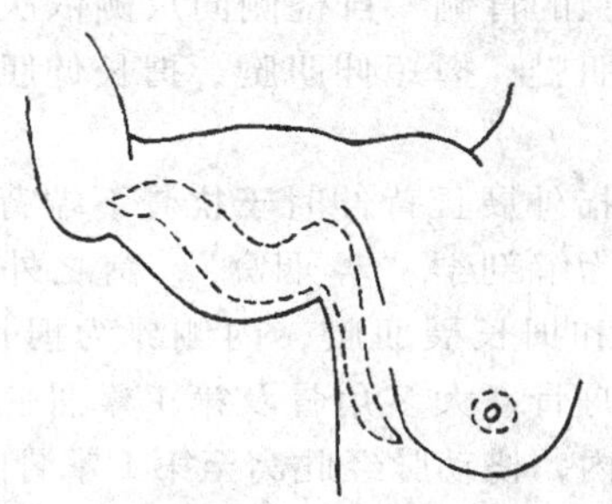

图 12－38　Pltanguy 法

二支。深支经旋后肌腱弓进入旋后肌，若在旋后肌腱弓处受压，则出现骨间后神经麻痹症状。治疗方法可行骨间后神经嵌压松解术，切开旋后肌腱弓，松解神经近端的粘连，视情况可切开外膜，进行神经内松解。

2. 旋前圆肌综合征　正中神经在肘窝下部，穿过旋前圆肌两头之后，在神经的后侧发出骨间前神经。该神经在拇长屈肌及指深屈肌的深面，沿骨间膜前面走行。当骨间前神经发出较高，在旋前圆肌及指浅屈肌的起点平面，则有引起受压可能性，出现拇长屈肌及示指指深屈肌麻痹，使拇、示指远侧指间关节不能主动屈曲，但没有感觉障碍，称旋前圆肌综合征或骨间前神经综合征。治疗方法可行骨间前神经嵌压松解术，可切断旋前圆肌两个头及指浅屈肌腱弓，凡有其他束带，也应一并切除，使神经完全松解。

3. 肘管综合征　肘管是位于肱骨内上髁与尺骨鹰嘴间的骨纤维性鞘管。尺神经通过此管进入前臂，常因外伤、肱骨髁上骨折、肘外翻，创伤性关节炎等刺激压迫引起尺神经增粗，局部压力增高导致麻痹症状，称**迟发性尺神经炎，亦称肘管综合征**。其治疗方法可行尺神经松解术，即松解尺神经周围之粘连，切开神经外膜行神经内松解，然后将尺神经移于肱骨内上髁前方皮下，或于尺侧腕屈肌处切开筋膜及部分肌肉，使其成 0.5cm 深之肌沟，将尺神经埋于肌沟中。

（赵宝东　李晓明　刘谟震）

第五节　手　部

手按骨骼可分为腕、掌及指三部分。按局部解剖的特点，可分为腕部、手掌、手背及手指四部分。腕部又可通过桡、尺骨茎突作的垂线，分为腕前区和腕后区。

一、表面解剖

手部表面标志包括皮肤标志、骨性标志、肌性和腱性标志。

（一）皮肤标志

1. 腕横纹　即腕近纹、腕中纹和腕远纹。**腕近纹**与尺骨小头约在同一水平。腕中纹平桡、尺骨茎突的连线，也相当于桡腕关节线。**腕远纹**最为明显，约与屈肌支持带近侧缘相当，也与腕横关节的最高点平齐。在该区不宜作与皱纹垂直的切口，以免形成挛缩性瘢痕，影响腕的背伸活动。

2. 掌纹　即鱼际纹、掌中纹和掌远纹。这些横纹犹如手掌皮肤的"关节"，分别适应各个手指的活动（图 12－39）。

（1）鱼际纹　斜行于鱼际尺侧，由掌近侧缘的中份向第 2 掌指关节方向走行，其近端与腕远纹中点相交，在相交处深面有正中神经通过。该横纹可适应拇指单独活动的需要。

（2）掌中纹　从第 2 掌指关节平面向内走行达小鱼际外侧缘，该纹主要适应示指活动的需要。

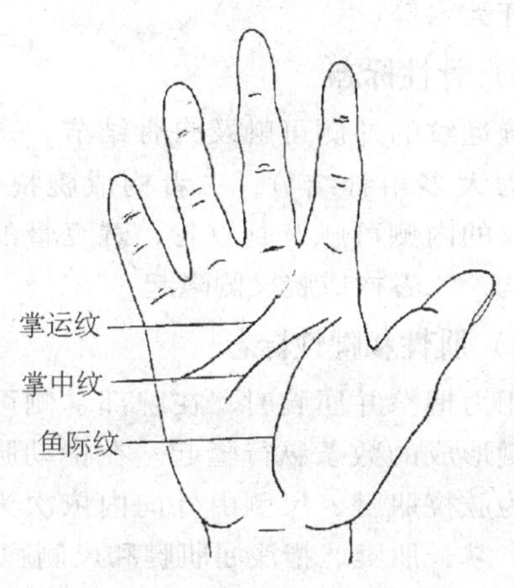

图 12－39　掌纹和指纹

（3）掌远纹　从第 2 指蹼近侧 1.5cm 处向内横行至掌尺侧缘，该横纹适对第 3～5 掌指关节线，在掌指纹近侧约 2cm。掌远纹可适应中指、环指和小指活动的需要。正常情况下手指在屈曲时指腹的远端可触及掌远纹，临床上可以此标准了解手指屈曲受限的程度。

3. 指（褶）纹　手指掌侧的横行皮纹，在拇指为 2 条，其余各指为 3 条，即近侧纹、中间纹和远侧纹，各横纹均与皮下的屈肌腱纤维鞘紧密相连。横纹的两端为手指掌侧与背侧的交界处。近侧纹也叫掌指纹，与指蹼边缘平齐，适对近节指骨的中部。中间纹正对近侧指间关节线。远侧纹位于远侧指间关节线稍上方。这些横纹可适应指间关节的屈曲运动。在手指背面的近侧和远侧指间关节处均有数条横纹，以适应指间关节的背伸。

4. 指蹼 指蹼为手掌远侧缘相邻指根部之间掌、背侧皮肤相互移行所形成的皮肤皱襞，平近节指骨的中部。指蹼的边缘与手掌侧皮肤在同一平面上，而与背侧皮肤则形成一斜面，这一特征在行指蹼成形术时应予考虑。

5. 指腹和指纹 手指远端掌侧部有圆隆状的指腹，皮肤感觉敏锐。指腹部皮肤上形成的沟、嵴排列成弧形或旋涡状的复杂花纹，称为指纹。每个人的指纹形状、结构各异，并具有终身不变、与众不同的特点，法医学上常以指纹进行个体的认定鉴别。

拇指与示指之间的指蹼较大，称为虎口。正常情况下，如拇指充分外展使虎口开大，此时拇指尺侧缘与示指桡侧缘间的角度将大于90°，当虎口发生瘢痕挛缩畸形时该角度将不同程度地缩小，影响拇指的功能，因此必须进行修复与重建，如虎口开大术等。

（二）骨性标志

在腕远纹的外侧可触及舟骨结节，舟骨结节稍远侧为大多角骨结节，二者构成腕桡侧隆起。在腕远纹的内侧可触及豌豆骨，豌豆骨的稍远侧为钩骨钩，二者构成腕尺侧隆起。

（三）肌性和腱性标志

当用力握拳并屈腕时，在腕部掌侧可看到前臂屈肌腱形成的数条纵行隆起。在桡动脉搏动处的桡侧为肱桡肌腱，尺侧由外向内依次为桡侧腕屈肌腱、掌长肌腱、指浅屈肌腱和尺侧腕屈肌腱。正中神经位于桡侧腕屈肌腱与掌长肌腱之间的深面或掌长肌腱的深面。桡动脉位于桡侧腕区肌腱外侧，为诊脉常用部位。尺动脉和尺神经则位于指浅屈肌腱与尺侧腕屈肌腱之间，向远侧经豌豆骨外侧入掌。在尺动脉表面有一层较坚韧的筋膜覆盖，故不易摸到搏动。

在手掌掌侧面的桡侧，由以鱼际肌为主形成的隆起叫鱼际，在尺侧，由以小鱼际肌为主形成的隆起叫小鱼际。手掌中间呈三角形的凹陷为掌心，其深面有较大的血管、神经、指屈肌腱、蚓状肌和骨间肌等。

在手腕的背侧，自桡侧向尺侧依次可以辨认出拇长展肌腱、拇短伸肌腱、拇长伸肌腱和指伸肌腱。

在拇指外展且背伸时于桡骨下端背面可见一凹陷，此为解剖学“鼻烟窝”，窝之外侧界为拇短伸肌腱和拇长展肌腱，内侧界为拇长伸肌腱，窝底为手舟骨、大多角骨及第1掌骨底。桡骨茎突位于窝内，桡动脉经此窝至第1掌骨间隙。

二、手型

手型为手掌和手指整体外形特征的总称。手型的分类方法很多，按手指数（手指数 = 手宽/手长 × 100%）分类法，将手分为五种手型，即特窄手型、窄手型、中手型、宽手型及特宽手型。国人以窄手型居多，占52.4%，特窄手型占14.3%，中手型和特宽手型各占11.9%，宽手型仅占9.5%。

三、腕前区和手掌

手掌的近侧部为**腕前区**，远侧部的中央呈三角形凹陷，称**手心**，其两侧呈鱼腹状隆起，分别叫**鱼际**（**thenar**）和**小鱼际**（**hypothenar**）。

（一）浅层结构

1. 皮肤及浅筋膜 腕前区皮肤薄，滑动性好，浅筋膜薄而疏松，有前臂正中静脉的属支，尺神经及正中神经的掌支，以及前臂内、外侧皮神经的分支分布（图12－39，12－40，12－41）。

手掌部皮肤厚而坚韧，角化层较厚，无毛也无皮脂腺，但汗腺丰富；在皮纹处皮肤直接与深筋膜相连，不易滑动。

浅筋膜在鱼际、小鱼际处较薄，掌心部浅筋膜非常致密，由纤维隔将皮肤与掌腱膜紧密相连，将皮下组织分隔成无数小隔，其间穿行有浅血管、淋巴管及皮神经。故手掌皮肤不易滑动，缺损时不易牵拉缝合，常需植皮。

掌短肌在小鱼际近侧的浅筋膜内，属退化的薄层皮肌，由尺神经支配，有固定浅筋膜，保护深面的血管、神经，收缩时加深掌心凹陷，有利于握拳和持拿工具的作用。

2. 浅血管、淋巴管及神经 浅动脉分支细小数多，且无静脉伴行。浅静脉及浅淋巴管多吻合成细网。由于手的握持功能，手掌的血液和淋巴除正中部分流向前臂外，其两侧部均流向手背，故手掌部感染手背肿胀明显。并经指蹼间隙与深静脉、深淋巴管相交通。

尺神经掌支分布于手掌的内侧1/3，正中神经掌支分布于手掌的外侧2/3，桡神经浅支分布于鱼际外侧部的皮肤（图 12－2）。

（二）深层结构

1. 深筋膜与骨筋膜鞘

（1）腕部深筋膜　上续前臂筋膜，在腕部增厚，分浅、深 2 层。浅层覆盖在前臂肌前群诸肌腱表面，称**腕掌侧韧带**；深层发达，覆盖指浅、深屈肌腱及拇长屈肌腱，称屈肌支持带。

①腕掌侧韧带（palmar carpal ligament）位于腕横纹深部，位置表浅，其两侧与腕背侧的伸肌支持带相延续，远侧变薄。

②屈肌支持带（flexor retinaculum）又名腕横韧带（transverse ligament of carpus），厚而坚韧，其尺侧端附着于豌豆骨和钩骨钩，并与腕掌侧韧带远侧部分共同构成**腕尺侧管（ulnar carpal canal）**，管内有尺神经和尺动、静脉通过；桡侧端分两层附着于舟骨结节和大多角骨结节，并形成**腕桡侧管（radial carpal canal）**，包绕桡侧腕屈肌腱（图 12－40）。

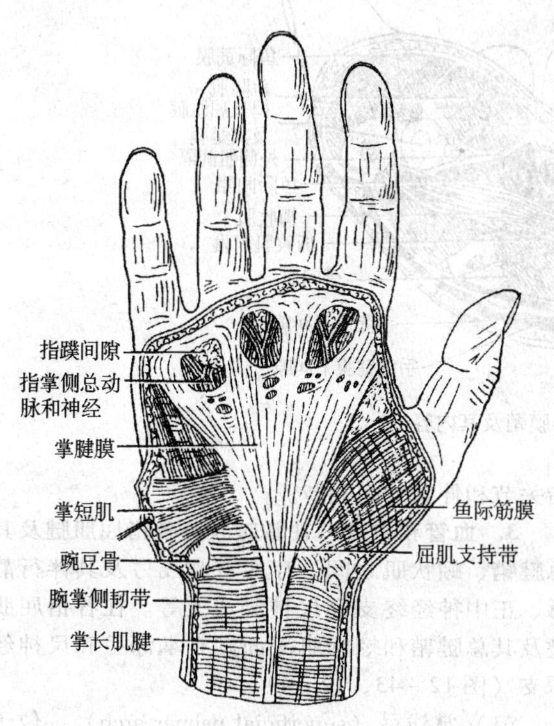

图 12－40　掌腱膜

（2）腕管（carpal canal）　由屈肌支持带与腕骨沟共同围成。管的中部比较狭窄，有指浅、深屈肌及拇长屈肌的九条肌腱穿过，分别被包绕在**屈肌总腱鞘（common flexor sheath）**，又名**腕尺侧囊**）和**拇长屈肌腱鞘（tendinous sheath of flexor pollicis longus**，又名**腕桡侧囊**）。两囊的长度均超过屈肌支持带上、下各 2.5cm，两囊间有正中神经通过。正中神经在腕管内变扁平，居拇长屈肌腱与至示指的指浅屈肌腱之间，紧贴屈肌支持带桡侧段的深面。

（3）手掌深筋膜　可分浅、深 2 层。浅层被覆鱼际、小鱼际肌和掌心部屈指肌腱的前方，分别称为**鱼际筋膜、小鱼际筋膜**和**掌腱膜**。深层覆盖于各掌骨及骨间肌前面者，称为骨间掌侧筋膜；覆盖于拇收肌表面者，称为**拇收肌筋膜**。

掌腱膜（palmar aponeurosis）略呈三角形，厚而坚韧，为致密的腱性纤维膜，对其深部的结构起保护作用，有利于手的握持活动。掌腱膜的近侧部，即三角形的尖，在屈肌支持带浅面与掌长肌腱相续，并与支持带愈着；两侧部延续为鱼际筋膜和小鱼际筋膜；远侧部位于浅层的纵行纤维分散成 4 束，分别延续到 2～5 指，附着于各指的指纤维鞘和掌指关节的侧副韧带上。约在掌指关节平面，掌腱膜 4 束间的 3 个纤维间隙，称为**指蹼间隙**（或称联合孔），间隙内含有脂肪。此间隙是手掌与手指的掌、背面之间的重要通道，有指血管和神经，以及蚓状肌腱行于其间（图 12－40）。

（4）手掌骨筋膜鞘及其内容　手掌骨筋膜鞘由深筋膜浅、深层和掌内、外侧肌间隔围成。分为外侧鞘、内侧鞘和中间鞘（图 12－41）。**掌外侧肌间隔**是从掌腱膜的外侧缘发出的纤维隔，经鱼际肌和示指屈肌腱之间走向深部，附着于第 1 掌指；**掌内侧肌间隔**是从掌腱膜内侧缘发出，经小鱼际肌和小脂屈肌腱之间走向深部，附着于第 5 掌骨的纤维隔。

①外侧鞘：也叫**鱼际鞘**，由鱼际筋膜、外侧肌间隔和第 1 掌骨围成，内有鱼际肌（拇收肌除外）、拇长屈肌腱及其腱鞘和血管神经等（表 12－5）、（图 12－41，图 12－42）。

②内侧鞘：亦名**小鱼际鞘**，由小鱼际筋膜、掌内侧肌间隔和第 5 掌骨围成，内有小鱼际肌、小指屈肌及其腱鞘以及至小指的血管、神经等。

③中间鞘：由掌腱膜、掌内侧和外侧肌间隔、骨间掌侧筋膜和拇收肌筋膜共同围成，内含指浅、深屈肌腱及屈肌总腱鞘、蚓状肌，以及掌浅弓及其分支和指掌侧总神经等。此外，在其深层内还含有手掌筋膜间隙（包括**掌中间隙**和**鱼际间隙**）。

2. 手肌　分为外侧、中间和内侧 3 群（表 12－5，图 12－42）。

（1）外侧群　位于手掌拇指侧鱼际（thenar）内，故又称**鱼际肌**。浅层由外侧向内侧有**拇短展肌**和**拇短屈肌**；深层是**拇对掌肌（opponeus pollicis）**和**拇收肌（adductor pollicis）**。作用为使拇指屈曲、内收、外展和对掌。

表12-5　手肌的名称、起止点、作用和神经支配

肌群	肌　名	起　　点	止　　点	作　　用	神经支配
外侧肌	拇短展肌	屈肌支持带、手舟骨	拇指近节指骨底	外展拇指	正中神经
	拇短屈肌	屈肌支持带、小多角骨	拇指近节指骨底	屈拇指	
	拇对掌肌	屈肌支持带、大多角骨	第1掌骨桡侧缘	拇指对掌	
	拇收肌	屈肌支持带、第3掌骨、头状骨	拇指近节指骨底	内收拇指	尺神经
中间群	蚓状肌	指深屈肌各腱	第2~5指的指背腱膜	屈掌指关节和伸指骨间关节	正中神经 尺神经
	骨间掌侧肌	第2、4、5掌骨	第2、4、5指的指背腱膜	内收2、4.5指及屈掌指关节、伸指骨间关节	尺神经
	骨间背侧肌	第1~5掌骨相对缘	第2~4指近节指骨底及指背腱膜	外展2、3、4指，屈掌指关节及伸指骨间关节	
内侧群	小指展肌	豌豆骨、屈肌支持带	小指近节指骨底	外展小指	尺神经
	小指短屈肌	钩骨、屈肌支持带	小指近节指骨底	屈小指	
	小指对掌肌	钩骨、屈肌支持带	第5掌骨尺侧缘	小指对掌	

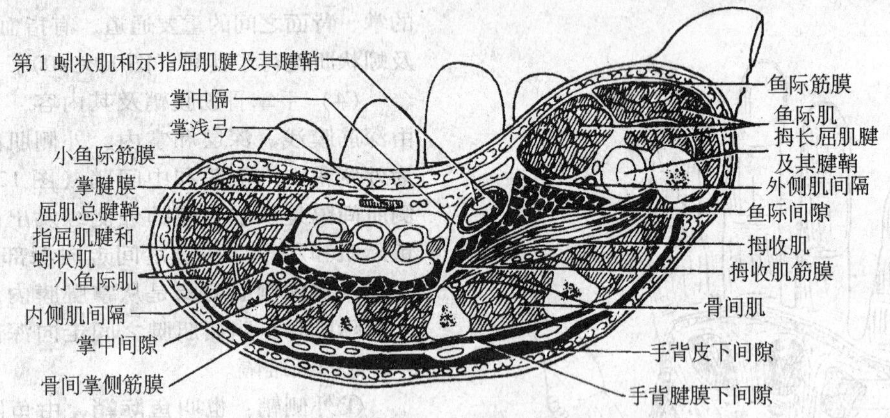

图12-41　手掌的骨筋膜鞘及其内容

（2）内侧群　位于手掌小指侧的小鱼际 hypothenar 内，又称**小鱼际肌**。浅层内侧是**小指展肌**，外侧是**小指短屈肌**；深层为**小指对掌肌**。作用为使小指屈曲、外展和对掌。

（3）中间群　位于掌心，包括蚓状肌和骨间肌。

①蚓状肌（lumbricales）：分别起自第2~5指指深屈肌腱的桡侧，绕自相应各指的背面，止于指背腱膜。其作用是屈第2~5指的掌指关节和伸其指骨间关节。

②骨间肌：位于掌骨间隙内，有**骨间掌侧肌**和**掌间背侧肌**。骨间掌侧肌（palmar mterossei）有3块，作用为内收第2、4和5指（向中指靠拢）。骨间背侧肌（dorsal interossei）有4块，作用为以中指的中轴线外展第2、3、4指。骨间肌也至第2~5指的背面，止于指背腱膜，故能屈掌指关节和伸指骨间关节。

3. 血管和神经　在掌腱膜与各指屈肌腱及其总腱鞘、蚓状肌之间，存在着掌浅弓及其伴行静脉、正中神经终支和尺神经浅支等。在各指屈肌腱及其总腱鞘和蚓状肌深面则有掌深弓和尺神经深支（图12-43，12-44）。

（1）掌浅弓（superficial palmar arch）　位于掌腱膜与各指浅屈肌腱和指掌侧总神经之间。一般由尺动脉终支与桡动脉掌浅支吻合而成，并与静脉伴行。但是在我国多数个体桡动脉掌浅支不发达。

掌浅弓凸侧发出4条分支。最尺侧者为小指尺（掌）侧固有动脉，分布于小指尺侧。其余3支为**指掌侧总动脉**，行经各蚓状肌浅面，与同名神经伴行。至第2~4指蹼间隙处，每一总动脉又分为2条**指掌侧固有动脉**（**proper palmar digital**

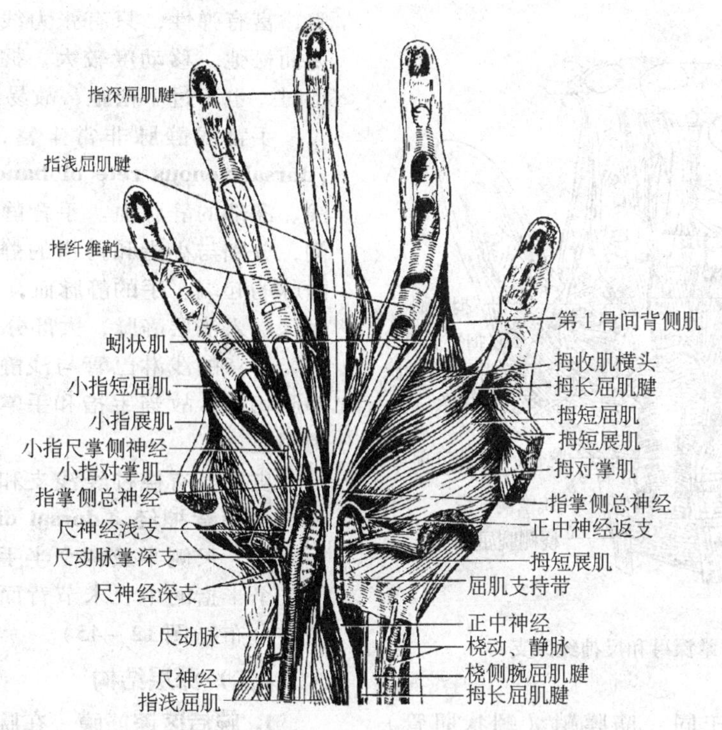

图 12－42　手内肌

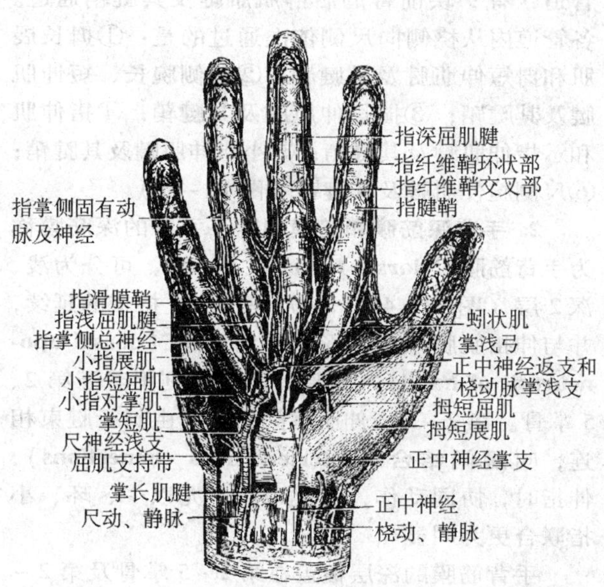

图 12－43　手掌的血管和神经

arteries)，分布于相邻2指相对缘各结构（图 12－43）。

（2）掌深弓（deep palmar arch）　由桡动脉终支与尺动脉掌深支吻合而成，有同名静脉和尺神经深支伴行。适在第2～4掌骨底远侧跨过各骨，弓顶平掌浅弓近侧1～2cm。

由掌深弓的凸侧发出3条掌心动脉，经掌骨间行向远侧。于掌指关节附近，各掌心动脉与各相应的指掌侧总动脉吻合。掌心动脉在行程中发支至骨间肌、蚓状肌及掌骨等（图 12－44）。

（3）拇主要动脉（principal artery of thumb）　在桡动脉入手掌深部处发出，于拇收肌斜头深面分为3支，分布于拇指掌面的两侧缘和示指掌面桡侧缘（图 12－44）。

（4）**尺神经**　尺神经行经腕尺侧管时，于豌豆骨和钩骨之间分为浅、深2支。

①**尺神经浅支**：在尺动脉尺侧继续下行，经掌短肌深面分为小指尺（掌）侧固有神经和指掌侧总神经。后者行至小指和环指之间的指蹼间隙处，分为2条指掌侧固有神经，分布于该2指相对缘的皮肤。故尺神经浅支分布于掌短肌和尺侧一个半指掌面的皮肤（图 12－43）。

②**尺神经深支**（图 12－44）：在腕尺侧管内由尺神经发出后，与尺动脉掌深支一起经钩骨钩尺侧向前弯行，穿经小鱼际肌起始部，潜入手掌深部与掌深弓伴行。尺神经深支自起始处发支至小鱼际诸肌（掌短肌除外），之后在经过中分支至第3和第4蚓状肌，所有骨间肌和拇收肌。

（5）**正中神经终支**　正中神经经腕管走向手掌，在腕横韧带的远侧0.2～0.8cm处先发一返支，绕屈肌支持带远侧缘，行向近侧，有桡动脉掌浅支伴行，后者是识别返支的标志，支配除拇收肌以外的鱼际诸肌。之后发出3支**指掌侧总神**

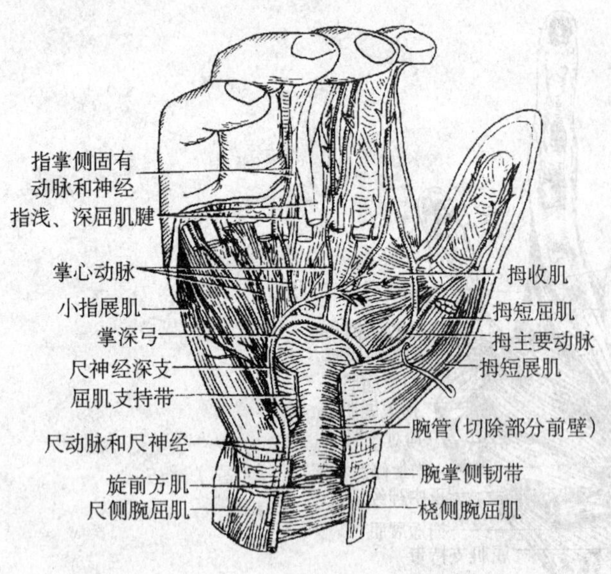

图 12－44　掌深弓和尺神经深支

经与同名动脉伴行于同一筋膜鞘（蚓状肌管）中，平掌骨小头处，各分为两支**指掌侧固有神经**分布于桡侧3个半指掌侧及其中、远节背侧的皮肤；并发出分支支配第1、2蚓状肌。

4. 手掌的筋膜间隙　位于掌中间鞘内，在指深屈肌腱、蚓状肌和屈肌总腱鞘与骨间掌侧筋膜及拇收肌筋膜之间，被掌中隔分为鱼际间隙与掌中间隙（图 12－41）。掌中隔是起自掌腱膜桡侧缘，包绕示指屈肌腱和第1蚓状肌，附于第3掌骨的筋膜隔。

（1）**掌中间隙（midpalmar space）**　位于掌中间鞘尺侧半的深部，在第3～5指屈肌腱、第2～4蚓状肌与骨间掌侧筋膜之间。掌中间隙的近侧端位于屈肌总腱鞘的深面，经腕管与前臂屈肌后间隙相通；远侧端经第2、3和4蚓状肌管（局部深筋膜形成的肌鞘）达第2～4指蹼间隙，并经此处通指背。手掌的刺伤、第3～5指腱鞘炎、屈肌总腱鞘感染破溃和第3～5掌骨骨髓炎等，均可引起掌中间隙感染或积脓。

（2）**鱼际间隙（thenar space）**　位于掌中间鞘桡侧半的深部，在示指的屈肌腱、第1蚓状肌与拇收肌筋膜之间。此间隙的近侧端是盲端，远侧端经第1蚓状肌管通示指指背。手掌的刺伤、示指腱鞘炎和第1～3掌骨骨髓炎，可向鱼际间隙蔓延或破溃。

四、腕后区和手背

（一）浅层结构

腕后区和手背的皮肤薄而柔软，有毛和皮脂腺，富有弹性，只有张力线而无皮纹。皮下组织薄而松弛，移动度较大。握拳时，皮肤紧张，伸指时，也不过于松弛，故易致撕脱伤。

手背浅静脉非常丰富，吻合成**手背静脉网（dorsal venous rete of hand）**，收纳手指及手背浅、深部的静脉血。手背静脉网（弓）的内、外侧，分别与小指和拇指的静脉合成贵要静脉和头静脉的起端。手的静脉血，一般由掌侧流向背侧，由深层入浅层静脉，大部分自手背静脉网回流。

手背的浅淋巴管与浅静脉伴行，淋巴回流与静脉相似，故当手指和手掌感染时，手背肿胀较为明显。

皮神经有桡神经浅支和尺神经手背支，各分为5条**指背神经（dorsal digital nerves）**分布于手背桡、尺侧半及两个半手指背侧的皮肤。但桡侧3个半指的中、末节背面的皮肤由正中神经的分支分布（图 12－45）。

（二）深层结构

1. 腕后区深筋膜　在腕后区，深筋膜增厚形成**伸肌支持带（extensor retinaculum）**，又名**腕背侧韧带（dorsal carpal ligament）**，两侧附于桡、尺骨茎突和腕骨。此韧带向深面发出5条纤维隔，附着于桡、尺骨背面，形成6个骨纤维性管道，有9块前臂的后群肌肌腱及其腱鞘通过。各管道内从桡侧向尺侧依次通过的是：①拇长展肌和拇短伸肌腱及其腱鞘；②桡侧腕长、短伸肌腱及其腱鞘；③拇长伸肌腱及其腱鞘；④指伸肌和示指伸肌腱及其腱鞘；⑤小指伸肌腱及其腱鞘；⑥尺侧腕伸肌腱及其腱鞘（图 12－46）。

2. 手背深筋膜和筋膜间隙　手背的深筋膜称为**手背筋膜（dorsal fascia of hand）**，可分为浅、深2层（图 12－41）。浅层是伸肌支持带的延续，并与伸指肌腱结合，形成**手背腱膜（dorsal aponeurosis of hand）**，腱膜的两侧分别附着于第2、5掌骨。第2～5指伸肌腱间在手背由斜行腱束相连，叫**腱间结合（intertendinous connections）**，伸指时，协同动作，彼此牵扯，尤以中、环、小指联合更为明显。

手背筋膜的深层覆盖在第2～5掌骨及第2～4骨间背侧肌的表面，称**骨间背侧筋膜**。在各掌骨的远、近端，深筋膜浅、深两层互相结合，形成**手背腱膜下间隙**。手背腱膜与手背浅筋膜之间的间隙，称为**手背皮下间隙**。手背的这两个间隙均比较疏松，而且彼此间常有交通，感染时可互相蔓延，使整个手背肿胀显著。

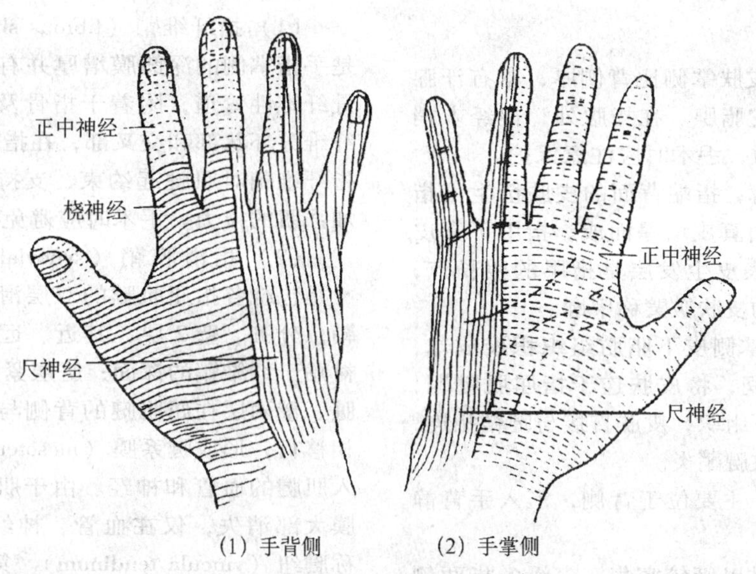

图 12－45　手的皮神经的分布区

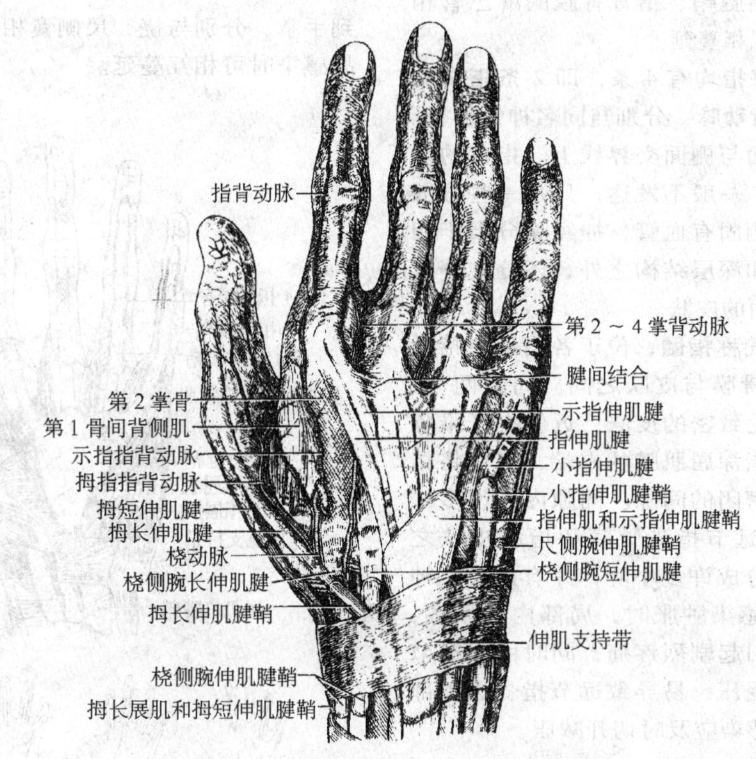

图 12－46　腕后区的腱鞘和手背腱膜

3. 动脉　桡动脉在腕背和手背的分支：

(1) 第一掌背动脉　在第 1、2 掌骨背面发自桡动脉，沿第一骨间背侧肌浅面下行，分出拇指指背动脉和示指桡侧指背动脉，分别至拇指背面两侧缘和示指背面桡侧缘（图 12－46）。

(2) 腕背网　由桡动脉和尺动脉的腕背支吻合而成，位于腕骨背面。由网发出第 2～4 掌背动脉，沿相应掌骨间隙下行，至近节指骨底分为 2 条指背动脉，分别至各指背的两侧缘（图 12－46）。

五、手指

手指借掌指关节与手掌相连，运动十分灵活。拇指粗短，仅有两节指骨，由于拇腕掌关节为鞍状关节，运动范围大增，它与示、中、环、小四指处于对立位置，完成手的握、持、捏、拿功能。

（一）浅层结构

1. 皮肤 手指皮肤掌侧比背侧厚，富有汗腺与指纹，但无毛和皮脂腺。在指腹处，神经末梢特别丰富，感觉灵敏，手术时应注意保护。

指背的皮肤较薄，指端背面的皮肤衍生出指甲。**指甲（nails）**由真皮增厚而成。指甲下真皮为甲床，甲根部的表皮生发层是指甲的生长点，围绕甲根及其侧缘的皮肤皱襞称甲廓。

2. 浅筋膜 指掌侧皮下脂肪组织积聚成球，且有纤维隔界于其间，将皮肤连于指屈肌腱鞘，在指横纹处，无皮下组织，皮肤直接与腱鞘相连；刺伤感染时，常导致腱鞘炎。

手指的浅静脉，主要位于背侧，汇入手背静脉网。

手指掌侧的浅淋巴管较密集，多沿各指两侧缘走行，至指蹼处转向背侧，与指背淋巴管相连。手指的浅淋巴管与指腱鞘、指骨骨膜的淋巴管相交通，故感染时可互相蔓延。

手指的动脉，每指均有4条，即2条**指掌侧固有动脉**和2条**指背动脉**，分别与同名神经伴行。均位于指掌、背侧面与侧面交界线上。指背的血管神经除拇指以外，一般不发达，只是一些分散的细小分支。指掌侧固有血管、神经除分布于相应各指掌侧的皮肤和深层结构之外，还分支分布于手指中、远节背面的皮肤。

3. 指髓间隙 简称**指髓**，位于各指远节指骨远侧4/5段掌侧的骨膜与皮肤之间。间隙两侧、掌面和各指末端都是致密的皮肤；近侧有纤维隔连于指远纹皮下和指深屈肌腱的末端，因而将指髓封闭成一个指端密闭的间隙。间隙内有许多纤维束（或隔）连于远节指骨骨膜和指腹皮肤之间，把间隙内脂肪分成许多小叶，并有血管、神经行于其中。指端感染肿胀时，局部内压增高，压迫神经、血管，引起剧烈疼痛，同时由于远节指骨的滋养动脉亦受压，易导致远节指骨远侧部坏死。因此，指端感染应及时切开减压。

（二）深层结构

1. 指浅、深屈肌腱的附着 指浅屈肌腱在近节指骨处覆盖并包绕指深屈肌腱；向远侧分为两股，附于中节指骨的侧缘，形成腱裂孔，容深肌腱穿过。自此以远，深肌腱浅出，止于远节指骨底。深肌腱主要屈远侧指骨间关节；浅肌腱屈近侧指骨间关节。两肌腱各有独立的滑动范围，又互相协同增强肌力（图12－42）。

2. 手指腱鞘（tendinous sheaths of fingers） 包绕浅、深屈指肌腱，由2部分组成。

（1）指纤维鞘（fibrous sheaths of fingers）是手指掌侧的深筋膜增厚并有掌腱膜参加形成的骨纤维性管道，附着于指骨及关节囊的两侧。其纤维分环状部和交叉部，在指骨间关节处较薄弱。指纤维鞘对肌腱起约束、支持和滑车作用，并能加强肌的拉力。手术时应避免损伤指纤维鞘。

（2）指滑膜鞘（synovial sheaths of fingers）是包绕各指屈肌腱的双层滑膜形成的的囊管状鞘，分脏、壁2层，其近、远侧两端封闭。壁层衬贴于纤维鞘的深面；脏层紧贴于屈肌腱的外面。脏、壁两层在屈肌腱的背侧与指骨掌侧面之间互相移行，形成腱系膜（mesotendon）。系膜内有出入肌腱的血管和神经。由于肌腱经常运动，腱系膜大部消失，仅在血管、神经出入处保留下来，称腱纽（vincula tendinum）。第2～4指的指滑膜鞘，从远节指骨底一直延伸到掌指关节的近侧。拇指和小指的指滑膜鞘，从远节指骨底一直延伸到手掌，分别与桡、尺侧囊相通连（图12－47），故感染时可相互蔓延。

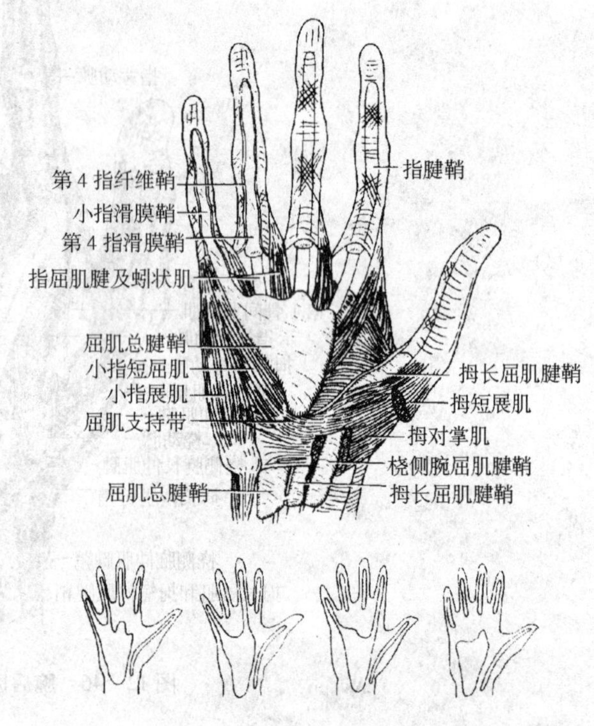

图12－47 手掌侧的腱鞘

3. 伸指肌腱的附着 伸指肌腱越过掌骨小头后，向两侧扩展，包绕掌骨小头和近节指骨的背面，叫**指背腱膜（dorsal digital aponeurosis）**，又称**伸肌腱帽（dorsal extenson expansion）**。它向远侧分为3束：中间束止于中节指骨底；两条侧束在中节指骨背侧合并后，止于远节指骨底

(图 12－34)。侧束的近侧部有骨间肌腱参加；远侧部有蚓状肌腱加强。伸指肌腱可伸全部指骨间关节；在骨间肌和蚓状肌协同下，尚可屈掌指关节、伸指骨间关节。当中间束断裂时，不能伸近侧指骨间关节；两侧束断裂时，远侧指骨间关节不能伸直，呈“锤状指”畸形；三束皆断时，全指呈屈曲现象。

六、手部皮瓣的应用解剖

(一) 示指近节背侧皮瓣的应用解剖

示指近节背侧皮瓣也称示指桡侧皮瓣，含有由桡动脉发出的第 1 掌背动脉及静脉和由桡神经浅支发出的两条指背神经。该皮瓣颜色、质地、厚薄均与拇指相似，是修复拇指软组织缺损的理想供皮区。

1. 示指近节背侧皮瓣的血液供应 第 1 掌背动脉起于桡动脉手背段，距第 1 掌骨底尺侧缘远侧 1.3cm 处。该动脉于第 2 掌骨桡侧缘背侧前行，在第 2 掌指关节处续于示指桡侧指背动脉，其起始部外径平均为 1.0mm（图 12－46）。掌背静脉于动脉浅面，行径与动脉相同，其在第 2 掌骨中点和掌骨底处外径分别为 1.7mm 和 2.5mm，后续于头静脉。

2. 示指近节背侧皮瓣的神经 桡神经浅支的终末支行于第 1 掌背动、静脉之间，延续为示指背桡侧神经，抵达近侧指间关节平面（图 12－2）。

3. 示指近节背侧皮瓣的临床应用 示指近节背侧皮瓣以第 1 掌背动、静脉为血管蒂，以桡神经浅支为神经蒂。

皮瓣切取范围，近侧端不应高于第 1 掌骨底，远端不应超过近侧指间关节。皮瓣长约 8cm，指背宽 2cm，掌背宽不超过 4cm。

(二) 小指展肌肌（皮）瓣的应用解剖

该肌皮瓣由小指展肌和营养该肌的小指展肌动脉及尺神经深支构成。

(1) 小指展肌起自豌豆骨和豆钩韧带，肌纤维斜向下内，止于第 5 近侧指骨底的尺侧结节，并有部分移行于小指指背腱膜。小指展肌平均长 7.4cm，肌中部宽约 1.7cm，厚 0.7cm。

(2) 小指展肌肌（皮）瓣的血液供应 尺动脉发出的小指展肌动脉是小指展肌的主要动脉（图 12－43），由尺动脉在钩骨钩处发出，与尺神经的小指展肌支伴行，作为一个联合的血管神经束进入小指展肌。

(3) 小指展肌肌（皮）瓣的神经 尺神经深支通常有 1～2 支，多在豆钩管（腕尺侧管）内由尺神经发出后直接进入该肌。

(4) 小指展肌肌（皮）瓣的临床应用 可作为转移肌瓣或肌皮瓣加以应用，适于移向鱼际隆起部，用作对掌整形或外展整形；亦可转移、覆盖腕部及前臂下部的神经松解术和神经瘤切除后的皮肤和神经干。

七、临床提要

(一) 手的姿势与功能

手具有静止和运动两种状态。手的静止状态包括休息位和功能位。静止状态可使手部充分休息并处于运动前的最佳准备姿势。手的运动状态因其目的不同表现形式多样，每一运动均有多种结构参与。如手的结构完整性遭到破坏，上述两种状态即难以维持。手外科的目的就是要恢复手结构的完整性，最大限度地恢复和保存手的功能。

1. 手的休息位 休息位是指手处于自然静止状态下的一种半握拳姿势，此时作用于手部的各组拮抗肌的张力呈现相对平衡状态。休息位是手最稳定的姿势，在这种姿势下一般不至于发生疲劳（图 12－48）。

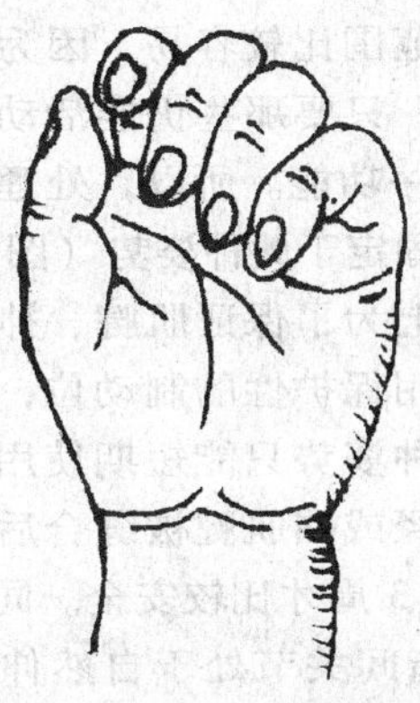

图 12－48 手的休息位

休息位时，腕关节背伸约 10°～15°，伴有轻度尺侧偏斜，拇指轻度外展，指腹接近或触及示指远侧指间关节的桡侧缘，其他各指的掌指关节和指间关节皆呈半屈位，示指屈曲度较小，越向小指屈曲度越大。但这种姿势常因腕关节屈伸的程度不同而受到影响。如当腕关节被动屈曲时，各指的屈曲度即减小。了解手的休息位有助于手部疾患的诊断，如神经、肌肉或肌腱损伤时，即破坏了手部肌肉的平衡，从而引起休息位畸形。

2. 手的功能位 手的功能位是手处于运动前能最大程度发挥其功能的位置或姿势。此时前臂半旋前位，腕背伸达20°～25°，尺侧偏斜约10°。拇指充分外展，掌指关节和指间关节微屈，处于对掌位。其他4指分开，关节屈曲程度不尽相同，即掌指关节屈曲30°～40°，近侧指骨间关节屈曲60°～80°，远指间关节屈曲10°～15°（图12－49）。

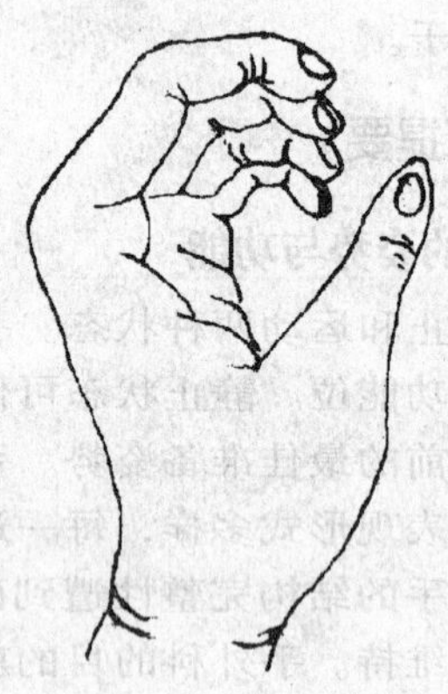

图12－49　手的功能位

功能位是手进行各种活动（如张手、握拳及捏物等）之前的准备姿势，根据需要手可迅速地做出其功能活动。从整体上看，功能位反映出持握时所需要的关节运动范围最小，如果拇指和其他手指有单个或多个关节僵直，在此位置上恢复其有效的活动范围比较容易，因为拇指对掌姿势几乎已经充分，只要那些仍能活动的关节稍加屈曲即可完成某一功能。所以，处理手外伤尤其是骨折时应将手固定于此种姿势（图12－49）。

有时临床上为了保证肌腱、神经断裂处的缝合稳定，可采用保护性的制动位，即临时制动的非功能位，这种姿势只能短期使用。如在腕部正中神经、尺神经或屈肌腱被缝合后，腕关节保持40°制动屈曲位3周才比较安全。同时使掌指关节屈曲近80°，指间关节处于自然伸直位，这是因为在强迫屈曲位制动后，恢复手指的伸展功能很困难。当修复背侧组织时，腕关节需制动在伸直位，但掌指关节至少要有10°的屈曲。

（二）手部畸形

畸形（anomaly）是指人体某一部位或器官，在形态结构上的不正常状态，出现率极低，影响正常功能。较严重的畸形，既不利于生理功能的正常进行，又明显地有碍于人的形体美，常需行美容整形手术加以矫正。

1. 手部畸形的分类　按照畸形的原因，手部畸形可分为先天性畸形和后天性畸形两种。

后天性畸形：多因骨、关节、肌肉和神经系统的创伤或疾患所致。

先天性畸形：手的先天性畸形分类较复杂。按照目前较适用的Swanson分类法（1976），将畸形分为7类。

（1）肢体部分形成障碍（failure of formation of parts）可有如下类型：

①桡、尺侧缺如畸形手：因桡骨或尺骨的部分或全部不发育，前者导致缺拇指，手偏向桡侧，以腕关节处屈度最大，且腕关节向桡侧脱位；后者导致缺小指或环指，手偏向尺侧，以腕关节处曲度最大。该类畸形常伴有其他骨以及肌肉、肌腱、血管和神经等方面的畸形（图12－50）。

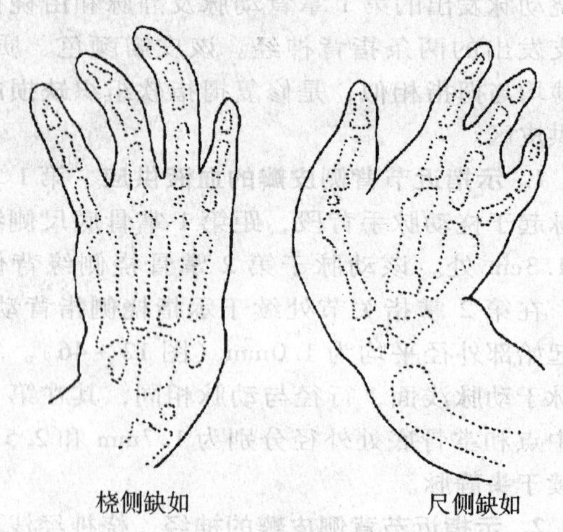

图12－50　桡、尺侧缺如畸形手

②钳状手：多见于中指不发育，也可同时有示、中和环指不发育，使手指分裂为桡、尺两组，故又称裂手畸形，因形似龙虾钳，又称龙虾钳手。主要表现形式呈“V”形裂口。如中指和第3掌骨缺如，则“V”形裂口较深；仅中指缺如，裂口稍浅；示指缺如，则裂口更浅。也可拇指和小指存在，其余3指均缺如（图12－51）。

③掌指偏缺畸形：小指和第5掌骨缺如或同时伴有环指和第4掌骨缺如（图12－52）。

（2）肢体分化障碍（failure of differentiation of parts）　常表现为并指畸形（图12－53）。①蹼形指：手指与手指之间仅为双层皮肤相连；②软组织并指：两层皮肤之间还有连于两指的肌肉、肌腱或神经，但无各指指骨融合；③骨性并指：相连两指的指骨融合为一体。

并指多发生于第3、4指之间，常伴有多指现象。并指出现于二指之基部或末端；也可在相邻二指之间相连和分开部相间排列，形成间断性并指。

并指畸形为常染色体显性遗传性疾病，其出现率约为1/3000，男女之比为2:1，常伴有其他畸形（图12－53）。

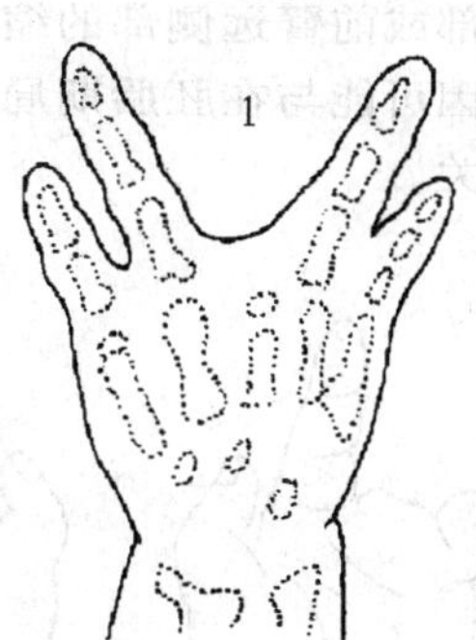

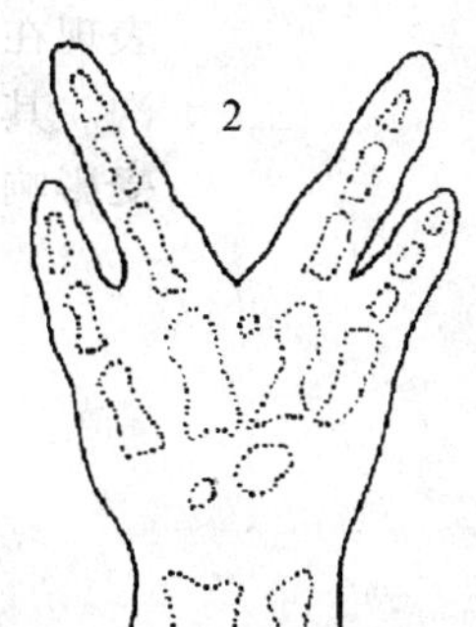

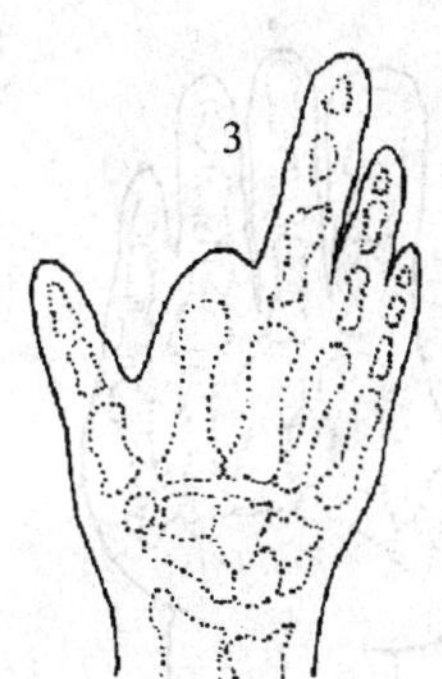

图 12－51　钳状手

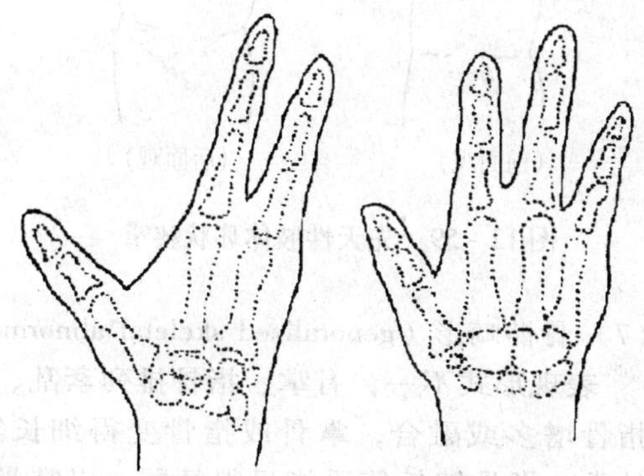
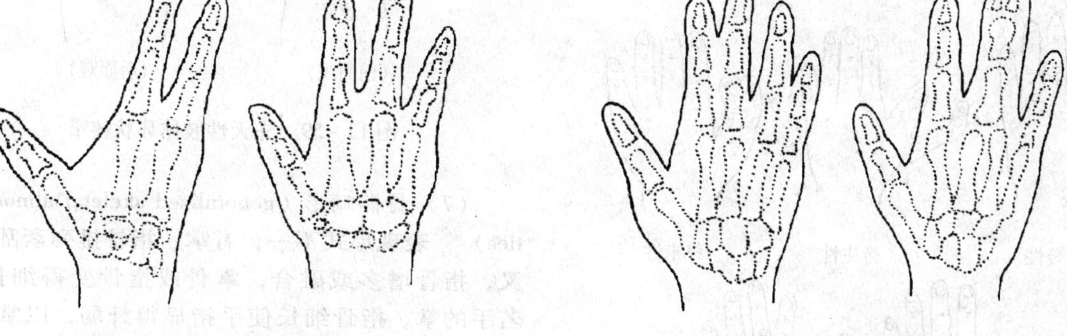

图 12－52　掌指偏缺畸形

图 12－53　并指畸形

（3）发育不全（undergrowth）　表现为手指短小、无手指甚至无手（图 12－54）。这是胚胎中期以后指骨的骨化过程发生障碍所致，属常染色体显性遗传病，常伴有体形矮小。

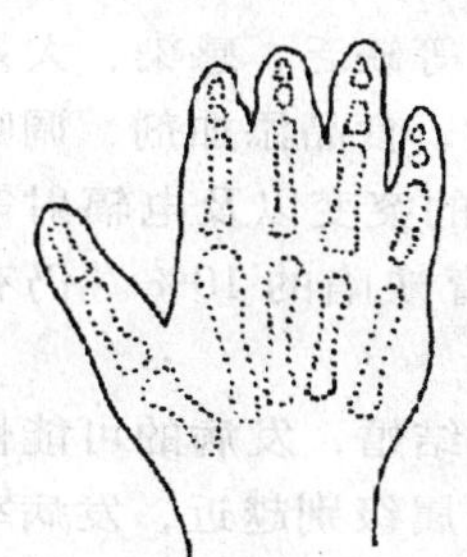
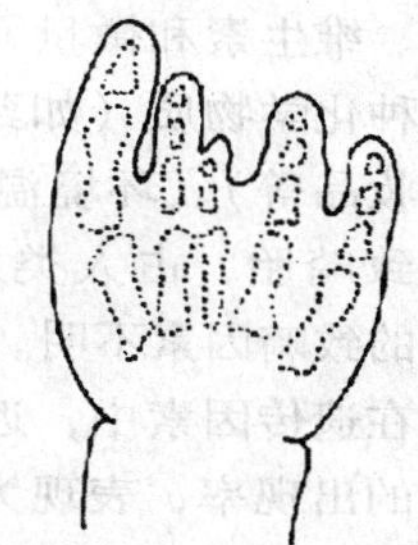

图 12－54　手指短小畸形

拇指发育不全为第 1 掌骨缺如或发育不全所致，表现为拇指短小，基部呈环沟状缩细，拇指仅借皮带连于手掌（图 12－55）。

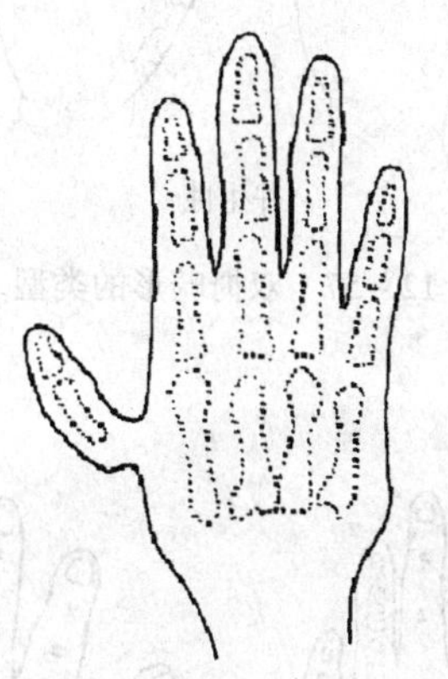

图 12－55　拇指发育不全

（4）过度生长（overgrowth）　手指较正常明显增长、增粗，或远节手指和手掌的增宽等（图 12－56），常伴有肢体其他部位的增大畸形。与该局部组织对各种生长因子的敏感性增加有关。

（5）重复畸形（duplication）　最常见为多指畸形，以拇指最多，小指其次，其他各指少见。

双拇指畸形的类型（图 12－57）：

假性双拇指畸形：在拇指基部的桡侧出现一肉赘。

真性双拇指畸形：其共同点是都直接或间接连续第一掌骨，即有：①旁生性双拇指畸形在拇掌指关节的桡侧生出一较小的手指；②终末性双拇指畸形 仅拇指末节分开；③并生性双拇指畸形出现两个同等大小的完整拇指。如并生性拇指有 3 节指骨，即称三节型并生拇指畸形。

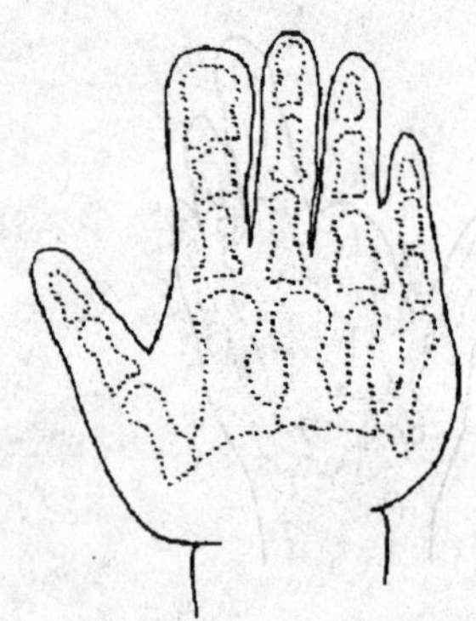

图 12－56　发育过度畸形

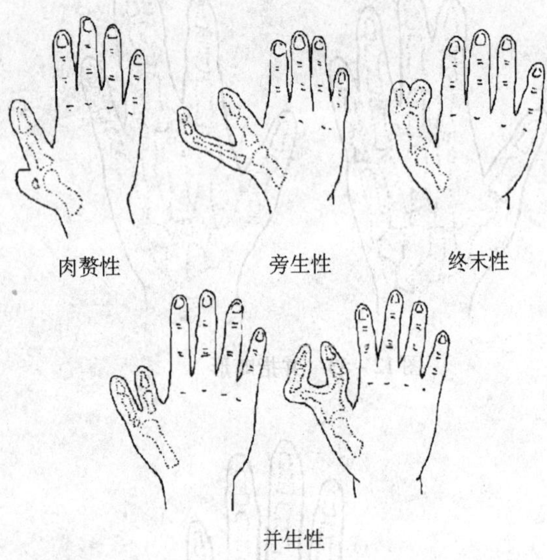

图 12－57　双拇畸形的类型

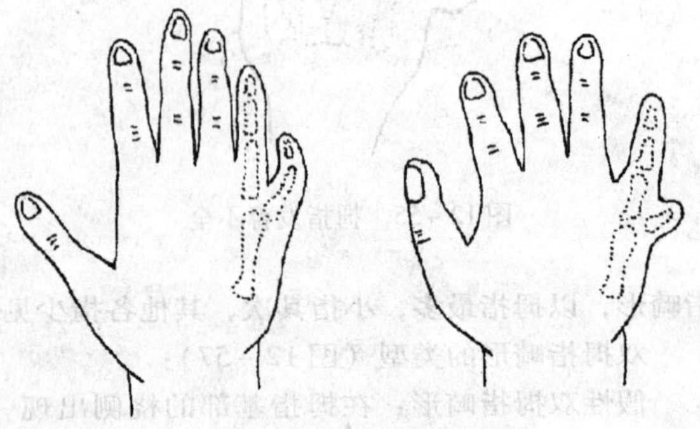

图 12－58　多指畸形

小指基部的尺侧出现的多指畸形（图 12－58），可形成完全性手指或不全性（如只有一节）手指。

（6）**先天性缩带综合征（congenital constriction band syndrome）**　表现为先天性肢体环状狭窄（图 12－59），上、下肢均可发生。上肢表现在腕部或前臂远侧部的缩细并形成环状的深沟。其原因可能与在胚胎期局部肢体缺血使生长受影响有关。

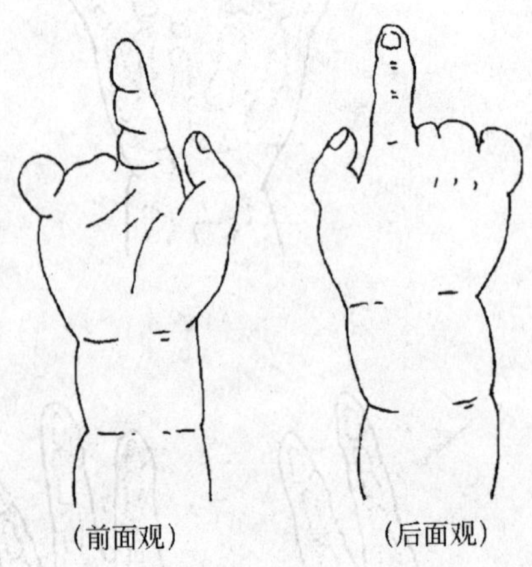

图 12－59　先天性肢体环状狭窄

（7）骨骼畸形（generalized skeletal abnormalities）　表现形式不一，有掌、指骨排列紊乱、分叉，指骨增多或融合，掌骨或指骨变得细长等。若手的掌、指骨细长使手指显得纤弱，以掌骨和第 1 节指骨为明显，且伴有关节钩状弯曲，使手指状如蜘蛛腿，故名蜘蛛指。是显性遗传性疾病。

2. 手部畸形的病因　手部先天性畸形的发生由遗传因素和环境因素所致。前者属于内在因素，系染色体的数目或结构发生变化，基因分子的结构发生改变而导致畸形，约占人类发育缺陷的 20%；后者属于外在性因素，是指孕期母体代谢失调、维生素和微量元素等缺乏、感染、大量使用某种化学物质（如药物、食品添加剂、调味品和化妆品等）、环境温度的突变以及电辐射等均可导致畸胎，占人类发育缺陷的 10%。仍有约 70% 的致畸因素不明。

在遗传因素中，近亲结婚，发病的可能性和畸形的出现率，表现为亲属级别越近，发病率大增；亲属级别越远，则发病率越低。因此，非亲结婚是预防先天性畸形的重要环节。

胚胎的发育过程分为细胞和组织分化前期、分化期及器官和功能分化期。人体胚胎 3 个月以内的时间，为细胞和组织的分化前期和分化期，是胚胎发育最易受影响的时期。如果在此期内，受到内、外在因素的影响，均可引起遗传基因或染色体的变化而产生畸形。在后天因素中，尚有某些疾病或外伤所致的畸形。

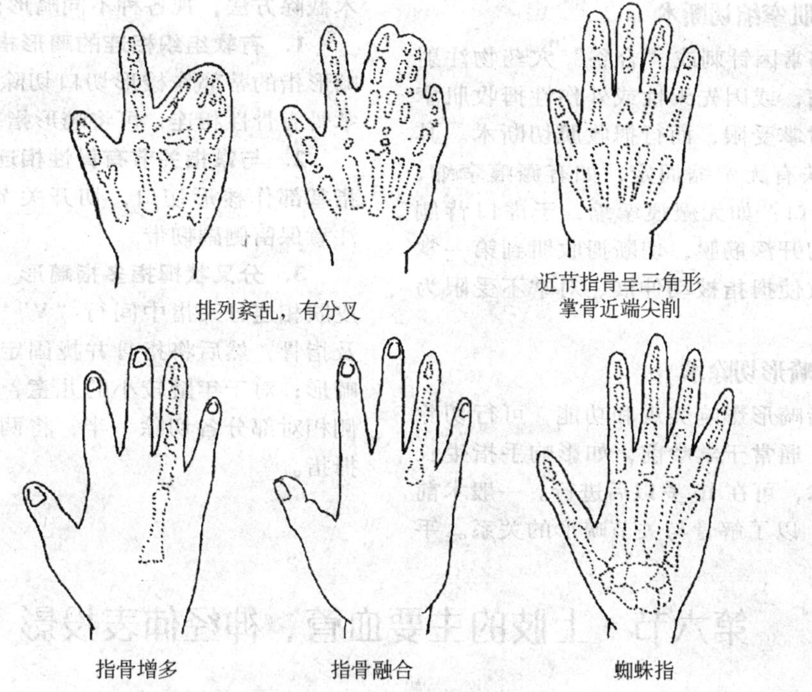

图 12－60　手部骨骼的畸形

（三）腕管综合征

1. 腕管　是由腕前区的腕骨沟与腕横韧带（屈肌支持带）构成的闭合纤维骨性隧道，其桡侧为舟骨及大多角骨，尺侧为豌豆骨及钩骨，背侧为月骨、头状骨、小多角骨及覆盖其上的韧带，掌侧为腕横韧带。管内有指深、浅屈肌腱及其腱鞘和正中神经、拇长屈肌腱通过。正中神经在腕管中的位置多位于指浅屈肌腱与腕横韧带之间。腕横韧带是一坚韧的纤维组织，厚约 0.2cm（0.1～0.3cm），弹力纤维少 。如腕管内屈指肌腱磨擦及炎性刺激、腱鞘囊肿、脂肪瘤等，使管内压力增大而压迫正中神经，导致桡侧 3 个手指麻木及正中神经支配的内在肌瘫痪，将此称为腕管综合征。

2. 病因　本病多发于月经期、妊娠期或哺乳期的女性，可能与内分泌失调、腱滑膜增厚有关。

3. 治疗　早期可采用制动、休息及氢化可的松封闭等保守治疗。晚期病例，或经非手术治疗反复发作者，或已有大鱼际肌萎缩者，则应行手术松解减压术，切开腕横韧带、切除所有腕管内增生物及部分增厚的屈肌腱滑膜鞘以减少对正中神经的挤压。纵行切开腕管段正中神经外膜，必要时作束膜间锐性分离。若束膜受压时，应切开束膜以达彻底减压目的。

（四）掌挛缩症的病理解剖基础及手术

掌挛缩症（Dupuytren’s contracture）亦称**掌腱膜挛缩症**，病因至今不清，与种族、年龄、性别、遗传因素、创伤因素、药物因素及血管因素有关。

掌腱膜挛缩症多发于手掌，其病理改变主要发生在掌腱膜上。在掌挛缩症中，所有掌腱膜及其纵隔都出现纤维增生和挛缩，以后这些组织发展成为瘢痕，更进一步加重挛缩，牵引掌指关节及近侧指骨间关节屈曲。从掌腱膜发出到皮肤的垂直纤维严重增生挛缩，挤压皮下脂肪、汗腺、皮脂腺、血管、淋巴管等，以致在真皮和掌腱膜之间成为一块厚而硬的板块。

治疗以手术切除病变组织矫正畸形为主。治疗方式要根据病情轻重、功能障碍的程度、患者的年龄以及病变区域的皮肤条件综合考虑而决定。

（1）掌腱膜挛缩症　病程较长，但较轻微，虽有轻度挛缩而无明显功能障碍者，可不必手术。定期复查，根据病情的发展再决定是否手术。

（2）掌指或指骨间关节出现挛缩，有功能障碍，且病变还在继续发展，则应及早采用手术治疗。

（3）术式的选择　可供选择的术式有：掌腱膜切断术、部分掌腱膜切除术、掌腱膜全部切除术、掌腱膜切除创面旷置术、掌腱膜切除游离植皮术、截指术等。

（五）拇收肌挛缩切断术

拇收肌挛缩常因针刺或“合谷”穴药物注射引起拇收肌挛缩，或因先天性或外伤性拇收肌挛缩，导致外展对掌受限，而行拇收肌切断术。其皮肤切口视皮肤有无挛缩而定，如有瘢痕挛缩，可行“Z”字切口；如无瘢痕挛缩，于虎口背侧行弧形切口，切开深筋膜，切断拇收肌到第一掌骨头附着处，致使拇指被动伸展、对掌不受限为止。

（六）多指畸形切除术

先天性多指畸形影响美观和功能，可行切除术。切除时间，通常于学龄前，如影响手指生长的骨融合性手术，可在16岁以后进行。一般术前应行X线摄片，以了解骨与关节畸形的关系。手术截除方法，视各种不同畸形而定。

1. 有软组织相连的畸形指 可在局麻下，在畸形指的蒂部作梭形切口切除；如畸形与指骨或掌骨有骨性相连，可将畸形指基部咬除锉平。

2. 与掌指关节有骨性相连的赘生指 在赘生指基部作梭形切口，切开关节囊，剔除赘生骨。注意保留侧副韧带。

3. 分叉状拇指多指畸形 ①分叉指畸形：对皮肤相连分叉指中间行“V”形切除，包括指甲及指骨，然后将指骨并拢固定。②蟹爪样分叉指畸形；对于年龄较小的儿童，可将分叉的两指内侧相对部分各切除一半，将两半合并，形成新的拇指。

第六节 上肢的主要血管、神经体表投影

一、上肢主要动脉干的体表投影

1. 腋动脉、肱动脉 上肢外展90°，掌心向上时，从锁骨中点至肘前横纹中点远侧2cm处的连线，即是腋、肱动脉的体表投影。两者以大圆肌下缘为界，大圆肌下缘以上为腋动脉，以下为肱动脉。

2. 桡动脉、尺动脉 从肘窝中点远侧2cm处，分别至桡骨茎突前方和豌豆骨桡侧的连线，为桡、尺动脉的体表投影。

3. 掌浅弓 当拇指充分外展时，掌浅弓与拇指根部远侧缘平行，其最凸侧一般不超过掌中纹。

4. 掌深弓 约在掌浅弓投影的近侧1～2cm外。

二、上肢神经干的体表投影

1. 正中神经 在臂部与肱动脉体表投影一致；在前臂前区为从肱骨内上髁与肱二头肌腱连线中点至腕前区腕远纹中点的连线。

2. 尺神经 从腋窝顶经肱骨内上髁与尺骨鹰嘴间至豌豆骨桡侧缘的连线。

3. 桡神经 自腋后襞下缘外端与臂交点处，向下经肱骨后方至肱骨外上髁的连线。

（刘谟震　赵宝东　李晓明）

第十三章 下 肢

第一节 概 述

一、境界与分区

下肢借肢带与躯干相连，上界前方以腹股沟和髂嵴前份与腹部分界；外后方以髂嵴后份和髂后上棘至尾骨尖的连线与脊柱区的腰部、骶尾部分界；内侧以股沟与会阴分界。下肢具有支持体重和运动的功能，适应直立行走，故其形态结构具有以下特征：骨骼较上肢粗壮、结实；关节的辅助结构强而坚韧；肌肉粗壮发达，因此关节的稳定性大于灵活性。

下肢分为臀部、股部、膝部、小腿部及足部等。各部又可分为若干区，如股部，即大腿部，按其骨筋膜鞘的位置又可分为股前区、股内侧区及股后区。以相同的方式，小腿部可分为小腿前区、外侧区及后区。股部与小腿部连接处称为膝部，其背侧的间隙称为腘窝。足部可分为足背和足底。

二、表面解剖

（一）体表标志

1. 髂前上棘（anterior superior iliac spone） 为髂嵴前端的突起，用手指沿腹股沟向上外触摸，首先摸到的骨点就是髂前上棘。

2. 髂嵴（iliac crest） 为髂骨的上缘，它既是臀部的上界，也是腰部的下界，全长位于皮下，其前份比后份更易摸到。两侧髂嵴最高点画一连线，平对第4腰椎棘突，为临床上确定腰椎穿刺的标志。

3. 髂结节（tubercle of iliac crest） 在髂前上棘上后方5～7cm处，是髂嵴外缘向外侧突出的骨点。

4. 髂后上棘（posterior superior spine） 是髂嵴的后端，居臀部内上方的一个凹陷内，适对骶髂关节的中部。

5. 坐骨结节（ischial tuberosity） 在臀沟（为臀部下界的皮沟）内侧端的上方。在坐位时，坐骨结节位于皮下，是支持体重的骨点，易于触及。

6. 耻骨结节（pubic tubercle） 位于腹股沟的内侧端。从此向内侧延伸的隆起，称为耻骨嵴，长约2.5cm。

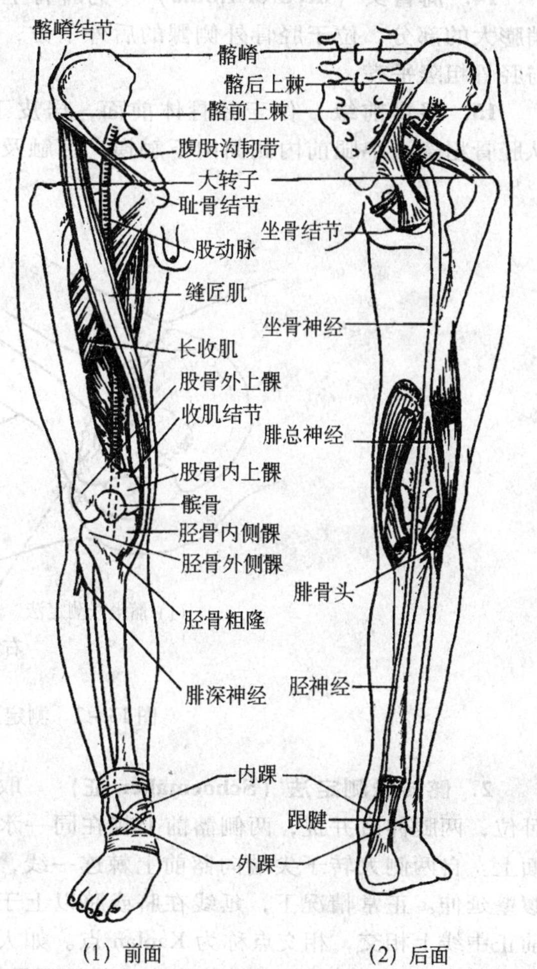

图13-1 下肢体表标志

7. 腹股沟 为股前区与腹前外侧壁连接处的斜沟，从耻骨结节行向上外，终于髂前上棘。沟的深面有腹股沟韧带。

8. 股骨大转子 为髋部向外侧最突出之点，在髂结节下方约一掌宽（约 10cm）处可以摸到。

9. 股骨内、外侧髁和胫骨内、外侧髁 为膝部上、下方两侧的隆起。股骨内、外侧髁侧面最突出的部分为股骨内、外上髁。

10. 收肌结节 是股骨内上髁上方的一个小骨性隆起，大收肌腱附着于此处（图 13－1）。

11. 髌骨和髌韧带 髌骨位于膝关节前面，居于皮下，在直立时可见其突出于膝关节线的上方，在屈膝时即陷入股骨两髁之间。髌韧带位于髌骨下方，上接续髌骨，下端止于胫骨粗隆，长约 5cm，宽约 2.5cm，半屈膝时最为明显。

12. 腘窝 为膝部背侧的一个间隙，伸膝时界限不明显，屈膝时则界限清楚。

13. 胫骨粗隆（tibial tuberosity） 为胫骨上端向前突出的隆起，在髌骨下方约 4 横指处。

14. 腓骨头（need of fibula） 为腓骨上端稍膨大的部分，位于胫骨外侧髁的后外下方，约与胫骨粗隆平齐。

15. 胫骨前缘 位于胫骨体前面，居皮下，从胫骨粗隆沿小腿前内侧面向下触摸，可触及其全长。

16. 内踝 为胫骨下端内侧伸向下方的扁突，明显隆起于踝部的内侧。

17. 外踝 为腓骨下端的膨大，是略呈三角形的扁突，明显隆起于踝部的外侧，其位置较内踝低。

18. 跟腱 位于小腿后区下部的皮下，由比目鱼肌腱和腓肠肌腱汇合而成，向下附着于跟骨结节。

19. 舟骨粗隆 位于足内侧缘中点稍后方，是胫骨后肌的主要抵止点，为足部的良好骨性标志。

20. 第 5 跖骨粗隆 足外侧缘的中部有一明显隆起，即第 5 跖骨粗隆，为腓骨短肌的抵止处。从外踝尖至第 5 跖骨粗隆画一连线，其中点稍前即为跟骰关节。

（二）下肢轴线及角

1. 髂坐线（Nelaton 线）测定法 取侧卧位，髋半屈，由坐骨结节至髂前上棘的连线，称为 Nelaton 线。正常情况下，大转子尖端应在此线上或以下。若髋关节脱位或股骨颈骨折时，大转子尖可向上方移位（图 13－2）。

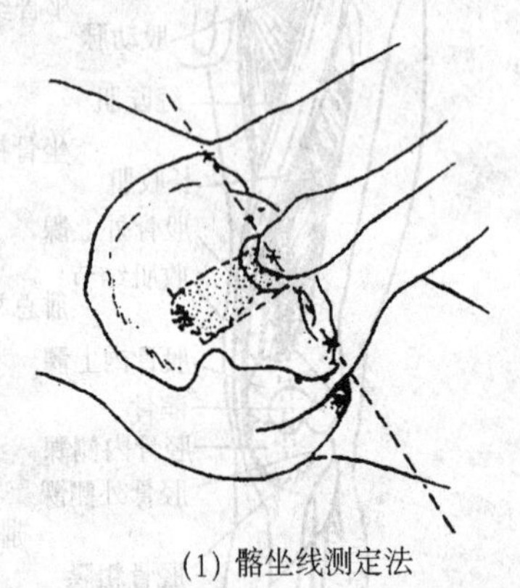

(1) 髂坐线测定法

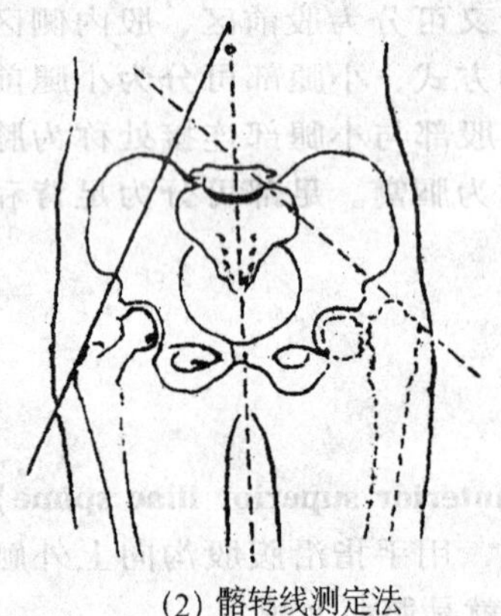

(2) 髂转线测定法

右侧正常　左侧不正常

图 13－2　测定股骨大转子向上移位的方法

2. 髂转线测定法（Schoemaker 征） 取仰卧位，两腿伸直并拢，两侧髂前上棘在同一水平面上。自两侧大转子尖端向髂前上棘连一线，向腹壁延伸。正常情况下，延线在脐或脐以上于腹前正中线上相交，相交点称为 Kaplan 点。如大转子已向上移位，多见于髋关节脱位或股骨颈骨折，则延线在脐以下与正中线相交，而左、右线的交点偏向健侧（图 13－2）。

3. 颈干角（collodiaphysial angle） 下肢力线为通过股骨头中点、髌骨中点与第 1 趾蹼的连线。股骨颈与股骨干之间形成一角度，即颈干角或颈体角（图 13－3），儿童平均为 160°，成人平均为 127°（125°～130°）。大于此角者，为髋外翻；小于此角者，为髋内翻。

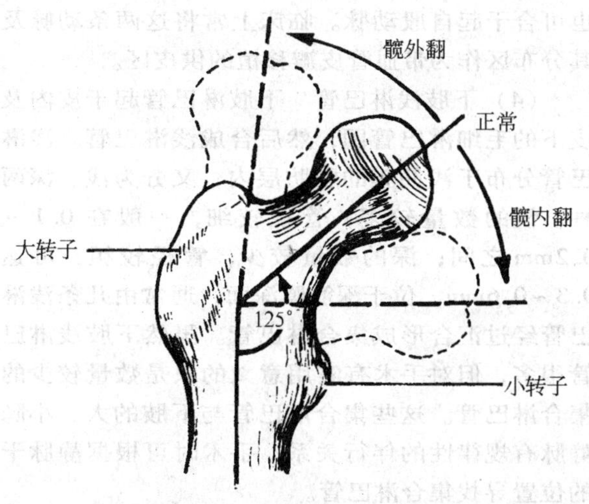

图 13－3　股骨的颈干角

4. 前倾角　从股骨头中心至股骨颈的轴线与股骨两髁之间的连线不在同一平面上。在正常情况下，前者在后者之前，它们之间成一角度，为前倾角（图 13－4）或扭转角。此角度在新生儿为 20°～25°，成人为 12°～15°，平均为 13.14°，男性为 12.20°，女性为 13.22°。女性较男性稍大，与女性骨盆倾斜度较接近于水平位、股骨干前弓较大及腰椎曲度较大有关。股骨颈前倾角正常时也有很多变化，根据 Le Damany 研究，胚胎 4 个月无前倾角，但由此至出生，前倾角可为 30°～60°。前倾角的出现从胚胎到成人经历由无到有，并由无→最大→小→较大→小，呈波浪形。

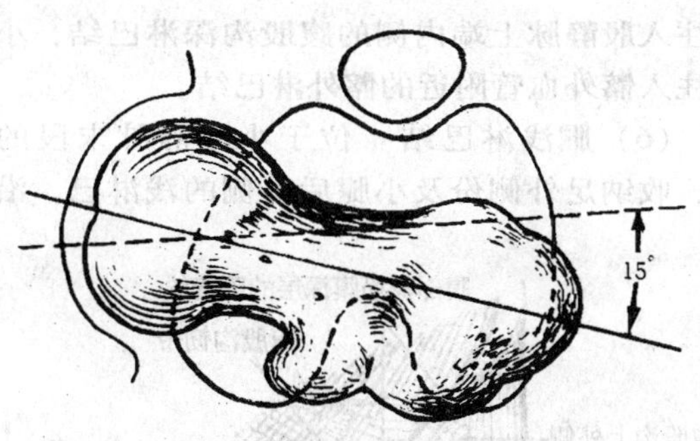

图 13－4　股骨颈的前倾角
（右侧股骨颈在股骨髁上的投影）

三、基本结构

下肢的基本结构分为浅、深两部分。浅层结构包括皮肤与浅筋膜，内有浅静脉、浅动脉、浅淋巴管、淋巴结及皮神经等。深层结构以骨为支架，关节为枢纽，肌肉按关节运动轴的方位分群排列。深筋膜包绕肌肉发出肌间隔与其深面的骨膜愈着，形成骨筋膜鞘，血管和神经穿行其间。骨筋膜鞘对肌群有约束和支持作用。

（一）浅层结构

1. 皮肤　下肢各部的皮肤有所差异。臀区与足底经常承受体重的压力，皮肤厚而坚韧。股前外侧区的皮肤较厚，常作为中厚层植皮的供皮区。股内侧区、腘窝及足背等处的皮肤，薄而柔软，且易移动。

2. 浅筋膜　下肢各部的浅筋膜厚薄不一，内有许多浅血管、浅淋巴管和皮神经等。

（1）大隐静脉（great saphenous vein）　是下肢管径最大、管壁最厚、全身最长（约 76cm）的浅静脉（图 13－5）。在足背的内侧缘处起自足背静脉弓的内侧端，向上行经内踝前方，继沿小腿内侧与隐神经相伴行，后经膝部内后方至股内侧渐斜向上前方，最后于耻骨结节外下方 3～4cm 处，穿过筛筋膜及股鞘前壁注入股静脉。大隐静脉除沿途收集小腿和股内侧区的浅静脉并于穿筛筋膜之前还接纳以下 5 条属支：①**腹壁浅静脉**，来自脐以下腹壁浅层；②**阴部外静脉**，来自外生

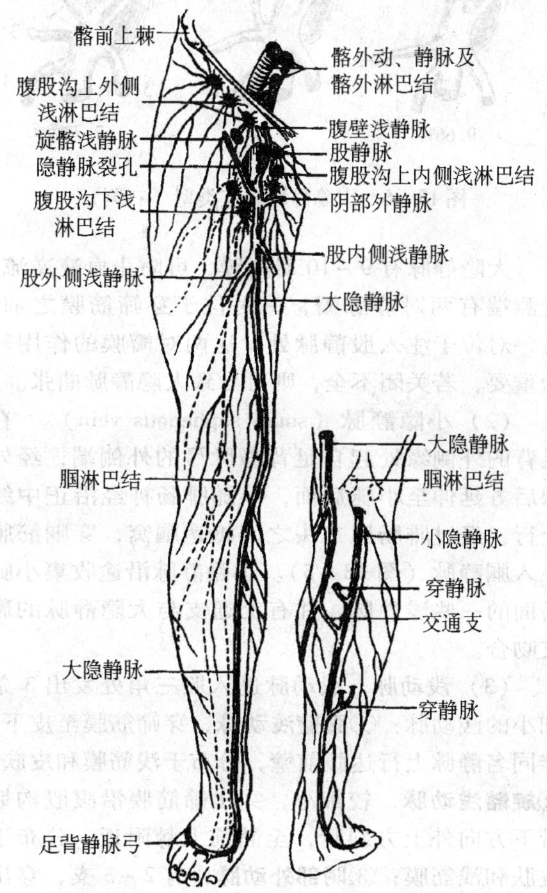

图 13－5　大、小隐静脉和下肢浅淋巴的回流

殖器；③**旋髂浅静脉**，来自髂前上棘附近的浅层结构（上述3条浅静脉均有同名浅动脉伴行）；④**股内侧浅静脉**，来自股内侧区；⑤**股外侧浅静脉**，来自股前区外侧部。

大隐静脉属支的数目、位置和汇入形式个体差异较大，各静脉可单独注入大隐静脉，或其中的2~3支合成单干后注入大隐静脉（图13-6）。大隐静脉还借许多穿静脉与下肢的深静脉相交通。穿静脉的静脉瓣开口朝向深静脉，只允许浅静脉的血液流入深静脉。此外，还有交通支与小隐静脉吻合。

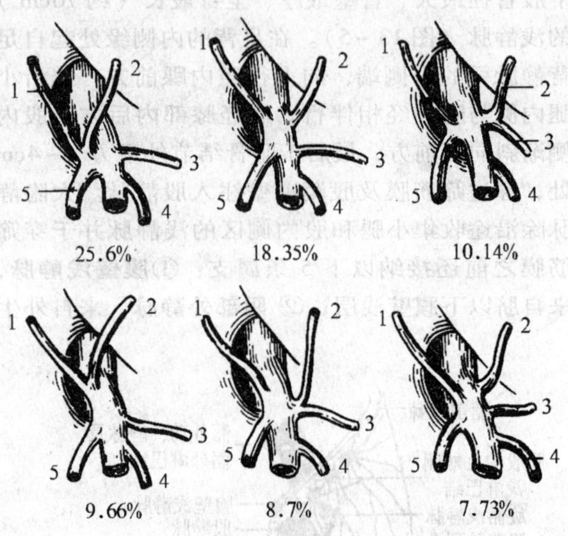

图13-6　大隐静脉属支类型（右侧）

大隐静脉有9~10对瓣膜，可防止血液逆流。近侧端有两对静脉瓣，一对位于穿筛筋膜之前，另一对位于注入股静脉处。这两对瓣膜的作用较为重要，若关闭不全，则可导致大隐静脉曲张。

（2）小隐静脉（small saphenous vein）　在足背的外侧缘处起自足背静脉弓的外侧端，经外踝后方延伸至小腿后面，伴随腓肠神经沿正中线上行，经过腓肠肌二头之间抵达腘窝，穿腘筋膜注入腘静脉（图13-5）。小隐静脉沿途收集小腿后面的一些浅静脉，并有交通支与大隐静脉的属支吻合。

（3）浅动脉　股动脉进入股三角处发出3条细小的浅动脉：①**腹壁浅动脉**，穿筛筋膜至皮下，伴同名静脉上行达腹前壁，分布于浅筋膜和皮肤；②**旋髂浅动脉**，较细小，穿出筛筋膜沿腹股沟韧带下方向外上方斜行，至髂前上棘附近，分布于皮肤和浅筋膜；③**阴部外动脉**，有2~3支，穿出筛筋膜向内侧行，分布于阴囊或阴阜、大阴唇。腹壁浅动脉和旋髂浅动脉可分别单独起自股动脉，也可合干起自股动脉。临床上常将这两条动脉及其分布区作为带血管皮瓣移植的供皮区。

（4）下肢浅淋巴管　下肢淋巴管起于皮内及皮下的毛细淋巴管网，然后合成浅淋巴管。浅淋巴管分布于浅筋膜的脂肪层内，又分为浅、深两种。浅的数量较多，管径较细，一般在0.1~0.2mm之间；深的数量较少，管径较粗，可达0.3~0.6mm，位于深筋膜深面，通常由几条浅淋巴管经过汇合形成集合淋巴管。虽然下肢浅淋巴管很多，但对手术有实用意义的只是数量较少的集合淋巴管。这些集合淋巴管与下肢的大、小隐静脉有规律性的伴行关系，手术时可根据静脉干的位置寻找集合淋巴管。

下肢集合淋巴管数目1~7条不等，其分布概况如下：在小腿部，大隐静脉干附近1cm范围内，多数有1~3条，5cm内有2~4条；在股部，大隐静脉干附近1cm范围内，多数有1~2条，5cm内有2~4条。

（5）腹股沟浅淋巴结（图13-5，13-7）　位于腹股沟韧带下方及大隐静脉近侧段周围的浅筋膜内，有8~10个，淋巴结呈“T”形排列，分上、下两组。上组即腹股沟上内侧浅淋巴结和上外侧浅淋巴结，沿腹股沟韧带下方并与其平行排列，收纳脐以下腹壁浅层、臀部、外生殖器、会阴以及肛管下端的淋巴；下组即腹股沟下浅淋巴结，沿大隐静脉近侧段两侧纵行排列，收纳除足外侧缘和小腿外侧部以外的整个下肢浅层结构的淋巴。腹股沟浅淋巴结的输出管穿筛筋膜大部分注入股静脉上端内侧的腹股沟深淋巴结，小部分注入髂外血管附近的髂外淋巴结。

（6）腘浅淋巴结　位于小隐静脉末段的周围，收纳足外侧份及小腿后外侧的浅淋巴，沿小

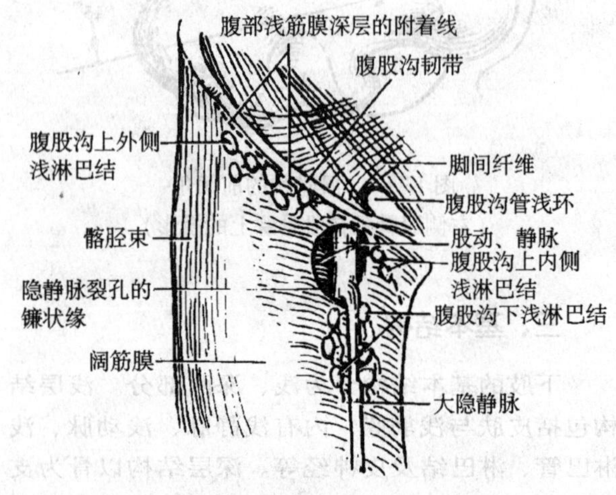

图13-7　隐静脉裂孔和腹股沟浅淋巴结

隐静脉上行注入腘浅淋巴结，其输出管注入腘深淋巴结（图 13－5）。

（7）皮神经（图 13－8）：下肢皮神经的节段分布与上肢不同。前面由外上向内下依次排列，股、膝部为第 1～3 腰神经前支，小腿、踝与足背内侧为第 4、5 腰神经前支，踝与足背外侧为第 1 骶神经前支；后面的中线附近由下至上为第 1、2 骶神经前支分布，其节段分布与神经分布均有重叠现象。

在下肢前面，腹股沟区有**髂腹下神经**、**髂腹股沟神经**和**生殖股神经**的股支分布；股部由外上至内下有**股外侧皮神经**和**股神经前皮支**（股中间皮神经与股内侧皮神经）分布，股前内侧区的上份尚有**闭孔神经皮支**分布；小腿、足背内侧缘有**隐神经**，其外侧有**腓肠外侧皮神经**与**腓浅神经皮支**分布，足背有**足背内侧**、**中间皮神经**等分布。

在下肢后面，足底内、中份有**足底内**、**外侧神经**的皮支分布；足外侧缘及小腿下份有**腓肠神经**分布；小腿中、上份有**腓肠内**、**外侧皮神经**分布；腘窝及股后区有**股后皮神经**分布；臀区有**臀上**、**中**、**下皮神经**分布。

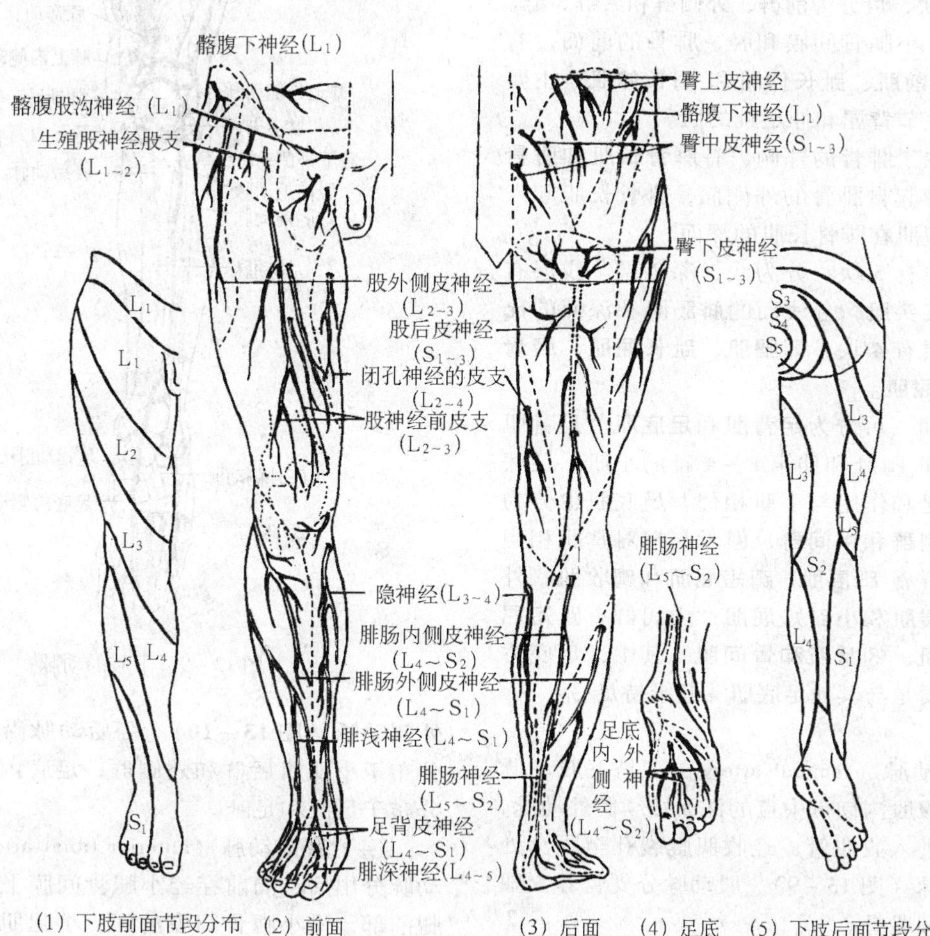

图 13－8 下肢皮神经及节段性分布

（二）深层结构

1. 深筋膜 下肢的深筋膜比较发达、坚韧，各部互相延续，包绕肌肉及血管神经，分隔肌群，形成肌间隔、骨筋膜鞘等。不同部位的深筋膜各具特点，具体内容将在各部位中叙述。

2. 肌肉 下肢肌较上肢肌粗壮强大，数量少于上肢肌，这与维持直立姿势、支持体重和行走相适应。下肢肌按部位可分为髋肌、大腿肌、小腿肌和足肌。

（1）髋肌 又称**盆带肌**，主要起自骨盆的内面和外面，跨越髋关节，止于股骨上段。按其所在部位和作用，可分为前、后两群。

前群包括**髂腰肌**和**阔筋膜张肌**。后群主要位于臀部，故又称**臀肌**。主要有**臀大**、**中**、**小肌**和**梨状肌**，此外还有经过髋关节后方的其他小肌（如**闭孔内**、**外肌**等）。

（2）大腿肌　位于股骨周围，共10块，可分为前群、后群和内侧群。3群肌借内侧、外侧和后肌间隔分隔。

前群有2块，即**缝匠肌**和**股四头肌**，主要是作用于膝关节和髋关节的肌。内侧群有5块，即**耻骨肌、长收肌、股薄肌、短收肌和大收肌**，位于大腿的内侧，主要是内收髋关节的肌。后群位于大腿的后面，共3块，即**股二头肌、半腱肌**和**半膜肌**，主要是屈膝关节和伸髋关节的肌。

（3）小腿肌　比前臂肌数目少，但比较粗壮，强劲有力，参与维持人体的直立姿势和行走。小腿肌主要有10块，可分为**前群、外侧群**和**后群**3群。

前群位于小腿骨间膜和胫、腓骨的前面，有3块，即**胫骨前肌、趾长伸肌**和 **踇长伸肌**，主要是使距小腿关节背屈和伸足趾的肌。

外侧群位于腓骨的外侧，有**腓骨长肌**和**腓骨短肌**，两肌皆起自腓骨的外侧面，腓骨长肌起点较高，腓骨短肌在腓骨长肌的深面。

后群主要有5块，分为浅、深2层。浅层有强大的**小腿三头肌**，分浅面的**腓肠肌**和深面的**比目鱼肌**。深层有4块，即**腘肌、趾长屈肌、胫骨后肌**和 **踇长屈肌**。

（4）足肌　可分为**足背肌**和**足底肌**。足背肌较弱小，为伸 踇趾和伸第2～4趾的小肌。足底肌的配布情况和作用与手肌相似。足底肌也分为**内侧群、外侧群**和**中间群**，但无与拇对掌肌相当的肌。内侧群有 **踇展肌、踇短屈肌**和**踇收肌**；外侧群有**小趾展肌**和**小趾短屈肌**；中间群有**趾短屈肌、足底方肌、蚓状肌和骨间肌**。其中，足底方肌的作用主要是与其他足底肌一起维持足弓。

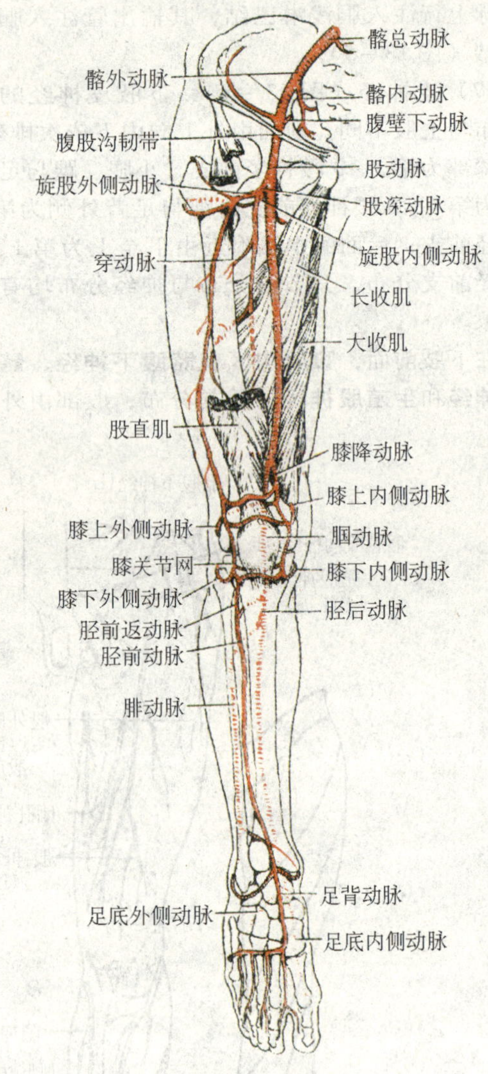

图13－9　下肢的动脉

3．动脉

（1）股动脉（femoral artery）　是下肢动脉的主干，在腹股沟韧带中点的深面接续髂外动脉，通过股三角进入收肌管，经收肌腱裂孔至腘窝处移行为腘动脉（图13－9）。股动脉分支营养大腿肌、髋关节和股骨。

在腹股沟韧带中点稍内侧的下方，股动脉位置表浅，可触及其搏动。当下肢发生大出血时，可在此向后外方把股动脉压向耻骨，进行止血。

（2）腘动脉（popliteal artery）　在收肌腱裂孔处接续股动脉，经腘窝深部下行，至小腿骨间膜上方分为胫前动脉和胫后动脉（图13－10）。腘动脉在腘窝内除发出肌支至附近肌外，还发出关节支参与膝关节网的组成（图13－9）。

（3）胫后动脉（posterior tibial artery）　为腘动脉的直接延续，在小腿肌后群浅、深层之间下行，经内踝后方进入足底，随即分为**足底内、外侧动脉（图13－10）**。胫后动脉沿途发出分支分布于小腿肌后群和外侧群；足底内、外侧动脉分布于足底和足趾。

（4）胫前动脉（anterior tibial artery）　自腘动脉分出后，向前穿经小腿骨间膜上方的孔至小腿前部，沿小腿骨间膜前面、小腿肌前群之间下行，至距小腿关节前方移行为足背动脉（图13－11）。胫前动脉的分支主要分布于小腿肌前群。

（5）足背动脉（dorsal artery of foot）　为胫前动脉的直接延续，经踇长伸肌腱与趾长伸肌腱之间前行，至第1跖骨间隙近侧端分出足底深动脉和第1跖背动脉（图13－11）。足背动脉沿途分支营养跗骨及足背结构。

足背动脉的位置表浅，于踇长伸肌腱的外侧可触及其搏动。在应用带蒂第2趾移植再造踇指手术中，足背动脉的行程及其分支具有重要的临床意义。

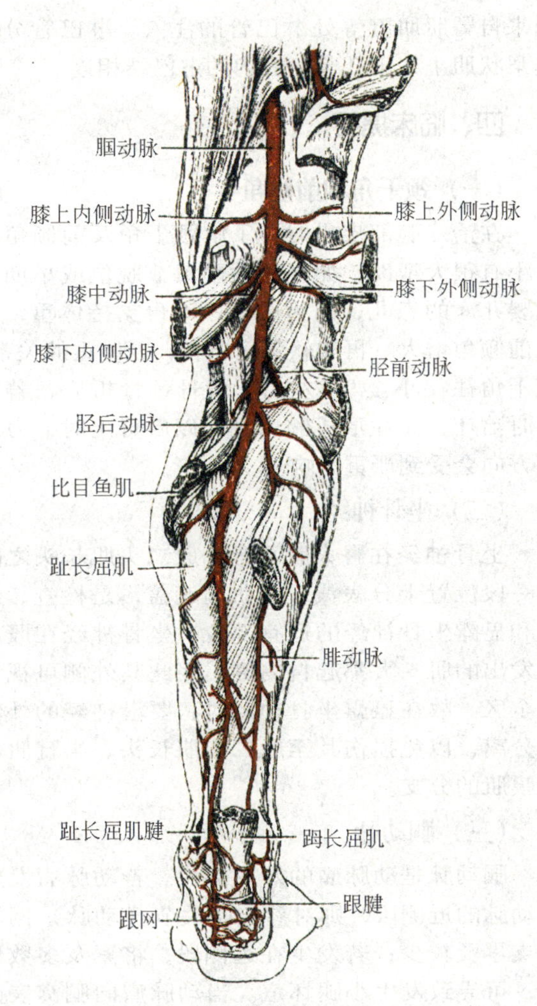

图 13－10　腘动脉和胫后动脉

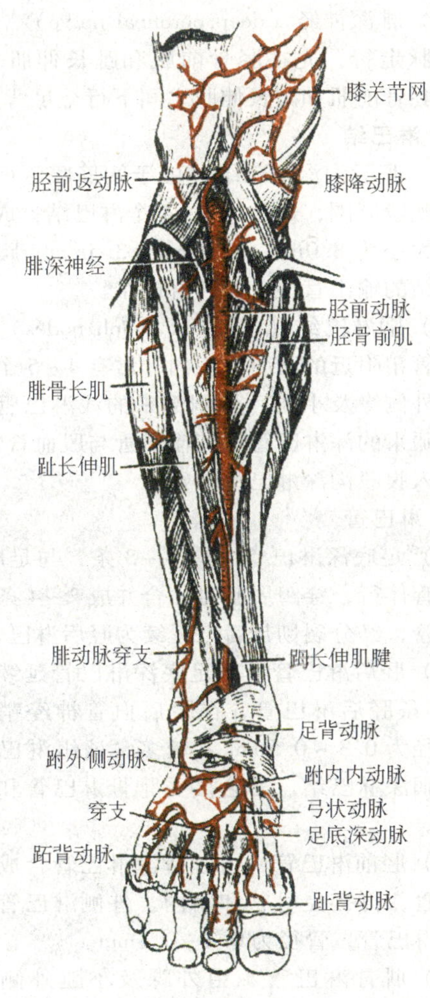

图 13－11　胫前动脉和足背动脉

4. 静脉　下肢的深静脉在肌肉之间与相应的主要动脉伴行，膝以下动脉的伴行静脉均为两条。在腘窝内，胫前、后静脉汇合成一条腘静脉。腘静脉位于腘动脉后方，上行穿收肌腱裂孔延续为股静脉。**股静脉（femoral vein）**由股动脉的后方逐渐转至其内侧，经腹股沟韧带深面续于髂外静脉。

5. 神经

（1）股神经（femoral nerve，$L_{2\sim4}$）　自腰丛发出后，在腰大肌与髂肌之间下行，经腹股沟韧带深面、股动脉外侧进入股三角，随即分为数支。

（2）闭孔神经（obturator nerve，$L_{2\sim4}$）　自腰丛发出后，在腰大肌内侧缘处走出，循骨盆腔侧壁前行，经闭膜管出骨盆腔，分为前、后两支，分别经短收肌的前、后方至股内侧区。

（3）坐骨神经（sciatic nerve，$L_4\sim S_3$）　是全身最粗大的神经，经梨状肌下孔出骨盆腔后，位于臀大肌的深面，经股骨大转子与坐骨结节之间下行至股后区。在股二头肌的深面下降至腘窝，一般在腘窝上角处分为胫神经和腓总神经。坐骨神经是大腿肌后群、小腿肌和足底肌的运动神经，也是小腿和足的重要感觉神经。

（4）胫神经（tibial nerve，$L_4\sim S_3$）　续于坐骨神经，在腘窝内与腘血管伴行，位于腘静脉浅面。在小腿后面，下行于小腿肌后群浅、深层之间，与胫后动、静脉伴行。继而在内踝后方进入足底，分为**足底内侧神经（medial plantar nerve）**和**足底外侧神经（lateral plantar nerve）**，分布于足底肌和皮肤。

（5）腓总神经（common peroneal nerve，$L_4\sim S_2$）　在腘窝上角处自坐骨神经分出后，沿股二头肌腱内侧缘行向外下，至腓骨颈外侧，穿过腓骨长肌至腓骨颈的前面，分为腓深神经和腓浅神经。腓总神经是小腿肌前群和外侧群的运动神经，也是小腿和足背的主要感觉神经。

（6）腓浅神经（superficial peroneal nerve）　行于腓骨长、短肌之间，于小腿中、下 1/3 交界处穿至皮下。

（7）腓深神经（deep peroneal nerve） 伴随胫前动脉走行，先在胫骨前肌和趾长伸肌之间，以后在胫骨前肌和䠂长伸肌之间下行至足背。

6. 淋巴结

（1）腹股沟深淋巴结 位于阔筋膜深面，股静脉近侧段周围，通常为3~4个淋巴结，成人淋巴结的大小为8.0mm×5.1mm×3.5mm。腹股沟深淋巴结的输出管注入髂外淋巴结。

（2）腘淋巴结（popliteal lymph nodes） 位于腘血管鞘附近的脂肪组织内，常有4~5个，收纳由足外侧缘及小腿后外侧部来的浅淋巴管以及足和小腿来的深淋巴管。其输出管与股血管伴行，向上注入腹股沟深淋巴结。

7. 淋巴管

（1）足底深淋巴管 有4~8条，与足底内、外侧血管伴行，穿䠂展肌时，合并成2~4条较粗的淋巴管，经分裂韧带后方延续为胫后淋巴管。

（2）胫后淋巴管 由足底深淋巴管延续而成的2~4条胫后淋巴管，在胫后血管神经鞘中上行，管径为0.3~0.5mm者较多，该组淋巴管向上注入腘深淋巴结，沿途接受腓骨淋巴管和胫前淋巴管。

（3）胫前淋巴管 由趾背深淋巴管合成足背深淋巴管，再接受弓状和跗内、外侧淋巴管，合成胫前淋巴管，管径为0.2~0.3mm。

（4）腓骨淋巴管 由外踝及小腿外侧部肌肉、肌腱、关节、韧带、骨膜及筋膜等处的毛细淋巴管网汇合而成。淋巴管循同名血管神经鞘走行，多为1~2条（管径0.1~0.3mm），从外斜向后正中线，与腓骨静脉汇合的方向一致，在比目鱼肌腱弓的远侧注入胫后淋巴管。

（5）腘淋巴管 主要由浅、深两部分淋巴管组成。有4~7条较粗大的淋巴管，管径粗细不等（0.1~0.8mm），以0.3~0.5mm者较多见，沿腘血管上行续于股淋巴管。

（6）股淋巴管 伴股血管行于鞘内，有2~6条，管径为0.6~0.8mm，个别可粗达2~3mm。淋巴管间互有交通，组成血管周围淋巴管丛。在股前部和股三角部接纳来自股后部（穿淋巴管）内、外侧淋巴管的汇入。在腹股沟韧带深面形成内、中、外3组淋巴管与髂外淋巴结相连。

（7）股后部深淋巴管 数目与位置不恒定，多见于穿静脉附近，每条穿血管旁有1~2个淋巴结，有2~3条穿淋巴管使淋巴结与股深淋巴管相续。穿淋巴结之间有淋巴管相互联系。

（8）臀部深淋巴管 由臀上、下血管，坐骨神经，股后皮神经周围淋巴结发出的淋巴管和接受来自臀肌肌腱等处淋巴管的注入。淋巴管分别经梨状肌上、下孔与盆腔内的淋巴结相连。

四、临床提要

（一）颈干角和前倾角

在治疗髋部疾患时，了解颈干角及前倾角的大小有很大帮助，如先天性髋关节脱位或早期严重婴儿瘫的患儿，因为股骨颈不再支持体重，所以前倾角增大。再如软骨病患者，因体重的关系，颈干角往往小至90°左右。股骨颈骨折后，若不及时治疗，往往形成髋内翻，以后行走时，力线的方向会受到严重影响。

（二）坐骨神经

坐骨神经在臀大肌下缘和股二头肌长头之间有一段位置十分表浅，无肌肉遮盖，是检查、封闭和显露坐骨神经的适宜部位。坐骨神经在股后区发出的肌支大都起自内侧，因此其外侧可视为安全区。故在显露坐骨神经时，要沿神经的外侧缘分离，以免损伤其至股二头肌长头、半腱肌和半膜肌的分支。

（三）腘动脉

腘动脉是动脉瘤的好发部位。若动脉瘤发生在动脉的近侧段，则对参与膝关节（动脉）网的侧支累及较少；若发生在远侧段，将累及多数侧支，可导致发生小腿坏疽。当动脉瘤向腘窝表面发展时，可压迫神经而产生剧痛和肌无力；若动脉瘤向深部发展，则骨质和膝关节可受到破坏。当腘窝发生脓肿时，周围组织可受压而产生相应的症状。同时腘窝内脓肿也不易向表面扩散，从而可随血管神经束向近侧蔓延至股后区、臀部，向远侧可至小腿后区。

（四）下肢静脉曲张

下肢静脉曲张是常见病之一，主要发生在大隐静脉。一些人大隐静脉有先天性管壁薄弱，加之该静脉是全身最长的浅静脉，在皮下缺乏有力的支持，因而在长期直立工作或慢性腹压增高的人，易导致管壁扩张，瓣膜关闭不全，浅、深静脉血液逆流，继而管壁伸长、纡曲，从而形成静脉曲张。在行大隐静脉高位结扎和切除术时，必须分别结扎和切断5条属支以及与深静脉相连的交通支，以防复发。

（五）象皮病

体表淋巴管道受到栓塞时，淋巴滞留于外周组织间隙内，可引起淋巴水肿。栓塞若不解除，长期水肿可引起皮内和皮下结缔组织大量增生，其结果是皮肤、皮下组织及筋膜逐渐肥厚，皮肤过度角化，质硬如象皮，故称为象皮病。象皮病多见于下肢，称为**象皮腿**，少数发生于阴囊、大阴唇、乳房或上肢。

轻度下肢象皮病可常抬高患肢以减轻淋巴水肿，患肢缠以弹性绷带以协助淋巴回流，保持皮肤清洁以预防感染发生。对于重度下肢象皮病，须行手术治疗。近年来采用的手术方法是一次性彻底切除小腿的所有病变组织（包括皮肤、皮下组织以及筋膜），创面用游离皮肤（中厚皮片）移植修补。移植皮片可利用切下的增厚不严重和角化不过度的皮肤，这种手术的效果尚佳。

第二节　下肢骨及骨连结

一、下肢骨

下肢骨包括下肢带骨和自由下肢骨。下肢带骨有髋骨，自由下肢骨包括股部的股骨、膝部的髌骨、小腿部的胫骨和腓骨以及足部的跗骨、跖骨和趾骨。

（一）下肢带骨

髋骨（**hip bone**）是形状不规则的扁骨，上部宽阔，中部窄厚（图 13－12），外侧面有一大而深的窝，称为髋臼（**acetabulum**）。髋臼内有半月形的关节面，称为**月状面**。窝中央未形成关节面的部分，称为**髋臼窝**。髋臼缘下部的缺口，称为**髋臼切迹**。髋臼下份有一大孔，称为**闭孔**（**obturator foramen**）。髋骨由髂骨、耻骨和坐骨合成。3 块骨的体在幼年时借透明软骨彼此结合成髋臼，16 岁左右软骨逐渐骨化才完全融合。

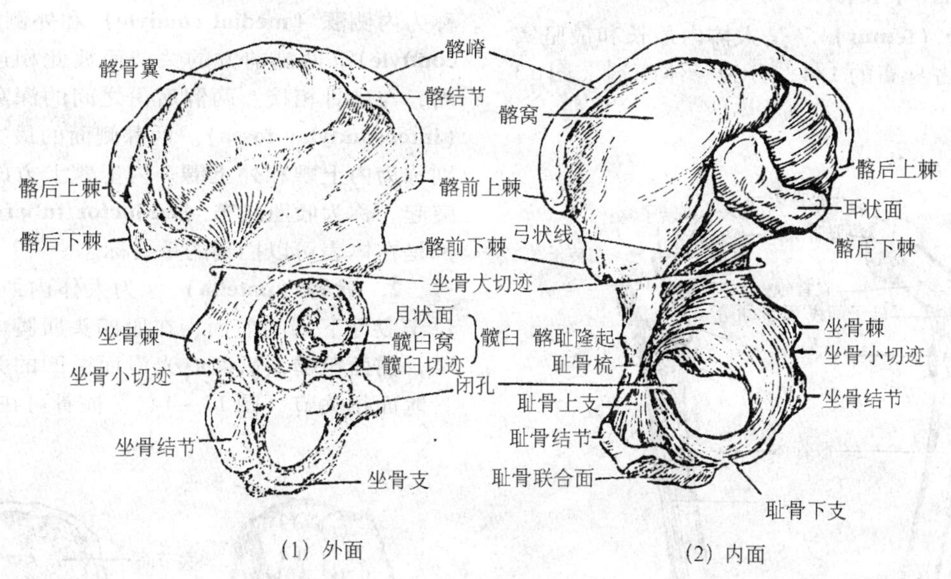

图 13－12　髋骨

1. 髂骨（**ilium**）　位于髋骨的上部，分为肥厚的髂骨体和扁阔的髂骨翼两部分。髂骨体位于髂骨的下份，参与构成髋臼的上份。髂骨翼是髋臼上方的宽广部分，其上缘肥厚略呈长 S 形，称为**髂嵴**（**iliac crest**），全长可在体表扪到。髂嵴的最高点约与第 4 腰椎的棘突相对，是腰椎穿刺时确定穿刺部位的标志。髂嵴的前端为**髂前上棘**（**anterior superior iliac spine**），是重要的体表标志和穿刺抽取红骨髓的常选部位；髂嵴的后端为**髂后上棘**（**posterior superior iliac spine**）。在髂前上棘后上方 5～7cm 处，髂嵴的外缘向外突出，称为**髂结节**（**tubercle of iliac crest**）。髂前、后上棘的下方各有一小突起，分别称为**髂前下棘**和**髂后下棘**。髂骨翼内面的前部光滑而微凹，称为**髂窝**。其后下部粗糙，有呈耳状的关节面，称为**耳状面**。在髂窝的后下方，有一条从耳状面下缘行向前下方的斜行隆起线，称为**弓状线**。

2. 坐骨（**ischium**）　位于髋骨的后下部，分为坐骨体和坐骨支。坐骨体为坐骨的粗壮部分，其上份构成髋臼的后下部。坐骨体向下伸出的突起为**坐骨支**。坐骨支下端肥厚而粗糙的后份，称为**坐骨结节**（**ischial tuberosity**），为坐骨的最低处，可在体表扪到，是重要的体表标志。坐骨体后缘上的三角形突起，称为**坐骨棘**（**ischial spine**）。坐骨棘与髂后下棘之间的较大凹陷，称为**坐骨大切迹**；坐骨棘与坐骨结节之间较小的凹陷，称为**坐骨小切迹**。

3. 耻骨（pubis） 位于髋骨的前下部，分为一体和上、下两支。耻骨体构成髋臼的前下部。耻骨体与髂骨体结合处的上面有粗糙隆起，称为**髂耻隆起**。从体向前内伸出**耻骨上支**，其末端急转向下，成为**耻骨下支**。耻骨上支的上缘锐薄，称为**耻骨梳**（**pecten pubis**）。它向后经过髂耻隆起与弓状线相延续，向前终于圆形隆起，称为**耻骨结节**（**pubic tubercle**），是重要的体表标志。耻骨结节至中线的粗钝上缘，称为**耻骨嵴**。耻骨上、下支相互移行处内侧面上的椭圆形粗糙面，称为**耻骨联合面**。耻骨下支伸向后下外方与坐骨支末端相结合。耻骨和坐骨共同围成闭孔。

（二）自由下肢骨

1. 股骨（femur） 是人体内最长和最坚实的长骨，约占身高的1/4，分为一体两端（图13-13）。

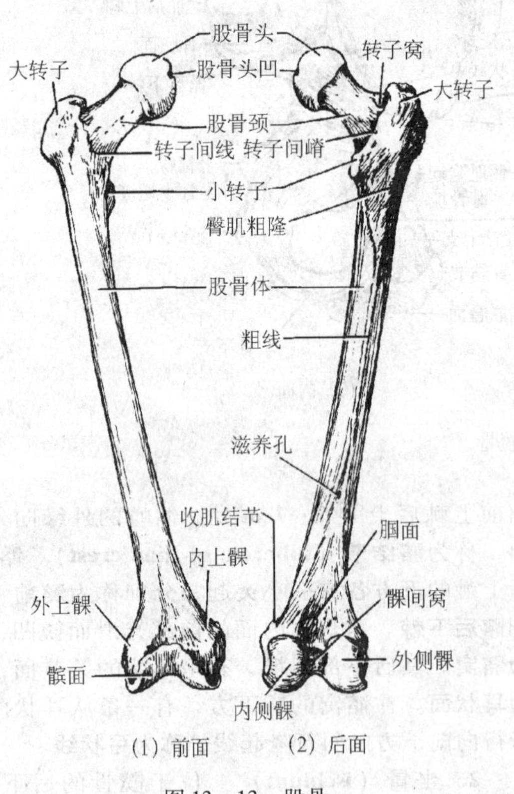

图13-13 股骨

股骨上端朝向内上方的球形膨大部，称为**股骨头**（**femural head**），与髋臼相关节。股骨头中央的稍下方有一小凹，称为**股骨头凹**，为股骨头韧带的附着处。头向外下方缩细的部分为**股骨颈**（**neck of femur**），颈与体相交形成的钝角，称为**颈干角**。颈与体交界处有两个隆起，上外侧的方形隆起为**大转子**（**greater trochanter**），内下侧的小隆起为**小转子**（**lesser trochanter**）。大转子是重要的体表标志，也是测量骨盆径线的标志之一，其内侧面下部的凹陷称为**转子窝**。大、小转子之间，在前面有粗糙的**转子间线**，在后面有隆起的**转子间嵴**，为肌或韧带的附着处。

股骨体并不直，而是呈弓状凸向前。股骨体上段呈圆柱形，中段呈三棱柱形，下段前后略扁。股骨体后面的纵行骨嵴，称为**粗线**（**linea aspera**）。该线上端分叉，向上外延续为**臀肌粗隆**（**gluteal tuberosity**），向上内侧延续为耻骨肌线。粗线下端分为内、外两线，两线之间的骨面为**腘面**（**popliteal surface**）。

股骨下端有两个向下后方的膨大突起，分别称为**内侧髁**（**medial condyle**）和**外侧髁**（**leteral condyle**）。两髁前方的关节面彼此相连，形成髌面，与髌骨相接。两髁后份之间的深窝为**髁间窝**（**intercondylar fossa**）。两髁侧面的最突起处，分别称为**内上髁**和**外上髁**。内上髁上方的小三角形突起，称为**收肌结节**（**adductor tubercle**）。它们都是在体表可以扪到的重要标志。

2. 髌骨（patella） 为人体内最大的籽骨，位于股骨下端的前面，在股四头肌腱内，上宽下窄，前面粗糙，后面有光滑而微凹的关节面与股骨髌面相关节（图13-14）。髌骨可在体表扪到。

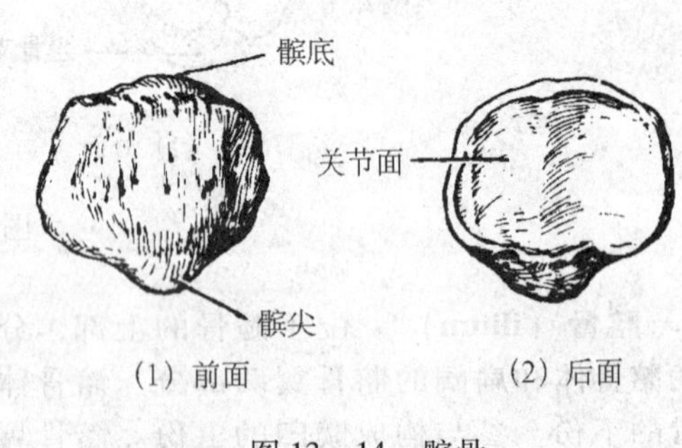

图13-14 髌骨

3. 胫骨（tibia） 位于小腿内侧，为粗大的长骨，分为一体两端（图13-15）。上端膨大，向后方和两侧突出，形成**内侧髁**和**外侧髁**。两髁的上面各有一微凹的上关节面，分别与股骨的内、外侧髁相关节。两上关节面之间的粗糙小隆起，称为**髁间隆起**（**interconalylar eminence**）。外侧髁的后下方有腓关节面，与腓骨头相关节。上端前面的“V”字形隆起称为**胫骨粗隆**（**tibial tuberosity**）。内、外侧髁和胫骨粗隆均可在体表扪到。胫骨体呈三棱柱形，较锐利的前缘和平坦的内侧面直接位于皮下，均可在体表扪到。外侧缘称为**骨间缘**，有小腿骨间膜附着。后面上份有1条自外上斜向内下方走行的粗涩的**比目鱼肌线**（**soleal line**）。下端稍膨大，其内侧向下的突起，称为**内踝**（**medial malleolus**），可在体表扪到。下端的外侧有**腓切迹**与腓骨相连接。

4. 腓骨 fibula　细长，位于小腿外侧，分为一体两端（图13－15），无承重功能。上端稍膨大，称为**腓骨头**（**fibular head**）。头下方缩窄，称为**腓骨颈**（**neck of fibula**）。体内侧缘锐利，称为**骨间缘**，有小腿骨间膜附着，体内侧近中点处，有向上开口的滋养孔。下端膨大，形成**外踝**（**lateral malleolus**）。其内侧有外踝关节面，与距骨相关节。腓骨头和外踝均可在体表扪到。

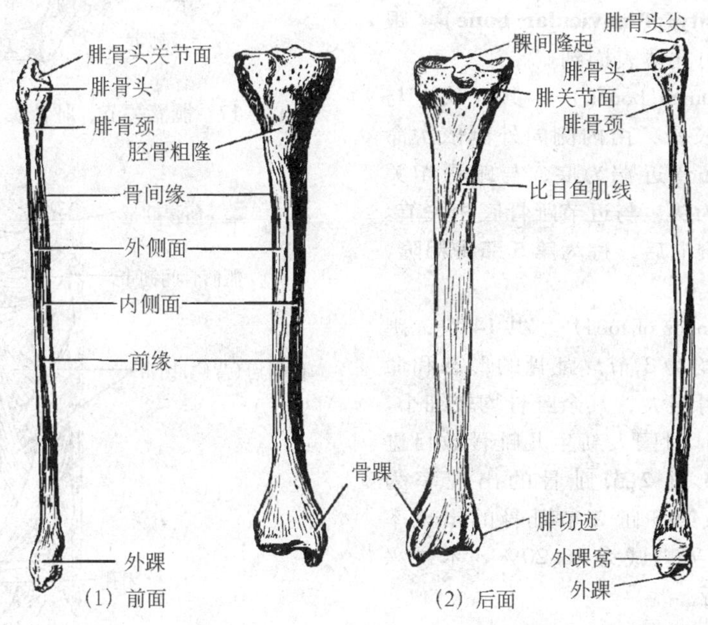

图13－15　小腿骨

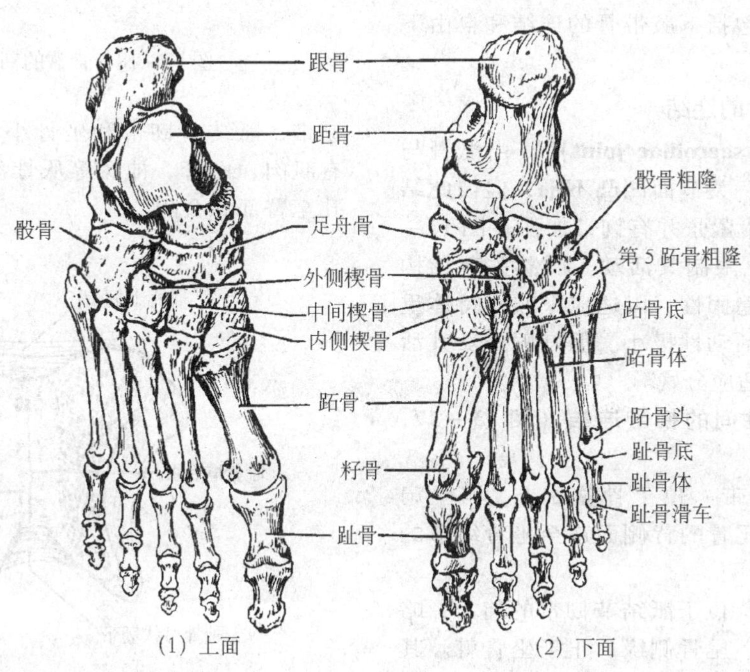

图13－16　足骨

5. 足骨 包括跗骨、跖骨和趾骨 3 部分（图 13－16）。

（1）跗骨（tarsal bones） 共 7 块，属于短骨，分为前、中、后 3 列。后列有位于前上方的**距骨（talus）**和后下方的**跟骨（calcaneus）**；中列为位于距骨前方偏内侧的**足舟骨**；前列由内侧向外侧依次为**内侧楔骨、中间楔骨、外侧楔骨**及跟骨前方的**骰骨**。距骨上面有前宽后窄的关节面，称为**距骨滑车**；跟骨后端稍隆突，称为**跟骨结节（calcaneal tuberosity）**；足舟骨内下方的隆起称为**舟骨粗隆（tuberosity of navicular bone）**。跟骨结节和舟骨粗隆均可在体表扪到。

（2）跖骨（metatarsal bones） 共 5 块，与掌骨相当，属于小型长骨，由内侧向外侧依次命名为第 1～5 跖骨。跖骨近端为**底**，与跗骨相关节，中间为**体**，远端为**头**，与近节趾骨底相关节。第 5 跖骨底的外侧份突向后，称为**第 5 跖骨粗隆**，可在体表扪到。

（3）趾骨（phalanges of toes） 共 14 块，踇趾为 2 节，其余各趾均为 3 节。趾骨的形态和命名与指骨相同。踇趾骨粗大，其余趾骨均较细小。

王之一等（1992）对国人新生儿趾骨数目进行了观察，发现第 5 趾 2 节趾骨的出现率为 72.64%，与国内成人第 5 趾 2 节趾骨的出现率（万玉碧为 73.34%、吴惠诚为 76.20%、禾悦兴等为 72.36%）相接近。

二、下肢骨的连结

下肢骨的连结包括下肢带骨的连结和自由下肢骨的连结两部分。

（一）下肢带骨的连结

1. 骶髂关节（sacroiliac joint） 由骶骨与髂骨的耳状面构成，关节面凹凸不平，但彼此结合十分紧密。关节囊紧张并有韧带加强（图 13－17）。在一定程度上限制其活动。骶髂关节结构牢固，有相当大的稳固性，以适应下肢支持体重的功能，骶髂关节活动性极小。但妊娠妇女其活动度可略增大，以适应分娩。

2. 髋骨与脊柱间的韧带连结（图 13－17，13－18）

（1）骶结节韧带 位于骨盆后方，略呈扇形，由髂骨和骶、尾骨的背侧面连至坐骨结节的内侧缘。

（2）骶棘韧带 位于骶结节韧带的前方，略呈三角形，起自骶、尾骨侧缘，止于坐骨棘。其起始部被骶结节韧带所遮掩。

骶棘韧带与坐骨大切迹围成**坐骨大孔**，骶棘韧带、骶结节韧带和坐骨小切迹围成**坐骨小孔**。有肌肉、血管、神经等从骨盆腔穿经坐骨大、小孔至臀部和会阴。

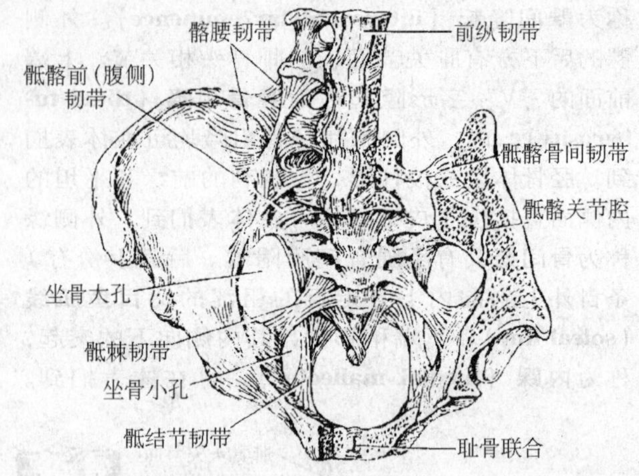

图 13－17 骶髂关节、耻骨联合和骨盆的韧带（前面）

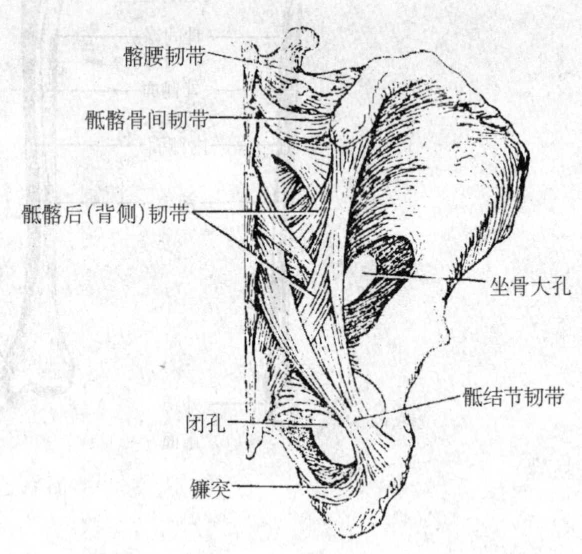

图 13－18 骨盆的韧带（后面）

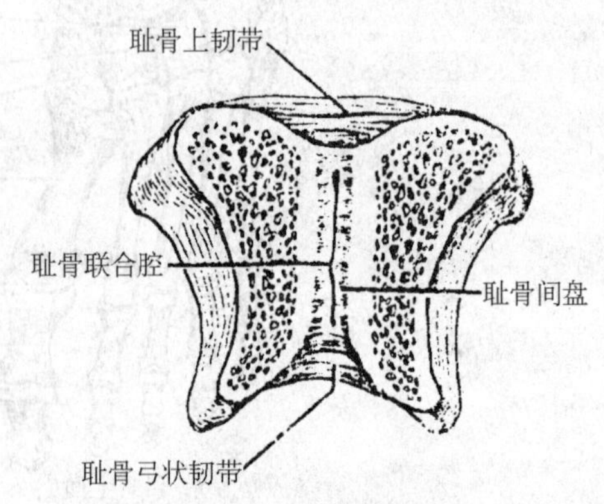

图 13－19 耻骨联合（冠状切面）

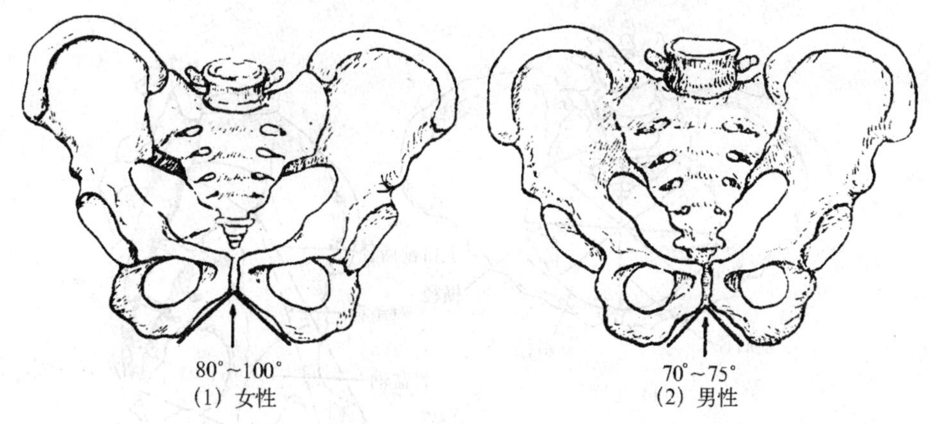

图 13－20　男、女性骨盆

3. 耻骨联合（pubic symphysis）　由两侧耻骨联合面借纤维软骨构成的**耻骨间盘**连结而成。耻骨间盘中往往出现一矢状位的裂隙，女性较男性的厚，裂隙也较大，孕妇和经产妇尤为明显。在耻骨联合的上、下方分别有**耻骨上韧带**和**耻骨弓状韧带**加强（图 13－19）。耻骨联合的活动甚微，但在分娩过程中，耻骨间盘中的裂隙增宽，以增大骨盆的径线。

4. 髋骨的固有韧带　即**闭孔膜**，它封闭闭孔并为盆内、外肌提供附着。膜的上部与闭孔沟围成**闭膜管**，有血管、神经通过。

5. 骨盆（pelvis）　是由骶骨、尾骨及左、右髋骨连结而成的盆状骨环（图 13－20，13－21）。人体直立时，骨盆向前倾斜。骨盆以界线为界分为前上方的大骨盆和后下方的小骨盆。**界线（terminal line）**是由骶骨的岬及其两侧的骶翼、髂骨弓状线、耻骨梳和耻骨结节至耻骨联合上缘连成的环形线。小骨盆有上、下两口，上口即界线，下口由尾骨尖、骶结节韧带、坐骨结节、坐骨支、耻骨下支和耻骨联合下缘共同围成，呈菱形。骨盆上、下口之间的内腔称为骨盆腔。**骨盆腔**是前壁短、侧壁和后壁较长而弯曲的骨性管道，其中轴为骨盆轴（图 13－22）。两侧坐骨支与耻骨下支连成**耻骨弓**，弓下的夹角称为**耻骨下角**。男性为 70°～75°，女性为 90°～100°。骨盆具有传递重力和支持、保护盆腔脏器的作用，在女性又是胎儿娩出的产道。

从青春期开始，骨盆的形状出现明显的性别差异。女性骨盆具有如下特征：骨盆外形短而宽；骨盆上口近似圆形，较宽大；骨盆下口和耻骨下角均较大。女性骨盆的上述特征有利于妊娠和分娩。

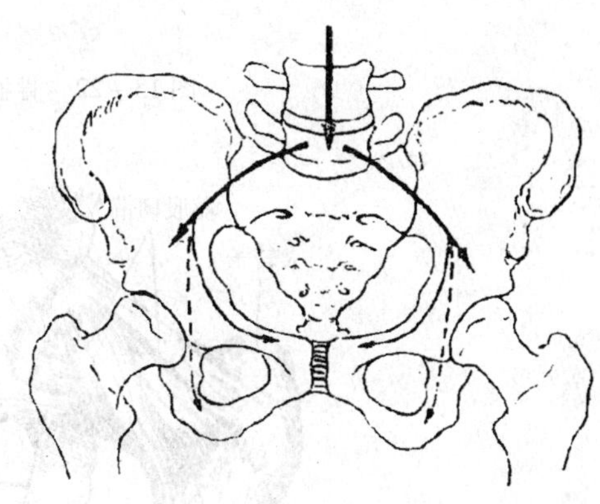

图 13－21　骨盆的力传导方向

（二）自由下肢骨的连结

包括髋关节、膝关节、胫腓骨的连结和足关节。

1. 髋关节（hip joint，图 13－23）

（1）髋关节的骨性结构　髋关节由髋臼和股骨头构成，属多轴的球窝关节。髋臼深，周缘附有纤维软骨构成的**髋臼唇**，以增加髋臼的深度。髋臼切迹被**髋臼横韧带**封闭，从而使半月形的关节面扩大为环形以紧抱股骨头。

（2）髋关节的关节囊与韧带　关节囊紧张而坚韧，向上附着于髋臼周缘及横韧带，向下附着于股骨颈，前面达转子间线，后面仅包纳股骨颈的内侧 2/3（附着线高于转子间嵴约 1.25cm），故股骨颈骨折有囊内骨折和囊外骨折之分。关节囊周围有多条韧带加强，其中以前方的**髂股韧带**最为强大，起自髂前下棘，向下呈“人”字形经关节囊前方止于转子间线，它可限制髋关节过度后伸，对维持人体的直立姿势有很大作用。**耻股韧带**，位于髋关节前下方及后方，可限制大腿的

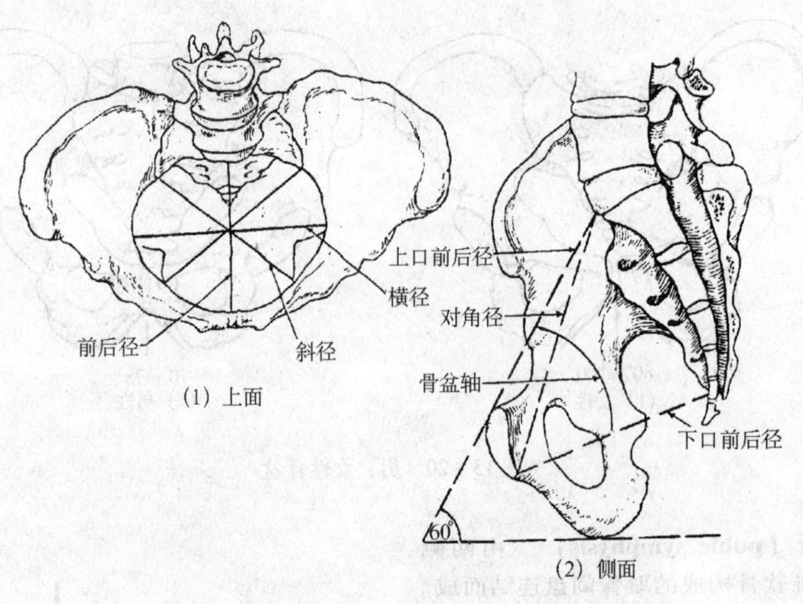

图 13-22 骨盆上、下口各径线和骨盆倾斜度

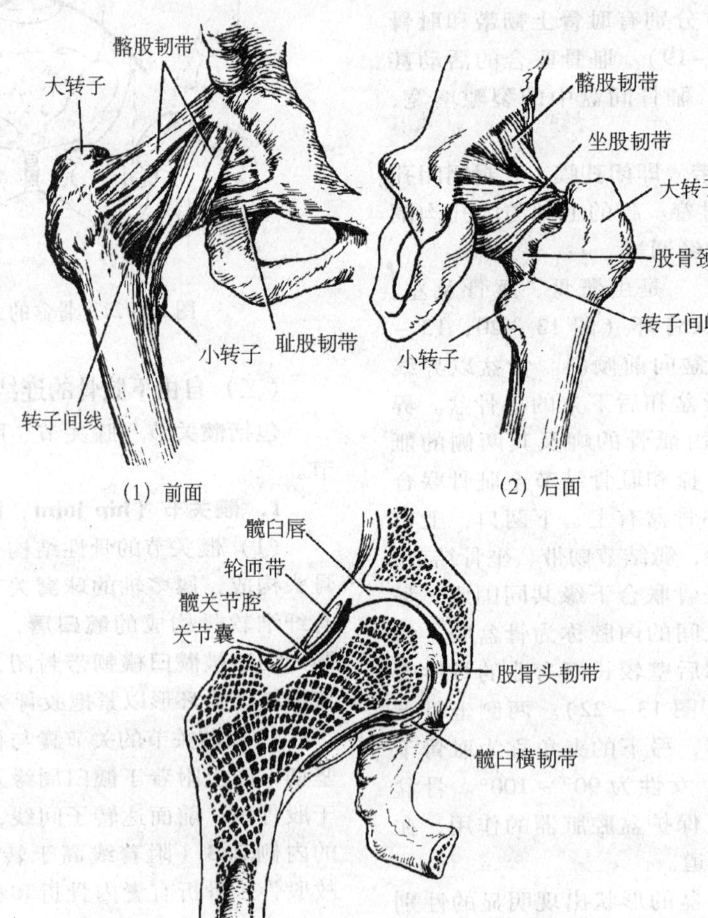

图 13-23 髋关节

外展和旋外。**坐股韧带**，位于关节囊后方，可限制大腿旋内。**轮匝带**，为关节囊深层纤维环绕股骨颈增厚而形成，可限制股骨头向外脱出。**股骨头韧带**，属囊内韧带，连于股骨头凹与髋臼横韧带之间，为滑膜所包被，内含营养股骨头的血管。

（3）髋关节的运动　髋关节可作屈、伸、内收、外展、旋内、旋外和环转运动。但由于股骨头深藏于髋臼内，关节囊紧张而坚韧，囊内、囊外有多条韧带加强，故其运动幅度较肩关节小，但其稳固性比肩关节大，以适应其承重和下肢行走的功能。髋关节囊的后下部相对较薄弱（图 13－23），脱位时，股骨头易向下方脱出。

（4）运动髋关节的肌肉　①前屈：为髂腰肌、股直肌、缝匠肌、耻骨肌及臀中、小肌前部的作用；②后伸：为臀大肌、大腿肌后群（腘绳肌）、大收肌坐骨部的作用；③外展：为臀中肌、臀小肌、臀大肌上部、阔筋膜张肌与缝匠肌的作用；④内收：为各内收肌、耻骨肌、股薄肌的作用；⑤外旋：为梨状肌、闭孔内肌、上孖肌、下孖肌、股方肌、闭孔外肌、臀大肌后部、内收肌上部与缝匠肌的作用；⑥内旋：为臀中肌、臀小肌前部及阔筋膜张肌的作用。

（5）髋关节的毗邻（图 13－24）　髋关节被许多肌肉包绕，并与许多重要的血管相邻。①前面有髂腰肌和耻骨肌以及股动脉和股静脉；②外侧有阔筋膜张肌和臀中、小肌；③后面有闭孔内肌腱、上孖肌、下孖肌、股方肌、坐骨神经等，其浅面有臀大肌；④上方有股直肌的返头与关节囊相接触；⑤下方闭孔外肌走向背侧，抵止于转子窝。因此，手术暴露髋关节时，必须分离许多相当深在的结构。

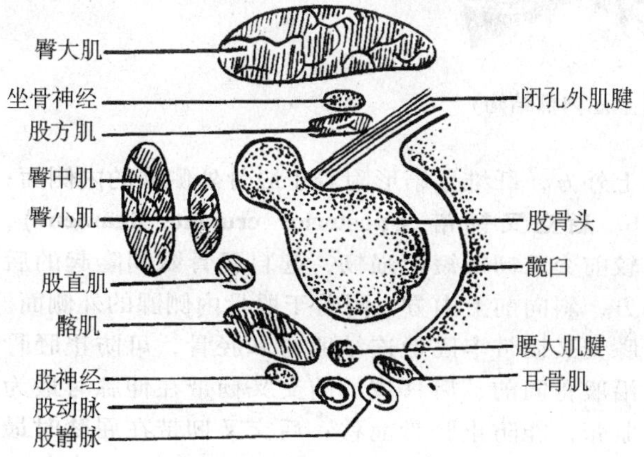

图 13－24　髋关节的毗邻关系（图解式水平断面）

（6）髋关节的血液供应　一般认为成人髋关节的血液供应主要来源于臀上动脉、臀下动脉、闭孔动脉、股深动脉第 1 穿支、旋股内、外侧动脉 6 条动脉的分支。

（7）髋关节的神经支配　Hilton 定律指出，跨越关节的神经不仅支配作用于该关节的肌肉，同时还分布于这个关节。髋关节接受来自股神经（恰在其分出肌支以前）及其至股直肌或股外侧肌肌支的分支，还接受来自闭孔神经及其前、后支的分支，以及副闭孔神经、臀上神经及至股方肌支的分支和坐骨神经的关节支等。支配髋关节的神经主要是闭孔神经，闭孔神经和股神经关节支支配髋关节前方，后方由臀上神经和坐骨神经关节支支配。

2. 膝关节（knee joint）　膝关节是连接大腿和小腿的滑车屈戍关节，是人体内最大、最复杂的关节。为了适应人体在直立、行走、跑、跳以及踢等这些动作时的平衡，膝关节结构具备以下的功能：①膝关节能适应机体从静止到快速的运动；②具有推进（加速）和制动（减速）的作用机制；③能适应运动方向的变换；④保持机体各种立位姿势与活动的平衡和稳定；⑤缓冲来自不同方向传导于局部的外力。然后，膝关节的主要功能是负重，其次是运动。故膝关节被固定后，行走仍不受严重影响。膝关节位于下肢的中部，主要作屈伸运动，故易发生扭伤，韧带及半月板也较易受伤。

（1）膝关节的骨性结构　膝关节由股骨下端、胫骨上端和髌骨构成。股骨内、外侧髁分别与胫骨内、外侧髁相对，髌骨与股骨的髌面相接（图 13－25，26）。

（2）膝关节的关节囊与韧带　膝关节囊薄而松弛，附着于各关节面的周缘，周围有韧带加强，以增加关节的稳定性。膝关节的韧带分为囊外韧带和囊内韧带。

①囊外韧带有：a. **髌韧带（patellar ligament）**，位于关节囊的前壁，是股四头肌腱的延续部分，起自髌骨下缘，止于胫骨粗隆。b. **胫侧副韧带（tibial collateral ligament）**，位于关节囊的内侧后份，呈宽扁状，起自股骨内上髁，向下附着于胫骨内侧髁的内侧面，与关节囊和内侧半月板紧密结合。c. **腓侧副韧带（fibular collarferal ligament）**，位于关节囊的外侧，为坚韧的条索状纤维索，起自股骨外上髁，向下附着于腓骨头，与关节囊之间留有间隙。胫侧副韧带与腓侧副韧带在伸膝时紧张，屈膝时松弛，故半屈膝时允许膝关节作少许旋内和旋外运动。d. **腘斜**

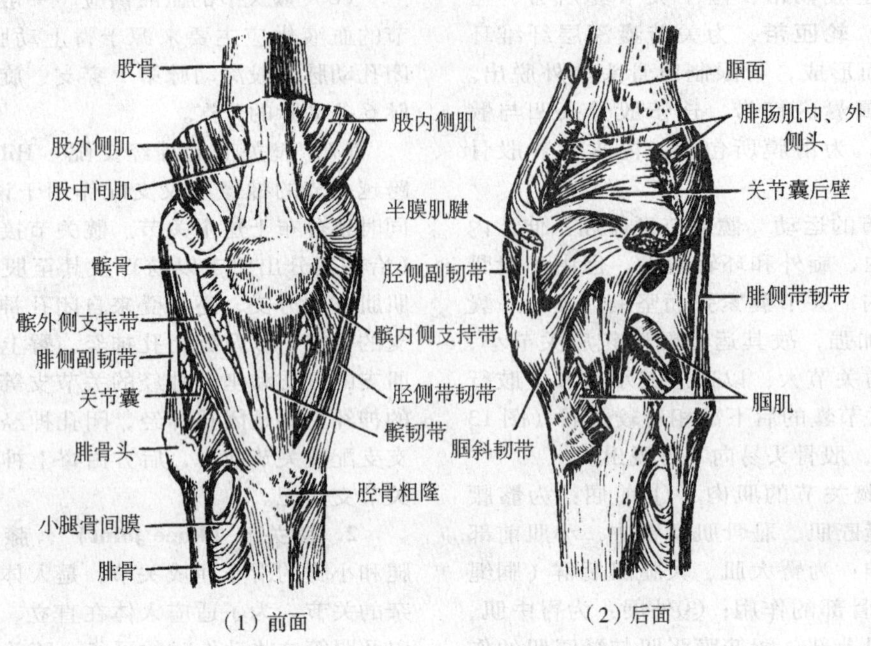

图 13－25　膝关节

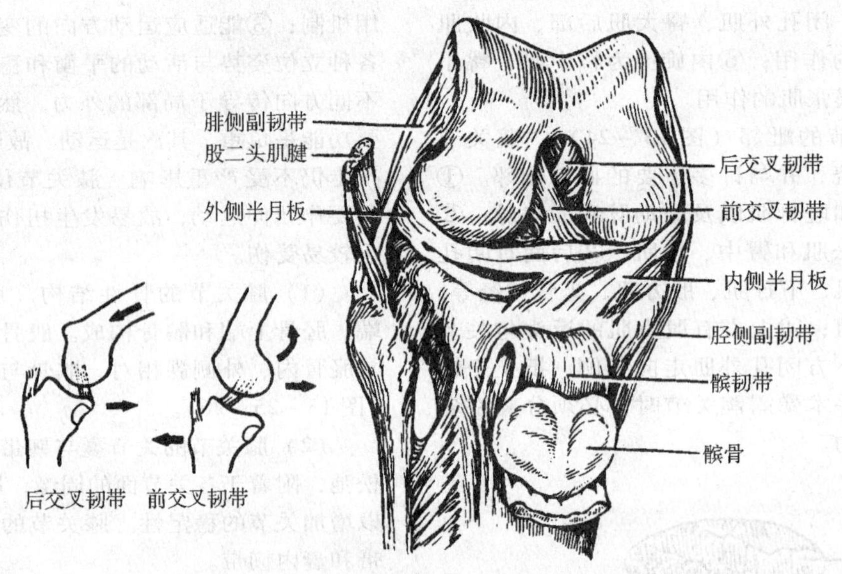

图 13－26　膝关节（显示内部结构）

韧带，由半膜肌腱延伸而来，起自胫骨内侧髁，止于股骨外上髁，斜向外上方，部分与关节囊后壁融合，可防止膝关节过度前伸。

②膝交叉韧带（属囊内韧带）：在关节囊内还有被滑膜衬覆的**膝交叉韧带**，非常强韧，可分为前、后 2 条（图 13－27）。a. **前交叉韧带（anterior cruciate ligament）**，起自胫骨髁间隆起的前方内侧，与外侧半月板的前角愈着，斜向后上外方，纤维呈扇形附着于股骨外侧髁的内侧面；b. **后交叉韧带（posterior cruciate ligament）**，较前交叉韧带短而强韧，起自胫骨髁间隆起的后方，斜向前上内方，附着于股骨内侧髁的外侧面。膝交叉韧带牢固地连结股骨和胫骨，可防止胫骨沿股骨向前、后移位。前交叉韧带在伸膝时最为紧张，能防止胫骨前移；后交叉韧带在屈膝时最为紧张，能防止胫骨后移。

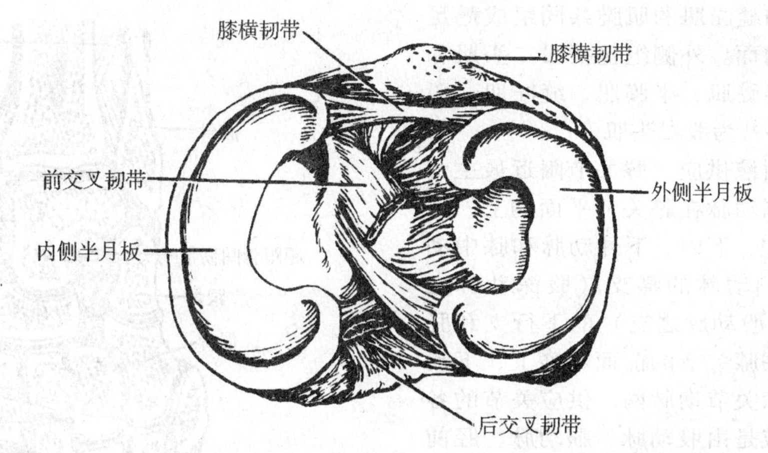

图 13－27　膝关节半月板（上面）

（3）膝关节的内部结构　在膝关节内有交叉韧带、半月板、滑膜囊与滑膜襞等重要结构，其中交叉韧带已于前述。

①半月板：是垫在股骨内、外侧髁与胫骨内、外侧髁关节面之间的两块由纤维软骨构成的软骨板（图 13－27），分别称为内、外侧半月板。半月板下面平坦，上面凹陷，外缘肥厚，内缘锐薄，两端借韧带附着于胫骨髁间隆起。a. **内侧半月板（medial meniscus）**，较大，呈“C”形，前端窄，后端宽，外缘与关节囊和胫侧副韧带紧密相连；b. **外侧半月板（lateral meniscus）**，较小，近似“O”形，外侧缘亦与关节囊相连。

半月板具有以下功能：a. 半月板的存在，使关节面更加适合，增加了关节窝的深度，对膝关节起稳定作用。b. 半月板呈楔形充填，增加了股骨内、外侧髁和胫骨内、外侧髁之间的间接接触面，可以防止关节囊或滑膜的嵌入。c. 协助控制膝关节的前后、侧方及旋转运动，半月板切除后可以出现前内侧旋转不稳定。d. 半月板的活动可以使滑液均匀分布，对润滑关节起着有利的作用。切除半月板之后，膝关节的摩擦力将增加 20%。e. 据测定，膝关节生理负重面积为 $23cm^2$，大于股骨内、外侧髁与胫骨内、外侧髁的接触面，故半月板有直接负重的功能。f. 可以缓冲压力，吸收震荡，起弹性垫样作用。因半月板随膝关节的运动而发生形态改变和位置移位，在骤然发生强力运动时，易造成半月板损伤或撕裂。

②滑膜囊与滑膜襞：膝关节的滑膜层是全身关节中最宽阔最复杂的，附着于该关节各骨的关节面周缘，覆盖关节内除关节面和半月板外的所有结构。滑膜在髌骨上缘的上方，向上突起深达 5cm 左右的**髌上囊**（图 13－28），位于股四头肌腱与股骨体下部之间。还有不与关节腔相交通的

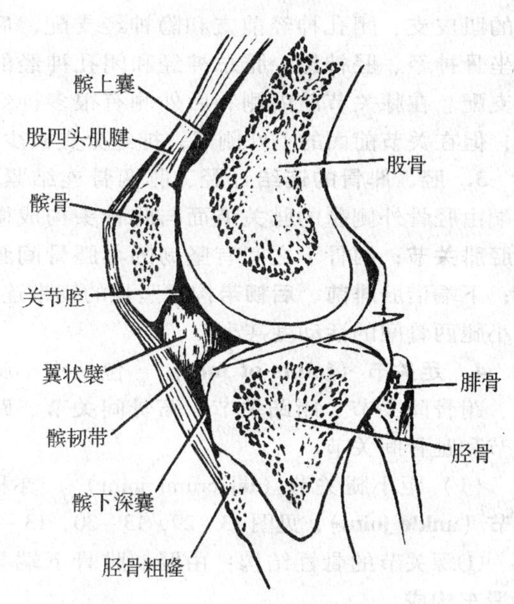

图 13－28　膝关节（矢状切面）

滑液囊，如位于髌韧带与胫骨上端之间的**髌下深囊**。在髌骨下方的中线两侧，部分滑膜层突入关节腔内，形成一对**翼状襞（alar folds）**，襞内含有脂肪组织，充填于关节腔内的空隙。

（4）膝关节的运动　主要作屈、伸运动，屈可达 130°，伸不超过 10°。膝关节在半屈位时，小腿尚可作轻微的旋转运动，即胫骨髁沿垂直轴对半月板和股骨髁的运动，总共可达 40°。

（5）运动膝关节的肌肉　①前伸：股四头肌为膝关节的伸肌，其张力较屈膝肌力强 3 倍。股四头肌的作用有以下几方面：一是伸直膝关节。二是在膝关屈曲位时，股四头肌的收缩可以对抗重力，维持膝关节稳定。三是在膝关节活动过程中维持动态稳定。②后屈：分内、外侧两组。内侧组包括半腱肌、半膜肌、缝匠肌和股薄肌，其

中半腱肌、股薄肌和缝匠肌的肌腱共同组成鹅足止于胫骨近端的前内面。外侧组包括股二头肌和腘肌。③旋内：为半腱肌、半膜肌、缝匠肌、股薄肌和腘肌。④旋外：为股二头肌。

（6）膝关节的血液供应　膝关节附近最主要的血管是腘动脉。腘动脉在膝关节平面的上、下可分出膝上内、上外、下内、下外动脉和膝中动脉。此外，旋股外侧动脉的降支（股深动脉之支）、膝最上动脉（股动脉之支）的下行支和胫前动脉的返动脉，在膝关节的前面与膝上、下动脉相互吻合，构成膝关节动脉网，供应关节的各部，故膝关节的血液是由股动脉、腘动脉、胫前动脉和股深动脉4条动脉供给的。

（7）膝关节的神经支配　膝关节前部由股神经的肌皮支、闭孔神经前支和隐神经支配，后部由坐骨神经、胫神经、腓总神经和闭孔神经的后支支配。在膝关节前内侧和后外侧有很多神经分支，但在关节前面的上外侧部，神经分支极少。

3. 胫、腓骨的连结　胫、腓两骨连结紧密，上端由胫骨外侧髁的腓关节面与腓骨头构成微动的**胫腓关节**；两骨干之间有坚韧的**小腿骨间膜**连结；下端借**胫腓前、后韧带**构成坚强的韧带连结，故小腿两骨间的活动度甚小。

4. 足关节（joints of foot）　包括距小腿关节、跗骨间关节、跗跖关节、跖骨间关节、跖趾关节和趾骨间关节。

（1）距小腿关节（talocrural joint）　亦称**踝关节（ankle joint）**，见图13－29，13－30，13－31。

①踝关节的骨性结构：由胫、腓骨下端与距骨滑车构成。

②踝关节的关节囊与韧带：关节囊附着于各关节面的周围，其前、后壁薄而松弛，两侧有韧带加强。内侧有**内侧韧带**（又称**三角韧带**），起自内踝尖，向下呈扇形展开，止于足舟骨、距骨和跟骨。**外侧韧带**由不连续的3条独立韧带组成，前为**距腓前韧带**、中为**跟腓韧带**、后为**距腓后韧带**，3条韧带均起自外踝，分别向前、向下和向后内止于距骨和跟骨，均较薄弱。

③踝关节的运动：踝关节能作背屈（伸）和跖屈（屈）运动。距骨滑车前部较宽、后部较窄，当背屈时，较宽的滑车前部嵌入关节窝内，踝关节较稳定；当跖屈时，由于较窄的滑车后部进入关节窝内，足能作轻微的侧方运动，踝关节不够稳定，故踝关节扭伤常多发生在跖屈（如上山、下坡、下楼梯等）的状态。

④运动踝关节的肌肉：踝关节主要作屈伸运动。使踝关节跖屈的肌肉主要是腓肠肌和比目鱼

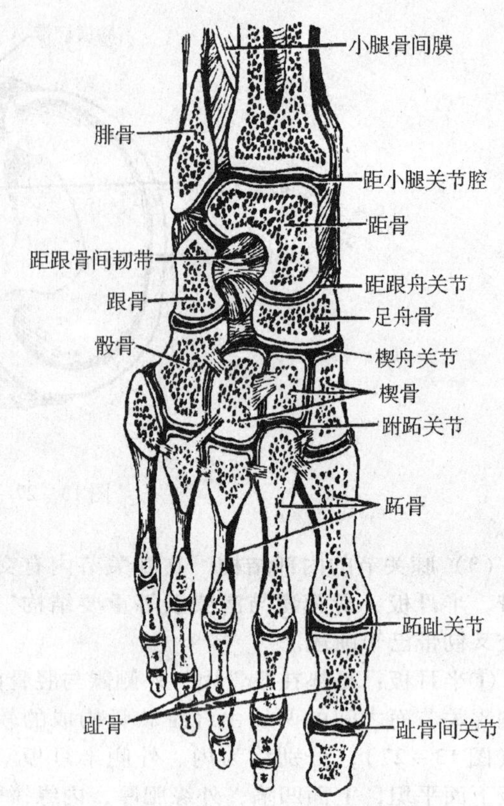

图13－29　足关节（水平切面）

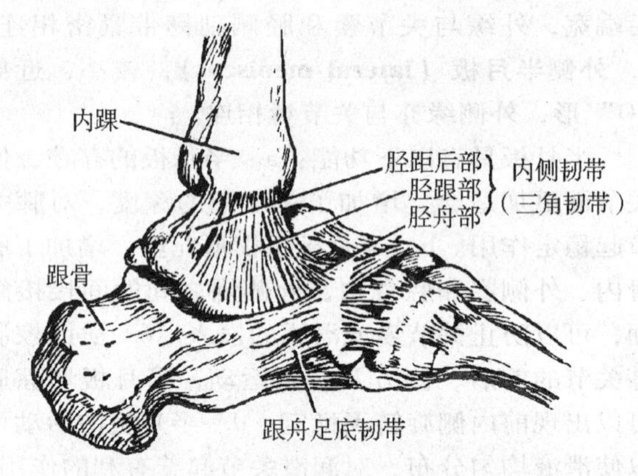

图13－30　距小腿（踝）关节
和跗骨间关节及其韧带（内侧面）

肌，其次是胫骨后肌、趾长屈肌、踇长屈肌和腓骨长肌。小腿三头肌在踝关节跖屈运动中所作的功约为其他肌肉总和的13倍。踝关节的背屈肌有胫骨前肌、趾长伸肌、踇长伸肌和第3腓骨肌，它们所作的功只相当于跖屈肌的1/5～1/4。

⑤踝关节的血液供应与神经支配：血液供应来自胫前、胫后动脉及腓动脉。神经主要发自隐神经、腓深神经、胫神经和腓肠神经。踝关节前面的内侧半由腓深神经或由腓深神经及隐神经的分支共同分布，有时只由隐神经分布，有少数胫

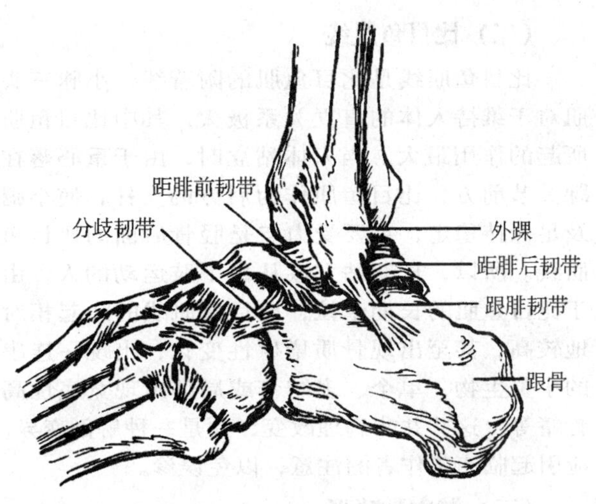

图 13－31　距小腿（踝）关节和跗骨间关节及其韧带（外侧面）

神经的分支亦参与；外侧半多由腓深神经的分支分布。踝关节后面内侧半多由胫神经的分支分布，少数由腓肠神经分布；外侧半多由腓肠神经分布，有半数胫神经也同时分布。

（2）跗骨间关节（intertarsal joints）　为相邻各跗骨之间连结构成的关节，数目较多，以**距跟关节（距下关节）**、**距跟舟关节**和**跟骰关节**较为重要。距跟关节和距跟舟关节运动时，跟骨和足舟骨连同其余的足骨对距骨作内翻和外翻运动。足的内侧缘提起，足底转向内侧称为**内翻**；足的外侧缘提起，足底转向外侧称为**外翻**。足的内、外翻常与踝关节协同运动，即内翻常伴有足的跖屈，外翻常伴有足的背屈。距跟舟关节和跟骰关节合称**跗横关节**（又名 **Chopart 关节**），其关节线横过跗骨中份。临床上，常沿此线进行足的截断。

跗骨之间还借许多坚强的韧带相连结，主要的一条韧带是**跟舟足底韧带**，它为宽而肥厚的纤维带，位于足底，连结于跟骨与足舟骨之间，对维持足的内侧纵弓起重要作用；另一条为**分歧韧带**，为强韧的“Y”形韧带，起自跟骨背面，向前分为两股，分别止于足舟骨和骰骨。在足底，还有一些其他韧带，连结跟骨、骰骨和跖骨底，对维持足弓都具有重要意义（图 13－32）。

（3）跗跖关节（tarsometatarsal joints）　又名 **Lisfranc 关节**，由 3 块楔骨、骰骨的前端与 5 块跖骨的底连结构成，属平面关节，可作轻微滑动。

（4）跖骨间关节　由第 2～5 跖骨底相邻面构成，属平面关节，连结紧密，活动甚微。

（5）跖趾关节　由跖骨头与近节趾骨底连结构成，可作轻微的屈、伸和收、展运动。

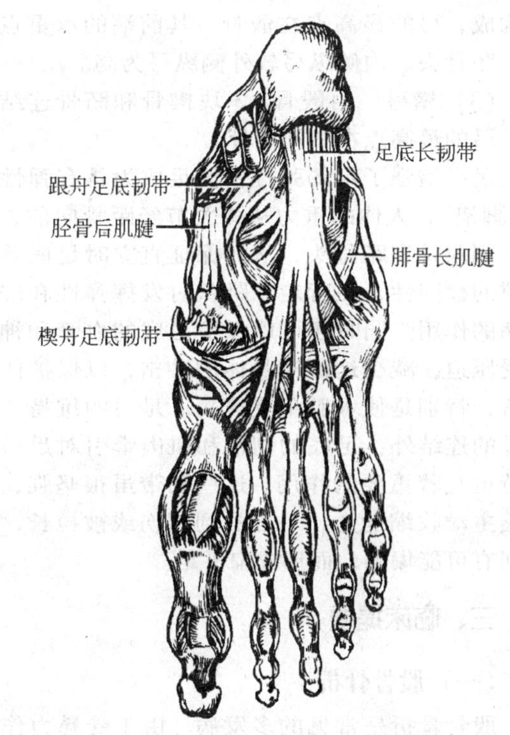

图 13－32　足底的韧带

（6）趾骨间关节　由各趾相邻的两节趾骨的趾骨底与趾骨滑车连结构成，可作屈、伸运动。

5. 足弓 arch（图 13－33）　跗骨和跖骨借骨连结形成凸向上方的弓，称为足弓。足弓是动态的，它与肌肉、韧带一起构成了功能不可分割的复合体。足弓习惯上可分为前后方的内、外侧纵弓和内外方向的 1 个横弓。

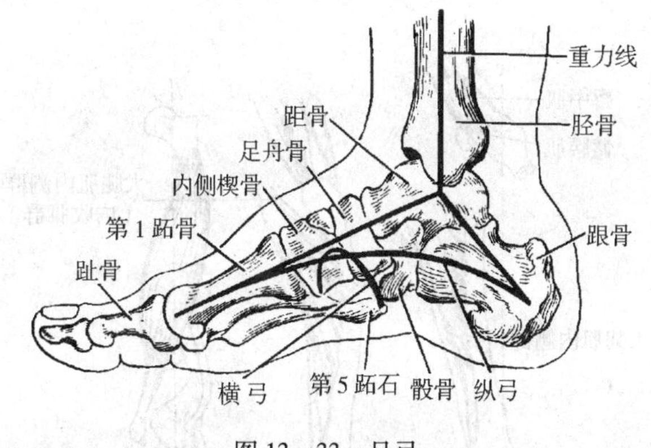

图 13－33　足弓

（1）内侧纵弓　由跟骨、距骨、足舟骨、3 块楔骨和内侧 3 块跖骨连结构成，弓的最高点在距骨头，内侧纵弓前端的承重点在第 1 跖骨头，后端的承重点是跟骨结节。

（2）外侧纵弓　由跟骨、骰骨和外侧 2 块跖骨构成，弓的最高点在骰骨。其前端的承重点在第5跖骨头。内侧纵弓较外侧纵弓为高。

（3）横弓　由骰骨、3块楔骨和跖骨连结构成，弓的最高点在中间楔骨。

足弓增强了足的弹性，使足成为具有弹性的"三脚架"，人体的重力从踝关节经距骨向前、后分散到跟骨和跖骨头，从而保证直立时足底着地支撑的稳固性，在行走和跳跃时发挥弹性和缓冲震荡的作用。同时还可以保护足底的血管和神经免受压迫，减少地面对身体的冲击，以保护体内器官，特别是使大脑免受震荡。足弓的维持，除各骨的连结外，足底的韧带和肌肉牵引对足弓的维持也起着重要的作用。这些韧带虽很坚强，但缺乏主动收缩能力，一旦受到损伤或被拉长，足弓即有可能塌陷，而形成扁平足。

三、临床提要

（一）股骨骨折

股骨骨折是常见的多发病，由于受暴力作用和肌肉不同方向的牵引，骨折常发生严重移位。如股骨上1/3骨折后，近折段受髂腰肌、臀中肌、臀小肌和髋关节旋外诸肌的强力牵拉，可发生屈曲、旋外和外展，而远折段则受内收肌群的牵拉而向上、向后、向内移位，从而导致向外成角和短缩畸形［图13－34（1）］。股骨中1/3骨折后，其畸形主要是按暴力的撞击方向而成角，骨折段不完全分离，断端多呈凸向外侧的角状畸形［图13－34（2）］。股骨下1/3骨折后，远折段受腓肠肌的牵拉而向后倾斜，突入腘窝内，常可压迫或刺破腘血管［图13－34（3）］。

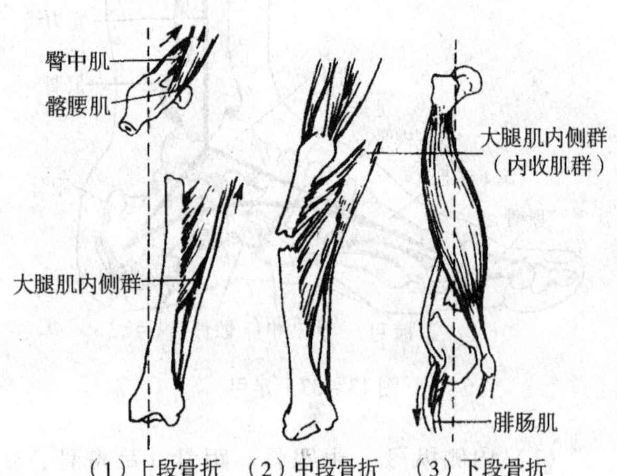

图13－34　股骨骨折错位

（二）比目鱼肌线

比目鱼肌线是比目鱼肌的附着线，小腿三头肌对于维持人体的直立关系极大，其中比目鱼肌所起的作用最大。当人体站立时，由于重心落在踝关节前方，比目鱼肌作为后方的支柱，使小腿及足保持稳定，主要受力点是胫骨后面的比目鱼肌线。所以，长期站立或从事下肢运动的人，由于比目鱼肌的长期牵拉，比目鱼肌线的隆起相对地较高，甚至出现骨质增生性变化，出现一连串的小赘生物，单个、多结节或局部出现宽底性高骨嵴等，这些并非病理改变，而是一种解剖变异，应引起临床工作者的注意，以免误诊。

（三）髋内翻畸形

髋内翻畸形可以由内收骨折、骨骺分离或软骨病引起。颈干角增大所致的髋外翻畸形甚为少见，发生于冲击性外展骨折。髋内翻时，股骨颈较正常短，大转子的位置较正常为高。如自大转子尖端向内画一水平线，与股骨头关节面相交之点，位于股骨头凹之上，同时股骨干也向上移位。在髋外翻时，变位情况恰恰相反。施行矫正手术时，必须将颈干角矫正至140°，方可避免髋内翻复发。在先天性髋脱位时，一般是髋内翻，股骨颈干角可由正常缩小成直角，但有的可呈现髋外翻。

（四）关节腔穿刺术

关节腔穿刺术是将穿刺针刺入关节腔内，以达到诊断和治疗的目的。①髋关节穿刺术有两个穿刺点，前方穿刺点选择在腹股沟韧带中点向下2.5cm，再向外2.5cm处垂直刺入，穿刺时必须用手指触到股动脉搏动，以免损伤；侧方穿刺点选择在股骨大转子的前下方，与皮肤呈45°角刺入，沿股骨颈向上推进5～10cm，即可进入关节腔。②膝关节穿刺术由髌骨的外上角或内上角分别向内下或外下方向刺入。若积液不多，可将髌骨尽量向一侧推移，以确定髌骨与股骨髁间的间隙。③踝关节穿刺术可在胫骨前肌肌腱与内踝之间刺入，亦可在趾长伸肌肌腱与外踝之间刺入。为增大距骨与内、外踝的间隙，可将踝关节跖屈，以利于穿刺针进入踝关节腔内。

第三节　臀　　部

一、臀部软组织

臀部为骨盆后面近似方形的区域 。上界为髂嵴，下界为臀沟，外侧界相当于由髂前上棘连至股骨大转子的连线，内侧界为臀裂（即髂后上棘至尾骨尖的连线）。此部主要含有臀肌及出入梨状肌上、下孔的血管和神经。

（一）浅层结构

臀部皮肤较厚，有丰富的皮脂腺和汗腺。浅筋膜发达，女性尤为明显，富含纤维和脂肪组织。臀部后下部的皮下脂肪厚而致密，形成脂肪垫，坐位时，承受身体的压力。

臀部的皮神经从各个方向进入，计有：①肋下神经和髂腹下神经的外侧皮支，自上外方越过髂嵴入臀部，分布于该部的上外部皮肤；②股外侧皮神经的后支，自下外方进入臀部，分布于该部的下外部皮肤；③股后皮神经发出的臀下皮神经，经臀大肌下缘返折向上，分布于臀部下部皮肤；④臀上皮神经，约2～3支，来自第1～3腰神经的后支，越过髂嵴至臀部上半部皮肤；⑤臀中皮神经，来自第1～3骶神经后支，分布于臀部内侧部皮肤（图13－8）。

（二）深层结构

1. 深筋膜　又称**臀筋膜**，向上覆盖于臀中肌前部表面，并附着于髂嵴，厚而致密，其深面有该肌的纤维起始。在臀大肌上缘处则分为两层，包裹臀大肌，于该肌下缘再合并成一层，向下接续股后区深筋膜，向外侧参与髂胫束的构成，向内侧附着于骶、尾骨背面。臀筋膜覆盖在臀大肌浅面的部分较薄，并有纤维隔伸入肌束之间，以致臀筋膜难以从肌表面剥离。

2. 肌肉　臀部的肌肉分为3层，浅层从前向后有阔筋膜张肌和**臀大肌**，在臀大肌深面与大转子和坐骨结节之间常有大的滑膜囊。中层从上向下依次为**臀中肌、梨状肌、上孖肌、闭孔内肌腱、下孖肌**和**股方肌**。深层有**臀小肌**和**闭孔外肌**（图13－35，图13－36，表13－1）。

3. 穿经梨状肌上、下孔的血管和神经　梨状肌于骨盆腔内起自骶骨前面外侧部，出坐骨大孔达臀部，止于股骨大转子尖。它将坐骨大孔分成梨状肌上孔和梨状肌下孔。

（1）经梨状肌上孔出入的血管和神经　由外侧向内侧依次为**臀上神经（superior gluteal nerve**、**臀上动脉和静脉 superior gluteal artery and vein）**。臀上动脉是髂内动脉的分支，经梨状肌上孔至臀部即分为浅、深2支。浅支至臀大肌；深支伴臀上神经行于臀中、小肌之间，分支至此2肌，并向外侧达阔筋膜张肌深面，与旋股外侧动脉的分支吻合。臀上神经（L_{4-5}，S_1）是骶丛的分支，与臀上动脉深支伴行，分支支配臀中、小肌和阔筋膜张肌。臀上静脉经梨状肌上孔入盆腔，汇入髂内静脉。

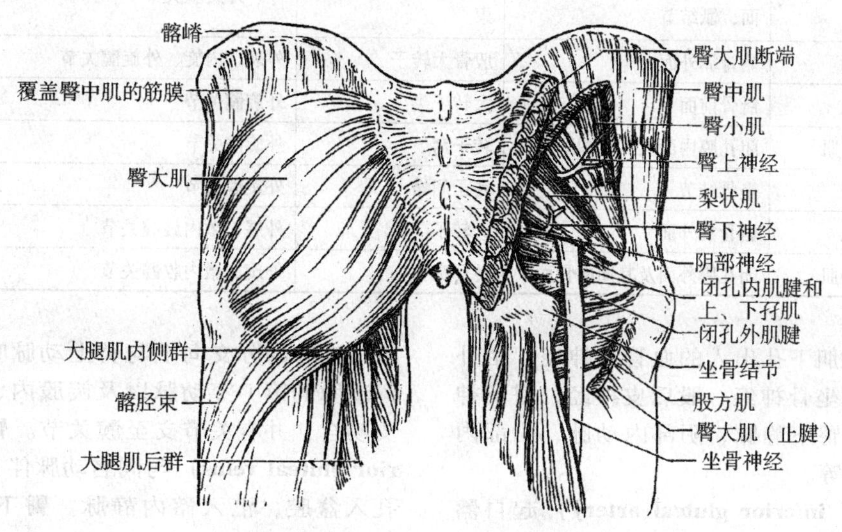

图13－35　臀部肌肉

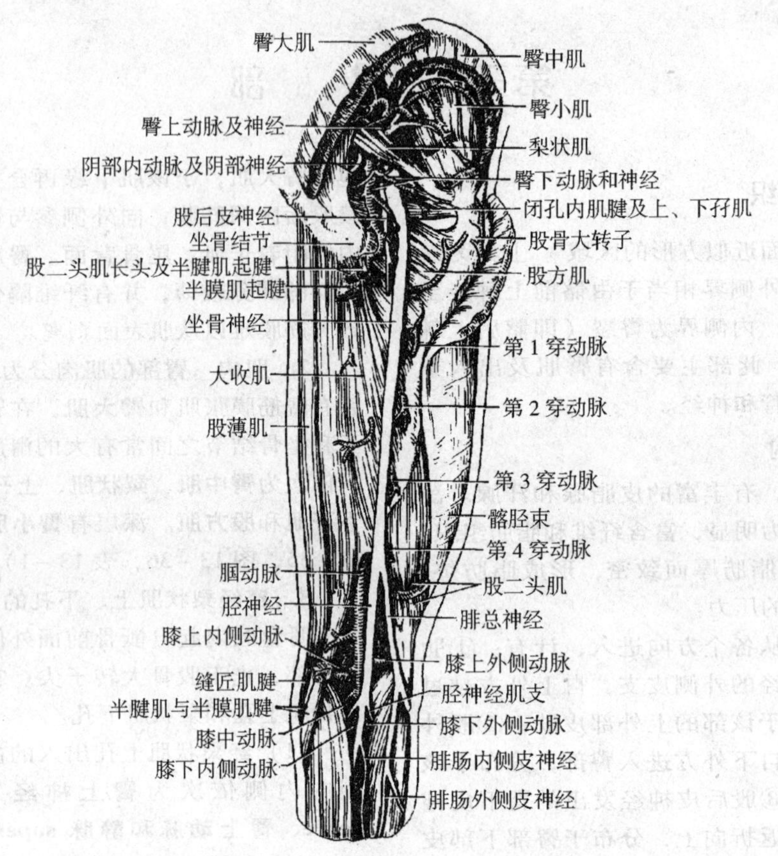

图13－36 臀部和股后区的血管、神经

表13－1 髋肌的位置、名称、起止点、作用和神经支配

肌群层次		名称		起点	止点	作用	神经支配
髋肌前群		髂腰肌	腰大肌	第1～4腰椎体侧面及横突	股骨小转子	屈、外旋髋关节	腰丛、股神经
			髂肌	髂窝			
		阔筋膜张肌		髂前上棘	胫骨外侧髁	屈髋关节，紧张髂胫束	臀上神经
髋肌后群	浅层	臀大肌		髂骨翼外面，骶、尾骨背面，骶结节	股骨臀肌粗隆、髂胫束	伸、外旋髋关节	臀下神经
	中层	臀中肌		髂骨翼外面	股骨大转子	外展、内旋、外旋髋关节	臀上神经
		梨状肌		骶骨前面	大转子尖	外旋髋关节	骶丛分支
		闭孔内肌		闭孔膜内面及其周围围骨面	转子窝	外旋髋关节	骶丛分支
		股方肌		坐骨结节	转子间嵴	外旋髋关节	骶丛分支
	深层	臀小肌		髂骨翼外面	大转子	外展、微内旋髋关节	臀上神经
		闭孔外肌		闭孔膜外面及其周围骨面	转子窝	外旋、微内收髋关节	骶丛分支

（2）经梨状肌下孔出入的血管和神经 由外侧向内侧依次为坐骨神经、股后皮神经、臀下神经、臀下动脉、臀下静脉、阴部内动脉、阴部内静脉及阴部神经等。

臀下动脉（inferior gluteal artery）起自髂内动脉，出梨状肌下孔后，主要分布于臀大肌。臀下动脉的分支向上与臀上动脉吻合，向下与股深动脉的第1穿动脉以及旋股内、外侧动脉的分支吻合，并有关节支至髋关节。**臀下静脉（inferior gluteal veins）**与同名动脉伴行，经梨状肌下孔入盆腔，汇入髂内静脉。**臀下神经（inferior gluteal nerve）**发自骶丛，与臀下血管伴行，出梨状肌下孔后支配臀大肌。**股后皮神经（posterior femoral cutaneous nerve）**发自骶丛，位于臀下神经外侧，出梨状肌下孔后，除分出臀下皮神经外，还分出会阴支至会阴部皮肤。其本干紧贴股后区深筋膜深面，沿正中线垂直下行至腘窝，沿途发支在正中线两侧浅出，终支在腘窝浅出，分布于股后区、腘窝和小腿后区上部的皮肤。

坐骨神经（sciatic nerve，L_{4-5}，S_{1-3}）是骶丛的分支，多数以一单干出梨状肌下孔至臀部，在臀大肌深面，股方肌浅面，经坐骨结节与股骨大转子之间（稍内侧）入股后区。坐骨神经与梨状肌的位置关系有个体差异，有时坐骨神经在盆腔内即分为胫神经和腓总神经，两神经可同时穿梨状肌下孔出盆腔，或胫神经出梨状肌下孔，而腓总神经穿梨状肌，或经梨状肌上孔，或分为多股出盆腔（图 13－37）。

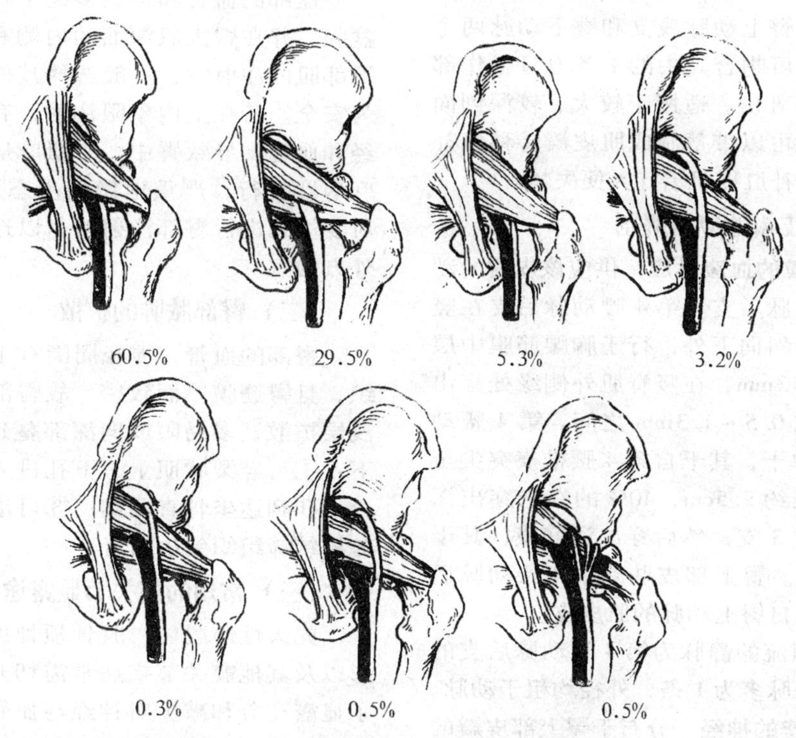

图 13－37 坐骨神经与梨状肌位置关系的类型

（3）穿经坐骨小孔的血管和神经 坐骨小孔为臀部与会阴的交通孔道，由梨状肌下孔穿出盆腔，再经坐骨小孔至会阴的坐骨直肠窝的血管和神经由外侧向内侧依次为：**阴部内动、静脉（internal pudendal artery and vein）**和**阴部神经（pudendal nerve）**。它们经梨状肌下孔的最内侧部到达臀部后，即转绕坐骨棘和骶棘韧带，经坐骨小孔进入会阴。它们的分支分布于坐骨直肠窝侧壁的闭孔内肌、肛门外括约肌和会阴诸肌以及肛门周围和外生殖器的皮肤。

二、臀部皮瓣、肌皮瓣的应用解剖

（一）臀大肌肌瓣的应用解剖

1. 臀大肌的形态 臀大肌为一不规则的方形扁厚肌，肌上缘宽为 14.7cm，下缘宽为 15cm，下缘中点厚为 2.2cm。

2. 臀大肌肌瓣的血液供应 臀大肌的主要营养血管为臀下动脉和臀上动脉浅支（图 13－36）。臀下动脉是髂内动脉前干两终支之一，经梨状肌下孔进入臀部后分出肌支和皮支。肌支进入臀大肌下份，供应臀大肌下部的面积为 12.9cm × 9.7cm，形状近似平行四边形。出梨状肌下孔处，外径为 3.5mm，从梨状肌下孔至入肌点的距离为 4.2cm。其体表投影在髂嵴与坐骨结节连线中、下 1/3 交界处的稍内侧，距髂嵴 12cm，距坐骨结节 5.4cm。皮支为肌间隙直接动脉，在臀大肌深面间隙浅出进入皮肤，皮支分升、降 2 支，升支向上分布于臀部皮肤。臀下动脉供应的皮肤范围较大，上宽下窄呈舌状。

臀上动脉出梨状肌上孔后分成浅、深 2 支，深支在臀中肌深面，分支供应臀中肌和臀小肌。浅支至臀大肌，主要供应该肌的上份，并与臀下动脉形成吻合。出梨状肌上孔处，外径为 3mm，体表投影在髂嵴与坐骨结节连线中点，距髂嵴和坐骨结节均为8.7cm。臀上、下动脉大多数有2条伴行静脉，外径多数粗于动脉。

3. 臀大肌肌瓣的神经 支配臀大肌的神经为臀下神经（图13－36），出梨状肌下孔后分为1～3支，以2支者居多。多数在臀大肌的中、下部伴臀下动脉的臀大肌支从肌的深面入肌，肌外长度为6.3cm。

4. 臀大肌肌瓣的临床应用 臀大肌厚而丰满，位置隐蔽，有臀上动脉浅支和臀下动脉两个粗大的血管蒂，常可吻合其中的1条血管蒂作部分游离移植以修补乳房。适用于较大、较深创面的填充及覆盖，也可以带蒂制成肌皮瓣转移修补背下部的褥疮或修补肛提肌治疗大便失禁。

（二）臀上部皮瓣的应用解剖

1. 臀上部皮瓣的血液供应 供应该皮瓣的动脉主要为第4腰动脉后支。第4腰动脉后支在竖脊肌与腰方肌之间斜向下外，行于胸腰筋膜中层内，根部外径为1.3mm，在竖脊肌外侧缘处穿出深筋膜，其外径在0.5～1.3mm之间。第4腰动脉后支有60%为单干，其干自第4腰椎横突尖至竖脊肌外侧缘，长约2.5cm，40%的在未穿出深筋膜前分成2支或3支，然后穿出深筋膜，其干与支共长约3.3cm。臀上部皮肤除第4腰动脉后支分布外，还有来自臀上动脉的肌皮支。

臀上部皮瓣回流的静脉为第4腰动脉后支的伴行静脉，伴行静脉多为1条，外径均粗于动脉。

2. 臀上部皮瓣的神经 分布于臀上部皮瓣的神经为臀上皮神经（图13－8）。臀上皮神经一般分前、中、后3支，各支穿出筋膜的部位不恒定，但均与第4腰动脉后支穿出深筋膜部相邻，且在血管浅面，尤其是臀上皮神经中支。臀上皮神经前、后支均较短，分布于臀上部的前、后区，中支较长，长约14cm，分布于臀中间靠外侧部分，外径为1.0～3.5mm。如建立臀上部皮瓣的感觉，可吻合臀上皮神经中支。

3. 臀上部皮瓣的临床应用 臀上部位置隐蔽，皮肤较厚，浅筋膜发达，适用于修补身体皮肤较厚部位的缺损及用于填充。

三、临床提要

（一）盆部的血管和神经

盆部的血管和神经多经梨状肌上、下孔出入盆腔，并在臀大肌深面的内侧和下方通过。因此臀部肌内注射时，一般选择其外上象限内进针较为安全。若在上内象限注射，有可能伤及臀上神经和血管，导致臀中、小肌麻痹，从而产生臀肌麻痹性跛行，严重地影响步态及髋关节的运动。对婴幼儿进行臀部注射时，以选择髂前上棘的下外方为宜。

（二）臀部脓肿的扩散

臀部的血管、神经周围有丰富的疏松结缔组织，且臀筋膜厚而致密，故臀部深部脓肿不易向浅层扩散，多局限或向深部蔓延，其播散途径如下：①可经梨状肌上、下孔进入盆腔；②可经坐骨小孔到达坐骨直肠窝；③可沿坐骨神经周围的疏松结缔组织到达腘窝。

（三）常用的髋关节显露途径

先天性髋脱位、股骨颈骨折、人工髋关节成形以及其他髋关节疾病常需切开髋关节整形。为了显露充分和减少对神经与血管的损伤，常采用前方手术入路。皮肤切口从髂嵴至髂前上棘并向下延长，经阔筋膜张肌与缝匠肌之间深入，切断股直肌的起始腱，将该肌翻向下，即可显露髋关节囊前壁。经此入路达关节囊，不会损伤任何主要血管和神经。

第四节　大　腿

一、股前区和股内侧区

股部前上方借腹股沟与腹部分界，后方以臀沟与臀部分界，内侧主要以股沟与会阴分界。股部的下界为经髌底上方两横指处的环行线。由股骨内、外上髁各作一纵行线，将股部分为股前区和股后区。按其骨筋膜鞘的位置，股部又可分为股前区、股内侧区和股后区。

股前区和股内侧区的浅层结构中，有粗大的浅静脉、淋巴结和一些皮神经。在深层结构中，主要有大腿肌前群和内侧群以及分布于下肢的神经血管。

（一）浅层结构

1. 皮肤 股内侧区的皮肤薄而富有皮脂腺，股前区外侧部者较厚。

2. 浅筋膜（图13－38） 股前区浅筋膜内

富有脂肪，在近腹股沟处的浅筋膜分浅、深两层。浅层为脂肪层，与腹前壁浅筋膜的脂肪层（Camper 筋膜）连续；深层为膜样层，富含弹性纤维，与腹前壁浅筋膜的膜样层（Scarpa 筋膜）连续，并在腹股沟韧带下方约 2cm 处附着于阔筋膜（即股深筋膜）。因此，尿道破裂发生尿腹壁浸润时，尿液不致向大腿扩散。在浅筋膜内有许多浅血管、浅淋巴结（前已介绍）和皮神经等。

皮神经（图 13－8）有：①**髂腹股沟神经（L_1）**，自皮下环浅出后，分支分布于股前、内侧区上份及阴囊或大阴唇的皮肤。②**生殖股神经的股支（$L_{1\sim2}$）**，经腹股沟韧带深方至股部，在隐静脉裂孔外侧，穿出深筋膜，分布于腹股沟韧带下方一小区域的皮肤。③**股外侧皮神经（lateral femoral cutaneous nerve，$L_{2\sim3}$）**，在髂前上棘的稍内侧，经腹股沟韧带深面进入股部，再跨过缝匠肌起始部的表面，在髂前上棘下方约 5cm 处分为前、后 2 支。后支即在该处穿出深筋膜，行向后下方，分布于大转子附近的皮肤；前支在更远侧的 5cm 处穿出深筋膜，下行至膝关节外侧，分布于股前区外侧部的皮肤。④**闭孔神经的皮支（L_2）**，由闭孔神经前支分出，分布于股内侧区上部的皮肤。⑤**股神经前皮支（$L_{2\sim3}$）**，分数支，一般沿缝匠肌的行程穿该肌和深筋膜或直接穿深筋膜浅出，分布于股前、内侧区及膝关节前面的皮肤。⑥**隐神经（saphenous nerve，$L_{3\sim4}$）**，为股神经最长的分支，自股神经发出后，斜向下内方，伴股动脉入收肌管下行，先在股动脉外侧，以后越过其浅面至其内侧，在收肌管下部穿大收肌腱板至膝关节内侧，发出髌下支后，在缝匠肌和股薄肌之间穿出深筋膜，伴大隐静脉沿小腿内侧面下行，直至足内侧缘，分布于髌下、小腿内侧面和足内侧缘的皮肤。

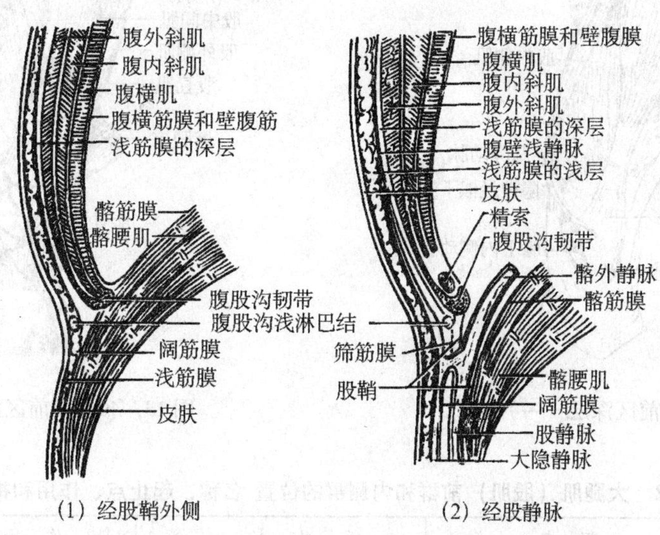

图 13－38　腹股沟区和腹股沟下区的矢状断面

（二）深层结构

1. 阔筋膜（fascia lata）　是包裹大腿的深筋膜，因其坚韧致密且范围广阔而得名，是全身最厚的筋膜。大腿内侧部分的阔筋膜较薄弱，但其外侧部分则非常坚韧，由髂嵴前份连至胫骨外侧髁的部分特别强厚，似腱膜，呈带状，称为**髂胫束（iliotibial tract）**。束的上份分裂为两层，包容阔筋膜张肌并供其附着，束的后份尚有臀大肌附着。阔筋膜在耻骨结节外下方 3～4cm 处，形成一卵圆形的**隐静脉裂孔（saphenous hiatus，**又称**卵圆窝**），孔的外侧缘锐利而明显，称为镰状缘，其向上内和下内延伸的部分，分别称为上角和下角（图 13－7）。隐静脉裂孔的表面覆盖着一层多孔的疏松结缔组织，称为**筛筋膜（cribriform fascia）**。经筛筋膜出入隐静脉裂孔的结构有大隐静脉、股动脉发出的浅动脉和腹股沟浅淋巴结的输出管等。

阔筋膜自股外侧、内侧和后面向深部发出 3 个肌间隔，伸入各肌群之间，附着于股骨粗线，分别称为**股外侧肌间隔、股内侧肌间隔**和**股后肌间隔**，其中以前者最为发达。如此在股部即形成前、后和内侧 3 个骨筋膜鞘。**前骨筋膜鞘**内主要含有大腿肌前群及股血管、神经，**内侧骨筋膜鞘**内主要含有大腿肌内侧群及闭孔血管、神经，**后骨筋膜鞘**内主要含有大腿肌后群及坐骨神经等。

2. 肌肉（图 13－39，13－40）　分大腿肌

（股肌）前群和内侧群（表 13－2）。前群有**股四头肌和缝匠肌**，起自髋骨和股骨，止于小腿骨，作用于髋、膝关节。内侧群即内收肌群，均起自闭孔周围的耻骨支、坐骨支和坐骨结节等骨面，除股薄肌止于胫骨上端的内侧面以外，其余各肌均止于股骨粗线。大收肌尚有一个腱止于股骨内上髁上方的收肌结节，此腱与股骨之间形成一裂孔称为**收肌腱裂孔**（**adductor tendinous opening**）。内收肌群分 3 层排列：浅层由外侧向内侧依次为**耻骨肌**、**长收肌**和**股薄肌**；中层为**短收肌**，位于耻骨肌和长收肌的深面；深层为**大收肌**。

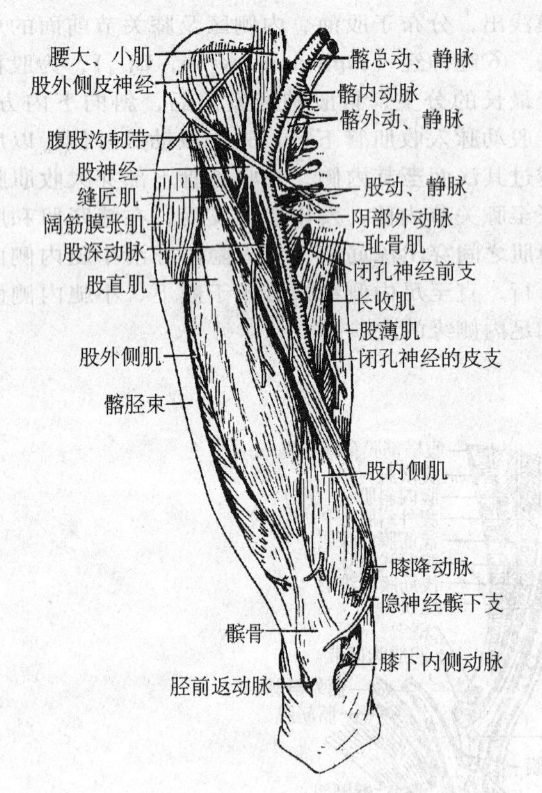

图 13－39　股前区深层（一）

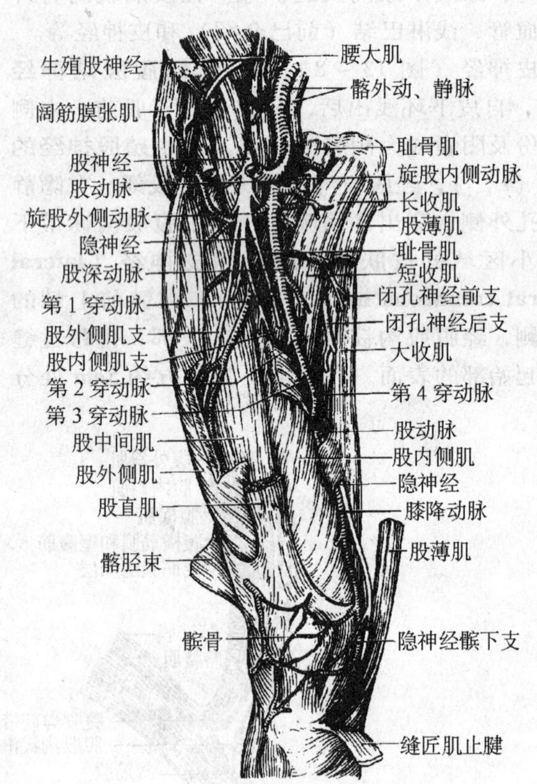

图 13－40　股前区深层（二）

表 13－2　大腿肌（股肌）前群和内侧群的位置 名称、起止点、作用和神经支配

肌群	名称		起点	止点	作用	神经支配
前群	缝匠肌		髂前上棘	胫骨上端内面	屈髋关节，屈、内旋膝关节	股神经
	股四头肌	股直肌	髂前下棘和髋臼上缘	胫骨粗隆	屈髋关节 伸膝关节	
		股中间肌	股骨体前面			
		股外侧肌	股骨粗线外侧唇			
		股内侧肌	股骨粗线内侧唇			
内侧群	耻骨肌		耻骨梳及其附近	股骨耻骨肌线	内收、外旋髋关节	闭孔神经
	长收肌		耻骨上、下支移行部前面	股骨粗线内侧唇中 1/3 份		
	股薄肌		耻骨下支，坐骨支前面	胫骨上端内侧面	内收髋关节 内旋膝关节	
	短收肌		耻骨下支前面	股骨粗线内侧唇上 1/3 份	内收、外旋髋关节	
	大收肌		耻骨下支、坐骨支和坐骨结节	股骨粗线内侧唇上 2/3 和收肌结节		

3. 肌腔隙和血管腔隙（图 13－41） 在腹股沟韧带与髋骨之间有一间隙，腹部借此与股前区交通。由髂筋膜增厚形成的**髂耻弓（iliopectineal arch）**，自腹股沟韧带中份向后内连至髂耻隆起，将该间隙分成外侧的肌腔隙及内侧的血管腔隙。

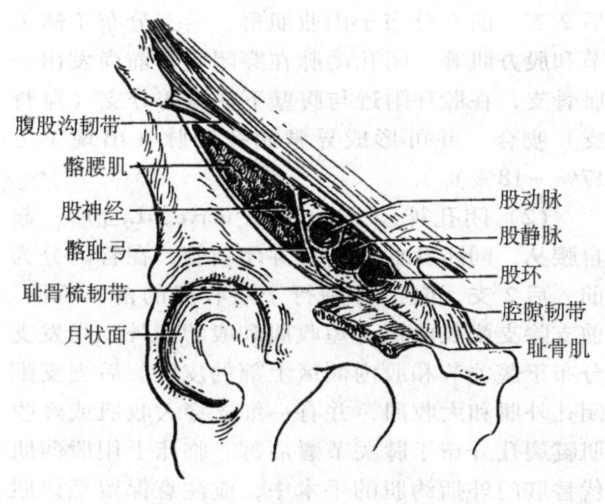

图 13－41　肌腔隙和血管腔隙

（1）肌腔隙（lacuna musculorum）　前界为腹股沟韧带，后外侧界为髂骨，内侧界为髂耻弓。内有髂腰肌、股神经和股外侧皮神经。

（2）血管腔隙（lacuna vasorum）　前界为腹股沟韧带，后界为耻骨梳韧带，外侧界为髂耻弓，内侧界为腔隙韧带。内有股血管、股环及腹股沟深淋巴结。

①股鞘（femoral sheath）：为腹横筋膜和髂筋膜向下延伸包裹股动脉、股静脉上段所形成的筋膜鞘，位于腹股沟韧带内侧半和阔筋膜的深面（图 13－42）。股鞘呈漏斗状，长 3～4cm，至隐静脉裂孔下缘处与血管外膜融合延续为股血管鞘。股鞘内腔被两个筋膜隔分隔成 3 个腔，外侧腔容纳股动脉，中间腔容纳股静脉，内侧腔称为**股管**，内有脂肪和腹股沟深淋巴结。

②股管（femoral canal）：是底向上的短锥形筋膜管，平均长 1.5cm。管的前壁与阔筋膜融合，后壁与耻骨肌筋膜愈合，外侧壁是分隔股管与股静脉的筋膜隔。股管上口称为**股环（femoral ring）**，环上覆盖有薄层结缔组织，称为股环隔。被覆隔上面的腹膜形成一小凹，称为**股凹**。股环的前界为腹股沟韧带，后界为耻骨梳韧带，内侧界为腔隙韧带，外侧界借纤维隔与股静脉分开。若腹腔内容物经股环、股管、隐静脉裂孔处突出，则形成股疝（图 13－42）。

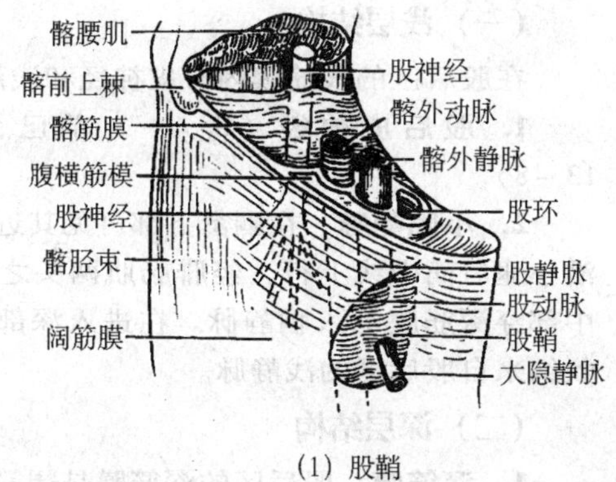

（1）股鞘

肠管
腹膜
疝囊
股动、静脉

（2）股疝（疝囊已从隐静脉裂孔突出）

图 13－42　股鞘、股管和股疝

4. 股三角（femoral triangle） 是位于股前内侧区上 1/3 部由肌肉形成的一个三角形区域（图 13－39）。

（1）境界　上界为腹股沟韧带，外侧界为缝匠肌的内侧缘，内侧界为长收肌的内侧缘。股三角的尖位于缝匠肌与长收肌相交处，向下与收肌管的上口相连接。股三角的前壁（顶）为阔筋膜，后壁（底）由内侧向外侧依次为长收肌、耻骨肌和髂腰肌及其筋膜。

（2）内容　股三角内有股神经及其分支、股动脉及其分支、股静脉及其属支，此外，还有股管、腹股沟深淋巴结及脂肪组织等。这些结构以股动脉为标志，其位置关系是股动脉居中，外侧为股神经，内侧为股静脉等。根据上述解剖关系，可进行股动脉压迫止血、插管造影、股神经阻滞麻醉或股静脉穿刺等。

①股动脉（图 13－39）：是下肢动脉的主干，在腹股沟韧带中点的深面接续髂外动脉，经股三

角下行入收肌管。最后穿收肌腱裂孔至腘窝，移行为腘动脉。

股动脉在股三角内的分支，除近侧段发出分布于浅层结构的**腹壁浅动脉、旋髂浅动脉和阴部外动脉外**，还有一支粗大的**股深动脉（deep femoral artery）**。该动脉在腹股沟韧带下方2～5cm处起自股动脉后外侧壁，是分布于股部的主要动脉。

股深动脉伴同名静脉在股血管后方行向内下，进入长收肌深面离开股三角。其重要分支有：**旋股外侧动脉**，为股深动脉的最大分支，其起始部位不恒定，变异较多，可发自股深动脉的起始部，也可发自股动脉或与旋股内侧动脉共干发自股深动脉。该动脉起始后向外侧行至股直肌深面，分为升、降和横3支，分布于股前区和臀部诸肌，并参与构成膝关节网。**旋股内侧动脉**，起始处变异情况与旋股外侧动脉相似。发出后，经耻骨肌和髂腰肌之间向内后方走行，分支分布于股后区诸肌，并与旋股外侧动脉、臀下动脉和第1穿动脉等吻合。**穿动脉**，通常有3～4支，贴近股骨穿大收肌至股后区，分布于大腿肌后群。

②股静脉（femoral vein）和腹股沟深淋巴结（deep inguinal lymph nodes）：股静脉为腘静脉向近侧的直接延续，始于收肌腱裂孔处，伴股动脉内侧上行，在股三角尖处行于股动脉的后外侧，后转至股动脉的内侧，至腹股沟韧带深面移行为髂外静脉。股静脉除收纳与股动脉分支伴行的同名静脉外，在隐静脉裂孔处还收纳大隐静脉。

股静脉近侧段内侧有3～4个腹股沟深淋巴结，收纳腹股沟浅淋巴结的输出管以及来自股部、小腿部和足部的深部淋巴。子宫角部和外阴部的淋巴，可直接或间接（经腹股沟浅淋巴结）注入腹股沟深淋巴结。深淋巴结的输出管注入髂外淋巴结。

③股神经（femoral nerve，$L_{2\sim4}$）（图13－39，13－40）：在腹后壁发自腰丛，于髂筋膜的深面经肌腔隙进入股三角内，位于股动脉外侧约一横指宽处。在腹股沟韧带稍下方，即分成数支，其肌支支配耻骨肌、股四头肌和缝匠肌；关节支至髋、膝关节；皮支分布于股前内侧区的皮肤，其最长的分支为隐神经，该神经的走行和分布已在浅层结构的皮神经一项内叙述。

5. 收肌管（adductor canal） 又称**Hunter管**，为位于股前区中1/3段前内侧、缝匠肌深面的一个间隙，长约15cm（图13－40）。管的前壁为缝匠肌、大收肌腱板，外侧壁为股内侧肌，后壁为大收肌及长收肌。收肌管的上口通向股三角，下口经收肌腱裂孔通向腘窝。管内从前向后依次有隐神经和至股内侧肌的神经、股动脉、股静脉通过。股动脉在该管下端处发出1支膝降动脉，参与组成膝关节网。

6. 闭孔血管神经束

（1）闭孔动脉（obturator artery） 在盆腔内发自髂内动脉，穿闭膜管至股内侧区，分成前、后2支。前支分布于内收肌群，后支分布于髋关节和股方肌等。闭孔动脉在穿闭膜管前尚发出一耻骨支，在股环附近与腹壁下动脉的分支（耻骨支）吻合，并可形成异常闭孔动脉（出现率为17%～18%）。

（2）闭孔神经（obturator nerve，$L_{2\sim4}$） 起自腰丛，同闭孔血管一起穿闭膜管，在管内分为前、后2支，向下分别行于短收肌的前、后面。前支除支配长收肌、短收肌和股薄肌外，尚发支分布于髋关节和股内侧区上部的皮肤。后支支配闭孔外肌和大收肌，并有一细支穿大收肌或经收肌腱裂孔分布于膝关节囊后部。临床上用股薄肌代替肛门外括约肌的手术中，应注意保留至该肌的闭孔神经的分支。

二、股后区

股后区主要包含大腿肌后群和行于其间的血管和神经。

（一）浅层结构

在股后区的浅筋膜内有皮神经和浅静脉。

1. 股后皮神经（$S_{1\sim3}$） 前已介绍（图13－8）。

2. 小隐静脉 在腘窝下部可见其近侧段，它沿小腿后面中线上行，经腓肠肌两头之间至腘窝中部穿深筋膜汇入腘静脉。在进入深部之前，还收纳来自股后区的浅静脉。

（二）深层结构

1. 深筋膜 股后区的深筋膜是阔筋膜的一部分，厚而坚韧。腘窝的深筋膜又称**腘筋膜**，较厚，并有发达的横行纤维。它上续阔筋膜，下与小腿深筋膜相续。当膝关节伸直时，腘筋膜紧张附着于构成腘窝边界的肌表面，致使腘窝的界限不很明显；当屈膝时，此筋膜松弛，腘窝界限则可清楚摸到。

2. 肌肉 即大腿肌后群，包括位于外侧的股二头肌，内侧浅层的半腱肌和深层的半膜肌（表13－3）。3块肌均由坐骨神经的分支支配和股深动脉的穿动脉分布。

表 13-3　大腿肌后群的位置，名称、起止点、作用和神经支配

肌群	名称	起点	止点	作用	神经支配
大腿肌后群	股二头肌	长头：坐骨结节 短头：股骨粗线	腓骨头	伸髋关节，屈、微外旋膝关节	坐骨神经
	半腱肌	坐骨结节	胫骨上端内侧面	伸髋关节，屈、微内旋膝关节	
	半膜肌	坐骨结节	胫骨内侧髁后面	伸髋关节，屈、微内旋膝关节	

3. 股后区的神经和动脉吻合

（1）坐骨神经（sciatic nerve，$L_4 \sim S_3$）　经坐骨结节与股骨大转子之间下行进入股后区，沿中线经股二头肌长头和大收肌之间下降，从其内侧发出肌支至股后区大部分肌肉及大收肌；起自坐骨结节的部分，向外侧发出至股二头肌短头的肌支。通常坐骨神经至腘窝上角处分为胫神经和腓总神经，但分成此两神经的位置高低不一，有个体差异（图 13-36）。

（2）动脉吻合　股后区在腘窝以上没有动脉主干，但有由髂内动脉、股动脉和腘动脉分支形成的纵行吻合链，它包括：①由臀下动脉，旋股内、外侧动脉和第 1 穿动脉形成的十字吻合；②各穿动脉之间的吻合；③由股深动脉终支（亦称第 4 穿动脉）与腘动脉肌支形成的吻合。由上述动脉吻合链发出的分支分布于大腿肌后群和股骨，并有关节支分布于髋关节和膝关节。

三、股部中 1/3 横断面

断面的表层为皮肤，浅筋膜内的前内侧有大隐静脉，浅筋膜深面为阔筋膜，此筋膜向深部发出股内、外侧和后肌间隔，伸入各肌群之间，附着于股骨粗线，形成前、内侧和后骨筋膜鞘。**前骨筋膜鞘**内有大腿肌前群、股血管和隐神经。股骨大部分由股四头肌包绕。在缝匠肌、长收肌和股内侧肌之间为收肌管，管内有隐神经和股动、静脉。**内侧骨筋膜鞘**内有股薄肌、长收肌、大收肌和股深血管。**后骨筋膜鞘**内可见股二头肌长头和短头、半腱肌和半膜肌。坐骨神经在股二头肌长头和大收肌之间。阔筋膜的深面可见股后皮神经（图 13-43）。

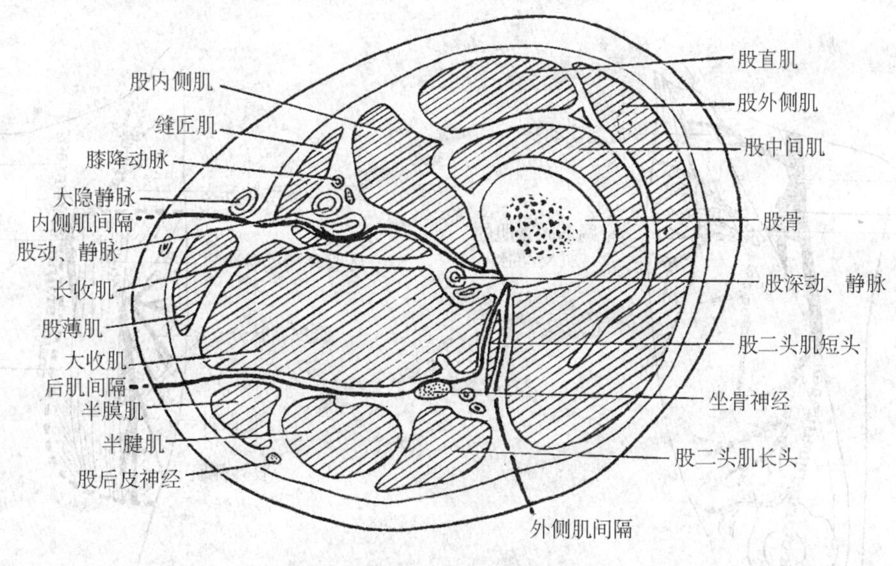

图 13-43　股部中 1/3 横断面

四、大腿皮瓣、肌皮瓣、骨皮瓣的应用解剖

（一）股骨内侧髁骨皮瓣的应用解剖

该供区用作下颌或面部缺损修复具有复合瓣的功效，可根据受区需要，取骨、骨膜、筋膜或皮瓣；供区范围大（8cm × 3cm × 2cm），可随需要设计；血管蒂可游离长度、管径适合面部任何部位受区的需要；骨瓣血供丰富且恒定。

截取骨皮瓣的解剖学要点是：①在缝匠肌前

缘入路切开皮肤时，注意保护大隐静脉和隐神经。②因为股内侧肌与大收肌腱有时粘连紧密，钝性分离时要注意保护膝降动脉关节支。③切取骨瓣时，前方应注意髌上囊，髌上囊侧缘距髌骨1～2cm；下方注意勿伤及膝关节囊。另外，切骨时要防止骨膜与骨质分离，以免造成进入骨内的细小动脉离断。④术中若发现关节支和隐支非合干型，而为直接型（占22.5%），骨瓣和皮瓣可分别以关节支和隐支血管为蒂。⑤术中暴露关节支后，若发现其浅支较为粗大，而受皮区范围又较小，可直接以关节支作为骨皮瓣的血管蒂，取膝内侧皮瓣，而不需再解剖隐血管。

（二）阔筋膜张肌肌皮瓣的应用解剖

1. 阔筋膜张肌的形态 阔筋膜张肌全长为14.7cm，起点下1cm处宽为2.6cm，中部宽为3.2cm，肌上部厚为1.2cm，中部厚为1.4cm。

2. 阔筋膜张肌肌皮瓣的血液供应 该肌皮瓣的血管蒂为旋股外侧动脉升支（图13－44），升支发出后经股直肌与股外侧肌深面斜向外上方，至阔筋膜张肌内侧面，分为数支入肌及通过肌前、后缘至皮肤的缘支。升支动脉外径为3.1mm，多数（65%）有2条伴行静脉，外径分别为3.7mm和2.6mm，少数（35%）为1条伴行静脉，外径为5.2mm。升支至肌门长为4.7cm，起点至腹股沟韧带的距离为6.5cm。

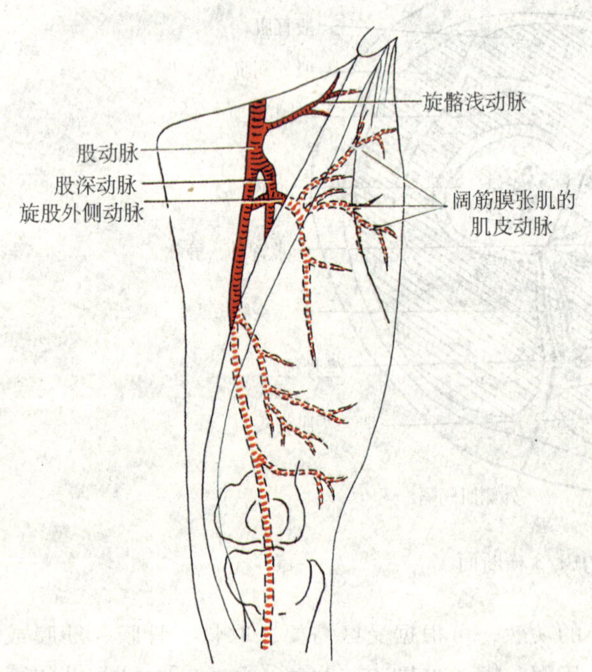

图13－44 阔筋膜张肌和股前外侧区皮肤的动脉

3. 阔筋膜张肌肌皮瓣的神经 支配阔筋膜张肌的运动神经为臀上神经的阔筋膜张肌支，该支与臀上动脉深下支伴行。它从后方经臀中肌与臀小肌之间进入阔筋膜张肌深面，神经入肌点距髂前上棘的距离为4.7cm。

皮瓣的感觉神经为股外侧皮神经的前支，该支在髂髌连线（髂前上棘至髌骨的连线）上1/3段位置恒定，90%的在该连线为中心的1cm范围内下行，走行在阔筋膜的浅、深两层之间。

4. 阔筋膜张肌肌皮瓣的临床应用 阔筋膜张肌肌皮瓣有固定的血管蒂，血供丰富，皮瓣面积大，最大可达35cm×15cm，适用于修复缺损较大的部位，也可用单纯的肌瓣修复填充身体某些部位的凹陷。

（三）大腿前外侧区皮瓣（股前外侧区皮瓣）的应用解剖

1. 股前外侧区皮瓣的血液供应 旋股外侧动脉降支在股直肌与股外侧肌之间下降，在髂前上棘与髌骨外上缘连线中点开始发出4～9支肌皮动脉穿支（图13－44，13－45）。第1肌皮动脉穿支粗大（图13－46），外径为0.5～1.0mm，是皮瓣血供的主要血管。第2以下肌皮动脉穿支呈阶梯状向外下侧发出，外径为0.4～0.6mm，还有一些不穿过肌肉的肌间隙皮支直接分布于皮肤。旋股外侧静脉降支与同名动脉伴行，外径粗于动脉。

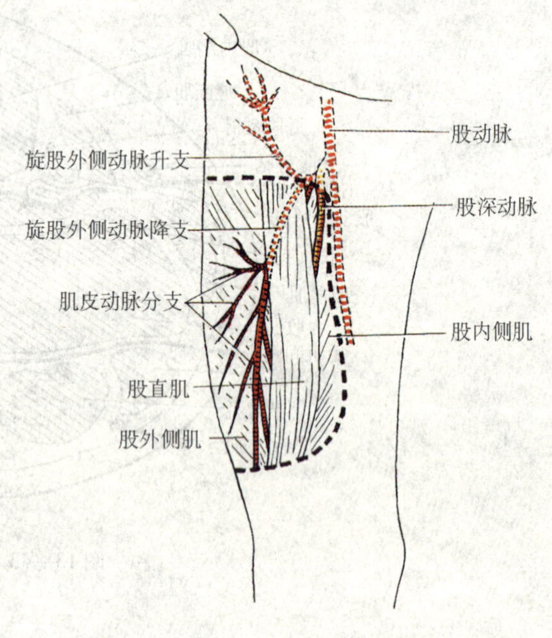

图13－45 股前外侧区皮瓣的动脉

高位皮动脉的出现丰富了股前外侧部皮肤血供的来源，高位皮动脉的出现率为58%，其中发

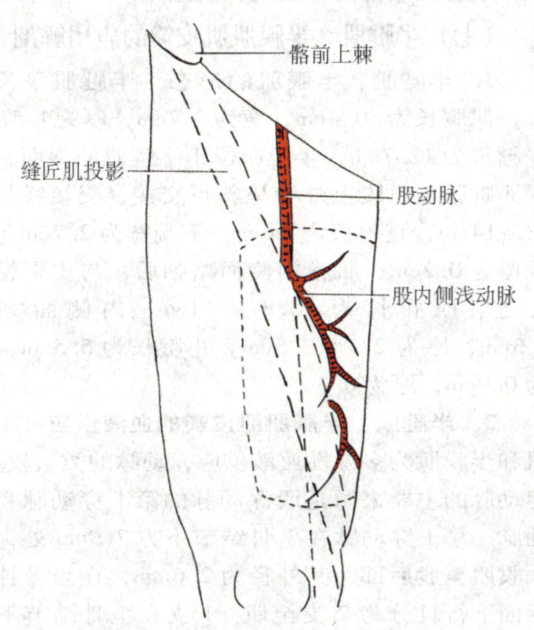

图 13－46　股内侧区皮瓣的动脉

自旋股外侧动脉升支者占 10％、横支者占 44％和降支根部者占 4％。无高位皮动脉出现时，旋股外侧动脉降支发出皮动脉营养皮瓣，降支皮动脉浅出点在髂髌连线附近，可定为正常型（42％）。出现高位皮动脉时，降支发出的皮动脉位置偏低，管径较细，皮瓣的血供可分为降支动脉主要型（36％）、均匀分布型（12％）和高位皮动脉主要型（10％）。

2. 股前外侧区皮瓣的神经　主要为股外侧皮神经，股外侧皮神经在髂前上棘内侧 0.9cm 处穿经腹股沟韧带下缘深面至股部，分为前、后 2 支。前支紧依髂髌线下行（最远距此线 0.5cm），分布于股前外侧区，直至膝关节的皮肤。前支起始处横径为 2.2mm，下行后渐变细，后支在髂髌线外侧 2cm 处下行。

3. 股前外侧区皮瓣的临床应用　股前外侧区皮瓣具有供区隐蔽，供皮面积宽广，可达 15cm × 20cm，皮肤厚薄适中，质地较好，皮瓣血管粗大、蒂长，容易游离，有感觉神经分布，切取后对供区功能无明显影响，可根据受区的不同需要带上部分股外侧肌制成肌皮瓣等优点，填充缺损区死腔，尤其适合四肢及头颈部各种缺损的修复。在国内已得到广泛应用，成为最常选用的皮瓣供区之一。

（四）大腿内侧区皮瓣（股内侧区皮瓣）的应用解剖

1. 股内侧区皮瓣的血液供应　股内侧区皮瓣的标志可依股部全长划分为 5 段（区）。第 1 段主皮支是阴部外动脉的皮支，其长约 1.7cm，外径为 1.5mm。第 2、3 段为股内侧浅动脉，恒定地起自股动脉内侧壁（图 13－46），每侧有 1～3 支在缝匠肌的深面斜行向下内，从缝匠肌内侧缘穿出股内侧区中部皮肤。动脉长度第 2 段为 2.1～2.2cm，第 3 段为 3.5～3.6cm，动脉根部外径为 1.0～1.2mm。第 4、5 段皮支发自股动脉下端的膝降动脉或腘动脉，不便于利用。

进入股内侧区的直接皮动脉和间接皮动脉分支，在股内侧皮瓣内形成广泛互相吻合的血管网，从而扩大了皮瓣的切取范围。

股内侧区皮瓣的静脉分两种，即与同名动脉伴行的静脉和大隐静脉及其属支。

2. 股内侧区皮瓣的神经　股内侧区皮瓣受股神经前皮支和闭孔神经皮支支配，其中，股神经前皮支内侧支从股神经发出后横径为 1.6mm，长度为 9.6cm，沿缝匠肌深面斜向下内行，再沿缝匠肌的内侧缘穿出，达股内侧区皮瓣的中 3/5 区。

闭孔神经长为 6.1cm，横径为 1.4mm，皮支多数穿出股薄肌或内收肌，至股内侧区皮瓣，主要分布于该皮瓣的中 2/5 区。

3. 股内侧区皮瓣的临床应用　股内侧区皮瓣位置隐蔽，皮肤质地优良，但皮瓣血管较细小、较短，自腹股沟韧带中点至膝关节内侧缘连线的中 1/3 段外侧 2cm 处作切口，切口与连线平行长约 10cm。切开皮肤、皮下组织及阔筋膜，沿缝匠肌浅面分离至内侧缘，将肌肉向外牵开即可暴露内侧肌间隙内股动脉干及其分支，仔细游离出股内侧主要皮动脉。大隐静脉及股内侧的皮神经可按需要包括在皮瓣内。

（五）股薄肌肌皮瓣的应用解剖

1. 股薄肌的形态　股薄肌是大腿内侧肌群中位置最浅、扁薄的长带状肌，肌长为 42cm，其中肌腹长为 29cm，止腱长为 13cm。肌腹最宽处位于耻骨联合下方 6.7cm 处，宽为 3.0cm，厚为 0.5cm。

2. 股薄肌肌皮瓣的血液供应　股薄肌为多源性的血供类型，其血供来自于股深动脉、旋股内侧动脉、股动脉、腘动脉、膝最上动脉、第 1 穿动脉及闭孔动脉等的分支（图 13－40，13－46）。其中，最主要的营养血管（93％）来自股深动脉的股薄肌支，其起点在腹股沟韧带中点下方 9cm 处，动脉入肌点在肌的上、中 1/3 交界处，外径为 2.9mm，长为 7cm，多为 2 条（80％）伴行静脉，少数为 1 条（20％），外径略粗于动脉。在股薄肌皮瓣中有丰富的静脉网。

3. 股薄肌肌皮瓣的神经 股薄肌的神经分布很有规律，全部来源于闭孔神经前支，多数（76%）与长收肌支共干，在腹股沟韧带中点下方3.5～7.3cm处，分为至长收肌及股薄肌2支。股薄肌支，共干分出处宽为2.4mm，肌外长5.0cm，然后分成1～5支入肌，其中以2～3支者居多（71%）。

股薄肌血管神经入肌点与耻骨结节之间的距离为14.6cm，耻骨结节至收肌结节连线的上、中1/3交界处即为血管神经束入肌点的体表投影。

4. 股薄肌肌皮瓣的临床应用 股薄肌位置表浅，供区隐蔽，切取后可以直接拉拢缝合，对外观及功能影响不大，主要血管及神经较恒定，血管神经蒂较长。适合于游离肌瓣移植和局部带血管神经蒂转移，常用于修复腹股沟部、阴道和会阴部，修补膀胱阴道瘘，填充盆内脏器切除术后的耻骨后腔以及重建尿道括约肌和肛门外括约肌。

（六）股二头肌肌皮瓣的应用解剖

1. 股二头肌的形态 股二头肌长头与半腱肌、半膜肌同起于坐骨结节，短头以肌质起于股骨粗线和大腿外侧肌间隔。两头于大腿下份，即腓骨头上方13.3cm处愈合，腱长为8.2cm，腱止端宽为1.6cm，厚为2～6mm，止于腓骨头。长头起腱长为4cm，宽为9mm，厚为3mm，肌全长为40cm。短头长为23cm，与长头汇合前宽为2.8cm，厚为8mm。

2. 股二头肌肌皮瓣的血液供应 股二头肌长头的主要营养动脉来自股深动脉的第1穿动脉（87%），它在坐骨结节下方8cm处至股后部，分为升、降2支。降支沿途发支至长头，动脉外径为1.7mm，肌外长为6cm，有2条伴行静脉，外径分别为2.3mm和1.7mm。股二头肌短头的血管大部分来自穿动脉及腘动脉的分支，来自腘动脉的分支均较短细（图13－36）。

3. 股二头肌肌皮瓣的神经 股二头肌长头的神经自坐骨神经上端发出，多与半腱肌的神经共干，以1支神经最为多见（98%），入肌前分成1～4支,肌外神经长为4.4cm，宽为1.2mm，多与该肌的动、静脉伴行入肌。股二头肌短头的神经发自腓总神经，神经长为5.3cm，宽为1.2mm，在肌的上份内后侧入肌。

4. 股二头肌肌皮瓣的临床应用 股二头肌位置表浅，易于切取，切取后对功能影响不大，其功能可由臀大肌及股后其他肌所代偿，符合供肌的要求。肌肉后面与浅筋膜及皮肤相连，因此，股二头肌长头可作为带血管神经蒂肌瓣或肌皮瓣游离移植。股二头肌短头起端附着太长，血管束短，肌移位或游离移植均不宜选用。

（七）半腱肌、半膜肌肌皮瓣的应用解剖

1. 半腱肌、半膜肌的形态 半腱肌呈长梭形，肌腹长为30.4cm，宽为2.7cm，厚为1.5cm，止腱长为12.7cm。半膜肌位于半腱肌的深面，半膜肌腱膜与肌腹上外缘呈斜行交接，交接线长为13～14cm，腱膜长为14cm，下端宽为2.7cm，外缘厚为0.2cm，肌腹内侧面略朝后，与皮下组织相连。肌腹长为13.8～14cm，内侧面宽为2.3cm，厚为2.7～3.3cm。止腱长为5.5cm，宽为0.9cm，厚为0.3cm。

2. 半腱肌、半膜肌肌皮瓣的血液供应 半腱肌和半膜肌为多源性血液供应，动脉的类型较多。但动脉的主要来源是股深动脉的第1穿动脉和腘动脉。第1穿动脉在坐骨结节下方7.9cm处，穿大收肌至股后部，其外径为2.6mm，在坐骨神经深面下行且分为2支至肌。1支在坐骨结节下方11.5cm处起自第1穿动脉，距坐骨结节12.6cm处于肌深面入肌，外径为1.5cm，肌外长为2.4cm。另1支距坐骨结节15cm处发出，在17.7cm处由肌深面入肌，外径为1.4mm，肌外长为2.7cm（图13－36）。

半膜肌支多数起自股深动脉的内收肌支，分支细短，临床意义小。其次为穿动脉（2～4支）及其他动脉的分支。其中以第1穿动脉的分支（半膜肌支）分布于半膜肌的2/4～3/4段，长为3.7～3.8cm，外径为1.4mm，具有应用意义。

半腱肌、半膜肌的静脉，每条肌支均有2条或1条同名静脉伴行，外径为1.4～1.7mm，略粗于动脉。

3. 半腱肌、半膜肌肌皮瓣的神经 半腱肌支，大部分起自坐骨神经干，多数（55%）分成上、下2支。上支在距坐骨结节7cm处发出，横径为2mm，肌外长为4cm，在坐骨结节下方13cm处入肌。下支距坐骨结节13.9cm处发出，横径为2.3mm，肌外长为5.2cm，在坐骨结节下方20cm处入肌。1支者占39%，在坐骨结节下方7.8cm处起自坐骨神经，横径为2mm，肌外长为5.2cm，距坐骨结节13.7cm处入肌。半腱肌的上支是神经蒂的主要供体。

半膜肌支，多为1支，自坐骨神经干发出，然后分为2支（88.5%）。2支者仅占5%，偶有闭孔神经发支支配半膜肌。半膜肌支的干长为3.3cm，横径为1.6mm，半膜肌上支长为3.5cm，在2/4段入肌；下支长为7.7cm，有足够的长度和横径，可供截取吻合。

4. 半腱肌、半膜肌肌皮瓣的临床应用 半腱

肌位置表浅，半膜肌肌腹与皮下组织及皮肤相连，两块肌的血供来源均为第 1 穿动脉的分支，神经是坐骨神经的分支。由于肌腹较薄，全肌长度大，血管神经蒂是第 1 穿动脉的肌支，由深到浅，将半膜肌和半腱肌串联在一起，故作肌的游离移植时，两肌可一同切取。当两肌切取后，对髋关节和膝关节功能无明显影响，其功能可由其他股后肌代偿。将肌制成吻合血管的游离肌瓣修复四肢肌、肌腱缺损，亦可制成转移肌瓣或肌皮瓣。

五、临床提要——股疝

患股疝时，腹腔脏器经股环突向股管，直达隐静脉裂孔的上部。由于隐静脉裂孔是阔筋膜上的一个薄弱部分，仅覆有一层菲薄的筛筋膜，因此，当疝进一步发展时，可由此孔突出至皮下，在耻骨结节下外方形成一肿物。这样，股疝疝囊的被盖组织由内向外依次为腹膜外筋膜形成的股环隔、股鞘前壁、筛筋膜、股部浅筋膜和皮肤等。股疝在股管内与股血管平行向下，疝至隐静脉裂孔处向前转折时形成一锐角，而且股环本身狭小（直径约 1.25cm），周围又有坚韧的韧带不易扩展，因此，股疝容易嵌顿。股疝疝囊外侧有股静脉，手术中严防损伤。此外，手术中还必须考虑到来自腹壁下动脉的耻骨支或异常的闭孔动脉，它们行经腔隙韧带的上方或后方，故在进行嵌顿性股疝松解手术中切开腔隙韧带时，要特别注意避免损伤该动脉。

第五节　膝　　部

膝部介于股部与小腿之间，其上界为经髌底上方两横指处的环行线，下界为平胫骨粗隆的环行线。通过股骨内、外上髁的纵行线，将膝部分为膝前区与膝后区。

一、膝前区

伸膝时，膝前区的股四头肌腱、髌骨及髌韧带均能扪到，并可见其轮廓，髌韧带两侧的隆起为髌下脂体。屈膝时，髌下脂体处呈现浅凹，是膝关节腔较浅表的部位。

（一）浅层结构

该区皮肤薄而松弛，皮下脂肪少，移动性大，皮肤与髌韧带之间有髌前皮下囊。股外侧皮神经的终支分布于膝前区外上部，股中间皮神经及股内侧皮神经的终支分布于膝前区上、内侧部，隐神经的髌下支及腓肠外侧皮神经分布于此区下内、外侧部。浅静脉为大隐静脉行经膝部的属支及其与小隐静脉间的交通支。

（二）深层结构

膝前区的深筋膜为阔筋膜的延续，并与其深部的肌腱相融合。膝外侧部有髂胫束，内侧部有缝匠肌腱和股薄肌腱，中间部有股四头肌腱附着于髌底及两侧缘，继而下延为**髌韧带**，止于胫骨粗隆。由于髌骨及髌韧带集中股四头肌各方向的牵引力，从而有效地完成其伸膝功能。股四头肌腱在髌骨两侧有纤维向下，与阔筋膜一起形成**髌支持带（retinaculum patellae）**，附着于髌骨、髌韧带的两侧缘及胫骨内、外侧髁，具有防止髌骨移位和加强膝关节囊前壁的作用（图 13－25）。在股四头肌腱与股骨之间，有一大滑液囊，称为**髌上囊（bursa suprapatellaris）**，此囊与关节腔相交通。当膝关节腔积液时，可出现浮髌感，并可在髌骨两侧进行穿刺检查。

髌韧带是膝反射的叩击部位。沿髌韧带两侧的凹陷向后，可扪到膝关节间隙，此处适对半月板。当半月板有损伤时，膝关节间隙处可有压痛。

二、膝后区

膝后区主要是**腘窝（fossa poplitea）**，伸膝时，腘窝不明显，屈膝时，深筋膜松弛，其界限清楚。组成腘窝上内、外侧界的半腱肌、半膜肌及股二头肌腱均能触及图 13－47。

（一）浅层结构

皮肤薄，易移动，股后皮神经的终支、隐神经及腓肠外侧皮神经等均分布于此区。小隐静脉穿深筋膜上行至腘窝，汇入腘静脉。小隐静脉末段周围有腘浅淋巴结。

（二）深层结构

膝后区的深筋膜又称**腘筋膜（fascia poplitea）**，厚而坚韧，故患腘窝囊肿或腘动脉瘤时，因扩展受限，可致胀痛。

1. 腘窝的境界　腘窝是膝关节后方呈菱形的间隙，有顶、底及四壁。上外侧壁为股二头肌，上内侧壁为半腱肌和半膜肌，下内侧壁为腓肠肌内侧头，下外侧壁为腓肠肌外侧头和不恒定的跖肌，顶为腘筋膜，底从上向下依次为股骨的腘面、膝关节囊的后壁和腘肌及其筋膜（图 13－47）。

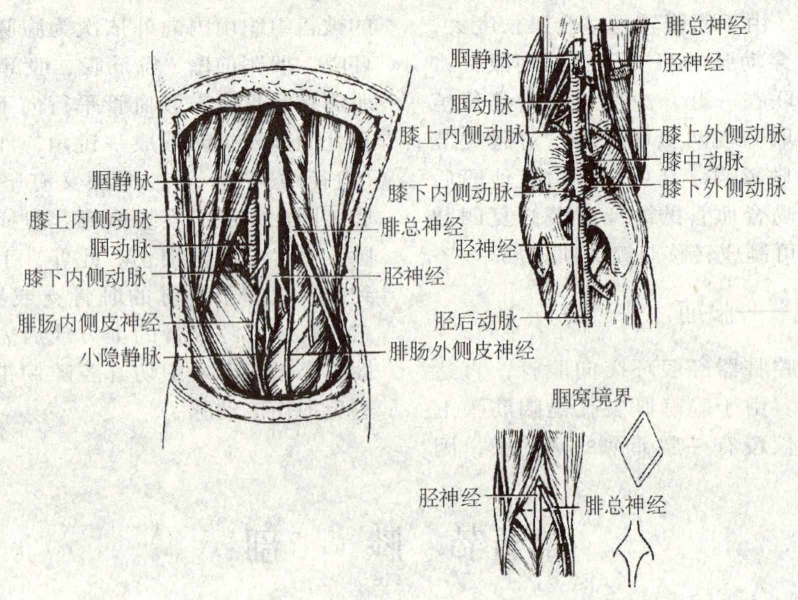

图 13－47　腘窝及其内容

2. 腘窝的内容　由浅入深依次为胫神经、腘静脉和腘动脉，还有沿腘窝外上界走行的腓总神经，以及腘血管周围的腘深淋巴结。窝内主要结构之间则由大量脂肪组织充填。

（1）胫神经（tibial nerve，$L_{4\sim5}$、$S_{1\sim3}$）是坐骨神经本干的直接延续，由腘窝上角垂直下行，经腓肠肌二头之间向下入小腿后区深部。在腘窝内胫神经大部分行程是在腘血管浅面，但在腘窝的上份则位于腘血管外侧，至腘窝下份逐渐转至腘血管的稍内侧。胫神经在腘窝上份发出关节支，与同名关节动脉伴行至膝关节。在腘窝下份发出肌支和皮支。肌支至腓肠肌、跖肌、比目鱼肌和腘肌；皮支为**腓肠内侧皮神经（medial sural cutaneous nerve）**，下行至小腿。

（2）腓总神经（common peroneal nerve，$L_{4\sim5}$、$S_{1\sim2}$）与胫神经分离后，沿股二头肌内侧缘行向下外，经腓骨头后方至腓骨颈外侧分为 2 终支，即**腓浅神经**和**腓深神经**。在腘窝内腓总神经发出**腓肠外侧皮神经（lateral sural cutaneous nerve）**和关节支，前者发交通支与腓肠内侧皮神经吻合成**腓肠神经（sural nerve）**，后者则分布于膝关节。

（3）腘静脉（popliteal vein）与腘动脉伴行，共同包于腘血管鞘内。腘静脉在收肌腱裂孔处位于腘动脉的外侧，在腘窝内位于腘动脉浅面，在腘窝下角附近转至腘动脉内侧。腘静脉收纳与腘动脉各分支伴行的静脉及小隐静脉。

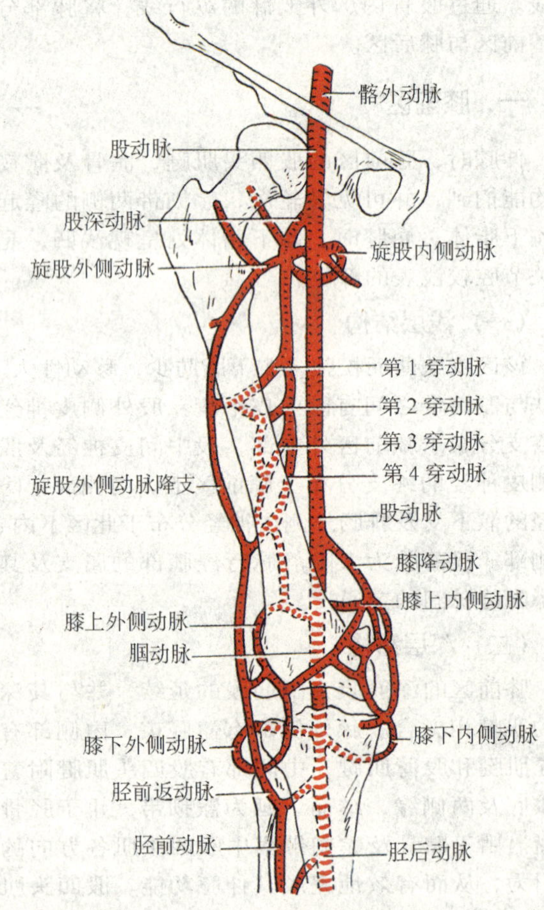

图 13－48　膝关节动脉网

（4）腘动脉（popliteal artery） 在收肌腱裂孔处续于股动脉，初居半膜肌深面，贴腘窝底向外下斜行，至股骨两髁中间时即垂直下行，至腘肌下缘处分为2终支，即胫前、后动脉，至小腿。腘动脉在腘窝内发出肌支与关节支，分布于邻近诸肌和膝关节，并围绕该关节吻合成动脉网。

膝关节（动脉）网是由腘动脉的膝上内、外侧动脉，膝下内、外侧动脉和膝中动脉，股动脉的膝降动脉，旋股外侧动脉的降支，以及胫前返动脉等互相吻合而成（图13－9，13－10，13－47，13－48）。当腘动脉近侧段被阻断，或部分关节支有阻塞时，此网有一定的代偿功能。

（5）腘淋巴结 前面已介绍。

三、临床提要

（一）髌骨骨折

髌骨是伸膝装置的重要组成部分，是膝关节前壁的一部分，并与股骨髌面构成关节。伸膝装置（包括股四头肌、髌骨和髌韧带）的任何一部分遭受损伤，均能影响伸膝功能。髌骨骨折后，关节囊和髌旁腱膜部往往同时撕裂，伸膝装置遭受破坏，严重地影响伸膝功能。因此，在治疗髌骨骨折时，除了要求恢复伸膝装置完整外，还应保证关节面光滑完整，防止创伤性关节炎的发生。对既不能整复又不能采取部分切除的严重髌骨粉碎性骨折，尤其对老年病人，可行髌骨全切除。

（二）膝关节半月板损伤与盘状半月板

膝关节半月板损伤多在运动中发生，半月板一旦破裂，就不能自行修复。半月板切除后，可由滑膜生长出新的半月板，但不再能完全担负半月板原有的功能。已切除半月板的胫骨平台所承受的重力比正常高3倍，从而导致退行性变化。

外侧半月板常有先天性盘状畸形，称为盘状半月板，其外形椭圆，可因轻微外伤而破裂。在我国，外侧盘状半月板较为多见，所以外侧半月板损伤的概率比内侧高，恰与国外报道相反。

第六节 小 腿

小腿部的上界为膝部下界，下界平内、外踝尖端的环行线。足背的上界即小腿下界，两侧界为足内、外侧缘。小腿部的深筋膜在外侧部向深部发出前、后2个肌间隔。肌间隔与小腿骨、小腿骨间膜、深筋膜一起将小腿分为前、后和外侧3个骨筋膜鞘，分别容纳小腿肌的前、后和外侧肌群及其血管和神经。按其位置小腿部也相应地分为前、后和外侧3区。

一、小腿前区和外侧区

小腿前区包含小腿肌前群和行于其间的腓深神经及胫前动、静脉，小腿肌前群各肌的止腱、神经和血管都经踝关节前面及伸肌支持带深面而到达足背。

小腿外侧区主要包含小腿肌外侧群和行于其间的腓浅神经。

（一）浅层结构

小腿前、外侧区的皮肤活动性较小，其前下份的皮肤血液供应差，感染或形成溃疡时不易治愈。浅筋膜疏松且含少量脂肪，弹性差，轻度水肿时，临床上多在内踝上方行指压检查，易显压痕。浅静脉为大隐静脉及其属支，在小腿上部，隐神经居大隐静脉的后方，在小腿下部则绕过大隐静脉至其前方。腓浅神经于小腿外侧中、下1/3交界处穿出深筋膜至皮下。

（二）深层结构

1．深筋膜 小腿前、外侧区的深筋膜较致密，近膝部者坚厚，成为小腿肌的起点，向下变薄，至踝部又增厚形成支持带。深筋膜在胫侧与胫骨内侧面的骨膜相融合；在腓侧，深筋膜发出前、后肌间隔，分别附着于腓骨前、后缘。小腿前、后肌间隔，胫骨与腓骨及其间的小腿骨间膜，小腿前、外侧区的深筋膜，共同围成**前骨筋膜鞘**和**外侧骨筋膜鞘**（图13－49，13－50）。

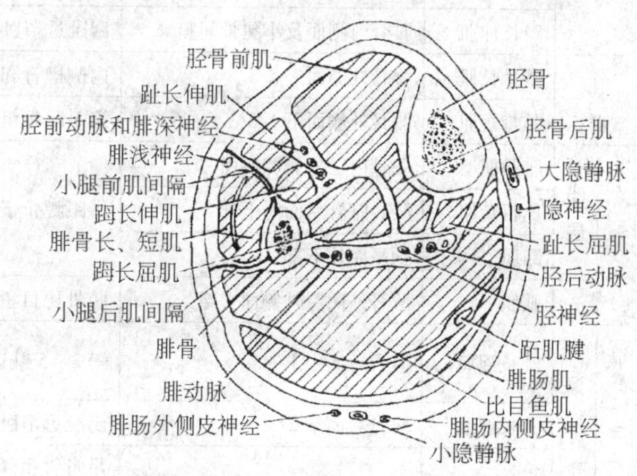

图13－49 小腿中1/3横断面

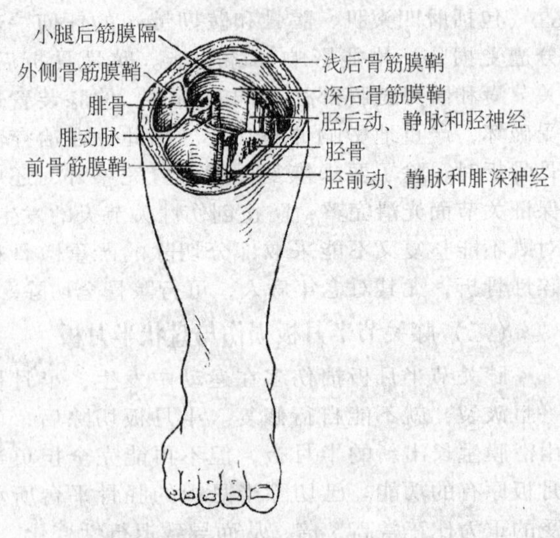

图 13－50　小腿骨筋膜鞘

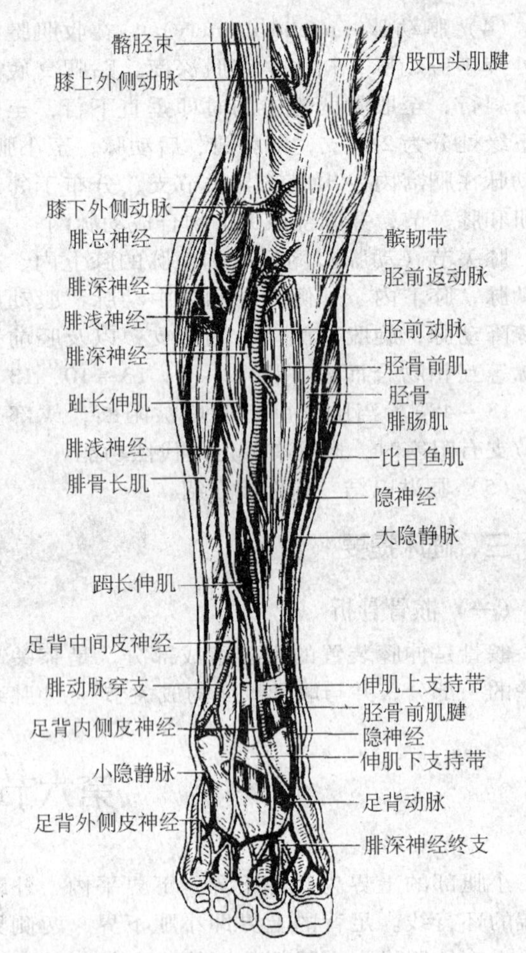

图 13－51　小腿前面和足背

2. 肌肉（图 13－51，表 13－4）

（1）小腿肌前群　在小腿骨间膜前面，被包在前骨筋膜鞘内，共 3 块，由内侧向外侧依次为**胫骨前肌、踇长伸肌**和**趾长伸肌**（趾长伸肌远侧分开**第三腓骨肌**，附着于第 5 跖骨底），起自胫、腓骨和小腿骨间膜，止于跗骨和趾骨。其主要功能是使踝关节背屈、伸趾。此外，胫骨前肌还可使足内翻，第三腓骨肌可协助足外翻。

（2）小腿肌外侧群　即**腓骨长、短肌**，包在外侧骨筋膜鞘内。腓骨长肌和胫骨前肌腱在足底共同形成“腱环”，有维护足横弓的作用。

表 13－4　小腿肌前群、外侧群和后群的位置、名称、起止点、作用和神经支配

肌群		名称	起点	止点	作用	神经支配
前群		胫骨前肌	胫骨上半外侧面，小腿骨间膜	内侧楔骨和第 1 跖骨底	背屈踝关节、足内翻	腓深神经
		趾长伸肌	腓骨和小腿骨间膜	第 2～5 趾的中、远节趾骨底	背屈踝关节、第 2～5 伸趾	
		第三腓骨肌		第 5 跖骨底	背屈踝关节、足外翻	
		踇长伸肌	腓骨内侧面及小腿骨间膜	踇趾远节趾骨底	伸 踇趾、背屈踝关节	
外侧群		腓骨长肌	腓骨外侧面上 2/3	内侧楔骨和第 1 跖骨底的足底面	跖屈踝关节、足外翻	腓浅神经
		腓骨短肌	腓骨外侧面下 1/3	第 5 跖骨粗隆		
后群	浅层	腓肠肌	股骨内、外侧髁后面	借跟腱止于跟骨结节	跖屈踝关节	胫神经
		比目鱼肌	胫、腓骨后面的上部			
		跖肌	腘平面外下部			
	深层	腘肌	股骨外侧髁外侧面上缘	胫骨比目鱼肌线以上骨面	屈、内旋膝关节	
		趾长屈肌	胫骨后面中 1/3	第 2～5 趾远节趾骨底	屈第 2～5 趾、跖屈踝关节、足内翻	
		踇长屈肌	腓骨后面下 2/3	踇趾远节趾骨底	屈 踇趾、跖屈踝关节	
		胫骨后肌	胫、腓骨后面及小腿骨间膜	足舟骨粗隆和第 1～3 楔骨的足底面	跖屈踝关节、足内翻	

3. 血管和神经

（1）胫前动脉（anterior tibial artery）　在胫骨粗隆平面，腘肌下缘处发自腘动脉，然后穿经小腿骨间膜上方的孔进入前骨筋膜鞘内，立即发出**胫前返动脉**，向上加入膝关节网（图13－51）。胫前动脉本干先贴小腿骨间膜行于胫骨前肌与趾长伸肌之间，在小腿中部则位于胫骨前肌与跗长伸肌之间，至踝关节上方，行于跗长伸肌深面，至踝关节前方中点处改名为**足背动脉**。胫前动脉沿途分支分布于小腿肌前群、膝关节及踝关节。

（2）胫前静脉　有2条，伴行于胫前动脉两侧，其属支与动脉同名。

（3）腓深神经（deep peroneal nerve）　为腓总神经的两大终支之一，在腓骨颈的外侧分出后，于腓骨颈与腓骨长肌之间进入前骨筋膜鞘，穿过趾长伸肌后，沿胫前动脉外侧走行，继而跨过动脉前方向下至踝关节前方、跗长伸肌腱和伸肌支持带深面至足背，继续伴足背动脉前行。腓深神经在小腿分支至前群各肌；在足背分支至足背肌；终支在第1趾蹼处浅出，再分为2条趾背神经，分布于第1～2趾背相对缘的皮肤。此外，还发出踝关节支。

（4）腓浅神经　自腓总神经分出后，下行于腓骨长、短肌与趾长伸肌之间，其肌支支配腓骨长、短肌，至小腿中、下1/3交界处穿深筋膜浅出为皮支，其分布见“皮神经”一段所述。

二、小腿后区

主要包含小腿肌后群和走行于其间的血管和神经。

（一）浅层结构

1. 小隐静脉　前面已介绍（图13－5）

2. 皮神经　主要有腓肠内、外侧皮神经。

（1）腓肠内侧皮神经　在腘窝自胫神经发出，与小隐静脉伴行于腓肠肌内、外侧头之间，多数在小腿中份穿深筋膜浅出，随后与腓肠外侧皮神经发出的交通支吻合成**腓肠神经**。腓肠神经分支分布于小腿后面下部的皮肤，主干继续伴小隐静脉下行，经外踝后方行向足背外侧缘，改名为**足背外侧皮神经**，分布于足背和小趾外侧缘的皮肤。

（2）腓肠外侧皮神经　自腓总神经发出，于腘窝外侧角处穿出深筋膜，向下分布于小腿后外上部的皮肤，并发出一条交通支与腓肠内侧皮神经吻合。

（二）深层结构

1. 深筋膜　此区深筋膜较为致密，与小腿后肌间隔、小腿骨间膜、胫骨与腓骨的后面围成**后骨筋膜鞘**（图13－49）。此鞘又被位于小腿肌后群浅、深层肌之间的**小腿后筋膜隔**分为**浅、深后骨筋膜鞘**（图13－50）。深筋膜还向下延伸至踝部的后内侧面，于内踝与跟骨结节之间增厚，形成**屈肌支持带（flexor retinaculum）**，又称**分裂韧带**（图13－52）。

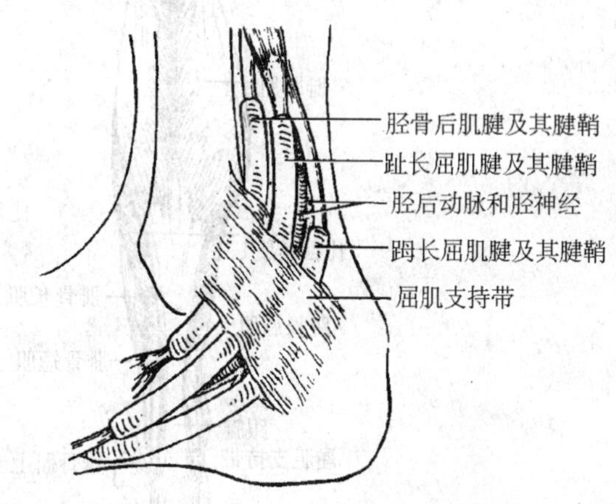

图13－52　小腿屈肌支持带和屈肌腱鞘

2. 肌肉（图13－53，13－54）　小腿肌后群被小腿后筋膜隔分隔成浅、深2层（表13－4）。浅层为腓肠肌、跖肌（约1/10的人缺如）和比目鱼肌。其中腓肠肌起自股骨内、外侧髁的后面，比目鱼肌起自胫、腓骨上部后面和比目鱼肌腱弓，两肌共同以跟腱止于跟骨结节，其功能是使足跖屈和屈膝。深层包括腘肌、趾长屈肌、胫骨后肌和跗长屈肌。除腘肌外，均起自胫、腓骨和小腿骨间膜后面，止于跗骨和趾骨。在内踝后上方，趾长屈肌腱越过胫骨后肌腱的浅面，斜向外侧至足底，与跗长屈肌腱形成“腱交叉”。它们的功能均为屈踝关节（跖屈）。此外，胫骨后肌还可使足内翻，跗长屈肌及趾长屈肌还分别可屈跗趾及屈2～5趾。腘肌能屈膝并使其旋内。

3. 血管和神经（图13－54）

（1）胫后动脉（posterior tibial artery）　是腘动脉的两终支之一，有2条伴行静脉。胫后动脉在腘肌下缘处起始后穿经比目鱼肌腱弓的深面，至小腿肌后群浅、深层之间下行，继而沿跟腱内侧缘的前方与之平行。至内踝后方，于屈肌支持带的深面，分成**足底内、外侧动脉**进入足底。胫后动脉在内踝后方的一段位置表浅，故可在体表摸到其搏动。胫后动脉除发出肌支到邻近诸肌之外，在离其起点不远处，向外侧发出一条较粗的**腓动脉（peroneal rtery）**。它先经胫骨后肌的浅面斜向下外方，后沿腓骨内侧缘下行，进入踇长屈肌深面，在肌与腓骨之间下降至外踝后上方浅出，分支参与内踝网和外踝网的构成。腓动脉沿途分支至小腿肌后群和外侧群诸肌，还发出腓骨滋养动脉。临床上常将腓动脉及腓骨滋养动脉作为腓骨移植的血管蒂。

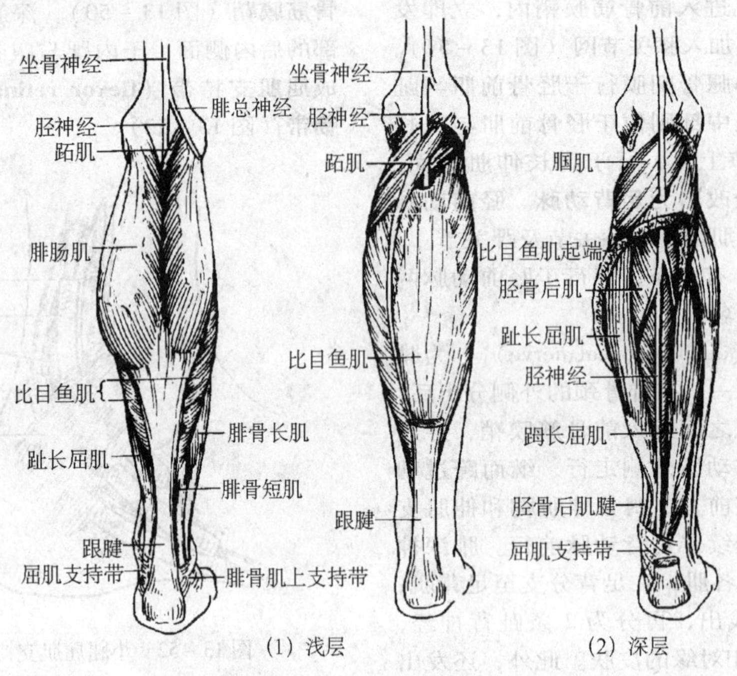

图 13－53　小腿肌后群

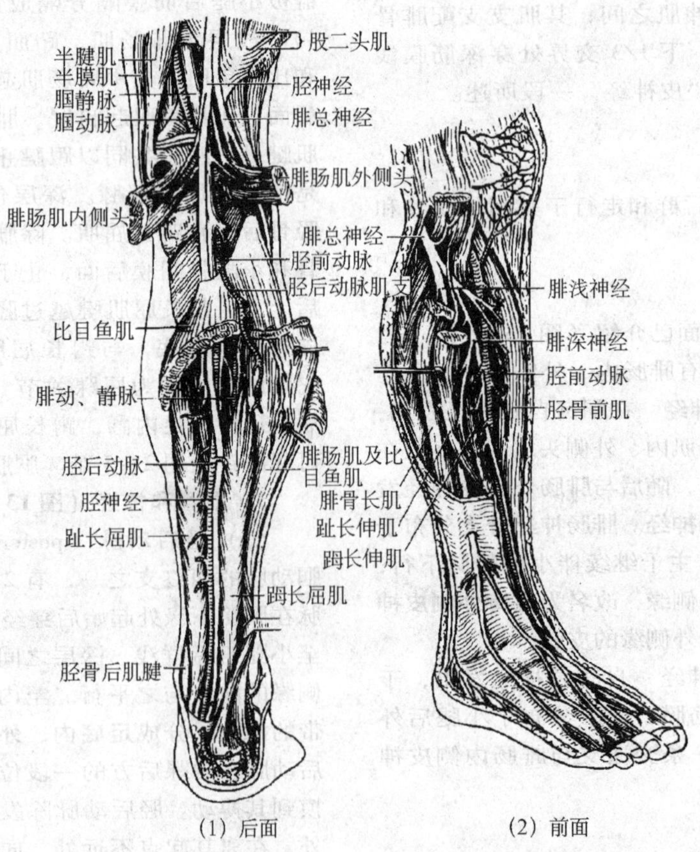

图 13－54　小腿部的血管神经束

（2）胫神经（$L_{4\sim5}$，$S_{1\sim3}$） 自腘窝向下与胫后动脉伴行，在比目鱼肌深面，先位于胫后动脉的内侧，渐与动脉交叉，至小腿下部则走行在动脉外侧，到屈肌支持带深面分为**足底内、外侧神经**而行向足底。胫神经上端发出支配腓肠肌、比目鱼肌和跖肌的肌支以及腓肠内侧皮神经，沿途还发出肌支支配小腿肌后群的深层肌。

三、小腿中1/3横断面

小腿中1/3横断面（图13－49，13－50）的表层为皮肤。小腿内侧的浅筋膜中有大隐静脉及其伴行的隐神经，后面的中份有小隐静脉及位于其两侧的腓肠内、外侧皮神经。深筋膜与胫骨、腓骨及两骨之间的小腿骨间膜共同围成前、后和外侧3个骨筋膜鞘（后骨筋膜鞘又被位于小腿肌后群浅、深层肌之间的小腿后筋膜隔分为浅、深后骨筋膜鞘），各鞘内分别容纳前、后和外侧肌群及相应的血管和神经。

四、小腿肌皮瓣和骨皮瓣的应用解剖

（一）腓骨肌皮瓣移植修复下颌区组织缺损的应用解剖

1. 腓骨肌皮瓣设计的解剖学基础 腓动脉在下行过程中，沿途发出分支分布于腓骨、跗长屈肌、腓骨长肌中段和小腿后外侧皮肤，腓骨肌皮瓣属于轴型血管类型。皮肤供区充足，皮动脉的分布范围为小腿外侧32cm×15cm。跗长屈肌由胫神经的跗长屈肌支支配，腓肠外侧皮神经由腓总神经发出，两者与腓动脉的关系比较恒定，且相距不远，这样就便于形成血管神经蒂。

2. 腓骨肌皮瓣的应用解剖学要点 ①切取腓骨时，应注意保护腓总神经和胫前血管；腓骨远端应保留至少8cm，以保证踝关节的稳固性及保护该部位的血管神经；②在分离前肌间隔和后肌间隔时，应带0.5cm肌袖，以保证不伤及弓状动脉或皮动脉；③为防止皮肤与筋膜的分离脱瓣而影响血供，皮瓣边缘应缝上数针；④在分离腓动脉和胫神经跗长屈肌支时，也应保护该部位的血管神经；而分离腓肠外侧皮神经时，应保护好腘窝的血管神经；⑤为保证组织瓣的血供，可将腓动、静脉分别与面动、静脉进行吻合；还可带小隐静脉并将其与颈外静脉吻合，以确保该组织瓣的血液回流；⑥腓动脉位置较深，术中可采取半侧卧位。

3. 用腓骨肌皮瓣作为供区的优点 该瓣修复下颌区复合组织缺损具有以下优点：①腓骨干平均长度为34cm，可切取的最大长度可达25cm，能满足大型下颌骨缺损修复的需要。②肌瓣的布局合理，如以腓骨前嵴作下颌骨牙槽嵴，后面构成下颌骨的最下缘，外侧面朝向口腔内，内侧面和前面朝向外。腓骨后面的跗长屈肌（宽约2.8cm）足以修复下唇的肌肉缺损；而腓骨外侧面的腓骨长肌可用于填塞口内死腔。③皮瓣面积较大。④腓骨肌皮瓣均由同一轴型血管供应，神经也能与血管构成血管神经蒂，故手术切取较方便。⑤腓骨干通过折裂，可塑下颌的外形。⑥可视受区需要设计成骨肌皮复合瓣、骨皮瓣、骨肌瓣或单纯骨瓣。

（二）腓肠肌肌皮瓣的应用解剖

1. 腓肠肌的形态 腓肠肌为小腿三头肌的一部分，位于小腿肌后群最浅层，有内、外侧头，分别以扁腱起于股骨内、外侧髁。两肌腹较大，在腘窝下角处彼此接近，但并不相互连接（图13－53）。内侧头，肌腹长为23cm，宽为6.3cm，厚为1.2cm，上腱长为19cm，总长为42cm。外侧头，肌腹长为22cm，宽为5.1cm，厚为1.0cm，上腱长为20cm，总长为42cm。内、外侧扁宽的膜状腱与比目鱼肌腱相融合成跟腱。

2. 腓肠肌肌皮瓣的血液供应 腓肠肌肌皮瓣的血管蒂为起源于腘动脉的腓肠肌内、外侧动脉（图13－54）。腓肠肌内侧动脉多为1支（96.3%），少数为2支（3.7%），动脉长为4.5cm，外径为2.7mm。静脉与动脉伴行，多数为1条，少数为2条，外径为3.4mm。腓肠肌外侧动脉长为3.8cm，外径为2.3mm。伴行静脉亦多为1条，外径为2.6mm。

3. 腓肠肌肌皮瓣的神经 支配腓肠肌的神经均来源于胫神经（图13－54）。腓肠肌内侧头神经在腓骨头上方4.5cm处发自胫神经，该神经长为4.8cm，横径为2.4mm，向上分离长度可达12.4cm。腓肠肌外侧头神经在腓骨头上方3.8cm处，恒定发自胫神经。其中直接来自胫神经者占88.9%，与比目鱼肌支共干者占11.1%。腓肠肌外侧头神经长为3.2cm，横径为2.2mm。

4. 腓肠肌肌皮瓣的临床应用 吻合腓肠肌内、外侧血管神经束的肌皮瓣，血运丰富，供应范围大，皮瓣范围比肌表面范围约多20%。内、外侧肌腹有各自独立的神经血管，可分别切取内侧头或外侧头。血管外径粗，吻合容易。肌皮瓣旋转范围大，可带蒂修复胫骨前中、上1/3至股骨髁平面的缺损，也可作交腿皮瓣，修复对侧小腿的缺损与畸形。临床肌皮瓣应用资料表明，切取后对步行、劳动均无明显功能影响。

五、临床提要

（一）小腿各肌群的功能与畸形足

1. 小腿各肌群的功能 足的稳定力取决于足的骨关节面的形态，关节囊和韧带的完整性以及肌肉的动力。小腿各肌群的功能是使踝关节背屈（伸）、跖屈，以及内翻足心和外翻足心。

背屈踝关节肌：主要为胫骨前肌，其次为踇长伸肌、趾长伸肌和第三腓骨肌。

跖屈踝关节肌：腓肠肌和比目鱼肌，其次为胫骨后肌、踇长屈肌、趾长屈肌及腓骨长、短肌。

在踝关节跖屈运动中，小腿三头肌的作用是其他肌肉作用总和的13倍。

足内翻肌：胫骨前肌和胫骨后肌。

足外翻肌：腓骨长肌、腓骨短肌、第三腓骨肌。

2. 常见的畸形足 在正常情况下，小腿各肌群对足关节的运动是处于平衡状态的，当某群肌或某些肌因先天性或后天性的原因（如小儿麻痹症）而发生功能减弱或瘫痪时，其对抗肌和韧带的作用则加强，发生挛缩，致使患侧肌群和韧带被牵拉延伸，从而产生各种畸形足。常见的畸形足有以下四种基本形式（图13－55）。

（1）马蹄足 由于小腿肌前群各肌瘫痪或小腿三头肌挛缩导致足下垂畸形，足不能平放于地面，而是足前部着地行走。严重者足与小腿几乎呈直线。当继发足底腱膜挛缩时，足弓凹陷加深成弓状足。

（2）内翻足 足外侧缘着地，足处于内翻内收状态，足背向前外，足底向后内，常因腓骨长、短肌瘫痪所致。

（3）外翻足 足内侧缘着地，常因腓骨长、短肌挛缩或胫骨前、后肌瘫痪所致。

（4）仰趾足 足背屈向小腿，足跟着地，为小腿肌后群瘫痪所致。当与内翻或外翻足畸形合并发生时，为仰趾内翻足或仰趾外翻足。

四种基本形式的畸形足，可相互合并发生，如马蹄内外翻足、仰趾外翻足。临床上常用肌腱移植术或三关节固定术进行矫正内、外翻足。

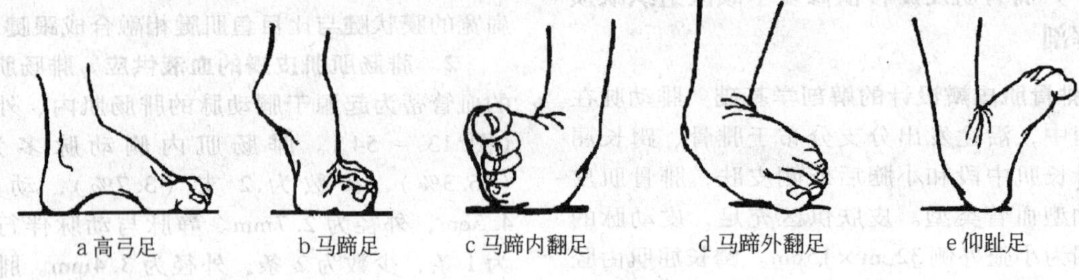

图13－55 畸形足

（二）小腿的骨筋膜鞘

小腿的骨筋膜鞘由小腿的深筋膜、前、后肌间隔、胫、腓骨的骨膜及其间的骨间膜共同围成，有前、后和外侧骨筋膜鞘（图13－49、13－50），分别包绕小腿肌前、后和外侧群及通过其间的血管和神经。前骨筋膜鞘包绕小腿前群肌、胫前血管及腓深神经；外侧骨筋膜鞘包绕小腿外侧群肌、腓浅血管及腓浅神经等。后骨筋膜鞘又被小腿后筋膜隔分为浅、深二部，包绕小腿后群肌、胫后血管及胫神经。

这些骨筋膜鞘几乎闭合而缺少弹性。而小腿的主要血管和神经多数要通过肌间隔之后，或先在邻近鞘内通过再进入鞘内，以营养和支配各鞘内的结构。当小腿严重挤压伤或骨折固定术后，血液积聚在坚韧的骨筋膜鞘内时，使鞘内压力急剧增高，阻碍肌肉血液循环，造成缺血和水肿，导致小腿肌肉坏死、缺血性肌挛缩，严重者造成坏疽，临床上称为**骨筋膜室综合征**。临床治疗上必须及早切开深筋膜，打开骨筋膜鞘减压，不得延误。

第七节 踝部和足部

踝部以内、外踝分为踝前区和踝后区。足部又分为足背和足底。

一、踝前区和足背

踝前区的上界为平内、外踝基部的环行线，下界为内、外踝尖经前面的连线。足背的上界即踝前区之下界，两侧界为足内、外侧缘，远侧界为各趾根的连线。

该区表面可见轮廓清楚的肌腱，由外侧向内侧依次为趾长伸肌腱、踇长伸肌腱及胫骨前肌腱。前两者之间有可扪及搏动的足背动脉，内踝前方可见有大隐静脉经过。

(一) 浅层结构

踝前区与足背的皮肤薄，移动性大。浅筋膜较疏松，浅静脉及皮神经等穿行其内。下肢水肿时，常以足背显现较早。

浅静脉有足背静脉弓及其属支，静脉弓横位于足背远侧，此弓内、外侧端向后沿两侧缘分别与大、小隐静脉相续。

分布于足背内侧的皮神经为隐神经，外侧者为腓肠神经延续的足背外侧皮神经，两者之间的部分有腓浅神经至足背的皮支－足背内侧皮神经及足背中间皮神经。第1趾蹼及第1、2趾相对缘的皮肤为腓深神经的皮支分布。

(二) 深层结构

1. 伸肌支持带　深筋膜于踝部前外侧面增厚形成的支持带，有伸肌上、下支持带和腓骨肌上、下支持带。它们各自向深部的骨面发出纤维隔，形成骨纤维性管，具有约束肌腱、维持各肌腱位置的作用，并有利于各肌的运动。

(1) 伸肌上支持带（superior extensor retinaculum，又称小腿横韧带）（图13－56）　在踝关节上方，由小腿下段前面的深筋膜增厚形成，内侧附着于胫骨前缘，外侧附着于腓骨前缘。

(2) 伸肌下支持带（inferior extensor retinaculum，又称小腿十字韧带）（图13－56）　位于伸肌上支持带的下方，呈横置的“Y”形。由邻接小腿部的足背深筋膜增厚形成。其外侧部附着于跟骨前部的上面；内侧部分为2束，上束附着于内踝，下束越过足内侧缘，续于足底深筋膜。伸肌下支持带向深面发出纤维隔，形成3个骨纤维性管，有小腿前区诸伸肌腱及其腱鞘、血管和神经通过。其排列顺序由内侧向外侧依次为：内侧管通过胫骨前肌腱及其腱鞘，中间管通过踇长伸肌腱及其腱鞘、足背血管和腓深神经，外侧管通过趾长伸肌腱及其腱鞘和第3腓骨肌腱。

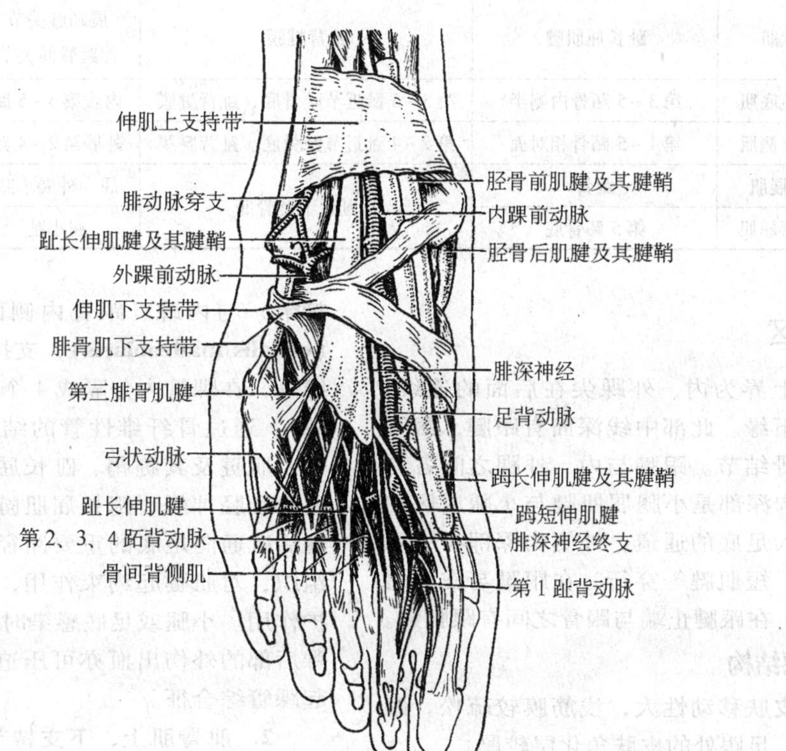

图13－56　踝前区和足背

2. 血管和神经

（1）足背动脉（dorsal artery of foot）　在踝关节前方中点处续接胫前动脉，通常在踇长伸肌腱的外侧下行，经踇短伸肌腱深面达第1跖骨间隙近侧端分为足底深动脉和第1跖背动脉两终支（图13－54，13－56）。足背动脉的分支有跗内侧动脉、跗外侧动脉和弓状动脉。弓状动脉沿跖骨底向外侧行，发出第2、3、4跖背动脉，前行至各趾的基底部各分为2支趾背动脉，分布于第2～5趾背的相对缘。据调查，国人弓状动脉缺如者为62%，足趾的血液供应主要来自足底的动脉。足底深动脉穿第1跖骨间隙入足底，参与组成足底弓。第1跖背动脉分支至第1、2趾相对缘的背面。

（2）腓深神经　居足背动脉内侧，经伸肌下支持带深面，踇长伸肌腱与踇短伸肌之间下行，分为内、外两终支。内侧支向远侧经第1骨间背侧肌表面，分布于第1趾蹼及第2趾相对缘的皮肤；外侧支行于踇短伸肌深面，分布于足背肌、跗跖及跖趾关节（图13－51，13－54，13－56）。

3. 足背肌　较为薄弱，位于足背各伸肌腱深面。包括踇短伸肌和趾短伸肌2块（表13－5）。它们的作用分别是协助伸踇趾和伸第2～4趾。

表13－5　足肌的位置、名称、起止点、作用和神经支配

肌群		名称	起点	止点	作用	神经支配
足背肌		踇短伸肌	跟骨前端上面和外侧面	踇趾近节趾骨底	伸踇趾	腓深神经
		趾短伸肌		第2～4趾近节趾骨底	伸第2～4趾	
足底肌	内侧群	踇展肌	跟骨、屈肌支持带	踇趾近节趾骨底	外展踇趾	足底外侧神经
		踇短屈肌	内侧楔骨和骰骨		屈踇趾	
		踇收肌	第2～4跖骨底		屈和内收踇趾	足底内侧神经
	中间群	趾短屈肌	跟骨	第2～5趾中节趾骨底	屈第2～5趾	足底内侧神经
		足底方肌	跟骨	趾长屈肌腱		足底外侧神经
		蚓状肌	趾长屈肌腱	趾背腱膜	展跖趾关节 伸趾骨间关节	足底内、外侧神经
		骨间足底肌	第3～5跖骨内侧半	第3～5趾近节趾骨底、趾背腱膜	内收第3～5趾	足底外侧神经
		骨间背侧肌	第1～5跖骨相对面	第2～4趾近节趾骨底、趾背腱膜	外展第2～4趾	
	外侧群	小趾展肌	跟骨	小趾近节趾骨底	屈、外展小趾	足底外侧神经
		小趾短屈肌	第5跖骨底		屈小趾	

二、踝后区

踝后区的上界为内、外踝尖在后面的连线，下界为足跟的下缘。此部中线深面有跟腱，跟腱向下附着于跟骨结节。跟腱与内、外踝之间各有一浅沟，内侧沟深部是小腿屈肌腱与小腿后区的血管、神经进入足底的通道；外侧沟深部有小隐静脉及腓骨长、短肌腱等穿行。在跟腱与皮肤之间有跟皮下囊，在跟腱止端与跟骨之间有跟腱囊。

（一）浅层结构

踝后区的皮肤移动性大，浅筋膜较疏松，跟腱两侧脂肪多，足跟处的皮肤角化层较厚。

（二）深层结构

1. 踝管及其内容　内踝后下方与跟骨内侧面之间的深筋膜增厚形成的**屈肌支持带**（又名**分裂韧带**）与内踝、跟骨内侧面之间共同构成**踝管**（**canalis malleaolaris**），支持带向深部发出3个纤维隔，在踝管内分隔成4个骨纤维性管（图13－57）。通过骨纤维性管的结构从前向后依次为胫骨后肌腱及其腱鞘、趾长屈肌腱及其腱鞘、胫后血管和胫神经、踇长屈肌腱及其腱鞘。踝管是小腿后区通向足底的重要路径，其内尚有疏松结缔组织，对肌腱起约束作用，对血管和神经则起保护作用。小腿或足底感染时，可经踝管相互蔓延。踝后部的外伤出血亦可压迫踝管内容物，从而引起踝管综合征。

2. 腓骨肌上、下支持带（superior and inferior peroneal retinaculum）　前者附着于外踝与跟骨外侧面之间；后者位于跟骨外侧面，是伸肌下支持带向下后方的延续（图13－53，13－56）。它们的深面有腓骨长、短肌腱及腓骨肌总腱鞘通过。

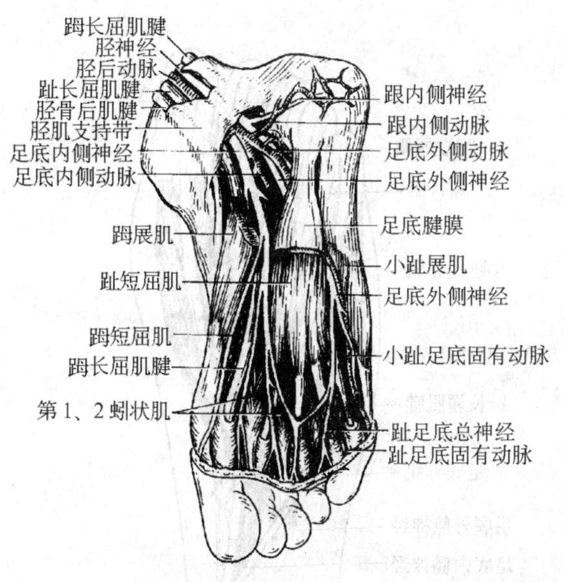

图 13－57　踝部内侧面与足底

3. 内侧韧带　位于踝关节内侧，呈三角形，又称**三角韧带**。起自内踝下缘，呈扇形向下，止于足舟骨、距骨和跟骨的前外侧面。

4. 外侧韧带　位于踝关节外侧，由3条韧带组成。即附着于外踝前缘与距骨前外侧面之间的距腓前韧带，外踝后缘与跟骨后突之间的距腓后韧带，以及外踝尖部与跟骨外侧面中部之间的跟腓韧带。因外侧韧带较内侧韧带薄弱，故损伤的机会较多。

三、足底

足底主要包含来自小腿的长肌腱和足底肌，以及行于其间的足底内、外侧神经和血管等。

（一）浅层结构

足底的皮肤和浅筋膜均致密坚厚，尤以足跟、第1跖骨头和第5跖骨头处更为明显，因为这是支持体重的3个支撑点。足底皮肤无毛，但汗腺较多。浅筋膜中结缔组织致密成束，纵横交错，连接皮肤和深筋膜，束间夹有大量脂肪，形成纤维脂肪垫，有利于耐受压力。足底皮肤分别为足底内、外侧神经的皮支分布（图13－8）。

（二）深层结构

1. 深筋膜　可分为内侧、外侧及中间3部，各部的厚薄不一，并被两个浅沟所划分。内侧部深筋膜较薄，覆盖踇展肌；外侧部较厚，覆盖小趾展肌；中间部最厚，坚韧致密，称为**足底腱膜**（**plantar aponeurosis**），覆盖趾短屈肌。足底腱膜呈长三角形，尖向后附着于跟骨结节，底向前分裂成5束，至各趾的趾腱鞘，但彼此借横纤维相连，附着于各跖趾关节囊和趾腱鞘。从足底腱膜两侧缘向深部发出内、外侧肌间隔，分别附着于第1、5跖骨，将足底分为内、中、外3个骨筋膜鞘，其内分别含足底肌内侧群、中间群和外侧群，在3个肌群之间，有足底内、外侧血管和神经走行。

2. 足底肌　足底肌指足底固有的短肌，它们除对足各关节产生运动外，还对足弓的维持有较重要的作用。

足底肌分为3群（表13－5）。内侧群有3块：踇展肌、踇短屈肌和踇收肌；外侧群有2块：小趾展肌和小趾短屈肌；中间群由浅入深依次为：趾短屈肌、蚓状肌和足底方肌、骨间足底肌和骨间背侧肌。

此外，足底还有4条由小腿至足底的长肌腱，即趾长屈肌腱、踇长屈肌腱、胫骨后肌腱和腓骨长肌腱。

足底的肌和肌腱由浅入深分4层排列（图13－58，13－59）：第1层为 踇展肌、趾短屈肌和小趾展肌；第2层为趾长屈肌腱、踇长屈肌腱、足底方肌和蚓状肌；第3层为踇短屈肌、踇收肌和小趾短屈肌；第4层为骨间足底肌（3块）、骨间背侧肌（4块）、腓骨长肌腱和胫骨后肌腱。

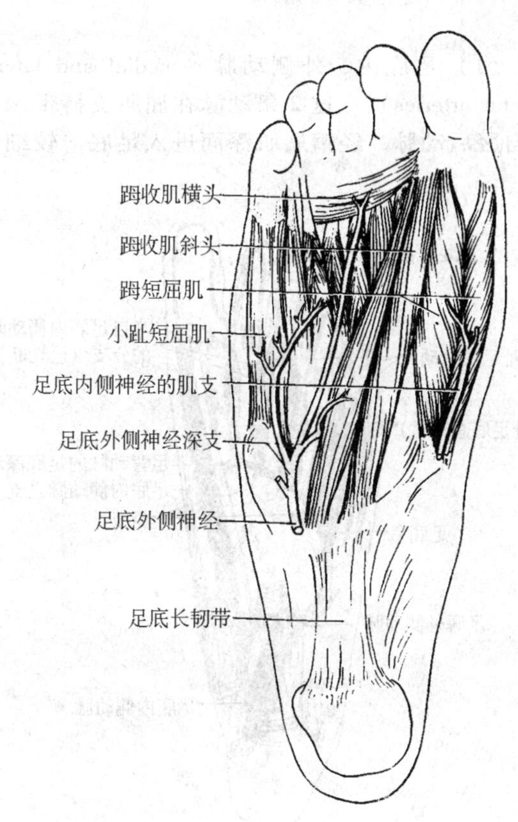

图 13－58　足底第3、4层肌和神经

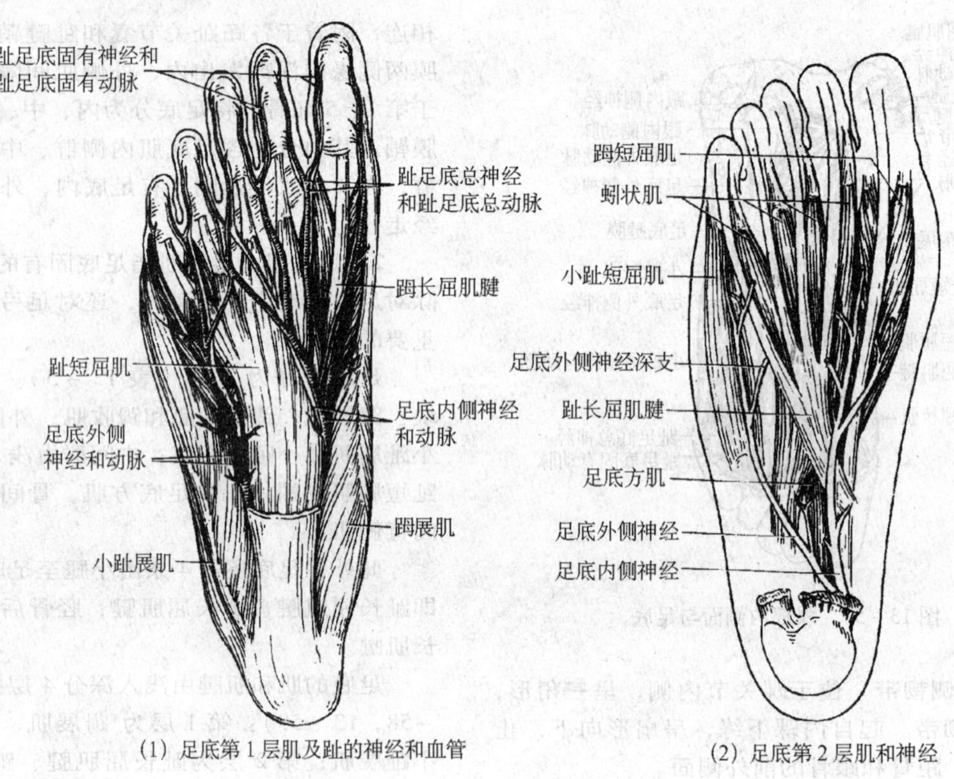

图 13-59 足底肌的层次及血管和神经

3. 血管和神经（图 13-57，13-59，13-60）

（1）足底内、外侧动脉（medial and lateral plantar arteries） 这2条动脉在屈肌支持带深面起自胫后动脉，经踇展肌深面进入足底。较细的足底内侧动脉在踇展肌与趾短屈肌之间的沟内前行，发支至足趾，营养足底肌内侧群和足底内侧皮肤。较粗的足底外侧动脉伴同名神经在足底方肌与趾短屈肌之间斜向外行，至趾短屈肌外侧继续前行，在第5跖骨底附近弯向内侧入 踇收肌斜头的深面，至第1跖骨间隙附近，与足背动脉的足底深动脉吻合形成足底弓，从弓发4支跖足底动脉（趾足底总动脉），每一动脉至跖趾关节附近分为2支趾足底固有动脉分布于足趾。

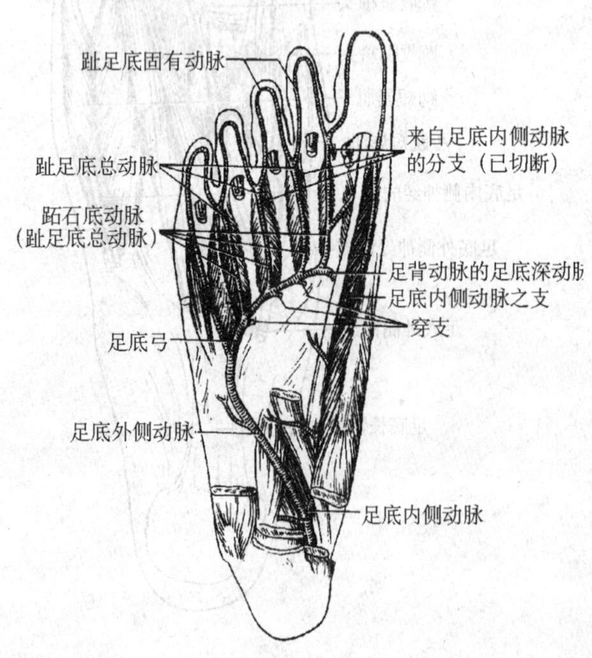

图 13-60 足底弓

（2）足底内、外侧神经（medial and lateral plantar nerves） 行程与足底内、外侧动脉相同。足底内侧神经的肌支支配踇展肌、踇短屈肌、趾短屈肌和第1、2蚓状肌，并分出趾足底总神经，然后再分为2支趾足底固有神经，分布于足底内侧半皮肤和内侧3个半趾足底面的皮肤。足底外侧神经的皮支分布于足底外侧半和外侧1个半趾足底面的皮肤；肌支支配足底肌深层和关节，即小趾展肌、足底方肌、踇收肌、第3、4蚓状肌、骨间足底肌和骨间背侧肌（图 13-57，13-58，13-59）。

四、临床提要

（一）足弓与扁平足

足弓是由足部的跗骨、跖骨及足底的韧带共

同构成的纵、横两个凸向上方的弓，纵弓又分为内、外侧纵弓。足弓具有支持体重、缓冲震荡和保护足底血管、神经免受压迫的作用。足弓的维持主要依靠足底的韧带、筋膜和肌肉。足底固有的短肌如趾短屈肌、足底方肌、小趾短屈肌、小趾展肌，以及小腿的跗长屈肌、趾长屈肌等的收缩，可使足前后部靠拢，维持跗骨的正常位置，提高足纵弓。小腿肌中的腓骨长肌腱和胫骨前肌腱共同形成"腱环"，这些肌肉收缩有维持足横弓的作用。足底的跟舟足底韧带、足底长韧带、跟骰足底韧带以及骨间韧带等，分别对维持内侧纵弓、外侧纵弓和横弓也起重要作用。此外，足底腱膜还对足弓起弓弦的作用（图 13－61）。

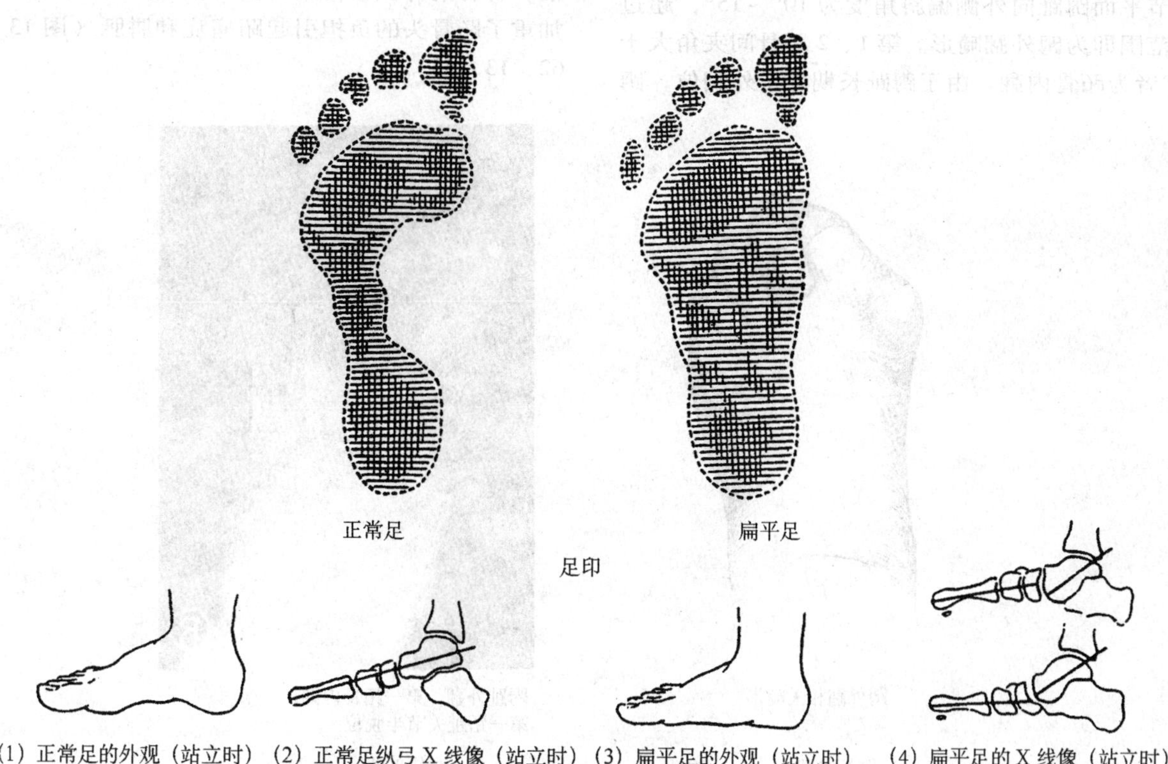

（1）正常足的外观（站立时）（2）正常足纵弓 X 线像（站立时）（3）扁平足的外观（站立时）（4）扁平足的 X 线像（站立时）

图 13－61　足弓与扁平足

扁平足是指足纵弓降低或消失，站立时足弓塌陷，足内侧缘接近地面而产生症状者（图 13－61）。常见原因有先天性软组织结构发育不良，骨性结构畸形，长期站立或负重使支持组织结构过于劳损。临床上分为：①初发期：过劳后感足底酸胀、疲乏，休息后方可缓解；②痉挛期：腓骨长肌痉挛，足底外翻，前足外展，足舟骨下降，向内侧突出，足部疼痛加重，不能持久站立和行走；③强直期：腓骨长肌挛缩，跗、跖骨处于畸形位置，失去吸收震荡能力，站立及行走更困难。治疗应以预防为主，儿童期注意营养、休息、足部锻炼。腓骨长肌痉挛不能解除，可用手法矫正畸形，石膏外固定。强直期症状明显者可行三关节固定术，矫正距骨内倾、跟骨外翻及足外展畸形。

（二）足底腱膜与高弓足

足底腱膜（跖腱膜）即足底深筋膜增厚部（图 13－55），分三部分：中间部起自跟骨结节的跖面，向前分为 5 束，与足趾的屈肌腱鞘及跖趾关节囊的侧面相融合，足底腱膜如同弓弦紧张于跟骨结节跖面与跖骨头之间，为支持足纵弓最坚强的部分；足底腱膜内侧部覆盖跗肌；足底腱膜外侧部覆盖小趾展肌。

高弓足是指足的纵弓呈拱桥状，足前部下垂，跟骨前部翘起，常伴有爪形趾，跖骨头下皮肤被压迫形成胼胝（图 13－55）。治疗应根据其病理改变而选择不同方法：对轻症者，只需穿在鞋底跖骨部加横闩的鞋；对重症者，可行手术矫正畸形，如足底腱膜切断术、跗中关节楔形截骨术；对伴有爪形趾者，可行跗长伸肌腱止点后移于跖骨颈并行趾间关节融合术（Jones 手术）。

（三）踇外翻

踇外翻是第一跖骨远端内移，踇趾远端外移的一种足部常见畸形，俗称“大脚痼”（图 13－62）。基本病理改变有：①在跖趾关节平面踇趾外翻畸形，有时发生跖趾关节向外侧脱位；②第一跖骨头向内侧隆起，形成踇囊炎；③第一跖骨内翻。正常情况下踇趾外翻角，即指在第一跖趾关节平面踇趾向外侧偏斜角度为 10°～15°，超过此范围即为踇外翻畸形。第 1、2 跖骨间夹角大于 10°者为跖骨内翻。由于踇趾长期处于外翻位，踇趾外侧组织包括跖趾关节囊及韧带，踇收肌和踇短屈肌外侧头相应的紧张和挛缩，跖趾关节内侧关节囊和韧带松弛和伸长，踇展肌向跖侧滑移，大大削弱了对抗踇趾外翻的力量，踇短屈肌及籽骨向外侧移位，踇收肌对踇趾近节的牵拉力量进一步加重踇外翻畸形，造成跖趾关节脱位，跖骨头内侧明显突出形成滑囊炎。由于跖骨、趾骨旋前，籽骨向外侧移位，行走时重心向足外侧转移，加重了跖骨头的负担引起跖痛症和胼胝（图 13－62，13－63）。

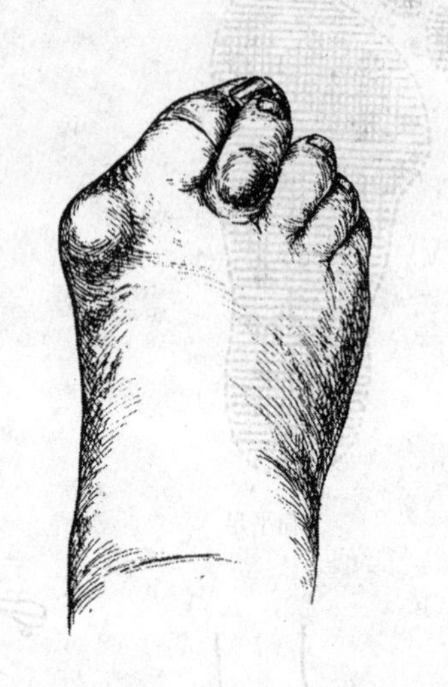
踇外翻相关畸形

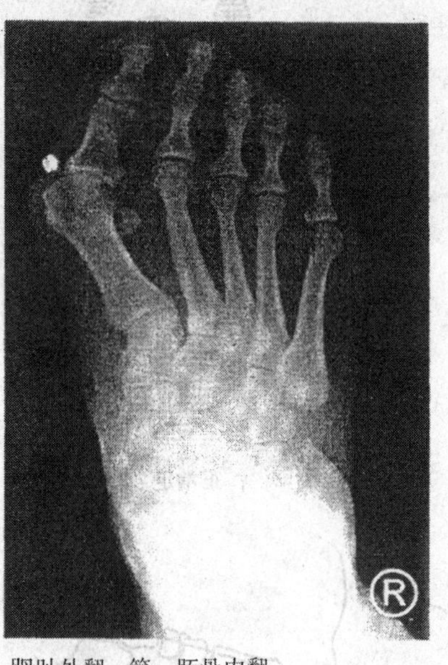
踇趾外翻，第一跖骨内翻，
第一跖趾关节半脱位

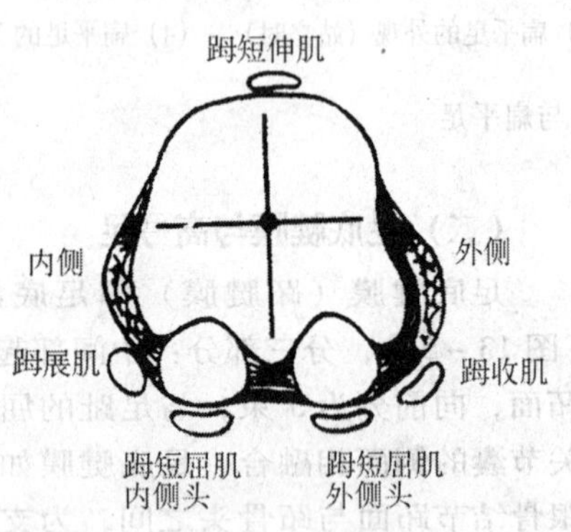

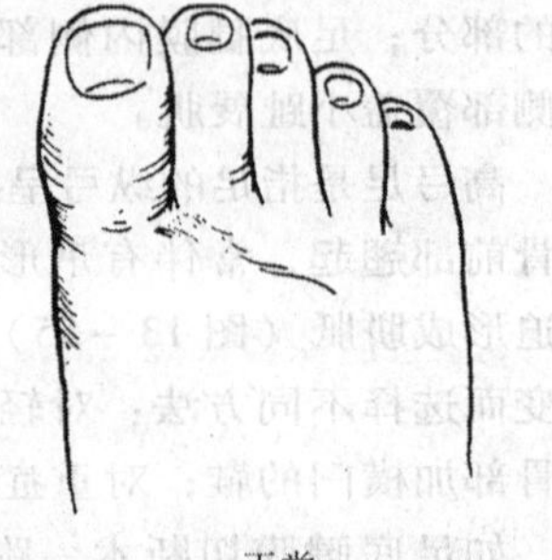
正常

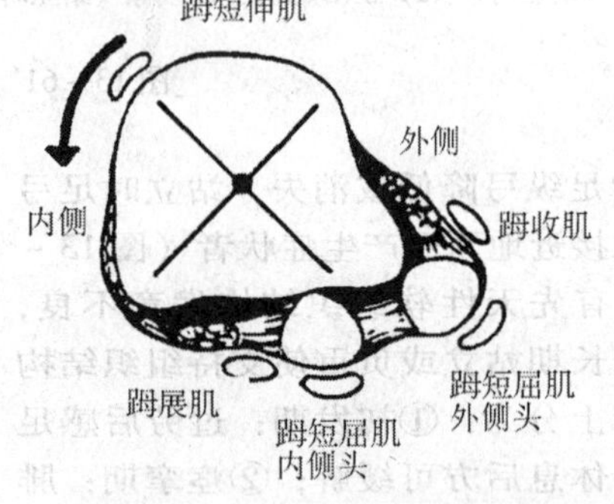

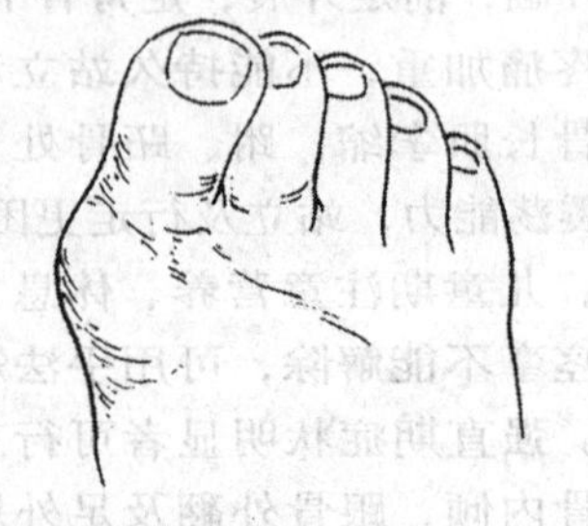
踇外翻

图 13－62　正常足与踇外翻

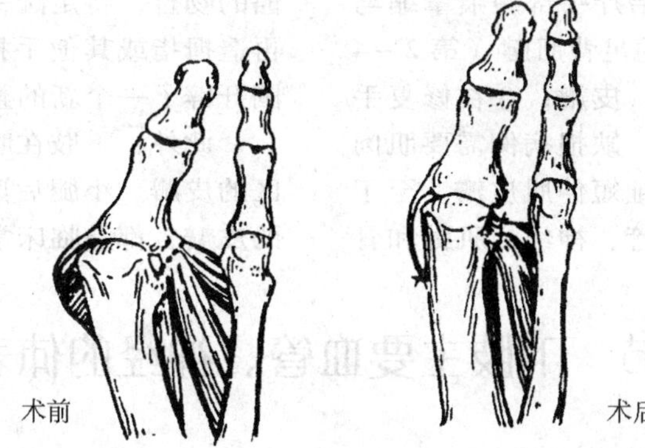

Mc Bride 手术

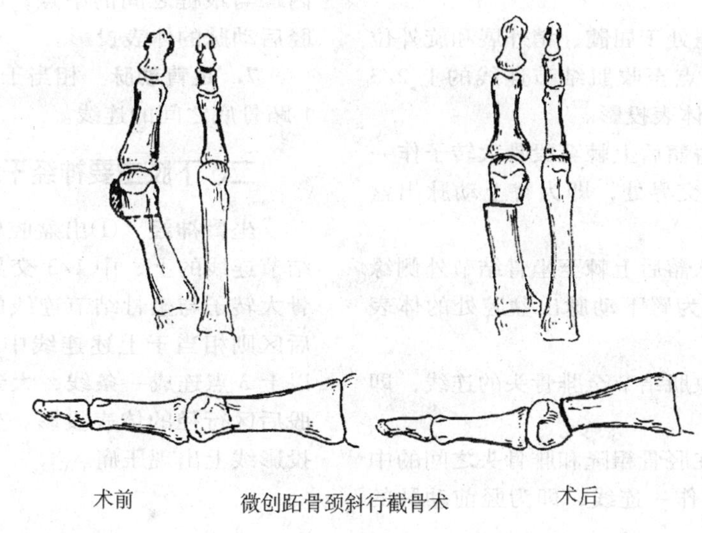

微创跖骨颈斜行截骨术

图 13－63　踇外翻手术示意图

穿尖头鞋挤压是踇外翻的重要原因。在青少年踇外翻畸形常存在着解剖和结构方面的异常，如扁平足，第一跖楔关节面过度倾斜、胫骨后肌止点异常和第一跖趾关节向外翻倾斜等。此外，类风湿性关节炎、神经肌肉疾患也可伴发踇外翻畸形。

踇外翻多发于成年女性，常为双侧，偶见单侧，行走时第一跖骨头内侧甚至第二、三跖骨头下疼痛，即并发踇囊炎和跖痛症。重者第二趾因受挤压形成锤状趾。

踇外翻手术治疗原则是切除踇囊、骨突，矫正踇外翻及第一跖骨内翻。手术方法很多，各有适应证及优缺点，需依病情而选用。现仅简介以下三种方法：① 单纯骨突踇囊切除术适应单纯第一跖骨头增生、踇囊炎，踇外翻较轻者。手术简单，术后恢复快；②Mc Bride 手术包括第一跖骨头内侧骨突切除，踇收肌和踇短屈肌外侧头的联合腱切断后移，第一跖趾内侧关节囊紧缩（图 13－63），适应于轻度踇外翻，第一跖骨内翻较轻者，对青少年患者可预防其进一步加重；③微创跖骨颈斜行截骨术：包括第一跖骨头内侧骨突切除，第一跖骨颈截骨（截骨线与骨干垂线成角 15°～25°）近折段内移，纠正跖骨内翻（图 13－63）。适应于踇外翻，第一跖骨内翻者，本手术优点为利用微创手术专用设备（微型磨钻及切割锯），切口小（0.5～1.0cm），截骨部位于跖骨颈松质骨处，截骨线成角 15°～25°，既保证了跖骨长度和截骨断端的稳定性又缩短了骨愈合时间，术后无需石膏固定，可早期离床适当行走。

（四）吻合血管的皮瓣移植

由于下肢大部分血管位置恒定、显露方便，又有足够的长度，切取皮瓣后对其功能和外观影响不大。因此，近年来下肢已成为一个重要的供区。目前临床应用的供皮部位及皮瓣设计已逐步扩大和发展，有时还可携带神经、肌肉、骨骼等移植于需要修复的创面上。下肢的某些供区如足背皮瓣及邻近组织，还可按受区需要提供移植：①为了修复手部损伤，只需要皮肤者，可切取吻合血管的足背皮瓣；②为了治疗手部瘢痕挛缩与肌腱缺损，可切取吻合血管的足背肌腱（第2~4趾长伸肌腱及第3腓骨肌腱）皮瓣；③在修复手部鱼际肌（包括拇收肌在内）缺损病例需要肌肉时，可切取吻合血管的足背趾短伸肌皮瓣。至于应用显微外科技术，通过血管、神经、肌腱和骨骼的吻合，将足趾一次性直接移植到缺损部位来再造拇指或其他手指，为足背皮瓣的扩大应用范围开辟了一个新的整复途径。

此外，下肢在吻合血管的皮瓣移植中，股后区的皮瓣、小腿后区的皮瓣、小腿内侧区及前区的皮瓣，都是临床常用的供皮区。

第八节　下肢主要血管、神经的体表投影

一、下肢主要动脉干的体表投影

1. 股动脉　大腿处于屈髋、稍外展和旋外位时，自腹股沟韧带中点至收肌结节连线的上2/3段，即代表股动脉的体表投影。

2. 臀上动脉　由髂后上棘至股骨大转子作一连线，其上、中1/3交界处，即为臀上动脉出盆腔处的体表投影。

3. 臀下动脉　从髂后上棘至坐骨结节外侧缘作一连线，此线中点为臀下动脉出盆腔处的体表投影。

4. 腘动脉　从收肌结节至腓骨头的连线，即腘动脉的体表投影。

5. 胫前动脉　在胫骨粗隆和腓骨头之间的中点与两踝之间的中点作一连线，即为胫前动脉的体表投影。

6. 胫后动脉　从腘窝中点下方7~8cm处至内踝与跟腱之间的中点，两者之间的连线，即为胫后动脉的体表投影。

7. 足背动脉　相当于内、外踝连线中点至第1跖骨底之间的连线。

二、下肢主要神经干的体表投影

坐骨神经　①出盆腔处位于髂后上棘至坐骨结节连线的上、中1/3交界处；②在臀部行经股骨大转子与坐骨结节连线的中点稍内侧；③在股后区则相当于上述连线中点至腘窝上角的连线。以上3点连成一条线，大致为坐骨神经在臀部和股后区行径的体表投影。坐骨神经痛时，常在此投影线上出现压痛。

（王之一　王惠亭）

参考文献

[1] 丁芷林. 眼部美容外科手术学 [M]. 北京：北京出版社，1995.
[2] 丁自海，裴国献. 手外科解剖与临床 [M]. 济南：山东科学技术出版社，1993.
[3] 丁鸿才，等. 面神经腮腺部分及其周围分支的外科解剖学 [J]. 中华口腔医学杂志，1984，10（2）：105.
[4] 于频. 系统解剖学 [M]. 第4版. 北京：人民卫生出版社，1996.
[5] 上海第二医学院. 口腔颌面外科学 [M]. 北京：人民卫生出版社，1980.
[6] 王之一，王首夫，等. 手的临床解剖学 [M]. 长春. 吉林科学技术出版社，1992.
[7] 王之一，王美英，宋生彪，等. 股骨骨髓腔的应用解剖 [J]. 中国临床解剖学杂志，1993，11（2）：126.
[8] 王启华，等. 肘窝浅静脉的局部解剖学观察 [J]. 广东解剖学通报，1980 [M]，2（1）：96.
[9] 王云祥. 实用淋巴系统解剖学 [M]. 北京：人民卫生出版社，1984.
[10] 王永贵，等. 解剖学 [M]. 北京：人民卫生出版社，1995.
[11] 王根本，王云祥，张书琴，等. 人体解剖学 [M]. 第五版. 长春：吉林科学技术出版社，1998.
[12] 王根本，刘里侯，等. 医用局部解剖学 [M]. 北京：人民卫生出版社，1996.
[13] 王根本，金保纯，等. 临床解剖学 [M]. 北京：人民卫生出版社，1988.
[14] 王鹤鸣，等. 上睑的局部解剖及其临床意义 [J]. 中华整形烧伤外科杂志，1986，4：273.
[15] 王志军，高景恒. 面部表浅肌肉腱膜系统的解剖学研究 [J]. 实用美容整形外科杂志，1992，3（3）：115.
[16] 王炜. 整形外科学 [M]. 杭州：浙江科学技术出版社，1999.
[17] 中国解剖学会体质调查组. 中国人体质调查 [M]. 上海：上海科学技术出版社，1986.
[18] 中国解剖学会体质调查委员会. 中国人体质调查绪集 [M]. 上海：上海科学技术出版社，1990.
[19] 内田准一. 形成美容外科の实际 [M]. 东京：金原出版，1967.
[20] 文家福，周训银，吴红，等. 吻合血管腓骨皮瓣一期修复下颌骨巨大缺损 [J]. 中国临床解剖学杂志，1995，13（2）：146.
[21] 毛宾尧，张学文，岳学祥，等. 膝关节外科 [M]. 北京：人民卫生出版社，1987.
[22] 四川医学院. 口腔内科学 [M]. 北京：人民卫生出版社，1980.
[23] 刘芳，等. 人体解剖学 [M]. 第2版. 北京：人民卫生出版社，1993.
[24] 刘牧之，等. 显微外科手术解剖学 [M]. 北京：人民卫生出版社，1989.
[25] 刘家琦. 实用眼科学 [M]. 北京：人民卫生出版社，1984.
[26] 刘俊光，张兴和. 中国正常人体测量值 [M]. 北京：中国医药科技出版社，1994.
[27] 刘辅仁. 实用皮肤科学 [M]. 北京：人民卫生出版社，1984.
[28] 刘承煌. 皮肤病理生理学 [M]. 北京：中国医药科技出版社，1991.
[29] 皮昕，等. 口腔解剖生理学 [M]. 第3版. 北京：人民卫生出版社，1994.
[30] 卢世璧，王继芳，等. 坎贝尔骨科手术学 [M]. 济南：山东科学技术出版社，2001.
[31] 孙美英. 美容美发健身 [M]. 长春：东北林业大学出版社，1994.
[32] 孙彤，许新军. 中国医学美学 [J]. 美容杂志，1997，28：61.
[33] 成令忠. 组织学与胚胎学 [M]. 北京：人民卫生出版社，1994.
[34] 李吉. 皮瓣和肌皮瓣显微外科解剖学 [M]. 北京：人民卫生出版社，1993.
[35] 李福耀. 医学美容解剖学 [M]. 北京：人民卫生出版社，1999.
[36] 汪良能，高学书，等. 整形外科学 [M]. 北京：人民卫生出版社，1989.
[37] 宋儒耀，方彰林. 美容整形外科学 [M]. 第2版. 北京：人民卫生出版社，1992.

[38] 张为龙，钟世镇. 临床解剖学丛书（头颈分册）[M]. 北京：人民卫生出版社，1988.
[39] 张涤生. 实用美容外科学 [M]. 上海：上海科学技术出版社，1990.
[40] 张永福. 实用口腔颌面外科学 [M]. 南昌：江西科学技术出版社，1989.
[41] 张书琴. 美容整形临床应用解剖学 [M]. 北京：中国医药科技出版社，1998.
[42] 张奎启. 牙齿的神经支配和口腔科局部麻醉 [J]. 国外医学口腔医学分册，1982，6：321.
[43] 张奎启，等. 下颌神经的解剖学研究 [J]. 中华口腔医学杂志，1985，20（4）：248.
[44] 张奎启，薛化中. 口轮匝肌和人中形态的解剖学研究 [J]. 中华口腔医学杂志，1990，25（6）：353.
[45] 张奎启，等. 健康人和唇腭裂者上唇和腭的动脉供应 [J]. 中华口腔医学杂志，1994，29（1）：30.
[46] 陈子华，等. 头面部浅静脉的应用解剖学研究 [J]. 广东解剖学通报，1981，3（1）：76.
[47] 陈长发，王之一，金保纯. 臀肌粗隆的形态学观察 [J]. 解剖学杂志，1992，15（3）：225.
[48] 陈国熙，邹宁生，邱治民，等. 腹部外科的形态学基础 [M]. 福州：福建科学技术出版，1982.
[49] 邵象清. 人体测量学手册 [M]. 上海：上海辞书出版社，1985.
[50] 杨刚，朱宜莲. 内分泌学 [M]. 武汉：武汉出版社，1982.
[51] 杨晓惠，李建宁，等. 实用整容外科手术学 [M]. 北京：人民卫生出版社，1991.
[52] 杨克勤，过邦辅，等. 矫形外科学 [M]. 上海：上海科学技术出版社，1987.
[53] 周斌，等. 临床先天疾病 [M]. 哈尔滨：黑龙江科技出版社，1995.
[54] 河北医学院《人体学编写组》. 人体解剖学 [M]. 北京：人民卫生出版社，1980.
[55] 金惠生，朱汉章编译. 膝关节外科学 [M]. 北京：中国医药科技出版社，1990.
[56] 孟继懋，等. 中国医学百科全书骨科学 [M]. 上海：上海科学技术出版社，1982.
[57] 赵启明，邬成霖. 皮肤美容外科学 [M]. 杭州：浙江科学技术出版社，2000.
[58] 胥少汀，葛宝丰，徐印坎. 实用骨科学 [M]. 第2版. 北京：人民军医出版社，2004.
[59] 郭光文，王序. 人体解剖彩色图谱 [M]. 北京：人民卫生出版社，1994.
[60] 郭世绂. 临床骨科解剖学 [M]. 天津：天津科学技术出版社，1988.
[61] 郭恩覃，等. 实用整形外科手册 [M]. 北京：人民军医出版社，1996.
[62] 郭巨灵，等. 临床骨科学 [M]. 北京：人民卫生出版社，1989.
[63] 徐恩多，等. 局部解剖学 [M]. 第3版. 北京：人民卫生出版社，1990.
[64] 钟世镇，等. 显微外科解剖学 [M]. 北京：人民卫生出版社，1984.
[65] 韩永坚，刘牧之，等. 临床解剖丛书（腹部分册）[M]. 北京：人民卫生出版社，1994.
[66] 黄选兆，等. 耳鼻咽喉科学 [M]. 北京：人民卫生出版社，1989.
[67] 曹献廷，等. 面部解剖学 [M]. 北京：人民卫生出版社，1984.
[68] 程代薇，彭毅志，岑瑛，等. 美容整形外科学 [M]. 北京：人民军医出版社，2004.
[69] 程宁新，张奎启，宋儒耀. 腭帆提肌的应用解剖学研究 [J]. 中华口腔医学杂志，1995，30（5）：283.
[70] 葛宝丰，徐印坎. 实用骨科学 [M]. 第2版. 北京：人民军医出版社，2004.
[71] 蒙卡斯尔，等. 医学生理学（下）[M]. 北京：科学出版社，1990.
[72] Mφ 奥夫襄尼克夫，汤侠生，等. 大学美学教程 [M]. 北京：北京大学出版社，1989.
[73] Arthur W Ham. Histology [M]. 7th Ed. philadelphia and Toronto，JB lippincott Company. 1969.
[74] Brand R W，lsselnard DE. Anatomy of orofacial structures [M]. 2th Ed. Toronto，London，the C V Mosby company，1982.
[75] Chritensen J B and Telford I R. Synopsis of Gross Anatomy [M]. New york：Harper and Row publishers，1978.
[76] Dado DV and Kernahan DA. Anatomy of orbicularis oris muscle in complete unilateral cleft lip [J]. Ann plastic surg，1985，15（2）：90.
[77] Dado DV。Experience with the functional cleft lip Repair [J]. plastic Reconstr surg，1990，86（5）：872.
[78] DuBrul EL. sicher's oral Anatomy [M]. 7th Ed. st louis，Toronto，London. The cv Mosby company. 1980.
[79] Eugene wolff. Anatomy of the Eye and orbit [M]. 5th Ed. london HK ewis and co LTO. 1961.
[80] Esser D，Motsch C，Begall K，et al. Functional and morphologic results of pedicled and microvascular anastomosis in tissue transfer [J]. Laryngorhinootologie，1993，72（9）：421.
[81] Faram，et al. Anatomy and arteriography of cleft lips in still born children [J]. plast Reconstr surg，1968，42：

29.

[82] Fukumoto K, Kojima T, Kinoshita Y, et al. An anatomic study of the innervation of the wrist joint and Wilhelm′s technique for denervation [J]. J Hand Surg Am, 1993, 18 (3): 484.

[83] Gardner E, et al. Anatomy a regional study of humen structure [M]. 3th ed. TOKYO: Igaku shoiu ltd, 1971.

[84] Luis C Junqueira. Basic Histology [M]. lange Medical publication, 1977.

[85] Kernahan DA. etal. The Anatonry of the orbicularis muscle in unilateral cleftlip based on a three dimensional histologic Reconstruction [J]. Plastic and Reconstr surg, 1984, 73 (6): 875.

[86] Nicolau P J. The orbicularis oris mucle. a functinal approach to its repair in cleft lip [J]. Br. J. plast suyg. 1983, 36: 141.

[87] Wheeler RC. A Texbook of Dental Anatomy and physiology [M]. 3th Ed. philadelphia and london. WB sannder company. 1962.

[88] Williams P, warwick R, Dyson M, Banniste L. gray′s Anatomy [M]. 37th Ed. London, New york. churchill livingstone. 1989.